临床中医护理三基训练手册

夯实临床护理人员的中医护理基础理论、基本知识、基本技能

主审 李 平

主编 牟善芳 吴 红
　　　张 敏 刘 茜

山东科学技术出版社

图书在版编目（CIP）数据

临床中医护理三基训练手册/牟善芳等主编. —济南：山东科学技术出版社，2019.6
ISBN 978-7-5331-9733-9

Ⅰ. ①临… Ⅱ. ①牟… Ⅲ. ①中医学—护理学—资格考试—学习参考资料　Ⅳ. ①R248

中国版本图书馆 CIP 数据核字（2019）第 004589 号

临床中医护理三基训练手册
LINCHUANG ZHONGYI HULI SANJI XUNLIAN SHOUCE

责任编辑：马　祥
装帧设计：侯　宇

主管单位：山东出版传媒股份有限公司
出 版 者：山东科学技术出版社
　　　　　地址：济南市市中区英雄山路189号
　　　　　邮编：250002　电话：（0531）82098088
　　　　　网址：www.lkj.com.cn
　　　　　电子邮件：sdkj@sdpress.com.cn
发 行 者：山东科学技术出版社
　　　　　地址：济南市市中区英雄山路189号
　　　　　邮编：250002　电话：（0531）82098071
印 刷 者：日照梓名印务有限公司
　　　　　地址：山东省日照市莒县城区潍徐南路西侧
　　　　　邮编：276500　电话：（0633）6826211

规格：16开（184mm×260mm）
印张：54.75　字数：1132千　印数：1～500
版次：2019年6月第1版　2019年6月第1次印刷
定价：132.00元

主　编　牟善芳　吴　红　张　敏　刘　茜
副主编（按姓氏笔画排序）
　　　　　王小霞　甘召华　宋倩倩　张竹梅　郑　娟　盛英丽
编　委（按姓氏笔画排序）
　　　　　王明霞　孔美华　田文君　宁　丹　齐　敏　纪立霞
　　　　　李春风　宋泽茹　张　静　张会存　房卫华　孟宪丽
　　　　　高　兰　彭艳文

前 言

随着国家对中医药事业的高度重视和支持，中医医院的发展与壮大规模空前，中医药护理特色的措施逐渐完善，中医辨证施护在临床护理工作中的优势日益突出。因此，提高广大临床中医护理人员的专业素质、业务能力、技能水平等内涵建设就显得十分重要。"三基"即基础理论、基本知识、基本技能，是各级各类护理人员必须掌握的基本功，也是提高中医护理人员整体素质的重要途径和方法，熟练掌握"三基"知识对中医护理质量和护理安全可起到重要的保障作用。

本书从临床护理实际需要出发，阐述了中医药基础理论知识、中西医护理技术的知识要点、各专科疾病的中医护理基本知识，还涉及检验、医学影像等与护理相关的基本知识及心理社会方面的护理知识。本书在编写过程中，坚持人文护理与临床护理并重，坚持传统医学与现代医学并重等原则，力求使中西医护理相融合，理论与实践紧密结合。

全书分四篇共二十六章，分别为中医药基础理论、中医临床各科护理、临床护理基本知识与技能、医学伦理学与护理心理学知识；每一章后均附有自测试题及答案，从多思维、多角度、多方面、多形式对中医护理人员所应掌握的基本知识和基本技能深入浅出地进行测试，以达到掌握重点、运用自如的目的。测试题内容丰富，条理清晰，通俗易懂。本书编写人员从事临床与教学工作多年，具有丰富的临床与教学经验，使测试题编写得更具系统性、科学性和实用性，便于读者进行学习评价。

本书适用于各临床专科护士，尤其适用于临床经验较少的低年资护士，也可用作各专科护士的培训资料。

本书在编写过程中，由于时间仓促，错误和疏漏之处难免，敬请各位专家和读者批评指正！

编 者

2019 年 5 月

目 录

第一篇　中医药基础理论

第一章　中医基础理论 3
第二章　中医诊断学 44
第三章　中药学 84
第四章　方剂学 100

第二篇　中医临床各科护理

第五章　内科护理 107
　第一节　心病科护理 107
　第二节　肺病科护理 119
　第三节　肝胆病科护理 132
　第四节　脾胃病科护理 141
　第五节　肾病科护理 153
　第六节　脑病科护理 166
　第七节　血液病科护理 183
　第八节　风湿病科护理 195
　第九节　内分泌病科护理 203
　第十节　肿瘤病科护理 211
第六章　外科护理 223
　第一节　普通外科护理 223
　第二节　骨伤科护理 259
　第三节　脑外科护理 283
　第四节　胸外科护理 305
　第五节　心脏外科护理 314
　第六节　泌尿外科护理 328
　第七节　皮肤病科护理 344
　第八节　肛肠病科护理 361
　第九节　周围血管病科护理 372
第七章　妇产科护理 378
　第一节　妇科护理 378

第二节　产科护理 ………………………………………… 394
　第八章　儿科护理 ……………………………………………… 409
　第九章　针灸科护理 …………………………………………… 428
　第十章　推拿科护理 …………………………………………… 447
　第十一章　眼科护理 …………………………………………… 458
　第十二章　耳鼻喉科护理 ……………………………………… 467
　第十三章　急诊科护理 ………………………………………… 478
　第十四章　传染病科护理 ……………………………………… 501
　第十五章　养生康复科护理 …………………………………… 519
　第十六章　放疗科护理 ………………………………………… 539

第三篇　临床护理基本知识与技能

　第十七章　中医护理技术 ……………………………………… 549
　　第一节　针灸 ……………………………………………… 549
　　第二节　拔罐法 …………………………………………… 560
　　第三节　推拿疗法 ………………………………………… 562
　　第四节　刮痧疗法 ………………………………………… 564
　　第五节　发疱疗法 ………………………………………… 566
　　第六节　换药法 …………………………………………… 567
　　第七节　熏洗疗法 ………………………………………… 570
　　第八节　全身药浴法 ……………………………………… 572
　　第九节　溻渍法 …………………………………………… 574
　　第十节　涂药法 …………………………………………… 575
　　第十一节　敷药法 ………………………………………… 577
　　第十二节　吹药法 ………………………………………… 579
　　第十三节　药熨法 ………………………………………… 580
　　第十四节　保留灌肠法 …………………………………… 582
　　第十五节　中药离子导入法 ……………………………… 584
　　第十六节　超声雾化吸入法 ……………………………… 586
　　第十七节　坐药法 ………………………………………… 587
　　第十八节　中药煎煮法 …………………………………… 589
　第十八章　基础护理知识与技能 ……………………………… 591
　　第一节　铺床法 …………………………………………… 591
　　第二节　卧床患者更换床单法 …………………………… 594
　　第三节　患者清洁卫生法 ………………………………… 596
　　第四节　患者保护性约束法 ……………………………… 604
　　第五节　运送患者方法 …………………………………… 606

第六节　卧位的变换 ………………………………………………………… 610
　　第七节　生命体征的测量 ……………………………………………………… 613
　　第八节　冷疗和热疗的应用 …………………………………………………… 624
　　第九节　无菌技术基本知识 …………………………………………………… 630
　　第十节　鼻饲法 ………………………………………………………………… 635
　　第十一节　灌肠法 ……………………………………………………………… 638
　　第十二节　导尿术 ……………………………………………………………… 641
　　第十三节　给药法 ……………………………………………………………… 644
　　第十四节　吸氧法 ……………………………………………………………… 654
　　第十五节　高压氧疗法 ………………………………………………………… 657
　　第十六节　标本采集 …………………………………………………………… 665
　　第十七节　尸体护理 …………………………………………………………… 668
第十九章　手术室护理 ……………………………………………………………… 671
第二十章　医院消毒供应 …………………………………………………………… 693
第二十一章　护理学基础理论 ……………………………………………………… 706
　　第一节　护理学导论 …………………………………………………………… 706
　　第二节　护理学基础 …………………………………………………………… 717
　　第三节　护理法律法规 ………………………………………………………… 778
第二十二章　膳食护理 ……………………………………………………………… 788
第二十三章　临床毒麻药品应用与管理 …………………………………………… 809
第二十四章　相关临床医技 ………………………………………………………… 820
　　第一节　临床检验学 …………………………………………………………… 820
　　第二节　临床病理学 …………………………………………………………… 828
　　第三节　临床医学影像学 ……………………………………………………… 833
　　第四节　临床核医学 …………………………………………………………… 842

第四篇　医学伦理学与护理心理学

第二十五章　医学伦理学 …………………………………………………………… 855
第二十六章　护理心理学 …………………………………………………………… 862

第一篇
中医药基础理论

第一章 中医基础理论

基本知识问答

1. 试述中医学理论体系。

中医理论体系是包括理、法、方、药在内的整体,是关于中医学的基本概念、基本原理和基本方法的科学知识体系。它是以整体观念为主导思想,以精气、阴阳、五行学说为哲学基础和思维方法,以脏腑经络及精气血津液为生理病理学基础,以辨证论治为诊治特点的独特的医学理论体系。

2. 简述中医学的基本特点。

中医学理论体系有诸多特征,其中最基本、最重要的特点是整体观念和辨证论治。

(1)整体观念:是关于人体自身的完整性及人与自然和社会环境统一性的认识,是整体思维方法在中医理论中的体现。①人是有机的整体:构成人体的各个组织器官,在结构上相互沟通,在功能上相互协调、相互为用,在病理上互相影响。②人与自然环境的统一性:人不仅与自然有着物质的同一性,而且自然环境中存在着人类赖以生存的必需条件。③人与社会环境的统一性。

(2)辨证论治:是中医学认识疾病和治疗疾病的基本思路,是运用中医学理论辨析有关疾病的资料以确立证候,论证其治则、治法、方药,并付诸实施的思维和实践过程。①辨证是将四诊(望、闻、问、切)所收集的有关疾病的所有资料,包括症状和体征,运用中医学理论进行分析、综合,辨清疾病的原因、性质、部位及发展趋向,然后概括、判断为某种性质的证候的过程。②论治:是在通过辨证得出证候诊断的基础上,确立相应的治疗原则和方法,选择适当的治疗手段和措施来处理疾病的思维和实践过程。

(3)恒动观念:人体脏腑组织器官的生理活动都处于永恒无休止的运动中,从病因作用于机体到疾病的发生、发展、转归,整个疾病过程是一个不断运动变化的过程。一切病理变化都是阴阳矛盾运动失去平衡、阴阳偏盛偏衰的结果。治病必求其本,治疗应以扶正祛邪、调整阴阳的动态平衡为基本原则,运用对立统一的运动观指导临床治疗。

3. 试述金元四大家的学术特点。

(1)刘完素(字守真),创河间学派(后人尊称刘河间),倡导火热论。他认为"六气皆从火化",化火化热是外感病的主要病机,而内伤病中"五志过极皆为热甚"。百病皆因火热,故在治疗中力主以寒凉清热,后人称其为"寒凉派"。

(2)张从正(字子和,号戴人),师从刘完素,提出邪非人身所有,"邪去正自安",不可滥用补药的新见解,治病以汗、吐、下三法攻邪为主,后人称其为"攻邪派"。

(3)李杲(字明之,号东垣老人,后人尊称李东垣),师从易水学派的创始人张元素(字洁古),强调胃气对发病的决定性作用,倡言"百病皆由脾胃衰而生也",善用温补脾胃之法,后人称其为"补土派"。

(4)朱震亨(字彦修,号丹溪翁,后人尊称朱丹溪),创造性地阐明了相火的常变规律,认为相火有"生生不息"功能,"人非此火不能有生",而相火妄动,即属邪火,能煎熬真阴,从而得出"阳常有余,阴常不足"的结论。治疗上倡导"滋阴降火",后人称其为"滋阴派"。

4. 辨证的具体内容有哪些?

(1)辨病因:即利用病因理论分析疾病的症状和体征,推导出疾病发生的原因和机理,得出以病因命名的证候,为针对病因治疗提供依据。

(2)辨病位:即确定病证所在的部位。

(3)辨病性:即确定疾病的虚实寒热之性。疾病是邪气作用于人体,人体正气奋起抗邪而引起邪正相搏的结果。

(4)辨病势:即辨明疾病的发展变化趋势及转归。

5. 何谓同病异治、异病同治?

(1)同病异治:指同一种病,由于发病的时间、地域不同,或所处的疾病的阶段或类型不同,或患者的体质有异,故反映出的证候不同,因而治疗也就有异。

(2)异病同治:指几种不同的疾病,在其发展过程中出现了大致相同的病机、大致相同的证,故可用大致相同的治法和方药来治疗。

6. 何谓阴阳及其基本内涵?

阴阳是对自然界相互关联的某些事物或现象对立双方的概括,体现了事物的对立统一法则。阴和阳既可以表示自然界相互关联而又相互对立的事物或现象的属性,也可以表示同一事物内部相互对立的两个方面。"阴阳者,一分为二也"(《类经·阴阳类》)。中医学的阴阳,是常识概念、哲学概念和医学概念三者的综合,是事物的属性概念而不是事物的本体概念。

7. 试述阴阳的相互关系。

(1)阴阳的对立制约:是指相互关联的阴阳双方彼此间存在着互相抑制、排斥、约束的关系。

(2)阴阳的互根互用:①阴阳互藏是指相互对立的双方,任何一方中都蕴含有另一方,即阳中蕴含有阴,阴中蕴含有阳;②阴阳互根是指阴和阳互为根据,互为前提的关系;③阴阳互用是指阴阳在相互依存的基础上,阴阳双方会出现相互促进、相互资助的关系。

(3)阴阳的消长平衡:是指阴阳之间不是静止的、不变的,而是在一定时间、一定的范围之内,处于彼此不断的相互消长中,保持动态的平衡。

(4)阴阳的相互转化:是指对立互根的阴阳双方,在一定的条件下彼此可以向其各自相反的方面转化。

8.试述五行的概念、五行的特性。

(1)五行的概念:五行即木、火、土、金、水五种物质的运动变化。

(2)五行的特性:《尚书·洪范》有"水曰润下,火曰炎上,木曰曲直,金曰从革,土爰稼穑"。①木的特性:"木曰曲直"指植物具有能曲能直的生长特性。引申为凡具有生长、升发、舒畅、条达等作用或特性的事物,其属性可用"木"进行归纳。②火的特性:"火曰炎上","炎"有焚烧、灼热之意,"上"即向上。引申为凡具有温热、向上、升腾等作用或特性的事物,其属性可用"火"进行归纳。③土的特性:"土爰稼穑",指土地可供人类从事种植和收获的农事活动,引申为凡具有生长、承载、受纳等作用或特性的事物,其属性可用"土"进行归纳。④金的特性:"金曰从革","从革"用以说明金属是通过对矿石的冶炼,顺从变革,去除杂质,从而纯净的变化过程,引申为凡具有肃杀、收敛、清洁等作用或特性的事物,其属性可用"金"进行归纳。⑤水的特性:"水曰润下","润",滋润,指水可使物体保持湿润而不干燥;"下"即向下,下行。引申为凡具有寒凉、滋润、向下运动等作用或特性的事物,其属性可用"水"进行归纳。

9.简述五行的生克关系。

(1)五行相生:指木、火、土、金、水之间存在着有序的递相资生、助长和促进的关系,即五行中的一行对其子行的资生和促进,如木生火、火生土、土生金、金生水、水生木。

(2)五行相克:指木、火、土、金、水之间存在着有序的间相克制、制约的关系,即五行中的一行对其所胜一行的克制和制约,如木克土、土克水、水克火、火克金、金克木。

(3)五行制化:五行之间既有资助、促进,又存在着制约、拮抗的对立统一关系,从而维持事物间协调平衡的正常状态。制,是指五行的生与克之间的制约关系。化,即生化,指事物的正常状态。所以五行制化又称为生克制化。

(4)五行相乘:指五行中的一行对其所胜行的过度制约和克制,如木亢乘土、水盛乘火等。

(5)五行相侮:指五行中的一行对其所不胜的反向制约和克制,如木亢侮金、水旺侮土等。

10.何为五液、五味、五色、五化、五官、五体、五志?

(1)五液:汗、涕、泪、涎、唾五种液体。

(2)五味:酸、苦、甘、辛、咸五种味道。

(3)五色:青、赤、黄、白、黑五种颜色。

(4)五化:五行气化而表现出的植物的生、长、化、收、藏五个生长阶段。

(5)五官:目、舌、口、鼻、耳五个感觉器官。

(6)五体:机体的筋、脉、肉、皮毛、骨五种形体组织。

(7)五志:怒、喜、思、悲、恐五种情志变化。

11. 何为母病及子、子病及母?

(1)母病及子是指五行中的某一行异常,累及其子行,导致母子两行皆异常。

(2)子病及母是指五行中的某一行异常,影响到其母行,终致子母两行皆异常。

12. "母病及子"的一般规律是什么?

母病及子,是指母脏之病传及子脏。如肾属水,肝属木,水能生木,故肾为母脏,肝为子脏。肾病及肝,即属母病及子。母病及子的一般规律是:母脏虚弱,导致子脏也不足,终致母子皆虚。如肾精不足,引起肝血亦虚,终致肝肾精血亏虚。

13. "子病及母"的一般规律是什么?

子病及母,是指疾病的传变,从子脏传及母脏。如肝属木,心属火,木能生火,故肝为母脏,心为子脏。心病及肝,即子病及母。子病及母的规律一般有三:一是子盛致母盛,如心火盛导致肝火盛,出现心肝火旺;二是子虚引起母亦虚,如心血虚引起肝血虚而见心肝两虚;三是子盛伤母致母亏,如肝火亢盛,下劫肾阴,以致木亢水亏。

14. 何谓滋水涵木法?

是滋肾阴以养肝阴的治法,又称滋肾养肝法、滋补肝肾法。适用于肾阴亏损而肝阴不足,甚或肝阳上亢之证。

15. 何谓培土生金法?

是健脾益气以补益肺气的治法。适用于脾肺气虚之证。

16. 何谓益火补土法?

是温肾阳以补脾阳的治法,又称温肾健脾法、温补脾肾法。适用于肾阳衰微而致脾阳不振之证。

17. 何谓金水相生法?

是滋养肺肾之阴的治法,亦称滋养肺肾法。适用于肺阴亏虚,不能滋养肾阴,或肾阴亏虚,不能滋养肺阴的肺肾阴虚证。

18. 何谓抑木扶土法?

是疏肝健脾或平肝和胃以治疗肝脾不和或肝气犯胃病证的治法,又称疏肝健脾法、调理肝脾法(或平肝和胃法)。适用于木旺乘土或土虚木乘之证。

19. 何谓培土制水法?

是健脾利水以治疗水湿停聚病证的治法,又称敷土利水法。适用于脾虚不运,水湿泛滥而致水肿胀满之证。

20. 何谓佐金平木法?

是滋肺阴清肝火以治疗肝火犯肺病证的治法,也可称为"滋肺清肝法"。适用于肺阴不足,右降不及的肝火犯肺证。

21. 何谓泻南补北法?

是泻心火补肾水以治疗心肾不交病证的治法,又称泻火补水法、滋阴降火法。适用于肾阴不足,心火偏旺,水火不济,心肾不交之证。

22. 运用阴阳理论来概括分析药物的性味及功能。

中药的性能,主要依据药物的四气、五味和升降浮沉而定。四气中的寒凉属阴,温热属阳;五味中的辛甘(淡)属阳,酸苦咸属阴;升降浮沉中的升浮属阳,沉降属阴。

23. 人体五脏阴阳的划分。

脏腑分阴阳,以其功能特点而言,则五脏藏精气而不泻,属里,故为阴;六腑传化物而不藏,属表,故为阳。五脏再分阴阳,则心肺居于上属阳:其中心属火,主温通,为阳中之阳脏;肺属金,主肃降,为阳中之阴脏。肝、脾、肾居于下属阴:其中肝属木,主升发,为阴中之阳;肾属水,主闭藏,为阴中之阴;脾属土,居中焦,为阴中之至阴。

24. 如何运用阴阳理论概括分析各种证候?

确定证候是中医学诊断疾病的核心,而辨别阴证、阳证又是诊断疾病的重要原则,在临床诊断疾病中具有重要意义。如八纲辨证中,表证、热证、实证属阳,里证、寒证、虚证属阴。在脏腑辨证中,脏腑精气阴阳失调可以表现出许多复杂的证候,但概括起来,无外乎阴阳两大类。因此,在辨证过程中,只有分清阴阳,才能抓住疾病的本质,做到执简驭繁。

25. 怎样理解"春夏养阳,秋冬养阴"?

"春夏养阳,秋冬养阴"是养生防病的一条重要原则。临床根据这一原则,对"能夏不能冬"的阳虚阴虚体质者,夏季可给予温热之药预培其阳,则冬季不易发病;对"能冬不能夏"的阴虚阳亢体质者,冬季可给予凉润之品预养其阴,则夏季不易发病。

26. 如何以五行生克乘侮理论指导情志疾病的治疗?

人的情志,属五脏功能之一,而情志活动异常,又会损伤相应内脏。由于五脏之间存在相生相克的关系,故人的情志变化也有相互抑制作用。临床上可以运用不同情志变化的相互抑制关系来达到治疗目的。如怒伤肝,悲伤可以胜怒;喜伤心,恐可以胜喜;思伤脾,怒可以胜思等。

27. 如何运用五行理论指导脏腑用药?

不同的药物,有不同的颜色与气味。以颜色分,有青、赤、黄、白、黑五色;气味辨,则有酸、苦、甘、辛、咸五味。药物的五色、五味与五脏的关系是以天然色味为基础,以其不同性能与归经为依据,按照五行归属来确定的,即青色、酸味入肝,赤色、苦味入心,黄色、甘味入脾,白色、辛味入肺,黑色、咸味入肾。如白芍、山茱萸味酸,入肝经以补肝之精血;丹参味苦色赤,入心经以活血安神;石膏色白味辛,入肺经以清肺热;白术色黄味甘,以补益脾气;玄参、生地黄色黑味咸,入肾经以滋养肾阴等。

28. 如何以五行的特性说明五脏的生理特点？

五行学说将人体的五脏分别归属于五行，并以五行的特性来说明五脏的生理功能。如木有生长、升发、舒畅、条达的特性，肝喜条达而恶抑郁，有疏通气血、调畅情志的功能，故以肝属木；火有温热、向上、明亮的特性，心主血脉以维持体温恒定，心主神明以为脏腑之主，故以心属火；土性敦厚，有生化万物的特性，脾主运化水谷、化生精微以营养脏腑形体，为气血生化之源，故以脾属土；金性清肃、收敛，肺具有清肃之性，以清肃下降为顺，故以肺属金；水具有滋润、下行、闭藏的特性，肾有藏精、主水功能，故以肾属水。

29. 如何运用五行生克理论指导控制疾病的传变？

根据五行生克乘侮理论，五脏中一脏有病，可以传及其他四脏而发生传变。如肝有病可以影响到心、肺、脾、肾等脏，心、肺、脾、肾有病也可以影响肝脏。不同脏腑的病变，其传变的规律不同。因此，临床治疗时除对所病本脏进行治疗之外，还要根据其传变规律，治疗其他脏腑，以防止其传变。如肝气太过，或郁结或上逆，木亢则乘土，病将及脾胃，此时应在疏肝、平肝的基础上，预先培补脾气，使肝气得平，脾气得健，则肝病不得传于脾。如《难经·七十七难》所说："见肝之病，则知肝当传之于脾，故先实其脾气。"

30. 何谓脏腑？有何生理功能？

脏腑是人体内脏的总称。按照脏腑不同的生理功能，分为五脏、六腑和奇恒之腑三类。五脏，即心、肺、脾、肝、肾。六腑，即胆、胃、小肠、大肠、膀胱、三焦。奇恒之腑，即脑、髓、骨、脉、胆、女子胞。五脏的共同生理功能是化生和贮藏精气，"五脏者，藏精气而不泻，故满而不能实"。六腑的共同生理功能是受盛和传化水谷，"六腑者，传化物而不藏，故实而不能满"。奇恒之腑的共同生理功能是贮藏精气，"藏而不泻"。

(1)心的主要生理功能有哪些？

一是推动血液运行，二是主管生命和精神活动。心的功能是由心气、心血、心阴、心阳的共同作用而完成的。心的系统联系是在体合脉，其华在面，开窍于舌，在液为汗，在志为喜。其在五行中属火，为阳中之太阳，通于夏气，为"君主之官"。心通过经脉的相互络属，与小肠构成表里关系。

(2)肺的主要生理功能有哪些？

主管呼吸，助心行血，促进水液输布和排泄。肺的功能主要依赖于肺气的推动、肺阴的濡养以及肺阳的温煦作用。肺的系统联系是在体合皮，其华在毛，开窍于鼻，在液为涕，在志为忧(悲)。其在五行中属金，为清肃之脏，喜润而恶燥，为阳中之少阴，通于秋气。肺通过经脉的相互络属而与大肠构成表里关系。

(3)脾的主要生理功能有哪些？

一是运化，二是统摄血液。这两方面的功能是气、血、阴、阳共同作用的结果。脾的系统联系是在体合肉、主四肢，其华在唇，开窍于口，在液为涎，在志为思。其在五行中属土，为阴中之至阴，通于长夏。脾喜燥而恶湿，脾气以升为主。脾通过其经脉的相互络属与胃构成表里关系。

（4）肝的主要生理功能有哪些？

一是疏泄气机，二是贮藏血液和调节血流量。肝的功能主要依赖于肝气、肝血、肝阴、肝阳的共同作用。肝的系统联系是在体合筋，其华在爪，开窍于目，在液为泪，在志为怒。其在五行中属木，与春季相应，为阴中之少阳，肝的特性主升主动，喜条达而恶抑郁，故称之为刚脏。肝通过经脉的相互络属而与胆构成表里关系。

（5）肾的主要生理功能有哪些？

主生长发育与生殖，主一身阴阳，主水液代谢，主纳气。肾的功能是肾精、肾气、肾阴、肾阳共同作用的结果。肾的系统联系是在体合骨，生髓通脑，其华在发，开窍于耳及二阴，在液为唾，在志为恐。其在五行中属水，为阴中之太阴，有闭藏的生理特性，通于冬气。肾通过经脉的相互络属而与膀胱构成表里关系。

31. 如何理解"心主血脉"？

心主血脉的功能包括主血和主脉两个方面，主血即心推动血液的运行；主脉即指全身的血脉与心相连通，并与心脏配合，共同完成推动血液循环的功能。

32. 肺主一身之气包括哪些方面？

肺主一身之气的功能包括主呼吸之气、主气的生成，以及对全身气机运行调节。

（1）主呼吸之气：肺主呼吸之气的功能也称"司呼吸"，是指肺主呼吸运动，为体内外清浊之气交换的场所。

（2）主气的生成：肺吸入自然界清气是人体一身之气生成的主要来源之一，特别是宗气的生成。宗气是在肺的气化作用下，将吸入的自然界清气与脾传输至肺的水谷精气结合而成。

（3）调节全身气机：肺的呼吸运动，表现为气的升、降、出、入运动。通过肺有节律的、不停顿的一呼一吸，调节全身之气的升、降、出、入运动，使整体气机活动始终处于协调平衡的正常状态。

33. 如何理解"脾主运化"？

脾主运化：运，即转运、输送；化，即消化、吸收。所谓脾主运化是指脾具有消化饮食，吸收水谷精微并将其转输至全身的功能。脾主运化功能体现在运化水谷和运化水液两个方面：①运化水谷是指脾对饮食物的消化吸收和转输精微物质的作用；②运化水液是指脾在消化饮食物的基础上，对其中水液的吸收和输布的作用。

34. 何谓"脾统血"？

脾统血是指脾气具有控制血液在血脉内流行而不逸出脉外的功能，又称"脾统摄血液"，强调脾对血的约束作用。

35. 如何理解"肺为娇脏"？

肺叶娇嫩，不耐寒热燥湿诸邪之侵；肺位最高又上通鼻窍，外合皮毛，与自然界息息相通,易受外邪侵袭,故有"娇脏"之称。

36. 如何理解"脾喜燥而恶湿"?

脾主运化,以运为健。由于内湿、外湿皆易困遏脾气,致使脾气不升,影响正常功能的发挥,故脾欲求干燥清爽,即所谓"脾喜燥而恶湿"。

37. 试述肝脏疏泄气机功能。

肝疏泄气机的功能,又称"肝主疏泄",是指肝气疏泄调畅全身气机的功能。疏泄气机的功能正常则使全身气血运行、情志反应、津液输布、脏腑组织功能活动均处于协调和畅的状态。

(1) 调畅精神情志:人体精神情志活动以五脏的精气和功能活动为基础,而五脏的功能活动又有赖于气机的调畅和血液的正常运行,故人的精神情志活动必然与肝主疏泄功能密切相关。

(2) 维持气血运行:肝对全身气机的疏通和调畅,促使全身之气通而不滞,散而不郁。人体的气血相依相随,运行不息,气为血之帅,气行则血行。

(3) 促进脾胃消化吸收与输布:饮食物的消化、吸收、输布及排泄主要依赖于脾胃的运化功能,肝主疏泄又是保证脾胃运化功能正常的重要条件。

(4) 协助水液代谢:人体的水液代谢虽主要由肺、脾、肾三脏完成,但与肝主疏泄也有关联。水液的运行依赖于气的推动作用,只有气机调畅,水液才能维持正常的输布与排泄,即气行则水行。

(5) 调节生殖功能:人体生殖功能中,女子的月经和男子的排精与肝疏泄气机的功能密切相关。肝疏泄的气机调畅,冲、任二脉得其所助,则任脉通利,太冲脉盛。

38. "肾藏精"的功能包括哪几方面?

肾主藏精是指肾具有封藏精气的功能。包括两个方面。

(1) 主生长发育:肾具有主管生长发育与生殖的功能。

(2) 主生殖繁衍:人体进入青春期,随着肾中精气的不断充盛,便产生了一种促进和维持人体生殖功能的精微物质——天癸,于是生殖器官发育成熟,女子则月经按时来潮,男子则能排泄精液,从而具备了生殖能力。

39. 试述"肾主水液"。

肾主水液是指肾中阳气具有主持和调节人体水液代谢平衡的功能。人体的水液代谢,包括水液的生产、输布和排泄,是由多个脏腑参与的复杂过程,其中肾阳的功能最为重要。在此过程中肾阳的作用表现有三:一是能温煦和推动参与水液代谢的肺、脾、三焦、膀胱等内脏,使其发挥各自的生理功能;二是能将被脏腑组织利用后归于肾的水液,经肾阳的蒸腾气化作用再升清降浊,将大量的浊中之清者,吸收输布周身重新被利用,少量的浊中之浊者经肾阳气化为尿液下输膀胱;三是控制膀胱的开合,排出尿液,维持机体水液代谢的平衡。

40．试述六腑各自的生理功能。

胆的主要生理功能是贮藏和排泄胆汁,参与精神情志活动。胃的主要生理功能是受纳和腐熟水谷,主通降。小肠受盛化物,泌别清浊。大肠吸收饮食残渣中的水分和排泄糟粕。膀胱主贮尿、排尿。三焦主通行元气,运行水液。

41．试述上、中、下三焦的部位划分以及功能特点。

(1)上焦如雾:上焦是指头面至横膈之间,主要包括心肺,以"开发""宣化"和"若雾露之溉"。故清·吴瑭《温病条辨》说:"治上焦如羽,非轻不举。"

(2)中焦如沤:中焦是指横膈至脐之间,主要包括脾胃,具有消化水谷,吸收和输布水谷精微及化生气血的功能。故清·吴瑭《温病条辨》说:"治中焦如衡,非平不安。"

(3)下焦如渎:下焦是指脐以下至耻骨之间,主要包括小肠、大肠、肾和膀胱等。其主要功能是排泄糟粕和尿液。故清·吴瑭《温病条辨》说:"治下焦如权,非重不沉。"

42．试述心与肺的生理关系。

心与肺之间主要是气与血之间的相互依存和互根互用关系,即心主血液运行和肺主呼吸吐纳之间的协同调节关系。

气为血肺,气行则血行。肺主呼吸,朝百脉,助心行血,肺气的推动和敷布是确保心血正常运行的必要条件。只有肺气充沛,宣降适度,心才能发挥其推动血液运行的功能;血为气之母,血是气的载体。心推动血液运行,气附于血而运行全身,只有心的功能正常,血行通利,肺才能有效地呼吸而主气。另外,积于胸中的宗气,是连接心肺两脏功能的主要环节。

43．心与脾的生理关系如何?

心与脾的关系主要表现在血液方面,体现为血液的生成及血液运行的相互协同关系。

(1)在血液的生成方面:心主血脉而又生血,血液环流转输脾运化生成精微物质,维持和促进脾的正常运化;同时脾化生的水谷精微进入心脉,受心阳的温化而生成血液;脾主运化为气血生成之源,脾气健旺则血液化源充足,可保证心血充盈。

(2)在血液运行方面:心气推动血液运行不息,心神调节气血正常有序地运行;脾气固摄血液在脉中运行而不外逸。心脾两脏相辅相成,共同维持血液的正常循行。

44．心与肝的生理关系如何?

心与肝主要表现在血液运行与神志活动方面的相互依存、协同关系。

(1)在血液运行方面:心血充盈,心气旺盛,血运正常,则肝有所藏;肝藏血充足,疏泄有度,随人体动静的不同而进行血流量的调节,使脉道充盈,有利于心推动血液在体内循环运行,则心有所主。心肝相互协同,共同维护血液的正常循行。

(2)在神志活动方面:肝主疏泄而调节情志又藏血舍魂。心神正常,则有利于肝主疏泄。两者配合则气血平和,心情舒畅,则有利于心主神志,共同维护正常的神志活动。

45. 心与肾的生理关系如何?

心与肾的关系主要表现在心肾阴阳水火的互制互济;精、血互化,精、神互用。

(1)心肾水火既济,阴阳互补:就阴阳水火升降理论而言,在上者宜降,心火必须下降于肾,温煦肾阳,使肾水不寒;在下者宜升,肾水必须上济于心,滋助心阴,制约心阳,使心阳不亢;肾阴也赖心肾的关系,被称为"心肾相交""水火既济"。

(2)心肾精血互化,精、神互用:心血可充养肾精,肾精又能化生心血,心肾精血之间,相互资生,相互转化,为心肾相交奠定了物质基础;心藏神,主宰人体的生命活动,神全可以御精。肾藏精,精化髓充脑,脑为元神之府,积精可以全神。心神肾精互用,体现了"心肾相交"的又一层内涵。

46. 肺与肾的生理关系如何?

肺与肾的生理关系主要表现在水液代谢、呼吸运动和阴液互资三方面。

(1)水液代谢方面:肺为水之上源,肾为主水之脏,主管全身的水液代谢。肺通调水道的功能有赖于肾阳的蒸腾气化,而肾主水功能的正常,也需借助肺的宣降。两者相互配合在水液的输布和排泄过程中发挥着重要作用。

(2)呼吸运动方面:肺主呼吸,肾主纳气,共同完成呼吸功能。呼吸虽为肺脏所主,但需肾主纳气的协助以维持呼吸的深度。肾气充盛,不但吸入之气能经肺之肃降而下纳于肾,而且有助于肺气的肃降,同时肺在主司呼吸运动中,其气肃降也有利于肾之纳气。故有"肺为气之主,肾为气之根"之说。

(3)阴液互资方面:肺肾两脏的阴液可以互相资生,肾阴为一身阴液之根本,肾阴充盛,上润于肺,则使肺阴不虚,肺气清宁,宣降正常,故水能润金;肺阴充足,输精于肾,则肾阴充盛,故金能生水。

47. 肝与脾的生理关系如何?

肝与脾的关系主要表现在血液的生成、运行的协同关系和消化功能方面的依存关系。

(1)血液的生成、运行方面:肝贮藏血液并调节血流量,肝又疏泄气机,使血行通畅,能促进脾之运化;脾主运化,生血统血,使肝血能有所贮藏。肝脾两脏相互协同配合,共同维持血液的生成和运行。

(2)在消化功能方面:肝疏泄气机并分泌胆汁,有助于脾之运化;脾气健运,气血化源充足,肝体得以滋养有助于肝之疏泄。此外,脾胃为气机升降之枢纽,脾升胃降,也用于肝之升发;肝气升发条达,又促进了脾升胃降。肝脾互用,消化功能才能正常。

48. 肝与肾的生理关系如何?

肝与肾的关系主要表现在精血同源、藏泄互用及阴阳承制等方面。

(1)精血同源方面:肾精的充盛,有赖于肝血的滋养;肝血的充盛,有赖于肾精的化生。精与血之间可以相互滋生和转化,故有"肝肾同源""精血同源"或"乙癸同源"之说。

(2) 藏泄互用方面：肝气疏泄，可使肾之开合有度；肾之封藏则可制约肝之疏泄太过。封藏与疏泄，相互为用，相互制约，共同调节女子的月经来潮、排卵和男子泄精功能。

(3) 阴阳承制方面：由于肝肾同源，肝肾的阴阳之间又息息相通，相互制约，相互滋生。肾阴充盛则能滋养肝阴，并制约肝阳不致偏亢；肝阴充足，疏泄功能正常，则能促进肾阴充盛。

49. 试述脾胃的生理关系。

脾与胃以膜相连，经脉相互络属，构成表里相合关系。脾与胃的关系在生理上主要体现在以下三方面。

(1) 纳运相得：胃主受纳，腐熟水谷，是脾主运化的前提；脾主运化，消化、吸收、转输水谷精微，为胃继续受纳腐熟提供了条件和能源。脾胃纳运相互配合，共同完成对饮食物的消化、精微物质的吸收和转输，同为后天之本，气血化生之源。

(2) 升降相因：脾胃同居中焦，脾主升清，将水谷精微上输于心肺，乃至全身，胃才能继续受纳腐熟和通降；胃主降浊，水谷下行无停聚之患，则有助于脾气之升运。脾胃之气，一升一降，相反相成共同构成人体气机升降枢纽，从而保证纳运功能的正常运行，并维持着内脏部位的相对恒定。

(3) 燥湿相济：脾脏属阴，主运化升清，以阳气用事，脾阳健旺则能运化升清，故喜燥恶湿；胃腑属阳，主受纳腐熟而降浊，赖阴液的滋润，故喜润恶燥。脾易湿，得胃阳以济之；胃易燥，得脾阴以润之。脾胃燥湿喜恶之性不同，但又相互制约，相互为用，燥湿相济，阴阳相合，才能保证脾胃的正常纳运及升降。

50. 何谓脏腑？

脏腑是人体内脏的总称，分为脏、腑和奇恒之腑三类。

51. 何谓肾精？

是肾中所藏之精，以先天之精为主，赖后天之精充养，是人体生命之源。

52. 何谓肾气？

为肾精所化，也是一身之气分布到肾的部分。由于肾所藏的精主要是先天之精，故其所化之气也主要是先天之气，与元气的概念基本相同。

53. 何谓肾主纳气？

是指肾气有摄纳肺所吸入的自然界清气，保持吸气的深度，防止呼吸表浅的作用。

54. 何谓肝主疏泄？

是指肝气具有疏通、畅达全身气机，进而促进精血津液的运行输布、脾胃之气的升降、胆汁分泌排泄以及情志的舒畅等作用。

55. 何谓心主血脉？

是指心气推动和调控血液在脉管中运行，流注全身，发挥营养和滋润作用。

56. 何谓心主通明？

是心的生理特性，指心脉以通畅为本，心神以清明为要。

57. 何谓心藏神？

是指心有统帅全身脏腑、经络、形体、官窍的生理活动和主司精神、意识、思维、情志等心理活动的功能。

58. 何谓神？

有广义与狭义之分。广义之神，是整个人体生命活动的主宰和总体现；狭义之神，是指人的精神、意识、思维、情感活动及性格倾向等。

59. 何谓肺朝百脉？

是指全身的血液都通过百脉流经于肺，经肺的呼吸，进行体内外清浊之气的交换，然后再通过肺气宣降作用，将富有清气的血液通过百脉输送到全身。

60. 何谓肺主行水？

是指肺气的宣发肃降作用推动和调节全身水液的输布和排泄。

61. 何谓肺主治节？

是指肺气具有治理调节肺之呼吸及全身之气、血、水的作用。

62. 何谓肺为华盖？

肺位于胸腔，覆盖五脏六腑之上，位置最高，因而有"华盖"之称。

63. 何谓气门？

即汗孔，汗孔不仅是排泄汗液之门户，而且也是随着肺的宣发和肃降进行体内外气体交换的部位，故称之为气门。

64. 何谓后天之本？

人出生之后，生命活动的继续和精气血津液的化生和充实，均赖于脾胃运化的水谷精微，故称脾胃为"后天之本"。

65. 何谓脾主统血？

是指脾气有统摄、控制血液在脉中正常运行而不逸出脉外的功能。

66. 何谓肝藏血？

是指肝脏具有贮藏血液、调节血量和防止出血的功能。

67. 何谓肝体阴而用阳？

肝主疏泄，其用属阳，又主藏血，其体属阴，故有"肝体阴而用阳"之说。

68. 何谓罢极之本？

肝精肝血充足则筋力强健，运动灵活，能耐受疲劳，并能较快地解除疲劳，故称肝为"罢极之本"。

69. 何谓先天之本？

由于肾藏先天之精，主生殖，为人体生命之本原，故称肾为"先天之本"。

70. 何谓肾藏精?

是指肾具有贮存、封藏精气的生理功能。

71. 何谓天癸?

是肾精及肾气充盈到一定程度而产生的一种精微物质,具有促进人体生殖器官的发育成熟和维持人体生殖功能的作用。

72. 何谓肾主水?

是指肾气具有主司和调节全身水液代谢的功能。

73. 何谓六腑?

即胆、胃、大肠、小肠、三焦、膀胱的总称。

74. 何谓七冲门?

即唇为飞门,齿为户门,会厌为吸门,胃上口为贲门,太仓下口为幽门,大肠小肠会为阑门,下极为魄门。

75. 何谓中精之府?

指胆。由于胆内藏精汁,即胆汁,故称中精之府。

76. 何谓水谷之海?

饮食入口,经过食管、容纳于胃,故称胃为"水谷之海"。

77. 何谓孤府?

指三焦。人体五脏六腑之中,唯三焦最大,无以匹配,故称之为孤府。

78. 何谓小肠主液?

是指小肠在吸收水谷精微的同时,也吸收大量的水液,从而参与体内的水液代谢。

79. 何谓大肠主津?

是指大肠重新吸收食物残渣中水液的功能,说明大肠与体内水液代谢有关。

80. 何谓三焦气化?

三焦有疏通水道、运行水液的作用,是水液升降运行的通路,其对水液代谢的协调平衡作用,称为三焦气化。

81. 何谓奇恒之腑?

即脑、髓、骨、脉、胆、女子胞的总称。奇,异也;恒,常也。因其形态似腑,为中空性器官,功能似脏,能贮藏精气,似脏非脏,似腑非腑,故名奇恒之腑。

82. 何谓女子胞?

又称胞宫,即子宫,是女子发生月经和孕育胎儿的器官。

83. 何谓心脾两虚?

是心脾两脏在病理上相互影响而形成的病变,临床症见眩晕、心悸、失眠、多梦、腹胀、食少、体倦、面色无华等。

84. 何谓肝肾同源?

肝藏血,肾藏精,精血同源互化,故称"肝肾同源",又称"乙癸同源"。

85. 何谓心肾相交?

是指心与肾之间的协调互济关系,主要表现为:

①水火既济:心火下降于肾,使肾水不寒;肾水上济于心,使心火不亢。

②精神互用:肾藏精,心藏神,精生神,神御精,相互为用。

86. 何谓"六腑以通为用"?

由于六腑传化水谷,实而不满,需要不断地受纳、消化、传导和排泄,虚实更替,宜通不宜滞,故称"六腑以通为用"。

87. 何谓"心肾不交"?

心肾不交指心肾阴阳水火关系失调的病变。肾阴不足或心火扰动,均能使两者失去正常协调关系。主要表现为失眠、心烦、多梦、心悸、怔忡、遗精等。

88. 为什么说"脾为生痰之源,肺为贮痰之器"?

"脾为生痰之源",是指痰饮的生成主要因于脾气的运化功能失常。脾气具有运化水液的作用,脾气健运,则津液四布,以濡养全身脏腑组织;若脾气失于运化转输之能,则津液不得输布,聚而成痰。

"肺为贮痰之器",主要是指肺是痰饮易停滞之所。停聚于肺中的痰饮,究其成因:一是因肺气宣发肃降失常,津液不得布散,停聚于肺而成痰;二是因脾失健运,津液不得正常输布,停聚于肺中为痰。故有"脾为生痰之源,肺为贮痰之器"之说。这一理论说明了痰与肺脾两脏之间的关系,临床上治疗痰饮伏肺证,除治肺之外,还要调脾,令痰生无源。一般规律是病急治肺为主,病缓调脾为要。

89. 试述精、气、血、津液基本概念、生成和生理功能。

(1)"精"有广义和狭义之分。广义之"精",泛指一切与生俱来的生命物质,以及后天获得的对人体有用的精粹物质,包括气、血、津液、髓以及从饮食中摄取的营养物质等一切精微物质;狭义之"精",是指肾中所藏的具有生殖功能的精微物质,即肾精,又称为生殖之精。精的生成禀受于父母,充实于水谷,分为先天之精和后天之精,具有生殖繁衍,促进生长发育,生髓充脑、养骨、化血,滋养濡润,防御卫外的功能。

(2)"气"是构成人体和维持人体生命活动的、具有很强活力的精微物质。人体之气,来源于禀受父母的先天之精、饮食物中的营养物质(即水谷之精气)和存在于自然界的清气,通过肺、脾胃和肾等脏腑的综合作用而成,具有推动作用、温煦作用、防御作用、固摄作用、气化作用、营养作用。

(3)"血"是运行于脉中、循环流注全身的富有营养和滋润作用的红色液体,是构成人体和维持人体生命活动的基本物质之一。营气和津液是生成血的最基本物质,而营气和津液都是由脾胃消化饮食吸收水谷精微所产生的,因此脾胃是气血生化之源。血具有濡养作用、运载作用,是精神活动的物质基础。

(4)"津液"是机体一切水液的总称,包括各脏腑组织的内在体液及其正常的分泌物,如胃液、肠液和涕、泪等。在机体内除血液之外的其他所有正常液体都属于津液。津液来源于水谷,主要通过脾胃以及大、小肠等脏腑的消化吸收功能而生成,凭借脾、肺、肾、肝和三焦的作用,完成在体内的输布,津液的排泄依赖肺、脾、肾等腑脏的综合作用。津液具有滋润营养作用、化生血液作用、运载作用。

90. 何谓气机?气的运动形式有哪几种?

气机是指气的运动。"机"即事物的关键。之所以把气的运动称为"气机",是因为气只有在运动之中才能体现其存在,发挥其效能,所以"运动"才是气存在的关键。

升、降、出、入是气运动的基本形式,是宇宙万物运动的普遍规律。人体之气运动的升与降、出与入是对立统一的矛盾运动,相互之间互相促进,又相互制约,保持着协调状态。只有如此人体之气才能正常运行,各脏腑组织才能发挥正常生理功能。

91. 气分为几类?其生成和主要生理功能如何?

(1)气主要有元气、宗气、营气和卫气四种。

(2)元气:又名"原气""真气",是人体最基本、最重要的气,是人体生命活动原动力的物质基础。由肾所藏的先天精气化生,依赖脾胃运化水谷精气的充养和培育。有促进人体的生长发育和生殖,激发和推动腑脏、经络等组织器官的生理功能。

(3)宗气:是积于胸中之气,是肺吸入的自然界清气和饮食物中的水谷精气在肺的气化作用下生成的。其生理功能有:一是走息道以行呼吸,呼吸的强弱与宗气的盛衰有关;二是贯心脉以行气血,凡气血的运行、心搏的强弱及其节律等,皆与宗气的盛衰有关;三是与人的视、听、言、动等相关。

(4)营气:是行于脉中具有丰富营养作用的气。主要来自脾胃运化的水谷精气,由水谷精气中的精华部分所化生。其生理功能:一是营养全身,二是化生血液。

(5)卫气:是运行于脉外具有防卫功能的气。与营气都来自于脾胃化生的水谷精气,是水谷精气中性质慓悍、运行滑利、反应迅速的部分。其生理功能:一是护卫肌表,防御外邪;二是温养脏腑、肌肉、皮毛等;三是开合汗孔,调节体温;四是影响睡眠。

92. 血液正常运行必须具备哪些条件?

血液正常运行必须具备三个条件:其一,血液充盈,寒温适度;其二,脉管系统通畅完好;其三,心、肺、肝、脾等脏功能正常,特别是心脏的功能尤为重要。

93. 精、气、血、津液之间的关系?

(1)精与气:精能化气、气能生精。

(2)精与血:精能化血、血能生精。

(3)精与津液:水谷之精与津液同源于水谷,生成于脾胃,两者同生同化。

(4)气与血:气能生血、气能行血、气能摄血、血能化气、血能载气。

(5)气与津液:气能生津、气能行(化)津、气能摄津、津能载气、津液化气。

(6)血与津液:均属阴的液态物质,都有营养和滋润作用。

94.经络系统的组成及生理功能。

经络系统主要包括十二经脉、奇经八脉、十五别络,以及从十二经脉分出的十二经别。

(1)十二经脉是经脉中的主干部分,分为手足三阴三阳四组,即手三阴经(手太阴肺经、手厥阴心包经、手少阴心经)、手三阳经(手阳明大肠经、手少阳三焦经、手太阳小肠经)、足三阴经(足太阴脾经、足厥阴肝经、足少阴肾经)、足三阳经(足阳明胃经、足少阳胆经、足太阳膀胱经)。具有联络组织器官,沟通表里上下,通行气血阴阳,感应与传递信息,调节功能活动的功能。

(2)奇经八脉:督脉、任脉、冲脉、带脉、阴跷脉、阳跷脉、阴维脉、阳维脉。具有加强十二经脉的联络与沟通,调节十二经脉中的气血与阴阳,参与女性的特殊生理活动的功能。

(3)十五别络:是络脉中较大的部分,络脉中还有浮络和孙络。浮络是分布于人体浅表部位的络脉;孙络又叫孙脉,是络脉中最细小的部分。具有加强十二经脉表里两经间在肢体的联系,加强十四经脉与躯体组织之间的联系的功能。

(4)十二经别:从十二经脉别行分出,循行于胸、腹及头部的重要经脉。加强了十二经脉中相为表里的两条经脉在体内的联系,加强了十二经脉对头面的联系,加强了体表与体内、四肢与躯干的向心性联系,加强了足三阴、足三阳经脉与心脏的联系。

(5)十二经筋:十二经脉循行部位上分布的肌肉系统。具有约束骨骼,有利于关节的屈伸运动。

(6)十二皮部:十二经脉的功能活动反映于皮肤的部位。具有抗御外邪、感应和传递相关信息。

95.何谓十二经脉?

十二经脉,是经脉中的主要部分,气血运行的主要通道。包括手三阴、手三阳、足三阴、足三阳共十二条。十二经脉又称为正经。

96.何谓奇经八脉?

奇,异也。指有异于十二正经的八条经脉,包括督脉、任脉、冲脉、带脉、阴维脉、阳维脉、阴跷脉、阳跷脉。由于它们的分布不像十二经脉那样规则,与脏腑无属络关系,彼此之间也无表里关系,与十二正经不同,故称为"奇经"。

97.何谓一源三歧?

指任、督、冲三脉皆起于胞中,同出于会阴,然后别道而行,故称此三脉为"一源三歧"。

98.何谓任主胞胎?

任脉起于胞中,与女子月经来潮、妊养胎儿及生殖功能密切相关,故曰"任主胞胎"。

99.何谓血海?

一指冲脉。冲脉起于胞中,前后上下贯穿全身,能容纳十二经脉之血,是调节血行的要冲,与女子月经密切相关,故称为"血海"。一指肝脏。肝藏血以调节全身血量,为女子经血之源,故也称为"血海"。

100. 何谓阳脉之海?

指督脉。督脉行背部正中,多次与手足三阳经及阳维脉相交会,对全身阳经气血起总督和调节作用,故称"阳脉之海"。

101. 何谓阴脉之海?

指任脉。任脉行腹部正中,多次与手足三阴经及阴维脉交会,能总任阴脉之间的相互联系,调节阴经气血,故称"阴脉之海"。

102. 何为头为诸阳之会?

手三阳经止于头面部,足三阳经起于头面部,手三阳和足三阳经在头面部交接,故《难经·四十七难》说:"人头者,诸阳之会也。"

103. 何谓十二经脉之海?

十二经脉之海指冲脉。冲脉上至头,下至足,后行于背,前布胸腹,贯穿全身,分布广泛,为一身气血之要冲。而且,上行者行脊内渗诸阳,下行者行下肢灌诸阴,能容纳和调节十二经气血,故称为"十二经脉之海"。

104. 何谓得气?

得气是指对经穴做针灸或推拿等刺激时,受者局部或沿经络循行部位有酸、麻、胀、重及触电等感觉,而施行者也同时有针下沉紧或吸针等感觉,表示经气已至,治疗有效,故曰"得气"。

105. 简述经络的主要功能。

以十二经脉为主体的经络系统具有四大方面功能:①沟通联系作用,沟通脏腑与体表、脏腑与官窍以及脏腑之间、经脉之间的联系作用;②运输渗灌气血作用;③感应传导作用;④调节各脏腑形体官窍的功能活动作用。

106. 试述十二经脉的走向和交接规律。

十二经脉分为手足三阴三阳四组,即手三阴、手三阳、足三阴、足三阳。每组的走向是一致的,并且按次一组接一组,"手之三阴,从胸走手;手之三阳,从手走头;足之三阳,从头走足;足之三阴,从足走腹"。其中阴经与阳经相交,是在手足部位;阳经与阳经相交,是在头面部位;阴经与阴经相交,是在胸腹部位。

107. 试述体质的基本概念、特点,影响体质的因素。

(1)体质是指人类个体在生命过程中,由遗传性和获得性因素所决定的表现在形态结构、生理功能和心理活动上综合的相对稳定的固有特性。因此,体质实际上就是人群在生理共性的基础上,不同个体所具有的生理特殊性。

(2)体质具有如下特点:体质是人体身心特性的概括,体质具有普遍性、全面性和复杂性,体质具有稳定性和可变性,体质具有连续性和可预测性。

(3)影响因素:先天禀赋、年龄因素、性别差异、饮食因素、劳逸所伤、情志因素、地理因素、疾病针药及其他因素。

108.何谓中医学的病因？包括哪些方面？

病因是引起疾病发生的原因。中医学将病因分为外感病因(六淫、疫气)、内伤病因(七情内伤、饮食失宜、劳逸失度)、病理产物性致病病因(痰饮、瘀血、结石)和其他病因(外伤、药邪)等四类。

109.何谓六淫？各具有何性质和致病特点？

六淫:即风、寒、暑、湿、燥、热(火)六种外感病邪的统称。其致病的共同特点有:外感性、季节性、环境性、相兼性、转化性。

(1)风邪:以轻扬开泄、善行数变、动摇不定、多兼他邪为基本特征;易侵袭阳位;病位游移不定;发病急骤，变化无常;肢体异常运动;常为外邪致病的先导。

(2)寒邪:具有寒凉、凝滞、收引的基本特性。易伤阳气,表现寒象;阻滞气血,多见疼痛;腠理、经脉、筋脉收缩拘急。

(3)暑邪:具有炎热、升散、挟湿的基本特性。表现为阳热之象;上犯头目,扰及心神;易于伤津耗气;多见暑湿夹杂。

(4)湿邪:以重浊、黏滞、趋下为基本特性。易于损伤阳气;易于阻遏气机;易于侵袭阴位;病程缠绵难愈;多见头身肢体困重;排泄物和分泌物秽浊不清、黏滞不爽。

(5)燥邪:具有干燥、涩滞的基本特性。易于耗伤津液;易于伤肺。

(6)热(火)邪:具有燔灼、炎上、急迫的基本特性。表现阳热之象;易于伤津耗气;主要侵犯人体上部;易致生风动血;易扰心神;易致阳性疮痈。

110.何谓疫气？其性质及致病特点有哪些？

疫气,指一类具有强烈传染性和致病性的外感病邪,又称为"疠气""疫疠之气""戾气""异气""杂气""乖戾之气"等。其传染性强,易于流行;特异性强,症状相似;发病急骤,病情危笃。

111.何谓七情内伤？其致病特点有哪些？

(1)七情内伤:是由于突然、强烈或长期持久的情志刺激,超过了人体的生理调节范围,引起喜、怒、忧、思、悲、恐、惊七情的异常变化,使气机紊乱,脏腑损伤,阴阳失调而导致疾病的发生。由于七情直接影响有关脏腑而发病,病由内生,因而又称之为"内伤七情"。

(2)致病特点:七情内伤常直接伤及脏腑,导致气机逆乱,气血失调而发生各种病变。

①直接伤及内脏:人体内脏分别具有不同的功能特征,因而对不同的失误刺激有不同的反应,所以不同的情志刺激,可对各脏产生不同的影响。如怒伤肝,喜伤心,思伤脾,悲、忧伤肺,惊、恐伤肾。

②影响脏腑气机:七情内伤致病,常表现为各种情志相关脏腑的气机失调,即所谓

"怒则气上,喜则气缓,悲则气消,恐则气下……惊则气乱……思则气结"。

③情志波动,影响病情:良好的情志活动,有利于疾病的好转或恢复;不良的情志变化,则能加重病情。剧烈的情绪波动,可使病情急剧恶化,甚至致人猝死。

112. 何谓痰饮? 其形成因素和致病特点有哪些?

痰饮是机体水液代谢障碍所形成的病理产物,属于继发性病因。稠浊者为痰,清稀者为饮。痰饮形成的原因较为复杂,无论是外感病因,或者内伤病因,甚至病理产物中的瘀血、结石均可导致津液停聚而成。易阻气机壅塞经络气血;易扰心神;症状复杂,变化多端;病势缠绵,病程较长。

113. 何谓瘀血? 其形成因素和致病特点有哪些?

瘀血是血液运行障碍、停滞所形成的病理产物,属于继发性病因,包括离经之血停积体内,以及阻滞于脏腑经络内的运行不畅的血液。又称"蓄血""恶血""败血"。气血运行失调是形成瘀血的病理基础。气虚致瘀,气滞致瘀,血寒致瘀,血热致瘀,此外还有津亏致瘀。疾病失治、治疗不当,或久病入络,亦可形成瘀血。致病的病机特征:阻滞气机、瘀塞经脉、伤及脏腑。致病的症状特征:疼痛,肿块,出血,发绀,舌质紫暗,或有瘀点、瘀斑,或舌下静脉曲张;脉细涩、沉弦,或结代。

114. 简述风邪的性质和致病特征。

①风为阳邪,轻扬开泄,易袭阳位;②风性善行而数变;③风性主动;④风为百病之长。

115. 简述寒邪的性质和致病特征。

①寒为阴邪,易伤阳气;②寒性凝滞;③寒性收引。

116. 何谓暑邪? 其性质和致病特征是什么?

凡夏至之后,立秋之前,致病具有炎热、升散、兼湿特性的外邪,称为暑邪。暑邪的性质和致病特征有:①暑为阳邪,其性炎热;②暑性升散,扰神伤津耗气;③暑多挟湿。

117. 简述湿邪的性质和致病特征。

湿邪的性质和致病特征有:①湿为阴邪,易损伤阳气,阻遏气机;②湿性重浊;③湿性黏滞;④湿性趋下,易袭阴位。

118. 试述疾病的发病途径。

疾病的发生,无论是外感或是内伤,都有一定的发病途径,包括以下几种:

(1)外感病邪侵入的发病途径:外感六淫、疫疠邪气伤人致病,其侵犯途径主要是皮毛、口鼻等。邪从皮毛而入,首犯肌肤,邪正相争于外,其病在表。随着病变的发展,病邪深入,可由表入里,侵犯内在脏腑。

(2)内伤病因伤人的发病途径:内伤病因,除七情内伤、饮食失节、劳逸过度、病理产物积聚之外,还有机体正气不足。因而内伤病因伤人致病的途径包括邪伤和正虚两个方面。以邪伤为主者,多为脏腑、气血功能失常,气机紊乱,平衡失调以及脏器组织结构损伤而发病。以正虚为主者,则因虚损程度、发病部位等不同而异。脏气虚弱,则邪易伤脏而发病为脏病;腑气亏损,则邪易留于腑而发为腑病;经脉之气不足,则邪易滞经脉而发病。

(3)其他病因致病的发病途径:如外伤、寄生虫、药邪、医过等导致疾病发生,其发病途径有从肌肤者,有从口鼻者,也有直接损伤脏腑气血者。

119. 何谓病机?

病机是指疾病发生、发展、变化的机理,是疾病变化的本质所在,是疾病演变过程中的主要矛盾,也是医生临证工作中所要寻求和把握的关键。

120. 何谓邪正盛衰?

邪正盛衰是指在疾病过程中,致病邪气与集体抗病能力之间相互斗争所发生的盛衰变化。邪正斗争的消长盛衰,不仅关系到疾病的发展与转归,同时还决定着疾病的虚实病理变化。

121. 阴阳失调包括哪些方面?

阴阳失调即阴阳消长失去平衡协调的病理状态。包括阴阳偏胜、阴阳偏衰、阴阳互损、阴阳格拒、阴阳转化、阴阳亡失。

122. 何谓阴阳互损?包括哪几个方面?

阴阳互损是指在阴或阳任何一方虚损的前提下,影响到相对的一方,形成阴阳两虚的病理状态,属于阴阳偏衰病理进一步发展,是阴阳互根互用关系失常的病理表现。在阴偏衰的基础上导致阳气不足者则称为阴损及阳;在阳偏衰的基础上导致阴液亏少者则称为阳损及阴。

(1)阴损及阳是指阴液亏损,致使阳气的生化不足,或者阳气无所依附而耗散,形成以阴虚为主的阴阳两虚病变。

(2)阳损及阴是指阳气亏损,致使阴液的生成减少,或阳不摄阴而阴液流失等,形成以阳虚为主的阴阳两虚病变。

123. 何谓气机失调?包括哪几方面?

气机失调是指在疾病过程中,由于致病邪气的干扰,或脏腑功能失调,导致气的升降出入运动失常所引起的病理变化。气机失调可以概括为气滞、气逆、气陷、气闭、气脱五个方面。

(1)气滞是指气运行不畅而郁滞的病理状态。主要是由于情志郁结不舒,或痰湿、食积、瘀血等有形实邪或阻滞,或因外邪困阻气机,或因脏腑功能障碍,影响气的正常流通,引起局部或全身的气机不畅或阻滞所致。

(2)气逆是指气的升降运动失常,当降者降之不及,当升者升之太过,以致气逆向上的病理状态。多由情志所伤,或因饮食寒温不适,或因外邪侵犯,或因痰浊壅滞所致。

(3)气陷是在气虚的基础上表现以气的升举无力为主要特征的病理状态,也属于气的升降失常。由于脾胃居于中焦,为气血生化之源,脾气主升,胃气主降,为全身气机升降之枢纽,所以气陷病变与脾胃气虚关系密切,通常称气陷为"中气下陷"或"脾气下陷",主要由于久病体虚,或年老体衰,或泄泻日久,或妇女产育过多等,气虚较甚,升举无力所致。

(4)气闭是气机郁闭,外出受阻的病理变化。主要是指气机郁闭,气不外达,出现突然闭厥的病理状态。多因情志过极,肝失疏泄,阳气内郁,不得外达,气郁心胸;或外邪闭郁,痰浊壅滞,肺气闭塞,气道不通等所致。

(5)气脱是气虚之极而有脱失消亡之危的病理变化。主要是正不敌邪,或正气持续衰弱,气虚至极,气不内守而外脱,出现全身性功能衰竭的病理状态。气脱是各种虚脱性病变的主要病机。多因疾病过程中邪气过盛,正不敌邪;或慢性疾病,长期消耗,气虚至极;或大汗、大出血、频繁吐泻、气随津血脱失所致。

124. 何谓养生?试述养生的基本原则。

养生,古称"道生""摄生""保生",即保养生命。养生就是采取各种方法保养身体,增强体质,预防疾病,增强健康。中医养生学是以中医理论为指导,研究人类生命的发展规律,探索衰老的机制,寻找增强生命力以及防病益寿方法的系统理论。

养生的基本原则是顺应自然、形神兼养、动静结合、调养脾胃。

125. 何谓未病先防、既病防变?各包括哪些方面?

(1)未病先防是在疾病未发生之前,采取各种预防措施,以防疾病的发生。由于正气不足是疾病发生的内在根据,邪气侵犯是疾病发生的重要条件,因此未病先防必须注重邪正双方的盛衰变化。包括调养正气,提高机体抗病能力,外避病邪,防止邪气侵害。

(2)既病防变是指如果疾病已经发生,则应争取早期诊断,早期治疗,及时控制疾病的传变,防止病情的进一步发展,以达到早日治愈疾病的目的。包括早期诊治,控制病传。

126. 如何调养正气,提高机体抗病能力?

人体正气强弱与抗病能力密切相关。《素问·刺法论》说:"正气存内,邪不可干"。正气充足,精气血阴阳旺盛,脏腑功能健全,则机体抗病力强;正气不足,气血阴阳亏乏,脏腑功能低下,则机体抗病力弱。所以调养正气是提高抗病能力的关键。

(1)重视精神调养:人的精神情志活动与脏腑功能、气血运行等有着密切的关系。突然、强烈或持久的精神刺激,可导致脏腑气机紊乱,气血阴阳失调而发病。①做到心情舒畅,精神愉快安定,少私心不贪欲,喜怒不妄发,修德养性,保持良好的心理状态。②尽量避免外界环境对人体的不良刺激,如营造优美的自然环境,和睦的人际关系,幸福的家庭氛围等。

(2)注意饮食起居:做到饮食有节,起居有常、劳逸适度等。

(3)加强身体锻炼:运动是健康之本,经常锻炼身体,能够促使经脉通利,血液畅行,增强体质,从而防病祛病,延年益寿。

(4)此外调养正气还可采用人工免疫的方法,增强体质,提高抗邪能力,预防某些疾病的发生。

127. 何谓"治病求本"？中医治疗的原则包括哪些？

（1）"治病求本"是指治疗疾病时必须寻求出病证的本质，然后针对本质进行治疗。治病求本是中医治疗疾病的根本原则，反映了具有普遍意义的治疗规律，是贯穿于整个治疗过程的基本方针，是任何疾病实施治疗时都必须首先遵循的原则。

（2）中医治疗原则包括：扶正祛邪，标本先后，调整阴阳，正治反治，因人、因时、因地制宜。

128. 何谓正治与反治？各包括哪些治法？

（1）正治是指治疗用药的性质、作用趋向逆病证表象而治的一种常用的治则。这一治则采用与病证性质相反的方药进行治疗，故又称为"逆治"，适用于本质与现象相一致的病证。常采用的正治法有：寒者热之、热者寒之、虚则补之、实则泻之。

①寒者热之：寒性病证出现寒象，用温热性质的方药进行治疗，如表寒证用辛温解表法，里寒证用辛热散寒法等。

②热者寒之：热性病证出现热象，用寒凉性质的方药进行治疗，如表热证用辛凉解表法，里热证用苦寒清热法等。

③虚则补之：虚性病证出现虚象，用补益扶正的方药进行治疗，如阳气虚弱证用温阳益气法，阴血不足证用滋阴养血法等。

④实则泻之：实性病证出现实象，用攻逐祛邪的方药进行治疗，如痰热壅滞证用清热化痰，瘀血内阻证用活血化瘀法等。

（2）反治：与"正"相对，具有变异、非常规之意。反治是指用药物的性质、作用趋向顺从病证的某些表象而治的一种治则。这一治则采用与病证表现的假象性质相一致的方药进行治疗，故又称为"从治"，适用于本质与现象不完全一致的病证。常用的反治法主要有：热因热用、寒因寒用、塞因塞用、通因通用。

①热因热用：用温热性质的方药治疗具有假热现象病证的治法，又称为以热治热法。适用于阴寒内盛，格阳于外的真寒假热证。

②寒因寒用：用寒凉性质的方药治疗具有假寒现象病证的治法，又称为以寒治寒法。适用于阳热极盛，格阴于外的真热假寒证。

③塞因塞用：用补益的方药治疗具有闭塞不通症状之虚性证候的治法，即以补开塞法。适用于真虚假实证。

④通因通用：用通利祛邪的方药治疗具有通泄症状之实性证候的治法，即以通治通法。

129. 何谓扶正与祛邪？

（1）扶正：即扶助正气。是指使用扶助正气的药物，或施行针灸、推拿、导引等疗法，或配合精神调摄、饮食调养、体育锻炼等，以增强体质，提高机体的抗病能力，达到战胜疾病、恢复健康的目的。适用于邪气轻微或邪气已除,以正气虚弱为主要矛盾的虚证。

(2)祛邪:即祛除邪气。是使用祛除邪气的药物,或针灸、推拿、气功、手术等其他措施,以祛逐病邪,达到邪去而正复的目的。祛邪治则,适用于正气未衰,以邪气亢盛为主要矛盾的实证。

130. 如何理解"急则治其标、缓则治其本"?

(1)急则治其标是指标病或标症甚急,有可能危及患者生命或影响对本病治疗时所采用的一种治疗原则。如大出血患者,若短时间内出血量很多,甚至危及生命时无论属于什么原因导致的出血,都应采取紧急措施以止血,待血止病情缓解后,再根据其出血的病因病机予以治本。

(2)缓则治其本是指标病或标症缓而不急时所采用的一种治疗原则。这是在治病求本的原则指导下常用的治则。如风寒头痛,风寒之邪阻滞经络的病因病机为本,头痛的症状表现为标,采用疏风散寒法针对本质进行治疗,风寒之邪一除,则头痛自解。

131. 如何理解"标本兼治"?

标本兼治是指标病与本病错杂并重时采取的一种治疗原则。此时单治本不治其标,或单治标不治其本,都不能适应治疗病证的要求,故必须标本兼顾而同治,才能取得较好的治疗效果。如阳热内盛,阴液亏损,出现腹满痛而便结,若单用清热泻下以治标,则进一步伤正;若仅用滋阴生津以治本,则热邪又不得祛除,只有采用滋阴与泻下并举的标本兼治法,才能使正盛邪退而病愈。

132. 何谓"三因制宜"?

三因制宜:即因人、因时、因地制宜,是指治疗疾病时,要根据患者、时令、地理等具体情况,制订适宜的治疗方法。

(1)因人制宜是根据患者的年龄、性别、体质等不同特点,来制订适宜的治法,选用适宜的方药。

(2)因时制宜是根据不同季节的气候特点,来制订适宜的治法、选用适宜的方药。

(3)因地制宜是根据不同地区的地理环境特点,来制订适宜的治法、选用适宜的方药。

133. 中医学的治疗原则和八法是什么?

(1)治疗原则:①预防为主,包括未病先防、既病防变。②治病求本,包括正治反治、标本缓急。③调整阴阳,包括损其偏盛、补其偏衰。同病异治,异病同治。因时、因地、因人制宜。

(2)治疗八法:汗法、吐法、下法、和法、温法、清法、消法、补法。

134. 简述中医整体护理的特色。

(1)强调人体是一个有机的整体及人和自然界的统一。

(2)整体护理的原则符合治则的要求,急则护标,缓则护本。

(3) 重视情志对疾病的影响，强调情志护理。

(4) 重视饮食调理对疾病痊愈的重要性，强调饮食护理。

(5) 重视因人、因时、因地制宜护理。

(6) 重视预防、保健、康复护理。

135. 精、气、血、津液与脏腑相互关系怎样？

精、气、血、津液是构成人体和维持人体生命活动的基本物质，是脏腑、经络等组织器官进行生理活动的物质基础，也是脏腑生理活动的产物。机体的脏腑、经络等组织器官进行生理活动，其能量来源于精、气、血、津液。同时，精、气、血、津液等的生成和代谢，又依赖于脏腑、经络等组织器官的正常生理活动。因此，精、气、血、津液与脏腑、经络等组织器官始终存在着相互为用的密切关系，以维持人体正常的生理功能活动。

自测试题

一、单项选择题

1. 最早提出"四气五味"药性理论的是　　　　　　　　　　　　　　　　（　）
   A. 《黄帝内经》　　　　　　　　　　　B. 《伤寒杂病论》
   C. 《神农本草经》　　　　　　　　　　D. 《难经》
   E. 《本草纲目》

2. 以下属于"疾病"的是　　　　　　　　　　　　　　　　　　　　　　（　）
   A. 痢疾　　B. 角弓反张　　C. 心脉痹阻　　D. 恶寒发热　　E. 脉象沉迟

3. 以下属于"体征"的是　　　　　　　　　　　　　　　　　　　　　　（　）
   A. 痢疾　　B. 胸闷心悸　　C. 心脉痹阻　　D. 恶寒发热　　E. 脉象沉迟

4. 自然界用来区分阴阳属性的最主要标志是　　　　　　　　　　　　　（　）
   A. 内与外　　B. 明与暗　　C. 上与下　　D. 左与右　　E. 水与火

5. 言人体脏腑之阴阳，则心为　　　　　　　　　　　　　　　　　　　（　）
   A. 阳中之阳　　B. 阳中之阴　　C. 阴中之阴　　D. 阴中之阳　　E. 阴中之至阴

6. 言人体脏腑之阴阳，则脾为　　　　　　　　　　　　　　　　　　　（　）
   A. 阴中之阴　　B. 阳中之阴　　C. 阴中之阳　　D. 阳中之阳　　E. 阴中之至阴

7. 言人体脏腑之阴阳，则肾为　　　　　　　　　　　　　　　　　　　（　）
   A. 阳中之阳　　B. 阳中之阴　　C. 阴中之阳　　D. 阴中之阴　　E. 阴中之至阴

8. 言人体脏腑之阴阳，则肝为　　　　　　　　　　　　　　　　　　　（　）
   A. 阳中之阳　　B. 阳中之阴　　C. 阴中之阳　　D. 阴中之至阴　　E. 阴中之阴

9. 言人体脏腑之阴阳，则肺为　　　　　　　　　　　　　　　　　　　（　）
   A. 阳中之阴　　B. 阳中之阳　　C. 阴中之阴　　D. 阴中之阳　　E. 阴中之至阴

10."阴胜则阳病,阳胜则阴病"说明了阴阳之间的哪种关系？　　　　　(　　)
　　A.阴阳交感　　B.对立制约　　C.互根互用　　D.消长平衡　　E.相互转化
11.属于阴中之阴的时间是　　　　　　　　　　　　　　　　　　　　(　　)
　　A.上午　　　　B.下午　　　　C.前半夜　　　D.后半夜　　　E.以上都不是
12.属于阳中之阴的时间是　　　　　　　　　　　　　　　　　　　　(　　)
　　A.上午　　　　B.下午　　　　C.前半夜　　　D.后半夜　　　E.以上都不是
13.属于阳中之阳的时间是　　　　　　　　　　　　　　　　　　　　(　　)
　　A.上午　　　　B.下午　　　　C.前半夜　　　D.后半夜　　　E.以上都不是
14.属于阴中之阳的时间是　　　　　　　　　　　　　　　　　　　　(　　)
　　A.上午　　　　B.下午　　　　C.前半夜　　　D.后半夜　　　E.以上都不是
15.下列哪一项不属于阴阳互根的关系　　　　　　　　　　　　　　　(　　)
　　A.阳在外,阴之使也　　　　　　　　B.孤阴不生,独阳不长
　　C.阴在内,阳之守也　　　　　　　　D.重阴必阳,重阳必阴
　　E.阴损及阳,阳损及阴
16.阴损及阳,阳损及阴,说明了阴阳之间的哪种关系？　　　　　　　(　　)
　　A.阴阳对立制约　　　　　　　　　　B.阴阳互根互用
　　C.阴阳相互转化　　　　　　　　　　D.阴阳消长平衡
　　E.阴阳自和与平衡
17.五行学说中"木"的特性是　　　　　　　　　　　　　　　　　　(　　)
　　A.炎上　　　　B.稼穑　　　　C.润下　　　　D.从革　　　　E.曲直
18.在五行生克关系中,下列哪项是错误的？　　　　　　　　　　　　(　　)
　　A.木克土　　　B.火生土　　　C.金生水　　　D.金克木　　　E.水克木
19.下列不符合五行生克规律的是　　　　　　　　　　　　　　　　　(　　)
　　A.木为水之子　　　　　　　　　　　B.水为火之所不胜
　　C.火为土之母　　　　　　　　　　　D.金为木之所胜
　　E.金为土之子
20.下列属于母子关系的是　　　　　　　　　　　　　　　　　　　　(　　)
　　A.水和火　　　B.土和金　　　C.金和木　　　D.木和土　　　E.金和火
21.下列何项归属于五行之"土"？　　　　　　　　　　　　　　　　(　　)
　　A.目　　　　　B.舌　　　　　C.口　　　　　D.鼻　　　　　E.耳
22.下列何项归属于五行之"金"？　　　　　　　　　　　　　　　　(　　)
　　A.筋　　　　　B.脉　　　　　C.肉　　　　　D.皮　　　　　E.骨
23.下列何项归属于五行之"水"？　　　　　　　　　　　　　　　　(　　)
　　A.恐　　　　　B.喜　　　　　C.怒　　　　　D.思　　　　　E.忧

24. 下列说法中,不符合五行相生规律的是 （　　）
   A. 木为水之子　B. 水为木之母　C. 火为土之母　D. 土为金之子　E. 火为木之子
25. 下列说法中,不符合五行相克规律的是 （　　）
   A. 金为木之所不胜　　　　　　　　　B. 水为土之所胜
   C. 木为土之所不胜　　　　　　　　　D. 火为水之所不胜
   E. 木为金之所胜
26. 属母病及子的是 （　　）
   A. 肝病及心　B. 肝病及肾　C. 肝病及肺　D. 肝病及脾　E. 脾病及肝
27. 藏象学说主要是研究 （　　）
   A. 脏腑生理　　　　　　　　　　　　B. 脏腑病理
   C. 脏腑生理、病理之间的关系　　　　D. 脏腑生理、病理及其相互关系
   E. 脏腑组织器官结构形态
28. 五脏的生理功能特点是 （　　）
   A. 传化物而不藏,实而不能满　　　　B. 藏精气而不泻,实而不能满
   C. 传化物而不藏,满而不能实　　　　D. 藏精气而不泻,满而不能实
   E. 虚实交替,泻而不藏
29. 区分五脏、六腑、奇恒之腑三类的最主要依据是 （　　）
   A. 解剖形态的差异　　　　　　　　　B. 分布部位的不同
   C. 功能特点的不同　　　　　　　　　D. 经脉阴阳属性的不同
   E. 病理表现的不同
30. 下列各项中,哪一项最确切地说明了脏与腑的区别 （　　）
   A. 实质性器官与空腔性器官　　　　　B. 实而不满与满而不实
   C. 化生贮藏精气与受盛传化水谷　　　D. 与水谷直接接触与不直接接触
   E. 经络属表、属阳与属里、属阴
31. 下列哪项属于奇恒之腑 （　　）
   A. 胃　　　B. 小肠　　　C. 三焦　　　D. 胆　　　E. 膀胱
32. 与精神意识思维活动关系最密切的是 （　　）
   A. 心主血脉的生理功能　　　　　　　B. 肝主疏泄的生理功能
   C. 脾主运化的生理功能　　　　　　　D. 肺主治节的生理功能
   E. 肾主藏精的生理功能
33. 观察心主血脉的功能是否正常与哪项关系较小 （　　）
   A. 面色　　B. 舌色　　C. 爪色　　D. 脉象　　E. 胸部的感觉
34. 五脏六腑之大主是 （　　）
   A. 心　　　B. 肺　　　C. 脾　　　D. 肝　　　E. 肾

35. 心主神志最主要的物质基础是 （ ）
A. 津液   B. 血液   C. 精液   D. 宗气   E. 营气

36. 将肺称为"娇脏"的主要依据是 （ ）
A. 肺主一身之气   B. 肺外合皮毛
C. 肺气通于天,不耐寒热   D. 肺为水之上源
E. 肺朝百脉

37. 肺为"水之上源"的主要依据是 （ ）
A. 肺具有通调水道的功能   B. 肺具有布散津液的功能
C. 肺具有输精于皮毛的功能   D. 肺为脏腑之华盖
E. 饮入于胃,上归于肺

38. 肺主治节是指 （ ）
A. 肺主气的调节作用   B. 肺主宣发和肃降的调节作用
C. 对肺生理功能的高度概括   D. 肺协助心调节全身血脉作用
E. 肺对津液的调节作用

39. 以下哪项不属于肺的宣发功能 （ ）
A. 排出体内浊气
B. 宣散卫气
C. 将津液输布全身,外达皮毛
D. 将代谢后的津液化为汗液排出体外
E. 使全身的血液会聚于肺

40. 以下哪项不属于肺的肃降功能 （ ）
A. 吸入自然界清气   B. 排出体内的浊气
C. 水液的向下输送   D. 津液的向下布散
E. 使全身的血液会聚于肺

41. 脾统血的主要作用机制是 （ ）
A. 控制血液的流速   B. 控制内脏的血液容量
C. 控制外周血液容量   D. 控制血液在脉道内的运行
E. 控制血液上荣头目

42. 具有化湿而恶湿特点的脏腑是 （ ）
A. 心   B. 脾   C. 肺   D. 肝   E. 肾

43. 脾为气血生化之源的生理基础是 （ ）
A. 气能生血   B. 人以水谷为本
C. 脾主升清   D. 脾主运化水谷精微
E. 脾为后天之本

44. 四肢肌肉的壮实主要取决于　　　　　　　　　　　　　　　　　　（　）
　　A. 心主血脉的功能　　　　　　　　　　B. 肾主骨的功能
　　C. 脾主运化的功能　　　　　　　　　　D. 肺主气的功能
　　E. 肝主筋的功能
45. 男子精液的正常排泄是哪两脏合作的结果　　　　　　　　　　　（　）
　　A. 肝肺　　　B. 心肺　　　C. 肝肾　　　D. 肝脾　　　E. 脾肾
46. 胆汁的分泌与排泄取决于　　　　　　　　　　　　　　　　　　（　）
　　A. 肝主疏泄的功能　　　　　　　　　　B. 胆贮藏胆汁功能
　　C. 胆排泄胆汁的功能　　　　　　　　　D. 脾主运化的功能
　　E. 小肠泌别清浊的功能
47. 肝在志为　　　　　　　　　　　　　　　　　　　　　　　　　（　）
　　A. 魂　　　　B. 怒　　　　C. 喜　　　　D. 悲　　　　E. 恐
48. 大怒主要影响机体的　　　　　　　　　　　　　　　　　　　　（　）
　　A. 呼吸功能　　B. 疏泄功能　　C. 藏精功能　　D. 气化功能　　E. 运化功能
49. 下列哪一项与肝的疏泄功能关系最不密切　　　　　　　　　　　（　）
　　A. 情志的舒畅　　　　　　　　　　　　B. 脾胃的运纳
　　C. 血液的循行　　　　　　　　　　　　D. 津液的输布
　　E. 呼吸运动的正常
50. 下列不属于肝的主要生理功能的是　　　　　　　　　　　　　　（　）
　　A. 调节全身水液代谢　　　　　　　　　B. 调节全身血量
　　C. 调节全身阴阳　　　　　　　　　　　D. 调畅全身气机
　　E. 调节一切心理活动
51. 在肝主疏泄的各种功能表现中，最根本的是　　　　　　　　　　（　）
　　A. 调畅情志　　　　　　　　　　　　　B. 调畅气机
　　C. 调节血量　　　　　　　　　　　　　D. 疏通水道
　　E. 促进脾胃运化功能
52. 对肝主疏泄影响最大的情志活动是　　　　　　　　　　　　　　（　）
　　A. 喜　　　　B. 怒　　　　C. 思　　　　D. 惊　　　　E. 恐
53. "天癸"的产生取决于　　　　　　　　　　　　　　　　　　　　（　）
　　A. 先天禀赋的强弱　　　　　　　　　　B. 元气的充沛
　　C. 肾阴肾阳的协调平衡　　　　　　　　D. 肾中精气的充盈
　　E. 后天之精的充养
54. 维持呼吸深度需哪脏的功能　　　　　　　　　　　　　　　　　（　）
　　A. 肝　　　　B. 肺　　　　C. 心　　　　D. 肾　　　　E. 脾

55. 以下哪项有误 （　）
A.心在液为汗　B.肝在液为泪　C.脾在液为涎　D.肺在液为涕　E.肾在液为尿

56. 以下哪项说法有误 （　）
A.肾为先天之本　　　　　　　　　B.肾为封藏之本
C.肾为人体全身阴阳之本　　　　　D.肾阳为五脏阳气之本
E.肾为气之本

57. 毛发的荣枯主要与体内哪两种物质的盛衰有关 （　）
A.精与气　B.精与液　C.精与血　D.津与气　E.气与血

58. 与脑髓充盈关系最密切的脏是 （　）
A.心　　B.肺　　C.肝　　D.脾　　E.肾

59. 下列说法中错误的是 （　）
A.脑为元神之府　　　　　　　　　B.脉为血之府
C.腰为肾之府　　　　　　　　　　D.肺为气之府
E.胆为中精之腑

60. 下列说法中错误的是 （　）
A.冲为血海　　　　　　　　　　　B.脑为髓之海
C.肺为气海　　　　　　　　　　　D.胃为水谷之海
E.膻中为气海

61. 下列不属于"七冲门"的是 （　）
A.吸门　　B.飞门　　C.户门　　D.气门　　E.阑门

62. "孤府"所指的脏腑是 （　）
A.胃　　B.胆　　C.膀胱　　D.小肠　　E.三焦

63. "中精之腑"是指 （　）
A.胃　　B.胆　　C.膀胱　　D.小肠　　E.三焦

64. 下列何项属于胃的生理特性 （　）
A.喜燥　　B.喜满　　C.喜润　　D.喜运　　E.喜升

65. "中焦如沤"是描绘 （　）
A.胃的受纳功能
B.脾的散精功能
C.小肠泌别清浊功能
D.脾胃肝胆等脏腑的消化饮食物的生理过程
E.心肺输布气血的作用

66. 下列不属于奇恒之腑的是 （　）
A.脑　　B.三焦　　C.胆　　D.脉　　E.骨

67. 脾胃之气的运动特点是 （ ）
   A. 胃主受纳，脾主运化　　　　　　　B. 脾喜燥恶湿，胃喜润恶燥
   C. 脾主升清，胃主降浊　　　　　　　D. 脾为湿土，胃为燥土
   E. 脾属太阴，胃属阳明

68. "肾为气之根"主要是指肾 （ ）
   A. 肾阳　　B. 肾为先天之本　　C. 肾藏精　　D. 肾主纳气　　E. 肾主水液

69. 患者。心悸失眠2个月余，由于思虑劳神过度而见眩晕、心悸、失眠、多梦、腹胀、食少、体倦乏力、精神萎靡、面色无华。证属 （ ）
   A. 肝气乘脾　　B. 心脾两虚　　C. 肝火犯肺　　D. 肝气犯胃　　E. 心肾不交

70. "血之府"指的是 （ ）
   A. 胆　　B. 脑　　C. 脉　　D. 头　　E. 骨

71. 州都之官是指 （ ）
   A. 膀胱　　B. 大肠　　C. 小肠　　D. 三焦　　E. 胃

72. 由父母遗传的生命物质，称之为 （ ）
   A. 先天之精　　B. 后天之精　　C. 肾精　　D. 水谷之精　　E. 生殖之精

73. 人体之精分藏于五脏，但主要贮藏于 （ ）
   A. 肝　　B. 心　　C. 脾　　D. 肺　　E. 肾

74. 人体之气的运动称作 （ ）
   A. 气机　　B. 气化　　C. 升降出入　　D. 气机调畅　　E. 阴阳转化

75. 维持人体相对恒定的体温，属于气的哪项功能 （ ）
   A. 推动　　B. 温煦　　C. 凉润　　D. 防御　　E. 中介

76. 人体生长发育迟缓，责之于气的哪项功能减退 （ ）
   A. 凉润　　B. 中介　　C. 推动　　D. 防御　　E. 固摄

77. 人体中最根本、最重要的气是 （ ）
   A. 元气　　B. 宗气　　C. 营气　　D. 卫气　　E. 脏腑之气

78. 对血运和呼吸运动均有推动作用的是 （ ）
   A. 心气　　B. 宗气　　C. 脾气　　D. 卫气　　E. 营气

79. 称为水谷之悍气的是 （ ）
   A. 谷气　　B. 清气　　C. 宗气　　D. 营气　　E. 卫气

80. 逸出脉外的血称为 （ ）
   A. 血府　　B. 瘀血　　C. 离经之血　　D. 坏血　　E. 以上都不是

81. 在津液的生成中，最为密切相关的脏腑是 （ ）
   A. 脾肺　　B. 脾胃　　C. 脾肾　　D. 肠胃　　E. 肺肾

82. 对津液输布代谢的影响最为重要的腑是 （ ）
   A. 胃　　　　B. 小肠　　　　C. 膀胱　　　　D. 大肠　　　　E. 三焦
83. 称为"神之宅"的是 （ ）
   A. 精　　　　B. 脏　　　　　C. 腑　　　　　D. 气　　　　　E. 形
84. 称为"形之主"的是 （ ）
   A. 精　　　　B. 神　　　　　C. 气　　　　　D. 血　　　　　E. 脏
85. "夺汗者无血,夺血者无汗"说明哪两者之间的密切关系 （ ）
   A. 气与津液　B. 气与血　　　C. 血液与精　　D. 血液与津液　E. 以上都不是
86. 经络系统中,与脏腑有直接络属关系的是 （ ）
   A. 奇经八脉　B. 十二经别　　C. 别络　　　　D. 十二正经　　E. 十二经筋
87. 按十二经脉流注次序,小肠经下接 （ ）
   A. 膀胱经　　B. 胆经　　　　C. 心经　　　　D. 肾经　　　　E. 三焦经
88. 具有约束骨骼,主司关节运动功能的是 （ ）
   A. 皮部　　　B. 维脉　　　　C. 经筋　　　　D. 别络　　　　E. 督脉
89. 按循经诊断,在胸前"虚里"处疼痛,痛连左手臂及小指,应考虑 （ ）
   A. 心脏疾病　B. 肺脏疾病　　C. 肝胆疾病　　D. 脾胃疾病　　E. 肾脏疾病
90. 具有调节阴经气血,为"阴脉之海"的经脉是 （ ）
   A. 冲脉　　　B. 督脉　　　　C. 带脉　　　　D. 任脉　　　　E. 阳跷脉
91. 体质是指人体的 （ ）
   A. 身体素质　B. 心理素质　　C. 身心特性　　D. 遗传特质　　E. 形态结构
92. 健康之人应为 （ ）
   A. 偏阳质　　B. 偏阴质　　　C. 阴阳平和质　D. 肥胖质　　　E. 瘦小质
93. 嗜食肥甘厚味,易形成 （ ）
   A. 火旺体质　B. 痰湿体质　　C. 心气虚体质　D. 脾气虚体质　E. 肝郁体质
94. 具有亢奋、偏热、多动等特征的体质为 （ ）
   A. 阴阳平和质　B. 偏阴质　　C. 偏阳质　　　D. 肝郁质　　　E. 阳虚质
95. 具有抑制、偏寒、多静等特征的体质为 （ ）
   A. 阴阳平和质　B. 偏阴质　　C. 偏阳质　　　D. 阴虚质　　　E. 气虚质
96. 既有季节性特点,又不受季节限制,常为外感致病之先导的邪气是 （ ）
   A. 热邪　　　B. 风邪　　　　C. 疠气　　　　D. 寒邪　　　　E. 湿邪
97. 易袭阳位,具有升发向上特性的邪气是 （ ）
   A. 暑邪　　　B. 燥邪　　　　C. 风邪　　　　D. 火邪　　　　E. 寒邪
98. 风邪伤人,病变部位不固定是由于 （ ）
   A. 风性数变　B. 风性善行　　C. 风性主动　　D. 风性轻扬　　E. 风性开泄

99. 寒邪的性质是 （   ）
A. 其性开泄　　B. 其性重浊　　C. 其性凝滞　　D. 其性黏腻　　E. 其性干涩

100. 六淫中最易导致疼痛的邪气是 （   ）
A. 寒邪　　B. 火邪　　C. 风邪　　D. 燥邪　　E. 湿邪

101. 常引起筋脉拘挛、屈伸不利、腠理闭塞、气机收敛的邪气是 （   ）
A. 风邪　　B. 寒邪　　C. 湿邪　　D. 瘀血　　E. 痰饮

102. 六淫中最易导致出血的是 （   ）
A. 寒邪　　B. 湿邪　　C. 暑邪　　D. 火邪　　E. 燥邪

103. 症见头痛、耳鸣、咽喉红肿疼痛、唇舌糜烂等是由于 （   ）
A. 热邪侵扰心神　　　　　　　　　　B. 热邪伤津耗气
C. 热邪易生风　　　　　　　　　　　D. 热邪易致动血
E. 火热之邪燔灼趋上

104. 下列哪一项是火、燥、暑共同的致病特点 （   ）
A. 上炎　　B. 耗气　　C. 伤津　　D. 动血　　E. 生风

105. 异气是指 （   ）
A. 六淫邪气　　B. 异常气候　　C. 情志变　　D. 气机失常　　E. 乖戾之气

106. 七情内伤首先影响 （   ）
A. 肝魂　　B. 心神　　C. 脾意　　D. 肺魄　　E. 肾志

107. 七情内伤可影响脏腑气机，其中恐则 （   ）
A. 气上　　B. 气下　　C. 气缓　　D. 气结　　E. 气消

108. 饮食因素致病，易致聚湿、化热、生痰的是 （   ）
A. 饮食过饥　　B. 饮食过饱　　C. 饮食不洁　　D. 五味偏嗜　　E. 寒热偏嗜

109. 易致人体阴阳失调的饮食因素是 （   ）
A. 饮食过饥　　B. 饮食过饱　　C. 五味偏嗜　　D. 寒热偏嗜　　E. 饮食不洁

110. 劳力过度，易损伤的脏腑是 （   ）
A. 心肺　　B. 心脾　　C. 脾肺　　D. 脾肾　　E. 肝肾

111. 劳神过度，易损伤的脏腑是 （   ）
A. 心肺　　B. 心脾　　C. 脾肺　　D. 脾肾　　E. 肝肾

112. 房劳过度，易损伤的脏腑是 （   ）
A. 心　　B. 脾　　C. 肝　　D. 肺　　E. 肾

113. 与痰饮形成密切相关的脏腑是 （   ）
A. 心脾肝肾　　B. 心肺脾肾　　C. 肝胆脾肾　　D. 肺脾肝肾　　E. 心肝肺肾

114. 下列属于药邪致病特点的是 （   ）
A. 情志波动　　B. 阻滞气机　　C. 变生他疾　　D. 蒙蔽心神　　E. 炮制失度

115. 下列不属于医过致病特点的是 （ ）
A. 贻误治疗　B. 加重病情　C. 变生他疾　D. 情志波动　E. 诊治失误

116. 过逸、痰饮、瘀血、结石等因素相同的致病特点是 （ ）
A. 损伤脉络　B. 气机不畅　C. 病位固定　D. 致病广泛　E. 蒙蔽心神

117. 下列不属于瘀血致病特点的是 （ ）
A. 易于阻滞气机　　　　　　　　B. 影响新血生成
C. 影响血脉运行　　　　　　　　D. 病位较为固定
E. 易于蒙蔽神明

118. 六淫中致病季节性最强的邪气是 （ ）
A. 风邪　B. 火邪　C. 燥邪　D. 暑邪　E. 湿邪

119. 疾病发生的内在因素是 （ ）
A. 邪气偏盛　B. 邪盛正衰　C. 正气不足　D. 正胜邪衰　E. 正虚邪恋

120. 疾病发生的重要条件是 （ ）
A. 正气不足　B. 邪气侵害　C. 邪胜正负　D. 饮食不良　E. 地域因素

121. 发病的基本原理是 （ ）
A. 感受邪气　B. 正气不足　C. 邪正相搏　D. 情志因素　E. 体质因素

122. 在原发病的基础上，继续发生新的疾病，称为 （ ）
A. 复发　B. 合病　C. 并病　D. 继发　E. 徐发

123. 外感疾病的恢复期，若因饮食不慎致疾病复发者，此复发的类型为 （ ）
A. 疾病少愈即复发　　　　　　　B. 休止与复发交替
C. 过时而发病　　　　　　　　　D. 急发与缓解交替
E. 重感外邪致复

124. 证候虚实的"实"是指 （ ）
A. 体质壮实　B. 正气旺盛　C. 邪气亢盛　D. 病邪内生　E. 外邪侵袭

125. 证候虚实的"虚"是指 （ ）
A. 体质虚弱　B. 气血虚弱　C. 邪留伤正　D. 正气不足　E. 精气虚衰

126. 以下哪项是偏于宗气虚的表现 （ ）
A. 倦怠乏力　　　　　　　　　　B. 精神委顿
C. 面色㿠白　　　　　　　　　　D. 动则心悸、呼吸气短
E. 生长发育迟缓

127. 以下哪项一般不属于气机失调的病机内容 （ ）
A. 气滞　B. 气逆　C. 气陷　D. 气虚　E. 气脱

128. 五脏中最常见哪两脏的血虚证？ （ ）
A. 心、肝　B. 心、脾　C. 脾、肾　D. 肝、肾　E. 心、肺

129. 以下哪项一般不属于气与血关系失常的病理变化 （   ）
A. 气滞血瘀   B. 气不摄血   C. 气随血脱   D. 气虚血热   E. 气虚血瘀

130. 以下哪项不属于导致津液不足的原因 （   ）
A. 热盛   B. 大汗   C. 多尿   D. 脏腑气化功能减退   E. 气滞

131. 以下哪项属于温病"逆传"的传变现象 （   ）
A. 卫分传气分   B. 上焦传中焦   C. 气分传营分   D. 营分传血分   E. 肺病传心包

132. 患者先有高热、烦渴、脉洪数，继则全身皮疹、热退、脉静，其病机变化属 （   ）
A. 里病出表   B. 热极生寒   C. 热盛伤气   D. 由实转虚   E. 温病逆传

133. 患者因情绪波动，出现胸胁痞闷不舒以及腹泻之症，是由于 （   ）
A. 肝气犯胃   B. 肝气乘脾   C. 脾气虚弱   D. 肝气郁结   E. 大肠传导失司

134. 下列内容中除何项外均属治则的内容 （   ）
A. 正治与反治   B. 治标与治本   C. 扶正祛邪   D. 调整阴阳   E. 调理脾胃

135. 寒因寒用，系指采用寒凉性质的药物来治疗下列哪一病证 （   ）
A. 寒证   B. 虚寒证   C. 真热假寒证   D. 真寒假热证   E. 寒热错杂证

136. 热因热用，系指采用温热性质的药物来治疗下列哪一病证 （   ）
A. 热证   B. 寒证   C. 真热假寒证   D. 真寒假热证   E. 寒热错杂证

137. 虚损病变出现闭塞不通征象，用补益方药来治疗，此概括为下列哪一项 （   ）
A. 虚则补之   B. 补其不足   C. 攻补兼施   D. 塞因塞用   E. 补虚泻实

138. 下列哪项不属于扶正治则指导下确定的治法 （   ）
A. 发汗   B. 滋阴   C. 养血   D. 益气   E. 扶阳

139. 七情的主要致病特点是 （   ）
A. 影响内脏的气机，使气机升降失常，气血功能紊乱
B. 七情属于人的正常精神活动，不论在什么情况下，都不致病
C. 一般情况下，七情可引起体内阴阳气血失调，脏腑经络功能紊乱
D. 七情致病与内脏密切相关，不同的持久情志变化对内脏有着相同的影响
E. 七情属于人的情志活动，是外伤病的主要致病因素

二、多项选择题

1. 中医学的整体观念，主要体现于 （   ）
A. 人体自身的整体性   B. 人与自然环境的统一性
C. 人与社会环境的统一性   D. 人与精神情志的统一性
E. 人体是一个不断运动的整体

2. 中医学理论体系的主要特点是 （   ）
A. 整体观念   B. 恒动观念   C. 辨证观念   D. 辨证论治   E. 治病求本

3. 中医学辨证思维的主要内容为   （   ）
   A. 辨病因   B. 辨病位   C. 辨病性   D. 辨病之传变   E. 辨体质
4. 相同的疾病而治疗不同,主要是依据   （   ）
   A. 发病的时间不同   B. 发病地域不同
   C. 疾病的阶段不同   D. 疾病的类型不同
   E. 患者的体质有异
5. 精气的存在形式有   （   ）
   A. 有形   B. 无形   C. 弥散   D. 凝聚   E. 运动
6. 在自然界,气的运动形式主要有   （   ）
   A. 升   B. 降   C. 出   D. 聚   E. 散
7. 阴阳偏盛的治疗方法是   （   ）
   A. 寒者热之 B. 热者寒之 C. 泻阴补阳 D. 阴病治阳 E. 阳病治阴
8. 阴阳偏衰的治疗方法是   （   ）
   A. 寒者热之 B. 热者寒之 C. 补阴泻阳 D. 阳病治阴 E. 阴病治阳
9. 症见寒象的患者,其病机可以是   （   ）
   A. 阳虚   B. 阴虚   C. 阳盛   D. 阴盛   E. 阴阳俱虚
10. 发热的患者,其病机可以是   （   ）
    A. 阴虚   B. 阳虚   C. 阴盛   D. 阳盛   E. 阴阳俱虚
11. 阴阳偏盛的治疗原则是   （   ）
    A. 补其不足 B. 损其有余 C. 虚则补之 D. 实则泻之 E. 损者益之
12. 从夏至到冬至的气候变化是   （   ）
    A. 阴消阳长 B. 阳消阴长 C. 由阴转阳 D. 由阳转阴 E. 热极生寒
13. 药物五味中属阳的是   （   ）
    A. 辛味   B. 酸味   C. 甘味   D. 苦味   E. 咸味
14. 下列各项中,哪几项符合五行理论在情志病治疗中的具体应用   （   ）
    A. 思胜恐   B. 惊胜思   C. 悲胜忧   D. 悲胜怒   E. 恐胜喜
15. 阴阳学说认为,阴和阳之间的平衡是   （   ）
    A. 是绝对的   B. 是相对的
    C. 是量上相等的   D. 不是静止的
    E. 不是绝对的
16. 五脏分阴阳,在五脏中属阴的是   （   ）
    A. 心   B. 肺   C. 脾   D. 肝   E. 肾
17. 根据五行生克乘侮规律来判断疾病的转归,下列为逆的有   （   ）
    A. 肝病色青见浮脉   B. 心病面赤见沉脉

C. 肝病色青见沉脉　　　　　　　　　　D. 肺病色白见洪脉

E. 肾病色黑见沉脉

18. 八纲中以阴阳为总纲,其余六纲中属阴的是　　　　　　　　　　　　　　　(　)

A. 里　　　　B. 寒　　　　C. 虚　　　　D. 表　　　　E. 实

19. 五脏共同的生理特点是　　　　　　　　　　　　　　　　　　　　　　　(　)

A. 化生　　　B. 贮藏精气　　C. 受盛　　　D. 传化水谷　　E. 宣发

20. 六腑共同的生理特点是　　　　　　　　　　　　　　　　　　　　　　　(　)

A. 化生　　　B. 贮藏精气　　C. 受盛　　　D. 传化水谷　　E. 宣发

21. 观察肾精盛衰的标志是　　　　　　　　　　　　　　　　　　　　　　　(　)

A. 齿　　　　B. 骨　　　　C. 发　　　　D. 脉　　　　E. 面色

22. 心主血脉的功能正常与否,可观察　　　　　　　　　　　　　　　　　　(　)

A. 面色　　　B. 脉搏　　　C. 意识　　　D. 舌色　　　E. 心胸部感觉

23. 不属"五液"的是哪项　　　　　　　　　　　　　　　　　　　　　　　(　)

A. 尿　　　　B. 泪　　　　C. 汗　　　　D. 涕　　　　E. 白带

24. 肾气不固的临床表现有　　　　　　　　　　　　　　　　　　　　　　　(　)

A. 大便滑脱　　　　　　　　　　　　　　B. 遗尿

C. 肠液枯涸而便秘　　　　　　　　　　　D. 遗精

E. 呼吸短促,动则气急

25. 补肾以治脱发的理论依据是　　　　　　　　　　　　　　　　　　　　　(　)

A. 发为血之余　　　　　　　　　　　　　B. 精血互生

C. 发之生机在肾　　　　　　　　　　　　D. 肾主纳气

E. 滋水涵木

26. 中医学称肺为　　　　　　　　　　　　　　　　　　　　　　　　　　　(　)

A. 娇脏　　　B. 生之本　　　C. 水之上源　　D. 华盖　　　E. 气之海

27. 肝的疏泄功能关系到　　　　　　　　　　　　　　　　　　　　　　　　(　)

A. 气机的调畅　　　　　　　　　　　　　B. 情志活动

C. 脾胃运化功能　　　　　　　　　　　　D. 胆汁的分泌和排泄

E. 对男子排精和女子排卵行经的影响

28. 肝气郁结后可导致的病理变化有　　　　　　　　　　　　　　　　　　　(　)

A. 冲任失调　　B. 胃气上逆　　C. 血行不利　　D. 脾主升清　　E. 气滞血瘀

29. "中气下陷"主要表现为　　　　　　　　　　　　　　　　　　　　　　(　)

A. 皮下出血　　B. 腹部胀满　　C. 久泻脱肛　　D. 恶心呕吐　　E. 内脏下垂

30. 下列官窍中与肾有关的是　　　　　　　　　　　　　　　　　　　　　　(　)

A. 目　　　　B. 鼻　　　　C. 口　　　　D. 耳　　　　E. 二阴

31. 肝的疏泄功能失常,在情志方面的常见表现是　　　　　　　　　　　　(　)
　　A. 易怒　　　B. 易惊　　　C. 悲忧　　　D. 抑郁不乐　　E. 恐惧
32. 以下哪项说法是对的　　　　　　　　　　　　　　　　　　　　　　(　)
　　A. 齿为骨之余　B. 爪为筋之余　C. 脉为血之府　D. 发为血之余　E. 腰为肾之府
33. 小肠泌别清浊功能主要体现在　　　　　　　　　　　　　　　　　　(　)
　　A. 将饮食分离为精微和残渣　　　　　　B. 吸收精微和输送食物残渣
　　C. 吸收水谷中的水液　　　　　　　　　D. 将精微上输心肺
　　E. 将糟粕排出体外
34. 大肠的传导作用主要与下列哪些脏腑的作用有关　　　　　　　　　　(　)
　　A. 胃气的通降　　　　　　　　　　　　B. 肺气的肃降
　　C. 肝气的疏泄　　　　　　　　　　　　D. 肾气的蒸化和固摄
　　E. 脾气的运化
35. 膀胱的生理功能为　　　　　　　　　　　　　　　　　　　　　　　(　)
　　A. 化生尿液　B. 贮存尿液　C. 排泄尿液　D. 吸收水分　E. 蒸化尿液
36. 人体之精的生成来源有　　　　　　　　　　　　　　　　　　　　　(　)
　　A. 先天之精　B. 肾精　　　C. 脏腑之精　D. 后天之精　E. 生殖之精
37. 与宗气生理功能相关的方面有　　　　　　　　　　　　　　　　　　(　)
　　A. 呼吸　　　B. 语言　　　C. 发声　　　D. 心律　　　E. 视听
38. 卫气的生理功能有　　　　　　　　　　　　　　　　　　　　　　　(　)
　　A. 防卫　　　B. 营养　　　C. 温养　　　D. 调控腠理　E. 化生血液
39. 津液能够滋养濡润　　　　　　　　　　　　　　　　　　　　　　　(　)
　　A. 官窍　　　B. 关节　　　C. 骨髓　　　D. 皮毛　　　E. 脏腑
40. 神的物质基础有　　　　　　　　　　　　　　　　　　　　　　　　(　)
　　A. 精　　　　B. 气　　　　C. 血　　　　D. 津液　　　E. 脏腑
41. 神的具体体现可以包括的内容有　　　　　　　　　　　　　　　　　(　)
　　A. 言谈　　　B. 眼神　　　C. 应答　　　D. 表情　　　E. 精神
42. "气为血之帅"包括的内容有　　　　　　　　　　　　　　　　　　　(　)
　　A. 气能生血　B. 气能养血　C. 气能行血　D. 气能载血　E. 气能摄血
43. 形成"气随津脱"病变的原因有　　　　　　　　　　　　　　　　　　(　)
　　A. 过用发汗方法　　　　　　　　　　　B. 剧烈呕吐
　　C. 大量泄泻　　　　　　　　　　　　　D. 过度使用下法
　　E. 滥用补液法
44. 人身三宝是指　　　　　　　　　　　　　　　　　　　　　　　　　(　)
　　A. 精　　　　B. 气　　　　C. 神　　　　D. 血　　　　E. 津液

42. 中医学形神统一观的内涵有 ( )
   A. 神以精气为物质基础　　　　　　　　B. 神统驭精气
   C. 神为形之主　　　　　　　　　　　　D. 形是神之宅
   E. 形与神俱,尽终天年

43. 下列与牙齿有联系的经脉是 ( )
   A. 肾经　　　B. 大肠经　　　C. 脾经　　　D. 胃经　　　E. 肝经

44. 行于脊柱内的经脉有 ( )
   A. 督脉　　　B. 冲脉　　　C. 足少阴肾经　　D. 足太阳膀胱经　　E. 足少阳胆经

45. 循行于肩部及肩胛部的经脉有 ( )
   A. 胃经　　　B. 大肠经　　　C. 三焦经　　　D. 小肠经　　　E. 胆经

46. 影响体质形成的先天因素有 ( )
   A. 父母生殖之精的质量　　　　　　　　B. 父母血缘关系的远近
   C. 父母生育的年龄　　　　　　　　　　D. 母亲妊娠期的养胎情况
   E. 母亲妊娠期疾病的影响

45. 影响体质形成的后天因素有 ( )
   A. 性别、年龄　　　　　　　　　　　　B. 饮食因素
   C. 劳逸、疾病因素　　　　　　　　　　D. 情志因素
   E. 地理因素

46. 老年人的体质特点为 ( )
   A. 精气神渐衰　　　　　　　　　　　　B. 脏腑功能减退
   C. 代谢缓慢　　　　　　　　　　　　　D. 气血郁滞
   E. 阴阳失调

47. 小儿的体质特点为 ( )
   A. 脏腑娇嫩　　　　　　　　　　　　　B. 形气未充
   C. 易虚易实　　　　　　　　　　　　　D. 易寒易热
   E. 代谢缓慢

48. 阴虚之体养生时应慎用 ( )
   A. 肥甘之品　　　　　　　　　　　　　B. 辛辣之品
   C. 甘润生津之品　　　　　　　　　　　D. 燥热之品
   E. 苦寒之品

49. 根据五行生克乘侮规律来推断病情,病情较轻浅的有 ( )
   A. 肾病及肝　　B. 脾病及肺　　C. 肺病及脾　　D. 脾病及肝　　E. 肝病及心

50. 下列哪些属五行理论在情志病治疗中的具体应用 ( )
   A. 思胜恐　　　B. 惊胜思　　　C. 悲胜怒　　　D. 怒胜忧　　　E. 恐胜喜

三、判断题

1. 中国古代哲学思想,主要包括水地说、阴阳学说和五行学说等。　　　　　(　)
2. 我国古代哲学家认为,世界上的一切都是气构成的。　　　　　　　　　　(　)
3. 精气神学说中所谓的"精",主要是指后天水谷之精。　　　　　　　　　　(　)
4. 精气神学说中的"气",是指自然界清气。　　　　　　　　　　　　　　　(　)
5. 气的运动是气化的前提。　　　　　　　　　　　　　　　　　　　　　　(　)
6. 事物的阴阳平衡是相对而并非绝对的。　　　　　　　　　　　　　　　　(　)
7. 阴阳交感是生命产生的基本物质。　　　　　　　　　　　　　　　　　　(　)
8. 阴阳交感是生命产生的基本条件。　　　　　　　　　　　　　　　　　　(　)
9. 阴阳交感是阴阳二气在运动过程中的一种最佳状态。　　　　　　　　　　(　)
10. 一切事物的发展变化都是在阴阳的作用下发生的。　　　　　　　　　　　(　)
11. 阴阳对立的两个方面的动态平衡是彼此依存的结果。　　　　　　　　　　(　)
12. 阴阳相互制约的过程,即阴阳相互消长的过程。　　　　　　　　　　　　(　)
13. "阴平阳秘"是阴阳在对立制约和消长中取得动态平衡。　　　　　　　　　(　)
14. 阴阳转化是阴阳对立的结果。　　　　　　　　　　　　　　　　　　　　(　)
15. 阴阳转化是阴阳消长的结果。　　　　　　　　　　　　　　　　　　　　(　)
16. 阴阳之间的转化属于阴阳运动的异常变化。　　　　　　　　　　　　　　(　)
17. 阴阳的消长是相对的,阴阳的平衡是绝对的。　　　　　　　　　　　　　(　)
18. 阳胜则热,是指阳气充沛,阴精被抑制的热证。　　　　　　　　　　　　(　)
19. 阴胜则阳病,是指阴精充盛,阳气被抑制。　　　　　　　　　　　　　　(　)
20. 阳胜则阴病,是指阳气充沛,阴精被抑制。　　　　　　　　　　　　　　(　)
21. 阴阳失调是疾病发生发展的内在原因。　　　　　　　　　　　　　　　　(　)
22. 阴阳对立制约和互根互用是阴阳学说中最根本的原理。　　　　　　　　　(　)
23. 阴阳互损所致的阴阳两虚,是阴阳双方处于低水平的平衡状态。　　　　　(　)
24. "重阳必阴,重阴必阳",即是阳损及阴,阴损及阳的一种病理改变。　　　(　)
25. 在临床辨证中,首先应分清阴阳。　　　　　　　　　　　　　　　　　　(　)
26. 阴偏衰的治疗原则,《内经》称为"阴病治阳"。　　　　　　　　　　　　(　)
27. 阳偏衰的治疗原则,《内经》称为"阳病治阴"。　　　　　　　　　　　　(　)
28. "壮水之主,以制阳光"属此长彼消之类的治疗法则。　　　　　　　　　　(　)
29. "益火之源,以消阴翳"属此长彼亦长之类的治疗法则。　　　　　　　　　(　)
30. 五行,即木、火、土、金、水五种基本物质。　　　　　　　　　　　　　(　)
31. 五行实际上是指"五材"。　　　　　　　　　　　　　　　　　　　　　　(　)
32. 五行相生为事物发展变化的正常现象,而相克则为异常变化。　　　　　　(　)
33. 五行乘侮可同时并见,均为不正常的相克现象。　　　　　　　　　　　　(　)

34. 当土过度虚弱时,则不仅木来乘土,而且水也会因土之衰弱而侮之。 ( )
35. 五行之中,凡具有生化特性者,大都属于木类。 ( )
36. 五行之间"所胜"与"所不胜"的关系,即是相乘关系。 ( )
37. 肾病影响到肝脏,即是"母病及子"。 ( )
38. 五行中,土为木之所不胜,金为木之所胜。 ( )
39. 心火之气有余,既可乘肺金,又可反侮脾土。 ( )
40. 心火之气不足,势必导致肝木乘心火,肾水反侮心火。 ( )
41. 中医学以五行生克制化规律说明人体病理情况下的相互影响。 ( )
42. 中医学以五行的乘侮关系阐释脏腑间病理情况下的相互影响。 ( )
43. "泻南补北法"是根据五行的相生规律而确立的治疗方法。 ( )
44. 心火旺盛,累及肝脏,引动肝火,致心肝火旺为母病及子。 ( )
45. 一般来说,母病及子的病情较轻浅;子病犯母时病情较深重。 ( )
46. 疾病的转变,相乘时的病情较深重;相侮时的病情较轻浅。 ( )
47. 肺金的肃降,以制约肝气、肝火的上升,称为金克木。 ( )
48. "益火补土法",目前临床上多指温心阳以暖脾土。 ( )
49. 悲为肺志,属金;怒为肝志,属木,所以怒胜悲。 ( )
50. "木火刑金",为火乘金。 ( )
51. 辨证论治包含着相互联系的两个内容,即辨证和论治。 ( )
52. 六腑是指胃、胆、大肠、小肠、脑、膀胱。 ( )
53. 经络是由神经和血管组成。 ( )
54. 六淫是一切疾病的主要病因。 ( )

自测试题参考答案

一、单项选择题

1. C 2. A 3. E 4. E 5. A 6. E 7. D 8. C 9. A 10. B 11. C 12. B 13. A
14. D 15. D 16. B 17. E 18. E 19. E 20. B 21. C 22. D 23. A 24. D 25. D
26. A 27. D 28. D 29. C 30. C 31. D 32. A 33. C 34. A 35. B 36. C 37. A
38. C 39. E 40. B 41. D 42. E 43. D 44. D 45. C 46. A 47. E 48. B 49. E
50. C 51. B 52. B 53. D 54. D 55. E 56. C 57. C 58. E 59. D 60. E 61. D
62. E 63. B 64. C 65. D 66. B 67. C 68. D 69. B 70. C 71. A 72. A 73. E
74. A 75. B 76. C 77. A 78. E 79. C 80. C 81. C 82. E 83. C 84. A 85. D
86. D 87. A 88. C 89. A 90. D 91. C 92. C 93. C 94. C 95. B 96. B 97. C
98. B 99. C 100. A 101. B 102. D 103. E 104. C 105. E 106. B 107. B

108. B 109. D 110. C 111. B 112. E 113. D 114. C 115. E 116. B 117. E
118. D 119. C 120. B 121. C 122. D 123. A 124. C 125. D 126. D 127. D
128. A 129. D 130. E 131. E 132. A 133. B 134. E 135. C 136. D 137. D
138. A 139. A

二、多项选择题

1. ABC 2. AD 3. ABCD 4. ABCDE 5. ABCD 6. ABDE 7. AB 8. DE 9. ADE
10. ADE 11. BD 12. BDE 13. AC 14. ADE 15. BDE 16. CDE 17. ABD 18. ABC
19. AB 20. CD 21. ABC 22. ABDE 23. AE 24. ABD 25. BC 26. ACD 27. ABCDE
28. ABCE 29. CE 30. DE 31. AD 32. ABCDE 33. ABC 34. ABDE 35. BC 36. AD
37. ABCDE 38. ACD 39. ABCDE 40. ABCD 41. ABCDE 42. ACE 43. ABCD
44. ABC 42. ABCDE 43. BD 44. ABC 45. BCD 46. ABCDE 45. ABCDE
46. ABCDE 47. ABCD 48. ABDE 49. ABDE 50. ACE

三、判断题

1. × 2. √ 3. × 4. × 5. √ 6. √ 7. × 8. √ 9. √ 10. √ 11. ×
12. √ 13. √ 14. × 15. √ 16. × 17. × 18. × 19. × 20. × 21. √ 22. √
23. × 24. × 25. √ 26. × 27. × 28. × 29. × 30. × 31. × 32. × 33. √
34. √ 35. × 36. × 37. √ 38. × 39. × 40. × 41. × 42. √ 43. × 44. ×
45. √ 46. √ 47. √ 48. × 49. × 50. × 51. √ 52. × 53. × 54. ×

第二章　中医诊断学

基本知识问答

1. 学习中医诊断学有哪些基本原则？

原则有四：整体审察、诊法合参、辨证求本、病证结合。

2. 何谓"整体审察"？

它是中医学的基本概念之一。整体观念、相互联系，是中医诊断时强调整体审查的认识基础。即从整体上进行多方面考虑。这是因为人是一个有机的整体，内在脏腑与体表的形体官窍之间是密切相关的，整个人体又受到社会环境和自然环境的影响，因而决定着病理条件下，疾病表现形式的多样性、复杂性，故应综合整体审察。整体审察包括两方面的含义。其一采集全面而详细的临床资料；其二全面分析，综合判断。

3. 诊病时为什么要"诊法合参"？

由于疾病是一个复杂的过程，其临床表现可体现于多个方面，必须诊法合参，才能全面、详尽地获取诊断所需的临床资料；同时望、闻、问、切四诊是从不同的角度检查病情和收集临床资料，各有其独特的方法与意义，又都有局限性，不能互相取代。必须四诊并用才能全面收集辨证论治所需要的各方面资料。

4. 如何理解"辨证求本"？

是在中医理论的指导下，通过对四诊收集到的症状、体征、病史以及其他临床资料进行辨别、分析、综合、判断、归纳，以探求对疾病本质及其规律性的认识。即所谓"辨证求因"。

5. 如何理解"病证结合"？

指辨病与辨证相结合。辨病，是从疾病的全过程、特征上认识疾病的本质；辨证，是从疾病的阶段性、主要矛盾认识疾病的本质。临床进行思维分析时，有时是先辨病然后再辨证，有时先辨证然后再断病。辨病与辨证相结合，是既重视疾病的基本矛盾，又抓住疾病当前的主要矛盾。

6. 简述症、证、病的概念。

症：是指患者主观能够感觉到的单个症状和能被客观发现的体征，包括症状与体征，它是疾病的现象，是病证的原始资料，也是诊断病证的依据。

病:一般称疾病,是在病因的作用下,机体邪正交争,阴阳失调,出现具有一定发展规律的演变过程,具体表现出若干特定的症状和各阶段的相应证候。

证:是疾病发展过程中某一阶段的疾病的本质,是医者通过分析四诊所得来的资料,判断这一阶段疾病的本质而得出的结论,包括病位、病性、病因、病机,为治疗提供依据,并指明方向。

7. 中医诊断学的主要内容包括哪些方面?各有何内容?

包括:诊法、诊病、辨证和病案四大部分。

诊法,是对患者进行检查,收集与患者健康有关资料的方法。四诊包括望、闻、问、切四种诊法。

诊病,亦称辨病,即对疾病的病种做出判断,得出病名诊断。疾病的病名,是对该病全过程的特点与规律所做出的概括与抽象。对疾病做出病名诊断,是临床内、外、妇、儿等各科应学习的主要内容。

辨证,辨证是中医学的精华,为了弄清辨证的含义,首先要掌握症、证、病、辨证等概念。

病案,又称病历,古称诊籍,是临床有关诊疗等情况的书面记录。病案是临床医疗、科研、教学的重要资料。病案书写是临床工作者必须掌握的基本技能,它要求将患者的详细病情、病史、诊断和治疗等情况,都如实地记录下来。

8. 如何理解中医学中"神"?主要有哪几种情况?

"神"是中医学对于生命现象的认识。一指人体一切生命活动的主宰及其外在的表现;二指人的精神意识思维情感等活动,共有五种情况:

(1)得神:即神奇充足的表现。凡神识清楚、思维敏捷、言语清晰、目光明亮灵活、精彩内含、面色荣润含蓄、表情自然、体态自如、动作灵活、反应灵敏者,称为"得神",亦称"有神"。可见于常人,表示精气充足,体健无病;若见于患者,则说明精气未衰,脏腑未伤,病情轻浅,预后良好。

(2)少神:即神气不足的表现。凡患者表现为精神不振、思维迟钝、不欲言语、目光呆滞、肢体倦怠、动作迟缓者,称为"少神"。为轻度失神的表现,提示正气受损,见于一般虚证,或脏腑失和,气血不畅之证。

(3)失神:是神气衰败之象。在疾病过程中,患者出现精神萎靡、神识朦胧、昏昏欲睡、声低气怯、应答迟缓、目暗睛迷、瞳神呆滞、面色晦暗、表情淡漠呆板、体态异常者,称为"失神",亦称"无神"。表示正气大伤,精气衰竭,病情深重,预后不良。

(4)假神:是垂危患者出现精神暂时好转的假象。见于久病、重病精气大衰之人,如原已意识不清、不能言语、精神极度委顿,突然神清多语、声高不休、精神振作,躁动不安;或本已目光无神呆滞、面色晦暗或苍白,突然目显光彩、两颧泛红如妆;或数日不能进食,突然欲食等,都属假神的表现。此为阴阳即将离决的危笃之象,是精气衰竭已极,阴不敛阳,以致虚阳外越而出现一时"好转"的假象,多见于临终之前。

(5)神志错乱:精神意识失常的表现,亦属失神的范畴。常见于癫、狂、痫等病。

9.中医望神时,应注意哪些?

望神时应注意:一要以神会神,在短时间内对就诊者神色形态做出大体的判断;二是形神合参,将患者的精神意识状态与形体变化综合起来进行分析;三是重视典型(特异性)症状和体征,以便尽快做出正确的诊断。

10.何谓常色、病色?

常色即人无病时的面色。常色的特征是光明润泽,含蓄不露,是人体脏腑功能正常、精气血津液充盈的表现。

病色即疾病状态下面部色泽的异常变化。病色的特征是色泽晦暗枯槁或显露,或独见一色面失红润,常反映机体脏腑功能失常,或气血阴阳失调,或精气外泄,或邪气内阻等病理变化。

11.何谓善色?有何意义?

指患者的面色虽有异常,但仍光明润泽者。说明病变尚轻,脏腑精气未衰,胃气尚能上荣于面,多见于新病、轻病、阳证,其病易治,预后较好。

12.何谓恶色?有何意义?

指患者面色异常,且枯槁晦暗。说明病变深重,脏腑精气已衰,胃气不能上荣于面,多见于久病、重病、阴证,其病难治,预后较差。

13.试述五色主病。

病色可分为白、黄、赤、青、黑五种,故审察面部的色泽变化,又称"面部五色诊"。五色与五脏的对应关系:青为肝、赤为心、白为肺、黄为脾、黑为肾。故观察不同的色泽变化,可以判断不同的脏腑部位及病性。

(1)青色主惊风、寒证、痛证、瘀血,为气血不通,经脉瘀阻所致;风寒疼痛,里寒腹痛,疼痛剧烈时可见面色苍白而青。慢性心肝等疾病有气血瘀滞者,常见面色青暗,口唇青紫。小儿高热,面部出现青紫,以鼻柱与两眉间较为明显,是惊风的先兆。唇周青紫则为肺气壅滞或心血瘀阻所致。

(2)赤色主热证,为血液充盈于脉络所致;热证有虚实之分,实证面赤,常满面通红;虚证常午后颧红,且多在久病后出现。

(3)黄色主虚证、湿证,与脾虚气血化源不足,或脾虚湿蕴有关;黄色鲜明属湿热,黄色晦暗属寒湿。面色萎黄,多是脾胃气虚,营血不足。面目虚浮淡黄,多是脾胃气虚,湿邪内阻。

(4)白色主虚证、寒证、失血证,为气血不荣,脉络空虚所致;血虚者苍白无华,气虚者淡白少华,阳虚者面色白虚浮,面色青白多为寒证。产后面色白多为夺血伤气。猝然失血见苍白,为气随血脱之危候。若突然面色苍白,冷汗淋漓,多为阳气暴脱。

(5)黑色主肾虚、寒证、瘀血或水饮,是阳虚寒盛、气血凝滞或水饮停留所致,多为肾阳虚衰、阴寒水盛之象。阳虚火衰,则水寒内盛、血行不畅,故面多见黑色。如面色淡黑,伴有水肿,多是肾虚水泛的水饮症。妇人眼眶灰黑,多为寒湿带下。面黑而干焦,多为肾精久耗;色黑而肌肤甲错,为有瘀血。

14. 何谓透关射甲?有何特点及意义?

小儿指纹透过风、气、命三关,一直延伸到指甲端者,为透关射甲。提示病情凶险,预后不良。

15. 面部水肿有何临床意义?

面肿,即面部浮肿,常是全身水肿的一部分。其中眼睑颜面先肿,发病较速者为阳水,多由外感风邪,肺失宣降所致;兼见面色㿠白,发病缓慢者属阴水,多由脾肾阳衰,水湿泛溢所致;兼见面唇青紫、心悸气喘、不能平卧者,多属心肾阳衰,血行瘀阻,水气凌心所致。

16. 何谓望眼"五轮学说"?有何意义?

将目的不同部位分属于五脏:瞳仁属肾,称为"水轮";黑睛属肝,称,为"风轮";两眦血络属心,称为"血轮";白睛属肺,称为"气轮";眼睑属脾,称为"肉轮"。认为观察目的不同部位的形色变化,可以诊察相应脏腑的病变,此即"五轮"学说。

17. 怎样根据痰液的变化判断病邪的性质?

痰白清稀者,多属寒痰。痰黄稠有块者,多属热痰。痰少而黏,难于咯出者,多属燥痰。痰白滑量多,易于咯出者,属湿痰。

18. 望小儿囟门的临床意义有哪些?

囟门望诊可以观察婴幼儿肾与脑的情况。小儿1~1.5岁时,囟门渐合。若囟门迟闭,骨缝不合,称为"解颅",多为肾气不足;若囟门下陷者,称为"囟陷",多属虚证,见于先天不足,发育不良,或吐泻伤津,或气血不足,或脾胃虚寒等;囟门高突,称为"囟填",多属实热证,因外感时邪,火毒上攻所致。

19. 何谓舌诊?主要包括哪些方面?正常舌象如何?舌诊的要求有哪些?

通过观察舌象变化,以测知体内病变的方法,简称舌诊,是中医特色诊法之一。望舌主要包括望舌质和舌苔两个方面。

正常舌象为淡红舌薄白苔,表现为舌质柔软,活动自如,舌色淡红,荣润有神;舌苔薄白均匀,干湿适中。

舌诊的要求:一是光线充足,在自然光线下或白炽灯下,患者取坐位或卧位,面向光亮;二是要伸舌自然,使舌面平坦舒展,便于观察,避免用力致舌肌紧张,影响舌色和舌形;三是察舌苔时应注意除外"染苔",如某些饮食或饮料可使苔色失真;四是察舌顺序一般先舌质后舌苔,由舌尖至舌根。

20. 试述脏腑在舌面上的分部。

舌尖属心肺,舌边属肝胆,中心属脾胃,舌左边属肝,右边属胆,舌根属肾。

21. 为什么说舌为心之苗?

手少阴心经之别系舌本。心主血脉,而舌的脉络丰富,心血上荣于舌,故人体气血运行情况,可反映在舌质的颜色上;心主神明,舌体的运动又受心神的支配,因而舌体运动是否灵活自如,语言是否清晰,与神志密切相关。舌可以反映心、神的病变,故称舌为心之苗。

22. 为什么说舌为脾之外候?

足太阴脾经连舌本、散舌下,舌居口中司味觉。舌苔是由胃气蒸发谷气上承于舌面而成,与脾胃运化功能相应。舌体赖气血充养,所以舌象能反映气血的盛衰,而与脾主运化、化生气血的功能直接相关,故称舌为脾之外候。

23. 滑苔的舌象特征有何临床意义?

舌面水分过多,伸舌欲滴,扪之湿滑,称为滑苔。主痰饮、主湿。如寒湿内侵,或阳虚不能运化水液,寒湿、痰饮内生。

24. 望舌质包括哪些方面?

望舌质是通过观察舌体的神、色、形、态改变,以测知脏腑病变的方法。

(1)望舌神:即观察舌质的荣枯以辨有神、无神。察舌神以辨升生机。舌质红活荣润,为有神,是脏腑气血充盛,生机旺盛之象,虽病亦属善候;舌体干枯晦暗无华,为无神,是脏腑气血阴阳衰败,邪气壅盛之象,生机受损,病势危重,预后不良。

(2)望舌色:

①淡红色:是正常舌象。即舌象淡红明润,为脏腑功能正常,气血和调,胃气充盛的表现,见于常人。或疾病初起,病轻较浅,尚未伤及脏腑气血。

②淡白色:舌色较正常浅淡,由气血不荣所致,主虚证、寒证或气血两虚证。

③红绛舌:舌色深于正常,鲜红者,称红舌;深红者,称绛舌。红绛舌主热证,有虚、实之分。

④青紫舌:舌色淡紫无红者,为青舌;舌色深绛而暗,为紫舌。青紫舌主血行瘀滞,原因有:热毒炽盛,深入营血,灼伤营阴,气血不畅;或阴寒内盛,血脉凝滞;或跌仆外伤,气血瘀滞等。青紫舌主热、寒或瘀等。

(3)望舌形:

①老嫩舌主要观察舌体的纹理。舌体纹理粗糙,形色坚敛者,为苍老舌,不论苔色如何,多主实证。是阳热炽盛,伤津耗液,舌体失润所致。若舌质纹理细腻,形色浮胖娇嫩者,为娇嫩舌,多属虚证或虚中夹实。是水湿内停,浸淫舌体所致。

②胖大舌:舌体大于正常,伸舌满口,且舌肌呈弛缓状,称胖大舌。主水肿、痰饮为病。

③肿胀舌：舌体肿大，盈口满嘴，舌肌呈胀急状，甚至不能闭口，难以缩回，称肿胀舌；主实证、热证。

④瘦薄舌：舌体较正常瘦小而薄者，称瘦薄舌。主阴血亏虚之证。

⑤裂纹舌：舌面有明显的数目不等、形状各异、深浅不一的裂沟，称裂纹舌。其裂沟中一般无舌苔覆盖，多主精血亏虚之证。

⑥点刺舌：舌，指舌面上有大小不一的星点。色红者，称"红星舌"，是温毒入血或热毒乘心之征；黑点为血中热盛。刺，即芒刺，舌面红色颗粒高起如刺，摸之棘手，称"芒刺舌"。主邪热炽盛，芒刺越多，邪热越甚。常因脏腑热盛，热入营血，营热郁结充斥舌络所致。

⑦齿痕舌：舌体边缘有牙齿挤压的痕迹，称齿痕舌。主脾虚湿盛。齿痕舌常与胖大舌并见。

⑧舌下络脉：将舌尖翘起，舌系带两侧金津、玉液穴处，隐隐可见青紫舌脉络，即为舌下络脉。正常人的络脉不扩张，也无分支或瘀点。若舌下络脉青紫迂曲，主血瘀气滞；若舌下出现许多青紫或紫黑色小疱，多属肝郁血瘀；舌下络脉青紫粗胀，则属痰热内阻，或为寒凝血瘀。

（4）望舌态：舌体活动灵活，伸缩自如，为正常舌态。病理舌态常见舌体强硬、震颤、㖞斜、痿软、短缩等表现。

25. 望舌苔包括哪些方面？

舌苔是指附着于舌面上的一层苔垢。正常舌苔是由脾胃之气、津上蒸而成，表现为薄白苔，不滑不燥，是胃气充盛之象。病理舌苔则是胃气挟邪气上蒸而成，故舌苔与胃气的强弱、病邪的寒热等属性有关。

（1）望苔色：

①白苔：最为常见，主病也最为复杂。薄白苔：苔薄色白，细腻均匀，干湿适中，舌色淡红，为正常舌苔；厚白苔：苔白而厚，多主里证、实证。苔薄白而润，多属风寒表证；薄白而干，多属外感燥邪，肺津耗伤；苔白厚滑腻，多为痰湿内停或食积不化；白厚干燥，多为实热伤津。

②黄苔：是因病邪入里化热，脏腑内热，胃气挟邪热上泛熏灼，导致苔色变黄。黄苔一般主里证、热证，也可见于表证、虚证和寒证。黄苔的颜色越深，其热越重。微黄薄苔，多属外感风热；黄而厚腻，多为胃肠湿热或有积滞；黄厚而干燥，为胃热伤津；黄而黏腻，多为湿热，痰、食阻滞。

③灰黑苔：苔色呈浅黑色为灰苔，深灰色即为黑苔。灰苔：可见于里热证，亦主里热证；若苔灰而滑，多为寒湿内阻或痰饮内停；苔灰而腻，多为湿浊蕴积；苔灰而干，多为热盛津伤或阴虚火旺。黑苔：多由灰苔或焦黄苔转化而来，主里证、热证，又主寒证，多见于病情较重者。若苔黑而燥裂，多为热极津枯；苔黑而滑润，多为阳虚寒盛。

(2)望苔质:苔质即舌苔的质地。望苔质是指通过观察舌苔质地的厚薄、润燥、腻腐、剥脱等变化,以诊察疾病的方法。

①薄厚苔:舌苔薄厚的分辨,以"见底""不见底"为标准。凡透过舌苔能隐隐见到舌体者为薄苔,又叫见底苔;不能见到舌体者为厚苔,又叫不见底苔。薄苔是由胃气、胃津熏蒸于舌而成;厚苔则常因胃气挟食浊、痰湿等邪气熏蒸,滞积于舌所致。故薄苔察胃气,厚苔辨邪气。

②润燥苔:舌苔的润燥主要根据舌面津液多少来区分。舌苔润泽有津,干湿适中者为润苔;若苔面湿润而滑,甚则流涎欲滴为滑苔;苔面干燥少津,望之枯涸者为燥苔;苔干而粗糙,扪之涩手者为糙苔;舌苔干而有裂纹者是裂苔。

③腐腻苔:舌面覆盖有一层苔垢,苔质疏松,颗粒较大、松软,形如豆渣堆积舌面,刮之即去,称为腐苔;若苔质致密,颗粒细腻,如油腻覆盖舌面,刮之难去,为腻苔。

④剥落苔:舌苔在病程过程中全部或部分剥脱者称剥落苔,简称剥苔。剥落苔的形成是因胃气匮乏不得上蒸于舌,或胃阴枯涸不能上潮于口所致。

⑤真假苔:辨舌苔真假,以有根、无根为标准。舌苔坚敛着实,紧贴舌面,刮之不脱者,为有根苔,称真苔。真苔多为实证,是胃气尚存,挟食积浊气上蒸所致。若舌苔不着实,似涂浮舌上,刮之即去,为无根苔,称假苔。假苔多见于虚证,为胃气大伤,不能上蒸,难以续生新苔,而原有之苔逐渐脱离舌体之故,所以刮之即脱。

26. 如何区别有根苔与无根苔的舌象特征?

舌苔紧贴于舌面,刮之难去,刮后仍留有苔迹,不露舌质,舌苔像从舌体上长出者,称为有根苔。若舌苔不紧贴舌面,不像舌所自生而似浮涂于舌面,苔易刮脱,刮后无垢而舌质光洁者,称为无根苔。

27. 何谓剥落苔?何谓镜面舌?其病机如何?

患者舌本有苔,忽然全部或部分剥脱无苔的,称剥落苔。全舌之苔骤然退去,不再复生,舌面光洁如镜者,即为镜面舌。剥落苔的形成,总因胃气匮乏,不得上熏于舌;胃阴枯涸,不能上潮至口所致。

28. 舌苔厚薄转化与疾病进退有何关系?

舌苔由薄转厚,提示邪气渐盛,或表邪入里,为病进;舌苔由厚转薄,或舌上复生薄白新苔,提示正气胜邪,或内邪消散外达,为病退的征象。如薄苔突然增厚,提示邪气极盛,迅速入里;苔骤然消退,舌上无新生舌苔,为正不胜邪,或胃气暴绝。

29. 试述斑疹的区别?有何临床意义?

斑疹多系血分受邪而致的皮肤改变。斑与疹不同。斑,形如锦纹,点大成片,散见于皮肤下,摸之不碍手,色红或紫暗。疹,形小如粟粒,高出肌肤,抚之碍手,色红或淡红。斑疹可见于温热病和内伤杂病。温热病见之,系因邪热郁于肺胃不得外泄,内迫营血,外发肌肤所致。内伤发斑,或为脏腑蕴热,迫血妄行,或因气虚不摄,血溢肌肤。一般而言,斑较疹为重,若斑疹同见,则系邪盛病重之征。

30.何谓望小儿食指络脉?有何临床意义?

(1)望小儿食指络脉:是通过观察小儿食指内侧络脉的形色变化,以诊察疾病的方法。古称"望小儿指纹",此法常用于3岁以内的小儿。

(2)小儿正常食指络脉,隐隐显露,色淡红略紫。病变时应根据其出行部位、颜色和形状的异常变化,察知病邪的性质和深浅,判断气虚阴阳的盛衰,推测疾病的轻重吉凶等。

31.什么叫谵语、郑声、狂言、独语、错语?有何临床意义?

(1)谵语:神志不清、语无伦次、声高有力的称为谵语。多属热扰心神之实证,可见于温病邪入心包或阳明腑实证。

(2)郑声:神志不清、语言重复、时断时续、声音低弱的称为郑声。属于心气大伤,精神散乱的虚脱之证。

(3)狂言:声嘶力竭、出言快、声音高、骂詈不休、喧扰妄动称为狂言,多见于痰火犯扰心神的狂证。

(4)独语:自言自语。喋喋不休、首尾不续、见人则止的称为独语。在急性热病中见此,多为邪陷心包;在情志病中见此,是痰浊内盛,上蒙心窍,神明被扰所致。见于老年人或久病者,为气血亏虚,心神失养,思维迟钝所致。

(5)错语:患者语言颠倒错乱,或言后自知说错,不能自主的称为错语,又称为"语言颠倒"。是心气不足,神失所养的虚证。

32.问诊十问歌。

一问寒热二问汗,三问头身四问便,五问饮食六胸腹,七聋八渴俱当辨,

九问旧病十问因,再兼服药参机变,妇女尤必问经期,迟速闭崩皆可见,

再添片语告儿科,天花麻疹全占验。

33.如何问疼痛?

疼痛是临床上最常见的一种自觉症状。机体各个部位都可发生疼痛,且导致的原因很多,如感受外邪、气滞血瘀、痰浊凝滞、食滞、虫积等,阻滞脏腑经络,闭塞气机,使气血运行不畅,"不通则痛",属因实而致病;若因气血不足,阴精亏损,使脏腑经络失养,"不荣则痛",属因虚而致痛。问疼痛,应注意问疼痛的部位、性质、程度、时间、喜恶等。

34.怎样根据头痛的部位考虑病变的经络?

由于手、足三阳经均直接循行于头部,足厥阴肝经上行于头等,所以根据头痛部位,可考虑病在哪一经。如头痛连项,属太阳经;两侧头痛者,属少阳经;前额连眉棱骨痛者,属阳明经;巅顶痛者,属厥阴经等。

35.何谓但寒不热、但热不寒、恶寒发热、寒热往来?有何临床意义?

(1)但寒不热:患者只觉怕冷而无发热的情况,称为但寒不热。由阴寒之邪侵犯人

体,阳气被遏所引起;也可因体内阳气不足,阴寒内盛而导致。根据怕冷程度及特征,分为恶寒、恶风、寒战和畏寒四类。

(2)但热不寒:患者只觉发热、恶热而无怕冷的症状,称为但热不寒。主要见于阳盛或阴虚的里热证。根据热势的轻重、发热的时间、特点等,可分为壮热、潮热、微热。

(3)恶寒发热:恶寒与发热同时并见,是外感表证的主要症状。乃外邪客于肌表,卫阳奋起抗邪,正邪交争,致使卫阳郁遏不宣则发热,肌表失却温煦则恶寒。由于外邪性质不同,恶寒与发热又有轻重的区别。

(4)寒热往来:患者恶寒与发热交替而作,是邪在半表半里的特征。由于邪正相争,互为进退而相持不下,正胜则发热,邪胜则恶寒,故寒热交替发作。其中时冷时热,寒热往来无定时者,可见于少阳证;如寒战与高热交替而作,发有定时,每日发作1次,并兼有头痛、多汗等症者,常见于疟疾病。

36. 根据汗出性质不同汗液有何区别?有何临床意义?

(1)自汗:经常汗出不止,活动后尤甚者,称为自汗。多由于阳气虚弱,腠理不密,津液无以固摄而外泄,常伴有神疲乏力、气短懒言等症。

(2)盗汗:入睡时出汗,醒后则汗止,谓之盗汗。多因阴虚不能制阳而阳偏盛,虚热蒸发津液外出为汗,常伴有潮热、颧红及舌红少苔等症。

(3)战汗:当病势沉重时,患者先全身战栗抖动,继而汗出者,称为战汗。是由于邪正交争剧烈,病变发展的转折点,可根据汗出后的病情变化来推测邪正之盛衰。若汗出热退、脉静身凉,是邪去正安的好转现象;若汗出后仍烦躁不安、脉来疾急,则为邪盛正衰的危候。

(4)绝汗:在病情危重的情况下大量出汗者为绝汗,又称"脱汗",往往见于亡阴、亡阳的证候。若汗出如油,热而黏手,同时兼见高热烦渴、脉细疾数之症,属亡阴之汗;若汗出淋漓、清稀而冷,同时伴有身凉肢厥、脉微欲绝之症,则属亡阳之汗。

37. 何谓"五更泻"?

脾肾阳虚,多在黎明时腹痛泄泻。下利清谷,兼见形寒肢冷、腰膝酸软,又称"黎明泄"。

38. 何为按诊?

按诊是医生用手直接触摸或按压患者某些部位,以了解局部冷热、润燥、软硬、压痛、肿块或其他异常变化,从而推断疾病部位,性质和病情轻重等情况的一种诊断方法。

39. 触、摸、按三法有何区别。

三者的区别主要表现在指力的轻重不同,所达部位深浅有别。触法用手轻诊皮肤;摸法则稍用力达于肌层,按法是重指力诊筋骨或腹腔深部。

40. 乳房内肿块,按诊时应注意什么?

应注意肿块的数目、部位、大小、外形、硬度、压痛和活动度,以及腋窝、锁骨下淋巴结的情况。

41．"寸口"及"寸、关、尺"的概念是什么？

寸口又称气口或脉口。寸口脉分为寸、关、尺三部,高骨内侧下方为关部,关前为寸部,关后为尺部。两手各有寸关尺三部,共六部脉。寸关尺三部又可施行浮、中、沉三候。《难经·十八难》说："三部者,寸、关、尺也；九候者,浮、中、沉也。"这就是寸口诊法的三部九候。切脉的关键在于掌握诊脉的时间、姿势、布指、指法和指力。

42．何谓寸口诊法？

寸口诊法是指单独切按桡骨茎突(桡后高骨)内侧的一段桡动脉的搏动现象,以推测人体生理、病理状况的一种诊察方法。

43．何谓"中指定关"？

即医生在切脉下指时,先以中指按在掌后高骨内侧动脉处,以确定寸口脉的关部,然后用食指按在关前(腕侧)定寸,用无名指按在关后(肘侧)定尺。

44．寸关尺分候与脏腑有何关系？

现在临床上大致认为：左寸候心,右寸候肺,并统括胸以上及头部的疾病；左关候肝胆,右关候脾胃,统括膈以下至脐以上部位的疾病；两尺候肾,并包括脐以下至足部疾病。

45．试述正常脉象。

健康人的脉象称为正常脉象,又称平脉、常脉。

(1)平脉的形象：脉位,不浮不沉,中取即得。速率,1息4～5至(60～90次/分)。强度,从容和缓,应指有力。形态,不大不小,不滑不涩。节律,均匀无歇止。

(2)平脉的特点：平脉具有胃、神、根三个特点。所谓脉有胃气,是指脉象从容和缓,节律一致；所谓脉有神,即脉象柔和有力,形体指下分明；所谓脉有根,即指沉取尺部,脉应指有力。

46．何谓"斜飞脉"？

指脉不见于寸口,而从尺部斜向手背。

47．何谓"反关脉"？

指脉不见于寸口,而出现在寸口的背侧。

48．何谓"六阳脉"？

两手六脉均实大而无病症表现者,称为六阳脉,是气血旺盛的表现。

49．试述常见异常脉象及其临床意义。

凡脉象异于平脉和正常变异之脉,均属病理脉象,简称病脉。

(1)浮脉：轻取即得,重按稍减。主病：表证。亦可见内伤久病。

(2)沉脉：轻取不应,重按始得。主病：里证。有力为里实,无力为里虚。

(3)迟脉：脉来迟慢,1息不足4至(每分钟脉搏在60次以下)。主病：寒证。有力为实热,无力为虚热。

(4)数脉:脉来快数,1息6至(每分钟脉搏在90次以上)。主病:热证。有力为实热,无力为虚热。

(5)虚脉:三部脉举之无力,重按空虚。主病:虚证,多为气血两虚。

(6)实脉:三部脉举按皆有力。主病:实证。

(7)滑脉:往来流利,应指圆滑如按滚珠。主病:痰饮、食积、实热。

(8)涩脉:往来不畅,应指艰涩如轻刀刮竹。主病:精伤、血少、气滞、血瘀。

(9)洪脉:脉体大而有力,如波涛汹涌,来盛去衰。主病:热盛。

(10)细脉:应指细小如线,但起落明显。主病:虚证,多见于阴虚、血虚证,又主湿病。

(11)濡脉:浮而细软。主病:主虚证,也主湿证。

(12)弦脉:端直以长,挺然指下,如按琴弦。主病:肝胆病、痛证、痰饮。

(13)紧脉:劲急有力,左右弹指,状如牵绳转索。主病:寒、痛、宿食。

(14)缓脉:1息4至,来去怠缓。主病:湿病、脾胃气虚。

(15)结脉:缓时而至,止无定数。主病:结而有力主寒、痰、瘀血、积聚;结而无力主虚,兼气血亏虚。

(16)代脉:时有一止,止有定数,良久方来。主病:主脏气衰微,或跌打损伤、痛症、惊恐。

(17)促脉:数而时止,止无定数。主病:促而有力主阳热亢盛、气血壅滞、痰食停积等实证;促而无力多为脏腑虚衰,多见于虚脱之证。

50.何谓辨证?包括哪些内容?

辨证是在中医学基础指导下,将四诊(望、闻、问、切)所收集的各种症状、体征等临床资料进行分析、综合,对疾病当前的病理本质做出判断,并概括为具体证名的诊断过程。包括八纲辨证、气血津液阴阳病辨证、脏腑病辨证、外感病辨证等方法。八纲辨证是各种辨证的纲领,适用于临床各种疾病的辨证;气血津液阴阳病辨证与脏腑病辨证主要应用于内伤杂病;外感病辨证包括六经辨证、卫气营血辨证与三焦辨证用于外感病中"温病"的辨证。

51.何谓八纲辨证?

八纲即阴、阳、表、里、寒、热、虚、实八个辨证纲领。八纲辨证是指在掌握四诊收集的资料基础上,根据病位的浅深、疾病性质的寒热、正邪斗争的盛衰、疾病类别的阴阳等,运用八纲理论进行分析的辨证方法。

52.何谓表里辨证?有何临床表现?

表里辨证是辨别疾病病位和病势趋向的两个纲领。人体的皮毛、肌腠、经络在外属表;脏腑、气血阴阳、骨髓在内属里。从病势趋向论,病势由表入里是病渐加重,由里出表是病渐减轻。

(1)表证是指六淫等外邪皮毛、口鼻侵入时所产生的证候。多见于外感病的初期,具有起病急、病程短的特点。

临床表现:恶寒(或恶风)发热,头身疼痛,鼻塞流涕,咽喉痒痛,咳嗽,舌苔薄白,脉浮。

(2)里证是病位深入于里(脏腑、气血、骨髓)的一类证候。它与表证相对而言,多见于外感病的中、后期阶段或内伤疾病。

临床表现:因病在里,或病起于里,故其基本特点是新起之寒热并见,以脏腑气血阴阳等失调的症状为其主要表现。

53.何谓寒证和热证?

(1)寒证是指感受寒邪,或机体阴盛、阳虚所表现的证候。多因外感寒邪,或因内伤久病,阳气耗伤,或过食寒凉生冷,阴寒内盛所致。临床表现:恶寒喜暖,面色㿠白,肢冷踡卧,口淡不渴,痰、涎、涕清稀,小便清长,大便稀溏,舌苔白而润滑,脉迟或紧等。

(2)热证是指感受热邪,或机体阴虚、阳亢所表现等所致的证候。多因外感热邪,或寒邪入里化热;或七情过激,郁而化热;或饮食不节,积蓄为热;或房事劳伤,劫夺阴精,阴虚内热。临床表现:恶热喜冷,面红目赤,烦躁不宁,口渴喜冷饮,痰、涕黄稠,吐血、衄血,大便干,尿少色黄,舌红苔黄而干,脉数等。

54.何谓气病辨证?临床上常见哪几种证候?

气病辨证是以气的相关理论分析四诊搜集的症状、体征等资料,进行辨证的思维方法。气的病变繁多,临床上常见的证候有气虚、气滞、气逆、气陷四种。其中气虚、气陷属于虚证;气滞、气逆多属于实证。

55.何谓水肿证?

水肿证是指体内水液停聚,泛滥肌肤,引起面目、四肢、胸腹甚至全身浮肿的病症。

56.何谓饮证?

饮证是指水饮停聚,质地清稀,停聚于脏腑组织之间所表现的证候。常由外邪侵袭,或肺脾肾等脏腑功能衰退或障碍等原因所引起。

57.何谓亡阴、亡阳?其临床表现有哪些?

(1)亡阴是指机体阴液突然大量消耗或丢失,而致全身功能严重衰竭所表现的危重证候。

临床表现:大汗淋漓,味咸而黏,面色赤,四肢温和,肌肤热,烦躁不安,呼吸急促,口舌干燥,渴喜冷饮,齿燥,目眶深陷,舌质红绛而干,脉细数无力。

(2)亡阳是指机体阳气突然脱失,而致全身功能严重衰竭所表现的危重证候。常由邪盛,正不敌邪,或大汗、大出血以致阳气暴脱所引起。

临床表现:面色苍白,冷汗淋漓,四肢厥冷,呼吸微弱,精神疲惫、神情淡漠,甚至昏迷,舌淡润,脉微欲绝。

58. 何谓脏腑病辨证？有何临床意义？

脏腑辨证是指运用脏腑经络、气血津液阴阳及病因的相关理论，分析四诊所搜集的症状、体征等资料，以辨明疾病所在的脏腑部位、病因、性质以及邪正盛衰的一种辨证方法，简言之，即以脏腑的相关理论为依据，辨别脏腑疾病证候的辨证方法。

59. 何谓心气虚？其临床表现有哪些？

心气虚是指心气不足，鼓动无力所表现的证候。常由久病失养，或年高心气衰微所引起。其临床表现为心悸或怔忡，动则尤甚，伴见精神疲惫，气短，神倦乏力，自汗面色淡白，舌淡苔白，脉虚弱或结代。

60. 何谓脾不统血？其临床表现有哪些？

脾不统血证是指脾气不足，统血无权，血逸出脉外所表现的证候。常由久病或劳倦伤脾所引起。期临床表现为便血，尿血，崩漏，或月经量多，或皮下出血，伴见纳少，便溏，神疲乏力。

61. 什么叫六经辨证？

六经辨证是将外感病发生、发展过程中所表现的各种证候，以阴阳为总纲，归纳为三阳证(太阳病证、阳明病证、少阳病证)、三阴证(太阴病证、少阴病证、厥阴病证)两大类。凡是抗病力强，病势亢奋的，为三阳病证；凡是抗病力弱，病势衰减的为三阴病证。六经辨证重点在于说明外感病各阶段的病变部位、性质、邪正盛衰和病势趋向及其相互转化等特点，作为指导诊断和治疗的依据。

62. 什么叫卫气营血辨证？

卫气营血辨证是根据卫气营血四种物质不同的功能和密切的相互关系，在伤寒六经辨证的基础上，将外感温热病按其发生和发展过程中浅深轻重，归纳为卫分证、气分证、营分证、血分证四个阶段，用以说明外感热病病位的浅深、病势轻重及其演变规律，从而丰富了外感病辨证的内容，弥补了六经辨证的不足。

63. 什么叫三焦辨证？

三焦辨证是将温病发展过程分成初、中、末三个阶段。上焦病证主要包括手太肺和手厥阴心包的病变，属温病的初期阶段；中焦病证主要包括手阳明大肠和足太阴脾的病变，属温病中期阶段；下焦病证主要包括足少阴肾和足厥阴肝的病变，属温病的末期阶段。

64. 何谓卫分证？

卫分证是指温热病邪初袭肺卫，正邪交争于肌表，卫气卫外功能失调，肺失宣降所表现的证候。多见于温热病初起阶段。

65. 何谓气分证？

气分证是指温热邪气入里，内传脏腑，表现为正盛邪实，正邪剧争，阳热亢盛的里实热证候。

66. 何谓营分证？

营分证是指温热病邪内陷心营，导致营阴受损，心神被扰所表现的证候。营分证是温热病发展过程中较为深重的阶段。多由于气分邪热失于清泄，或湿热病邪化燥化火传入营分，亦有肺卫之邪乘虚直陷营分，或温邪不经卫分、气分直入营分。营分介于气分和血分之间，若病势由营转气，是病情好转的表现，由营入血，则表示病情加重。

67. 表证的基本概念是什么？

指外感六淫之邪气经皮毛、口鼻侵入机体，正气（卫气）抗邪所表现轻浅证候的概括。表证主要见于外感疾病初期阶段。表证一般具有起病急，病情较轻，病程较短，有感受外邪的因素可查等特点。临床表现：发热恶寒（或恶风）、头身痛、舌苔薄白，脉浮。兼见鼻塞流涕，喷嚏，咽喉痒痛，咳嗽，有汗或无汗等症。

68. 里证基本概念是什么？

泛指病变部位在内，由脏腑、气血、骨髓等受病所反映的证候。里证与表证相对而言，其概念非常笼统，范围非常广泛，可以说凡不是表证（及半表半里证）的特定证候，一般都可属于里证的范畴，即所谓"非表即里"。

69. 半表半里证基本概念是什么？

半表半里证在六经辨证中称为少阳病证。外邪由表内传，尚未入于里，或里邪透表，尚未至于表，邪正相搏于表里之间，称为半表半里证。

70. 寒热辨证要点是什么？

寒热是辨别疾病性质的两个纲领。寒证与热证反映机体阴阳的偏盛与偏衰，阴盛或阳虚的表现为寒证；阳盛或阴虚的表现为热证。寒热辨证，不能孤立地根据个别症状做判断，而是通过四诊对与其相适应的疾病本身所反映的各种症状、体征的概括。具体地说，热证是指一组有热象的症状和体征；寒证是指一组有寒象的症状和体征。

71. 寒证基本概念是什么？

指感受寒邪，或阴盛阳虚，导致机体功能活动衰退所表现的具有冷、凉特点的证候。病因：多因外感阴寒邪气，或因内伤久病，阳气耗伤，或过服生冷寒凉，阴寒内盛所致。分类：寒证包括表寒、里寒、虚寒、实寒等。临床表现：各类寒证证候表现不尽一致，但常见的有：恶寒喜暖，面色㿠白，肢冷蜷卧，口淡不渴，痰、涎、涕清稀，小便清长，大便稀溏，舌淡苔白而润滑，脉迟或紧等。

72. 热证基本概念是什么？

指感受热邪，或阳盛阴虚，导致机体功能活动亢进所表现的具有温、热特点的证候。病因：多因外感火热之邪，或寒邪化热入里；或因七情过激，郁而化热；或饮食不节，积蓄为热；或房室劳伤，劫夺阴精，阴虚阳亢所致。分类：热证包括表热、里热、虚热、实热等。临床表现：各类热证的证候表现不尽一致，但常见的有恶热喜冷，口渴喜冷饮，面红目赤，烦躁不宁，痰、涕黄稠，吐血衄血，小便短赤，大便干结，舌红苔黄而干燥，脉数等。

73. 寒热证鉴别要点是什么?

(1)寒证:恶寒喜热,口不渴,面色淡白,四肢冷,神懒,倦卧少动,痰涕清稀色白,大便稀溏,小便清长,舌淡苔白而润滑,迟或紧。

(2)热证:恶热喜冷,口渴,喜冷饮,面色红赤,四肢热,神态仰卧躁动,痰涕黄稠,大便干结小便短赤,舌红苔黄而干,脉数。

74. 虚实辨证要点是什么?

虚实是辨别邪正盛衰的纲领,即虚与实主要是反映病变过程中人体正气的强弱和致病邪气的盛衰。实主要指邪气盛实,虚主要指正气不足。所以实与虚是用以概括和辨别邪正盛衰的两个纲领。由于邪正斗争是疾病过程中的根本矛盾,阴阳盛衰及其所形成的寒热证候,亦存在着虚实之分,所以分析疾病中邪正的虚实关系,是辨证的基本要求。

75. 虚证基本概念是什么?

指对人体正气虚弱、不足为主所产生的各种虚弱证候的概括。虚证反映人体正气虚弱、不足而邪气并不明显。

76. 虚证病因有哪些?

可以由先天禀赋不足所导致,但主要是由后天失调和疾病耗损所产生。如饮食失调,营血生化之源不足;思虑太过、悲哀卒恐、过度劳倦等,耗伤气血营阴;房事不节,耗损肾精元气;久病失治、误治,损伤正气;大吐、大泻、大汗、出血、失精等致阴液气血耗损等,均可形成虚证。

77. 阴虚证的临床表现有哪些?

以形体消瘦,口燥咽干,潮热颧红,五心烦热,盗汗,小便短黄,大便干结,舌红少津少苔,脉细数等为证候特征。并具有病程长、病势缓等虚证的特点。

78. 实证基本概念是什么?

指对人体感受外邪,或疾病过程中阴阳气血失调,或体内病理产物蓄积,所形成的各种临床证候的概括。实证以邪气充盛、停积为主,但正气尚未虚衰,有充分的抗邪能力,故邪正斗争一般较为剧烈,而表现为有余、强烈、停聚的特点。临床表现:常见的主要有发热,腹胀痛拒按,胸闷烦躁,甚至神昏谵语,呼吸气粗,痰涎壅盛,大便秘结,或下利、里急后重,小便不利,或淋沥涩痛,舌质苍老,舌苔厚腻,脉实有力。

79. 虚、实证鉴别要点是什么?

鉴别虚实,必须四诊合参。一般说来,虚证必身体虚弱,实证多身体粗壮。虚证者声息低微,实证者声高息粗。久病多虚,暴病多实。舌质淡嫩,脉象无力为虚;舌质苍老,脉象有力为实。虚证:面色苍白或萎黄,恶寒肢冷,五心烦热,渴喜热饮且量少,自汗或盗汗,语声低气怯,精神不振,腹部绵绵而痛,喜按,便溏溲清,舌淡嫩,少苔或无苔,脉无力。实证:面色深红或暗滞,恶寒重,或壮热,大渴喜冷饮,无汗或大汗,语声高息粗,烦躁谵语,脘腹胀满痛剧,拒按,便秘溲赤,舌质坚敛苍老,苔厚,脉象有力。

80. 阴、阳辨证要点是什么?

由于中医学中的阴阳不仅是抽象的哲学概念,而且已经有了许多具体的医学内容,如阳气、阴液、心阴、脾阳等,都是有实际内容的医学概念。所以,阴阳辨证又包含有具体的辨证内容,其主要者有阳虚证、阴虚证、阴盛证、阳盛证,以及亡阳证、亡阴证等。此外,阳亢证、虚阳浮越证等,亦是阴阳失调的病理变化。所谓阴盛证实际是指实寒证,所谓阳盛证实际是指实热证。阳虚证即虚寒证,阴虚证即虚热证。

81. 阴盛证(实寒证)基本概念是什么?

指寒邪(阴邪)侵袭人体而致的一种病证。

临床表现:畏寒喜暖,面色苍白,四肢欠温,腹痛拒按,肠鸣腹泻,或痰鸣喘嗽,口淡多涎,小便清长,舌苔白厚腻,脉迟或紧而有力。

82. 阳盛证(实热证)基本概念是什么?

指阳热之邪侵袭人体,由表入里所致的实热证。

临床表现:壮热喜冷,口渴饮冷,面红目赤,烦躁或神昏谵语,腹胀满痛拒按,大便秘结,小便短赤,舌红黄苔而干,脉洪滑数实。

83. 亡阳证基本概念是什么?

指体内阳气极度衰微而表现出阳气欲脱的危重证候。临床表现:冷汗淋漓、汗质稀淡,神情淡漠,肌肤不温,手足厥冷,呼吸气微,面色苍白,舌淡而润,脉微欲绝为证候特点。临床所见的亡阳证,一般是指心肾阳气虚脱。由于阴阳互根之理,故阳气衰微欲脱,可使阴液亦消亡。

84. 亡阴证基本概念是什么?

指体液大量耗损,阴液严重亏乏而欲竭所表现出的危重证候。临床表现:以汗热味咸而黏、如珠如油,身灼肢温,虚烦躁扰,恶热,口渴欲饮,皮肤皱瘪,小便极少,面色赤,唇舌干燥,脉细数疾等为证候特点。亡阴所涉及的脏腑,常与心、肝、肾等有关,临床一般不再逐一区分。亡阴若救治不及,势必阳气亦随之而衰亡。

85. 何谓病因辨证?

是在中医学基础理论,尤其是中医病因学的指导下,对患者的症状、体征、病史等进行辨别、分析、判断、综合,以确定患者具体病因的思维过程和辨证方法,也称为"审证求因"。它可看作是八纲辨证在病因方面的深化和具体化。任何疾病的发生都有一定的病因。从病因的来源和发病的病位看,病因可分为外感、内伤和其他三大类。

86. 何谓外感病因辨证?

外感病是指感受六淫、疠气等外邪引起的疾病。外感病因辨证的重点是识别外邪的具体种类,因为外邪种类不同,其致病特点及临床表现大不相同,因而其治疗法则亦不同。外感病邪以六淫为主体,疫疠病邪的致病特点和临床表现大体上类似于六淫,所不同者只是疫疠传染性强,病情较急剧而危重。

87. 何谓六淫辨证?

风、寒、暑、湿、燥、火六淫致病既有共性,也有个性。其共性包括:发病较急,病程较短,初起多见表证,致病与季节、气候、地域等自然环境有一定联系,常两种、三种淫邪兼夹致病,以及侵犯人体的淫邪在一定条件下可转化为他种淫邪等。

88. 何谓风淫证候?

外感风邪引起的证候统称为风淫证候,亦称为外风证。临床表现:恶风,微发热,汗出,头痛,鼻塞流涕,喷嚏,咽喉干痒或不适,舌苔薄白,脉浮缓;或皮肤瘙痒、瘾疹、局部麻木;或咳呛、气喘、胸部胀闷;或口眼㖞斜、颈项强直、口噤、抽搐、角弓反张、震颤、蠕动等。此外,风邪还可表现为游走性关节疼痛、突然面睑浮肿等症状。

89. 何谓寒淫证候?

外感寒邪引起的证候统称为寒淫证候,亦称为外寒证。临床表现:恶寒重而发热轻,头身疼痛或肢体拘急,无汗,鼻塞流清涕,苔薄白而润,脉浮紧等;或恶寒肢冷,胸、腹、腰、背冷痛而喜温,神静蜷卧,咳喘痰白量多而易咯出,呕吐清涎,泄泻清稀或完谷不化,小便清长,面色苍白或青灰,舌淡紫苔白滑,脉弦紧或沉迟。

90. 何谓暑淫证候?

外感暑邪引起的证候统称为暑淫证候,简称暑证。临床表现:发热恶热,汗多头昏,烦渴喜冷饮,神疲气短,肢倦乏力,胸闷懒言,食少呕恶,小便短黄灼热,舌红苔黄少津,脉虚数;或壮热昏仆,神昏谵语,面红气粗,头痛项强,四肢抽搐,舌绛干燥,脉细滑数。暑邪夹湿者,兼见湿邪停滞之象。

91. 何谓湿淫证候?

外感湿邪引起的病证统称为湿淫证候,亦称为外湿证。临床表现:头重如裹,胸闷脘痞,口腻纳呆,或恶心呕吐,食少腹胀,肢沉体困,关节肿痛重着,便溏而不爽,尿浊而不畅,或妇女带下量多质稠,或阴部湿疹瘙痒,或下肢浮肿,病势缠绵而病程较长,舌淡胖而边有齿痕,苔白厚腻,脉濡缓。

92. 何谓燥淫证候?

外感燥邪引起的证候统称为燥淫证候,亦称为外燥证。临床表现:常见口唇、鼻孔、咽喉干燥,皮肤干燥甚至皲裂,毛发干枯,干咳无痰,或痰少而黏,不易咯出,或痰中带血,气喘胸痛,口渴多饮,小便短少,大便干结,或恶风发热,头身酸痛,咽喉不利,舌苔干燥,脉浮细。

93. 何谓火(热)淫证候?

火为热之极,热为火之渐,热邪与火邪同类,仅有轻重、散聚之别。外感火邪既可来自外感热邪、暑邪的加重、深入,也可源于其他淫邪的转化;内生火邪则形成于情志、饮食、劳逸等失调。凡外感火(热)邪所致的病证统称为火(热)淫证候。临床表现:发热恶热,面红目赤,头目胀痛,渴喜冷饮,尿短黄热,便秘,或暴吐暴泻,心烦失眠,或狂乱妄动,神昏谵语,强直抽搐,或各种急性出血及斑疹,或局部红肿热痛而化脓成疮疡,舌红绛,苔黄燥或灰黑起芒刺,脉滑数有力。

94.气血津液辨证的概念是什么？

运用气血津液理论,去辨别、分析、判断、综合患者的病情资料,从而确定其气、血、津液的具体病机、证型的思维过程和辨证方法,就是气血津液辨证。

95.脏腑辨证的概念是什么？

是指在认识脏腑生理功能和病理变化的基础上,将四诊所获得的临床资料进行综合分析,以判断疾病的病因、病机、病位、病性等,从而为临床诊治提供依据的一种辨证方法。简言之,即以脏腑为纲,对疾病进行辨证。脏腑辨证是临床各科辨证的基础,是整个辨证体系中的重要组成部分,为中医临床辨证论治的核心。

96.何谓肝阳上亢？

指肝阳亢扰于上,肝肾阴亏于下,以眩晕耳鸣、头目胀痛、面红、烦躁、腰膝酸软等为主要表现的证候。

97.何谓肝风内动？

泛指因风阳、火热、阴血不足等所致,以肢体抽搐、眩晕、震颤等为主要表现,具有"风"的特点的证候。

98.心气虚证与心阳虚证有何异同？

共同点:同属阳气不足的证候,均可见心悸、气短、胸闷等症。不同点:心气虚证疲乏等症表现明显,寒象不显;心阳虚证则畏冷肢凉、色晦暗等症明显。

99.何谓肾精不足证？

指肾精亏损,脑与骨、髓失充,以生长发育迟缓、早衰、生育功能低下等为主要表现的虚弱证候。

100.心肾不交证、肝火亢盛证、肝肾阴虚证的共见证候是什么？怎样区别？

共见证候:肾阴虚损。区别:心肾不交证有心烦失眠,惊悸健忘,头晕耳鸣等心火上炎的表现;肝火亢盛证有眩晕耳鸣,头目胀痛,面红目赤,急躁易怒等肝阳升发太过的表现;肝肾阴虚证有肝阴不足,肝络失养的胁痛,水不涵木,肝阳上扰的头晕目眩,耳鸣健忘等表现。

101.何谓痰热郁肺证？

指痰热交结,壅闭于肺,肺失清肃,以发热、咳喘、痰多黄稠等为主要表现的证候。

102.肝郁气滞证的临床表现是什么？

情志抑郁,善太息,胸胁、少腹胀满疼痛,走窜不定。或咽部异物感,或颈部瘿瘤、瘰疬,或胁下肿块。妇女可见乳房作胀疼痛,月经不调,痛经。舌苔薄白,脉弦。病情常与情绪变化有关。

103. 肾阳虚证的临床表现是什么？

头目眩晕，面色㿠白或黧黑，腰膝酸冷疼痛，畏寒肢冷，下肢尤甚，精神萎靡，或性欲减退，男子阳痿早泄、滑精精冷，女子宫寒不孕，或久泄不止，完谷不化，五更泄泻，或小便频数清长，夜尿频多。舌淡，苔白，脉沉细无力，尺脉尤甚。

104. 何谓心脉痹阻证？不同有诱因的特征表现如何？

指瘀血、痰浊、阴寒、气滞等因素阻痹心脉，以心悸怔忡、胸闷、心痛为主要表现的证候。因瘀血阻滞心脉者，以刺痛、固定，舌质紫暗，脉细涩为特征；痰浊阻滞心脉者，以闷痛，体胖，痰多，困重，苔白腻，脉沉滑为特征；阴寒凝滞心脉者，以剧痛，畏寒肢冷，舌淡苔白，脉沉迟为特征；气滞心脉者，以胀痛，胁胀，善太息，脉弦为特征。

105. 经期异常包括哪几种？其成因如何？

经期异常包括：①月经先期，多因脾气亏虚、肾气不足，冲任不固，或因阳盛血热、肝郁化热、阴虚火旺，热扰冲任，血海不宁所致。②月经后期，多因营血亏损、肾精不足，或因阳气虚衰，无以化血，使血海不能按时蓄溢所致；亦可因气滞血瘀、寒凝血瘀、痰湿阻滞，冲任不畅所致。③月经先后无定期，多因肝气郁滞，气机逆乱，或脾肾虚损，冲任失调，血海蓄溢失常所致。

106. 寒滞胃肠证与胃肠气滞证的临床表现有何不同？

（1）寒滞胃肠证：暴急冷痛，喜温恶寒，恶心呕吐，或口泛清水，腹泻清稀，或腹胀便秘，面白或青，形寒肢冷，舌苔白润，脉紧或沉紧。

（2）胃肠气滞证：胀满疼痛，走窜不定，嗳气，肠鸣，矢气，得气行而缓解，或无肠鸣、矢气而胀痛加剧，苔厚，脉弦。

107. 怎样区分肾阴虚证与肾精不足证的临床表现？

（1）肾阴虚证：腰膝酸软，耳鸣，齿松发脱，男子遗精、早泄，女子经少或经闭、崩漏，失眠，健忘，咽干，体瘦等肾虚证候；五心烦热，潮热盗汗，骨蒸，舌红少津，少苔无苔，脉细数等阴虚内热的表现。

（2）肾精不足证：以小儿生长发育迟缓，身体矮小，囟门迟闭，智力低下，骨骼痿软；男子精少不育，女子经闭不孕，性欲减退；成人早衰，健忘恍惚，呆钝，行动迟缓，舌淡，脉细弱；无明显热象。

自测试题

一、单项选择题

1. 下述哪项不是中医诊断的内容？　　　　　　　　　　　　　　（　　）

A. 收集病情资料　　　　　　　　B. 判断健康与否

C. 做出疾病诊断　　　　　　　　D. 辨别确定证名

E. 提出治疗原则

2. 患者的病情表现不宜称作 （　）

　A. 症状　　　B. 病候　　　C. 病机　　　D. 病形　　　E. 病状

3. 下述哪项属于"症状"？ （　）

　A. 心烦失眠　B. 喉中痰鸣　C. 腹如舟状　D. 脉细无力　E. 舌苔薄黄

4. 下述哪项属于"体征"？ （　）

　A. 头晕而重　B. 肢体震颤　C. 神疲乏力　D. 手指麻木　E. 恶心欲吐

5. 下列哪项是中医诊断学最主要的内容？ （　）

　A. 诊法　　　B. 诊病　　　C. 病案　　　D. 治法　　　E. 处方

6. 下列哪项最能说明中医诊断的基本原理？ （　）

　A. 审症求因　B. 治病求本　C. 四诊合参　D. 司外揣内　E. 脏腑经络

7. 下列何种观点最正确？ （　）

　A. 望诊为四诊之首　　　　　　　　B. 医之诊病全凭脉

　C. 诊病须四诊合参　　　　　　　　D. 医以问诊为首要

　E. 生死之辨在于舌

8. "见微知著"的诊断原理最主要是指 （　）

　A. 从轻微的表现预测严重的病变　　B. 运用特殊诊法诊断出病证

　C. 从隐蔽的症状测知明显的症状　　D. 从易忽略的体征中求得病情

　E. 从局部的微小变化测知整体情况

9. 下列哪项属神气不足的表现？ （　）

　A. 形体羸瘦　B. 两目晦暗　C. 面色无华　D. 精神不振　E. 反应灵敏

10. 下列哪项非精亏神衰的失神表现？ （　）

　A. 面色无华　B. 呼吸气微　C. 肌肉瘦削　D. 神昏谵语　E. 动作艰难

11. 假神最主要的病理机制是？ （　）

　A. 气血不足，精神亏损　　　　　　B. 精气衰竭，虚阳外越

　C. 脏腑虚衰，功能低下　　　　　　D. 机体阴阳严重失调

　E. 阴盛于内，格阳于外

12. 得神的表现提示 （　）

　A. 精充气足神旺，或虽病精气未伤，属病轻

　B. 正气不足，神气不旺，属虚证或体弱

　C. 正气大伤，精气亏虚，或邪气亢盛，功能障碍，属病重

　D. 精气衰竭，阴不敛阳，虚阳外越，属病危

　E. 痰迷心窍，或痰火扰心，精神失常

13. 突然昏倒,口吐涎沫,四肢抽搐,醒后如常。多属于 （ ）
    A. 狂病　　　B. 癫病　　　C. 痫证　　　D. 中风　　　E. 急惊风
14. 面色淡白无华,唇舌色淡,多属 （ ）
    A. 气虚　　　B. 血虚　　　C. 阴虚　　　D. 阳虚水泛　E. 阳气暴脱
15. 阳气暴脱的患者多见 （ ）
    A. 面色淡白　B. 面色㿠白　C. 面色晦暗　D. 面色苍白　E. 面色青黑
16. 面黄虚浮多属 （ ）
    A. 脾胃气虚　B. 阳黄　　　C. 肝郁脾虚　D. 脾虚湿蕴　E. 阴黄
17. 面目一身俱黄,皮色鲜明如橘。属 （ ）
    A. 脾胃气虚　B. 脾虚湿蕴　C. 肝郁脾虚　D. 阳黄　　　E. 阴黄
18. 面色苍白,时而泛红如妆,多属 （ ）
    A. 实热证　　B. 阴虚证　　C. 肝胆湿热　D. 戴阳证　　E. 阳虚证
19. 小儿惊风多见 （ ）
    A. 面色淡青或青黑　　　　　　　B. 面色与口唇青紫
    C. 眉间、鼻柱、唇周发青　　　　D. 面色青黄而无华
    E. 面黑暗淡或黧黑
20. 肾精久耗,阴虚火旺患者多见 （ ）
    A. 面黑暗淡　　　　　　　　　　B. 面黑焦干
    C. 眼眶周围发黑　　　　　　　　D. 面色黧黑,肌肤甲错
    E. 面色青黑
21. 面色黧黑,肌肤甲错,多属 （ ）
    A. 肾精久耗　B. 肾阳亏虚　C. 水饮内停　D. 寒湿带下　E. 血瘀日久
22. 下列哪项是肺实气逆的表现? （ ）
    A. 坐而喜仰　　　　　　　　　　B. 坐而喜俯
    C. 但卧不得坐,坐则昏眩　　　　D. 蜷卧缩足,喜加衣被
    E. 坐卧不安
23. 患者坐而喜俯,多属 （ ）
    A. 咳喘肺胀　B. 肺虚少气　C. 水饮内停　D. 肺实气逆　E. 肝阳上亢
24. 下列哪项属阳证、热证、实证的表现? （ ）
    A. 卧时面常向内,身重不能转侧　B. 卧时面常向外,身轻自能转侧
    C. 但卧不得坐,坐则昏眩　　　　D. 蜷卧缩足,喜加衣被
    E. 喜静懒动,动之觉舒
25. 小儿囟门凹陷,多属 （ ）
    A. 温病火邪上攻,脑髓有病　　　B. 吐泻伤津,或气血不足

C. 肾气不足,发育不良　　　　　　　　D. 肾阴不足,虚火上炎

E. 以上都不是

26. 小儿囟门迟闭,多属　　　　　　　　　　　　　　　　　　　　（　）

A. 温病火邪上攻,脑髓有病　　　　　　B. 吐泻伤津,或气血不足

C. 肾气不足,发育不良　　　　　　　　D. 肾阴不足,虚火上炎

E. 以上都不是

27. 根据目部分属五脏理论,瞳仁属　　　　　　　　　　　　　　（　）

A. 心　　　B. 肺　　　C. 脾　　　D. 肾　　　E. 肝

28. 危重症患者瞳孔散大,多属　　　　　　　　　　　　　　　　（　）

A. 脾虚水肿　B. 气血不足　C. 肝胆火炽　D. 肾精耗竭　E. 脾胃虚衰

29. 鼻端色青,多属　　　　　　　　　　　　　　　　　　　　　（　）

A. 气血亏虚　B. 肺脾蕴热　C. 阴寒腹痛　D. 胃气已衰　E. 肾虚水停

30. 牙齿燥如枯骨者,多属　　　　　　　　　　　　　　　　　　（　）

A. 胃阴已伤　　　　　　　　　　　　　B. 阳明热甚,津液大伤

C. 热极动风　　　　　　　　　　　　　D. 肾虚,虚火上炎

E. 肾阴枯槁,精不上荣

31. 肺痈的特点是　　　　　　　　　　　　　　　　　　　　　　（　）

A. 痰白量多易咯　　　　　　　　　　　B. 痰黄黏稠有块

C. 痰少而黏难咯　　　　　　　　　　　D. 痰白清稀量多

E. 脓血痰气腥臭

32. 小儿指纹显于命关,多属　　　　　　　　　　　　　　　　　（　）

A. 气血旺盛,正常表现　　　　　　　　B. 邪入脏腑,病情严重

C. 邪气入经,邪深病重　　　　　　　　D. 邪气入络,邪浅病轻

E. 病情凶险,预后不良

33. 小儿指纹透关射甲,多属　　　　　　　　　　　　　　　　　（　）

A. 气血旺盛,正常表现　　　　　　　　B. 邪气入络,邪浅病轻

C. 邪气入经,邪深病重　　　　　　　　D. 邪入脏腑,病情严重

E. 病情凶险,预后不良

34. 小儿指纹色深暗者,多属　　　　　　　　　　　　　　　　　（　）

A. 表证　　　B. 里证　　　C. 虚证　　　D. 实证　　　E. 疳积

35. 咳声短促,咳后有鸡鸣样回声者,属何疾病　　　　　　　　　（　）

A. 顿咳　　　B. 白喉　　　C. 肺痨　　　D. 肺痿　　　E. 肺痈

36. 神志不清,语言重复,时断时续,语音低微模糊,属于　　　　（　）

A. 谵语　　　B. 独语　　　C. 郑声　　　D. 错语　　　E. 呓语

37. 咳吐脓血腥臭痰者,属于 （   ）
    A. 白喉   B. 肺痈   C. 肺燥   D. 肺痿   E. 顿咳
38. 病中出现鼻鼾,一般不属于下列哪项？ （   ）
    A. 心肺气虚   B. 中风危候   C. 热扰神明   D. 痰蒙心神   E. 痰湿内盛
39. 动则喘甚,呼吸短促,急促难续,息微声低,以深吸为快,证属 （   ）
    A. 痰热蕴肺   B. 痰湿阻肺   C. 风寒袭肺   D. 肺肾气虚   E. 肺脾气虚
40. 呼吸微弱而声低,气少不足以息,言语无力,属 （   ）
    A. 短气   B. 少气   C. 太息   D. 喘息   E. 嗳气
41. 气从胃中逆上,出咽喉而发声短频者称 （   ）
    A. 呃逆   B. 太息   C. 干呕   D. 嗳气   E. 恶心
42. 喷射状呕吐,一般不属下列哪项 （   ）
    A. 头部内伤   B. 颅内肿瘤   C. 脾胃虚寒   D. 颅内淤血   E. 婴儿伤乳
43. 带下臭,色黄质稠,多属 （   ）
    A. 湿热   B. 肾虚   C. 寒湿   D. 癌病   E. 火热
44. 以"十问"概括问诊的医学家是 （   ）
    A. 张仲景   B. 李时珍   C. 张介宾   D. 喻嘉言   E. 赵晴初
45. 中医问诊应该是 （   ）
    A. 向患者或陪诊者广泛询问   B. 询问现在症
    C. 询问既往史   D. 询问家族史
    E. 向患者或陪诊者有目的的询问
46. 下列哪项不属问诊的内容？ （   ）
    A. 气色   B. 疼痛   C. 腹胀   D. 心悸   E. 胸闷
47. 患者就诊时最感痛苦的症状、体征及其持续时间,属 （   ）
    A. 现在症   B. 现病史   C. 主诉   D. 生活史   E. 既往史
48. 下列主诉,哪项最正确？ （   ）
    A. 诊为肝癌而来就诊   B. 发热、咳嗽、吐痰
    C. 患痢疾三个月   D. 胁胀、肝大一周
    E. 头晕一周,加重半天
49. 现病史应除外哪项？ （   ）
    A. 发病情况   B. 病变过程
    C. 诊治情况   D. 现在症状
    E. 预防接种情况
50. 问发病的内容应除外哪一项 （   ）
    A. 发病前有何疾病   B. 发病的缓急

C. 发病的原因和诱因　　　　　　　　D. 发病时的症状

E. 当时作何处理

51. 下列哪项不属既往史的内容？　　　　　　　　　　　　　　　　　　　（　）

A. 既往健康情况　　　　　　　　　B. 既往所患疾病

C. 既往居住环境　　　　　　　　　D. 既往有无药物过敏

E. 既往做过何种手术

52. 个人生活史应除外哪一项？　　　　　　　　　　　　　　　　　　　　（　）

A. 生活经历　　B. 曾患疾病　　C. 精神情志　　D. 饮食嗜好　　E. 婚姻生育

53. 新起恶寒重发热轻，最常见于　　　　　　　　　　　　　　　　　　　（　）

A. 里寒证　　　B. 伤风证　　　C. 表热证　　　D. 表寒证　　　E. 半表半里证

54. 但寒不热见于　　　　　　　　　　　　　　　　　　　　　　　　　　（　）

A. 表热证　　　B. 伤风证　　　C. 里实证　　　D. 里寒证　　　E. 半表半里证

55. 寒热往来见于　　　　　　　　　　　　　　　　　　　　　　　　　　（　）

A. 表热证　　　B. 虚热证　　　C. 实热证　　　D. 里热证　　　E. 半表半里证

56. 渴不多饮，身热不扬，多属　　　　　　　　　　　　　　　　　　　　（　）

A. 阳明府实　　B. 阴虚内热　　C. 湿热内蕴　　D. 热入营血　　E. 血瘀发热

57. 骨蒸潮热，多见于　　　　　　　　　　　　　　　　　　　　　　　　（　）

A. 阳明府实　　B. 湿温发热　　C. 阳虚发热　　D. 营分风热　　E. 血瘀发热

58. 患者是有微热，抑郁易怒者，多为　　　　　　　　　　　　　　　　　（　）

A. 血瘀发热　　B. 阴虚发热　　C. 血虚发热　　D. 气郁发热　　E. 气虚发热

59. 患者低热面白，心悸头晕，舌淡脉细，多为　　　　　　　　　　　　　（　）

A. 气虚发热　　B. 血虚发热　　C. 血瘀发热　　D. 气郁发热　　E. 阴虚发热

60. 醒时经常汗出，活动有甚，称为　　　　　　　　　　　　　　　　　　（　）

A. 大汗　　　　B. 自汗　　　　C. 盗汗　　　　D. 战汗　　　　E. 绝汗

61. 气滞所致的疼痛一般不见于　　　　　　　　　　　　　　　　　　　　（　）

A. 头胀痛　　　B. 胁胀痛　　　C. 胸胀痛　　　D. 胃胀痛　　　E. 腹胀痛

62. 巅顶痛属于　　　　　　　　　　　　　　　　　　　　　　　　　　　（　）

A. 太阳经　　　B. 阳明经　　　C. 少阳经　　　D. 少阴经　　　E. 厥阴经

63. 前额及眉棱骨痛属于　　　　　　　　　　　　　　　　　　　　　　　（　）

A. 太阳经　　　B. 阳明经　　　C. 少阳经　　　D. 少阴经　　　E. 厥阴经

64. 背部彻痛剧烈，发病急剧，面色青灰，多因　　　　　　　　　　　　　（　）

A. 肺热炽盛　　　　　　　　　　　B. 痰热壅肺

C. 饮停胸胁　　　　　　　　　　　D. 痰瘀阻滞肺络

E. 心脉急剧闭塞

65. 胃脘部剧痛暴作,出现压痛及反跳痛者,可能是为 （   ）
　　A. 寒邪犯胃　　B. 血瘀胃络　　C. 胃脘气滞　　D. 食积胃脘　　E. 胃穿孔

66. 头晕空痛,腰膝酸软者,多因 （   ）
　　A. 痰湿内阻　　B. 气血不足　　C. 肾精亏虚　　D. 肝阳上亢　　E. 肝火上炎

67. 月经量少而质稀,最常见的原因是 （   ）
　　A. 肾阴虚　　B. 瘀血阻滞　　C. 寒邪凝滞　　D. 血液亏少　　E. 血热内炽

68. 患者昏昏入睡,呼之难醒,称为 （   ）
　　A. 但欲寐　　B. 多眠睡　　C. 嗜睡　　D. 昏睡　　E. 昏迷

69. 我国现存最早的脉学专著是 （   ）
　　A.《难经》　　B.《濒湖脉学》　　C.《脉诀汇辨》　　D.《脉经》　　E.《脉理求真》

70.《脉经》的作者是 （   ）
　　A 李时珍　　B. 华佗　　C. 王叔和　　D. 张仲景　　E. 张景岳

71. 脉象的形成,与下述哪项关系最密切? （   ）
　　A. 脾胃运化　　B. 肺朝百脉　　C. 心与血脉　　D. 肝主疏泄　　E. 肾精盈亏

72. 以浮、中、沉分候脏腑的方法,一般地左手中取候 （   ）
　　A. 心　　B. 肺　　C. 脾　　D. 肝　　E. 肾

73. 下列哪项非正常脉象的主要特征? （   ）
　　A. 流利圆滑　　B. 节律一致　　C. 不浮不沉　　D. 不大不小　　E. 从容和缓

74. 脉有胃气最主要的表现是 （   ）
　　A. 脉位居中,不浮不沉　　　　　　B. 脉率调匀,不快不慢
　　C. 脉力充盈,不强不弱　　　　　　D. 脉体适中,不大不小
　　E. 脉势从容、徐和、软滑

75. 浮脉的脉象特征是 （   ）
　　A. 轻取即得,细软无力　　　　　　B. 轻取即得,中空外软
　　C. 轻取即得,中空外坚　　　　　　D. 举之有余,按之则无
　　E. 举之有余,按之不足

76. 见于突然出血过多,血量骤减的脉象是 （   ）
　　A. 动脉　　B. 涩脉　　C. 芤脉　　D. 浮脉　　E. 伏脉

77. 沉脉最突出地表现在 （   ）
　　A. 脉位较深　　B. 脉形粗大　　C. 脉势较强　　D. 脉力较大　　E. 脉形较长

78. 沉脉的脉象特征是 （   ）
　　A. 轻取不应,重按无力　　　　　　B. 轻取不应,重按模糊
　　C. 轻取不应,重按细软　　　　　　D. 轻取不应,重按实大弦长
　　E. 轻取不应,重按始得

79. 浮取、中取均不见,用重指力直接按至骨上,推动筋肉才能触到脉动者是 （　）
A．沉脉　　　B．伏脉　　　C．牢脉　　　D．微脉　　　E．短脉

80. 常见于阴寒内盛及疝气癥积的脉象是 （　）
A．紧脉　　　B．牢脉　　　C．迟脉　　　D．沉脉　　　E．涩脉

81. 数脉的脉象特征是 （　）
A．脉来急速,一息七至以上　　　　B．脉来急促,一息五到七至
C．厥厥动摇,一息五至以上　　　　D．脉来滑数,一息四到五至
E．一息五至以上,时而一止

82. 三部脉举按皆充实有力,其势来去皆盛的脉象是 （　）
A．实脉　　　B．洪脉　　　C．革脉　　　D．弦脉　　　E．紧脉

83. 脉体宽大,充实有力,来盛去衰的脉象是 （　）
A．洪脉　　　B．浮脉　　　C．大脉　　　D．实脉　　　E．长脉

84. 脉细如线,应指明显的脉象是 （　）
A．濡脉　　　B．弱脉　　　C．细脉　　　D．微脉　　　E．弦脉

85. 脉往来流利,应指流畅,如盘走珠是 （　）
A．动脉　　　B．弦脉　　　C．滑脉　　　D．数脉　　　E．散脉

86. 由于惊恐、疼痛等导致阴阳不和,气血运行乖乱,可见 （　）
A．促脉　　　B．结脉　　　C．滑脉　　　D．数脉　　　E．动脉

87. 脉形较细,脉势不畅,如"轻刀刮竹"的脉象是 （　）
A．紧脉　　　B．涩脉　　　C．细脉　　　D．短脉　　　E．濡脉

88. 下列哪项不是涩脉的主病? （　）
A．气滞　　　B．血瘀　　　C．湿邪阻滞　　D．痰食内停　　E．精伤血少

89. 胃气衰败的脉象特征最可能的是 （　）
A．弦而软　　B．弦而硬　　C．弦而缓　　D．弦而数　　E．弦而滑

90. 舌尖所候的脏腑一般是 （　）
A．心肺　　　B．脾胃　　　C．肾　　　　D．膀胱　　　E．肝胆

91. 舌边所候的脏腑一般是 （　）
A．心肺　　　B．肝胆　　　C．三焦　　　D．脾胃　　　E．肾

92. 下列哪项不属正常舌象? （　）
A．舌质淡红　B．舌体柔软　C．舌体灵活　D．舌体胖嫩　E．舌苔薄白

93. 舌色淡白,常见于 （　）
A．湿热内蕴　B．气血两虚　C．心火上炎　D．肝肾阴虚　E．外感表热

94. 舌尖红可见于 （　）
A．肝火上炎　B．心火上炎　C．胃火亢盛　D．相火妄动　E．湿热蕴脾

95. 舌尖见青紫色斑点,多见于 （ ）
    A. 心脉痹阻   B. 肝脏瘀血   C. 胃肠瘀血   D. 膀胱蓄血   E. 肾脏瘀血
96. 镜面舌的形成机制是 （ ）
    A. 水湿上犯   B. 胃肾阴涸   C. 热盛伤津   D. 热入营血   E. 胃肠热结
97. 下列不属病态舌形的内容是 （ ）
    A. 裂纹舌   B. 肿胀舌   C. 胖大舌   D. 歪斜舌   E. 点刺舌
98. 气血亏虚、阴液亏损可见 （ ）
    A. 痿软舌   B. 强硬舌   C. 歪斜舌   D. 颤动舌   E. 吐弄舌
99. 患者心脾热盛,舌象可见 （ ）
    A. 吐弄   B. 短缩   C. 强硬   D. 痿软   E. 颤动
100. 吐舌常见于 （ ）
    A. 热极生风   B. 阳亢生风
    C. 阴虚动风   D. 疫毒攻心
    E. 小儿智力发育不全
101. 紫舌常见于 （ ）
    A. 气滞   B. 血瘀   C. 血虚   D. 阴虚   E. 阳虚
102. 外感病热入营血,最常见的舌象是 （ ）
    A. 红舌   B. 绛舌   C. 青舌   D. 紫舌   E. 淡白舌
103. 提示邪气渐盛的舌苔变化是 （ ）
    A. 苔由厚变薄   B. 苔由薄变厚   C. 苔由多变少   D. 苔由润变燥   E. 苔骤然退去
104. 阳热有余,蒸腾胃中秽浊之邪上泛,可见 （ ）
    A. 腐苔   B. 腻苔   C. 润苔   D. 有根苔   E. 无根苔
105. 舌苔多处剥脱,舌面仅斑驳残存少量舌苔者,称 （ ）
    A. 前剥苔   B. 根剥苔   C. 花剥苔   D. 类剥苔   E. 地图舌
106. 察舌苔以辨胃气之有无,主要依据是 （ ）
    A. 苔之厚薄   B. 苔之真假   C. 苔之颜色   D. 苔之润燥   E. 苔之偏全
107. 舌苔灰黑润滑,常见于 （ ）
    A. 阴寒内盛   B. 里热炽盛   C. 湿热内蕴   D. 气血两虚   E. 胃气衰败
108. 无根苔常提示 （ ）
    A. 寒邪犯胃   B. 胃气衰败   C. 胃阴不足   D. 热邪犯胃   E. 食滞胃脘
109. 里寒证的表现不见下述哪项? （ ）
    A. 畏寒肢冷   B. 口淡不渴   C. 舌红苔灰   D. 腹痛便秘   E. 脉象沉紧
110. 里热证的表现不见下列哪项? （ ）
    A. 便泄臭秽   B. 口干口苦   C. 面红尿清   D. 舌苔黄腻   E. 脉细而数

111. 下列类似于半表半里证的证型是 ( )
　　A. 肝胆病证　　B. 少阳病证　　C. 气分病证　　D. 中焦病证　　E. 厥阴病证
112. 里证不包括下列哪项? ( )
　　A. 少阴病证　　B. 阳明病证　　C. 太阴病证　　D. 太阳病证　　E. 厥阴病证
113. 下列哪项不见于表热证? ( )
　　A. 发热恶寒　　B. 脉象浮数　　C. 舌淡苔白　　D. 时有汗出　　E. 咽红痒痛
114. 下列哪项不是阳证的典型表现? ( )
　　A. 恶寒发热　　B. 烦躁不安　　C. 便秘腹痛　　D. 呼吸气微　　E. 舌质红绛
115. 下列哪项不是阴证的证候? ( )
　　A. 倦怠无力　　B. 语言低怯　　C. 身灼气粗　　D. 小便清长　　E. 脉象沉紧
116. 下列哪项不是形成寒证的因素? ( )
　　A. 阳气亏虚　　B. 阴液不足　　C. 阴寒内盛　　D. 阴邪致病　　E. 阴气偏盛
117. 下列对"寒热者,阴阳之化也"的解释,哪项错误? ( )
　　A. 阴阳的盛衰可形成寒证或热证
　　B. 寒证热证的病理基础是阴阳盛衰
　　C. 寒热证候与阴阳盛衰密切相关
　　D. 阴阳辨证的主要依据是证之寒热
　　E. 寒证热证由阴证阳证转化而成
118. 寒证与热证的鉴别要点,下列哪项不对? ( )
　　A. 寒证恶寒喜热,热证恶热喜冷　　　　B. 寒证口和不渴,热证口渴喜饮
　　C. 寒证大便泻泄,热证大便秘结　　　　D. 寒证舌苔白润,热证舌苔黄干
　　E. 寒证脉迟或紧,热证脉数或洪
119. 实证的主要病因病机,下列哪项是错误的? ( )
　　A. 疫疠虫毒侵袭　　　　　　　　　　B. 正虚不能祛邪
　　C. 六淫之邪外侵　　　　　　　　　　D. 气化功能障碍
　　E. 病理产物停积
120. 下列哪项不是虚寒证的病因病机? ( )
　　A. 阳气亏虚　　B. 感受阴邪　　C. 温煦失职　　D. 气化减退　　E. 推动无力
121. 下列哪项不属虚寒证的表现? ( )
　　A. 畏寒肢冷　　B. 舌苔白腻　　C. 尿清长或不利　　D. 脉象沉迟　　E. 自汗或无汗
122. 下列哪项不是导致虚证的常见原因? ( )
　　A. 先天禀赋不足　　　　　　　　　　B. 情志失于调摄
　　C. 房事劳损太过　　　　　　　　　　D. 病中耗损过多
　　E. 后天生化不足

123. "实"证的含义主要是指 （ ）

A. 体质壮实　　B. 正气旺盛　　C. 阳邪中人　　D. 阴寒内盛　　E. 邪气盛实

124. "邪之所凑,其气必虚"的主要含义是 （ ）

A. 营血相对亏虚　　　　　　　　　　B. 正气相对亏虚

C. 阳气相对亏虚　　　　　　　　　　D. 阴液必定亏虚

E. 经络相对亏虚

125. 下列哪项一般不是虚寒证的病理变化? （ ）

A. 容易感受寒邪　　　　　　　　　　B. 可演变成亡阳

C. 导致动风动血　　　　　　　　　　D. 常与气虚同存

E. 形成痰饮水湿

126. 实寒证与虚寒证最主要的区别点是下列哪项? （ ）

A. 病程的长与短　　　　　　　　　　B. 怕冷之新与久

C. 脉象有力与无力　　　　　　　　　D. 病势的缓与急

E. 疼痛喜按与拒按

127. 下列哪项不是虚热证的病机? （ ）

A. 阴液亏少不足　　　　　　　　　　B. 阳气相对偏旺

C. 阳热火邪炽盛　　　　　　　　　　D. 虚性火热内扰

E. 失却滋养濡润

128. 表实寒证最常见 （ ）

A. 薄黄润苔　　B. 畏寒肢冷　　C. 舌体淡胖　　D. 脉象浮紧　　E. 咽喉肿痛

129. 下述哪项不能称为八纲证候之间的关系? （ ）

A. 证候相兼　　B. 证候错杂　　C. 证候独立　　D. 证候真假　　E. 证候转化

130. 下列哪项不是寒证的临床表现? （ ）

A. 舌淡苔白　　B. 口和不渴　　C. 尿清便溏　　D. 脉象沉紧　　E. 头重如裹

131. 疾病的哪个阶段较易出现证候真假? （ ）

A. 初期阶段　　B. 中间阶段　　C. 末期阶段　　D. 危重阶段　　E. 传变阶段

132. 壮热口渴,咳喘气粗,鼻翼煽动,尿短赤,舌红苔黄,脉数者,应诊断为 （ ）

A. 痰热蕴肺证　　B. 燥邪犯肺证　　C. 肺热炽盛证　　D. 风热犯肺证　　E. 痰湿阻肺证

133. 下列哪项是诊断心阳虚证最主要的依据? （ ）

A. 自汗气短神疲　　　　　　　　　　B. 心悸形寒肢冷

C. 头晕眼花胸闷　　　　　　　　　　D. 神疲困倦乏力

E. 面白失眠多梦

134. 根据下列哪项即可判断为心阳虚脱证? （ ）

A. 心悸怔忡　　B. 冷汗肢厥　　C. 头晕眼花　　D. 心胸闷痛　　E. 面色淡白

135. 烦躁不宁,打人毁物,不避亲疏,胡言乱语,舌质红,苔黄腻,应诊断为 （   ）
A. 痰热壅肺证　　B. 痰蒙心神证　　C. 心火亢盛证　　D. 痰火扰神证　　E. 阳明腑实证

136. 以闷痛为特点的心脉痹阻证的诱发原因是 （   ）
A. 痰阻心脉　　B. 气滞心脉　　C. 寒凝心脉　　D. 热郁心脉　　E. 瘀阻心脉

137. 心血虚证的临床表现中最易见到的症状是 （   ）
A. 颧红盗汗　　B. 畏寒肢冷　　C. 心胸憋痛　　D. 唇舌淡白　　E. 脉象细数

138. 心气虚证与心阳虚证的共见症状是 （   ）
A. 形寒肢冷　　B. 面白神疲　　C. 心悸气短　　D. 脉细无力　　E. 舌质淡白

139. 瘀阻脑络证的头痛特点是 （   ）
A. 巅顶冷痛　　B. 绵绵隐痛　　C. 痛如锥刺　　D. 胀痛时作　　E. 头脑空痛

140. 身热不扬,汗出不解,容易见于下列哪证? （   ）
A. 脾气亏虚证　　B. 脾阳亏虚证　　C. 脾气下陷证　　D. 湿热蕴脾证　　E. 寒湿困脾证

141. 痰蒙心神证最不容易见到的症状是 （   ）
A. 神情抑郁　　B. 狂躁妄动　　C. 突然昏仆　　D. 喃喃自语　　E. 痴呆淡漠

142. 心火上炎最主要的临床特征是 （   ）
A. 口舌生疮　　B. 心烦失眠　　C. 发热口渴　　D. 尿道灼痛　　E. 神昏谵语

143. 下列哪项是诊断肺病最常见的症状? （   ）
A. 胸闷胸痛　　B. 少气懒言　　C. 鼻塞流涕　　D. 咳嗽气喘　　E. 喉痒喉痛

144. 肺气虚证咳喘的特点是 （   ）
A. 咳喘痰多,色白清稀　　　　　　　B. 咳喘无力,声低气短
C. 咳喘胸闷,声高息涌　　　　　　　D. 咳喘痰少,不易咳出
E. 咳喘痰白,稠黏难咯

145. 胸胁胀满,咳嗽牵引疼痛,气短,苔白滑,脉弦,应诊断为 （   ）
A. 燥邪犯肺证　　B. 痰热壅肺证　　C. 寒痰阻肺证　　D. 饮停胸胁证　　E. 风寒犯肺证

146. 燥邪犯肺证中不容易见到的症状是 （   ）
A. 咳痰带血　　B. 痰黏难咯　　C. 两颧潮红　　D. 唇咽干燥　　E. 恶寒发热

147. 脾病最常见的临床症状是 （   ）
A. 胃脘胀痛　　B. 嗳气呃逆　　C. 腹胀便溏　　D. 恶心呕吐　　E. 吞酸吐酸

148. 脾不统血证的临床表现中不易见到下列哪项? （   ）
A. 皮肤紫色斑块　　　　　　　　　　B. 面白或萎黄
C. 头晕、目眩　　　　　　　　　　　D. 口臭龈肿齿衄
E. 疲乏、气短

149. 肾气不固证的临床表现中不易见到的症状是 （   ）
A. 滑精早泄　　B. 胎动易滑　　C. 余沥不尽　　D. 月经淋漓　　E. 大便不爽

150. 小儿生长发育迟缓,成人早衰多见于 （　）
　　A.肾阳亏虚证　B.肾虚水泛证　C.肾气不固证　D.肾阴亏虚证　E.肾精不足证
151. 腰膝酸软,眩晕耳鸣,遗精早泄,舌红少苔,脉细数,应诊断为 （　）
　　A.肾阳亏虚证　B.肾气不固证　C.肾精不足证　D.肾阴亏虚证　E.肾虚水泛证
152. 肾虚水泛证水肿的部位多见于 （　）
　　A.头面肿甚　　B.胸胁肿甚　　C.下肢肿甚　　D.脐腹肿甚　　E.上肢肿甚
153. 胃阴虚证的临床表现中不易见到的症状是 （　）
　　A.胃脘灼痛　　B.口燥咽干　　C.大便秘结　　D.消谷善饥　　E.舌红少津
154. 食少纳呆,腹胀便溏,神疲乏力,少气懒言,舌淡苔白,脉虚,应诊断为 （　）
　　A.脾阳亏虚证　　　　　　　　　B.寒湿困脾证
　　C.脾不统血证　　　　　　　　　D.脾气亏虚证
　　E.脾气下陷证
155. 惊悸失眠,头晕呕恶,胸胁胀闷,口苦吐痰,苔白腻,脉弦滑,应诊断为 （　）
　　A.肝火炽盛证　　　　　　　　　B.肝阳上亢证
　　C.肝胆湿热证　　　　　　　　　D.胆郁痰扰证
　　E.肝胃不和证
156. 心肾不交证最典型的表现是 （　）
　　A.眩晕耳鸣,腰膝酸软　　　　　B.心悸怔忡,肢肿尿少
　　C.心烦失眠,腰酸盗汗　　　　　D.心悸失眠,头晕目眩
　　E.嗜睡神疲,心悸肢肿
157. 心肾阳虚证最典型的表现是 （　）
　　A.心悸怔忡,肢肿形寒　　　　　B.心中动悸,面白神疲
　　C.腰膝冷痛,畏寒肢冷　　　　　D.心胸憋痛,舌质暗淡
　　E.心悸失眠,腰酸盗汗
158. 下列哪项是心肺气虚证最典型的临床表现？ （　）
　　A.咳喘痰多,动则尤甚　　　　　B.喘息短气,呼多吸少
　　C.咳喘无力,自汗畏风　　　　　D.咯痰清稀,乏力神疲
　　E.自汗乏力,喘咳心悸
159. 心脾气血两虚证最常见的症状是 （　）
　　A.心悸怔忡,神疲乏力　　　　　B.食少腹胀,面色萎黄
　　C.失眠多梦,舌质淡白　　　　　D.心悸多梦,便溏舌淡
　　E.心烦不寐,舌红少苔
160. 正常的舌色为 （　）
　　A.淡白舌、红舌　B.紫舌　　　C.淡黄舌　　　D.淡红舌　　　E.绛舌

二、多项选择题

1. 入侵经络、筋骨而引起痹证的邪气是 （　　）
   A. 风邪　　B. 寒邪　　C. 湿邪　　D. 火邪　　E. 暑邪
2. 易耗津液的病邪是 （　　）
   A. 风邪　　B. 燥邪　　C. 暑邪　　D. 火热之邪　　E. 寒邪
3. 引起疾病的常见原因有 （　　）
   A. 外感六淫　　B. 七情内伤　　C. 疠气传染　　D. 饮食失宜　　E. 劳逸失度
4. 风邪的性质和致病特征是 （　　）
   A. 轻扬开泄　　B. 善行数变　　C. 主动　　D. 易耗气伤津　　E. 为百病之长
5. 寒邪的性质和致病特征是 （　　）
   A. 主动　　B. 收引　　C. 凝滞　　D. 重浊　　E. 为阴邪，易伤阳
6. 湿邪的性质和致病特征是 （　　）
   A. 为百病之长　　　　　　　　　B. 易耗气伤津
   C. 湿性黏滞　　　　　　　　　　D. 湿性重浊
   E. 为阴邪，阻滞气机
7. 燥邪的性质和致病特征是 （　　）
   A. 燥性干涩　　B. 燥性开泄　　C. 燥易伤肺　　D. 燥性炎上　　E. 易伤津液
8. 火热之邪的性质和致病特征是 （　　）
   A. 热性干涩　　B. 火热为阳邪　　C. 易扰心神　　D. 易生风动血　　E. 善行数变
9. 暑邪的性质和致病特征是 （　　）
   A 暑为阳邪　　B. 其性升散　　C. 多夹湿　　D. 易伤津耗气　　E. 暑性重浊
10. 数情交织，多伤及的脏腑为 （　　）
    A. 肝　　B. 心　　C. 脾　　D. 肺　　E. 肾
11. 情志病主要包括的病证有 （　　）
    A. 郁证　　B. 瘀证　　C. 眩晕　　D. 外感发热　　E. 消渴
12. 药邪的成因包括 （　　）
    A. 用药过量　　　　　　　　　　B. 药物炮制不当
    C. 药物配伍不当　　　　　　　　D. 药物用法不当
    E. 药物采集不当
13. 医过的形成因素包括 （　　）
    A. 言语不当　　B. 处方草率　　C. 诊治失误　　D. 操作不当　　E. 饮食不当
14. 发病类型主要包括 （　　）
    A. 继发与复发　　B. 伏而后发　　C. 感邪即发　　D. 合病与并病　　E. 徐发

15. 复发的主要类型为 ( )
   A. 疾病少愈即复发　　　　　　　　　　　B. 休止与复发交替
   C. 两经同时受邪　　　　　　　　　　　　D. 急发与缓解交替
   E. 一证未了又见另证
16. 气逆最常见的脏腑是 ( )
   A. 心　　　B. 肺　　　C. 肝　　　D. 胃　　　E. 肾
17. 气脱证可见 ( )
   A. 面色苍白,汗出不止　　　　　　　　　B. 目闭口开
   C. 全身瘫软,手撒　　　　　　　　　　　D. 二便失禁
   E. 脉微
18. 大出血时面色苍白,大汗淋漓,四肢厥冷,晕厥,脉微欲绝,为 ( )
   A. 气虚失血　B. 气随血脱　C. 气血两虚　D. 亡阳　　E. 亡阴
19. 属于津液不足的症状有 ( )
   A. 口鼻干燥　B. 皮肤燥裂　C. 毛发枯槁　D. 手足震颤　E. 形体消瘦
20. 形成肝风内动的原因包括 ( )
   A. 邪热炽盛　B. 阴虚阳亢　C. 阴血亏耗　D. 感受风邪　E. 脾土虚败
21. 下列应先治其标的病症是 ( )
   A. 剧痛　　　　　　　　　　　　　　　　B. 大出血不止者
   C. 肝病基础上腹水严重　　　　　　　　　D. 食积所致腹满者
   E. 尿闭
22. 就基本治则而言,主要包括下列哪些内容 ( )
   A. 正治与反治　　　　　　　　　　　　　B. 治标与治本
   C. 扶正与祛邪　　　　　　　　　　　　　D. 调整阴阳
   E. 三因制宜
23. 推拿作用的原理,主要体现在下列哪些方面 ( )
   A. 物理热效应的发挥　　　　　　　　　　B. 生物信息的调整
   C. 系统功能之改变　　　　　　　　　　　D. 动形以恬静、静神
   E. 纠正解剖位置的异常
24. 防止病邪侵害是中医养生原则之一,其内容包括 ( )
   A. 顺应四时　　　　　　　　　　　　　　B. 药物预防
   C. 避疫毒　　　　　　　　　　　　　　　D. 适度运动
   E. 虚邪贼风,避之有时
25. 下述哪些属于"体征"? ( )
   A. 耳鸣　　　B. 脉浮　　　C. 神昏　　　D. 下肢浮肿　E. 口苦

26. 下述哪些属于"症状"？ （   ）
   A. 胸闷　　　B. 舌淡红　　　C. 呕吐　　　　D. 头痛　　　　E. 腹胀

27. 下列哪些属于中医诊断的基本原理？ （   ）
   A. 司外揣内　　B. 见微知著　　C. 四诊合参　　D. 病证结合　　E. 以常衡变

28. 以下哪些是面色发黄所主的病证？ （   ）
   A. 脾虚　　　B. 伤暑　　　　C. 血虚　　　　D. 血瘀　　　　E. 湿困

29. 以下哪些是面色发赤所主的病证？ （   ）
   A. 实热证　　B. 津伤证　　　C. 伤风证　　　D. 凉燥证　　　E. 戴阳证

30. 寒证患者可见哪些面色？ （   ）
   A. 面青　　　B. 面赤　　　　C. 面黄　　　　D. 面白　　　　E. 面黑

31. 下列哪些属精亏神衰的失神表现？ （   ）
   A. 精神萎靡，面色无华　　　　　　　B. 两目晦暗，呼吸气微
   C. 壮热烦躁，四肢抽搐　　　　　　　D. 神昏谵语，循衣摸床
   E. 形体羸瘦，动作艰难

32. 面色发青的主病有哪些？ （   ）
   A. 寒证　　　B. 痰饮　　　　C. 血瘀　　　　D. 痛症　　　　E. 惊风

33. 望神重点观察哪些内容？ （   ）
   A. 神情　　　B. 目光　　　　C. 色泽　　　　D. 呼吸　　　　E. 体态

34. 血瘀证患者可见哪些面色？ （   ）
   A. 面青　　　B. 面赤　　　　C. 面黄　　　　D. 面白　　　　E. 面黑

35. 下列哪些属阳脏人的表现？ （   ）
   A. 身体瘦长　B. 头呈圆形　　C. 颈部细长　　D. 肩窄胸平　　E. 体多后仰

36. 下列哪些属肝风内动的表现？ （   ）
   A. 颈项强直　B. 四肢抽搐　　C. 角弓反张　　D. 口眼㖞斜　　E. 牙关紧急

37. 下列各项中哪些属重病表现？ （   ）
   A. 指纹透关射甲　　　　　　　　　　B. 指纹色紫黑
   C. 指纹显于风关　　　　　　　　　　D. 指纹达于命关
   E. 指纹色鲜红

38. 喘证的特点有哪些？ （   ）
   A. 呼吸困难　B. 短促急迫　　C. 喉中哮鸣　　D. 张口抬肩　　E. 鼻翼煽动

39. 胃失和降可以导致下列哪些病变声音？ （   ）
   A. 呕吐　　　B. 叹息　　　　C. 呃逆　　　　D. 嗳气　　　　E. 少气

40. 因心神病变所致的病态语言，包括哪些？ （   ）
   A. 狂言　　　B. 郑声　　　　C. 独语　　　　D. 呻吟　　　　E. 谵语

41. 成人发出惊呼,可见于哪些情况? ( )
   A. 精神失常　　B. 肝风内动　　C. 剧烈疼痛　　D. 突受惊恐　　E. 心悸不已
42. 个人生活史主要包括 ( )
   A. 生活经历　　　　　　　　　　　　B. 以往生病情况
   C. 精神情志　　　　　　　　　　　　D. 饮食起居
   E. 预防接种情况
43. 现病史主要包括 ( )
   A. 现在症状　　　　　　　　　　　　B. 以往生病情况
   C. 发病情况　　　　　　　　　　　　D. 病变经过
   E. 诊断治疗经过
44. 微热的成因可有 ( )
   A. 里热炽盛　　B. 正气亏虚　　C. 血液亏虚　　D. 阴液亏少　　E. 气机郁滞
45. 下列哪几项常可导致腹痛? ( )
   A. 六淫侵袭　　B. 肿瘤瘕积　　C. 心肺阴虚　　D. 瘀血内阻　　E. 脾胃虚寒
46. 瘀血可见哪些性质的疼痛? ( )
   A. 固定痛　　　B. 胀痛　　　　C. 刺痛　　　　D. 走窜痛　　　E. 痛拒按
47. 长期耳鸣耳聋的成因有哪些? ( )
   A. 气血瘀阻　　B. 肾虚精亏　　C. 肝火上扰　　D. 肝肾阴虚　　E. 痰湿内蕴
48. 下列诊大便的内容,哪些属问诊范畴? ( )
   A. 排便次数　　B. 便量多少　　C. 大便性状　　D. 颜色气味　　E. 排便感觉
49. 下列哪些属于排尿感的异常? ( )
   A. 小便涩痛　　B. 余溺不尽　　C. 尿量减少　　D. 遗尿失禁　　E. 癃闭不通
50. 脉象的产生与下列哪些因素直接有关? ( )
   A. 心脏的搏动　B. 心气的盛衰　C. 脉管的通利　D. 津液的盈亏　E. 脏腑的协调
51. 下列哪些属于脉象的基本要素? ( )
   A. 脉位　　　　B. 脉次　　　　C. 脉力　　　　D. 脉形　　　　E. 脉势
52. 下列哪些是对正常脉搏形态特征的描述? ( )
   A. 三部有脉,不浮不沉　　　　　　　　B. 不快不慢,不大不小
   C. 从容和缓,节律一致　　　　　　　　D. 一息脉来四到五至
   E. 尺脉沉取有一定力量
53. 下列属于生理性脉象的是 ( )
   A. 独异脉　　　B. 六阴脉　　　C. 六阳脉　　　D. 反关脉　　　E. 斜飞脉
54. 下列哪些脉象具有浮脉特征? ( )
   A. 濡脉　　　　B. 散脉　　　　C. 芤脉　　　　D. 弱脉　　　　E. 洪脉

55. 脉率较缓慢的脉有 （   ）
   A. 迟脉   B. 滑脉   C. 结脉   D. 代脉   E. 缓脉
56. 下列哪些证可见到数脉？ （   ）
   A. 痰湿   B. 阴虚   C. 虚阳外越   D. 虚热   E. 实热
57. 滑脉可见于下列哪些情况？ （   ）
   A. 实热证   B. 痰湿证   C. 食积证   D. 老年人   E. 妇女有孕
58. 弦脉多见于下列哪些项？ （   ）
   A. 肝胆病   B. 食积证   C. 疼痛证   D. 痰饮证   E. 胃气衰败
59. 下列哪些脉象主痛证？ （   ）
   A. 弦脉   B. 紧脉   C. 滑脉   D. 动脉   E. 伏脉
60. 实热证可见到的脉象有 （   ）
   A. 滑脉   B. 迟脉   C. 促脉   D. 动脉   E. 长脉
61. 弦数脉多见于下列哪些病证？ （   ）
   A. 肝郁气滞   B. 肝郁化火   C. 肝火夹痰   D. 肝胆湿热   E. 肝阳上亢
62. 下列哪些脉象可以相兼？ （   ）
   A. 浮、数、弱   B. 沉、洪、实   C. 滑、短、数   D. 沉、细、数   E. 弦、滑、数
63. 绛舌可见于 （   ）
   A. 里热亢盛   B. 阴虚火旺   C. 湿热蕴脾   D. 肝胆湿热   E. 膀胱湿热
64. 淡白舌的主病有 （   ）
   A. 气虚   B. 阳虚   C. 阴虚   D. 血虚   E. 寒证
65. 颤动舌可见于 （   ）
   A. 热盛   B. 阳亢   C. 阴虚   D. 血虚   E. 血瘀
66. 舌淡紫湿润可见于 （   ）
   A. 热盛   B. 寒凝   C. 阴亏   D. 血瘀   E. 血虚
67. 裂纹舌可见于 （   ）
   A. 邪热炽盛   B. 阴液亏虚   C. 血虚不润   D. 痰湿内蕴   E. 肝胆湿热
68. 白苔可见于哪些证？ （   ）
   A. 表证   B. 寒证   C. 湿证   D. 热证   E. 阴虚
69. 既可主寒，又可主热的舌苔有哪些？ （   ）
   A. 白苔   B. 黄苔   C. 灰苔   D. 黑苔   E. 绿苔
70. 表里辨证的意义是 （   ）
   A. 辨别病位的浅深   B. 提示病情轻重
   C. 提示邪正盛衰   D. 辨别疾病的性质
   E. 提示病变趋势

71. 一般不能归属于阴证范畴的是 （   ）
   A. 病势向上   B. 病势向内   C. 病变较快   D. 阳邪致病   E. 色泽晦暗

72. 下列哪些证候可认为是真虚假实证？ （   ）
   A. 腹胀满有时缓解   B. 喘促而气短息弱
   C. 面色萎黄或苍白   D. 大便闭而腹柔软
   E. 脉象沉细而无力

73. 热证转化为寒证,提示哪些病情变化？ （   ）
   A. 转为虚寒   B. 病情较重   C. 阴液充盛   D. 阳气衰败   E. 正不胜邪

74. 对虚证转实的认识,哪些正确？ （   ）
   A. 当前证候以实为主   B. 为病变的一般规律
   C. 常常是因虚而致实   D. 实际多为本虚标实
   E. 临床实际较为常见

75. 肾气不固的临床表现常见 （   ）
   A. 月经淋漓   B. 男子滑精
   C. 五更泄泻   D. 小便失禁
   E. 癃闭

76. 心气虚证与心阳虚证的共见症是 （   ）
   A. 自汗气短   B. 畏寒肢冷   C. 神疲乏力   D. 心悸怔忡   E. 舌质紫暗

77. 下列哪些属于脾阳虚证与寒湿困脾证的共见症状？ （   ）
   A. 白带清稀   B. 食少腹胀   C. 大便溏稀   D. 身目发黄   E. 肢体浮肿

78. 肝病的常见临床表现有哪些？ （   ）
   A. 抑郁烦躁   B. 手足抽搐   C. 胸闷胁胀   D. 头晕目眩   E. 语言謇涩

79. 大肠湿热证可有哪些临床表现？ （   ）
   A. 腹痛里急   B. 脘腹重坠,食入更甚
   C. 暴泻黄色稀水   D. 身热口渴
   E. 舌红苔黄腻

80. 肝阳上亢证的临床表现常见 （   ）
   A. 腰膝酸软   B. 头痛目眩   C. 急躁多怒   D. 面红耳赤   E. 突然昏倒

81. 痰火扰神证的临床表现有哪些？ （   ）
   A. 狂躁妄动   B. 发热气粗   C. 精神抑郁   D. 喉间痰鸣   E. 手足抽搐

82. 下列哪些是燥邪犯肺证与肺阴虚证的鉴别点？ （   ）
   A. 干咳痰少   B. 口燥咽干   C. 潮热盗汗   D. 胸痛咳血   E. 发热恶风

83. 肝阳化风证的临床表现可见 （   ）
   A. 高热抽搐   B. 头痛肢麻   C. 眩晕欲仆   D. 突然昏倒   E. 半身不遂

三、判断题

1. 临床诊病时一定要按望闻问切顺序进行。（　　）
2. "辨病"与"辨证"的含义相同。（　　）
3. 观察温病患者齿与龈的变化，可诊察胃津和肾液的盛衰。（　　）
4. 患者出现失神表现，即为正气大伤，精气亏虚。（　　）
5. 小儿指纹偏红，主外感表证。（　　）
6. 形体较矮胖，头圆颈短，肩宽胸厚者，多属阳脏人。（　　）
7. 咽部深红，肿痛明显，属肾阴虚，虚火上炎。（　　）
8. 面黑干焦为虚火灼阴；面黑而浅淡为肾虚水寒。（　　）
9. 望色十法中"清""浊"是反映病变之虚实。（　　）
10. 喑哑即失音。（　　）
11. 久病呻吟而声音低者多属虚证。（　　）
12. 嗅气味即嗅病体的口气、汗气、痰涕、二便、经带恶露、呕吐之气。（　　）
13. 由于"有一分恶寒便有一分表证"，所以恶寒发热仅见于表证。（　　）
14. 肝阳上亢既能引起头胀痛，又能导致头重痛。（　　）
15. 汗液形成的基本条件是津液和阳气。（　　）
16. 因肝属木，味酸，所以口酸只见于肝胃郁热。（　　）
17. 妇女阴道内的分泌物称为带下，均属病理表现。（　　）
18. 妇女经期异常包括月经先期、月经后期、月经先后无定期。（　　）
19. 胀痛虽是气滞的主要表现，但并非所有胀痛都属气滞证。（　　）
20. 寒热往来是少阳证主症之一，故凡是出现寒热往来者，就应诊断为少阳证。（　　）
21. 感受外邪出现恶寒重发热轻者，一般应考虑为风寒表证。（　　）
22. 嗜睡患者虽睡意很浓，经常不自主地入睡，但神志始终皆清醒。（　　）
23. 只要口渴就提示体内津液不足。（　　）
24. 凡随月经周期而出现规律性的小腹疼痛者，谓之痛经。（　　）
25. "真脏脉"是指五脏真气充盛的脉象。（　　）
26. 沉细无力而软的脉称为弱脉。（　　）
27. 临床见滑脉不一定都是病脉。（　　）
28. 浮、沉、滑、数、虚、实六脉为六纲脉。（　　）
29. 望舌时应先舌根，后舌尖，先舌苔，再舌质。（　　）
30. 观察舌象的时间越长越好。（　　）
31. 白苔皆主表证、寒证、湿证。（　　）
32. 灰黑苔皆为疾病深重之象。（　　）
33. 紫舌即可见于阴寒内盛，又可见于热毒炽盛。（　　）

34. 正常人亦可见裂纹舌。　　　　　　　　　　　　　　　　　　（　）
35. "证"是对疾病当前病理本质的认识。　　　　　　　　　　　　（　）
36. 脉象浮者必为表证。　　　　　　　　　　　　　　　　　　　（　）
37.《内经》指出:"阴盛则寒",故寒证就是阴绝对偏盛。　　　　　（　）
38. 错杂证候中存在着矛盾的两个方面,都反映着疾病的本质。　　（　）
39. 心气虚证与心阳虚证均可见到畏寒肢冷的表现。　　　　　　　（　）
40. 肺气虚证容易见到自汗,恶风,反复感冒的表现。　　　　　　（　）
41. 脾虚气陷证不能见到小便浑浊的症状。　　　　　　　　　　　（　）
42. 肝阳上亢属于上盛下虚,虚实夹杂的证候。　　　　　　　　　（　）
43. 膀胱湿热证可以见长期小便频数。　　　　　　　　　　　　　（　）
44. 肾阴虚证既可见到月经量少、经闭,又可见到崩漏的表现。　　（　）
45. 心肾阳虚证与脾肾阳虚证都能见到下肢水肿的表现。　　　　　（　）
46. 见到干咳无痰,不易咯出的表现,即可判断为肺阴虚证。　　　（　）

自测试题参考答案

一、单项选择题

1. E 2. C 3. A 4. B 5. A 6. D 7. C 8. E 9. D 10. D 11. B 12. A 13. C
14. B 15. D 16. D 17. D 18. D 19. C 20. B 21. E 22. A 23. B 24. B 25. B
26. C 27. D 28. D 29. C 30. E 31. E 32. B 33. E 34. E 35. A 36. C 37. B
38. A 39. D 40. B 41. A 42. C 43. A 44. C 45. E 46. A 47. C 48. E 49. E
50. A 51. E 52. E 53. E 54. E 55. E 56. E 57. C 58. D 59. B 60. B 61. A
62. E 63. B 64. E 65. C 66. C 67. E 68. D 69. E 70. C 71. C 72. D 73. A
74. E 75. E 76. C 77. A 78. E 79. B 80. B 81. E 82. A 83. A 84. C 85. C
86. E 87. E 88. C 89. E 90. A 91. B 92. E 93. B 94. B 95. A 96. B 97. D
98. A 99. A 100. E 101. B 102. B 103. B 104. A 105. C 106. B 107. A 108. B
109. C 110. C 111. B 112. D 113. C 114. D 115. C 116. B 117. E 118. C
119. B 120. B 121. B 122. E 123. E 124. B 125. C 126. B 127. C 128. D
129. C 130. D 131. D 132. E 133. B 134. B 135. D 136. A 137. D 138. C
139. C 140. D 141. B 142. A 143. D 144. B 145. D 146. C 147. C 148. D
149. E 150. E 151. D 152. C 153. D 154. D 155. D 156. C 157. A 158. E
159. D 160. A

二、多项选择题

1. ABC 2. BCD 3. ABCDE 4. ABCE 5. BCE 6. CDE 7. ACE 8. BCD

9. ABCD 10. ABC 11. ABCE 12. ABCD 13. ABCD 14. ABCDE 15. ABD 16. BCD
17. ABCDE 18. BD 19. ABCDE 20. ABC 21. ABCE 22. ABCDE 23. BCE
24. ABCE 25. BCD 26. ADE 27. ABE 28. ACE 29. AE 30. ADE 31. ABE
32. ACDE 33. ABCE 34. AE 35. ACD 36. ABCDE 37. ABCD 38. ABDE 39. ACD
40. ABCDE 41. CD 42. ACD 43. ACDE 44. BCDE 45. ABDE 46. ACE 47. BD
48. AB 49. CE 50. ABCE 51. ABDE 52. ABCDE 53. BCDE 54. ABCE 55. ABCE
56. BCDE 57. ABCE 58. ACDE 59. ABDE 60. ABCE 61. BDE 62. CDE 63. AB
64. ABDE 65. ABCD 66. BD 67. ABC 68. ABCD 69. ACD 70. ABE 71. ACD
72. ABD 73. ABDE 74. ACD 75. ABD 76. ACD 77. ABCE 78. ABCD 79. ACDE
80. ABCD 81. ABD 82. CE 83. BCDE

三、判断题

1. × 2. × 3. √ 4. × 5. √ 6. × 7. × 8. √ 9. × 10. × 11. √
12. × 13. × 14. √ 15. √ 16. × 17. √ 18. √ 19. √ 20. × 21. √ 22. ×
23. × 24. √ 25. × 26. √ 27. √ 28. × 29. × 30. × 31. × 32. × 33. √
34. √ 35. √ 36. × 37. × 38. √ 39. × 40. √ 41. × 42. √ 43. × 44. √
45. √ 46. ×

第三章 中药学

基本知识问答

1. 中药的概念。

凡是以中国传统医药理论指导采集、炮制、制剂,说明作用机制,指导临床应用的药物,统称为中药。简而言之,中药就是指在中医理论指导下,用于预防、治疗、诊断疾病并具有康复与保健作用的物质。中药主要来源于天然药及其加工品,包括植物药、动物药、矿物药。

2. 中药的炮制。

是指药物在应用或制成各种剂型前,根据医疗、调制、制剂的需要,而进行必要的加工处理的过程,它是我国的一项传统制药技术。由于中药材大都是生药,其中不少的药物必须经过一定的炮制处理,才能符合临床用药的需要。按照不同的药性和治疗要求又有多种炮制方法,同时有毒之品必须经过炮制后才能确保用药安全。古时又称"炮炙""修事""修治"。

3. 何为药性?

由于各种药物本身各自具有若干特性和作用,前人将之称为药物的偏性,意思是说以药物的偏性来纠正疾病所表现出来的阴阳偏盛偏衰。把药物与疗效有关的性质和性能统称为药性,它包括药物发挥疗效的物质基础和治疗过程中所体现出来的作用。它是药物性质与功能的高度概括。

4. 药性理论的内容。

药性理论是我国历代医家在长期医疗实践中,以阴阳、脏腑、经络学说为依据,根据药物的各种性质及所表现出来的治疗作用总结出来的用药规律。其基本内容包括四气五味、升降浮沉、归经、有毒无毒、配伍、禁忌等。

5. 药物的四气。

四气就是寒热温凉四种不同的药性,又称四性。它反映了药物对人体阴阳盛衰、寒热变化的作用倾向,为药性理论重要组成部分,是说明药物作用的主要理论依据之一。四气之中寓有阴阳含义,寒凉属阴,温热属阳,寒凉与温热是相对立的两种药性,而寒与凉、温与热之间则仅是程度上的不同,即"凉次于寒""温次于热"。

6. 药物的五味。

所谓五味,是指药物有酸、苦、甘、辛、咸五种不同的味道,因而具有不同的治疗作用。

有些还具有淡味或涩味,因而实际上不止五种。但是,五味是最基本的五种滋味,所以仍然称为五味。五味的产生,首先是通过口尝,即用人的感觉器官辨别出来的,它是药物真实味道的反映。

7. 五味所代表药物的作用有什么?

辛:"能散能行",即具有发散、行气行血的作用。一般来讲,解表药、行气药、活血药多具有辛味。因此,辛味药多用治表证及气血阻滞之证。

甘:"能补能和能缓",即具有补益、和中、调和药性和缓急止痛的作用。一般来讲,滋养补虚、调和药性及制止疼痛的药物多具有甘味。

酸:"能收能涩",即具有收敛、固涩的作用。一般固表止汗、敛肺止咳、涩肠止泻、固精缩尿、固崩止带的药物多具有酸味。

苦:"能泄、能燥、能坚",即具有清泄火热、泄降气逆、通泄大便、燥湿、坚阴(泻火存阴)等作用。一般来讲,清热泻火、下气平喘、降逆止呕、通利大便、清热燥湿、苦温燥湿、泻火存阴的药物多具有苦味。

咸:"能下、能软",即具有泻下通便、软坚散结的作用。一般来讲,泻下或润下通便及软化坚硬、消散结块的药物多具有咸味。

淡:"能渗、能利",即具有渗湿利小便的作用,故有些利水渗湿的药物具有淡味。淡味药多用治水肿、脚气、小便不利之证。

涩:与酸味药的作用相似,多用治虚汗、泄泻、尿频、遗精、滑精、出血等证。如莲子固精止带,禹余粮涩肠止泻,海螵蛸收涩止血等。

8. 简述药物的升降浮沉。

升降浮沉是药物对人体作用的不同趋向性。升,即上升提举,趋向于上;降,即下达降逆,趋向于下;浮,即向外发散,趋向于外;沉,向内收敛,趋向于内。升降浮沉也就是指药物对机体有向上、向下、向外、向内四种不同作用趋向。它是与疾病所表现的趋向性相对而言的。其中,升与降,浮与沉是向对立的,升与浮,沉与降,既有区别,又有交叉,难以截然分开,在实际应用升与浮,沉与降又常相提并论。按阴阳属性区分,则升浮属阳,沉降属阴。升降浮沉表明了药物作用的定向概念,也是药物作用的理论基础之一。

9. 简述药物的归经。

归经是指药物对于机体某部分的选择性作用,即某药对某些脏腑经络有特殊的亲和作用,因而对这些部位的病变起着主要或特殊的治疗作用,药物的归经不同,其治疗作用也不同。归经指明了药物治病的适用范围,也就是说明了药效所在,包含了药物定性定位的概念。

10. 常见导致中药中毒的毒性成分有哪些?

有毒中药所含毒性成分有生物碱类、毒苷类、毒性蛋白类、萜与内酯类等的不同,作用于人体不同的系统或器官组织如神经系统、心血管系统、呼吸系统、消化道等等,而引起不同的症状。

11. 含生物碱类植物中毒的临床表现是怎样的?

生物碱具有强烈的药理及毒理作用,其中毒潜伏期一般较短,多在进食后 2~3 小时内发病。毒性成分大多数侵害中枢神经系统及自主神经系统,因而中毒的临床表现多与中枢神经系统、自主神经系统的功能紊乱有关。含生物碱的较易发生中毒的植物有曼陀罗、莨菪(又名天仙子)、乌头、附子、雪上一枝蒿、马钱子等。

12. 曼陀罗及莨菪中毒后,主要表现是怎样的?

曼陀罗及莨菪中毒后,主要表现为对副交感神经的抑制和对中枢神经的先兴奋后抑制,可见口舌干燥、咽喉灼热、声音嘶哑、恶心呕吐、皮肤干燥潮红、瞳孔散大、视力模糊、对光反射迟钝或消失、心动过速、呼吸加深、狂躁、幻觉、谵语、运动失调、神志模糊等。严重者 24 小时后由烦躁进入昏睡、血压下降、休克、昏迷,最后因呼吸中枢麻痹,缺氧而死亡。

13. 常见含毒苷类植物中毒的种类有哪些?

因毒苷引起中毒的有三类:强心苷类、氰苷类、皂苷类。常见的如含强心苷类:致毒主要成分为多种强心苷,毒性及中毒症状与洋地黄中毒相似,主要有夹竹桃、万年青、羊角拗,还有罗布麻、福寿草、五加皮、铃兰、毒筋木等。

14. 夹竹桃中毒后主要症状表现有哪些?

夹竹桃全株及树液均有毒,中毒后主要症状为:食后 2~5 小时发生恶心呕吐、剧烈的腹痛腹泻、便血、头昏头痛、四肢麻木、肢冷汗出、食欲不振、神昏谵语、瞳孔散大、体温及血压下降、心室纤颤、心源性脑供血不足、晕厥、嗜睡、昏迷休克,严重时心搏骤停而死。

15. 含氰苷类有毒植物主要有哪些?

含氰苷类有毒植物主要有苦杏仁、木薯、枇杷仁、桃仁、樱桃仁等。

16. 含氰苷类有毒植物的主要中毒症状是怎样的?

中毒的症状除胃肠症状:恶心呕吐、剧烈的腹痛腹泻外,主要为组织缺氧的症状,如呼吸困难、发绀、心悸、头昏、头痛、昏迷、抽搐等,严重者多因窒息及呼吸中枢麻痹而致死亡。如超过半小时而不致死亡者,其预后多属良好。

17. 常见的含皂苷类有毒中药有哪些?

常见的含皂苷类有毒中药为天南星、商陆、皂角荚、白头翁、黄药子、川楝子、人参、三七等。皂苷有局部刺激作用,有的还有溶血作用。

18. 天南星中毒的临床表现有哪些?

天南星所含苛辣性毒素对皮肤和黏膜有强烈的刺激作用,表现为口、舌麻辣、黏膜轻度糜烂或部分坏死脱落,继而口舌肿大、流涎、声音嘶哑、头晕、心慌、四肢麻木,严重者痉挛、惊厥、窒息、昏迷、呼吸停止。小儿误食经抢救后,有导致神经智力发育障碍的病例。

19. 商陆中毒的临床表现有哪些?

商陆中毒临床可见:剧烈腹痛、吐泻、便血、面色苍白、瞳孔散大、角膜反射消失、抽搐、呼吸抑制、血压下降等。

20. 皂角荚中毒的临床表现有哪些?

恶心呕吐、烦躁不安、腹泻、头晕无力,严重可因窒息及肾功能障碍而危及生命。

21. 常见的含毒性蛋白类植物中毒中药有哪些?

毒蛋白主要含在种子中,如巴豆、相思子、苍耳子、蓖麻子、桐子、望江南子等。

22. 砒霜中毒的临床表现有哪些?

砒霜即三氧化二砷,有剧毒,若吸入其粉尘引起中毒,首先见咳嗽、喷嚏、胸痛、呼吸困难等呼吸道刺激症状,神经系统可见头痛眩晕、肌肉痉挛、谵妄昏迷,最后可死于呼吸及血管运动中枢麻痹;若由消化道进入引起中毒则首先出现口干、痛,吞咽困难、剧烈吐泻,严重者似霍乱而脱水、休克。毒素对血管舒缩中枢及周围毛细血管的麻痹导致"七窍流血"的严重后果,最后大多死于出血或肝肾功能衰竭和呼吸中枢麻痹;慢性中毒除一般神经衰弱症候群和轻度胃肠道症状外,主要为皮肤黏膜病变及多发性神经炎。

23. 朱砂中毒的临床表现有哪些?

朱砂中毒主要由硫化汞引起。内服引起的急性汞中毒主要表现为消化道黏膜的刺激、腐蚀或坏死,并引起肾脏损害。对神经系统的损害表现为头昏、嗜睡或兴奋,重者昏迷休克而死;慢性汞中毒的主要症状之一是肌肉震颤。汞为多亲和性毒物,进入血流后可引起代谢过程的高度障碍,可损害全身各个系统,尤其损害神经、造血、消化和心血管系统及肝、肾等内脏器官。

24. 何为配伍?

按照病情的不同需要和药物的不同特点,有选择地将两种以上的药物合在一起应用,叫配伍。

25. 何为相须?

就是两种功效类似的药物配合应用,可以增强原有药物的功效。如麻黄配桂枝,能增强发汗解表,祛风散寒的作用;知母配贝母,可以增强养阴润肺,化痰止咳的功效;又附子、干姜配合应用,以增强温阳守中,回阳救逆的功效;陈皮配半夏以加强燥湿化痰,理气和中之功;全蝎、蜈蚣同用能明显增强平肝息风,止痉定搐的作用。像这类同类相须配伍应用的例证,历代文献有不少记载,它构成了复方用药的配伍核心,是中药配伍应用的主要形式之一。

26. 何为相使?

就是以一种药物为主,另一种药物为辅,两药合用,辅药可以提高主药的功效。如黄芪配茯苓治脾虚水肿,黄芪为健脾益气,利尿消肿的主药,茯苓淡渗利湿,可增强黄芪益气利尿的作用;枸杞子配菊花治目暗昏花,枸杞子为补肾益精,养肝明目的主药,菊花清肝泻火,兼能益阴明目,可以增强枸杞子的补虚明目的作用,这是功效相近药物相使配伍的例证。又石膏配牛膝治胃火牙痛,石膏为清胃降火,消肿止痛的主药,牛膝引火下行,可增强石膏清火止痛的作用;白芍配甘草治血虚失养,筋挛作痛,白芍为滋阴养血,柔筋止痛的主药,甘草缓急止痛,可增强白芍荣筋止痛的作用;黄连配木香治湿热泻痢,腹痛里急,黄连为清热燥湿,解毒止痢的主药,木香调中宣滞,行气上痛,可增强黄连清热燥湿,行气化滞的功效。这是功效不同相使配伍的例证,可见相使配伍药不必同类。一主一辅,相辅相成。辅药能提高主药的疗效,即是相使的配伍。

27. 何为相畏?

就是一种药物的毒副作用能被另一种药物所抑制。如半夏畏生姜,即生姜可以抑制半夏的不良反应,生半夏可"戟人咽喉"令人咽痛音哑,用生姜炮制后成姜半夏,其不良反应大为缓和了;甘遂畏大枣,大枣可抑制甘遂峻下逐水,减伤正气等不良反应;熟地畏砂仁,砂仁可以减轻熟地滋腻碍胃,影响消化的不良反应;常山畏陈皮,陈皮可以缓和常山截疟而引起恶心呕吐的胃肠反应,这都相畏配伍的范例。

28. 何为相杀?

就是一种药物能够消除另一种药物的不良反应。如羊血杀钩藤毒,金钱草杀雷公藤毒,麝香杀杏仁毒,绿豆杀巴豆毒,生白蜜杀乌头毒,防风杀砒霜毒等。相畏和相杀没有质的区别,是从自身的不良反应受到对方的抑制和自身能消除对方不良反应的不同角度提出来的配伍方法,也就是同一配伍关系的两种不同提法。

29. 何为相恶?

就是一种药物能破坏另一种药物的功效。如人参恶莱菔子,莱菔子能削弱人参的补气作用;生姜恶黄芩,黄芩能削弱生姜的温胃止呕的作用;近代研究吴茱萸有降压作用,但与甘草同用时,这种作用即消失,也可以说吴茱萸恶甘草。

30. 何为相反?

就是两种药物同用能产生剧烈的不良反应。如甘草反甘遂、贝母反乌头等。

31. 何为"十八反"?

"十八反"是指中药的配伍禁忌。张子和《儒门事亲》:"本草明言十八反,半蒌贝蔹及攻乌,藻戟遂芫俱战草,诸参辛芍叛藜芦。"共载相反中药十八种,即:乌头反贝母、瓜蒌、半夏、白及、白蔹;甘草反甘遂、大戟、海藻、芫花;藜芦反人参、丹参、玄参、沙参、细辛、芍药。反药同用会增强毒性、损害机体,因而强调反药不可同用。

32. 中药的用药禁忌内容包括哪几个方面?

中药的用药禁忌主要包括配伍禁忌、证候禁忌、妊娠禁忌和服药的饮食禁忌四个方面。

33. 何为"十九畏"?

"十九畏"歌诀首见于明·刘纯《医经小学》:"硫黄原是火中精,朴硝一见便相争,水银莫与砒霜见,狼毒最怕密陀僧,巴豆性烈最为上,偏与牵牛不顺情,丁香莫与郁金见,牙硝难合京三棱,川乌、草乌不顺犀,人参最怕五灵脂,官桂善能调冷气,若逢石脂便相欺,大凡修合看顺逆,炮煅炙煿莫相依。"指出了共19个相畏(反)的药物:硫黄畏朴硝,狼毒畏密陀僧,巴豆畏牵牛,丁香畏郁金,川乌、草乌畏犀角,牙硝畏三棱,官桂畏赤石脂,人参畏五灵脂。

34. 何为"配伍禁忌"?

所谓配伍禁忌,就是指某些药物合用会产生剧烈的不良反应或降低和破坏药效,因而应该避免配合应用,包括为"十八反""十九畏"中的 37 种反药。

35. 服药饮食禁忌的内容有哪些?

是指服药期间对某些食物的禁忌,又简称食忌,也就是通常所说的忌口。《本草经集注》说:"服药不可多食生葫荽及蒜、鸡、生菜,又不可诸滑物果实等,又不可多食肥猪、犬肉、油腻肥羹、鱼鲙、腥臊等物。"指出了在服药期间,一般应忌食生冷、油腻、腥膻、有刺激性的食物。此外,根据病情的不同,饮食禁忌也有区别。如热性病,应忌食辛辣、油腻、煎炸性食物;寒性病,应忌食生冷食物、清凉饮料等;胸痹患者应忌食肥肉、脂肪、动物内脏及烟、酒等;肝阳上亢头晕目眩、烦躁易怒等应忌食胡椒、辣椒、大蒜、白酒等辛热助阳之品;黄疸胁痛应忌食动物脂肪及辛辣烟酒刺激物品;脾胃虚弱者应忌食油炸黏腻、寒冷固硬、不易消化的食物;肾病水肿应忌食盐、碱过多的和酸辣太过的刺激食品;疮疡、皮肤病患者,应忌食鱼、虾、蟹等腥膻发物及辛辣刺激性食品。此外,古代文献记载:甘草、黄连、桔梗、乌梅忌猪肉;鳖甲忌苋菜;常山忌葱;地黄、何首乌忌葱、蒜、萝卜;丹参、茯苓、茯神忌醋;土茯苓、使君子忌茶;薄荷忌蟹肉以及蜜反生葱、柿反蟹等等,也应作为服药禁忌的参考。

36. 妊娠用药禁忌的内容有哪些?

妊娠用药禁忌是指妇女妊娠期治疗用药的禁忌。某些药物具有损害胎元以致堕胎的不良反应,所以应作为妊娠禁忌的药物。根据药物对于胎元损害程度的不同,一般可分为慎用与禁用二大类。慎用的药物包括通经去瘀,行气破滞及辛热滑利之品,如桃仁、红花、牛膝、大黄、枳实、附子、肉桂、干姜、木通、冬葵子、瞿麦等;而禁用的药物是指毒性较强或药性猛烈的药物,如巴豆、牵牛、大戟、商陆、麝香、三棱、莪术、水蛭、斑蝥、雄黄、砒霜等。凡禁用的药物绝对不能使用、慎用的药物可以根据病情的需要,斟酌使用。

37. 如何选择中药汤剂的煎具?

煎药用具:以砂锅、瓦罐为好,铝锅、搪瓷罐次之,忌用钢铁锅,以免发生化学变化,影响疗效。

38. 如何选择煎药用水?

古时曾用长流水、井水、雨水、泉水、米泔水等煎煮。现在多用自来水、井水、蒸馏水等,但总以水质洁净新鲜为好。

39. 中药的煎煮方法及种类有哪些?

先将药材浸泡 30~60 分钟,用水量以高出药面为度。一般中药煎煮两次,第二煎加水量为第一煎的 1/3~2/1。两次煎液去渣滤净混合后分二次服用。煎煮的火候和时间,要根据药物性能而定。一般来讲,解表药、清热药宜武火煎煮,时间宜短,煮沸后煎 3~5 分钟即可;补养药需用文火慢煎,时间宜长,煮沸后再续煎 30~60 分钟。某些药物因其质地不同,煎法比较特殊,处方上需加以注明,归纳起来包括有先煎、后下、包煎、另煎、溶化、泡服、冲服、煎汤代水等不同煎煮法。

40. 何为先煎?

先煎主要指一些有效成分难溶于水的一些金石、矿物、介壳类药物,应打碎先煎,煮沸 20~30 分钟,再下其他药物同煎,以使有效成分充分析出。如磁石、代赭石、生铁落、生石膏、寒水石、紫石英、龙骨及牡蛎、海蛤壳、瓦楞子、珍珠母、石决明、紫贝齿、龟甲、鳖甲等。此外,附子、乌头等不良反应较强的药物,宜先煎 45~60 分钟后再下他药,久煎可以降低毒性,安全用药。

41. 何为后下?

后下主要指一些气味芳香的药物,久煎其有效成分易于挥发而降低药效,须在其他药物煎沸 5~10 分钟后放入,如薄荷、青蒿、香薷、木香、砂仁、沉香、白豆蔻、草豆蔻等。此外,有些药物虽不属芳香药,但久煎也能破坏其有效成分,如钩藤、大黄、番泻叶等亦属后下之列。

42. 何为包煎?

包煎主要指那些黏性强、粉末状及带有绒毛的药物,宜先用纱布袋装好,再与其他药物同煎,以防止药液浑浊或刺激咽喉引起咳嗽及沉于锅底,加热时引起焦化或糊化。如蛤粉、滑石、青黛、旋覆花、车前子、蒲黄及灶心土、北秫米等。

43. 何为另煎?

另煎又称另炖,主要是指某些贵重药材,为了更好地煎出有效成分还应单独另煎即另炖 2~3 小时。煎液可以另服,也可与其他煎液混合服用,如人参、西洋参、羚羊角、鹿茸、虎骨等。

44. 何为溶化?

溶化又称烊化,主要是指某些胶类药物及黏性大而易溶的药物,为避免入煎粘锅或黏附其他药物影响煎煮,可单用水或黄酒将此类药加热溶化即烊化后,用煎好的药液冲服,也可将此类药放入其他药物煎好的药液中加热烊化后服用,如阿胶、鹿角胶、龟甲胶、鳖甲胶、鸡血藤胶及蜂蜜、饴糖等。

45. 何为泡服?

泡服又叫焗服,主要是指某些有效成分易溶于水或久煎容易破坏药效的药物,可以用少量开水或复方中其他药物滚烫的煎出液趁热浸泡,加盖闷润,减少挥发,半小时后去渣即可服用,如藏红花、番泻叶、胖大海等。

46. 何为冲服?

冲服主要指某些贵重药,用量较轻,为防止散失,常需要研成细末制成散剂用温开水或复方其他药物煎液冲服,如麝香、牛黄、珍珠、羚羊角、猴枣、马宝、西洋参、鹿茸、人参、蛤蚧等;某些药物,根据病情需要,为提高药效,也常研成散剂冲服,如用于止血的三七、花蕊石、白及、紫珠草、血余炭、棕榈炭及用于息风止痉的蜈蚣、全蝎、僵蚕、地龙和用于制酸止痛的海螵蛸、瓦楞子、海蛤壳、延胡索等;某些药物高温容易破坏药效或有效成分难溶于水,也只能做散剂冲服,如雷丸、鹤草芽、朱砂等。此外,还有一些液体药物如竹沥汁、姜汁、藕汁、荸荠汁、鲜地黄汁等也须冲服。

47. 何为煎汤代水?

煎汤代水主要指某些药物为了防止与其他药物同煎使煎液浑浊,难于服用,宜先煎后取其上清液代水再煎煮其他药物,如灶心土(伏龙肝)等。此外,某些药物质轻用量多,体积大,吸水量大如玉米须、丝瓜络、金钱草等,也须煎汤代水用。

48. 服药时间应遵循哪些要求?

为了更好地发挥药效,根据不同的疾病特点服药时间也有不同的要求:汤剂一般每日一剂,煎二次分服,两次间隔时间为4~6小时。临床用药时可根据病情增减,如急性病、热性病可一日二剂。至于饭前还是饭后服则主要决定于病变部位和性质。一般来讲,病在胸膈以上者如眩晕、头痛、目疾、咽痛等宜饭后服;如病在胸腹以下,如胃、肝、肾等脏疾患,则宜饭前服。某些对胃肠有刺激性的药物宜饭后服;补益药多滋腻碍胃,宜空腹服;治疟药宜在疟疾发作前的两小时服用;安神药宜睡前;慢性病定时服;急性病、呕吐、惊厥及石淋、咽喉病须煎汤代茶饮者,均可不定时服。

49. 服药的具体方法有哪些?

根据不同的剂型及疾病的证候特点,服药方法有以下几种。

(1)汤剂:一般宜温服。但解表药要偏热服,服后还须温覆盖好衣被,或进热粥,以助汗出;寒证用热药宜热服,热证用寒药宜冷服,以防格拒于外。如出现真热假寒当寒药温服,真寒假热者则当热药冷服,此即《内经》所谓"治热以寒,温以行之;治寒以热,凉以行之"的服药方法。

(2)丸剂:颗粒较小者,可直接用温开水送服;大蜜丸者,可以分成小粒吞服;若水丸质硬者,可用开水溶化后服。

(3)散剂、粉剂:可用蜂蜜加以调和送服,或装入胶囊中吞服,避免直接吞服,刺激咽喉。

(4)膏剂:宜用开水冲服,避免直接倒入口中吞咽,以免粘喉引起呕吐。

(5)冲剂、糖浆剂:冲剂宜用开水冲服;糖浆剂可以直接吞服。

此外,危重患者宜少量频服;呕吐患者可以浓煎药汁,少量频服;对于神志不清或由于其他原因不能口服时,可采用鼻饲给药法。在应用发汗、泻下、清热药时,若药力较强,要注意患者个体差异,一般得汗、泻下、热降即可停药,适可而止,不必尽剂,以免汗、下、清热太过,损伤人体的正气。

50. 解表药的概念是什么?

凡以发散表邪、治疗表证为主的药物,称解表药,又叫发表药。

解表药主要用治恶寒发热、头身疼痛、无汗或有汗不畅、脉浮之外感表证。部分解表药尚可用于水肿、咳喘、麻疹、风疹、风湿痹痛、疮疡初起等兼有表证者。根据解表药的药性及功效主治差异,可分为发散风寒药及发散风热药两类。有时又称辛温解表药与辛凉解表药。

51. 辛温解表药的作用特点是怎样的?

本类药物性味多属辛温,辛以发散,温可祛寒,故以发散肌表风寒邪气为主要作用。主治风寒表证,症见恶寒发热,无汗或汗出不畅,头身疼痛,鼻塞流涕,口不渴,舌苔薄白,脉浮紧等。部分发散风寒药分别兼有祛风止痒、止痛、止咳平喘、利水消肿、消疮等功效,又可用治风疹瘙痒、风湿痹证、咳喘以及水肿、疮疡初起等兼有风寒表证者。

52. 常用的发散风寒药有哪些?

常用的发散风寒药有:麻黄、桂枝、紫苏、生姜、香薷、荆芥、防风、羌活、白芷、细辛、藁本、苍耳子、辛夷、葱白等。

53. 辛凉解表药的作用特点是怎样的?

发散风热药物的性味多辛苦而偏寒凉,辛以发散,凉可祛热,故以发散风热为主要作用,发汗解表作用较发散风寒药缓和。主要适用于风热感冒以及温病初起邪在卫分,症见发热、微恶风寒、咽干口渴、头痛目赤、舌边尖红、苔薄黄、脉浮数等。部分发散风热药分别兼有清头目、利咽喉、透疹、止痒、止咳的作用,又可用治风热所致目赤多泪、咽喉肿痛、麻疹不透、风疹瘙痒以及风热咳嗽等证。

54. 常用的发散风热药有哪些?

常用的发散风热药有:薄荷、牛蒡子、蝉蜕、桑叶、菊花、蔓荆子、柴胡、升麻、葛根等。

55. 何为清热药?

凡以清解里热、治疗里热证为主的药物,称为清热药。

56. 清热药的分类有哪些?

根据清热药的功效及其主治证的差异,可将其分为五类:清热泻火药,功能清气分热,主治气分实热证;清热燥湿药:性偏苦燥清泄,功能清热燥湿,主要用于湿热证;清热凉血药:主入血分,功能清血分热,主治血分实热证;清热解毒药:功能清热解毒,主治热毒炽盛之痈肿疮疡等证;清虚热药:功能清虚热、退骨蒸,主治热邪伤阴、阴虚发热。

57. 服用清热药的禁忌证。

因此类药物性多寒凉,易伤脾胃,故脾胃气虚,食少便溏者慎用;苦寒药物易化燥伤阴,热证伤阴或阴虚患者慎用;清热药禁用于阴盛格阳或真寒假热之证。

58. 何为泻下药?其性能主治特点。

凡是能引起腹泻,或润滑大肠,促进排便的药物,称为泻下药。本类药为沉降之品,主归大肠经。主要具有泻下通便作用,以排除胃肠积滞和燥屎等,主要适用于大便秘结、胃肠积滞,实热内结及水肿停饮等里实证。部分药还可用于疮痈肿毒及瘀血证。

59.泻下药的分类。

根据泻下药作用强弱的不同,可分为攻下药(大黄、芒硝、番泻叶、芦荟等)、润下药(火麻仁、郁李仁、松子仁)及峻下逐水药(甘遂、大戟、芫花、牵牛子、商陆、巴豆)。

60.使用泻下药的注意事项。

使用泻下药中的攻下药、峻下逐水药时,因其作用峻猛,或具有毒性,易伤正气及脾胃,故年老体虚、脾胃虚弱者当慎用;妇女胎前产后及月经期应当忌用。应用作用较强的泻下药时,密切观察患者的排便情况,当奏效即止,切勿过剂,以免损伤胃气。

61.使用峻下逐水药的注意事项。

此类药物大多苦寒有毒,药力峻猛,攻伐力强,不良反应大,易伤正气,服药后能引起剧烈腹泻,有的兼能利尿,能使体内潴留的水饮通过二便排出体外,消除肿胀。临床应用需密切观察用药反应,当"中病即止",不可久服,使用时常配伍补益药以保护正气。体虚者慎用,孕妇忌用。还要注意本类药物的炮制、剂量、用法及禁忌等。

62.甘遂的不良反应。

甘遂的毒性作用较强,连续静脉给药7天,可见心、肝、肾的中毒性组织学改变。甘遂注射液有很强的溶血作用。本品内服过量,其中毒反应为腹痛,剧烈腹泻水样便,呈里急后重感;如服量较多,可出现霍乱样米汤状大便,并有恶心、呕吐、头晕、头痛、心悸、血压下降、脱水、呼吸困难、脉搏细弱、体温下降、谵语、发绀等症状;可因呼吸循环衰竭致死。

63.巴豆的不良反应。

本品具有强烈的毒性,其含巴豆毒蛋白及巴豆油。巴豆毒蛋白是一种细胞原浆毒,能溶解红细胞,并使局部细胞坏死;巴豆油系一种峻泻剂,对胃肠道黏膜具有强烈的刺激和腐蚀作用,可引起恶心、呕吐与腹痛,重则发生出血性胃肠炎,大便内可带血和黏膜。对肾亦有刺激作用。皮肤接触巴豆油后,能引起急性皮炎。中毒表现:症状为咽喉肿痛、呕叶、肠绞痛、腹泻,甚则腐蚀肠壁,出现霍乱样米汤样大便,头痛、眩晕,皮肤冷湿,脱水,呼吸或循环衰竭而死亡。外用巴豆霜可产生接触性皮炎,局部烧灼成脓疱状红疹,水疱等症状。

64.川乌的不良反应及注意点。

乌头服用不当可引起中毒,其症状为口舌、四肢及全身麻木,流涎,恶心,呕吐,腹泻,头昏,眼花,口干,脉搏减缓,呼吸困难,手足搐搦,神志不清,大小便失禁,血压及体温下降,心律失常,室性期前收缩和窦房停搏等。中毒严重者,可死于循环、呼吸衰竭及严重心律失常。中毒原因多因误服、过量,或用生品不经久煮、服生品药酒、配伍不当等。

孕妇忌用。不宜与贝母类、半夏、白及、白蔹、天花粉、瓜蒌类同用;内服一般应炮制用,生品内服宜慎;酒浸、酒煎服易致中毒,应慎用。

65. 川乌中毒的救治措施有哪些?

一般中毒救治为:早期应催吐、导泻,或高位灌肠,并补液和注射阿托品。重症者,加大剂量和缩短间隔时间,或同时服用金银花、甘草、绿豆、生姜、黑豆等。如出现频发期前收缩或阵发性室性心动过速,可用利多卡因、普鲁卡因等。轻度中毒者,可用绿豆60 g,黄连6 g,甘草15 g,生姜15 g,红糖适量水煎后鼻饲或口服;还可用蜂蜜50～120 g,用凉开水冲服;心律失常,可用苦参30 g,煎服。

66. 何为祛风湿药及其分类。

凡以祛除风寒湿邪,治疗风湿痹证为主的药物,称为祛风湿药。根据其药性和功效的不同,将祛风湿药分为祛风寒湿药、祛风湿热药、祛风湿强筋骨药三类。

67. 何为利水渗湿药及分类。

凡能通利水道,渗泄水湿,治疗水湿内停病证为主的药物,称利水渗湿药。分为利水消肿药、利尿通淋药和利湿退黄药三类。

68. 附子的不良反应及救治措施。

附子中含多种乌头碱类化合物,具有较强的毒性,尤其表现为心脏的毒性。但经水解后形成的乌头碱,毒性则大大降低。乌头碱类结构属二萜类生物碱,具有箭毒样作用,即阻断神经肌肉接头传导,还具有乌头碱样作用,表现为心律失常、血压下降、体温降低、呼吸抑制,肌肉麻痹和中枢神经功能紊乱等。附子大剂量粗制生物碱可导致多种动物全身性及呼吸麻痹症状,症状表现为呼吸停止先于循环紊乱。附子中毒原因主要是误食或用药不慎(如剂量过大、煎煮不当、配伍失宜等)或个体差异等,严重者可致死亡。因此必须严格炮制,按照规定的用法用量使用,才能保证用药安全。附子中毒救治的一般疗法为:早期催吐,洗胃;有呼吸麻痹症状时,及时使用呼吸兴奋剂,给氧;心搏缓慢而弱时可皮下注射阿托品;出现室性心律失常可用利多卡因。

69. 何为理气药。

凡以疏理气机为主要作用、治疗气滞或气逆证的药物,称为理气药,又名行气药。

70. 常用的消食药。

有山楂、神曲、麦芽、莱菔子、鸡内金等。

71. 何为止血药及分类。

凡以制止体内外出血,治疗各种出血病证为主的药物,称止血药。根据其药性和功效不同分为凉血止血药、温经止血药、化瘀止血药、收敛止血药。

72. 何为活血化瘀药及其分类。

凡以通利血脉,促进血行,消散瘀血为主要功效,用于治疗瘀血病证的药物,称活血化瘀药,或活血祛瘀药,简称活血药,或化瘀药。其中活血作用较强者,又称破血药,或逐瘀药。依据其作用强弱的不同有:和血行血、活血散瘀、破血逐瘀之分。按其作用特点和临床应用的不同分为:活血止痛药、活血调经药、活血疗伤药、破血消癥四类。

73. 益母草的不良反应及防治。

益母草碱对中枢神经系统有先兴奋后麻醉作用,特别能引起呼吸中枢兴奋;具有箭毒样作用,使肌肉不再收缩而松弛;益母草碱有麦角碱样收缩子宫作用;能扩张小动脉,使血压下降。一般在服药后 4~6 小时出现中毒症状,中毒量为 90~150 g。主要表现为突感全身乏力、疼痛酸麻,下肢呈瘫痪状态;重者伴有大汗、血压下降,甚或虚脱。呼吸增快、增强,甚则呼吸麻痹。此外,尚有腰痛、血尿、孕妇中毒可引起流产。引起中毒的主要原因为超剂量用药和孕妇误用。因此,控制用量和孕妇慎用是预防益母草中毒的关键。发生益母草中毒时可以催吐、洗胃以及对症处理的方法。亦可用一些中药如赤小豆、绿豆、甘草等以解毒。

74. 马钱子的不良反应及防治。

马钱子的化学成分:含有总生物碱,主要为番木鳖碱(士的宁)及马钱子碱,成人一次服 5~10 mg 的士的宁可致中毒,30 mg 致死。死亡原因为强直性惊厥反复发作造成衰竭及窒息死亡。中毒的主要表现为口干、头晕、头痛和胃肠道刺激症状。亦见心慌、肢体不灵、恐惧、癫痫样发作。如一次误服士的宁 0.03~1 g 以上,开始出现嚼肌及颈部肌有抽筋感觉,咽下困难,全身不安,随后出现强直性惊厥,并反复发作,患者可因窒息而死亡。可用乙醚做轻度麻醉或用戊巴比妥钠等药物静脉注射,以及用水合氯醛灌肠以制止惊厥,惊厥停止后,如认为胃中尚有余毒,可用高锰酸甲溶液洗胃。

75. 化痰止咳平喘药及其分类。

凡能祛痰或消痰,治疗"痰证"为主的药物,称化痰药;以制止或减轻咳嗽和喘息为主要作用的药物,称止咳平喘药。根据药性、功能及临床应用的不同,可分为温化寒痰药、清化热痰药、止咳平喘药三类。

76. 安神药及其分类。

凡以安定神志、治疗心神不宁病证为主的药物,称安神药。根据安神药临床应用不同,可分为重镇安神及养心安神药两类。

77. 平肝息风药及其分类。

凡以平肝潜阳或息风止痉为主,治疗肝阳上亢或肝风内动病证的药物,称平肝息风药。分为以平肝阳为主要作用的平抑肝阳药和以息肝风、止痉抽为主要作用的息风止痉药二类。

78. 何为开窍药。

凡具辛香走窜之性,以开窍醒神为主要作用,治疗闭证神昏的药物,称为开窍药,又名芳香开窍药。常用的开窍药有麝香、冰片、苏合香、石菖蒲。

79. 何为补虚药?

凡能补虚扶弱,纠正人体气血阴阳虚衰的病理偏向,以治疗虚证为主的药物,称为补虚药。根据性能、功效及适应证的不同,又分为补气药、补阳药、补血药、补阴药。

80. 何为涌吐药？

凡以促使呕吐，治疗毒物、宿食、痰涎等停滞在胃脘或胸膈以上所致病证为主的药物，称为涌吐药，又名催吐药。常用的有常山、瓜蒂、胆矾。

81. 试述高热患者服药护理要点。

(1) 外感发热汤剂宜武火快煎，服解表药后，可给热饮或热粥以助药力。冬季应加盖衣被，使汗出热解。

(2) 内伤发热患者所服汤剂应文火慢煎，煎后温服，服药后应静卧，以使正气日渐恢复。

(3) 高热患者起病急、病势重、变化快，如按常规每日服1剂效果不明显，可每日服2~3剂，每2小时服1次。

(4) 服药困难时，可将药液浓煎以减少药量，或用鼻饲给药法灌服。

(5) 服药后要密切观察用药后的反应。

自测试题

一、单项选择题

1. 描述药物作用于机体所表现出的不同作用趋向性的是　　　　　　　　　　（　　）
   A. 四气　　　　B. 五味　　　　C. 寒热　　　　D. 升降沉浮　　　E. 配伍禁忌

2. 何谓中药的四气　　　　　　　　　　　　　　　　　　　　　　　　　　（　　）
   A. 是指中药的四种特殊气味
   B. 寒凉药具有散寒、助阳的作用
   C. 是指中药的寒、热、温凉四种药性
   D. 是指中药的辛、咸、甘、苦四种味道
   E. 温热药具有清热、解毒的作用

3. 描述药物对于机体某些脏腑经络有特殊的亲和作用的是　　　　　　　　　（　　）
   A. 四气　　　　B. 归经　　　　C. 寒热　　　　D. 升降沉浮　　　E. 配伍禁忌

4. 砒霜的中毒成分是　　　　　　　　　　　　　　　　　　　　　　　　　（　　）
   A. 硫化汞　　　B. 三氧化二砷　　C. 巴豆油酸　　D. 毒性蛋白　　　E. 苛辣性毒素

5. 朱砂的中毒成分是　　　　　　　　　　　　　　　　　　　　　　　　　（　　）
   A. 硫化汞　　　B. 三氧化二砷　　C. 巴豆油酸　　D. 毒性蛋白　　　E. 苛辣性毒素

6. 一种药物的不良反应能被另一种药物所抑制的配伍方法是　　　　　　　　（　　）
   A. 相须　　　　B. 相使　　　　C. 相畏　　　　D. 相杀　　　　　E. 相恶

7. 配伍时，一种药物能破坏另一种药物的功效，应属于　　　　　　　　　　（　　）
   A. 相须　　　　B. 相使　　　　C. 相畏　　　　D. 相杀　　　　　E. 相恶

8. 两种药物同用能产生剧烈的不良反应,应属于 （　　）

 A. 相须　　B. 相反　　C. 相畏　　D. 相杀　　E. 相恶

9. 中药汤剂的煎具最佳的是 （　　）

 A. 铝锅　　B. 砂锅　　C. 铁锅　　D. 铜锅　　E. 搪瓷

10. 清热药适用于 （　　）

 A. 里热证　　　　　　　　　　　B. 真寒假热之证

 C. 阴盛格阳证　　　　　　　　　D. 虚热证

 E. 气虚证

11. 清热药中有安胎作用药是 （　　）

 A. 夏枯草　　B. 决明子　　C. 黄连　　D. 黄芩　　E. 淡竹叶

二、多项选择题

1. 反映药物对人体阴阳盛衰、寒热变化的作用倾向,由药物作用于人体所产生的不同反应和所获得的不同疗效而总结出来的药性是指 （　　）

 A. 寒　　B. 热　　C. 温　　D. 辛　　E. 升

2. 药性理论的内容包括 （　　）

 A. 有毒无毒　　B. 炮制方法　　C. 用药禁忌　　D. 配伍　　E. 归经

3. 中药的五味药性包括 （　　）

 A. 热　　B. 涩　　C. 酸　　D. 苦　　E. 咸

4. 较易发生生物碱中毒的中药有 （　　）

 A. 双花　　B. 钩藤　　C. 曼陀罗　　D. 乌头　　E. 桑叶

5. 下列能引起毒苷类植物中毒中药有 （　　）

 A. 麻黄　　B. 夹竹桃　　C. 万年青　　D. 罗布麻　　E. 薄荷

6. 常见导致中药中毒的毒性成分有 （　　）

 A. 腺苷类　　B. 生物碱类　　C. 毒苷类　　D. 皂苷类　　E. 毒性蛋白类

7. 含氰苷类有毒植物主要有 （　　）

 A. 苦杏仁　　B. 川楝子　　C. 枇杷仁　　D. 桃仁　　E. 樱桃仁

8. 常见的含皂苷类有毒中药有 （　　）

 A. 天南星　　B. 商陆　　C. 川楝子　　D. 人参　　E. 三七

9. 中药的用药禁忌主要包括 （　　）

 A. 配伍禁忌　　　　　　　　　　B. 证候禁忌

 C. 妊娠禁忌　　　　　　　　　　D. 服药的饮食禁忌

 E. 以上都不是

10. 热性病,应忌食 （　　）

 A. 辛辣　　B. 油腻　　C. 生冷　　D. 寒凉　　E. 煎炸

11. 下列需要选择烊化药物有 （　　）
    A. 阿胶　　　B. 鹿角胶　　　C. 饴糖　　　D. 龟甲胶　　　E. 滑石
12. 属于清热药分类的是 （　　）
    A. 清热泻火药　　　　　　　　　　B. 辛凉解表药
    C. 清热凉血药　　　　　　　　　　D. 清热解毒药
    E. 清热燥湿药
13. 属于清热药的是 （　　）
    A. 独活　　　B. 附子　　　C. 石膏　　　D. 栀子　　　E. 夏枯草
14. 泻下药包括 （　　）
    A. 攻下药　　B. 润下药　　C. 化湿药　　D. 峻下逐水药　　E. 温里药
15. 大黄的功效是 （　　）
    A. 温里散寒　　B. 泻下攻积　　C. 清热泻火　　D. 凉血解毒　　E. 逐瘀通经
16. 常用的润下药有 （　　）
    A. 大黄　　　B. 石膏　　　C. 火麻仁　　　D. 郁李仁　　　E. 松子仁
17. 活血化瘀药按其作用特点和临床应用的不同分为 （　　）
    A. 活血止痛药　　　　　　　　　　B. 活血调经药
    C. 破血消癥药　　　　　　　　　　D. 活血止血药
    E. 活血疗伤药
18. 苦杏仁中毒时,可选择的洗胃液是 （　　）
    A. 3%亚硝酸钠溶液　　　　　　　　B. 高锰酸钾
    C. 过氧化氢　　　　　　　　　　　D. 10%硫代硫酸钠
    E. 氢氧化钠
19. 补虚药根据其性能、功效及适应证的不同,分为 （　　）
    A. 补气药　　B. 补阳药　　C. 补血药　　D. 补阴药　　E. 气血双补药
20. 收涩药的分类有 （　　）
    A. 清热燥湿　　　　　　　　　　　B. 固表止汗药
    C. 敛肺涩肠药　　　　　　　　　　D. 固精缩尿止带药
    E. 敛肺止咳

三、判断题

1. 中药炮制是为了符合临床用药的需要。按照不同的药性和治疗要求采取不同的炮制方法。 （　　）
2. 中药是仅仅指在中医理论指导下,用于预防、治疗、诊断疾病并具有康复与保健作用的药物。 （　　）
3. 相使是指两种功效类似的药物配合应用,可以增强原有药物的功效。 （　　）

4. 相须就是以一种药物为主,另一种药物为辅,两药合用,辅药可以提高主药的功效。（ ）

5. 饮食禁忌不属于中药的用药禁忌的内容。（ ）

6. 先煎主要用于有效成分难溶于水的一些金石、矿物、介壳类药物。（ ）

7. 凡是能引起腹泻,或润滑大肠,促进排便的药物,称为泻下药。（ ）

8. 泻下药中的攻下药、峻下逐水药,因其作用峻猛,服用时间越久,治疗效果越好。（ ）

9. 甘遂无毒,可放心大剂量使用。（ ）

10. 温里药是治疗里寒证为主的药物。（ ）

自测试题参考答案

一、单项选择题
1. D 2. B 3. B 4. A 5. C 6. E 7. B 8. B 9. A 10. D 11. C

二、多项选择题
1. ABC 2. ACDE 3. CDE 4. CD 5. BCD 6. BCE 7. ACDE 8. ABCDE
9. ABCD 10. ABE 11. ABCD 12. ACDE 13. CDE 14. ABD 15. BCDE 16. CDE
17. ABDE 18. BCD 19. ABCD 20. BCD

三、判断题
1. √ 2. × 3. × 4. × 5. × 6. √ 7. √ 8. × 9. × 10. √

第四章 方剂学

基本知识问答

1. 常用的治法有哪些？

常用的治法有汗法、吐法、下法、和法、温法、清法、消法、补法，八种治法。

2. 何为汗法？

汗法是通过开泄腠理、调畅营卫、宣发肺气等作用，使在表的外感六淫之邪随汗而解的一类治法。汗法不以汗出为目的，主要是通过出汗，使腠理开、营卫和、肺气畅、血脉通，从而能祛邪外出，正气调和。

3. 何为下法？

下法是通过泻下、荡涤、攻逐等作用，使停留于胃肠的宿食、燥屎、冷积、瘀血、结痰、停水等从下窍而出，以祛邪除病的一类治法。凡邪在肠胃而致大便不通、燥屎内结，或热结旁流，以及停痰留饮、瘀血积水等形症俱实之证，均可使用。

4. 何为和法？

和法是通过和解或调和的方法，使半表半里之邪，或脏腑、阴阳、表里失和之证得以解除的一类治法。

5. 何为温法？

温法是通过温里祛寒的作用，以治疗里寒证的一类治法。

6. 何为清法？

清法是通过清热、泻火、解毒、凉血等作用，以清除里热之邪的一类治法。适用于里热证、火证、热毒证以及虚热证等里热病证。

7. 何为消法？

消法是通过消食导滞、行气活血、化痰利水、驱虫等方法，使气、血、痰、食、水、虫等渐积形成的有形之邪渐消缓散的一类治法。适用于饮食停滞、气滞血瘀、癥瘕积聚、水湿内停、痰饮不化、疳积虫积以及疮疡痈肿等病证。

8. 何为补法？

补法是通过补益人体气血阴阳，以主治各种虚弱证候的一类治法。补法的目的，在于通过药物的补益，使人体气血阴阳虚弱或脏腑之间的失调状态得到纠正，复归于平衡。

9. 组成方剂的基本结构。

每一首方剂的组方基本结构,是按照"君、臣、佐、使"的组方形式严密组成的。

君药:即针对主病或主证起主要治疗作用的药物。

臣药:有两种意义。①辅助君药加强治疗主病或主证作用的药物;②针对重要的兼病或兼证起主要治疗作用的药物。

佐药:有三种意义。①佐助药,即配合君、臣药以加强治疗作用,或直接治疗次要兼证的药物;②佐制药,即用以消除或减弱君、臣药的毒性,或能制约君、臣药峻烈之性的药物;③反佐药,即病重邪甚,可能拒药时,配用与君药性味相反而又能在治疗中起相成作用的药物,以防止药病格拒。

使药:有两种意义。①引经药,即能引领方中诸药至特定病所的药物;②调和药,即具有调和方中诸药作用的药物。

10. 中药的服药时间有哪些要求。

一般来说,宜在饭前1小时服药,以利于药物尽快吸收。但对胃肠有刺激的方药,宜饭后服用,以防产生不良反应;滋补方药,宜空腹服用;治疟方药,宜在发作前2小时服用;安神方药,宜在睡前服用;急证重病可不拘时间服用;慢性病应定时服用,使之能持续发挥药效。根据病情的需要,有的可一天数服,有的可煎泡代茶时时饮用。个别方剂,古人对服药时间有特殊要求,如鸡鸣散在天明前空腹冷服效果较好。

11. 汤剂的服药方法有哪些?

汤剂的服用,通常是1日1剂,将头煎、二煎兑合,分2次或3次温服。但特殊情况下,亦可1日连服2剂,以增强药力。如:服发汗解表药,宜趁热服,药后还须温覆避风,使遍身絷絷微似有汗。热证用寒药可冷服以助其清,寒证用热药可热服以助其温,但有时寒热偏盛、阴阳离决、相互格拒,出现服药后呕吐的情况,如系真寒假热证候则宜热药冷服,系真热假寒证候则宜寒药热服,此谓反佐服药法。若见服药呕吐者,宜先服少许姜汁,或用鲜生姜擦舌,或嚼少许陈皮,然后再服汤药;或采用冷服、少量频饮的方法。对于昏迷患者及吞咽困难者,现多用鼻饲法给药。

12. 方剂中君药的意义是什么?

君药是针对主证或主病起主要治疗作用的药物。其药居方中之首,用量一般较作为臣、佐药应用时剂量要大。在一首方剂中,君药是首要的,是不可缺少的药物。

13. 方剂的组成变化有哪些?

方剂的组成变化包括药味增减变化、药量增减变化及剂型更换变化三方面。

14. 麻黄汤的组成、功效及主治。

麻黄汤的组成:麻黄、桂枝、杏仁、炙甘草;功效:发汗解表,宣肺平喘。主治:外感风寒表实证。恶寒发热,头身疼痛,无汗而喘,舌苔薄白,脉浮紧。

15. 银翘散的煎服方法有何特点?

该剂用鲜苇根汤煎,令香气大出,即取服,勿过煎。肺药取轻清,过煎则味厚入中焦矣。病重者,约二时一服,日三服,夜一服;轻者,三时一服,日二服,夜一服;病不解者,作再服。

16. 服用十枣汤的注意事项。

因本方作用峻猛,只可暂用,不宜久服。若精神胃纳俱好,而水饮未尽去者,可再投本方;若泻后精神疲乏,食欲减退,则宜暂停攻逐;若患者体虚邪实,又非攻不可者,可用本方与健脾补益剂交替使用,或先攻后补,或先补后攻。使用本方应注意四点:一是三药为散,大枣煎汤送服;二是于清晨空腹服用,从小量开始,以免量大下多伤正,若服后下少,次日加量;三是服药得快利后,宜食糜粥以保养脾胃;四是年老体弱者慎用,孕妇忌服。

自测试题

一、单项选择题

1. 关于中药的服药时间,叙述正确的是　　　　　　　　　　　　　　　　( )

   A. 一般药,宜在饭前 2 小时服用

   B. 对胃肠有刺激的方药,宜饭前服用

   C. 滋补方药,宜空腹服用

   D. 治疟疾的方药,宜在发作时服用

   E. 安神方药,宜在饭后服用

2. 我国现存最古老的方书是　　　　　　　　　　　　　　　　　　　　　( )

   A.《太平圣惠方》　B.《普济方》　C.《圣济总录》　D.《外台秘要》　E.《五十二病方》

3. 清代提出"八法"的医家是　　　　　　　　　　　　　　　　　　　　( )

   A. 汪昂　　　B. 程钟龄　　　C. 罗美　　　D. 吴鞠通　　　E. 王孟英

4. 提出中医"八法"的医书是　　　　　　　　　　　　　　　　　　　　( )

   A.《医学心悟》　　　　　　　　　B.《医方考》

   C.《医方集解》　　　　　　　　　D.《古今名医方论》

   E.《医林改错》

5. 在一个方剂中不可缺少的药物为　　　　　　　　　　　　　　　　　　( )

   A. 君药　　　B. 臣药　　　C. 佐药　　　D. 使药　　　E. 引经药

6. 有关君药的认识,不确切的是　　　　　　　　　　　　　　　　　　　( )

   A. 药力居方中之首

   B. 用量较臣、佐药应用时大

   C. 能引方中诸药以达病所

   D. 针对主证或主病起主要治疗作用

E. 君药在方中是首要的

7. 下列哪项不属于佐药的意义 （　）

A. 直接治疗次要兼证

B. 引方中诸药以达病所

C. 用以消除或减缓君、臣药的毒性和烈性

D. 根据病情需要用与君药性味相反而又能在治疗中起相成作用的药物

E. 协助君、臣药以加强治疗作用

8. 麻黄汤的证治要点是 （　）

A. 恶寒发热,头身疼痛,无汗而喘,舌苔薄白,脉浮紧

B. 风寒湿痹,身体烦疼,无汗

C. 外感风寒,不汗出而燥,身疼痛,脉浮紧

D. 发热,汗出,恶风,脉浮缓

E. 恶寒发热,腹痛吐泻,头重身痛,无汗,胸闷。舌苔白腻,脉浮

9. 对于外感咳嗽,经服解表宣肺药后,而咳仍不止者,应首选何方治疗 （　）

A. 金沸草散　　B. 止嗽散　　C. 华盖散　　D. 三拗汤　　E. 射干麻黄汤

10. 具有"发汗祛湿,兼清里热"功用的方剂是 （　）

A. 败毒散　　B. 小青龙汤　　C. 九味羌活汤　　D. 新加香薷饮　　E. 羌活胜湿汤

11. 原方在服法中要求"香气大出,即取服,勿过煮"的方剂是 （　）

A. 银翘散　　B. 桑菊饮　　C. 新加香薷饮　　D. 参苏饮　　E. 加减葳蕤汤

12. 桑菊饮中桔梗属于 （　）

A. 君药　　B. 臣药　　C. 佐助药　　D. 佐制药　　E. 反佐药

13. 症见"憎寒壮热,头项强痛,肢体酸痛,无汗,鼻塞身重,咳嗽有痰,胸膈痞闷,舌淡苔白,脉浮而按之无力"治当首选 （　）

A. 麻黄附子细辛汤　　　　　　B. 柴葛解肌汤

C. 败毒散　　　　　　　　　　D. 参苏饮

E. 再造散

14. 麻杏甘石汤的功用是 （　）

A. 宣利肺气,疏风止咳　　　　B. 辛凉宣肺,清热平喘

C. 辛凉透表,表热解毒　　　　D. 宣肺解表,祛痰止咳

E. 疏风清热,宣肺止咳

15. 参苏饮出自 （　）

A.《太平惠民和剂局方》　　　　B.《伤寒论》

C.《小儿药证直诀》　　　　　　D.《温病条辨》

E.《伤寒六书》

二、多项选择题

1. 汤剂的服药方法正确的是 （　　）

   A. 寒证用热药可热服以助其温

   B. 服药呕吐者,可用鲜生姜擦舌止吐

   C. 反佐服药法适用于表证

   D. 热证用寒药可冷服以助其清

   E. 发汗解表药,宜趁热服

2. 《黄帝内经》中论及的组方原则包括 （　　）

   A. 君　　　B. 臣　　　C. 佐　　　D. 使　　　E. 反佐

3. 有关臣药的论述正确的有 （　　）

   A. 是一个方剂中不可缺少的药物　　　B. 药力小于君药

   C. 辅助君药治疗主病或主证　　　D. 针对兼病或兼证起治疗作用

   E. 制药君药的毒性

4. 方剂的组成变化包括 （　　）

   A. 方名的变化　　　B. 药味增减变化

   C. 剂型更换变化　　　D. 服药时间的变化

   E. 药量增减变化

5. 既可内服,又可外用的剂型有 （　　）

   A. 膏剂　　　B. 丹剂　　　C. 丸剂　　　D. 散剂　　　E. 汤剂

6. 宜于煎药的器具有 （　　）

   A. 瓦罐　　　B. 砂锅　　　C. 搪瓷器具　　　D. 合金制品　　　E. 铁器

三、判断题

1. 组方时针对主病或主证起主要治疗作用的药物为臣药。（　　）

2. 补法是通过补益人体气血阴阳,以主治各种虚弱证候的一类治法。（　　）

自测试题参考答案

一、单项选择题

1. C　2. E　3. B　4. A　5. A　6. C　7. B　8. A　9. B　10. C　11. A　12. B　13. C　14. B　15. A

二、多项选择题

1. ABDE　2. ABD　3. CDE　4. BCE　5. ABDE　6. ABC

三、判断题

1. ×　2. √

第二篇 中医临床各科护理

第五章 内科护理

第一节 心病科护理

基本知识问答

1. 心悸的基本证候特点是什么?

心悸的基本证候特点是自觉发作性心慌不安,心跳剧烈,不能自主,或阵发性,或持续时间较长,活一天数次发作。常见胸闷气短,头晕喘促,甚至不能平卧,以致出现晕厥。其脉象表现或数或迟,并以结脉、代脉、促脉、涩脉尤为常见,另外,心悸各类型有各自特点,并可以相互演变转化。若心悸失治,误治可以出现变证。

2. 心悸的辨证要点是什么?

(1)分清虚实,心悸证候特点多为虚实相兼,虚者是指脏腑气血阴阳亏虚,实者多指痰饮、瘀血、火邪之类。痰饮瘀血既是病理产物,也可以是直接病因。因此,辨证时不仅要注意正虚一面,也应重视邪实一面,并分清虚实之程度。

(2)辨明惊悸发病,多与情绪有关,多为阵发性,实证居多,怔忡多有久病体虚,心脏受损所致,无精神因素也可以发生,病情较重。

3. 心悸的病因病机要点是什么?

(1)心悸的病因:包括体虚久病,心失所养;饮食劳倦,痰浊内蕴;七情所伤,邪犯心神;感受外邪,闭阻心脉,药物中毒,损及于心等。心悸病位在心,由于心神失养或不宁,引起心神动摇,悸动不安。其发病与脾、肺、肾、肝四脏功能失调相关。

(2)心悸的病机:有虚实之不同。虚者为气血阴阳亏虚,心失所养所致,临床表现为心虚胆怯、心血不足(心脾两虚)、心阳不振、阴虚火旺等证。实者多由痰火、水饮、瘀血内扰心神,闭阻心脉,导致气血运行不畅而引起,临床表现为水饮凌心、心血瘀阻、痰火扰心等证型。

4. 心悸的治疗原则是什么?

心悸是脏腑气血阴阳亏虚、心神失养所致者,治当补益气血,调理阴阳,以求气血调肠,阳平阴秘,配合应用养心安神之品,促进脏腑功能的恢复。心悸由于痰饮瘀血邪实所致者,治当化痰涤饮,活血化瘀,配合应用重镇安神之品,以求邪去正安,心神得宁。心悸表现为虚实夹杂时,当根据虚实轻重之多少,灵活应用益气活血、滋阴温阳、化痰涤饮、行气化瘀、养心安神、重镇安神之法。

5. 天王补心丸、朱砂安神丸、知柏地黄丸均可治疗阴虚火旺型心悸,如何区别应用?

天王补心丹用于阴虚而火不旺者,表现为心悸不宁,头晕目眩,少寐多梦,舌红少苔,脉细而数;朱砂安神丸用于阴虚而热象较著者,表现为心悸不宁,虚烦咽燥,口干口苦等;知柏地黄丸用于阴虚而相火旺动者,表现为心悸不宁,五心烦躁,头晕耳鸣,梦遗腰酸等。

6. 什么叫胸痹心痛?其形成病因病机是什么?

(1)胸痹心痛是由于正气亏虚,痰浊、瘀血、气滞、寒凝而引起的心脉闭阻不畅,临床以膻中或左胸部发作性憋闷、疼痛为主要表现的一种病症。

(2)病因病机:年老体虚,饮食不当,情志失调,寒邪内侵等。

7. 胸痹心痛有哪些临床特征?其辨证要点及治疗原则是什么?

(1)主要特征是胸骨后或左胸发作性闷痛,不适,甚至剧痛向左肩背沿手少阴心经循行部位放射,持续时间短暂,多伴有气短乏力,自汗心悸,甚则喘促,脉结代。

(2)本病病性属本虚标实,发作期以标实为主,血瘀尤为突出,缓解期以正气亏虚为主,心气虚最为常见。辨证当辨疼痛发生部位,疼痛性质,以及疼痛程度。治疗原则应补其不足,泄其有余。本虚宜补,权衡心脏气血阴阳之不足,有无兼见肝脾肾脏之亏虚,调阴阳补气血,调整脏腑之偏衰,尤应重视补益气血之不足;标实当泻,针对气滞、血瘀、寒凝、痰浊而理气、活血、温通、化痰,尤重活血通络治法。

8. 应如何预防和调摄胸痹心痛?

防治本病必须高度重视精神调摄,避免过于激动或喜怒忧思无度,保持心情愉快。气候的变化也对本病产生影响,本病不宜感受寒冷,居处除必须保持安静、通风,还要主要寒暖适宜。饮食调摄方面,不宜过食肥甘,应戒烟,少饮酒,宜低盐饮食,多吃水果及富含纤维素的食物,保持大便通畅。

9. 什么叫失眠?

失眠是由于心神失养或不安而引起经常不能获得正常睡眠为特征的一类病症。主要表现为睡眠时间、深度的不足以及不能消除疲劳、恢复体力与精力,轻者入睡困难,或寐而不酣,时寐时醒,或醒后不能再寐,重则彻夜不寐。

10. 失眠的诊断要点是什么?

轻者入寐困难或睡而易醒,醒后不寐连续三周以上,重者彻夜难眠。常伴有头痛、头晕、心悸健忘、神疲乏力、心神不宁、多梦等。经络检查及实验室检查,未发现有妨碍睡眠的其他器质性病变。

11. 心功能如何分级?

主要根据患者的自觉活动能力划分为四级:

Ⅰ级:患者患有心脏病但体力活动不受限制。平时一般活动不引起疲乏、心悸、呼吸困难、心绞痛等症状。

Ⅱ级:体力活动轻度受限。休息时无自觉症状,但平时一般的活动可出现上述症状,休息后很快缓解。

Ⅲ级:体力活动明显受限。休息时无症状,轻于平时一般的活动即可出现上述症状,休息较长时间后症状方可缓解。

Ⅳ级:不能从事任何体力活动。休息时亦有心衰的症状,体力活动后加重。

12. 心功能不全的患者起居原则有哪些?

(1)心功能Ⅰ级者,可进行日常活动,不限制一般的体力活动,但应增加午睡,注意适当休息,避免剧烈活动和过强的体力活动。

(2)心功能Ⅱ级者,可起床稍事活动,日常生活可自理,适当限制体力活动,但必须增加间歇休息时间,即卧床时间延长,保证充足的午休和夜间睡眠时间。

(3)心功能Ⅲ级者,一般体力活动要严格受限,日常生活可以自理或在他人的帮助下自理,卧床休息时间要长于Ⅱ级患者,夜间睡眠可适当高枕。

(4)心功能Ⅳ级者,需绝对卧床休息,取舒适体位,原则上不要下床活动,日常生活由护士或家属协助完成。当病情好转恢复起床活动时,应逐渐增加活动量,若又出现不能耐受的征象,应立即卧床休息并抬高床头(取半坐卧位或端坐卧位安静休息)。对卧床休息的患者需要加强床边护理。将患者所需用品如茶杯、餐具、书报、眼镜等置于其伸手可及之处,照顾患者在床旁或床边使用便器,应加强预防压疮的护理。

患者有一种心脏病但心功能正常,体力活动应予限制,但不强调完全卧床休息,以尽量减少活动中的疲劳为原则。过度的休息或限制性的休息,弊大于利。因长期卧床休息易致静脉血栓的形成、肺栓塞、体位性低血压、食欲不振、便秘、肌肉萎缩、虚弱等,特别是老年患者。故在病情的恢复期应鼓励患者活动,以尽量减轻患者的失适应状态。精神应激在心力衰竭的发病中起重要作用,有时甚至诱发水肿,应予以心理或药物辅助。

13. 心绞痛的护理措施有哪些?

(1)休息发作时应立即停止活动,卧床休息,直至疼痛消失。护士应协助患者采取舒适体位,解开衣领。

(2)用药护理:①根据医嘱给予硝酸甘油或硝酸异山梨酯舌下含服,若服药后3~5分钟仍不缓解,可再服一片。②对于心绞痛发作频繁或含服硝酸甘油效果差的患者,静滴硝酸甘油,并密切监测血压及心率的变化,随时调节滴速。同时嘱患者及家属不可擅自调节滴速,以免造成低血压。③部分患者用药后可出现面部潮红、头部胀痛、头昏、心动过速、心悸等不适,对此应及时向患者介绍药物反应,以解除患者的担忧,在第一次用药时,患者宜平卧片刻。青光眼、低血压时禁用。④心脉瘀阻者,可选用麝香保心丸2粒,舌下含服;或速效救心丸5~10粒,舌下含服。⑤寒痰凝络者,可选用冠心苏合丸1丸含化,或嚼碎后咽服。

(3)外治法:遵医嘱给予①将大黄、丹参、乳香、没药、当归、川芎、细辛、半夏、白芷、干姜等制成止痛膏,贴在内关、膻中、心俞、厥阴俞及心前区。每次贴24小时,隔日一次,15次为1个疗程,有缓解绞心痛,改善心功能作用。②宽胸气雾剂口腔喷雾:每当心绞痛发作时,将气雾剂对准口腔喷雾2~3次,对缓解心绞痛十分明显,且为速效。③细辛气雾剂由细辛挥发油、冰片组成。每当心绞痛发作时,将气雾剂对准口腔喷雾2~3次,有止痛效果。

(4)给氧:必要时遵医嘱给予氧气吸入。

(5)疼痛的观察:评估疼痛的部位、性质、程度、持续时间,严密监测血压、心率、心律变化。如患者疼痛加剧,持续不缓解,出现面色苍白、大汗淋漓、恶心、呕吐、脉微细欲绝等心肌梗死危候时,应立即通知医生,并积极配合抢救。

14.心脏复律后的主要护理措施有哪些?

(1)密切观察病情变化,持续心电监护24小时,注意心率、心律、神志、瞳孔、呼吸、血压、皮肤及肢体活动情况,及时发现有无因电击而致的各种心律失常及栓塞、肺水肿等并发症,并协助医生给予处理。

(2)必要时给予氧气吸入。观察患者的面色、神志及肢体活动情况,以及皮肤是否灼伤。

(3)卧床休息1~2天。清醒后2小时内避免进食,以防止呕吐、恶心。给予高热量、高维生素、易消化的饮食,保持大便通畅。

(4)按医嘱继续口服奎立丁0.2g,每6~8小时1次,并观察其药物的不良反应。对于有栓塞史者,宜给予抗凝治疗2周,以防新生成的血栓于转复时脱落。

15.试述急性心肌梗死的诱因、先兆、抢救原则及护理。

(1)诱因:急性心肌梗死发生于冠心病的基础上,其诱因包括紧张、劳累、情绪激动、饮食过饱、排便用力、感染等。

(2)先兆表现:约半数以上患者在发病前数日至数周有先兆症状,如乏力,胸部不适,活动时心悸、气急、烦躁、心绞痛前驱症状,其中最常见而明显的是既往无心绞痛者新近出现心绞痛,或原有的心绞痛加重。心绞痛发作较以前频繁、程度较剧、持续时间延长、硝酸甘油疗效差。

(3)抢救原则:①进行心电监护;②解除疼痛;③再灌注心肌;④消除心律失常;⑤控制休克;⑥治疗心力衰竭。

(4)主要护理措施:①绝对卧床休息1周,护士或家属协助一切日常活动,尽量减少患者的体力活动;保持大便通畅,切勿用力排便;②保持环境安静,减少探视;③严密监测心电图、血压和呼吸的变化5~7天,发现心律失常立即报告,发现心脏骤停立即进行心肺复苏并迅速报告医生;④尽快有效地控制心痛,保持情绪稳定;⑤记录24小时出入水量,防止血容量过多引发心衰,过少引发脱水,造成血液黏度增高或低血容量休克;⑥给予高浓度氧气吸入,改善心、脑、肾等重要器官的缺氧症状;⑦注意保暖及皮肤护理。

16. 试述急性心肌梗死的主要症状。

(1) 疼痛:是最先出现的症状,疼痛部位和性质与心绞痛相同,但程度较重,持续时间较长,可达数小时或数天,休息或含用硝酸甘油片不能缓解。

(2) 全身症状:有发热、心动过速、白细胞增高或红细胞沉降率增快等,系由坏死物质引起。

(3) 胃肠道症状:疼痛剧烈时常伴有频繁的恶心、呕吐和上腹胀痛,与迷走神经受坏死组织刺激以及心排血量降低、组织灌注不足等有关。

(4) 心律失常:见于75%~95%的患者,以室性心律失常最多,常为室颤先兆。

(5) 低血压和休克:多在起病后数小时至1周内发生。约20%的患者发生休克。

(6) 心力衰竭:主要是急性左心衰,可在起病最初几日内发生,或在疼痛、休克好转阶段出现,发生率为32%~48%。

17. 试述急性心肌梗死溶栓疗法的原理。

溶栓疗法系从静脉或冠状动脉内注入溶栓剂,以溶解冠状动脉中的血栓,使冠状动脉再通。其原理基于以下各点:①冠状动脉内血栓引起阻塞是透壁AMI的常见原因。②冠状动脉阻塞后最初数小时如能获得再灌注,可以挽救缺血心肌。③溶栓剂如尿激酶等可以溶解冠状动脉内血栓,使血管再通,故溶栓疗法和经皮冠状动脉腔内成形术(PTCA)两者统称心肌再灌注疗法。

18. 心力衰竭患者水肿的原因及特点。

心力衰竭患者的水肿是由于水钠潴留和静脉淤血而毛细血管压增高所致。

水肿的特点:水肿出现于身体的下垂部。平卧时则以腰肢骨最显著。能下床活动者宜脚踝内侧较明显。水肿为对称性、凹陷性。

19. 心肺复苏后的主要护理措施有哪些?

(1) 备好各种抢救器和药品,已备再次心肺复苏。

(2) 继续严密监测生命体征,发现异常及时报告和处理。

(3) 给予降温处理,降低体温可降低颅内压和脑代谢。以32℃为宜不得低于31℃。

(4) 持续给氧,保持呼吸道通畅。预防肺部感染,可应用抗生素。

(5) 保持静脉输液流畅,根据患者的尿量、中心静脉压、血压等调节输液速度,准确记录24小时出入水量,必要时留置导尿管,防止急性肾衰竭。

20. 试述左心衰的临床表现与处理原则。

(1) 临床表现:左心衰时,以肺淤血及心排血量降低为主。表现为劳力性呼吸困难、端坐呼吸、夜间阵发性呼吸困难或出现急性肺水肿,咳嗽、咳痰、咯血、乏力、疲倦、头昏,心悸,少尿及肾功能损害症状。听诊可闻及肺部湿啰音、舒张期奔马律等。

(2) 处理原则:左心衰病情危重,应积极而迅速地进行抢救,具体措施包括:①患者取坐位,双腿下垂。高流量吸氧(10~20 mL/min 纯氧鼻管吸入),可应用乙醇吸氧或有机硅消泡剂。动脉氧分压低于 8 kPa(60 mmHg)左右时,宜予正压呼吸。②镇静:可选用吗啡,肺水肿伴颅内出血、神志障碍、慢性肺部疾患者禁用,年老体弱者减量。③快速利尿,选用呋塞米(速尿)静脉注射。④血管扩张剂选用硝普钠或硝酸甘油静脉滴注,如有低血压宜与多巴酚丁合用。⑤强心苷常选用毛花苷 C 或毒毛花苷 K,禁用于重度二尖瓣狭窄伴窦性心律者。⑥有支气管痉挛可用氨茶碱。⑦治疗病因,去除诱因。

21. 试述右心衰的临床表现与治疗原则。

(1) 临床表现:右心衰竭时,以体静脉淤血的表现为主。表现为消化道症状和劳力性呼吸困难,肝大,颈静脉征,身体低垂部位的对称性可压陷性水肿,严重时可出现胸腔积液、腹水及全身水肿。听诊有三尖瓣关闭不全的反流性杂音。

(2) 治疗原则:①去除或限制基本病因、消除诱因,如控制高血压,控制感染,纠正电解质紊乱等。②减轻心脏负担:休息,低盐饮食,应用利尿药和血管扩张药。③增加心排血量:应用洋地黄类药及 β 受体激动药。④使用 β 受体阻滞药:β 受体阻滞药可增强心肌收缩力,改善心功能,并可降低病死率。

22. 循环系统疾病常见症状有哪些?

(1) 心源性呼吸困难(气促或气急):是指患者在休息或较轻的体力活动时自我感觉空气不足,呼吸困难,出现发绀,端坐呼吸,并有呼吸频率、深度与节奏的异常。多见于各种心脏病发生左心功能不全和右心功能不全的患者。心源性呼吸困难有下列类型:①劳力性呼吸困难:是最早出现也是病情最轻的一种。其特点是在体力活动时发生或加重,休息后缓解或消失。引起呼吸困难的体力活动,如快走、上楼、一般速度步行、穿衣、洗漱等。②夜间阵发性呼吸困难:常发生在夜间,于睡眠中突然憋醒,并被迫坐起,呼吸深快,重者出现阵咳伴肺部哮鸣音,开窗通风数分钟后可逐渐缓解。③端坐呼吸:常为严重心功能不全的表现之一,患者完全休息时亦感呼吸困难,不能平卧常被迫采取高枕卧位、半卧位,甚至端坐位以减轻呼吸困难。

(2) 心悸:是指患者自觉心中悸动,不能自主。常伴有气短、胸闷、心前区不适感,甚至眩晕等症状。常因心律失常,心脏搏动增强,心脏神经官能症所致。

(3) 胸痛:是指胸部出现不同程度及性质的疼痛。

(4) 心源性水肿:是指由于心功能不全引起体循环静脉淤血,是机体组织间隙有过多的液体积聚,主要是右心功能不全引起。其特点是水肿从身体下垂部开始,以脚踝内侧,颈前部明显,呈凹陷性,逐渐延及全身发展缓慢。

(5)晕厥:以突然间昏倒,四肢厥冷为主要表现。现代医学认为是由于暂时性脑缺血、缺氧所引起的急性而短暂的意识丧失。根据病因可分为血管运动失调性晕厥、心源性晕厥、神经性晕厥等。

23. 何谓原发性高血压、继发性高血压和高血压危象?

(1)原发性高血压:指病因未明的,以体循环动脉血压升高为主要表现的临床综合征。病因尚未明了,临床所见高血压95%属此类。

(2)继发性高血压:又称症状性高血压,由其他疾病引起的高血压,其血压升高仅为某种疾病的临床症状之一。

(3)高血压危象:是指高血压患者在短期内,血压明显升高,以收缩压升高为主,并出现头痛、烦躁、心悸、多汗、恶心、呕吐、面色苍白或潮红、视力模糊等征象。其原因多为交感神经活性亢进、循环血中儿茶酚胺过多。收缩压可高达33.8 kPa(260 mmHg),舒张压15.6 kPa(120 mmHg)以上。

24. 风湿性心脏病为什么会发生血栓栓塞?常见栓塞发生在哪些部位?

风湿性心脏病二尖瓣狭窄患者左心房扩张和淤血,易有血栓形成、脱落,可引起体循环栓塞,其中以脑动脉栓塞为常见。长期卧床的心力衰竭患者,栓子可来自下肢静脉,导致肺动脉栓塞。栓塞是风湿性心脏病的常见死亡原因之一。

25. 试以尿激酶为例,具体说明静脉溶栓疗法的方法。

可用尿激酶100万~150万U静脉滴注,于30分钟内输完。如血管再通,可用肝素7 500 U肌内注射以维持,每12小时1次,共1周。使凝血时间保持在正常值的1.5~2倍。

26. 试述心律失常的概念及分类。

心律失常是指心脏冲动的频率、节律、起源部位、传导速度与激动次序的异常。心律失常按其原理,区分为冲动形成异常和冲动传导异常两大类。

(1)冲动形成异常:

1)窦性心律失常:①窦性心动过速;②窦性心动过缓;③窦性心律不齐;④窦性停搏。

2)异位心律:①被动性异位心律,包括逸搏(房性、房室交接区性、室性)、逸搏心律(房性、房室交接区性、室性)。②主动性异位心律,包括期前收缩(房性、房室交接区性、室性);阵发性心动过速(房性、房室交接区性、室性)。③心房扑动、心房颤动。④心室扑动、心室颤动。

(2)冲动传导异常:

1)生理性:干扰及房室分离。

2)病理性:①窦房传导阻滞;②房内传导阻滞;③房室传导阻滞;④室内传导阻滞(左、右束支及左束支分支阻滞)。

3)房室间传导途径异常:预激综合征。

27.为什么心肌梗死患者要检查血清磷酸肌酸激酶(CPK)的含量?

在心肌梗死发生后,心肌酶升高。其中血清磷酸肌酸激酶及其同工酶可在起病后6小时以内升高,24小时达到高峰,3～4日恢复正常。其增高的程度能较准确地反映梗死的范围,其高峰出现时间是否提前有助于判断溶栓治疗是否成功。

28.动脉硬化与血浆胆固醇增高有什么关系?

动脉硬化与脂质代谢失常密切相关。其主要的病理变化是动脉壁出现粥样斑块,而胆固醇和胆固醇酯是构成粥样斑块的主要成分。虽然动脉壁也能合成胆固醇和其他的脂质,但近年来对动脉壁的生理和病理研究以及对粥样硬化病变的组织化学和免疫化学检查结果证实,粥样斑块中的脂质主要来自血浆。血浆胆固醇增高,通过各种方式侵入动脉壁,形成粥样斑块。

29.世界卫生组织(WHO)和国际高血压学会(ISH)联合提出的高血压的标准是多少?

高血压是指体循环动脉血压收缩压和/或舒张压的持续升高,即收缩压＞140 mmHg和/或舒张压＞90 mmHg。

30.试述阿－斯综合征的临床表现及处理。

(1)临床表现:因心率过慢导致脑缺氧,患者可出现暂时性意识丧失,甚至抽搐,称为阿－斯综合征。如发作短暂,仅持续2～3秒,患者出现一过性眩晕及意识混乱;若脑缺氧持续5～6秒,患者可发生突然跌倒;若脑缺氧长达12秒,则出现全身抽搐;缺氧2～3分钟,则出现发绀,脉搏和血压测不到,瞳孔散大,对光反射消失等症状,危及患者生命。

(2)处理:①给氧。如发生心搏骤停,立即行胸外心脏按压或心前区叩击,必要时施行开胸手术行心脏按压。②迅速行心电、血压、呼吸等监护。根据心电示波选择治疗措施,如心率过慢者,可静脉注射阿托品或静脉滴注异丙肾上腺素等药物。③完全性房室传导阻滞药物治疗无效,阿－斯综合征反复发作者,应考虑安置人工起搏器。

31.试述洋地黄的主要适应证与禁忌证。

(1)适应证:①以心肌收缩功能不全为主要的急性或慢性充血性心力衰竭。②阵发性室上性心动过速。③心房颤动尤其是快速性心房颤动。④心房扑动。

(2)禁忌证:①洋地黄中毒或过量及其引起的心衰加重与心律失常。②预激综合征伴心房颤动或扑动。③二度或高度房室传导阻滞。④肥厚梗阻型心肌病而无心房颤动或明显心力衰竭者。

32.试述影响洋地黄中毒的因素及洋地黄中毒的表现和处理。

(1)影响洋地黄中毒的因素:洋地黄轻度中毒剂量约为有效治疗量的2倍,表明洋地黄用药安全窗很小。心肌缺血缺氧、水和电解质紊乱、低血钾、肾功能不全以及与其他药物的相互作用也是引起中毒的因素。

(2)洋地黄中毒表现:最重要的反应是各类心律失常,最常见者为室性期前收缩,多表现为二联律。快速房性心律失常又伴有传导阻滞是洋地黄中毒的特征性表现。

(3)洋地黄中毒的处理:立即停药。对快速心律失常者,如血钾浓度低则可用静脉补钾,如血钾不低可用利多卡因或苯妥英钠。电复律一般禁用,因易致心室颤动。有传导阻滞及缓慢性心律失常者可用阿托品0.5~1.0 mg皮下或静脉注射。

33. 何谓病态窦房结综合征？试述其临床表现及护理。

病态窦房结综合征是由于窦房结病变导致功能减退,产生多种心律失常的综合表现。患者可在不同时间出现一种以上的心律失常。病窦综合征经常同时合并心房自律性异常和房室传导阻滞。主要特征是心动过缓。发生快速性室上性心动过速时,又称心动过缓-心动过速综合征,心电图表现为阵发性室上性心动过速或房扑、房颤。

(1)临床表现:①严重的窦性心动过缓或窦性停搏,有可能导致危及生命的室性心律失常。②脑供血不足,出现发作性眩晕、黑蒙、乏力等,严重者可引起阿-斯综合征反复发作甚至出现昏厥抽搐。③快速性室上性心动过速或室性心动过速时,心脏舒张期短,心肌缺血,出现心悸、胸闷、心绞痛、心室充盈不足、心排血量低,导致心衰,重者可有急性肺水肿。

(2)主要护理措施:①全日心电监护、严密观察心电示波变化,熟知各种心律失常之心电图,必要时进行心电图记录。②备好急救用物或药品,随时警惕出现并抢救阿-斯综合征。③熟知对各种不同心律失常有效之药物和控制方法,观察药物疗效、反应,静脉给药严格按要求调节速度。④加强心理护理,并协助做好生活护理。

自测试题

一、单项选择题

1. 心悸的临床特点如下,除外 （ ）
A. 心中悸动 B. 甚者眩晕 C. 胸闷心痛 D. 脉律不齐 E. 气短喘促

2. 心悸发病与何脏腑功能失调有关 （ ）
A. 肺、脾、肝
B. 脾、肝、肾
C. 心、脾、肝、肾
D. 肺、脾、肝、肾
E. 肺、脾、肾

3. 患者李某,女,57岁,心悸多年,时发时止,受惊易发。症状:胸闷烦躁,失眠多梦,口干苦,大便秘结,小便短赤,舌红苔黄腻,脉弦滑。其最佳治疗用法为 （ ）
A. 黄连温胆汤
B. 血府逐瘀汤
C. 黄连阿胶汤
D. 朱砂安神丸
E. 炙甘草汤

4. 胸痹心痛发作时,疼痛可以放射到 （ ）
   A. 右胸　　B. 左肩背　　C. 左胁下　　D. 右胁下　　E. 背正中

5. 胸痹心痛的病位在 （ ）
   A. 肾　　B. 肝　　C. 脾　　D. 心　　E. 肺

6. 胸痹心痛的病因下列哪项除外 （ ）
   A. 寒邪内侵　　B. 先天遗传　　C. 饮食不当　　D. 情志失调　　E. 年老体虚

7. 胸痹心痛发作期以标实为主,其中以哪项最为突出 （ ）
   A. 痰浊　　B. 气滞　　C. 瘀血　　D. 寒凝　　E. 火毒

8. 急性心肌梗死最突出的症状是 （ ）
   A. 休克
   B. 心前区疼痛
   C. 心律失常
   D. 充血性心力衰竭
   E. 胃肠道症状

9. 急性心肌梗死常见的死亡原因是 （ ）
   A. 心源性休克
   B. 心力衰竭
   C. 严重心律失常
   D. 电解质紊乱
   E. 发热

10. 引起猝死最常见的心律失常是 （ ）
    A. 心房颤动
    B. 心房扑动
    C. 心室颤动
    D. 室上性阵发性心动过速
    E. 室性期前收缩

11. 急性心肌梗死患者第一周必须 （ ）
    A. 绝对卧床
    B. 床上四肢活动
    C. 可在室内行走
    D. 日常生活自理
    E. 适当功能锻炼

12. 下列哪项不是心绞痛的疼痛点 （ ）
    A. 阵发性前胸、胸骨后部痛
    B. 劳动或情绪激动时发作
    C. 可放射至心前与左上肢
    D. 持续时间长像针刺刀扎样痛
    E. 持续数分钟为压榨性疼痛

13. 下列哪项不是右心衰竭的临床表现 （ ）
    A. 颈静脉充盈或怒张
    B. 肝大和压痛
    C. 周围型发绀
    D. 咳嗽,咯粉红色泡沫痰
    E. 下垂性凹陷性水肿

14. 心脏病患者用力排便可能引起的严重意外是 （ ）
    A. 肛裂　　B. 心搏骤停　　C. 直肠曲张　　D. 便血　　E. 血压升高

二、多项选择题

1. 心悸的基本证候是 （　）
   A. 心跳剧烈　　B. 胸闷气短　　C. 心慌不安　　D. 头晕喘促　　E. 不能自主

2. 心悸的主要病因包括 （　）
   A. 体质虚弱　　B. 七情所伤　　C. 药物中毒　　D. 饮食劳倦　　E. 感受外邪

3. 胸痹心痛发作的诱因多见于 （　）
   A. 劳累　　　　B. 寒冷　　　　C. 饱餐　　　　D. 休息　　　　E. 情绪激动

4. 真心痛发作的特征是 （　）
   A. 胸部沉闷　　　　　　　　　　B. 疼痛剧烈
   C. 肢冷汗出　　　　　　　　　　D. 数分钟缓解
   E. 持续 30 分钟以上

5. 胸痹心痛的临床表现为 （　）
   A. 胁肋部疼痛　　　　　　　　　B. 短暂轻微胸部憋闷
   C. 左胸含糊不清之不适感　　　　D. 左胸发作性疼痛
   E. 胸骨后呈压榨性绞痛

6. 眩晕发作可以伴有 （　）
   A. 恶心呕吐　　B. 眼球震颤　　C. 耳鸣耳聋　　D. 汗出　　　　E. 面色苍白

7. 与眩晕发病关系密切的脏腑是 （　）
   A. 肝　　　　　B. 脾　　　　　C. 心　　　　　D. 肾　　　　　E. 肺

8. 眩晕的病因有 （　）
   A. 肝阳上亢　　B. 感受外邪　　C. 气血亏虚　　D. 肾精不足　　E. 痰浊中阻

9. 中风病的主要病因有 （　）
   A. 情志过极　　B. 积损正衰　　C. 劳倦内伤　　D. 脾失健运　　E. 头部外伤

10. 中风病的证候特征为 （　）
    A. 神昏　　　　B. 视物昏花　　C. 半身不遂　　D. 言语謇涩　　E. 口舌㖞斜

11. 中风病的发病特点是 （　）
    A. 多见于中老年人　　　　　　　B. 春冬两季最为多见
    C. 有中经络与中脏腑之分　　　　D. 属危机重症
    E. 发病情常有先兆症状

12. 中风病发病常见的诱因有 （　）
    A. 气候骤变　　B. 烦劳过度　　C. 情志相激　　D. 跌仆努力　　E. 饮食不洁

13. 中风病的辨证包括 （　）
    A. 发热　　　　B. 抽搐　　　　C. 呃逆　　　　D. 呕血　　　　E. 虚脱

14. 心脏病需绝对卧床休息有 （   ）
   A. 室性心动过速　　　　　　　　　　B. 心功能Ⅱ级者
   C. 急性心肌梗死　　　　　　　　　　D. 心功能Ⅳ级者
   E. 以上都是

15. 心源性呼吸困难是 （   ）
   A. 劳力性呼吸困难　　　　　　　　　B. 吸气性呼吸困难
   C. 端坐呼吸　　　　　　　　　　　　D. 夜间阵发性呼吸困难
   E. 呼气性呼吸困难

16. 急性肺水肿的发病原因有 （   ）
   A. 继发于左心室功能不全　　　　　　B. 心源性哮喘
   C. 严重肺部感染　　　　　　　　　　D. 输液速度过快
   E. 继发感染

17. 以下哪些疾病常有晕厥发生并可能猝死 （   ）
   A. 预激综合征　　　　　　　　　　　B. 肥厚性心肌病
   C. 室间隔缺损　　　　　　　　　　　D. 主动脉瓣狭窄
   E. 心室颤动

三、判断题

1. 心悸又称怔忡,是指患者因受惊恐而心中悸动,惊惕不安,甚则不能自主的一种病症。 （   ）
2. 心悸证候特点多为虚实相兼,虚者是指脏腑气血阴阳亏虚,实者多指痰饮、瘀血、火邪之类。 （   ）
3. 胸痹心痛是指胸部刺痛,甚则胸痛彻背,嗳气,不能饮食为主症的一种疾病。 （   ）
4. 胸痹心痛的辨证要点是辨疼痛性质,疼痛发生部位及疼痛程度。 （   ）
5. 胸痹心痛的病位在心,病机表现为本虚标实。 （   ）
6. 眩晕的病机归纳起来不外风、火、痰等几个方面,临床则以实证居多。 （   ）
7. 眩晕若兼头胀而痛,心烦易怒,肢麻震颤者,应警惕发生中风。 （   ）
8. 中风的病机归纳起来不外风、火、痰、湿、食、虚六端,病性多为标实。 （   ）
9. 常见的中风后遗症有头痛、半身不遂、语言不利、痴呆等。 （   ）
10. 患者突然昏倒,不省人事,面白唇暗,四肢不温,口角㖞斜,脉沉缓。诊断是痰厥,治疗宜豁痰息风,辛温开窍。 （   ）
11. 中风病病性多为本虚标实,上盛下虚。基本病机为气血逆乱,上犯于脑。（   ）
12. 心绞痛是主动脉供血不足,心肌暂时缺血缺氧所引起的临床症候群。 （   ）
13. 患者出现端坐呼吸、发绀、咯粉红色泡沫痰、两肺布满湿性啰音、心率快等是大叶

性肺炎的临床表现。（　　）
14. 急性心力衰竭时,患者应取坐位或半坐卧位,两腿抬高。（　　）
15. 肺源性心脏病患者出现头痛、失眠、烦躁,往往是肺性脑病的早期表现。（　　）

自测试题答案

一、单项选择题

1. C　2. D　3. A　4. B　5. D　6. B　7. C　8. B　9. C　10. C　11. A　12. D　13. D　14. B

二、多项选择题

1. ACE　2. ABCDE　3. ABCE　4. BCE　5. BCDE　6. ABCDE　7. ABD　8. ACDE　9. ABCD　10. ACDE　11. ABCDE　12. ABCD　13. ABCDE　14. ACD　15. ACD　16. ABCD　17. BDE

三、判断题

1. ×　2. ×　3. ×　4. √　5. √　6. ×　7. √　8. ×　9. ×　10. ×　11. √　12. ×　13. ×　14. ×　15. √

第二节　肺病科护理

基本知识问答

1. 肺病的病因病机有哪些?

肺气亏虚、阴津亏耗、寒邪犯肺、邪热乘肺及痰浊阻肺。

2. 咳嗽的分型、治法与主方有哪些?

风寒袭肺型,治以疏风散寒宣肺,方选三拗汤合止嗽散;风热犯肺型,治以疏风清热肃肺,方选桑菊饮;风燥伤肺型,治以疏风清热润燥,方选桑杏汤;凉燥宜温润,方选杏苏散;痰湿蕴肺型,治以健脾燥湿化痰,方选二陈汤、三子养亲汤;痰热蕴肺型,治以清热化痰肃肺,方选清金化痰汤;肝火犯肺型,治以平肝清肺降火,方选黄芩泻白散合黛蛤散;肺阴亏耗型,方选沙参麦冬汤。

3. 试述咳嗽的分类及辨治原则?

咳嗽有外感和内伤之分,其病变重点在肺。外感咳嗽,多为实证,应祛邪利肺,按病邪性质分风寒、风热、风燥论治。内伤咳嗽,多属邪实正虚,治以祛邪止咳,扶正补虚,标本兼顾,分清虚实主次处理。咳嗽的治疗,除直接治肺外,还应从整体出发注意治疗脾、肝、肾等。

4. 什么叫哮病?

哮病是由于宿痰伏肺,遇诱因或感邪引触,以致痰阻气道,肺失肃降,气道挛急而出现的发作性痰鸣气喘疾患。以发作时喉中有哮鸣声,呼吸气促困难,甚至喘息不能平卧为主要表现。

5. 哮病的诊治要点是什么?

(1)辨证上注意虚实、主次之分。一般来说,哮喘已发作的以邪实为主,未发作的以正虚为主。邪实当分寒痰、热痰的不同;正虚应审其阴阳之偏虚,区别脏腑之所属,了解肺、脾、肾的主次。注意寒热的相煎、转化和是否兼有表征等情况。

(2)发时攻邪治标,祛痰利气;平时应扶正治本;发作期分寒哮、热哮,缓解期分肺虚、脾虚、肾虚。

6. 喘病的辨证论治要点有哪些?

喘证的辨证,应首先辨别虚实。实证多因外邪、痰浊、肝郁、气逆等致邪壅肺气,宣降不利而喘。实喘的治疗主要在肺,治当祛邪力气为主。并根据寒热痰气的不同,分别采用温宣、清宿、祛痰、降气等法。虚喘是由于精气虚衰,肺肾出纳失常所致,症见呼吸短促难续,深吸为快,气怯低声,少有痰鸣咳嗽,脉象微弱,病势徐缓,时轻时重,遇劳则甚。虚喘的治疗在肺肾,尤以肾为主,治当培补摄纳为主,并针对脏腑病机,采用补肺、纳肾、温阳、益气、养阴、固脱等法。

7. 喘病与哮病有什么区别?

哮指声响言,为喉中有哮鸣音,是一种反复发作性疾病;喘指气息言,为呼吸气促困难,是多种急慢性疾病的一个症状。一般来说,哮必兼喘,喘未必兼哮。

8. 什么叫肺胀?

肺胀是指多种慢性肺系疾患反复发作,迁延不愈,肺、脾、肾三脏虚损,从而导致肺管不利,肺气壅滞,气道不畅,胸膺胀满不能敛降。

9. 在肺胀的病机演变中,其主要病机特点是什么?贯穿其始终的关键是什么?

在肺脏的病机演变中,内伤与外感夹杂,本虚与标实互见,痰浊与瘀血交阻是其主要病机特点,而气虚血瘀痰阻则贯穿于肺胀之始终。

10. 试述肺痈的病因病机及辨证施治的要点是什么?

肺痈的病位在肺,其发病原因有感受外邪和痰热素盛两方面。其病理演变随病情的发展、邪正消长,分为初期、成痈期、溃脓期和恢复期等不同阶段。初期为风热(寒)犯及肺卫,成痈期为热壅血瘀,溃脓期为血败肉腐,恢复期为邪毒渐尽,气阴耗伤。初期当清肺散邪;成痈期宜清热解毒,化瘀消痈;溃脓期应排脓解毒;恢复期当益气养阴,消热化痰。本病为实热证,治疗用药切忌温热辛散,以防邪热鸱张,又不宜早投补敛之剂,资邪助寇,延长病程。

11. 肺痨的病因病机特点是什么?

肺痨的致病原因,主要有以下两方面:感染痨虫和正气虚弱,两者互为因果。正气旺盛,感染痨虫后不一定发病,正气不足,则痨虫乘虚入侵发病;同时,病情的轻重与内在正气的强弱也有重要关系。

12. 肺痨的辨证要点是什么,如何分型论治?

肺痨病变脏器主要在肺,以肺阴虚为主,久则损及脾肾两脏。肺痨的治疗,以补虚培元,抗痨杀虫为基本原则。此外,还应注意饮食、摄生等综合治疗。肺痨肺阴亏虚,治宜滋阴润肺,方用月华丸加减;阴虚火旺,治宜滋阴降火,方用百合固金汤加减;气阴耗伤,治宜益气养阴,方用保真汤加减;阴阳两虚,治宜滋阴补养,方用补天大造丸加减。

13. 如何辨别肺癌的证候虚实?

肺癌的发生多与肺气不足,痰湿瘀血交阻有关。肺癌早期。多见气滞血瘀,痰湿毒蕴之证,以邪实为主;肺癌晚期,多见阴虚毒热,气阴两虚之证,以正虚为主。临床上,多病情复杂,虚实互见。

14. 肺癌的证候特征是什么?

肺癌的证候特征是:咳嗽,是最常见的早期症状,咯血、胸痛、气急、发热,为肺癌常见之证,一般多属阴虚内热。

15. 急性肺水肿的处理有哪些?

(1)体位:立即协助患者取坐位,双腿下垂,以减少静脉回流,减轻心脏前负荷。

(2)给氧:高流量鼻导管吸氧,6～8 L/min,对病情特别严重者应给予面罩用麻醉机加压给氧,使肺泡内压再吸气时增加,利于气体交换,同时对抗组织液向肺泡内渗透。在吸氧的同时使用抗泡沫剂,使肺泡表面张力降低而破裂、消失,增加气体交换面积,一般通过30%～50%乙醇湿化,若患者不能耐受,可降低乙醇浓度或间歇使用。

(3)迅速建立两条静脉通路,遵医嘱正确使用药物。①吗啡:吗啡 5～10 mg 皮下注射或静注,可使患者镇静,同时扩张小血管而减轻心脏负荷,必要时间隔15分钟重复使用,共2～3次。但肺水肿伴颅内出血、神志障碍、慢性肺部疾病时禁用,年老体弱者应减量或改为肌注。②快速利尿剂:如呋塞米 20～40 mg 静注,4 小时后可重复一次。③血管扩张剂:可选用硝普钠、硝酸甘油或酚妥拉明静滴,检测血压,根据血压调整剂量,维持收缩压在 100 mmHg 左右。④硝普钠为动、静脉扩张剂,静注后 2～5 分钟起效,一般剂量 12.5～25 μg/min。硝普钠还有氰化物,连续使用不得超过24小时。⑤硝酸甘油:可扩张小静脉,降低回心血量。一般从 10 μg/min 开始,每 10 分钟调整一次,每次增加 5～10 μg,至血压达到上述水平。⑥酚妥拉明:为 α 受体阻滞剂,以扩张小动脉为主。以 1 mg/min开始,每 5～10 分钟调整一次,最大可增至 1.5～2.0 mg/min。⑦洋地黄制剂:适用于快速心房颤动或已知有心脏增大伴左心室收缩功能不全者。可用毛花甘丙静注,首剂 0.4~0.8 mg,2 小时后可酌情再给 0.2~0.4 mg。⑧氨茶碱:对解除支气管痉挛特别有效,并有一定的正性肌力及扩张血管、利尿作用。

(4)用药注意事项:用吗啡时应注意患者有无呼吸抑制、心动过缓;用利尿剂要严格记录尿量;用血管扩张剂要注意调节输液速度、监测血压变化,防止低血压的发生;用硝普钠应现配现用,避光滴注,需交代患者不要自己调节滴速,体位改变时工作宜缓慢,防止体位性低血压发生。有条件者可用输液泵控制滴速;洋地黄制剂静脉使用时要稀释,推注速度以缓慢,同时观察心电图变化。

(5)保持呼吸道通畅:观察患者的咳嗽情况、痰液的性质和量,协助患者咳嗽排痰。

(6)病情监测:严密观察患者呼吸频率、深度,意识,精神状态,皮肤颜色级温度,肺部啰音的变化,检测血气分析结果,对安置漂浮管者应监测血流动力学指标的变化,以判断药物疗效和病情进展。

(7)心理护理:简要介绍本病的救治措施级使用检测设备的必要性。医护人员在抢救室必须保持镇静、操作熟练、忙而不乱,使患者产生信任、安全感。避免在患者面前讨论病情,以减少误解。必要时可留亲属陪伴患者。

(8)其他:如应用四肢轮流三肢结扎法减少静脉回心血量,在情况紧迫时对缓解病情有一定作用。

16. 呼吸系统疾病常见五大症状有哪些?

咳嗽、咳痰、咯血、胸痛、呼吸困难。

17. 什么是呼吸困难?

呼吸困难是指患者自觉空气不足,呼吸费力,疲倦,叹气样呼吸,常伴有呼吸频率、深度与节奏的改变,严重呼吸困难是呈张口端坐呼吸及出现"三凹征"(胸骨上窝、锁骨上窝及肋骨间隙在吸气时明显下降),伴吸气相高调哮鸣音。

18. 呼吸困难临床表现有几种类型?

呼吸困难按其发生机制和临床表现不同,分为3种类型。

(1)吸气性呼吸困难:由于呼吸道阻塞(如慢性支气管炎、阻塞性肺气肿)或肺扩张受到限制(如气胸、血胸)或肿瘤、异物等引起的狭窄、梗阻所致,导致通气量不足,严重缺氧。

(2)呼气性呼吸困难:由于肺组织弹性减弱及小支气管痉挛性狭窄所致(如肺气肿、哮喘等),导致二氧化碳潴留。

(3)混合性呼吸困难:由于广泛性肺部病变使呼吸面积减少所致。通气/血流比例失调,生理无效腔增大,导致缺氧和二氧化碳潴留。

19. 支气管扩张有哪些典型症状?

支气管扩张典型症状为慢性咳嗽和大量咯脓痰,以及反复肺部感染和反复咯血。

20. 列表说明咯血与呕血的鉴别。

表 1　咯血与呕血的鉴别

鉴别要点	呕血	咯血
病因	消化性溃疡、肝硬化、食管胃底静脉破裂、出血性糜烂性胃炎等	肺结核、支气管扩张症、支气管肺癌、二尖瓣狭窄等
出血方式	呕出	咯出
出血先兆	恶心、上腹部不适、呕吐	咳呕、胸闷、喉痒
血液性状	咖啡渣样，棕褐色，有时混有食物，常呈酸性	鲜红色，混有气泡与痰液，常呈碱性

21. 试述大咯血的处理原则。

(1) 消除紧张情绪，必要时可用小剂量镇静药。宜取侧卧位，便于将血咯出，保持呼吸道通畅。若有窒息，应立即取头低脚高45°的俯卧位，并轻拍背部，迅速将呼吸道和口咽部的血块排出，可用较粗的鼻导管进行器械吸引，或借助支气管镜夹取血块。

(2) 高浓度氧疗(<50%)。

(3) 垂体后叶素静脉注射或静脉滴注，速度需缓慢。

(4) 咯血过多要输血。反复大咯血，药物治疗不易控制，根据病情和病变范围做肺段或肺叶切除治疗。

(5) 咯血停止后可给温或凉的流质饮食。卧床休息、避免咳嗽，保持大便通畅。

22. 使用人工呼吸器的适应证有哪些？

①各种原因所致的呼吸停止。②呼吸中枢衰竭以及呼吸肌疲劳或呼吸肌瘫痪时的抢救。③麻醉时的呼吸管理。

23. 机械通气(呼吸机)的禁忌证有哪些？

机械通气治疗无绝对的禁忌证。正压通气的相对禁忌证为：①伴有肺大泡的呼吸衰竭；②未经引流的张力性呼吸；③大咯血；④急性心肌梗死；⑤低血容量性休克未补足血容量前。

24. 为什么肺心病患者禁用吗啡类药物？

因为患者气道阻塞，肺泡通气不足，长期存在高碳酸血症，呼吸中枢兴奋性降低，若用吗啡类药物可使呼吸中枢抑制进一步加重，抑制咳嗽反射，严重者可引起呼吸停止，甚至死亡。

25. 急性肺水肿的发病原因是什么？

急性肺水肿常激发左心室功能不全、心源性哮喘、严重肺部感染或因输液速度过快而突然发病。

26. 肺结核患者常见症状。

①全身症状表现为午后低热、乏力、食欲减退、消瘦、盗汗等全身毒性症状。若肺部

病灶进展散播时,可有不规则高热、畏寒等,妇女有月经失调或闭经。②呼吸系统症状:咳嗽,多为干咳或有少量黏液痰。约 1/3 患者有不同程度咯血;严重时有失血性休克。大咯血是有血块阻塞气道可引起窒息。③并发症:有自发气胸、脓气胸、支气管扩张、肺心病、结核菌随血型播散可并发淋巴结、脑膜、骨及泌尿生殖器官结核等。

27. 何谓少量咯血、中等量咯血、大量咯血?

①少量咯血,即咯血量<100 mL/d;②中等量咯血,即咯血量为 100～500 mL/d;③大量咯血,即咯血量>500 mL/d 或一次 300～500 mL。

28. 大量咯血致死因素是什么?抢救护理要点有哪些?

大量咯血临床最常见死亡原因是血块阻塞呼吸道,引起窒息死亡。

抢救护理要点:①医务人员要沉着快速敏捷;②开导患者,以消除紧张焦虑感;③去枕平卧头偏向一侧;④保持呼吸道通畅;⑤患侧可放置冰袋、沙袋加压止血;⑥建立静脉通路,交叉配血;⑦必要时做气管插管或气管切开。

29. 临床上痰液分几种颜色?可与那些疾病有关?

(1)少量痰或灰白色黏痰:可见正常人。

(2)黄色浓痰:化脓性肺炎或支气管炎。

(3)铁锈色痰:肺结核、支气管扩张、肺癌。

(4)粉红色泡沫样痰:急性左心衰竭。

(5)灰黑色痰:烟尘吸入。

(6)棕褐色痰:阿米巴肺脓肿。

30. PPD 试验不同结果的临床意义。

结核菌素试验阳性反应表示受过结核菌感染或接种过卡介苗,并不一定表示患病。若用 1:10 000 稀释液(1 IU)做皮试呈阳性常提示体内有活动性的结核病灶。阴性一般可视为无结核菌感染,可在一周后再用 5 IU,若为阴性,大多可排除结核感染。

31. 胸部叩击与胸壁震荡促进排痰的适用证、禁忌证及操作手法有哪些?

(1)适用证:适用于久病体弱、长期卧床排痰无力者。

(2)禁忌证:未经于引流的气胸、肋骨骨折、有病理性骨折史、咯血及低血压、肺水肿等患者。

(3)操作手法:

1)操作前准备:让患者了解操作意义、过程和注意事项,以配合治疗。监测生命体征和肺部听诊,明确病变部位。用单层薄布保护胸廓部位,避免直接叩击引起皮肤发红,或覆盖过厚低效果。

2)叩击时避开乳房、心脏和骨突位置,避开拉链、纽扣。

3)操作手法,叩击法:患者侧卧位,叩击者双手的手指指腹并拢,使掌侧呈杯状,以手腕力量,从肺部自下而上需要有节律地叩击,震动气道,每一肺叶叩击 1～3 分钟,每分钟

120～180次,叩击时发出空而深的拍击声表明手法正确。

4)操作力度、时间和病情观察:叩击力量适中,以患者不感到疼痛为宜;每次叩击和震荡时间5～15分钟为宜,应安排在餐后2小时至餐前30分钟完成;操作时注意患者的反应。

32. 肺源性呼吸困难的临床表现。

(1)呼吸急促,有接不上气的感觉。

(2)喘息、用力呼吸,气体进入肺泡困难。

(3)呼吸费力,感觉呼吸吃力,叹气样呼吸。

33. 重症肺炎患者为何选用超声雾化吸入?

超声雾化雾滴小而均匀,温度接近体温,药液可被充分散布,直达末支气管及肺泡,因而可解痉止喘,维持呼吸道湿化和通畅,有利于消除炎症和减轻呼吸困难。

34. 何为肺性脑病?

由于呼吸衰竭所致缺氧、二氧化碳潴留而引起的精神障碍、神经系统综合征。

35. 肺性脑病早期可出现哪些症状?能不能注射巴比妥类药物?

肺性脑病是由慢性肺部、胸部疾病引起呼吸衰竭,出现缺氧和二氧化碳潴留,并导致精神障碍、神经症状的一种综合征。肺心病患者出现头痛、多汗、烦躁、白天嗜睡、夜间失眠,往往是肺性脑病的早期表现。严重者有谵妄、昏迷、抽搐、扑翼样震颤、视盘水肿,重症可因脑水肿、脑疝而死亡。

巴比妥类药物对呼吸中枢的抑制较强,可加重肺心病患者体内的二氧化碳潴留,使肺性脑病加重,甚至可引起昏迷或呼吸停止,故不能注射巴比妥类药物,可用奋乃静或水合氯醛对呼吸中枢抑制较少的药物,已开放人工呼吸道及机械通气者,可放宽使用镇静药。

36. 何谓呼吸衰竭?

呼吸衰竭是由于各种原因引起的肺通气和/或换气功能严重障碍,不能进行有效的气体交换,导致缺氧[PaO_2低于7.89 kPa(60 mmHg)]伴(或不伴)二氧化碳潴留[$PaCO_2$高于6.65 kPa(50 mmHg)],从而引起一系列生理功能和代谢紊乱的临床综合征。

37. 何谓成人呼吸窘迫综合征?简述其病因及临床表现。

成人呼吸窘迫综合征(简称ARDS)是一种继发的,以急性呼吸窘迫和低氧血症为特征的综合征。主要特点是肺毛细血管通透性增加,间质水肿和肺表面活性物质丧失致肺泡萎陷。

(1)病因:休克、颅脑损伤、严重感染和创伤、骨折后的脂肪栓塞、输血输液过量、DIC、刺激性气体吸入、氧中毒、长期使用呼吸器、体外循环、昏迷或全身麻醉后误吸、烧伤等均可导致ARDS。

(2)临床表现:ARDS多见于青壮年,原多无心肺疾患,主要表现为进行性呼吸窘迫、气促、发绀,并伴有烦躁、焦虑、出汗等。其特点在于不能用通常的氧疗法使之改善。早期体征和 X 线检查可无异常或呈轻度间质改变。尸检肺重量增加,呈暗红色或暗紫色肝样变。早期镜检示在 50~100 pm 肺血管中可见微栓塞,病情稍长者出现血管充血、出血及间质水肿。

38.试述成人呼吸窘迫综合征的治疗要点。

(1)纠正缺氧:有利于萎陷的肺泡扩张,一般均需高浓度(>50%)氧疗,使 PaO_2 升至较为安全的低水平(7.8~9.3 kPa)。神志清醒者可用面罩给氧,昏迷者需留管,超过 3 日者可考虑气管切开,重症 ARDS 患者需要用呼气终末正压呼吸(PEEP)。

(2)治疗肺间质水肿:应限制入水量,控制输液。应用利尿药,促进水肿消退。在 ARDS 后期输入血浆蛋白,可提高胶体渗透压,有利于间质水肿的回收。

(3)纠正微循环障碍:主要用 α 受体阻滞药或其他血管扩张药、糖皮质激素及抗血小板凝聚药等。

(4)治疗原发病。

39.试述成人呼吸窘迫综合征的护理要点。

(1)病情允许时采取端坐位,以利膈肌下降,胸廓扩张,从而增大呼吸量。

(2)以采用间歇吸氧法为宜。

(3)做好心理护理,以减轻患者烦躁焦虑情绪,必要时给予镇静药。

(4)做好口腔及皮肤护理,注意更换体位,预防压疮。

(5)给予易消化、富营养、高热量流质或半流质饮食。

40.试述支气管哮喘近代观点及治疗原则。

支气管哮喘是由多种细胞(嗜酸性粒细胞、肥大细胞、T 淋巴细胞、中性粒细胞、呼吸道上皮细胞等)和细胞组分参与的呼吸道慢性炎症性疾病。这种炎症使呼吸道反应性增高,引起广泛多变的可逆性气流受限。临床表现为反复发作性的喘息、气急、胸闷或咳嗽等症状。

哮喘的治疗原则是通过长期规范治疗,包括使用消炎及平喘药物,喘息缓解后,停用或按需使用支气管舒张药。为消除慢性呼吸道炎症,应继续应用激素治疗,直至呼吸道炎症消炎为止(可逐渐减量,防止复发)。

吸入药物治疗是目前推荐的最佳给药途径,其优点是用药剂量小,局部浓度高,全身不良反应小,特别是长期激素吸入治疗,对垂体肾上腺轴影响小,无明显不良反应。吸入治疗亦方便平喘药物按需使用。

41.急性发作的重度至危重度哮喘应如何处理?

重度至危重度急性哮喘发作,应立即给予氧疗、联合使用糖皮质激素及平喘药物。可持续雾化吸入 $β_2$ 受体激动药(如沙丁胺醇或特布他林),或合并抗胆碱能药,或静脉滴注沙丁胺醇及氨茶碱。静脉滴注糖皮质激素,如甲泼尼龙或氢化可的松 100~300 mg/d,

病情控制后,可改为口服或吸入用药。可加用白三烯拮抗剂(孟鲁司特或扎鲁司特)。注意维持水、电解质平衡,防止失水造成痰液黏稠咳不出或痰栓形成阻塞呼吸道。病情恶化缺氧严重不能纠正者,可进行机械通气治疗。选用敏感抗生素治疗合并的下呼吸道感染。消除诱因,避免接触过敏原,注意及时处理并发症,如气胸、纵隔气肿应及时引流。

42. 何谓耐多药结核病(MDR-Tb)和超级耐多药结核病(XDR-Tb)?

MDR-Tb 指结核分枝杆菌至少耐异烟肼和利福平的结核病。在耐多药基础上,同时对≥3种二线抗结核药耐药,称超(泛)耐药结核病。

MDR-Tb 治疗至少应含4种可能敏感药物,疗程18~24个月。

43. 如何鉴别胸腔积液为渗出液还是漏出液?

渗出液是炎症性积液,可以由感染性(如结核性、化脓性胸膜炎)或非感染性(如肿瘤、结缔组织病)疾病引起。漏出液为非炎症性积液,多为全身性疾病所致,如心力衰竭时毛细血管内静水压升高,肾病、营养不良时低蛋白血症胶体渗透压下降引起胸腔内液体积聚。两者鉴别参见下表。

表2 漏出液与渗出液的鉴别

鉴别要点	漏出液	渗出液
原因	非炎症性	炎症性
外观	淡黄、水样透明	浑浊、血性、脓性、乳糜性
相对密度	<1.016	>1.018
Rivalta 试验	(-)	(+)
蛋白定量	<25 g/L(2.5 g/dL)	>30 g/L(3 g/dL)
细胞计数	<100×10^6/L	>500×10^6/L
细胞分类	以淋巴、间皮细胞为主	化脓性以中性粒细胞为主
乳酸脱氢酶(LDH)	<200 IU/L	结核性以淋巴细胞为主 >200 IU/L

44. 40岁以上男性,重度吸烟者,出现哪些情况,应怀疑肺癌,进行排癌检查?

(1)出现刺激性咳嗽持续2~3周,治疗无效。

(2)原有慢性呼吸道疾病,咳嗽性质改变者。

(3)持续痰中带血,而无其他原因可解释者。

(4)反复出现的同一部位肺炎,特别是段性肺炎。

(5)原因未明的肺脓肿,无中毒性症状及大量浓痰,无异物吸入史,抗感染治疗效果不显著者。

(6)X线表现局限性肺气肿或段、叶性肺不张。

(7)孤立性圆形病灶和单侧性肺门阴影增大者。

(8)无中毒性症状的胸腔积液,特点是血性、量大,生长迅速者。

自测试题

一、单项选择题

1. 治疗外感咳嗽宜 （ ）
   A. 调理脏腑　B. 化痰止咳　C. 疏散解表　D. 疏邪宣肺　E. 燥湿化痰
2. 二陈汤和三子养亲汤适用于咳嗽的哪一型 （ ）
   A. 痰热郁肺　B. 痰湿蕴肺　C. 肝火犯肺　D. 风燥伤肺　E. 肺阴亏耗
3. 哮病发作前的征兆为 （ ）
   A. 鼻痒,喷嚏,咳嗽,胸闷　　　　　　　　B. 胸闷,痰多,咳嗽,咽痒
   C. 恶寒,鼻塞,喷嚏,咳嗽　　　　　　　　D. 咳嗽,咽干,烦躁,鼻痒
   E. 痰多,胸闷,食少,咳嗽
4. 哮病缓解期多表现为 （ ）
   A. 肺、心、肾虚的症状　　　　　　　　B. 心、肺、脾虚的症状
   C. 肝、脾、肾虚的症状　　　　　　　　D. 肺、脾、肾虚的症状
   E. 肺、肝、肾虚的症状
5. 哮证的辨治原则,首当分别 （ ）
   A. 冷哮热哮　B. 已发未发　C. 在肺在肾　D. 寒痰热痰　E. 以上都不是
6. 喘病的病变脏器主要是 （ ）
   A. 心肺　　B. 肝脾　　C. 脾肾　　D. 肺脾　　E. 肺肾
7. 下列哪项不是实喘的临床表现 （ ）
   A. 病势急骤　　　　　　　　　　　　　B. 呼吸深长有余,呼出为快
   C. 气粗声高　　　　　　　　　　　　　D. 动则喘息更甚
   E. 脉象数而有力
8. 肺胀的病理多属于 （ ）
   A. 标本俱实　B. 标实本虚　C. 标本俱虚　D. 阴盛阳虚　E. 阳盛阴虚
9. 肺痈病成痈化脓的病理基础主要在于 （ ）
   A. 邪热郁肺　B. 痰热蕴肺　C. 肺脏血瘀　D. 热痈血瘀　E. 宿痰内伏
10. 肺痨的病理性质重点是 （ ）
    A. 肺气亏虚　B. 气阴两虚　C. 阴阳两虚　D. 阴虚火旺　E. 肝肾阴虚
11. 肺痨发病的主要内因是 （ ）
    A. 正气虚弱　B. 肺肾阴虚　C. 肺脾气虚　D. 脾肾阳虚　E. 肺虚肝旺
12. 肺癌最为常见的早期症状是 （ ）
    A. 咳嗽　　B. 咯血　　C. 气急　　D. 胸痛　　E. 发热

13. 把握肺癌扶正祛邪治则和合理遣方用药的关键是 （　　）

A. 辨清证候虚实　　　　　　　　　B. 辨明邪正盛衰

C. 辨证早、中、晚期　　　　　　　D. 辨阴阳两虚

E. 辨标本缓急

14. 最常见的咯血原因是 （　　）

A. 支气管扩张　　　　　　　　　　B. 慢性支气管炎

C. 肺结核　　　　　　　　　　　　D. 支气管肺癌

E. 风湿性心脏病二尖瓣狭窄

15. 护理咯血窒息患者的第一步骤是 （　　）

A. 解除呼吸道阻塞　　　　　　　　B. 加压给氧

C. 使用呼吸兴奋剂　　　　　　　　D. 输血

E. 口对口人工呼吸

16. 下列哪种患者临床上不出现发绀 （　　）

A. 急性肺炎　　　　　　　　　　　B. 慢性阻塞性肺气肿

C. 自发性气胸　　　　　　　　　　D. 严重贫血

E. 右心衰

二、多项选择题

1. 肺病症的基本病机有 （　　）

A. 肺气虚亏　　B. 阴津亏耗　　C. 寒邪犯肺　　D. 邪热乘肺　　E. 痰浊阻肺

2. 咳嗽的治疗，除直接治肺外，还应从整体出发，注意治 （　　）

A. 心　　　　　B. 脾　　　　　C. 肝　　　　　D. 肾　　　　　E. 胃

3. 哮症未发时的调治，应当从哪些脏器着手 （　　）

A. 肺　　　　　B. 脾　　　　　C. 肾　　　　　D. 肝　　　　　E. 心

4. 喘证的主要临床表现 （　　）

A. 呼吸困难　　　　　　　　　　　B. 短气不足以息

C. 张口抬肩　　　　　　　　　　　D. 鼻翼煽动

E. 端坐呼吸

5. 实喘的治则是祛邪利气平喘，其祛邪的方法有 （　　）

A. 散寒宣肺　　B. 清热解表　　C. 祛痰降气　　D. 开郁降气　　E. 疏肝解郁

6. 肺胀典型的临床表现有 （　　）

A. 胸部膨满　　　　　　　　　　　B. 胀闷如塞

C. 咳喘上气　　　　　　　　　　　D. 发热恶寒

E. 痰多、烦躁、心悸

7. 肺痈成痈期的病理是 （   ）
   A. 热毒壅肺   B. 痰热壅肺   C. 热壅血瘀   D. 血败肉腐   E. 阴津亏耗
8. 热痈发病的内在因素有 （   ）
   A. 湿热内蕴   B. 痰热素盛   C. 正气不足   D. 肝火灼肺   E. 阴血亏虚
9. 按肺痈的病理演变可分为哪几期 （   ）
   A. 初期   B. 急性期   C. 成痈期   D. 溃脓期   E. 恢复期
10. 肺痈的临床表现主要有 （   ）
    A. 咳吐脓血痰   B. 发热   C. 胸痛   D. 气憋   E. 盗汗
11. 肺痨的常见症状为 （   ）
    A. 咳嗽   B. 咳血   C. 吐痰   D. 潮热   E. 盗汗
12. 治疗肺痨的基本原则为 （   ）
    A. 补肾健脾   B. 清肺化痰   C. 补虚培元   D. 益气养血   E. 抗痨杀虫
13. 治疗肺痨,调补脏器重点在肺,并应注意脏腑整体关系,同时补益 （   ）
    A. 脾   B. 肝   C. 心   D. 肾   E. 胃
14. 对于肺痨患者的综合治疗问题,即在药物治疗的同时,还应注意 （   ）
    A. 饮食   B. 睡眠   C. 锻炼   D. 摄生   E. 情志
15. 治疗肺癌的基本原则是 （   ）
    A. 扶正祛邪   B. 标本兼治   C. 急则治标   D. 缓则治本   E. 以攻为补
16. 肺癌的常见症状是 （   ）
    A. 咳嗽   B. 咯血   C. 胸痛   D. 气急   E. 发热
17. 胸部叩击促进排痰的操作手法是 （   ）
    A. 患者侧卧位
    B. 每一肺叶叩击 3～5 分钟
    C. 操作者两手的手指指腹并拢,使掌侧呈杯状,用手腕力量
    D. 从肺底自下而上,由外向内,迅速有节律地叩击胸壁
    E. 每一肺叶叩击 1～3 分钟
18. 肺源性呼吸困难的临床表现有 （   ）
    A. 呼吸深慢   B. 呼吸急促   C. 喘息   D. 吸气性哮鸣音   E. 呼吸费力
19. 肺性脑病患者早期可出现的精神神经症状是 （   ）
    A. 出现头痛、多汗、烦躁   B. 白天嗜睡、夜间失眠
    C. 谵妄、昏迷   D. 注意力不集中
    E. 定向力减退
20. 慢性呼吸衰竭应用机械通气的指征为 （   ）
    A. 意识障碍,呼吸不规则   B. 呼吸道分泌物多且排痰障碍

C. 极易发生呕吐及误吸　　　　　　　　　D. 全身状态差

E. 严重缺氧和/或二氧化碳潴留

21. 胸痛的护理措施包括　　　　　　　　　　　　　　　　　　　　　　　（　　）

A. 患者取病侧卧位

B. 使用胶布于患者呼吸之末紧贴在患侧胸部

C. 使用吗啡或哌替啶止痛

D. 给予小剂量镇静药

E. 病因护理

22. 吸气性呼吸困难的特点是　　　　　　　　　　　　　　　　　　　　（　　）

A. 呼吸深而慢　　　　　　　　　　　　　B. 严重时出现三凹征

C. 吸气时间大于呼气时间　　　　　　　　D. 高调的吸气性哮鸣音

E. 呼吸频率增加

23. 大咯血患者咯血停止后的护理措施是　　　　　　　　　　　　　　　（　　）

A. 给予温或凉的流质饮食　　　　　　　　B. 保持大便通畅

C. 适当活动以利恢复　　　　　　　　　　D. 及时治疗原发病

E. 继续加强观察防止病情反复

三、判断题

1. 内伤咳嗽多属于邪实与正虚并见,病理因素主要为痰和火。（　　）
2. 咳嗽病位在肺,但与肝、脾等其他脏器有关。（　　）
3. 发作时治标,平时治本是哮病治疗的首要原则。（　　）
4. 喘证的病理性质有虚实两类。（　　）
5. 肺痈属于外痈,一般以手术治疗为主。（　　）
6. 肺痈的预后与热毒的轻重,体制的强弱,诊治是否及时、得当等因素有关。（　　）
7. 肺痈病位在肺,病理性质属实、属热。（　　）
8. 哮必兼喘,喘未必兼哮。（　　）
9. 肺心病患者出现头痛、失眠、烦躁,往往是肺性脑病的早期表现。（　　）
10. 肺心病患者出现失眠、烦躁时,可用巴比妥类药物治疗。（　　）
11. 呼吸窘迫综合征纠正缺氧时可吸入高浓度氧。（　　）
12. 有低氧血症,又伴有二氧化碳潴留为Ⅰ型呼吸衰竭。（　　）
13. 肺性脑病不能注射巴比妥类药物。（　　）
14. 重症肺炎患者不宜选用超声雾化吸入。（　　）
15. 肝穿刺术前应做超声定位,并取压痛最明显或脓肿最低处做穿刺或活检。（　　）
16. 平静呼吸时,每分钟进入肺泡参与气体交换的气体量称为每分钟肺通气量。

（　　）

17.患者出现端坐呼吸、发绀、咳粉红色泡沫痰、两肺布满湿啰音、心率快等是大叶性肺炎的临床表现。   (   )

自测试题答案

一、单项选择题

1. D   2. B   3. A   4. D   5. B   6. E   7. D   8. B   9. D   10. D   11. A   12. A   13. B   14. C   15. A   16. D

二、多项选择题

1. ABCDE   2. BCD   3. ABC   4. ACDE   5. ABCD   6. ABCE   7. ABC   8. ABC   9. ACDE   10. ABC   11. ABDE   12. CE   13. AD   14. AD   15. AB   16. ABCDE   17. ACDE   18. BCE   19. ABCDE   20. ABCDE   21. ABCDE   22. ABD   23. ABDE

三、判断题

1. √   2. √   3. √   4. √   5. ×   6. √   7. √   8. √   9. √   10. ×   11. √   12. ×   13. √   14. ×   15. √   16. ×   17. ×

第三节 肝胆病科护理

基本知识问答

1.何为胁痛?

胁痛是指由肝胆病变所致的一侧或两侧胁肋疼痛的病证。

2.胁痛病因病机是什么?

(1)气滞血瘀:情志抑郁,或暴怒伤肝,疏泄不利,气阻络痹;或气郁日久,瘀血停积,胁络不畅;或强力负重,胁络受伤,瘀血停留,均可导致胁痛。

(2)肝胆湿热:外邪内侵或饮食失调,湿热之邪蕴积于肝胆,肝胆失于疏泄条达而致胁痛。

(3)肝阴不足:久病体虚,或劳欲过度,精血亏损,肝阴不足,血虚不能养肝,脉络失养,亦能导致胁痛。

3.简述胁痛的辨证施护。

(1)胁痛多属于内伤,但亦有属于外感者,外感者多属于湿热,及时留小便以备检查,并检查肝功能,协助诊断。

(2)胁痛虽属于肝胆疾病,常有肝气侮脾的病理表现,故饮食宜清淡易消化,忌生冷、油腻、腥味及浓烈的调味品等。

(3) 使胁痛患者有充分的睡眠和休息,因患者多次剧痛,精神倦怠,睡眠不佳。在不痛时应争取休息,要注意周围环境安静,晚间给养血安神糖浆或安定、利眠宁(氯氮)等。

(4) 气滞胁痛常与情志抑郁有关,医务人员应设法安慰患者,解释病情,消除恐惧,并使患者身心愉快,心情舒畅,对治疗和预防疾病的进一步发展具有重要意义,故加强心理护理很有必要。

(5) 血瘀胁痛可由气滞、湿热发展而来,临床可伴有低热、牙宣等症。应适当休息,避免重体力劳动,有低热者可饮用地骨皮露,有牙宣出血症状者,可给茅根猪肉羹。饮食不易过冷、过热、过硬,吞咽应缓慢,以防大出血。胁下有癥块者,可服鳖甲煎丸。

(6) 湿热胁痛伴有高热者,应卧床休息,待退热后可适当参加活动。若肝胆湿热,凝结为石,阻于胆络者,可鼓励患者配合治疗,可根据体力及医嘱尽量加强活动,以利于胆石的排出。

(7) 虚证胁痛,以肝阴不足为主,可常食用枸杞粥、鲜地粥等。

(8) 严密观察胁痛病情发展,特别是湿热胁痛伴有高热者,血瘀胁痛伴有出血者,虚证胁痛伴有昏迷者,往往病情凶险,变化突然,必须密切观察,随时做好抢救准备。

(9) 胁痛严重时,可用针灸、推拿等协助治疗。

(10) 气滞胁痛或湿热胁痛而结石阻于胆络者,或血瘀胁痛而胁下块状者,经外科会诊后,决定手术治疗,应及时做好手术的术前准备及转科记录。

4. 何为黄疸?

黄疸是由于湿热或寒湿浸渍肝胆,胆液不循常道,溢于肌肤、眼目而致,以身黄、目黄,小便黄为主症的病证。

5. 简述黄疸病因病机。

(1) 疫毒外袭:时邪疫毒,由口而入,内阻中焦,交蒸于肝胆,以致肝失疏泄,湿热迫胆汁外溢,使面目、小便俱黄。

(2) 饮食不节:嗜食厚味,饥饱失常,或嗜酒过度,皆能损伤脾胃,湿浊内生,郁而化热,熬汁煎液,凝结为石,阻于肝胆,胆汁逆溢而发黄。

(3) 内伤不足:脾胃虚寒或病后脾阳受伤,湿从寒化,寒湿郁滞中焦,胆液被阻,溢于肌肤而发黄;或因脾虚血亏,血不华色而色败发黄。

(4) 瘀血内阻:黄疸日久,湿邪蕴藉不散,由气分而入血分;或因积聚不消,瘀血阻滞胆道,胆汁外溢,均可导致瘀血发黄。

6. 简述黄疸的辨证施护。

(1) 黄疸患者应卧床休息,保证患者有充分的睡眠,直至黄疸退后最少10天,症状明显减轻后,方可适当活动。

(2) 病室安静舒适,阳光充足,空气流通。若疫黄、急黄患者的病室,须做好消毒隔离工作,如每天用1 000~2 000 mg/L含氯消毒液或0.2%过氧乙酸喷洒地面及擦洗门窗、家具。

(3)协助医生做好早发现、早诊断、早治疗疫黄和急黄。疫黄和急黄患者,应进行严密隔离,严格执行胃肠道消毒隔离制度:生活用具要用250~500 mg/L的含氯消毒液浸泡30分钟,呕吐物和粪便要用20 000 mg/L的含氯消毒液浸泡放置2小时进行消毒,急性期禁止探视。

(4)黄疸患者的饮食,应营养丰富,易消化,按高热量、高蛋白、高糖、高维生素、低脂饮食(忌油腻)的要求进食。

(5)黄疸患者必须保持大小便通畅,有助于黄疸的消退。多饮开水,常可食用香蕉、西瓜、蔬菜。便秘时应及时处理便秘,对预防和治疗黄疸均有意义。

(6)忌食海腥发物及辛辣刺激食物,禁止饮酒。

(7)观察病情,加强护理,并及时汇报医师,以助诊断和治疗。①观察黄疸的动态,最易出现于巩膜及皮肤,注意皮肤色泽。若黄疸呈轻度或中度浅柠檬色为溶血性黄疸;金黄色或橘黄色为肝细胞性黄疸;深绿色或暗黄色见于慢性阻塞性黄疸;黄疸迅速出现及加深,多见于急性病毒性肝炎及溶血;反复出现黄疸者,为胆石在胆道内移动所致;黄疸逐渐发生进行性加深至极度者,多见于癌肿;长期黄疸而呈间歇性发作者,见于先天性高胆红素血症;黄疸持续多年缓慢进展,为胆汁性肝硬化。②有无肝臭和出血倾向,如皮肤瘀点或瘀斑、牙龈出血等,多见于肝硬化凝血酶原减少而引起,要做好口腔护理。③黄疸患者出现皮肤瘙痒,多见于阻塞性黄疸,应每天保持皮肤清洁,可常助其擦浴、勤换衣裤、涂擦止痒剂,可用苏打水或硼酸水涂擦痒处,嘱患者勿搔抓,以防皮肤破损而感染。④注意消化道症状的变化,如无恶心呕吐,食欲增加,表示病情好转;如食欲不振,厌油腻,食后恶心呕吐,则病情有加重倾向;进油腻食后,上腹不适,腹胀或诱发绞痛者,以胆道结石的可能大;腹部如有胀气,可能为低钾引起,也可能为腹水所致,均应及时鉴别和处理。⑤观察尿液和粪便之色泽,尿液呈暗黄色或深棕色者为反流行性黄疸的特征;皮肤、巩膜黄染而尿液泡沫层无色者,为溶血性黄疸。大便颜色呈灰白或陶土色,提示为肝外或肝内及胆道有阻塞;癌肿患者一旦出现陶土便后,常持续不变,但有时由于癌肿组织坏死、脱落、炎症和腹水暂时消退、胆肠瘘形成的原因,粪便短期内也出现黄色。⑥观察精神状态,如出现言语不清,举动异常,嗜睡或烦躁不安,均为肝昏迷的先兆,应及时移去床旁用品,并加床档,必要时可加用约束带,严防意外。⑦检查腹痛和体温变化,痛见于癌肿,但也有少数患者无痛,仅有上腹不适;突然右上腹绞痛发作,继以寒战高热,黄疸加深,提示有胆绞痛发作,应及时应用清热利湿、疏肝理气和利胆消石药物,同时做好外科会诊的准备。⑧配合医生做好各项检查准备。⑨疑为肝病引起的黄疸,禁用对肝脏有害的药物。⑩对急黄患者,湿热毒邪炽盛,内陷营血,邪陷心包,病情凶险,应专人特别护理,并做好危重护理记录,如神昏谵语,嗜睡,或烦躁不安,或高热烦渴,恶心呕吐等,定时测体温、脉搏、呼吸、血压,并立即报告医生按肝昏迷处理。重症黄疸患者由于正气亏耗很容易复感外邪,导致病情恶化,故需重视预防感染。

7. 何为臌胀?

答:臌胀是由于肝、脾、肾三脏受病,气、血、水等瘀积于腹内,以致腹胀,腹部膨隆如鼓,腹壁青筋显露为主症的病证。

8. 简述臌胀病因病机。

(1)情志郁结:七情内伤,气失调畅,滞于腹内;或肝气横逆乘脾,脾不化水,使气水相淆,停留肚腹,而致臌胀。

(2)清浊相干:嗜酒过度,损伤脾胃,滋生湿热,聚于腹内;或因脾阳素虚,寒湿内生,困于中焦,均可使清浊相干,水浊不得外泄,而致臌胀。

(3)蛊毒久留:捕鱼摸虾或洗澡游泳于血吸虫疫区之河流中,蛊毒内侵,日久内伤肝、脾、肾,气化失司,脉络瘀阻,水湿留于腹内而致臌胀。

(4)久病不愈:疫黄迁延日久,急黄病情恶化,或积聚久治不愈,均可导致臌胀。

9. 简述臌胀的辨证施护。

(1)臌胀常反复发作或久治不愈,使患者在精神上和肉体上都遭受很大的痛苦,做好心理护理极为重要,特别是气臌患者,常因情志郁结而致臌胀加重,医务人员对患者要热情关心,体贴生活,使患者精神上愉快舒畅,增强治愈疾病的信心。

(2)臌胀患者,根据病情决定活动量,病情轻者(无明显的全身虚弱症状,腹水不多,尿量正常,表示肝功能尚能代偿),或病情稳定时,可下床轻微活动。病情较重者(出现明显的全身虚弱症状,腹水较多,伴有气急),或有并发症者,须绝对卧床休息,休息可减轻肝脏负担和损害。并可给患者安排舒适的半卧位。

(3)臌胀常有背部或阴囊肿大,床铺应干燥平整,臀部、阴囊等水肿处应用棉垫垫起,骨突受压部位用热毛巾按摩和热敷,也可用红花酒按摩,以促进气血流通。每2小时翻身拍背一次,可防止压疮的发生,同时可预防坠积性肺炎。气臌可做松节油热敷,涂油后盖上一层干纱布,再用热敷垫在干纱布上,外面用多头带包起,时常更换热敷垫,持续20~30分钟,同时施行肛管排气,可减轻腹胀。

(4)臌胀的饮食原则,应营养丰富,食物新鲜可口,柔软易消化,并含有必要氨基酸的高价蛋白质、高碳水化合物、低脂少渣易消化饮食,富有B族维生素及维生素C的食物。避免进食粗糙和过硬的食物,绝对禁酒,忌辛辣刺激之品,如有呃逆、胃部不适的症状,可采用中药脐部艾灸法治疗,先在脐部放置平胃散药膏再进行脐部艾灸法。

(5)臌胀患者保持大便通畅极为重要,注意避免用碱性药物,禁用肥皂水灌肠。可用醋配合中药进行灌肠。

(6)实胀虽腹水多而正虚不甚者,可按医嘱用攻下逐水法。

(7)长期应用强力利尿剂时,应密切观察药物效能及不良反应,及时注意血中电解质、酸碱平衡。缓慢而持久地合理利尿。长期用药的过程应同时适当补充钾盐,并可多食含钾食物。

(8)臌胀患者应每日记录腹水出入量,每日或隔日测量腹围一次,每周测体重一次。臌胀甚者,医嘱抽放腹水,应协助医师行腹腔穿刺处,并在穿刺前请患者排尿,解释腹腔穿刺术,患者合作的重要性。放液期间,随时观察病情变化,如有头晕、恶心、心慌、出汗、面色苍白、脉率增快或血压下降等表现,应立即停止放腹水,并及时处理。放液速度宜慢,每次不超过3 000 mL为宜。放腹水后应警惕患者发生昏迷、出血;穿刺针拔出后,应有敷贴覆盖针眼,再用多头带裹紧腹部,避免因大量腹水排出后腹内压骤降而发生休克。

(9)密切观察有无并发症的发生,如肺炎、皮肤及尿路感染,随时注意大便颜色,若发现有急性消化道出血,应立即报告医师,并准备好止血药及食管胃气囊三腔管。如发现有神志改变、失眠、嗜睡、语无伦次或无原因苦笑、怒骂,均有肝昏迷之先兆,应立即报告医师紧急处理。晚期肝病或肝昏迷患者,常可从患者呼出的气体、汗液、尿液和各种分泌物中,嗅到一种特别的鱼腥臭味,即所谓肝臭,是疾病危重的表现,预后较差。

10.应用攻下逐水的护理注意事项。

(1)在执行治疗服药前,做好患者思想工作,讲清逐水药的作用、服法、服后可能产生的反应,以及注意事项,以免引起患者恐慌,取得患者密切配合。

(2)服药前后要测量患者的血压、脉搏、腹围、体重各一次,并做好记录,以资比较。

(3)在服用逐水药前,可适当给服保护食管及胃黏膜的药物,服药后嘱患者安静休息,服药后2~3小时方可进食。

(4)一般在服药后1~2小时即开始出现腹泻,要记录腹泻的起始及中止时间,腹泻的次数,大便的性质,以及水样便的总量。

(5)要密切观察患者服药后的反应,有否恶心、呕吐、腹痛程度,一般腹痛、腹泻不做处理;若呕吐频繁,腹痛剧烈,自汗多,脉沉,则要立即报告医生采取措施。若腹泻后出现下消化道出血,亦应报告医生及时抢救。

(6)患者腹泻频繁,要注意保护肛门及臀部皮肤清洁,便后用温水洗净肛门周围。

11.何谓肝性脑病?试述其护理要点。

肝性脑病又称肝昏迷,指严重肝病引起以代谢紊乱为基础的中枢神经系统功能失调的综合病症。由于肝功能衰竭时血氨增高,NH_3通过血脑屏障进入脑细胞后影响大脑能量代谢,导致意识障碍,故临床以意识障碍和昏迷为主要表现。

肝性脑病护理要点:①昏迷患者应加强安全护理,保持呼吸道通畅,预防感染。②及时灌肠以清除肠道积物、积血。用0.9%氯化钠注射液或略微偏酸性的溶液(如用盐水100 mL加白醋10 mL)灌肠。口服或鼻饲50%硫酸镁30~50 mL导泻。③用抗生素抑制肠内细菌生长。④限制蛋白质摄入,全天蛋白质<30~40 g,给予高维生素及糖类为主的食物,胃不能排空时禁食。⑤注意水、电解质和酸碱平衡,及时纠正低血钾和碱中毒。记录每日出入液量。需输血者要输新鲜血。⑥定时检查肝肾功能与血气分析,严密观察病情,及时发现出血、休克、脑水肿、肝肾综合征等并发症。⑦应用肾上腺皮质激素时,要严

密观察不良反应,防止应激性溃疡和继发感染等。

12. 肝性脑病可分为哪几期?

一般根据意识障碍程度、神经系统表现和脑电图改变,由轻到重分为四期。①一期(前驱期)轻度情志改变和行为异常,如欣快激动或淡漠少言、衣冠不整或随地便溺。应答尚准确,但吐词不清楚且缓慢。②二期(昏睡前期)以意识错乱、睡眠障碍、行为异常为主要表现。前一期的症状加重。③三期(昏睡期)以昏睡和精神错乱为主,大部分时间患者呈昏睡状态,但可以唤醒,醒时尚可应答,但常有神志不清和幻觉。④四期(昏迷期)神志完全丧失,不能唤醒。脑电图明显异常。

13. 肝硬化产生腹水为什么不能大量放腹水?

①会导致蛋白质和电解质大量丢失,引起电解质紊乱诱发肝性脑病;②反复放液易致腹腔感染;③腹水放得过多,腹压骤然下降,会引起全身的反应。

14. 使用三腔气囊管压迫止血时的护理要点有哪些?

(1) 导管置入24小时要放气,数分钟后再注气加压,以防食管、胃底黏膜因受压过久而致缺血坏死。应警惕置管引起血液反流进入气道而致窒息。同时严密观察体温、脉搏、呼吸、血压、胃肠减压量以及大便次数、颜色和量等,以判断有无继续出血。

(2) 保持口鼻黏膜湿润,及时清除分泌物及结痂。经常用液状石蜡棉签涂口唇以防干裂。

(3) 牵引绳与人体角度宜成45°,拉力为0.5 kg。如三腔气囊管向上外移位时,应立即放松牵引并将气囊放气,防止气囊压迫气管而发生呼吸困难和窒息。

(4) 三腔气囊放置48~72小时后,先将气囊放气,然后观察12小时,如无继续出血,可考虑拔管。拔管前让患者口服30 mL液状石蜡润滑管壁,以免拔管时损伤黏膜造成再次出血。

自测试题

一、单项选择题

1. 诊断黄疸最重要的依据是 ( )

   A. 目黄　　B. 小便黄　　C. 齿垢黄　　D. 身黄　　E. 爪甲黄

2. 下列哪项不属于阳黄与阴黄的鉴别要点 ( )

   A. 小便黄与不黄　　　　　　　　B. 病程较长与较短

   C. 黄疸鲜明与晦暗　　　　　　　D. 热证寒症

   E. 起病急缓

3. 黄疸发黄的病机关键是 ( )

   A. 脾胃虚弱　　B. 瘀血内阻　　C. 热毒炽盛　　D. 湿蒸热瘀　　E. 气血不足

4. 导致胁痛的病机有多种,属"不荣则痛"的有　　　　　　　　　　　(　)
   A. 肝郁气滞　　B. 瘀血停着　　C. 湿热蕴结　　D. 肝阴不足　　E. 气滞血瘀

5. 胁痛的病变脏腑主要在　　　　　　　　　　　　　　　　　　　(　)
   A. 心肺　　　　B. 肝胆　　　　C. 肝肺　　　　D. 肾肺　　　　E. 脾胃

6. 下列胁痛的病因病机错误的是　　　　　　　　　　　　　　　　(　)
   A. 肝气郁结　　B. 胃气上逆　　C. 瘀血阻络　　D. 湿热蕴结　　E. 肝阴不足

7. 臌胀的主症是　　　　　　　　　　　　　　　　　　　　　　　(　)
   A. 全身水肿　　　　　　　　　　B. 下肢水肿
   C. 头面水肿　　　　　　　　　　D. 腹胀大如鼓
   E. 眼睑浮肿

8. 臌胀的病变脏腑是　　　　　　　　　　　　　　　　　　　　　(　)
   A. 肺脾肾　　　B. 心肝肾　　　C. 肝脾肾　　　D. 心脾肾　　　E. 心肺肾

9. 下列哪一项不属于臌胀的病因病机　　　　　　　　　　　　　　(　)
   A. 情志所伤,肝气郁结　　　　　　B. 酒食不节,脾胃受伤
   C. 血吸虫感染,肝脾受伤　　　　　D. 水湿浸渍,脾失健运
   E. 黄疸、积聚失治,肝脾肾受损

10. 疫黄、急黄患者的病室,消毒时应用　　　　　　　　　　　　　(　)
    A. 碘酊　　　　B. 乙醇　　　　C. 戊二醛　　　D. 含氯消毒剂　E. 碘附

11. 腹腔穿刺放腹水,放液速度宜慢,每次不超过　　　　　　　　　(　)
    A. 1 000 mL　　B. 1 500 mL　　C. 2 000 mL　　D. 3 000 mL　　E. 5 000 mL

12. 上消化道大出血伴休克时的首要护理措施为　　　　　　　　　(　)
    A. 准备急救用品和药物　　　　　B. 建立静脉输液途径
    C. 去枕平卧头偏一侧　　　　　　D. 迅速配血备用
    E. 按医嘱应用止血药

13. 气囊三腔管使用过程中发生窒息的原因是　　　　　　　　　　(　)
    A. 喉头水肿　　　　　　　　　　B. 牵引过紧
    C. 胃气囊阻塞咽喉　　　　　　　D. 血液反流气管
    E. 食管气囊气过多

14. 三腔气囊管使用注意事项中,下列哪项不妥　　　　　　　　　(　)
    A. 充气量要适当　　　　　　　　B. 牵引宜适度
    C. 经常抽吸胃内容物　　　　　　D. 拔管前宜服液状石蜡
    E. 出血停止后口服少量流质

15. 消化道出血应用三腔气囊管压迫止血,放气的时间是术后　　　(　)
    A. 12 小时　　B. 24 小时　　C. 48 小时　　D. 72 小时　　E. 96 小时

16. 上消化道出血患者的饮食护理,下列哪项不正确　　　　　　　　　　　(　)

   A. 严重呕血者要暂时禁食 8～24 小时　　　　B. 溃疡伴小量出血一般不需禁食

   C. 食管静脉曲张破裂出血要禁食　　　　　　D. 一般溃疡出血可进牛奶等流质

   E. 大便隐血试验持续阳性,应暂时禁食

17. 肺性脑病早期患者头痛、烦躁、失眠时可用的镇静药为　　　　　　　　(　)

   A. 巴比妥类药　　　　　　　　　　　　　　B. 奋乃静或 10% 水合氯醛

   C. 地西泮　　　　　　　　　　　　　　　　D. 艾司唑仑

   E. 甲喹酮

18. 对肝性脑病患者要注意水、电解质平衡,但下列哪项不妥　　　　　　　(　)

   A. 水不宜摄入过多　　　　　　　　　　　　B. 不需补钾

   C. 限制钠盐　　　　　　　　　　　　　　　D. 正确记录出入水量

   E. 根据需要测定血电解质

19. 肝硬化出现腹水时,一般血浆白蛋白应低于　　　　　　　　　　　　　(　)

   A. 30 g/L　　　B. 25 g/L　　　C. 50 g/L　　　D. 27 g/L　　　E. 40 g/L

20. 肝硬化腹水产生的机制不包括　　　　　　　　　　　　　　　　　　　(　)

   A. 门静脉内压增高　　　　　　　　　　　　B. 人血白蛋白减少

   C. 肾小球滤过减少　　　　　　　　　　　　D. 醛固酮分泌增多

   E. 脾功能亢进

21. 最容易产生丙氨酸氨基转移酶增高的是　　　　　　　　　　　　　　　(　)

   A. 肝细胞再生　　　　　　　　　　　　　　B. 肝细胞变性坏死

   C. 炎症细胞浸润　　　　　　　　　　　　　D. 肝实质细胞蛋白合成功能障碍

   E. 结缔组织增生

22. 肝性脑病患者,进行清洁灌肠溶液最好选用　　　　　　　　　　　　　(　)

   A. 0.1%～0.2% 肥皂水　　　　　　　　　　B. 甘油稀释液

   C. 50% 硫酸镁溶液　　　　　　　　　　　　D. 高渗盐水

   E. 生理盐水 100 mL 加白醋 10 mL

23. 下列哪项不是门静脉高压患者的临床表现　　　　　　　　　　　　　　(　)

   A. 脾大　　　　　　　　　　　　　　　　　B. 脾功能能亢进

   C. 肝大　　　　　　　　　　　　　　　　　D. 皮下出血

   E. 腹水

24. 肝硬化的患者有出血倾向主要是由于　　　　　　　　　　　　　　　　(　)

   A. 凝血酶原的合成减少　　　　　　　　　　B. 血氨增高

   C. 高胆红素血症　　　　　　　　　　　　　D. 腹水

   E. 末梢血管扩张

二、多项选择题

1. 黄疸的病因病机包括 （   ）
   A. 脾胃虚寒　　　　　　　　　　B. 疫毒外袭
   C. 饮食不节　　　　　　　　　　D. 脾虚血亏
   E. 瘀血内阻

2. 黄疸预防与调摄的内容包括 （   ）
   A. 精神调摄　　　　　　　　　　B. 起居有常
   C. 饮食有节　　　　　　　　　　D. 禁食辛辣油腻食品
   E. 高脂肪饮食

3. 下列病情凶险,变化突然,必须密切观察,随时做好抢救准备的是 （   ）
   A. 湿热胁痛伴有高热者　　　　　B. 血瘀胁痛伴有出血者
   C. 虚证胁痛伴有昏迷者　　　　　D. 黄疸伴有低热者
   E. 以上都是

4. 胁痛的辨证要点包括 （   ）
   A. 辨属实　　　　　　　　　　　B. 辨寒热
   C. 辨在气在血　　　　　　　　　D. 辨阴阳
   E. 辨外感内伤

5. 患者胁肋隐痛不休,头晕干涩,舌红少苔,脉弦细数。治疗方法为 （   ）
   A. 疏肝理气　B. 活血化瘀　C. 滋阴柔肝　D. 养血通络　E. 通络止痛

6. 臌胀病晚期,可出现的危象有 （   ）
   A. 痉厥　　B. 神昏　　C. 出血　　D. 中风　　E. 胸痹心痛

7. 臌胀神昏可选用 （   ）
   A. 安宫牛黄丸　B. 紫雪　C. 至宝丹　D. 玉枢丹　E. 苏合香丸

8. 肝硬化腹水患者的护理措施有 （   ）
   A. 安置患者半卧位　　　　　　　B. 给予低盐饮食
   C. 定期测量腹围和体重　　　　　D. 准确记录每日出入水量
   E. 经常给予冷敷

三、判断题

1. 臌胀患者饮食应以高糖、高蛋白质、高脂、高维生素为主。 （   ）
2. 在服用逐水药前,可适当给服保护食管及胃黏膜的药物,服药后嘱患者安静休息,服药后2~3小时方可进食。 （   ）
3. 湿是黄疸的病机关键所在。 （   ）
4. 从病理性质上看:阳黄、急黄均属于实热证;阴黄则属虚寒证。 （   ）

5.肝穿刺术前应做超声定位,并取压痛最明显处或脓肿最低处做穿刺或活检。

(   )

6.肝性脑病前兆是出现意识模糊、扑翼样震颤及脑电图异常。 (   )

7.判断消化道出血停止的依据是症状渐趋好转,血压、脉搏稳定,大便隐血试验阴性。 (   )

8.蜘蛛痣常见部位有肩部、颈部。 (   )

9.肺性脑病患者可用巴比妥类药物镇静。 (   )

10.肝性脑病患者可给予高蛋白饮食,以补充营养。 (   )

11.在我国肝硬化的病因主要为酒精中毒。 (   )

自测试题答案

一、单项选择题

1. A 2. A 3. D 4. D 5. B 6. B 7. D 8. C 9. D 10. D 11. D 12. B 13. C 14. E 15. B 16. E 17. B 18. B 19. A 20. E 21. B 22. E 23. D 24. A

二、多项选择题

1. ABCDE 2. ABCD 3. ABC 4. ACE 5. CD 6. ABC 7. ABCDE 8. ABCD

三、判断题

1. × 2. √ 3. √ 4. √ 5. √ 6. √ 7. √ 8. × 9. × 10. × 11. ×

第四节　脾胃病科护理

基本知识问答

1.简述胃痛的诊断要点?

(1)上腹胃脘疼痛及压痛。

(2)常伴食欲不振,胃脘痞闷胀满,恶心呕吐,吞酸嘈杂等胃气失和的症状。

(3)发病常与情志不遂、饮食不节、劳累、受寒等诱因引起。

(4)上消化道X线钡剂透视,纤维胃镜及病理组织学检查等,可见胃、十二指肠黏膜炎症、溃疡等病变,有助于诊断。

2.胃痛虚证与实证怎样鉴别?

实证以起病较急,痛而拒按,胀痛刺痛为主,治疗较易收敛。虚证以起病较缓,病程较长,隐痛为主,痛而喜按,病情缠绵,往往难愈。

3.胃痛实寒证与虚寒证怎样鉴别?

寒邪客胃属于实寒证,无脾胃阳虚的征象,它以胃痛暴作,恶寒喜暖,得温则痛减,遇寒则痛增,苔薄白,脉弦紧为特点。脾胃虚寒属里虚寒证,伴有脾阳虚的征象,它以胃痛隐隐,喜温喜按,空腹痛甚,得食痛减,泛吐清水,纳呆,神疲,手足不温,大便溏薄,舌淡苔白,脉迟缓或虚弱为特点。

4. 湿热中阻型胃痛与肝胃郁热型胃痛的临床特点、治法及主方有何不同?

湿热中阻型胃痛的临床特点为胃脘胀痛,嘈杂灼热,口干舌燥,渴不欲饮,身重肢倦,纳呆恶心,小溲色黄,大便不畅,舌苔黄腻,脉滑数。治法为清热化湿,理气和胃。主方为清中汤;肝胃郁热型胃痛的临床特点为胃脘灼痛,痛势急迫,心烦易怒,反酸嘈杂,口干口苦,舌红苔黄,脉弦数。治法为疏肝理气,泄热和胃。主方为丹栀逍遥散。

5. 胃痛的病因病机要点是什么?

胃脘痛早期多由外邪、饮食、情志所伤,多为邪实;后期常见脾虚、肾虚等正气虚;实则邪扰胃腑,虚则胃失所养,并常出现由实转虚,如寒邪日久损伤脾阳;因虚致实者,如脾胃虚弱,湿瘀化热,出现兼瘀、夹热等虚实错杂之证。病变脏腑关键在胃,肝脾其重要作用,胆肾也与之相关。但胃气失和,气机不利,胃失濡养,是胃痛的基本病机。

6. 简述腹痛的主要原因?

腹痛的主要原因有外感时邪,内传于里;饮食不节,肠胃受伤。情志失调,气滞血瘀;阳气宿虚,脏腑失煦。

7. 试述腹痛的临床表现?

腹痛部位在胃脘以下,耻骨毛际以上,疼痛范围可以较广,也可局限在大腹、胁腹、少腹或小腹。疼痛性质可表现为隐痛、胀痛、冷痛、灼痛、绞痛、刺痛,腹部外无胀大之形,腹壁按之柔软,可有压痛,但无反跳痛,其痛可呈持续性,亦可时缓时急,时作时止或反复发作。

8. 试述腹痛的分证论治要点?

(1)治疗原则:实则泄之,虚则补之,热者寒之,寒者热之,滞者通之,瘀者散之。

(2)分证论治:腹痛属寒邪内阻,治法用温里散寒、理气止痛,方药用良附丸合正气天香散,还可用附子理中丸、乌梅丸、温脾汤等。腹痛属湿热壅滞,治法用通腑泄热,方药用大承气汤,还可选用厚朴三物汤、枳实导滞丸等。腹痛属中虚脏寒,治法用温中补虚,缓急止痛,方药用小建中汤,还可选用当归四逆汤、黄芪建中汤等。腹痛属饮食停滞,治法用消食导滞,方药用枳实导滞丸。腹痛属气机郁滞,治法用疏肝解郁、理气止痛,方药用柴胡疏肝散。腹痛属瘀血阻滞,治法用活血化瘀,方药用少腹逐瘀汤。

9. 试述呕吐的临床表现。

呕吐的临床表现不尽一致,常先有恶心呕吐之先兆,发作或有声而无物吐出,或吐物而无声,或吐物伴有声音;或食后即吐,或良久复出;或呕而无力,或呕吐如喷;或呕吐新入之食,或呕吐不消化之宿食,或呕吐涎沫,或呕吐黄绿苦水;呕吐之物有多有少。呕吐常有诱因,如饮食不节,情志不遂,寒暖失宜,以及闻及不良气味等因素,皆可诱发呕吐,或使呕吐加重。本病常伴有胸脘痞闷不舒,恶心厌食,吐酸嘈杂等。呕吐多偶然发生,亦有反复发作者。

10. 试述呕吐的病因病机要点。

呕吐的病因主要包括外感六淫,内伤饮食,情志不调和脾胃虚弱几个方面。且常相互影响,兼杂致病。呕吐病位在胃,病变脏腑除胃以外,尚与肝脾相关。呕吐病机不外乎虚实两大类,实者由外邪、饮食、痰饮、郁气等邪气犯胃,致胃失和降,气逆而发;虚者由气虚、阳虚、阴虚等正气不足,使胃失温养、濡润,胃虚不降所致。

11. 简述呕吐的治疗原则?

呕吐的基本病因是胃失和降,胃气上逆所致,故其治法当以和胃降逆为本。但应分清虚实。实者重在祛邪,分别施以解表、消食、化痰、理气之法,辅以和胃降逆之品。虚者重在扶正,分别施以益气、温阳、养阴之法,辅以降逆止呕之药。

12. 呕吐的辨证施治与分证论治要点是什么?

(1)辨证要点:辨实呕与虚呕,辨呕吐物的性质,辨可呕与止呕,辨可下与禁下。

(2)施治要点:治疗大法当以和胃降逆为主。

(3)分证论治:实证属外邪犯胃,法用解表疏邪、和胃降逆,方选藿香正气散。虚证属脾胃虚弱,法用益气健脾、和胃降逆,方药用香砂六君子汤,还可辨证选用参苓白术散、七味白术散等。

13. 简述呃逆的治疗原则。

理气和胃,降逆止呕为治疗原则,并在分清寒热虚实的基础上,分别施以祛寒、清热、补虚、泻实之法。危重病症出现呃逆,急当救护胃气。

14. 为什么说呃逆的发生,病变的关键在胃,并与肺、肾、肝脏有关?

胃失和降,逆气动膈,上冲喉间,故病变关键在胃。肺之肃降失调,肾失摄纳,肝气犯胃,均可使胃气不降而上逆动膈。

15. 呃逆、呕吐、反胃都是胃部的病变,主要临床证候有何不同?

呃逆、呕吐、反胃三者,都是胃部的病变,但呕吐是以胃中之物从口中吐出,有声有物为特征;反胃是以朝食暮吐,暮食朝吐,完谷不化为特征;呃逆则是以气逆上冲,喉间呃呃连声,声短而频,令人不能自制为特征。

16. 如何根据泻下物分辨寒热虚实?

粪便清稀如水,或稀薄清冷,完谷不化为寒证;粪便黄褐,泻下急迫为热证;病程较长,稍进油腻或饮食稍多即泻者为虚证;起病急,病程短,泻后痛减,泻下物臭秽者,为实证。

17. 泄泻的病因病机要点是什么?

外感风寒暑热湿等邪气,内伤饮食情志、脏腑失调皆可泄泻。外邪之中湿邪最为重要,湿邪为阴邪,易困脾土,运化不利,升降失职,水湿清浊不分,混杂而下而成泄泻,其他诸多邪气需与湿气兼杂,方易成泻。内伤中以脾虚最为关键,脾主运化生清,脾气虚弱,清气不升,生化内湿,清气在下,则生泄泻。外湿最易伤脾,脾虚又生内湿,均可形成脾虚湿盛。泄泻病位在肠,关键病变脏腑在脾胃,与肝肾有密切关系。

18. 简述泄泻的治疗原则。

运脾祛湿为原则;急性泄泻重用祛湿,辅以健脾,兼表邪、暑邪、食滞者,又佐疏表、清暑、消导;慢性泄泻以运脾补虚为主,辅以祛湿,并根据不同证候,分别施以健脾升提、温肾健脾、抑肝扶脾之法,久泻不止者,尚宜固涩。

19. 简要说明便秘的病因机制。

病因即胃肠积热;气机郁滞,阴亏血少,阴寒积滞,气虚阳衰。其病机属邪滞大肠,腑气闭塞不通或肠失温润,推动无力,导致大肠传导功能失常。

20. 简述便秘的治疗原则。

便秘治疗当分虚实,实者以祛邪为主,分别施以泻热、温散、通导为治本之法,辅以顺气导滞之药;虚证以养正为先,滋阴养血、益气温阳为治本之法,辅以甘温润肠之品。

21. 试述便秘的辨证施治与分证论治要点。

(1)辨证要点:辨排便周期,辨排便粪质,辨舌质舌苔。

(2)施治要点:治疗分虚实论治。实者以祛邪为主,泻热、温散、通导为治本之法,可辅以顺气导滞之药;虚者以养正为先,滋阴养血、益气温阳为治本之法,辅以甘温润肠之药。

(3)分证论治:实秘属肠胃积热,治法为泻热导致、润肠通便,代表方为麻子仁丸,尚可辨证选用当归龙荟丸、黄龙汤、凉膈散等。实秘属气机郁滞,治法为顺气导滞,代表方为六磨汤。实秘属阴寒凝滞,治法为温里散寒、通便止痛,代表方为大黄附子汤。虚秘属气虚,治法为补气润肠,代表方为黄芪汤。虚秘属血虚,治法为养血润燥,代表方为润肠丸。虚秘属阴虚,治法为滋阴通便,代表方为增液汤。虚秘属阳虚,治法为温阳通便,代表方为济川煎。

22. 上消化道出血的常见病因。

上消化道出血常见的有消化性溃疡、急性胃黏膜损害、食管胃底静脉曲张破裂、胃癌。

23. 溃疡病常见的并发症有哪些?

上消化道出血、急性穿孔、幽门阻梗、癌变。

24. 怎样观察消化道出血患者是否有活动性出血或再次出血?

(1)反复呕血。

(2)黑便次数增多且粪质稀薄,色泽转为暗红色,伴肠鸣音亢进。

(3)周围循环衰竭的表现经补液、输血而未改善,或好转后又恶化,血压波动,中心静脉压不稳定。

(4)红细胞计数、红细胞比容、血红蛋白测定不断下降,网织红细胞计数持续增高。

(5)在补液足够、尿量正常的情况下,血尿素氮持续或再次增高。

(6)门静脉高压的患者原有脾大,在出血后常暂时缩小,如脾未恢复肿大也提示出血未止。

25. 如何估计上消化道出血患者的出血量?

(1)大便隐血每日出血量 > 5~10 mL。

(2)黑便出血量在 50~70 mL 以上。

(3)胃内积血达 250~300 mL 时可引起呕血。

(4)一次性出血量在 400 mL 以下时,一般不引起全身症状。

(5)超过 400~500 mL 出现头晕、心悸、乏力症状。

(6)超过 1 000 mL,出现急性周围循环衰竭,严重者引起失血性休克。

26. 上消化道大出血的急救措施有哪些?

(1)保持呼吸道通畅:绝对卧床休息,呕吐时头偏向一侧;必要时用负压吸引器消除气道的分泌物、血液或呕吐物、给予吸氧。

(2)治疗护理:立即建立静脉输液通道,实施输液、输血和各种治疗。

(3)饮食护理:大出血伴恶心、呕吐者应禁食。

(4)心理护理:关心、安慰患者,稳定其情绪。

(5)病情观察:严密观察患者生命体征及神志、尿量、大便、呕吐物。

27. 消化道出血护理措施及处理原则有哪些?

(1)心理护理:关心、安慰患者,稳定其情绪让患者平卧位,下肢抬高。

(2)饮食护理:大出血伴恶心、呕吐者应禁食。

(3)口腔护理:呕血后给予温开水漱口。

(4)做好补血准备:检查血型,抽血做交叉配合。

(5)补充血容量:遵医嘱快速静脉输液,补液量根据失血量而定。宜用新鲜血液,应注意避免因输液、输血过多引起的肺水肿。

(6)止血处理:对胃出血可行胃降温止血,用加有止血剂的冰盐水行胃灌洗。

(7)仔细观察病情:①注意有无呕血及便血;②全身情况及神志变化;③观察生命体征并做好记录;④肢体是否温暖;⑤周围静脉充盈情况;⑥每小时记录尿量;⑦定期复查红细胞计数、血红蛋、血细胞比容与血尿氮素;⑧必要时测中心静脉压;⑨准确记录24小时出入量。

(8)处理原则:卧床休息,禁食。密切观察病情变化。遵医嘱适当使用镇静剂(肝硬化患者禁用)及止血药,可用去甲肾上腺素 8 mg 加入 1 000 mL 水中分次口服或胃管注入。食管静脉破裂出血者静脉注射或静脉滴注血管加压素10U 加在5%葡萄糖200 mL 中,缓慢静脉滴注,每日用量不宜超过3次,以降低门脉压,对食管、胃底静脉曲张破裂出血有止血效果。并可用三腔或四腔气囊管压迫止血。输血输液,防止休克及电解质平衡紊乱,预防并发症。必要时手术。

28. 溃疡病禁用哪些药?

阿司匹林、乙醇、氯化铵、奎宁、洋地黄、铁剂、激素、稀盐酸、溴化物、氯化钾、氨茶碱、胃蛋白酶、抗组胺药等。

29. 试述纤维胃镜检查的术前术后护理。

(1)术前准备:①向患者解释检查的目的、方法和可能产生的不良反应,取得患者的合作。检查前取下假牙;②仔细询问病史和体格检查,以排除检查禁忌证;③检查前禁食、禁烟、禁药 12 小时,有幽门梗阻者术前晚应洗胃。接受胃肠钡剂检查者,3 日内不宜做胃镜检查;④术前半小时皮下注射阿托品 0.5 mg,以减少唾液和胃液的产生,并减慢肠蠕动;⑤检查前 5~19 分钟应给患者进行咽喉部的麻醉;⑥检查器械准备完善。

(2)术后护理:①术毕两小时后方能进水、进食,检查当日给半流质;②少数患者检查后可出现水肿,这种症状 1~2 天会自行消失,也可用温水含漱或含喉片;③检查后部分患者可出现腹胀,可告知患者坐起后哈气,或腹部按摩,促进肠道气体排除;④术后数日内,应观察患者有无消化道穿孔、出血、感染等并发症,一旦发现及时协助医生处理;⑤彻底清洗和消毒内镜及有关器械、避免交叉感染。

30. 急性胰腺炎患者用药与饮食禁忌有哪些?

(1)禁用诱发胰腺炎的药物:应避免应用肾上腺糖皮质激素、四环素、磺胺、硫唑嘌呤等类药物,因其可使胰液分泌或黏稠度增加,从而诱发胰腺炎。

(2)忌茶与多酶片同服:茶叶中所含的鞣酸可与蛋白质发生化学作用,使其活性减弱甚至消失而影响疗效。

(3)忌碱类食物与喹诺酮类药物同食:碱类食物可减少喹诺酮类药物的吸收,故服药期间避免与菠菜、胡萝卜、黄瓜等偏碱性食物同服。

(4)忌胰酶片与酸性物同服:胰酶片在碱性或中性环境下活性较强,遇酸可使其失去活性。故服用胰酶片时应忌服山楂片、山楂丸、醋等酸性食物。

(5)忌胰酶片与含有鞣质、大黄粉的中成药合用,此类药物合用可使胰酶片疗效降低或失效。

(6)忌饭后服用阿托品:阿托品可抑制腺体分泌,饭后服用影响食物消化。

(7)忌盲目使用止痛药:滥用止痛剂会掩盖病情,进而延误治疗,故应在医生指导下使用。

(8)忌酗酒:酒精可增加胰腺泡的分泌,使胰腺内压力骤增,从而使胰小管及胰腺泡破裂,释放活性胰酶,消化胰腺及周围组织而诱发急性胰腺炎。

(9)忌饮食不节:暴饮暴食刺激胰腺消化酶大量分泌,诱发胰腺炎;长期大量进高脂饮食,引起毛细血管栓塞或内膜损伤而诱发急性胰腺炎。

31. 比较胃溃疡与十二指肠溃疡疼痛的区别。

表3　胃溃疡与十二指肠溃疡疼痛的区别

区别要点	胃溃疡	十二指肠溃疡
疼痛部位	多位于剑突下正中或偏左	位于上腹偏右,并可向背部、肋缘和胸部放射
疼痛节律	多在餐后半小时至1小时出现,持续1~2小时后逐渐缓解,下次餐后疼痛复发,形成进食－疼痛－缓解的规律	多在餐后3~4小时出现,持续至下次进餐后减轻或缓解,多为空腹痛或"午夜痛",形成疼痛—进食—缓解的规律

32. 列表说明上消化道出血的观察要点。

表4　消化道出血的观察要点

观察要点	活动性出血	已止血
呕血	有或不一定有	无
柏油便	有	黄或柏油样(成形)
情况和意识	烦躁、淡漠、意识模糊	安静、清醒
口渴	有	无
出冷汗或晕厥	有	无
血压	有下降趋势	正常或稳定
脉搏及脉压	脉细数、脉压小	脉率正常、脉压变大
肢端皮肤温度	急性肾功能不全引起肢端冷,皮肤湿冷,呈灰白色或紫灰花斑	肢端转暖,肤色转红
胃液	咖啡色或鲜红	黄色或混有食物

33. 试述消化道出血的治疗护理措施。

(1)嘱患者安静卧床做好心理护理,稳定情绪,取平卧下肢抬高位,以保证脑部供血。保持呼吸道通畅,必要时吸氧,要避免呕血引起窒息。

(2)饮食:呕血患者应禁食,仅有少量柏油便者,可进温凉、清淡流质,大便转黄改半流质。出血停止后改为营养丰富、易消化、无刺激性半流质软食,少食多餐,逐步过渡到正常饮食。

(3)检查血型,做好交叉配血。

(4)补充血容量:快速静脉输液。补液量根据失血量而定,右旋糖酐24小时内不宜超过1 000 mL。应及时输入足量全血,以恢复血容量与有效血循环。最好保持血红蛋白不低于90~100 g/L。宜用新鲜血,应注意避免因输液、输血过多而引起肺水肿。

(5)止血措施:应用止血药,可用去甲肾上腺素8 mg加入1 000 mL水中分次口服或胃管注入。对胃出血可行胃降温止血,用加有止血药的冰盐水行胃灌洗。食管静脉破裂出血者可将血管加压素10U加入5%葡萄糖200 mL中,缓慢静脉滴注,每日用量不宜超过3次,以降低门脉压,对食管、胃底静脉曲张破裂出血有止血效果。并可用三腔或四腔气囊管压迫止血。输液输血,防止休克及电解质平衡紊乱。预防并发症,必要时手术。

(6)注意口腔护理,呕血后温开水漱口。

(7)仔细观察病情:①注意有无呕血及便血;②全身情况和神志变化;③反复测生命体征并做好记录;④肢体是否温暖,皮肤与甲床色泽;⑤周围静脉特别是颈静脉充盈情况;⑥记录每小时尿量;⑦定期复查红细胞计数、血红蛋白、血细胞比容与血尿素氮;⑧必要时测中心静脉压;⑨准确记录24小时出入水量。

34.何谓应激性溃疡?

应激性溃疡是指以胃黏膜糜烂和急性溃疡为特征,引起急性上消化道出血的黏膜病变。可见于严重烧伤、创伤、脑血管意外、颅内病变、败血症、肺气肿、肺源性心脏病、重症心力衰竭、休克、大手术后、恶性肿瘤和长期使用某些对胃有刺激性的药物及肾上腺糖皮质激素治疗等。

35.试述结核性腹膜炎的临床表现。

结核性腹膜炎是由结核分枝杆菌引起的慢性、弥漫性腹膜感染。主要是结核病的全身毒血症状,如发热、盗汗等,同时可有腹胀、腹水和不同程度的腹痛,以及腹泻或便秘与腹泻交替等症状。

自测试题

一、单项选择题

1.肝胃郁热型胃痛的主症之一是 (　　)

　A.胃脘胀痛　　B.胃脘刺痛　　C.胃痛暴作　　D.胃脘灼痛　　E.胃脘隐痛

2.胃脘灼痛,痛势急迫,反酸嘈杂,口干口苦,舌红苔黄,脉弦数,方选 (　　)

　A.丹栀逍遥丸　B.贯煎　　C.三仁汤　　D.清胃散　　E.温胆汤

3.治疗湿热中阻型胃病的首选方剂是 (　　)

　A.一贯煎合芍药甘草汤　　　　　B.化肝煎

　C.清中汤　　　　　　　　　　　D.柴胡疏肝散

　E.丹栀逍遥散

4.腹痛的病位在 (　　)

　A.上腹　　　　　　　　　　　　B.胃脘以下,耻骨毛际以上

　C.胁腹　　　　　　　　　　　　D.小腹

　E.少腹

5.患者过食肥腻辛辣食物后,出现腹痛拒按,胸闷不舒,烦渴引饮,大便秘结,身热自汗,小便短赤,舌苔黄腻,脉滑数,首选方 (　　)

　A.大柴胡汤　　B.葛根芩连汤　　C.温胆汤　　D.大承气汤　　E.大黄牡丹汤

6. 治疗中虚脏寒型腹痛宜首选 （   ）
A. 当归四逆汤　B. 温脾汤　　C. 吴茱萸汤　　D. 大建中汤　　E. 小建中汤
7. 腹痛的调摄措施除哪项外均为正确的 （   ）
A. 寒痛者要注意保温　　　　　　　　B. 腹痛伴泄泻者要保持心情愉快
C. 食积者注意节制饮食　　　　　　　D. 虚痛者宜进食易消化食物
E. 热痛者忌食肥甘厚味、醇酒辛辣
8. 呕吐发病的外因中最为常见的病邪是 （   ）
A. 风邪　　　B. 寒邪　　　C. 暑邪　　　D. 湿邪　　　E. 燥邪
9. 呕吐治疗当在审因论治基础上辅以何种药物 （   ）
A. 和胃降逆　B. 益气养阴　C. 疏肝理气　D. 化痰祛湿　E. 消食导滞
10. 痰饮内停型呕吐的代表方是 （   ）
A. 温化汤　　　　　　　　　　　　　B. 小半夏汤合苓桂术甘汤
C. 温胆汤　　　　　　　　　　　　　D. 平胃散
E. 泽泻汤
11. 过食肥甘美味,出现呕吐酸腐,腹胀便秘,身热心烦,厌食,气味臭秽,苔厚腻,脉滑实。治宜选用 （   ）
A. 二陈汤　　B. 小承气汤　C. 保和丸　　D. 大承气汤　E. 枳术丸
12. 各证型的呃逆治疗均应酌用 （   ）
A. 理气和胃之品　　　　　　　　　　B. 疏肝解郁之品
C. 健脾益气之品　　　　　　　　　　D. 降逆平呃之品
E. 和中止呕之品
13. 泄泻发生的关键病机是 （   ）
A. 脾肾阳虚　　　　　　　　　　　　B. 脾虚湿盛
C. 肝失疏泄　　　　　　　　　　　　D. 胃湿和降
E. 食滞肠胃
14. 泄泻的内因中以何者与发病关系最为密切 （   ）
A. 气机郁滞　B. 脾肾阳虚　C. 肠胃积热　D. 脾胃虚弱　E. 阴寒凝滞
15. 便秘辨证当先辨 （   ）
A. 寒热　　　B. 虚实　　　C. 阴阳　　　D. 缓急　　　E. 气血
16. 治疗血虚便秘的主方是 （   ）
A. 黄芪汤　　B. 麻子仁丸　C. 润肠丸　　D. 济川煎　　E. 增液汤
17. 患者大便秘结,口臭烦渴,多喜冷饮,脘腹满闷,小便短赤,苔黄燥,脉滑数,治疗主方是 （   ）
A. 六磨汤　　B. 大黄附子汤　C. 黄芪汤　　D. 润肠丸　　E. 麻子仁丸

18. 患者平素心情不畅,大便秘结,欲便不得,嗳气频作,腹中胀痛,食少纳呆,苔薄腻,脉弦,代表方为 (　　)
   A. 竹茹汤　　B. 六磨汤　　C. 四逆散　　D. 五磨饮子　　E. 柴胡疏肝散

19. 大便干结,排出困难,小便清长,面色㿠白,四肢不温,腹中及腰膝冷痛,得热则减,舌淡苔白,脉沉迟,治宜首选 (　　)
   A. 济川煎　　B. 右归丸　　C. 温脾汤　　D. 附子理中汤　　E. 润肠丸

20. 不宜用于治疗胃溃疡的药物是 (　　)
   A. 前列腺合成剂　　　　　　　　B. 西咪替丁
   C. 丙谷胺　　　　　　　　　　　D. 三钾橼络合铋
   E. 阿托品

21. 呕血患者的饮食应该是 (　　)
   A. 软食　　B. 冷流质　　C. 普食　　D. 暂禁食　　E. 半流质

22. 溃疡病患者出现下列哪项病情提示有穿孔发生 (　　)
   A. 饮量突然减少　　　　　　　　B. 嗳气反酸加重
   C. 恶心、腹胀明显　　　　　　　D. 上腹剧痛、腹肌紧张
   E. 常发生"午夜痛"

23. 溃疡病患者腹痛剧烈,疑有穿孔,禁止使用 (　　)
   A. 阿托品　　B. 西咪替丁　　C. 甲氧氯普胺　　D. 胃肠减压　　E. 吗啡

24. 胃溃疡疼痛规律为 (　　)
   A. 进食—缓解　　　　　　　　　B. 进食—疼痛
   C. 疼痛—进食—缓解　　　　　　D. 进食—缓解—疼痛
   E. 进食—疼痛—缓解

25. 胃肠道中起消化作用的最主要的消化液是 (　　)
   A. 胃液　　B. 胰液　　C. 肠液　　D. 唾液　　E. 胆汁

二、多项选择题

1. 胃痛的主要病因有 (　　)
   A. 感受外邪　　　　　　　　　　B. 情志失调
   C. 饮食所伤　　　　　　　　　　D. 脏腑虚弱
   E. 虫体砂石阻滞

2. 胃痛的基本病机有 (　　)
   A. 胃气失和　　B. 寒热错杂　　C. 气机不利　　D. 胃失濡养　　E. 痰湿阻滞

3. 胃痛在辨证时应该注意辨别 (　　)
   A. 寒热　　B. 虚实　　C. 气血　　D. 脏腑　　E. 缓急

4. 胃痛的预防调摄主要应注意 （　　）
 A. 卧床休息　　B. 饮食调节　　C. 运动疗法　　D. 精神调摄　　E. 以上皆非
5. 胃痛与下列哪些脏腑有关 （　　）
 A. 肝　　B. 脾　　C. 肾　　D. 胆　　E. 胃
6. 腹痛的病因有 （　　）
 A. 外感时邪　　B. 胃失和降　　C. 情志失调　　D. 阳气素虚　　E. 饮食不节
7. 腹痛在辨证时应主要注意区别 （　　）
 A. 病因　　B. 部位　　C. 急缓　　D. 性质　　E. 大便
8. 腹疼的疼痛性质有 （　　）
 A. 冷痛、绞痛　　B. 有反跳痛　　C. 隐痛、胀痛　　D. 灼痛、刺痛　　E. 压榨性痛
9. 腹疼病变涉及的脏腑有 （　　）
 A. 肺胃　　B. 肝胆　　C. 脾肾　　D. 大小肠　　E. 膀胱
10. 关于呕吐的临床证候特征的描述，正确的有 （　　）
 A. 饮食所伤
 B. 呕吐涎沫
 C. 呕吐如喷
 D. 脏腑虚弱
 E. 干呕或呕吐新入之食或不化之宿食
11. 实证呕吐的特点是 （　　）
 A. 病程短　　B. 发病缓慢　　C. 呕吐物酸腐　　D. 呕吐物不多　　E. 呕吐物量多
12. 呕吐的辨证要点在于 （　　）
 A. 虚实　　B. 在气在血　　C. 可下或禁下　　D. 可吐或止吐　　E. 呕吐物
13. 呕吐的原因主要包括 （　　）
 A. 外邪侵袭　　B. 情志失调　　C. 肝肾阴虚　　D. 脾胃虚弱　　E. 饮食不节
14. 呕吐实证包括 （　　）
 A. 外邪　　B. 饮食　　C. 瘀血　　D. 痰饮　　E. 郁气
15. 呃逆治疗原则是和胃，降逆平呃，临证时分别施以 （　　）
 A. 祛寒　　B. 化痰　　C. 清热　　D. 补虚　　E. 泻实
16. 泄泻的病因有 （　　）
 A. 感受外邪　　B. 饮食所伤　　C. 情志失调　　D. 脾胃虚弱　　E. 命门火衰
17. 泄泻的临床特征是 （　　）
 A. 大便清稀
 B. 里急后重
 C. 脘腹不适
 D. 便下赤白脓血
 E. 大便次数增多
18. 泄泻在辨证时应该注意辨别 （　　）
 A. 寒热　　B. 虚实　　C. 气血　　D. 泄下之物　　E. 缓急

19. 下列属实证泄泻特点的是 （   ）
    A. 病势急骤   B. 腹痛拒按   C. 泻后痛减   D. 脘腹胀满   E. 小便不利
20. 下面属于便秘病因的是 （   ）
    A. 肠胃积热   B. 气机郁滞   C. 阴寒凝滞   D. 气虚阳衰   E. 阴亏血少
21. 便秘的治法可有 （   ）
    A. 探吐   B. 外导   C. 通泻   D. 取嚏   E. 润补
22. 实证便秘治则有 （   ）
    A. 通导   B. 温补   C. 泻热   D. 温散   E. 理气
23. 对于习惯性便秘，除药物治疗外，还应注意 （   ）
    A. 保持心情舒畅   B. 增加体力活动
    C. 多吃蔬菜水果   D. 按时登厕
    E. 多吃肉类食物
24. 溃疡病常见的并发症有 （   ）
    A. 上消化道出血   B. 急性穿孔
    C. 食管静脉曲张   D. 幽门梗阻
    E. 癌变
25. 估计上消化道出血患者的出血量有 （   ）
    A. 大便隐血试验阳性提示每日出血量 >5～10 mL
    B. 出现黑便表明出血量在 50～70 mL
    C. 胃内积血达 250～300 mL 进可引起呕血
    D. 一次性出血量在 400 mL 以下时，一般不引起全身症状
    E. 出血量超过 400～500 mL 可出现头晕、心悸、乏力等症状。
26. 溃疡病呕血患者的正确护理措施是 （   ）
    A. 卧床休息   B. 禁食 4 小时
    C. 早期使用三腔气囊管   D. 定期测量生命体征
    E. 禁用巴比妥类药物

三、判断题

1. 胃痛辨证有在气在血之别，在气者的特点是痛而不胀，痛无定处，持续不减，多属久痛。 （   ）
2. 胃痛失治误诊其转归可有虚劳、血证、脱证，甚至会出现危候，如不及时救治，也可危及生命。 （   ）
3. 湿热壅滞之腹痛的治疗大法是通腑泄热。代表方是大承气汤。 （   ）
4. 呕吐是由于脾胃不和，气陷于下，胃中之物从口吐出的一种病证。 （   ）
5. 呕吐以咳吐食物痰涎诸物或干呕有物为主证。 （   ）

6. 呃逆是一种病,病变关键在膈,与心肺、食管、气管的功能失调有关。　　(　)

7. 呃逆的治疗只可降逆止呕,不可使用补法和下法。　　(　)

8. 引起泄泻的原因:外邪以感受寒邪最为重要,内伤以肾虚最为关键。　　(　)

9. 临床凡见大便次数增多、粪质稀薄的病证,都可诊断为泄泻。　　(　)

10. 对上消化道出血患者的观察,主要是注意尿量。　　(　)

11. 判断消化道出血停止的依据是症状逐渐好转,血压脉搏稳定,大便隐血试验阴性。

(　)

12. 应激性溃疡是以胃黏膜糜烂和急性溃疡为特征,引起急性上消化道出血的黏膜病变。　　(　)

自测试题答案

一、单项选择题

1. D　2. A　3. C　4. B　5. D　6. E　7. B　8. B　9. A　10. B　11. C　12. D　13. B　14. D　15. B　16. C　17. E　18. B　19. A　20. E　21. D　22. D　23. E　24. E　25. B

二、多项选择题

1. ABCD　2. ACD　3. ABCDE　4. BD　5. ABCDE　6. ACDE　7. BCD　8. ACD　9. BCDE　10. BCE　11. ACDE　12. ACDE　13. ABDE　14. ABDE　15. ACDE　16. ABCDE　17. ACE　18. ABDE　19. ABCDE　20. ABCDE　21. BCE　22. ACDE　23. ABCD　24. ABDE　25. ABCDE　26. AD

三、判断题

1. ×　2. √　3. √　4. ×　5. ×　6. ×　7. ×　8. ×　9. ×　10. ×　11. √　12. √

第五节　肾病科护理

基本知识问答

1. 试述水肿患者的调摄。

水肿初期,应吃无盐饮食,待肿势消退后,逐渐改为低盐,最后恢复普通饮食,忌食辛辣、烟酒等刺激性食物。若因营养障碍致肿者,不必过于强调忌盐。此外,尚需注意摄生,起居有时,预防感冒,不宜过度疲劳,尤应节制房事,以防损伤真元。

2. 水肿病出现水毒潴留危重证候的临床表现有哪些?

表现为尿闭、恶心呕吐、口有秽味、鼻衄牙宣,甚则头痛、抽搐、神昏、谵语等。

3. 水肿的证候特点的是什么?

水肿初起多从眼睑开始,继则延及头面、四肢以及全身,也可从下肢开始,然后及于全身。如病势严重,可伴有胸腹水而见腹部膨胀、胸闷心悸、气喘不能平卧等症。

4. 简述淋证与癃闭的区别。

癃闭以排尿困难,小便量少甚至点滴全无为特征,其小便量少,排尿困难与淋证相似。但淋证尿频而疼痛,且每日排尿总量为正常;癃闭则无尿痛,每日排尿量低于正常,严重时,小便闭塞,无尿排出。

5. 简述淋证与尿血的鉴别。

淋证和血尿都有小便出血,尿色红赤,甚至溺出纯血等症状。其鉴别主要特点是有无尿痛。尿血多无疼痛之感,虽亦间有轻微的胀痛或热痛,但终无血淋的小便滴沥而疼痛难忍,故一般以痛者为血淋,不痛者为尿血。

6. 如何辨淋证的虚实?

淋证初起或在急性发作阶段属实,以膀胱湿热,砂石结聚,气滞不利为主;久病多虚,病在脾肾,以脾虚、肾虚、气阴两虚为主。

7. 血淋的虚实是如何转化的?

血淋初起,都由湿热蕴结下焦,热盛伤络而见小便热涩刺痛,尿色深红,或夹有血块等实证表现。热盛伤阴,郁久化火,虚火灼络而出现尿色淡红,尿痛涩滞不显著,腰膝酸软、神疲乏力等虚证表现。

8. 淋证的治疗原则是什么?

实则清利,虚则补益,是治疗淋证的基本原则。

9. 癃闭的危重证候有哪些?

癃闭如果失治或治疗不当,病情可转为严重,此时临床上出现头晕,视物模糊,胸闷喘促,恶心呕吐,水肿,甚至烦躁、神昏、抽搐等症状,是由癃闭转为关格,若不及时抢救,可导致死亡。

10. 癃闭与关格怎样鉴别?

癃闭主要是指尿量减少,排尿困难,甚则小便不通为主症的一类病证,一般无呕吐症状;关格是小便不通与呕逆并见。癃闭可发展为关格,而关格不一定都是由癃闭发展而来的,还可由淋证、水肿发展而成。

11. 试述癃闭的治疗原则。

癃闭治疗应根据"腑以通为用"的原则,着眼于通。但通之之法,又因证候的虚实而各异。实证宜清湿热,散瘀结,利气机而通水道。虚证治宜补脾肾,助气化,使气化得行,小便自通。

12. 癃闭的虚实如何辨别?

辨别虚实主要依据:若起病较急,病程较短,体质较好,尿流窘迫,赤热或短涩,苔黄腻或薄黄,脉弦涩或数,属于实证;若起病较缓,病程较长,体质较差,尿流无力,精神疲乏,舌质淡,脉沉细弱,属于虚证。

13. 癃闭临床上分哪几个阶段,其各自临床特征是什么?

分两个阶段:尿癃阶段、尿闭阶段。

尿癃阶段:是癃闭的前期阶段,其临床特征是排尿滴沥不尽,或排尿无力,尿流变细,且可出现尿流中断,每日总尿流稍有减少。

尿闭阶段:是癃闭的后期阶段,本阶段总尿量明显减少,甚则发生至点滴全无。

14. 试述关格的辨证要点。

关格的辨证主要应分清主次。若以本虚为主,又应分辨脾肾阳虚还是脾肾阴虚;以浊邪为主者,应区分寒湿与湿热的不同。

15. 试述关格的病因病机。

关格的病因病机是由于水肿、淋证、癃闭等病症反复发作,或迁延日久,或脾肾阴阳衰惫,气虚不化,而致湿浊毒邪内蕴。脾肾阴阳衰惫是本,湿浊内聚成毒是标,在病理上表现为本虚标实。关格的病机往往表现为寒热错杂,脾、肾、心、肝同病,由于标实与本虚之间可以相互影响,使病情不断恶化,因而最终正不胜邪,发生正闭外脱,阴竭阳亡的变化。

16. 急性肾炎的原因、护理及常见的并发症有哪些?

急性肾炎常发生于β-溶血性链球菌,"致肾炎菌株"引起的上呼吸道感染(如急性扁桃体炎、咽炎)或皮肤感染(脓包疮)后,感染导致机体产生免疫反应而引起双侧肾脏弥漫性的炎症反应。护理要点如下。

(1)休息:患急性肾炎时休息甚为重要。嘱其卧床休息4~6周,病情稳定后应避免劳累和剧烈活动1~2年,休息可降低能量代谢,减少代谢产物生成,从而减轻肾脏负担。卧位时还可以使肾的血流量增加,有利于疾病的恢复。

(2)避免受凉:寒冷可以引起肾小动脉痉挛,加重肾脏缺血。寒冷又易诱发呼吸道感染,使肾炎加重。

(3)饮食:应给予易消化、富含维生素的低盐饮食。有水肿及高血压时,应限制食盐摄入,每日低于2 g。根据尿量的多少、心功能状况、高血压和浮肿的程度决定水分摄入量。水肿严重而尿少者应限制入水量在每日500 mL。准确记录出入量。肾功能不全时,应限制蛋白质摄入。

并发症:

(1)高血压脑病:如有剧烈头痛甚至伴有呕吐者,应考虑并发高血压脑病的可能性,须及时测血压。若血压急剧升高,要及时报告医师,采取降压、镇静或脱水降低颅内压等措施,以防惊厥或昏迷等严重症状的发生。

(2)急性心力衰竭:高血压、尿量减少、水钠潴留,使心脏前后负荷均增加,极易发生心衰,因此须密切观察脉搏、呼吸。如果脉搏增快,呼吸困难时应考虑并发心力衰竭。

(3)急性肾功能不全:尿少伴恶心、呕吐、呼吸深大、意识淡漠时,提示可能为尿毒症,须与医师及时联系,予以相应检查和治疗,如人工肾透析治疗。

17.泌尿系统疾病尿异常包括哪几个方面?

(1)尿量异常:①多尿:尿量每天超过2 500 mL;②少尿:尿量每天少于400 mL;③无尿:尿量每天少于100 mL;④夜尿增多:夜间尿量持续多于750 mL。

(2)蛋白尿:①每日尿蛋白含量持续超过150 mg,蛋白定性为阳性反应,称为蛋白尿;②每日尿蛋白含量持续超过3.5 g/1.73 m²(体表面积)或者50 mg/kg体重,称大量尿蛋白。

(3)血尿:①新鲜尿沉渣每高倍视野红细胞>3个或1小时尿红细胞计数超过10万,或12小时计数超过50万,可诊断为镜下血尿。②尿外观呈血样或洗肉水样,称肉眼血尿。

(4)白细胞尿、脓尿、菌尿:①新鲜离心尿液每个高倍视野白细胞超过5个,或1小时新鲜尿液白细胞数超过40万个或12小时计数超过100万,称为白细胞尿或脓尿。②菌尿指中段尿涂片镜检,若每个高倍视野均可见细菌,或培养菌落计数每毫升超过105个,可做出泌尿系统感染的诊断。

(5)管型尿:可分为细胞管型、颗粒管型、透明管型、蜡样管型等。正常人尿中偶见透明及颗粒管型。若12小时尿沉渣计数超过5 000个,或镜检出现其他类型的管型时,称为管型尿。

18.管型尿有何临床意义?

红细胞管型对急性肾小球肾炎、白细胞管型对肾盂肾炎或间质性肾炎的诊断有重要价值。颗粒管型常见于各种肾小球疾病和肾小管损伤。脂肪管型多见于肾病综合征。上皮细胞管型可见于急性肾小管坏死或活动性肾小球肾炎。蜡状管型常见于慢性肾小球肾炎。

19.肾脏疾病常见的临床综合征有哪些?各有何临床特点?

(1)肾病综合征:①大量蛋白尿(大于3.5 g/d);②明显低蛋白血症(清蛋白小于30 g/L);③明显水肿;④高脂血症。其中①②两项为诊断所必需的条件。

(2)肾炎综合征:患者常有蛋白尿、血尿、水肿和高血压等临床表现。按病程可分为急进性肾炎综合征、急性肾炎综合征和慢性肾炎综合征。

(3)隐匿性肾炎综合征:可有单纯性蛋白尿和/或单纯性血尿,起病隐匿,除尿检查异常外,无水肿、高血压和肾功能异常。

(4)尿路感染综合征:有尿路感染刺激症状,可伴脓尿或菌尿。

20.肾病综合征的主要并发症有哪些?

(1)感染:与蛋白质营养不良、免疫功能紊乱及应用糖皮质激素有关。常见部位为肺部、泌尿道、皮肤。由于应用激素,感染的临床征象常不明显。

(2)血栓、栓塞:由于血液浓缩及高脂血症造成血液黏稠度增加,加之其他原因引起机体凝血,抗凝和纤溶系统失衡,导致血栓形成。以肾静脉和下腔静脉血栓形成最常见。此外,肺血管、脑血管和冠状血管梗死也不少见,是影响肾病综合征治疗效果和预后的重要原因。

(3)急性肾衰竭:可因有效血容量不足所致肾血流量下降诱发肾前性氮质血症。少数病例由于肾间质水肿压迫肾小管,以及大量蛋白管型阻塞肾小管,并诱发肾小管上皮细胞损伤、坏死,导致急性肾衰竭。表现为少尿、无尿,扩容、利尿无效,血肌酐和尿素氮升高,水、电解质紊乱和酸中毒。此外,尚常伴有全身各系统并发症。

21. 试述慢性肾功能不全患者饮食疗法的一般原则。

优质低蛋白饮食,增加必需氨基酸的补充,充足的热量和维生素。水肿并有尿少者应限水,有脱水者应及时补充。水肿或高血压者应适当限制钠的摄入。

22. 试述腹膜透析的术前护理。

(1)严密观察病情变化:包括体温、脉搏、呼吸、血压、尿量、皮肤四肢的色温情况,以及水肿程度等,并做详细观察和记录。

(2)给低盐、低蛋白饮食。

(3)病房的准备:①要严防交叉感染,避免并发症的发生,透析操作应尽量在治疗室进行。②擦地板,抹桌椅及一切用品,并用紫外线灯照射 2~3 次,每次 0.5~1 小时。

(4)物品准备:无菌腹透内管、Y 形外管、铜丝、隧道针、腹带、止血钳、阑尾手术包及布类包。

(5)药物准备:包括各种急救药品、透析液、肝素(先把肝素配制成 1 mL 含肝素 1 mg 的溶液)、抗生素(氨苄西林、庆大霉素)、50% 葡萄糖注射液及 1%~2% 普鲁卡因。

23. 试述腹膜透析的术中护理。

(1)协助医师摆好体位。

(2)严格执行无菌操作,将透析接管接好,开管后先采集各种化验标本,并将特制的灌洗管接上,进行透析液灌注。

(3)密切观察病情变化,按时测血压、脉搏、呼吸、体温并记录。

24. 试述腹膜透析的术后护理。

(1)透析液根据医嘱配制,每次灌注 1 000 mL,然后排出体外。

(2)透析液要保温,一般维持在 35~37℃。

(3)灌注透析液前和操作时必须严格执行查对制度,仔细检查透析液的澄明度、保险期,确保无误再体内灌注。

(4)精确记录透析液出入量,并 24 小时总结 1 次,以此观察超滤和差额情况。

(5)注意伤口出血否,如伤口渗血应及时更换敷料,必要时加压止血。

25.试述腹膜透析患者的一般护理要点。

(1)鼓励患者进高蛋白、高维生素、高热量的饮食,以补充透析中丢失的蛋白。

(2)注意保暖,给患者做好口腔及皮肤护理,以防发生压疮。

(3)鼓励患者在排出腹腔透析液时更换体位,以增强滤过的作用。

(4)保持呼吸道通畅,以防肺部感染。

(5)一般在透析期间,不需严格限制盐、蛋白与液体的入量。

(6)收集腹腔回流液:定期收集腹腔回流液标本,检查钾、钠、氯、非蛋白氮、钙、磷、白细胞等,定时做细菌及真菌培养。

26.腹膜透析常见并发症的观察和护理有哪些?

(1)引流不畅或腹膜透析管堵塞为常见并发症,一旦发生将影响腹透的正常进行。常见原因有腹膜透析管移位、受压、扭曲、纤维蛋白堵塞、大网膜粘连等。护理:①改变患者体位;②排空膀胱;③服用导泻剂或灌肠,促进患者肠蠕动;④腹膜透析管内注入肝素、尿激酶、生理盐水、透析液等可使堵塞透析管的纤维块溶解;⑤可在 X 线透视下调整透析管的位置或重新手术置管。

(2)腹膜炎是透析的主要并发症,大部分感染来自透析管道的皮肤出口处,主要由革兰阳性球菌引起。临床表现为腹痛、寒战、发热、腹部压痛、反跳痛、透析液浑浊等。护理,用透析液 1 000 mL 连续冲洗 5~3 次,暂时改作 IPD 模式,腹膜透析液内加入抗生素及肝素等,全身应用抗生素,若经过 2~4 周后感染仍无法控制,应考虑拔除透析管。

(3)腹痛常见原因可能有透析液的温度、酸碱度不当,渗透压过高,透析液流入或流出的速度过快,腹膜炎等。护理时应注意调节好透析液的温度,降低透析液的渗透压及透析液进出的速度,积极治疗腹膜炎。

(4)其他并发症如腹膜透析超滤过多引起的脱水、低血压、腹腔出血、腹膜透析管滑脱、慢性并发症有肠粘连、腹膜后硬化等。

27.试述血液透析过程中故障和意外的处理。

(1)透析液排出障碍,此种情况经常出现,由于透析管小孔被血块、纤维素、大网膜或肠壁等阻塞而引起,一般用0.9%氯化钠注射液或0.1%肝素氯化钠溶液20~80 mL 加压推入管内,借以冲洗管道小孔上凝结的物质或转动导管位置或令患者改变体位,如仍无效,则需通知医师用铜丝通管。

(2)尿毒症本身有出血倾向,如发现透析回流呈粉红色或鲜红色,则考虑在透析时暂不给肝素,严重时可稍停灌注透析液。

(3)透析时间长,因皮下漏液可出现皮肤刺激症状,可用四环素软膏涂擦。如导管阻塞,腹腔过度膨胀,此时可由导管内注入1%~2%利多卡因5~10 mL,并严密观察,症状较重时可考虑暂停透析。

28. 尿毒症的护理要点。

(1) 按肾病护理常规护理。

(2) 心理护理:尿毒症后期患者由于贫血、心力衰竭、电解质紊乱、肾性营养不良等导致体力虚弱,情绪悲观,凡事依赖并易激怒,应做好心理护理,给患者以安全感和可信赖感,帮助其逐步恢复治疗信心。

(3) 病情观察:意识改变,如嗜睡、谵妄、昏迷;观察有无酸中毒深呼吸,注意呕吐物和大便的颜色、性质,以及有无消化道出血;注意有无脱水或水肿,有无电解质紊乱和低钾血症、高血钾等临床表现;还应观察贫血、出血症状。

(4) 皮肤观察:因尿素从汗腺排除后形成尿素霜刺激皮肤,引起奇痒,抓破了导致感染,故应勤用毛巾擦洗,勤换衣被。但忌用肥皂和乙醇擦洗。

(5) 预防感染:尿毒症患者抵抗力极差,以发生肺部和泌尿系统感染,且感染后可无明显的全身反应为主要表现,故应特别注意肺部体征和尿改变。

29. 急性肾功能衰竭的护理要点有哪些?

(1) 控制入水量:少尿期应严格控制入水量,每日进水量为前一天液体排出量加500 mL,若患者体重加重,表明水分摄入过多。

(2) 供给足够的热量:限制蛋白质的摄入,蛋白质摄入在每日20 g以下,葡萄糖每日不少于150 g,根据病情给予适当脂肪,若热量不足,蛋白质分解,会加重氮质血症和高血钾。

(3) 密切观察患者的尿量:尿相对密度、尿色及利尿效果。多尿期要注意脱水和低钾低钠,并及时给予补充。蛋白质可逐日增加,以利于组织修复。

(4) 预防感染:做好口腔、皮肤护理及导尿管的护理,保持会阴部清洁,预防尿路感染。

自测试题

一、单项选择题

1. 水肿严重者应给予无盐饮食,轻者予低盐饮食,每日食盐量为 (　　)
A. 5~6 g　　B. 7~8 g　　C. 3~4 g　　D. 1~2 g　　E. 9~10 g

2. 水肿严重患者应取(　　),并适当抬高下肢,以减轻水肿。
A. 半卧位　　B. 俯卧位　　C. 头低足高位　　D. 侧卧位　　E. 仰卧位

3. 血淋与尿血的鉴别要点是 (　　)
A. 有无小便出血　　　　　　　　B. 有无小便滴沥不尽
C. 有无尿痛　　　　　　　　　　D. 有无尿频
E. 有无尿急

4. 癃闭病位主要在膀胱与　　　　　　　　　　　　　　　　　　　　　　（　　）
　　A. 肝　　　　B. 脾　　　　C. 肾　　　　D. 肺　　　　E. 胃

5. 关格多见于晚期的淋证、癃闭及　　　　　　　　　　　　　　　　　　（　　）
　　A. 水肿　　　B. 鼓胀　　　C. 黄疸　　　D. 积聚　　　E. 癥瘕

6. 水肿患者若每日尿量少于多少毫升时,要警惕癃闭的发生。　　　　　　（　　）
　　A. 200 mL　　B. 300 mL　　C. 400 mL　　D. 500 mL　　E. 600 mL

7. 头面浮肿的水肿患者可用(　　)煎水熏蒸促汗消肿。
　　A. 浮萍　　　B. 独头蒜　　C. 生姜　　　D. 葱白　　　E. 冬瓜皮

8. 水肿患者的饮食应以清淡易消化、富营养、(　　)饮食为宜,忌辛辣海鲜发物,依据24小时出入量严格控制进水量。
　　A. 高盐　　　B. 低盐　　　C. 低盐或无盐　D. 低蛋白　　E. 高糖

9. 水肿患者出现(　　)、少尿、厌食、嗜睡等为关格最早出现的临床表现,早期发现,早期处理。
　　A. 呕吐恶心　B. 口渴　　　C. 脘腹胀闷　　D. 心悸　　　E. 失眠

10. 淋证多以(　　)为本,膀胱湿热为标。
　　A. 脾虚　　　B. 肾虚　　　C. 肺失通调　　D. 水邪凌心　E. 心阳不振

11. 癃闭的主证无　　　　　　　　　　　　　　　　　　　　　　　　　　（　　）
　　A. 排尿困难　　　　　　　　　　　B. 小便闭塞不通
　　C. 尿量正常　　　　　　　　　　　D. 小便点滴不畅
　　E. 腹胀不适

12. 石淋排尿困难的特征是　　　　　　　　　　　　　　　　　　　　　　（　　）
　　A. 小便涩滞,少腹满痛　　　　　　B. 迫切余沥,少腹坠胀
　　C. 热涩刺痛,疼痛满急用　　　　　D. 突然中断,刺痛窘迫
　　E. 尿急

13. 下焦热盛所致血尿的特点是　　　　　　　　　　　　　　　　　　　　（　　）
　　A. 小便频数带血,头晕耳鸣　　　　B. 小便频数,尿色淡红
　　C. 尿血色淡,面色无华,兼有齿衄　D. 小便黄赤灼热,尿血鲜红
　　E. 小便清长

14. 遍体浮肿,皮肤绷急光亮,胸闷,烦热口渴,水肿证属　　　　　　　　（　　）
　　A. 湿毒浸淫　B. 风水泛滥　C. 水湿浸渍　D. 湿热壅结　E. 水邪凌心

15. 小便上有浮油如脂,形体消瘦,腰酸无力,淋证属　　　　　　　　　　（　　）
　　A. 膏淋　　　B. 血淋　　　C. 石淋　　　D. 气淋　　　E. 劳淋

16. 下列除哪项外,均可治疗癃闭　　　　　　　　　　　　　　　　　　　（　　）
　　A. 取嚏法　　B. 外敷法　　C. 探吐法　　D. 针灸按摩　E. 吸氧

17. 小便热涩刺痛,尿色紫红,夹有血块,苔黄,脉滑数,应诊断为 ( )
   A. 尿血   B. 气淋   C. 血淋   D. 癃闭   E. 膏淋

18. 下列哪一项不属于水肿与臌胀的鉴别要点 ( )
   A. 肿胀部位   B. 肿胀的先后顺序
   C. 肿处皮肤的色泽   D. 腹部青筋有无暴露
   E. 小便通利与否

19. 小便点滴而下,或尿细如丝,小腹胀满疼痛,舌质紫暗脉涩。此癃闭证属 ( )
   A. 膀胱湿热   B. 肺热壅盛   C. 肝郁气滞   D. 尿路阻塞   E. 中气不足

20. 水肿在什么情况下使用攻下逐水药最适宜 ( )
   A. 病初体实肿甚,正气已虚   B. 病久体虚肿甚,日久不消
   C. 病初体实肿甚,正气尚旺   D. 颜面浮肿,兼有表证
   E. 以上都不是

21. 淋证与癃闭的鉴别要点是 ( )
   A. 小便量的多少   B. 小便是否浑浊
   C. 小便是否频数   D. 小便是否刺痛
   E. 排尿是否困难

22. 与淋证关系最密切的脏腑是 ( )
   A. 心、肾   B. 肝、脾   C. 肝、肾   D. 肾、膀胱   E. 肺、肾

23. 癃闭的主症不包括 ( )
   A. 小便闭塞不通   B. 小腹胀满
   C. 尿量正常   D. 小便点滴不畅
   E. 排便次数增多

24. 癃闭的多发人群是 ( )
   A. 老年女性   B. 老年男性   C. 中年女性   D. 中年男性   E. 幼儿

25. 关格的病理变化为本虚标实,本虚是指 ( )
   A. 肝肾阴虚   B. 脾肾阳虚,浊邪内留
   C. 脾阳虚,水湿内蕴   D. 脾肾阳虚衰惫
   E. 肺失肃降,不能通调水道

26. 关格的主要临床表现可见 ( )
   A. 小便不通   B. 大便不通
   C. 小便不通伴呕吐   D. 大便不通伴呕吐
   E. 二便不通伴呕吐

27. 尿毒症伴高血钾时最有效的治疗方法时 ( )
   A. 输入小苏打水   B. 输入钙剂

C. 输入高渗葡萄糖加胰岛素   D. 血液透析

E. 口服钠型阳离子交换树脂

28. 尿毒症最常见的病因是   （   ）

A. 原发性高血压   B. 慢性肾小球肾炎

C. 慢性肾盂肾炎   D. 肾动脉硬化

E. 红斑狼疮性肾炎

29. 肾小球肾病的主要临床特点是   （   ）

A. 肾功能减退   B. 出血性膀胱炎

C. 大量蛋白尿   D. 高血压

E. 尿中纤维蛋白降解产物增加

30. 急性肾衰竭少尿早期主要死亡原因是   （   ）

A. 低钙血症   B. 低钠血症   C. 高钾血症   D. 低钾血症   E. 高镁血症

31. 成人引起肾性高血压最常见的疾病是   （   ）

A. 肾动脉缩窄   B. 慢性肾盂肾炎

C. 急性肾小球肾炎   D. 肾动脉硬化

E. 慢性肾炎

32. 急性肾衰竭少尿无尿早期主要死亡原因是   （   ）

A. 低钙血症   B. 低钠血症   C. 高钾血症   D. 低钾血症   E. 高镁血症

33. 成人引起肾性高血压最常见的疾病是   （   ）

A. 肾动脉缩窄   B. 慢性肾盂肾炎

C. 急性肾小球肾炎   D. 肾动脉硬化

E. 慢性肾炎

34. 下列哪项为少尿期   （   ）

A. 24 小时尿量少于 200 mL   B. 24 小时尿量少于 100 mL

C. 24 小时尿量少于 400 mL   D. 24 小时尿量少于 300 mL

E. 24 小时尿量少于 500 mL

35. 慢性肾炎肾病型在用氮芥治疗中应特别注意观察   （   ）

A. 消化道症状 B. 出血性膀胱炎 C. 肝功能损害 D. 白细胞减少 E. 脱发

36. 下列哪项内容有助于区别肾盂肾炎和膀胱炎   （   ）

A. 尿频、尿急   B. 尿中有白细胞

C. 尿中有红细胞   D. 尿中有白细胞管型

E. 肉眼血尿

37. 下列哪项不属于肾病综合征尿检查结果   （   ）

A. 尿蛋白（＋＋＋）或更多

B. 选择性或非选择性蛋白尿(+++)或更多

C. 不同程度血尿

D. 尿糖

E. 尿纤维蛋白降解产物增多

38. 血尿是指尿离心沉淀后镜检每高倍视野有多少个红细胞　　　　(　　)

A. 1~2个　　B. 2个　　C. 3个以上　　D. 5个　　E. 10个以上

二、多项选择题

1. 阴水的治疗原则是　　　　　　　　　　　　　　　　　　　　(　　)

A. 扶正为主　　　　　　　　　　B. 祛邪为主

C. 配以利水、养阴、活血祛瘀等法　　D. 健脾温肾

E. 温补肝肾

2. 水肿其病位在(　　)，而关键在肾。

A. 肺　　B. 脾　　C. 肾　　D. 心　　E. 肝

3. 淋证病久或反复发作后，常伴有(　　)症状。

A. 低热　　B. 腰痛　　C. 小腹坠胀　　D. 疲劳　　E. 小便刺痛

4. 对于水蓄膀胱之急症，应配合(　　)等法急通小便。

A. 针灸　　B. 取嚏　　C. 探吐　　D. 导尿　　E. 推拿

5. 水肿与臌胀均有的症状是　　　　　　　　　　　　　　　　　(　　)

A. 腹壁青筋暴露　　　　　　　　　B. 面色苍黄

C. 肢体水肿　　　　　　　　　　　D. 腹部膨隆

E. 脉弦

6. 属于风水泛滥型水肿的症状是　　　　　　　　　　　　　　　(　　)

A. 眼睑浮肿，继则四肢及全身水肿　　B. 小便通利

C. 来势迅速　　　　　　　　　　　D. 兼有咽喉红肿疼痛

E. 舌红，脉浮滑数

7. 治疗水肿应用视阴阳虚实不同而异，其基本原则是　　　　　　(　　)

A. 利尿　　B. 泻下逐水　　C. 芳香除湿　　D. 清热利湿　　E. 发汗

8. 各类淋证共有的症状有　　　　　　　　　　　　　　　　　　(　　)

A. 小便频急　　B. 小便浑浊　　C. 小腹拘急　　D. 小便淋沥涩痛　　E. 腰酸痛

9. 血淋与尿淋的共有表现是　　　　　　　　　　　　　　　　　(　　)

A. 尿色红赤　　B. 排尿困难　　C. 小便出血　　D. 小便疼痛难忍　　E. 尿量减少

10. 癃闭的辨证，首先应分清　　　　　　　　　　　　　　　　　(　　)

A. 寒　　B. 热　　C. 虚　　D. 实　　E. 瘀

11. 肺脾肾三脏功能失调,影响三焦的气化,是导致癃闭是主要原因,此外常见的原因有 ( )
   A. 食积　　　B. 瘀血　　　C. 痰浊　　　D. 肝郁　　　E. 肝气乘脾

12. 关格的诊断要点是 ( )
   A. 有慢性肾病史　　　　　　　　　　B. 口中秽臭,或有尿味
   C. 小便不通伴呕吐　　　　　　　　　D. 肾功能、B超、CT等检查结果
   E. 皮肤瘙痒

13. 适合关格患者食用的食物包括 ( )
   A. 瘦肉　　　B. 牛奶　　　C. 海鱼　　　D. 水果　　　E. 蔬菜

14. 急性肾衰竭临床上可分为三期是 ( )
   A. 少尿期　　B. 多尿期　　C. 康复期　　D. 肾衰期　　E. 肾功能代偿期

15. 静脉尿路造影术的注意事项有 ( )
   A. 检查前应进食少渣的饮食
   B. 检查当日晨禁食,造影前12小时禁水
   C. 检查前晚要清洁肠道
   D. 检查前应做碘过敏试验
   E. 检查后嘱患者多饮水

16. 急性肾炎并发症有 ( )
   A. 高血压脑病　　　　　　　　　　　B. 急性心力衰竭
   C. 低蛋白血症(血浆清蛋白<30 g/L)　　D. 肾功能不全
   E. 大量蛋白尿(尿蛋白定量>3.5 g/D)

17. 肾病综合征具有共同的临床表现是 ( )
   A. 水肿　　　B. 高脂血症　　C. 低蛋白血症　　D. 肾功能不全　　E. 大量蛋白尿

18. 尿毒症可有 ( )
   A. 低钙　　　B. 高磷　　　C. 高钾　　　D. 低钠　　　E. 低血糖

19. 少尿可见于以下哪些情况 ( )
   A. 休克　　　　　　　　　　　　　　B. 大出血
   C. 心功能不全　　　　　　　　　　　D. 急性肾炎
   E. 原发性醛固酮增多症

20. 肾脏的主要功能有 ( )
   A. 排泄体内的代谢废物浓度　　　　　B. 调节酸碱平衡
   C. 调节机体内的水和渗透压　　　　　D. 调节电解质
   E. 调节血糖

三、判断题

1. 肝性水肿,是以腹水为主,也属于水肿范畴。（　）
2. 阳水属实,治疗原则以祛邪为主。（　）
3. 水肿患者应尽量避免在水肿部位进行各种穿刺。（　）
4. 淋证主要病机为湿热蕴结下焦,肾与膀胱气化不利。（　）
5. 淋证尿频而尿痛,且每日尿量多为正常;癃闭则无尿痛,每日尿量少于正常,严重时甚至无尿。（　）
6. 淋证日久不愈也不会发展成癃闭。（　）
7. 癃闭治疗原则为"腑以通为用",但通利之法,又因证候虚实不同而异。（　）
8. 水肿分为阴水和阳水两大类,前者属实证,后者属虚证。（　）
9. 阳水发病较急,肿多由面部开始,自上而下,继及全身,肿处皮肤绷紧光亮,按之凹陷即起。（　）
10. 关格分而言之,小便不通谓之关,呕吐时作称之格。（　）
11. 癃可转化为闭,但闭不能转化为癃。（　）
12. 关格延至后期,病情危重,预后较差,最终可导致阴盛阳衰,气血亏虚。（　）
13. 肾功能衰竭分为急、慢性衰竭。（　）
14. 膀胱肿瘤血尿异常严重程度与癌症大小、恶性程度常一致。（　）
15. 肾、输尿管结石、主要症状为疼痛、血尿、脓尿、肾脏肿大。（　）
16. 肾炎是由细菌直接感染肾脏而发生的。（　）
17. 慢性肾衰竭尿毒症期可出现酸中毒和高血钾。（　）
18. 心力衰竭患者水肿时出现于身体的下垂部位(重力性水肿)。（　）
19. 尿崩症的主要临床表现是排尿增多,每日排尿可达 1～2 L。（　）

自测试题答案

一、单项选择题

1. C　2. A　3. C　4. C　5. A　6. D　7. A　8. C　9. A　10. B　11. C　12. D　13. D　14. D　15. A　16. E　17. C　18. E　19. D　20. C　21. A　22. D　23. C　24. B　25. D　26. C　27. D　28. C　29. B　30. C　31. E　32. C　33. E　34. C　35. D　36. D　37. D　38. C

二、多项选择题

1. ACD　2. ABC　3. ABCD　4. ABCD　5. CD　6. ACDE　7. ABE　8. ACDE　9. AC　10. CD　11. BD　12. ACD　13. BDE　14. ABE　15. ABCDE　16. ABD　17. ABCE　18. ABCD　19. ABCD　20. ABC

三、判断题

1. × 2. √ 3. √ 4. √ 5. √ 6. × 7. √ 8. √ 9. √ 10. √ 11. ×
12. × 13. √ 14. × 15. √ 16. × 17. √ 18. √ 19. ×

第六节 脑病科护理

基本知识问答

1.何为中风病?

中风病是以突然昏仆,不省人事,口眼㖞斜,半身不遂,语言不利为主证的一种病证。因起病急骤,见症多端而又变化迅速,与自然界之"风"的特征相似,故称中风。临床上有中经络、中脏腑之分。

2.中风病的病因病理要点是什么?

中风病病位在脑,其发病与心、肝、脾、肾四脏功能失调有关。发病原因有积损正衰,劳倦内伤,饮食不节,痰浊内生,情志所伤等。主要病机不外脏腑功能失调,尤以肝肾阴虚,气血不足,以致瘀血阻滞,痰热内蕴或阳动化风、血随气逆,导致脑脉痹阻或血溢脑脉外,发为中风。

病性多为虚实夹杂,上盛下虚,在本为肝肾阴虚,气血虚少;在标为风火相扇,痰湿壅盛,瘀血阻滞,气血逆乱。基本病机为气血逆乱,上犯于脑。

3.中风病的诊断要点是什么?

(1)以神志恍惚、迷蒙,甚至昏迷或昏愦,半身不遂,口舌㖞斜,舌强言謇或不语,偏身麻木为主症。

(2)多急性起病。

(3)病发多有诱因,病前常有头痛、头晕、肢体麻木、力弱等先兆症状。

(4)好发年龄以40岁以上多见。

(5)脑脊液检查、眼底检查、颅脑CT、MRI等检查有助于诊断。

4.何为中经络?

凡得病之初不经昏倒,而见口眼㖞斜,肢体麻木沉重,活动不利甚至半身不遂者,即叫中经络。

5.简述中经络的分型、治法及方药。

(1)肝阳上亢,痰火阻络

主症:头痛眩晕,耳鸣眼花,突然发生口眼㖞斜,舌强语謇或半身不遂,舌红,脉弦滑数。

治法:平肝潜阳,化痰通络。

方药:镇肝熄风汤。

(2)气虚血瘀,瘀血阻络

主症:起病缓慢,多在休息或睡眠之时发病,头晕头痛,肢体麻木,半身不遂,语言不清,舌紫黯苔薄白,脉细弱。

治法:益气活血,逐瘀通络。

方药:补阳还五汤。

6. 简述中经络的辨证施护。

(1)急性期绝对卧床休息,头位不宜过高,以利于脑部血液供应。

(2)注意保持呼吸道通畅,防止误吸,并发肺部感染者,定时更换卧位、拍背、吸痰,防止痰液坠积。

(3)注意患者四肢出现多发性栓塞的可能,给患者翻身或活动肢体时,注意四肢动脉血管搏动情况及皮肤温度、颜色,有否改变,早发现、早处理。

(4)加强皮肤护理,经常保持皮肤干燥、清洁,床单整洁、平坦,沾污床单要及时更换。清洁臀部,每隔2小时翻身一次,并用红花油涂擦皮肤,或按摩受压部位,预防压疮的发生。

(5)饮食方面要进清淡易消化食物,忌肥甘厚味,多食含粗纤维食物,防止发生便秘,如属肝阳上亢,痰火阻络患者,忌食公鸡肉等动风之品。

(6)卧床期间应保持患者大便通畅,定时按摩腹部,建立良好的排便习惯。

(7)患者在床上活动时,要加床档防止坠床。

(8)对瘫痪肢体应早期进行被动活动和按摩,病情稳定后,应鼓励患者多主动锻炼,并逐渐增加活动量,以防患肢挛缩畸形、关节僵直疼痛。促进神经功能活动恢复。失语患者应鼓励并加强语言功能方面的锻炼,可从简单的发音诱导患者。

(9)应用抗凝药物应注意观察有无出血倾向。

7. 什么叫中脏腑,其治法及方药是什么?

中脏腑可分"闭证"与"脱证"。

(1)闭证的主症:突然昏倒,人省不事,牙关紧闭,面赤气粗,两手紧握,鼻鼾痰鸣,舌苔黄腻,脉弦滑而数。治法:先开窍启闭,再行平肝潜阳息风豁痰,或佐以止血。方药:先用至宝丹1粒,继用羚羊角汤加槐花、三七。

(2)脱证的主症:突然仆倒,不省人事,目合口开,息微鼻鼾,手撒遗尿,四肢厥冷,舌萎,脉细弱。治法:益气回阳固脱,佐以止血。方药:参附汤加三七粉。

8. 简述中脏腑的辨证施护。

(1)随时注意观察病情变化,定时测呼吸、体温、脉搏、血压等,如发现异常及时报告医生立即抢救。

(2)绝对卧床休息,取头高位,15°~30°,头置冰袋,且可控制脑水肿,降低颅内压,利于静脉回流。吸氧可改善脑缺氧,减轻脑水肿。翻身时动作要轻,尽量减少搬动,加床档以防坠床。

(3)神志清楚的患者,谢绝探视,以免情绪激动。

(4)中脏腑两三天后常出现壮热,壮热时每4小时测体温、脉搏、呼吸各一次。体温在39℃以上者头置冰袋或冰帽;40℃以上者给50%乙醇冰水擦浴;体温过高的中脏腑患者,可按医嘱施行人工冬眠降温。降温可降低脑的基础代谢率,使脑的需氧量减少,以保护脑组织,降低颅内压。

(5)中脏腑昏迷的患者,24~48小时内禁食,以防止呕吐物反流至气管造成窒息或吸入性肺炎,以后按医嘱进行鼻饲,能进饮食后,以蔬菜和营养丰富的瘦肉、乳类和豆制品为宜,忌食辛辣、烟、酒和肥甘厚味。

(6)中脏腑的脱证常出现张口呼吸,可盖上一块两层的湿纱布,可起到滤过、湿润空气的作用。中脏腑的闭证时两目上视,目开不合,应保护好眼睛。可用凡士林纱布或生理盐水纱布盖两眼,以免角膜干燥或损伤。

(7)中脏腑患者常因咽麻痹而致痰声辘辘,要十分注意保持呼吸通畅,及时吸出口腔及咽喉部分泌物或痰液,并使头歪向一侧,防止痰液或呕吐物吸入气管,以免引起吸入性肺炎或窒息。必要时可考虑气管切开。

(8)加强大小便的护理:若患者有尿潴留或不能自行排尿,应进行导尿留置尿管,每日更换尿袋,尿道口擦洗每日2次,便秘时定期给予通便药物或食用一些粗纤维的食物,嘱患者排便时勿用力过猛,以防再出血。

(9)遵医嘱静脉输注脱水药物,降低颅内压,使用降压药物,要密切观察血压,使血压保持在正常水平,防止由于高血压引起再出血。

(10)防止并发症:①加强皮肤护理,每日擦澡1~2次,每2小时翻身一次,床铺干净平整,对骨隆突处的皮肤要经常检查和按摩,防止发生压疮。②加强呼吸道管理,患者有咳痰困难,要勤吸痰,保持呼吸道通畅,若患者呕吐应让其头偏向一侧以防发生误吸而致肺炎。③保持口腔清洁,口腔护理每日2次。

(11)急性期应保持偏瘫肢体的生理功能位置。恢复期应鼓励患者早期进行被动活动和按摩,每日2~3次,防止瘫痪和关节僵直。对失语的患者应及时进行语言训练。

9. 中风病闭证与脱证证治有何不同?

闭者,邪气内闭清窍,症见神昏,牙关紧闭,口噤不开,肢体强痉,属实证。根据又无热象,又有阳闭、阴闭之分。阳闭为痰热闭郁清窍,症见面赤身热,气粗口臭,烦扰不宁,舌苔黄腻,脉弦滑而数;阴闭为痰湿内闭清窍,症见面白唇暗,静卧不烦,四肢不湿,痰涎壅盛,舌苔白腻,脉沉滑或缓。治以去邪开窍醒神,治标为主。脱证是五脏真阳散脱于外,症状是昏愦无知,目合口张,四肢松散瘫软,手散肢冷汗多,二便自遗,鼻息低微,乃为中风危候。治以固脱扶正,久阴固阳,治本为主。

10. 如何对中风病进行紧急处理?

中风病的紧急处理:对急性期患者,应绝对卧床休息,勿随意变动体位,有昏迷、抽搐等症状者,床边加床档,以防跌仆。中脏腑患者,将头部可稍垫高,翻身时尽量少动头部,头偏向一侧,以利排痰,避免痰涎阻塞气道而窒息。呼吸急促者,给予吸氧。牙关紧闭者,可用冰片、南星、乌梅等擦牙,或用开口器,防止舌被咬破,也便于吸痰、喂食、喂药,及清洁口腔。发热在39℃以上者,可用冰袋物理降温,特别要警惕抽搐、呃逆、呕血等变证发生,凡此重证均应建立特护记录,准确观察和记录病情变化,并做好抢救的准备。

11. 痫证发作时如何紧急护理?

痫证发作时应做好以下紧急处理,发作时应就地处理,必须快速针刺水沟(人中)、十宣、涌泉等穴,或指掐人中,用强刺激手法,使之迅速苏醒;并解开其衣领、衣扣、腰带,头转向一侧,以利呼吸及排出痰涎。发作时防止咬伤舌及颊部,趁患者张口时,可用压舌板或牙垫或手帕,或纱布做成卷状,置于口腔内一侧上下臼齿之间,并将其义齿取掉。抽搐时不可按压肢体,以免骨折。痰较多时应吸痰。

12. 失眠的临床表现形式及兼证是什么?

临床上失眠主要表现为睡眠时间不足、睡眠深度不够。做到喜怒有节,解除忧思焦虑,保持精神舒畅;睡眠环境宜安静,睡前避免饮用浓茶、咖啡,避免过度兴奋刺激;注意作息有序,适当参加体育活动等,对于提高治疗的效果、改善体质及提高工作、学习效率均有促进作用。

13. 健忘的病因病机是什么?

健忘多由心脾不足、肾精虚损所致。

(1)思虑伤脾:思虑过度,脾失健运,气血生化不足,心神失养,使之健忘。

(2)肾精亏耗:房事不节,精亏髓减,脑失所养,则令人健忘。实证则见于七情所伤,气血逆乱,痰浊上蒙,脑失所养而令人健忘。

14. 痴呆的诊断要点是什么?

(1)以记忆近事及远事的能力减弱,判定认知人物、物品、时间、地点能力减退,计算力与识别空间位置结构的能力减退,理解别人语言和有条理地问答问题的能力障碍等为主症。

(2)性情孤僻,表情淡漠,语言啰唆重复,自私狭隘,顽固固执,或无理由欣快,易于激动或暴怒。其抽象思维能力下降,不能理解谚语、区别词语的相同点和不同点,还有道德伦理缺乏,不知羞耻等性格特征的改变。

(3)起病隐袭,发展缓慢,渐进加重,病程一般不长。但也有少数病例起病较急者。

(4)神经心理学检查,颅脑 CT、MRI 等检查有助于诊断。

15. 痴呆的证候特征是什么？

痴呆的证候特征：总以渐进加重的善忘前事与呆傻愚笨及性情改变为其共有特征。善忘往往是最早出现的症状，病渐进加重。初期可见患者对近日发生的事情记忆不清，平时经历过的事情似是而非，记忆不全，常不自觉进行虚构而被认为"说谎"。进而发展为近事及远事记忆能力均减退，甚至不能说出自己的年龄、出生月份等。呆傻愚笨表现为表情贫乏，对周围事物漠不关心；反应迟钝，不能进行简单的数字计算；动作愚笨，不能自理，时常发生错穿衣服、系错纽扣等现象。性情改变表现为情绪变化无常，不能自控。或表现抑郁，闭门孤处，寡言少语；或表现亢奋，举动不经，忽哭忽笑，言辞颠倒。重者表现为攻击行为，妄想，幻听幻视等。

16. 痴呆的辨证及施治要点是什么？

(1)辨证要点：本病乃本虚标实之证，临床上以虚实夹杂多见。本虚者不外乎精神、气血、阴阳等正气的衰少；标实者，不外乎气、血、痰、瘀等病理产物的堆积。

(2)施治要点：治疗原则为虚者补之，实者泻之。因而解郁散结、补虚益损是其治疗大法。另外，移情易性，智力和功能锻炼也不可轻视。

17. 痫证的病因病机是什么？

痫证的病因多数是由七情失调，先天因素，脑部外伤，饮食失调，劳累过度，或患其他病之后，使脏腑失调，痰浊阻滞，气机逆乱，风阳内动所致，而尤以痰邪作祟最为重要。

18. 痫证的辨证要点及治疗原则是什么？

(1)辨证要点：辨病情轻重，一是发作时间长短，二是发作时间间隔之久暂；辨证候虚实，痰火扰神属实，心脾两虚、肝肾阴虚属虚。

(2)治疗原则：病发即急，以开窍醒神治其标；平时病缓则祛邪补虚以治其本，是本病治疗大法。

19. 应该如何对痫证进行调摄和护理？

(1)控制诱因是防止发作的重要措施，患者应避免过度劳累及精神刺激，保持心情舒畅，力求去除发病诱因；禁食羊肉、酒等燥热之品；不宜从事驾驶、高空、水上职业，不宜骑自行车单独外出，以免发生意外。

(2)护理：发作期间需去除义齿，保护舌头，注意口腔卫生，消除口咽中痰涎，保持呼吸道通畅。

20. 癫病的诊断依据是什么？

(1)患者大多数易怒，或忧愁、悲哀、焦虑、恐惧、甚则愤恨等情志内伤；有家族史；突然而病，或病情的轻重与反复多与情志有关。

(2)本病以精神抑郁，表情淡漠，沉默痴呆，出言无序，或喃喃自语，静为少动，多喜为主要临床症状。

(3)本病多发于青壮年女性。

21. 癫病的病因病机是什么?

癫病的病因主要有情志所伤、痰气郁结、先天遗传。

22. 癫病的辨证要点及治疗原则是什么?

辨证要点:辨明新旧虚实,确定病性。

治疗原则:以理气解郁,畅达神机为其治疗原则,此外,移情易性是治疗本病的另一个治疗原则。

23. 高血压的诊断标准。何谓高血压危险?

高血压的诊断标准:我国采用国际上统一的诊断标准:在未服用抗高血压的药的情况下,收缩压>140 mmHg 和(或)舒张压>90 mmHg 即诊断为高血压。

高血压为危象:在高血压病程中,血压显著升高,以收缩压升高为主。出现头痛、烦躁、眩晕、心急、气急、恶心、呕吐、面色苍白或潮红、视力模糊等现象。危象发生时交感神经活动亢奋,血中儿茶酚胺升高。

24. 何谓瞳孔对光反射? 瞳孔观察方法及内容是什么?

瞳孔对光反射是指光照一侧眼球时,引起双侧瞳孔减小的反应。当光照一侧眼球时引起该眼瞳孔收缩称直接对光反应,同时另一侧瞳孔收缩称间接对光反射。

观察方法与内容:

(1)用手电光从侧面照射瞳孔,检查瞳孔是否收缩,收缩是否灵敏、持久。

(2)观察两侧瞳孔的形状、大小、双侧是否等大,及边缘是否整齐。

(3)正常瞳孔呈圆形,直径为 3～4 mm,两侧等大等圆,位置居中,边缘整齐,对光反射灵敏。瞳孔直径小于 2 mm 为瞳孔缩小,大于 5 mm 为瞳孔扩大。

25. 简述癫痫的临床分型。

癫痫按病因可分为原发性癫痫和继发性癫痫。临床上可分为以下类型。

(1)癫痫大发作:以突然发作之意识丧失和全身抽搐为特征。按其发作过程可分为三期。①惊厥前期:少部分患者在发生全身抽搐前的一瞬间意识到要发病,可采取保护措施。②惊厥期:即全身抽搐。在此期中,呼吸暂时中止,瞳孔散大,对光反射和深浅反射消失。③惊厥后期:在阵挛期可有暂时的散在性的强直痉挛,继之全身骨骼肌松弛,包括括约肌松弛,出现大小便失禁。

(2)癫痫小发作:以短暂意识障碍为特征。多见于儿童和少年,约半数在青春期痊愈。可为原发性和继发性。分失神小发作、肌阵挛性小发作、不典型性小发作 3 种类型。

(3)癫痫局限性发作:表现为身体某一固定部位的抽搐或感觉障碍。根据起源不同,临床上又可分为局限性运动发作和局限性感觉发作。

(4)癫痫精神运动性发作:又称颞叶癫痫,系局限性而具有复杂症状的发作,患者可做出各种无目的的行为,发作形式可能只限于精神症状,亦可继而出现大发作。

(5)癫痫持续状态:或称癫痫状态,是癫痫连续发作之间意识尚未完全恢复又频繁再发,或癫痫发作持续30分钟以上不自行停止。

26. 试述癫痫间歇期的给药方法。

癫痫患者在间歇期应定时服用抗癫痫药物。药物治疗原则是从单一药物开始,剂量由小至大,逐步增加。一种药物增加到最大剂量而仍不能控制发作时再加用第二种药物。经药物控制2～3年,脑电图随访癫痫性放电消失方可开始减药。减药过程要慢和稳,应首先从复合治疗转为单一治疗,单一药物从大剂量减至小剂量。

27. 癫痫患者护理措施有哪些?

(1)一般护理:①癫痫发作时应给予特级护理,缓解期应按内科护理常规。对于频繁发作者,应密切观察病情变化及认真记录病情变化。②预防摔倒跌伤,癫痫发作时,常有跌倒,故应注意安全护理。患者发作时应详细观察患者有无跌伤,凡出现头部和孔窍出血、意识昏蒙、呕吐痉挛、运动障碍者,应立即请有关科室会诊,并协同救治。准确记录脉搏的强弱与节律,观察意识活动有无异常等。③预防窒息,癫痫发作时,由于痰涎壅塞,反入气道,气道不通,可致窒息的发生。故患者发作时应取仰卧,头偏向一侧,并及时吸出痰涎,以保持呼吸道通畅。④预防厥脱,发病不解,或跌伤或大吐大汗,常可致厥脱之变证。故应遵医嘱给予具有益气固脱、回阳救逆之中药,如独参汤、参附汤、生脉散等口服。

(2)发作期的护理:①立即让患者就地平卧,解开衣领和腰带,头偏向一侧,保持呼吸道通畅,必要时给氧。②尽快将压舌板或毛巾、手帕置于患者口腔的一侧上下臼齿之间,防止咬破舌头及颊部。③注意保暖和预防感冒,炎热季节要预防中暑。④发作时应绝对卧床休息,病情缓解后可下床活动,应有专人陪护或加床档,不能往患者嘴里灌汤加药,防止吸入性肺炎。⑤抽搐的肢体不能用暴力硬压,以免骨折脱臼等。⑥少数患者在意识恢复过程中有短暂的兴奋躁动,应加以保护,防止自伤和他伤。⑦遵医嘱应用安定类药,如安定10 mg缓慢静脉注射或肌内注射;或苯巴比妥钠0.1 g肌内注射;或针刺水沟、合谷、十宣。注意观察药物的疗效,防止呼吸过度抑制。⑧密切观察人的神志、呼吸、体温、脉搏、血压、瞳孔及心率变化,并详细记录,及时清理呕吐物、排泄物和更换衣被。⑨患者抽搐不止,呼吸急促,口唇青紫,甚至昏迷,二便失禁,应及时通知医生,并协助进行抢救。

(3)环境护理:①病室应绝对保持安静,避免声光刺激。严禁噪声的干扰。控制喧哗吵闹和探视的人员。医护人员巡视病房要做到"走路轻,说话轻,操作轻,关门轻"。亲属不宜频繁探视询问,以免多言情动,伤身劳神而加重病情。②保持病室的空气清新,通风良好,定时开窗通风换气,做到室内无异味刺激。病室内的灯光应柔和暗淡,避免强光刺激。室内温湿度适宜,做到冬暖夏凉,清爽温和。③向患者介绍医院的环境及病区环境,以便使患者尽快适应新的环境。由于癫痫患者好在清晨发病,故应加强晨间护理,以防病情复发。并应嘱咐患者若出现头晕、头痛、心悸、神志怪异等症状时,应立即在安全的地方坐下或躺下,以避免跌伤。

(4)神志护理：①首先医护人员要尊重患者的人格，态度和蔼可亲，从内心关心爱护患者，理解患者疾苦与内心的感受。杜绝医护人员和家属在患者面前议论与其病情有关的问题，或带有刺激性的语言。避免不良精神因素的刺激，如不可将过喜、过悲的事告诉患者，以免情伤加重病情。②对于情志不畅、肝阳上亢或忧虑的患者，应加强心理疏导，鼓励患者诉说内心的感受，发泄自己的苦楚，是患者肝气条达舒畅、脾胃健运，从而避免疾病的发作。

(5)饮食护理：患者宜食高蛋白、维生素、纤维素、含锰的微量元素及营养丰富，偏酸性的食物(因酸性食物可以抑制癫痫的发作)。

28．脑疝的先兆表现有哪些？如何进行紧急处理？

先兆表现：剧烈头痛，喷射性呕吐，躁动不安，血压升高，脉搏减慢，呼吸不规则，一侧瞳孔散大、对光反射迟钝、意识障碍加重等。

紧急处理：

(1)脱水降颅压：迅速建立静脉通道，遵医嘱给予快速脱水。如快速输入20%甘露醇要保证快速输入，已达到脱水目的。

(2)高流量吸氧：改善脑的血氧供应，以减轻脑缺氧和脑水肿。

(3)保持呼吸道通畅：头偏向一侧，及时清除呕吐物和口鼻分泌物，防止舌根后坠和窒息。

(4)准备抢救物品：备好吸引器、气管切开包、气管插管和脑室穿刺引流包。

29．何谓脑梗死？脑血栓形成的主要临床表现和护理要点有哪些？

脑梗死又称缺血性脑卒中，是指局部脑组织由于缺血而发生坏死所致的脑软化，在脑血管病中最常见。占60%～90%，临床最常见是脑血栓形成和脑栓塞。

(1)脑血栓形成的主要临床表现：①好发于中老年，多见于50～60岁以上的动脉硬化者，且多数伴有高血压、冠心病或糖尿病。②可有某些未引起注意的前驱症状，如头晕、头痛等，约有25%的患者病前有TLA病史。③多数患者在安静休息时发病，不少患者在休息睡眠时发生。④神经系统体征常出现偏瘫、失语、吞咽困难。

(2)脑血栓形成的护理要点：①急性期卧床休息，取平卧位或头低位，协助翻身或生活护理，保持肢体功能位。②指导和鼓励患者进行语言和肢体功能锻炼，注意安全防护。③做好饮食护理，预防误吸和窒息。④在溶栓和抗凝治疗时注意观察有无出血倾向。

30．脑出血的病因及观察、护理要点有哪些？

(1)病因：高血压和动脉粥样硬化是脑出血最常见的病因。先天性脑血管及性能、脑动脉瘤及血液病、脑动脉炎均可引起脑出血。

(2)观察要点：①降低血压是控制出血的关键。24小时内能否将收缩压降至理想水平直接与预后有关。每2～4小时测意识、瞳孔、血压、脉搏、呼吸一次，以了解病情变化。如果压眶反射消失或昏迷加深、血压升高、瞳孔散大、脉搏缓慢并出现大脑强直或呼吸不规则时,提示出血扩展,要及时处理。②及时发现脑疝前驱症状。如剧烈头痛,频繁呕吐,意识障碍加深,血压急剧上升,脉搏变慢或出现一侧瞳孔扩大,对光反射迟钝等为脑疝的前驱症状,应紧急处理。

(3)护理要点:①尽量减少不必要的搬动。为促进静脉回流,减轻脑水肿,降低颅内压,患者的头部可置以软枕,抬高15°~30°,保持呼吸道通畅,患者的头应偏向一侧,及时抽吸口、鼻内的分泌物,必要时做气管切开。②起病72小时内禁饮食,静脉维持营养。如无呕吐及胃出血,于第三天放置胃管,给予低脂、低盐、易消化的流质。按昏迷及截瘫患者的护理常规护理,防止并发症的发生。③高热时要进行物理降温。

31.试述蛛网膜下腔出血的病因、临床表现及护理。

(1)病因:蛛网膜下腔出血的病因很多,其中以先天性颅内动脉瘤最常见,脑血管畸形和脑动脉硬化次之,再次为各种感染所致的脑动脉炎、肿瘤破坏血管、血液疾病、胶原系统疾病等。

(2)临床表现:半数以上病例出血前有发作性头痛的前驱期,安静和活动时均可发病,而以活动时发病为常见。患者常有剧烈头痛,先由某一局部开始,最先头痛部位往往指向血管破裂部位。继而呕吐,常可出现神志不清和抽搐、血压升高、烦躁不安及大小便失禁。昏迷常较浅,持续时间短。出血后常有一段时间发热。如出血停止,头痛等症状逐渐减轻,2~3周后症状可完全消失,或留有轻微神经损害体征。蛛网膜下腔出血常易复发,第二次出血的临床表现与前次相似。

(3)护理:急性期患者绝对卧床4周以上,保持病室安静,避光。要保持大小便通畅,避免因用力大便时发生再出血。严密观察神志、瞳孔、血压、脉搏、呼吸。如发生再出血先兆应及时处理。如有意识障碍按昏迷患者护理常规护理。

32.脑栓塞的病因及临床表现有哪些?

(1)病因:最常见的病因有风湿性心瓣膜病并发慢性心房颤动、亚急性细菌性心内膜炎、心脏人工瓣膜等心源性赘生物脱落、大动脉关闭硬化板块脱落形成栓子、癌细胞栓子、气体栓子、长骨骨折的脂肪栓子、心脏直视手术的血栓形成。

(2)临床表现:常见于青壮年,起病急骤,严重者在数秒钟内即发展至最严重的程度,出现偏瘫、失语等。较小的脑栓塞,神经症状可完全恢复,宜可留有不同程度的后遗症。

33.何谓重症肌无力?重症肌无力的临床表现及护理措施有哪些?

重症肌无力是神经—肌肉传递障碍的自身免疫性疾病。临床表现为部分或全身骨骼肌易疲劳,常感活动后加重,休息后减轻。

护理措施:

(1)严密观察病情变化。特别要注意呼吸情况,有无发绀(注意肌无力危象和胆碱能危象的鉴别)。症状加重时,准备气管切开包和呼吸机,以便及时急用。

(2)使用大剂量激素治疗时,应注意消化道出血和血压升高等不良反应。

(3)避免过度疲劳,忌用有害药物,如链霉素等。严重者需要人工呼吸和鼻饲流质食物长达数月,护理上要有长期作战的思想准备。

34.什么是眩晕?其护理要点有哪些?

眩晕是由风、火、痰、虚引起清窍失养,临床上以头晕、眼花为主症的一类病症。眩,即眼花;晕,是头晕。轻者闭目可止,重则旋转不定,不能站立,或伴有恶心、呕吐、汗出、面色苍白等症状,严重者可突然扑倒。

护理要点:

(1)严密观察病情变化,多巡视,定时测量血压。如发现肢麻,持物不稳,口眼㖞斜,语言不利等中风先兆时,应立即让其卧床休息,报告医生进行处理。

(2)加强情志护理,要耐心劝慰患者,勿急躁,心情舒畅,使肝气条达。

(3)病室凉爽通风,空气新鲜,保证充足的休息,避免烦劳太过。

(4)饮食宜清淡,多食新鲜蔬菜水果,以有平肝息风、滋阴潜阳作用的食物为主,食疗方可用鲜芹菜汁、海带决明子煎剂等。忌食肥甘厚味及动风之品,戒烟酒及辛辣助火刺激食物。

(5)针刺风池、太冲、合谷、三阴交、肝俞、肾俞等穴。

35.眩晕的病因病机是什么?

肝阳上亢,气血亏虚,肾精不足,痰湿中阻。

36.眩晕的治疗原则是什么?

眩晕的治疗原则主要是虚补实泻,调整阴阳。虚者以精气虚居多,精虚者填精生髓,滋补肾阴;气虚者益气养血,调补脾肾。实证以痰火为常见,痰湿中阻者,宜燥湿祛痰;肝火偏盛者,则当清肝泻火;肝阳上亢者,化火生风者,则宜清镇潜降。本病发生以阴虚阳亢者居多,治疗当以清火滋阴潜阳。

37.何谓谵妄、嗜睡、昏睡和昏迷?

(1)谵妄:患者意识不清,并伴有躁动不安、错觉、幻觉或胡言乱语等精神症状。

(2)嗜睡:是一种病理性的睡眠,可被唤醒,但一旦刺激移去后又迅速入睡。嗜睡是意识障碍的早期表现,应引起重视。

(3)昏睡:较嗜睡深而较昏迷浅的意识障碍状态,施以刺激可唤醒。昏睡时各种反射均存在,如角膜、瞳孔和腱反射。

(4)昏迷:意识完全消失,施以刺激不可能唤醒。昏迷又可分为浅昏迷、深昏迷。常以某些反射(吞咽反射、咳嗽反射、瞳孔对光反射、角膜反射等)的存在或消失作为判断昏迷深度的指标。浅昏迷时对强刺激有反应,上述反射减弱。深昏迷时对各种强刺激均无反应,上述各种反射消失。

38.试述急性炎症性脱髓鞘性多发性神经病的症状。

(1)运动障碍:四肢对称性无力,无力自远端向近端发展或者相反。四肢肌萎缩,肌张力减低,腱反射消失,呈弛缓性瘫痪。脑神经受累以双侧周围性面瘫常见,其次以吞咽困难、反呛、构音障碍为表现的舌咽和迷走神经麻痹较多见。

(2)感觉障碍:末梢型感觉异常,腰、腿、肩、颈部受牵拉时疼痛。

(3)呼吸障碍:呼吸困难或呼吸麻痹。

(4)少数有尿潴留、脑膜刺激征、心律失常、心肌损害等。

39. 试述急性炎症性脱髓鞘性多发性神经病的处理。

(1)激素疗法:此病并非由于微生物对神经细胞的直接感染,很可能是免疫反应对周围神经组织的间接作用,故用大剂量激素以抑制自身免疫反应。

(2)神经营养药物:可选用大剂量维生素、辅酶A、腺苷三磷酸、细胞色素C。

(3)呼吸麻痹处理:气管切开,机械呼吸,经常吸痰,保持呼吸道通畅。

(4)抗感染:选用有效抗生素,防止因后组脑神经麻痹致反呛等而并发呼吸道感染。

(5)支持疗法:注意营养及水电解质的平衡,必要时静脉补液及补充钾盐。重症患者可考虑输血浆蛋白或复方氨基酸。

(6)有延髓麻痹或吞咽困难者宜行鼻饲,以免反呛引起窒息。

(7)恢复期:以针灸和理疗为主。

40. 试述神经系统脑电图检查、计算机断层成像检查(CT)和ECT检查前的准备工作。

(1)脑电图:检查前一日患者须洗头,去除头皮油脂以减低电阻,有利于脑电图形的显示。检查当日可进食,以免血糖下降影响检查结果。癫痫患者检查前3日应停服抗癫痫药,但要观察癫痫有无发作的表现。

(2)计算机断层成像(CT):检查前一日须洗头,去除油脂,以利检查。在检查中估计要用碘剂加强显像时,须在检查前一天做好碘过敏试验。意识不清、躁动不安的患者应适当给予镇静药。颅内压增高的患者需降低颅压,以防检查时呕吐窒息。

(3)ECT:检查前无须特殊准备,空腹,排空小便。

41. 试述脑血管及脑室造影的术前准备。

(1)向患者及家属说明脑血管、脑室造影的必要性和造影中及造影后可能发生的反应。做好患者的思想工作,解除顾虑以取得合作。

(2)检查患者的出凝血时间及血小板计数。

(3)做普鲁卡因及碘的过敏试验。

(4)根据造影部位按外科手术前的要求准备皮肤。

(5)术前半小时按医嘱给予镇静药物。

(6)备齐抢救药品及器械。

42. 试述脑血管及脑室造影的术后护理和观察。

(1)造影后穿刺部位盖以消毒纱布。无特殊情况平卧4小时后再起床活动或进食。

(2)经常观察穿刺部位有无血肿渗血及呼吸是否正常。

(3)仔细检查原有神经症状是否加重。

(4)椎动脉造影后观察患者的眼球运动、视力,若有黑蒙、视物旋转、眼球震颤,可能为造影之严重并发症——椎基底动脉阻塞,应及时处理。

(5)脑室造影后留置脑室引流者应观察是否有脑组织损伤致脑室出血。如出血轻微一般不做特殊处理,出血严重应手术治疗。

自测试题

一、单项选择题

1. 中脏腑可分为 ( )
   A. 阳闭与阴闭　　　　　　　　　　B. 闭证与脱证
   C. 气血闭与脱证　　　　　　　　　D. 闭证与阴竭阳越
   E. 痰闭与气闭

2. 绝对卧床休息,取头高位,需抬高 ( )
   A. 10~15℃　B. 15~20℃　C. 15~30℃　D. 20~30℃　E. 30~40℃

3. 中脏腑昏迷的患者,一般禁食( )小时。
   A. 12小时以内　　　　　　　　　　B. 12~24小时
   C. 24~48小时　　　　　　　　　　D. 48~72小时
   E. 72小时以后

4. 眩晕的病因病机主要有以下几方面,除了 ( )
   A. 肝阳上亢　B. 气血亏虚　C. 湿热内蕴　D. 肾精不足　E. 痰浊中阻

5. 眩晕的病位在 ( )
   A. 心　　B. 肝　　C. 肾　　D. 清窍　　E. 脾

6. 眩晕辨证以下列何证者为多 ( )
   A. 寒　　B. 热　　C. 虚　　D. 实　　E. 瘀

7. 眩晕的病理可概括为那四个方面 ( )
   A. 气、火、痰、瘀　　　　　　　　　B. 痰、气、火、风
   C. 气、血、瘀、食　　　　　　　　　D. 风、痰、火、虚
   E. 风、痰、瘀、虚

8. 治疗气血亏虚型眩晕主方是 ( )
   A. 归脾汤　B. 八珍汤　C. 补中益气汤　D. 当归补血汤　E. 人参养营汤

9. 中风病的病位在 ( )
   A. 心　　B. 脑　　C. 肝　　D. 脾　　E. 肾

10. 中风的病理因素为 ( )
    A. 风、火、气、血、痰、瘀   B. 气、血、火、风、湿、虚
    C. 痰、火、瘀、虚、气、血   D. 风、火、痰、瘀、郁、毒
    E. 痰、火、气、血、风、虚

11. 形成中风的基本病机是 ( )
    A. 气血逆乱,上犯于脑   B. 痰浊瘀血,痹阻清窍
    C. 肝阳上亢,上冒清空   D. 外中风邪,神机失用
    E. 肝肾阴虚,脑失所养

12. 中风病之中经络与中脏腑的根本区别是 ( )
    A. 口眼㖞斜   B. 神志不清   C. 半身不遂   D. 语言不利   E. 肢体麻木

13. 中风病后遗症期系指发病 ( )
    A. 两周以内   B. 半年以上   C. 两周以上   D. 半年以内   E. 一个月以上

14. 中风病的治疗原则是 ( )
    A. 理气解郁   B. 补养气血   C. 调整阴阳   D. 补虚泻实   E. 消导和中

15. 中风病发病前多有先兆症状,下列哪组症状多属中风先兆 ( )
    A. 头痛头晕,耳鸣如蝉   B. 头痛眩晕,短暂失语
    C. 头痛耳鸣,腰酸腿软   D. 头痛且胀,面红目赤
    E. 头痛眩晕,心烦失眠

16. 失眠的病位在 ( )
    A. 脑   B. 肾   C. 心   D. 脾   E. 肝

17. 老年性痴呆患者大多为
    A. 轻型痴呆   B. 中型痴呆
    C. 重型痴呆   D. 轻中型痴呆
    E. 中重型痴呆

18. 痴呆的病位在 ( )
    A. 脑   B. 心   C. 肝   D. 脾   E. 胃

19. 痴呆的基本病机为 ( )
    A. 心气虚弱,心血不足   B. 以虚为本,虚实夹杂
    C. 气机不畅,血行瘀滞   D. 肾精亏损,痰蒙清窍
    E. 髓减脑消,神机失用

20. 痴呆为本虚标实之证,实证痴呆的基本病因为 ( )
    A. 痰火   B. 痰热   C. 痰湿   D. 痰瘀   E. 湿热

21. 痴呆与健忘的鉴别关键是痴呆 ( )
    A. 善忘前事   B. 善忘后事   C. 表情淡漠   D. 神志障碍   E. 沉默寡言

22. 下列哪一项不是癫痫发作的临床特点 （ ）
   A. 呈发作性   B. 突然昏仆   C. 移时苏醒   D. 抽搐吐沫   E. 舌体㖞斜

23. 痫证发作时与厥证的主要鉴别点是 （ ）
   A. 突然昏倒   B. 口眼㖞斜
   C. 苏醒后无后遗症   D. 抽搐尖叫
   E. 移时尖叫

24. 痫证发病与七情失调有关,其中又主要责之 （ ）
   A. 悲忧   B. 惊恐   C. 愤怒   D. 大喜   E. 思虑

25. 痫证发病最重要的因素是 （ ）
   A. 饮食失调   B. 先天遗传   C. 劳欲过度   D. 心脾两虚   E. 气阴两虚

26. 国际上统一诊断高血压的标准是 （ ）
   A. 血压＞160 mmHg/＞95 mmHg   B. 血压＞160 mmHg＞100 mmHg
   C. 血压＞140 mmHg＞90 mmHg   D. 血压＞140 mmHg＞95 mmHg
   E. 血压＞150 mmHg＞95 mmHg

27. 脑出血患者,出现昏迷加深与瞳孔不等大,提示 （ ）
   A. 丘脑出血   B. 脑疝形成
   C. 脑室出血   D. 血流入蛛网膜下腔
   E. 以上都是

28. 脑出血与蛛网膜下腔出血的区别主要在于 （ ）
   A. 脑脊液含血多少   B. 有无昏迷
   C. 有无脑膜刺激征   D. 有无偏瘫
   E. 年龄大小

29. 癫痫大发作最具有特征的表现是 （ ）
   A. 发作性偏瘫   B. 发作性肢体麻木
   C. 发作性意识障碍   D. 发作性头痛
   E. 发作性强直阵挛抽搐及意识障碍

30. 破伤风最早发生强直性痉挛的肌群是 （ ）
   A. 咽肌   B. 面肌   C. 咀嚼肌   D. 颈背肌   E. 胸锁乳突肌

31. 治疗急性颅高压的首选药是 （ ）
   A. 50% 葡萄糖   B. 20% 甘露醇
   C. 25% 山梨醇   D. 30% 尿素
   E. 地塞米松

32. 颅内压增高的临床表现,下列不正确的是 （ ）
   A. 头痛、呕吐、视盘水肿

B. 头痛呈阵发性加重

C. 后期多出现视力障碍

D. 某些患者可以始终不出现"三主征"

E. 婴幼儿早期头痛都很严重

33. 危及急性炎症性脱髓鞘性神经病的患者生命最常见的情况是 （   ）

　　A. 四肢瘫痪　　B. 发热　　C. 呼吸困难　　D. 吞咽困难　　E. 心动过速

34. 发生急性脑疝时,以下哪项抢救是错误的 （   ）

　　A. 改变体位　　　　　　　　　　　B. 脑室穿刺引流

　　C. 减少脑血流量及降低神经细胞耗氧量　　D. 颅压监护

　　E. 使用高渗脱水药

35. 下列哪项不是确诊蛛网膜下腔出血的指征 （   ）

　　A. 剧烈头痛　　　　　　　　　　　B. 意识障碍

　　C. 脑膜刺激征阳性　　　　　　　　D. 脑脊液为均匀的血性液体

　　E. 呕吐

36. 脑疝急救首选 （   ）

　　A. 20%甘露醇　　B. 地塞米松　　C. 苯巴比妥钠　　D. 呋塞米　　E. 地西泮

37. 脑室穿刺引流术后一般每日引流脑脊液量不超过 （   ）

　　A. 100 mL　　B. 200 mL　　C. 300 mL　　D. 400 mL　　E. 500 mL

二、多项选择题

1. 下列有关中风的叙述正确的是 （   ）

　　A. 中风是指受风寒　　　　　　　　B. 起病急骤

　　C. 见症多端而又变化迅速　　　　　D. 突然昏仆,不省人事

　　E. 口眼㖞斜,半身不遂,语言不利

2. 中脏腑患者防止并发症的护理措施包括 （   ）

　　A. 对失语的患者行语言训练　　　　B. 每2小时翻身一次

　　C. 床铺干净平整　　　　　　　　　D. 保持口腔清洁

　　E. 加强呼吸道管理

3. 中风病的主要病因有 （   ）

　　A. 情志过急　　B. 积损正衰　　C. 劳倦内伤　　D. 脾失健运　　E. 头部外伤

4. 中风病的证候特征为 （   ）

　　A. 神昏　　B. 视物昏花　　C. 半身不遂　　D. 言语謇涩　　E. 口舌㖞斜

5. 中风病的发病特点是 （   ）

　　A. 多见于老年人　　　　　　　　　B. 春冬两季多见

　　C. 有中经络和中脏腑之分　　　　　D. 属危急重症

E. 发病前常有先兆
6. 中风病发病的常见诱因有 （　）
   A. 气候骤变　　B. 烦劳过度　　C. 情志刺激　　D. 跌仆损伤　　E. 饮食不洁
7. 中风病的辨证包括 （　）
   A. 发热　　B. 抽搐　　C. 呃逆　　D. 呕血　　E. 虚脱
8. 引起失眠实证的病因常见的有 （　）
   A. 情志所伤　　B. 饮食不洁　　C. 病后年迈　　D. 禀赋不足　　E. 心虚胆怯
9. 治疗失眠的基本原则是 （　）
   A. 补虚泻实　　B. 清心安神　　C. 滋阴降火　　D. 化痰定志　　E. 调整阴阳
10. 痴呆病相关密切的脏腑是 （　）
    A. 心　　B. 肝　　C. 肾　　D. 脾　　E. 肺
11. 痫证发作前常见的先兆有 （　）
    A. 眩晕　　B. 胸闷　　C. 叹息　　D. 头痛而胀　　E. 伸欠
12. 痫证的临床特征是 （　）
    A. 发作性精神恍惚　　　　　　　B. 突然昏倒，不省人事
    C. 口吐涎沫，口中怪叫　　　　　D. 手撒肢厥，目合口张
    E. 两目上视，四肢抽搐
13. 痫证患者生活调试要注意 （　）
    A. 避免劳欲过度　　　　　　　　B. 保持心情舒畅
    C. 不宜从事高空、水上作业　　　D. 谨防感冒
    E. 远离火源
14. 癫痫的病因有 （　）
    A. 情志所伤　　B. 先天遗传　　C. 饮食不节　　D. 痰气郁结　　E. 气滞血瘀
15. 癫病的病机关键是 （　）
    A. 情志所伤　　B. 痰气郁结　　C. 脏气不平　　D. 阴阳失调　　E. 神机逆乱
16. 癫病的主症有 （　）
    A. 表情淡漠　　B. 语无伦次　　C. 静而少动　　D. 精神抑郁　　E. 目睛上吊
17. 脑疝的紧急处理有 （　）
    A. 脱水降颅压　　　　　　　　　B. 高流量吸氧
    C. 保持呼吸通畅　　　　　　　　D. 取头低卧位
    E. 备好吸引器、气管切开包、气管插管和脑室穿刺引流包
18. 脑疝的先兆表现有 （　）
    A. 剧烈头痛　　　　　　　　　　B. 喷射性呕吐
    C. 血压升高、脉搏减慢、呼吸不规则　　D. 躁动不安

E. 一侧瞳孔散大、对光反射迟钝、意识障碍加重

19. 癫痫患者发作期的护理是 （   ）

A. 立即让患者就地平睡,解开衣领和腰带

B. 头偏向一侧,保持呼吸道通畅

C. 对抽搐的肢体不能用暴力硬压

D. 发作时应绝对卧床,不能往患者嘴里灌汤喂药

E. 尽快将压舌板或毛巾、手帕置于患者口腔一侧上下口齿之间

20. 脑出血的护理要点是 （   ）

A. 尽量减少不必要的搬动

B. 起病 72 小时内禁食、静脉维持营养

C. 取平卧或头低位

D. 高热时要进行物理降温

E. 保持大小便通畅

21. 高血压脑病是一种可以致死的病症,必须进行紧急处理,其治疗原则为 （   ）

A. 降血压　　B. 控制抽搐　　C. 减轻脑水肿　　D. 降低颅内压　　E. 利尿

22. 中枢性眩晕可有 （   ）

A. 眼震　　B. 平衡障碍　　C. 恶心、呕吐　　D. 耳鸣　　E. 视物有旋转感

三、判断题

1. 中风可分为"闭证"与"脱证"。 （   ）

2. 凡得病之初不经昏倒,而见口眼㖞斜,肢体麻木沉重,活动不利甚至半身不遂者,即叫中经络。 （   ）

3. 中风的病机归纳起来不外风、火、痰、湿、食、虚六端,病性多为标实。 （   ）

4. 中风病病性多为本虚标实,上盛下虚。基本病机为气血逆乱,上犯于脑。 （   ）

5. 失眠以实证为多,多与肝、火、痰、热有关。 （   ）

6. 失眠是指彻夜不眠,其临床病性有虚实之分,一般病程短,治疗易速效。 （   ）

7. 痴呆的基本病机为气血不足,肾精亏虚。 （   ）

8. 痴呆的病程较长,积极治疗,易于根治。 （   ）

9. 先天遗传与后天损伤为痫证的两大治本因素。 （   ）

10. 痫证阳痫发病多实,阴痫发病多虚。 （   ）

11. 癫痫的大小发作都是原发性癫痫。 （   ）

12. 脑出血的患者出现昏迷加深与瞳孔不等大提示为脑疝形成。 （   ）

13. 脑出血的病因最主要的是高血压及动脉粥样硬化。 （   ）

14. 破伤风的潜伏期一般为 4~10 天,个别可长至数月。 （   ）

15. 破伤风患者应住隔离病室或住单人病房,室内光线充足、安静,温度 15~20℃,湿

度约60%。( )
16. 老年人血压随年龄增长而增加,收缩压基线=90+年龄(mmHg)。( )
17. 癫痫发作时应迅速喂入抗癫痫药。( )
18. 急性枕骨大孔疝早期主要表现为呼吸、循环障碍。( )
19. 人工冬眠治疗患者不宜翻身。( )
20. 颅内压>2.7kPa为颅内压增高的危险临界点,应立即报告医师。( )
21. 癔症性痉挛多在白天或暗示下发作,发作时有神经系统病理征。( )
22. 晕厥是突然发生的意识丧失,常需1小时以上才能恢复。( )
23. 腰椎穿刺术后患者应平卧24小时,以免引起头痛。( )

自测试题答案

一、单项选择题

1. B 2. C 3. C 4. C 5. D 6. C 7. D 8. A 9. B 10. C 11. A 12. B 13. B
14. D 15. B 16. A 17. D 18. A 19. E 20. D 21. B 22. E 23. D 24. B 25. B
26. C 27. B 28. D 29. E 30. C 31. B 32. E 33. C 34. A 35. B 36. A 37. E

二、多项选择题

1. BCDE 2. BCDE 3. ABCD 4. ACDE 5. ABCDE 6. ABCD 7. ABCDE 8. AB
9. AE 10. ABCD 11. ABCDE 12. ABCE 13. ABCE 14. ABDE 15. CDE 16. ABCD
17. ABCE 18. ABCD 19. ABCDE 20. ABD 21. ACD 22. ABCE

三、判断题

1. × 2. √ 3. × 4. √ 5. × 6. × 7. × 8. × 9. √ 10. √ 11. ×
12. √ 13. √ 14. √ 15. × 16. √ 17. × 18. √ 19. × 20. √ 21. × 22. ×
23. ×

第七节　血液病科护理

基本知识问答

1. 咳血与吐血如何鉴别?

咳血与吐血,血液均可经口出,但两者截然不同。咳血是由肺而来,经气道随咳嗽而出,血色多为鲜红,常混有痰液,咳血之前多有咳嗽、胸闷、喉痒等症状,大量咳血之后,可见痰中带血数天,大便一般不呈黑色;吐血是由胃而来,经呕吐而出,血色紫暗,常夹有食物残渣,吐血之前多有胃脘不适或胃痛、恶心等症状,吐血之后无痰中带血,但大便多呈黑色。

2. 简述血证的治疗原则。

对血症的治疗可归为治火、治气、治血三个方面。

(1)治火:实火当清热泻火,虚火当滋阴降火。

(2)治气:实证当清气降气,虚证当补气益气。

(3)治血:根据各种证候适当选用凉血止血、收敛止血或活血止血的方药。

3. 简述紫癜的诊断要点。

(1)肌肤出现青紫斑点,小如针尖,大者混合成片,压之不退色。

(2)紫癜好发于四肢,尤以下肢为甚,常反复发作。

(3)重者可伴有鼻衄、齿衄、尿血、便血及崩漏。

(4)小儿及成人皆可患此病,但以女性为多见。

(5)辅助检查:血、尿常规,大便隐血试验,血小板计数,出凝血时间,凝血酶原时间,毛细血管脆性试验及骨髓穿刺,有助于明确出血的原因,帮助诊断。

4. 脾胃虚寒之便血的证候特点、治疗及方药如何?

(1)证候特点:便血紫暗,甚则黑色,腹部隐痛,喜热饮,面色不华,神倦懒言,便溏,舌质淡,脉细。

(2)治法:健脾温中,养血止血。

(3)方药:黄土汤。

5. 尿血之下焦热盛的证候特点、治法及方药如何?

(1)证候特点:小便黄赤灼热,尿血鲜红,心烦口渴,面赤口疮,夜寐不安,舌质红,脉数。

(2)治法:清热泻火,凉血止血。

(3)方药:小蓟饮子。

6. 试述血证的病因病机。

血证的病因有感受外邪、情志过急、饮食不节、劳欲体虚、久病之后等。其共同病机可归结为火热熏灼,迫血妄行,及气虚不摄,血溢脉外等。在火热之中,又有实火和虚火之分;气虚之中,又有仅见气虚和气损及阳、阳气亦虚之别。

7. 如何将紫癜与出疹相鉴别?

紫癜隐于皮内,压之不退色,触之不碍手;而疹高出皮肤表面,压之退色,触之碍手。且二者成因,病位均有不同。

8. 紫癜血热妄行的治疗原则及代表方是什么?

紫癜血热妄行证的治疗原则是清热解毒、凉血止血,代表方是十灰散。

9. 何为白血病?

急性白血病是骨髓中原始与早期幼稚血细胞急剧增生的造血系统恶性肿瘤。其特征为体内有大量白血病细胞无控制地增生,并浸润各种器官组织,以致正常的造血细胞生成减少,导致感染发热、出血和贫血,以及肝、脾、淋巴结肿大。急性白血病分为急性淋巴细胞白血病和急性髓细胞白血病两大类。

中医学并无急性白血病之病名,但对急性白血病的临床表现如发热、出血、贫血、浸润等症状早有记载。急性白血病常为发热、贫血并见,这与虚劳不足并见发热的"热劳""急劳"极为相似。急劳与热劳的临床表现基本相似,但急劳起病更急,发展更快。急性白血病的出血表现,又可将其归属于"血证"范畴。急性白血病的高热伤阴,热迫营血,耗气动血,神昏谵语,舌绛发斑等特点,又可将其归属于温病范畴,按卫气营血辨证施治。白血病的浸润现象表现为肝、脾、淋巴结肿大。肝脾大,属于中医"癥瘕""积聚"范畴。

10. 简述白血病的辨证分型、治法及方药。

(1)气血亏损,毒热凝积。治法:益气补血,佐以清热解毒。方药:八珍汤加减。

(2)气阴两虚,毒瘀内蕴。治法:益气养阴,佐以活血解毒。方药:生脉散合二至丸加味。

(3)阴精亏乏,毒瘀交织。治法:滋养阴精,佐以解毒行瘀。方药:七味都气丸加减。

(4)阳气虚弱,痰瘀互阻。治法:温补肾阳,佐以化痰活血。方药:右归饮加减。

(5)阴阳两虚,瘀毒亢盛。治法:滋阴温阳,佐以消癥化痰。方药:肾气丸加减。

11. 白血病的辨证施护。

(1)病情观察:观察患者有无体温升高、血压下降、脉搏细速弱、尿量减少等败血症表现,有无皮肤黏膜出血加重及头痛、意识障碍、瞳孔不等大等颅内出血表现,如有异常立即通知医生及时处理。

(2)白血病患者由于病情重,病情恶化得快,加上治疗可能引起脱发、麻木、乏力、发热等并发症,患者就会产生悲观沮丧的情绪,甚至会对治疗失去信心。这时医护人员应该关心体贴患者,帮患者树立战胜病魔的信心,做好情志护理,调畅情志可使五脏安和、气血畅通,以利疾病的治疗与康复。

(3)饮食护理:给予高热量、高蛋白、高维生素、清淡易消化饮食以补充机体的热量消耗,保证每天充足的饮水量,食物以富含纤维、维生素、高蛋白为主,如水果、芹菜、动物肝脏、瘦肉、银耳、大豆。

(4)病室定时空气和地面消毒,避免或减少探视,避风寒、防外感。睡前晨起应用软毛刷刷牙,定期洗澡更衣,勤剪指甲,女性患者应注意会阴部清洁,保持大便通畅,便后坐浴,预防肛周感染。

(5)化疗患者应适当减少脂肪、蛋白含量高的食物,多食绿色蔬菜和水果,以利于消化和吸收,每周查血象1~2次,注意血象变化,严重骨髓抑制的患者需隔离保护,预防感染。注意观察用药后的反应,如出现恶心呕吐等消化道反应,可按医嘱给予镇静止吐剂。也可用甲氧氯普胺或异丙嗪穴位注射,注射足三里、膈俞或耳穴的膈穴。

(6)加强口腔护理,注意口腔黏膜反应,保持口腔清洁。对化疗患者尤应注意,可用一支黄花液、银花甘草液漱口。

(7)加强皮肤护理,每日擦澡1~2次,每2小时翻身一次,床铺干净平整,对骨隆突处的皮肤要经常检查和按摩,防止发生压疮。

(8)白血病治疗过程中往往需输血液成分或输血进行支持治疗。输注时应严格输血制度。一般先慢速滴注观察15分钟,若无不良反应,再按患儿年龄、心肺功能、急慢性贫血及贫血程度调整滴速。输血过程中应密切观察输血引起的不良反应。

(9)发热患者禁用乙醇擦浴。

12. 血液病的主要临床表现有哪些?

①贫血是血液病最常见的症状。②溶血。③出血或出血倾向。④发热是继发感染最常见的症状。⑤肝、脾、淋巴结肿大。⑥骨关节疼痛。

13. 白血病的西医主要治疗手段有哪些?

由于白血病是一种源于造血(或淋巴)干细胞的恶性疾病。其特点使白血病失去进一步分化成熟的能力而停滞在细胞发育的不同阶段,在骨髓及其他造血组织中广泛而无控制地增生,并浸润、破坏全身各组织器官,产生各种症状和体征,而正常造血功能受抑制,外周血中出现幼稚细胞。

治疗手段:

(1)一般治疗:防止感染,纠正贫血,控制出血,防治高尿酸血症肾病,维持营养。

(2)化学治疗:目前采用联合化学治疗。分为诱导缓解治疗阶段,巩固强化治疗阶段,维持治疗阶段。

(3)造血干细胞移植:将造血干细胞移植到白血病患者的体内,以替代原有的病理性造血干细胞,从而使正常的造血与免疫功能得以重建。

(4)免疫辅助治疗:利用生物反应调节剂,提高机体的免疫功能,治疗白血病。

14. 急性白血病的护理要点有哪些?

(1)做好情志护理。

(2)生活起居:护理急性期或出血倾向的患者应绝对卧床休息,常用物品应置于易取处,避免因体力消耗而增加心悸、气短。避免风寒、谨防外邪侵袭。

(3)饮食护理:给予高热量、高蛋白、高维生素、易消化清淡饮食。

(4)病情观察:注意出血倾向,尤其是颅内出血。注意有无中枢神经系统白血病浸润表现。

(5)观察化疗药物的不良反应:注意有无脱发、口腔溃疡、恶心呕吐、白细胞减少、尿液异常,以及心肌毒性反应所致的心率变化和心律失常。

(6)做好化疗期的护理:特别要注意预防感染、如口腔黏膜感染、肛周感染和肺部感染等,鼓励多喝水。保护静脉并掌握推药的速度,一般20 mL药液在2~3分钟注射完毕。

15. 输血反应有哪些?

输血反应以发热反应最多见,其次是过敏反应、溶血反应、细菌污染输血反应、传播疾病等。

16. 何谓成分输血? 成分输血的优点有哪些?

成分输血是把血液中的有效成分分离出来,精制成高纯度和高浓度的制品,根据患者病情的需要,有针对性地输注有关血液成分,以达到治疗的目的。

成分输血的优点有:①疗效显著,不良反应少。成分输血是针对患者缺什么成分补什么成分,具有高成分、高效价、体积小的优点,输后不良反应小,效果显著;②开发及合理使用输血资源,各种成分可广泛应用于临床,做到了一血多用、节约用血;③减少血源性疾病的传播,成分输血有利于病毒的取出和灭火,减少输血传播相关疾病,特别是艾滋病、病毒性肝炎、梅毒及其他疾病,保证安全有效输血;④减轻患者的经济负担,成分输血即可节省血液资源,又可减轻社会和个人的经济负担;⑤便于保存和运输。

17. 常用成分血的输注适应证及主要注意事项有哪些?

(1) 红细胞输注:①浓缩红细胞主要用于血容量正常的贫血,手术前后,肝、心、肾功能不全及老年贫血,一氧化碳中毒者。浓缩红细胞黏稠度大,输注时需加一定的生理盐水。②洗涤红细胞用于输全血或浓缩红细胞有过敏反应或发热反应者,特别是自身免疫性溶血性贫血、阵发性睡眠性血红蛋白尿等患者;高血钾和心肾功能障碍者;由于反复输血或妊娠对白细胞、血小板产生抗体的受血者。因多数采用开放式洗涤红细胞,故需在数小时内输注完毕。③冰冻红细胞可用于保存稀有血型红细胞、自身输血患者红细胞;长期保存有粒细胞和血小板抗体者,器官移植者,对血浆有过敏反应者。红细胞解冻后洗涤是用开放法,所以去甘油的红细胞必须在 24 小时内完成。

(2) 浓缩白细胞:用于严重粒细胞减少和粒细胞缺乏者。粒细胞绝对值低于 $0.5 \times 10^9/mL$。有明确的细菌感染,抗生素治疗 48 小时内无效者。不主张预防性输注,采集后立即输注。若含红细胞较多,需做红细胞配型实验。输注前最好预防性给药,避免发生输血反应。

(3) 浓缩血小板(PC_8):PC_8 输注可用于血小板生成下降所致的血小板减少,血小板功能异常,急性血小板减少症和脾功能亢进的患者。输注时应注意用有滤网的标准输血器,因血小板功能随保存时间延长而持续降低,所以制备后应尽快输用。多次输注者,最好输注 HLA 相合的单一供者的血小板,避免产生同种免疫反应而导致输注无效。

(4) 血浆输注:①新鲜冰冻血浆可用于多种凝血因子缺乏引起的出血和需要补充血容量或血浆蛋白的患者,如严重创伤、大手术出血、血浆交换、DIC、低蛋白血症等。输注时应注意:供、受者 ABO 血型相合,使用前先在 30~37℃ 水中融化,6 小时内输注完。②冰冻干燥血浆适用于肝病、低血容量性休克和烧伤患者,输前用相当于原血浆溶剂的 0.1% 枸橼酸钠溶液溶解,10 分钟溶毕,立即经滤过在 3 小时内输完。

(5)蛋白制剂:①清蛋白适用于清蛋白丢失、体外循环、手术或创伤以及为了扩容的患者。输注时应单独静滴或用生理盐水稀释后静滴,不宜与其他任何液体或药物混合输注。②丙种球蛋白适用于预防水痘、破伤风、抗狂犬病、抗乙型肝炎、抗带状疱疹等感染,也可用于新生儿溶血及低丙种球蛋白血症。

18. 常见贫血的种类及护理要点。

(1)按贫血的发病原因可分为两大类:①红细胞破坏增多;②红细胞生成减少。

(2)按红细胞形态可分为三类:①大红细胞性高血色素性贫血主要有叶酸和B族维生素缺乏引起的巨幼红细胞性贫血;②小细胞性低色素性贫血有缺铁性贫血、海洋性贫血和铁粒幼红细胞贫血;③正常红细胞正常血色素性贫血有再生障碍性贫血、溶血性贫血、急性失血后贫血、慢性系统性疾病伴发的贫血。

(3)护理要点:①根据病情注意卧床休息;②给以高蛋白、高维生素、富有营养和易消化的食物;③观察用药反应和治疗效果,预防出血、感染。

19. 为什么血小板减少会有出血倾向?

血小板具有黏附、聚集等性能。当血管破裂后血小板会聚集成团,形成栓子堵塞创口而止血,所以当血小板减少时,身体各部位均可出现出血,尤其是脑出血或子宫出血易致生命危险。

20. 列表说明过敏性紫癜与血小板减少性紫癜的鉴别要点。

表5 血小板减少性紫癜与过敏性紫癜鉴别表

鉴别要点	血小板减少性紫癜	过敏性紫癜
发病年龄	首次发病多见于青少年	各年龄均可发生,也以青少年多见
病因	血小板减少所致	与接触物、吸入物、食物等均有关
部位	多见于躯干,分布不均匀	多见于四肢远端、伸面为主,并呈对称分布
形态	不高于皮肤,呈斑疹、瘀块,有融合趋势	对称性立疹,高于皮肤
化验	血小板计数减少,出血时间延长,血块回缩不佳,骨髓象有相应改变	血小板计数正常,出血时间正常,血块回缩正常,骨髓象正常
伴随症状	无	可有腹痛、便血、关节疼痛肿胀、血尿,还可有肾炎症状
病程	长	短
治疗	用激素及中药等,其他可对症治疗,有出血倾向,可给予输血或输血小板。如长期使用激素效果不明显,可试用免疫抑制药	抗过敏治疗及用激素治疗,消除过敏因素

21. 缺铁性贫血用铁剂治疗时应注意什么？

（1）铁剂一般以口服为宜，应饭后服，减少对胃的刺激。禁用茶水、牛奶、咖啡送服。维生素 C 能促进食物中铁的吸收。

（2）铁剂刺激胃肠道。肠道对铁的吸收有障碍者、溃疡病、慢性腹泻、胃切除或胃肠吻合术后、妊娠晚期伴有严重缺铁性贫血、结肠炎等患者应用注射铁剂。

（3）注射铁剂除局部可有疼痛外，全身反应有面部潮红、头痛、头昏，重者可有肌肉及腹部疼痛、恶心、呕吐、腹泻、眩晕、寒战及发热，更严重者可有气促、胸前压迫感、心动过速、大量出汗以及过敏性休克等。全身反应可在数分钟内发生，也可长达几小时以后发生。为了防止铁剂过敏，首剂从 50 mg 开始，如无反应，以后每日或隔日注射 100 mg，在两侧臀部交替做深部肌内注射。铁的总剂量应精确计算，以免引起急性铁中毒。有严重肝肾疾病者禁用。

（4）注射铁剂时应备好肾上腺素，以防发生过敏性休克。

22. 何谓再生障碍性贫血？怎样预防？

再生障碍性贫血（简称再障）是由多种原因致造血干细胞的数量减少和/或功能异常，从而引起红细胞、中性粒细胞、血小板减少的一个综合征。主要临床表现为进行性贫血、出血、感染。本病的预防措施如下。

（1）防止滥用对造血系统有损害的药物，如氯霉素、抗风湿药、磺胺类药等。必须用药者应定期检查血常规。

（2）对长期接触毒害骨髓功能的化学、物理因素者，要严格执行劳动防护措施，定期做预防性检查。

（3）对本病患者应加强疾病教育及如何预防感染和出血的知识宣教，并告知某些化学药物只要接触的剂量较大，任何人均能发生骨髓再生障碍。而某些药物及化学物质，某些人即使接触到一般治疗剂量，也可引起骨髓再生障碍。

23. 试述贫血患者输血的适应证。

（1）各种溶血性贫血，如自体免疫性溶血性贫血、阵发性睡眠性血红蛋白尿、G6PD 缺乏急性发作，大量溶血，缺氧症状严重，危及生命时，急需输血减轻缺氧症状。自体免疫性溶血性贫血和阵发性睡眠性血红蛋白尿患者，输血后溶血可能加重，常用洗涤红细胞。

（2）伴有缺氧症状的各种骨髓增生低下的疾病，如再生障碍性贫血、纯红细胞再生障碍性贫血、骨髓纤维化晚期。靠输血将血红蛋白提高到 70 g/L 以上，使患者无缺氧症状即可。

（3）恶性血液病，如白血病、淋巴瘤、多发性骨髓瘤、骨髓增生异常综合征等，在治疗过程中或晚期出现严重贫血时。

（4）重型 β-珠蛋白生成障碍性贫血、镰状细胞性贫血。

（5）急性大量失血后的贫血。

(6)因血浆凝血因子缺乏或血小板缺乏有严重出血和贫血时。

24.何谓类白血病反应？与慢性粒细胞白血病有何区别？

类白血病反应大多发生于严重感染、恶性肿瘤等病症，故尚有这些病症的各种临床表现同时存在。白细胞计数大多在 $50×10^9/L$ 以下，中性粒细胞常有中毒性颗粒和空泡，嗜酸性粒细胞和嗜碱性粒细胞不增多。主要鉴别要点是类白血病的 NAP 反应强阳性。Ph 染色体阴性。血小板计数和血红蛋白量大多正常。

25.简述血小板的功能。

血小板的作用为止血，它通过以下功能完成其止血作用。

(1)黏附功能：血小板具有黏附于血管内皮下胶原及带负电荷物质表面的功能。血小板膜上的糖蛋白 Ib 与 vWF 结合，vWF 与胶原结合，完成黏附过程。

(2)聚集功能：血小板之间相互黏附称为聚集，血小板聚集则形成白色血栓。聚集时所需的诱聚剂有 ADP、肾上腺素、凝血酶及胶原等。聚集过程需血小板膜糖蛋白Ⅱ、血小板膜糖蛋白Ⅲ及纤维蛋白原及钙离子等因素参与。

(3)分泌功能：血小板能分泌 ADP、5HT 等，这些分泌物能促进血小板聚集和收缩。

(4)促凝功能：血小板能提供 pf3，能加速因子Ⅻ转变为Ⅻa，能直接活化因子Ⅺ，以完成其促凝作用。

(5)血块收缩功能：血小板含有血栓收缩蛋白，使血块收缩。

自测试题

一、单项选择题

1.关于紫斑与出疹的区别，下列说法正确的是 （ ）

A.两者均有局部肤色的改变

B.紫斑隐于皮内，压之不退色，触之不碍手

C.疹高出于皮肤，压之褪色，摸之碍手　　　D.两者成因病位均不同

E.以上都对

2.鼻衄患者应多食性味偏苦凉的新鲜蔬菜水果，不能吃的食物有 （ ）

A.芹菜　　　B.雪梨　　　C.鲜藕　　　D.橘子　　　E.芦根

3.潜在血脱患者，可口服（　　）以回阳救逆

A.独参汤　　B.四物汤　　C.龙胆泻肝汤　D.归脾汤　　E.参附汤

4.护理吐血患者时，下列哪项不相宜？ （ ）

A.静卧少动　B.情绪安定　C.忌辛辣食物　D.多饮热水　E.进流质食物

5.治疗急性上消化道出血，（　　）常作为首选药物

A.大黄　　　B.三七　　　C.白及　　　D.云南白药　　E.大蓟

6. 紫斑与温病发斑相鉴别,下列哪项是正确的 （   ）
   A. 两者在皮肤表现的斑块上区别很大   B. 两者病情变化及预后差别不大
   C. 两者都有舌质红绛   D. 温病发斑病情险恶多变
   E. 前者早出

7. 咳血或吐血时应将患者置于(   ),头偏向一边,以免阻塞气道。
   A. 平卧位   B. 半卧位   C. 俯卧位   D. 头低足高位   E. 侧卧位

8. 血证以出血为突出表现,以下哪种不是血证的证候特征 （   ）
   A. 热盛迫血证   B. 阴虚火旺证
   C. 气虚不摄证   D. 跌仆损伤证
   E. 骨折

9. 紫斑好发于四肢,尤以(   )为甚,常反复发作。
   A. 下肢   B. 上肢   C. 手掌   D. 足背   E. 腹壁

10. 中等量出血,患者除脉搏增快外,还有血压下降、头晕眼花、四肢无力等表现时,失血量约占全血量的 （   ）
    A. 10%   B. 20%～30%   C. 30%～40%   D. 25%～35%   E. 45%～50%

11. 理气活血以治血瘀的理论依据为 （   ）
    A. 气能生血   B. 气能行血   C. 气能摄血   D. 血能载气   E. 血可化气

12. 直接推动血液运行的气为 （   ）
    A. 心气   B. 肺气   C. 卫气   D. 元气   E. 营气

13. 气能生血的含义为 （   ）
    A. 生血的动力   B. 生血的原料
    C. 生血的动力和原料   D. 气能生津
    E. 气能生精

14. 脾胃虚弱可以导致血液的病理变化为 （   ）
    A. 血虚   B. 血瘀   C. 血寒   D. 血热   E. 血脱

15. 化生血液的最基本物质是 （   ）
    A. 水谷精微   B. 津液   C. 精   D. 营气   E. 元气

16. 护理吐血患者时,下列哪项不相宜? （   ）
    A. 静卧少动   B. 情绪安定
    C. 忌辛辣食物   D. 食易消化食物
    E. 多饮热水

17. 午后或夜间发热,自觉身体发热,口干咽燥而不欲饮,躯干或四肢有固定痛处。其证属 （   ）
    A. 瘀血发热   B. 肝郁发热   C. 气虚发热   D. 血虚发热   E. 阴虚发热

18. 眩晕,失眠,健忘,心悸,面唇紫暗,耳鸣耳聋,舌有瘀点,脉弦涩。此眩晕证属 (　　)
　　A. 痰浊中阻　　B. 肝阳上亢　　C. 肾精不足　　D. 瘀血阻络　　E. 气血亏虚

19. 血证出血部位与脏腑的关系下列哪项是错误的 (　　)
　　A. 咳血、鼻衄多与肺有关　　　　　　B. 肌衄多与心有关
　　C. 吐血、齿衄多与胃有关　　　　　　D. 便血多与肠或胃有关
　　E. 尿血多与膀胱或肾有关

20. 缺铁性贫血病位在 (　　)
　　A. 心肝　　B. 脾胃　　C. 肝肾　　D. 肝胃　　E. 大肠

21. 血液病最常见的症状是 (　　)
　　A. 溶血　　　　　　　　　　　　　　B. 出血或出血倾向
　　C. 继发感染　　　　　　　　　　　　D. 贫血
　　E. 肝、脾、淋巴结肿大

22. 对白血病患者护理错误的是 (　　)
　　A. 给予高热量、高蛋白、高维生素饮食　　B. 保证每天充足的饮水量
　　C. 睡前晨起应用软毛刷刷牙　　　　　　　D. 发热患者可用乙醇擦浴
　　E. 避免或减少探视,避风寒、防外感

23. 护理白血病患者最重要的是 (　　)
　　A. 注意出血　　　　　　　　　　　　B. 高热处理
　　C. 预防感染　　　　　　　　　　　　D. 观察病情变化
　　E. 记录药物反应

24. 孕妇最易并发哪种贫血 (　　)
　　A. 恶性贫血　　　　　　　　　　　　B. 缺铁性贫血
　　C. 再生障碍性贫血　　　　　　　　　D. 溶血性贫血
　　E. 以上都不是

25. 过敏性紫癜与血小板减少性紫癜的主要区别是 (　　)
　　A. 毛细血管脆性试验阳性　　　　　　B. 紫癜呈对称分布
　　C. 血小板正常　　　　　　　　　　　D. 下肢皮肤有紫癜
　　E. 有过敏史

26. 再生障碍性贫血引起贫血最主要的原因是什么 (　　)
　　A. 造血原料缺乏　　　　　　　　　　B. 无效性红细胞生成
　　C. 红细胞破坏过多　　　　　　　　　D. 骨髓造血功能低下
　　E. 失血

27. 正常止血取决于以下哪项因素 (　　)
　　A. 血小板的质和量及血管壁的正常

B. 皮肤的完整性和凝血因素的正常

C. 血小板的质和量及凝血因素的正常

D. 血小板的质和量、血管壁及凝血因素的正常

E. 机体正常免疫功能

28. 铁剂可用于治疗　　　　　　　　　　　　　　　　　　　　　　　　　　（　）

A. 巨幼红细胞性贫血　　　　　　　　　B. 小细胞低色素性贫血

C. 溶血性贫血　　　　　　　　　　　　D. 自身免疫性贫血

E. 再生障碍性贫血

29. 再生障碍性贫血应选用　　　　　　　　　　　　　　　　　　　　　　　（　）

A. 丙酸睾酮　　B. 叶酸　　　C. 铁剂　　　D. 硫酸亚铁　　E. 维生素 B_{12}

30. 关于铁的吸收,哪项错误　　　　　　　　　　　　　　　　　　　　　　（　）

A. 低铁比高铁好　　　　　　　　　　　B. 与维生素 B_{12} 同时服好

C. 与维生素 C 同时服好　　　　　　　　D. 主要在十二指肠上段吸收

E. 每日约吸收 1 mg

31. 下列哪项不是白血病的临床表现　　　　　　　　　　　　　　　　　　　（　）

A. 发热　　　　B. 出血　　　C. 血糖降低　　D. 贫血　　　E. 器官浸润

二、多项选择题

1. 血证的预后,主要与下述哪三个因素有关　　　　　　　　　　　　　　　（　）

A. 引起出血的原因　　　　　　　　　　B. 出血量的多少

C. 兼见症状　　　　　　　　　　　　　D. 出血部位

E. 不同的患者

2. 关于咳血与吐血的区别,下列说法正确的是　　　　　　　　　　　　　　（　）

A. 咳血是血由肺来;吐血是血自胃而来

B. 咳血血色多为鲜红常混有痰液;吐血血色紫暗,常夹有食物残渣

C. 咳血前多有咳嗽、胸闷喉痒症状;吐血前多有胃脘不适或胃痛恶心等症状

D. 咳血大便不带血;吐血大便多呈黑色

E. 二者没区别

3. 紫斑患者平时可进行食疗,下列哪些可以食用　　　　　　　　　　　　　（　）

A. 红枣花生汤　　B. 羊肾粥　　　C. 龟肉红枣汤　　D. 豆腐海蛎汤　　E. 小米粥

4. 鼻衄时止血方式正确的是　　　　　　　　　　　　　　　　　　　　　　（　）

A. 用棉花蘸焦山栀粉、炒蒲黄粉、三七粉、云南白药等塞鼻

B. 用食指大拇指用力按压鼻根

C. 出血不止者,针刺少商出血

D. 将头上仰以利止血

E. 热敷

5. 血证出血部位与脏腑的关系下列哪些是正确的　　　　　　　　　　（　）

　A. 咳血、鼻衄多与肺有关　　　　　　　B. 肌衄多与心有关

　C. 吐血、齿衄多与胃有关　　　　　　　D. 便血多与肠或胃有关

　E. 尿血多与膀胱或肾有关

6. 血证的治疗包括　　　　　　　　　　　　　　　　　　　　　　　（　）

　A. 治火　　　B. 治气　　　C. 治血　　　D. 利水　　　E. 止血

7. 对紫斑患者尽量不使用（　　）等疗手段

　A. 针灸　　　B. 拔火罐　　C. 中药口服　　D. 药熨　　　E. 熏蒸

8. 紫斑主要见于西医学中的　　　　　　　　　　　　　　　　　　　（　）

　A. 原发性血小板减少性紫癜　　　　　　B. 过敏性紫癜

　C. 继发性血小板减少性紫癜　　　　　　D. 弥散性血管内凝血

　E. 溶血反应

9. 紫斑的辨证有　　　　　　　　　　　　　　　　　　　　　　　　（　）

　A. 血热妄行　B. 气虚血溢　C. 阴虚火旺　D. 气不摄血　E. 肝火上炎

10. 白血病患者舌尖部有小血痂,护理措施正确的是　　　　　　　　　（　）

　A. 患者头偏向护士　　　　　　　　　　B. 用过氧化氢溶液漱口

　C. 轻擦口腔各面　　　　　　　　　　　D. 将血痂擦去,涂甲紫

　E. 观察口腔黏膜和舌苔

11. 以下哪些病证可以归到血液系统　　　　　　　　　　　　　　　　（　）

　A. 血虚　　　B. 萎黄　　　C. 急痨　　　D. 血瘀　　　E. 温病

12. 以下属补血的药　　　　　　　　　　　　　　　　　　　　　　　（　）

　A. 当归　　　B. 熟地黄　　C. 白芍　　　D. 紫河车　　E. 丹参

13. 中医治疗白血病一个重要的法则是调理阴阳,以下属补阴药的是　　（　）

　A. 何首乌　　B. 枸杞子　　C. 龟甲　　　D. 菟丝子　　E. 巴戟天

14. 贫血按病因及发病机制可分为　　　　　　　　　　　　　　　　　（　）

　A. 造血不良性贫血　　　　　　　　　　B. 溶血性贫血

　C. 失血性贫血　　　　　　　　　　　　D. 珠蛋白生成障碍性贫血

　E. 缺铁性贫血

15. 急性白血病治疗原则包括　　　　　　　　　　　　　　　　　　　（　）

　A. 防治感染　B. 纠正贫血　C. 控制出血　D. 抗生素治疗　E. 骨髓移植术

三、判断题

1. 经行衄血也属于内科鼻衄范围。　　　　　　　　　　　　　　　　　（　）

2. 肝火上炎型鼻衄的变现为鼻衄,头痛,目眩耳鸣,两目红赤,舌质淡,脉细无力。
( )
3. 肝火犯胃型吐血的代表方是龙胆泻肝汤。( )
4. 紫斑患者活动时注意自我保护,防止皮肤受到外力撞击,衣裤以棉质布料为宜,禁穿不透气的紧身裤等。( )
5. 血淋也属血证范畴。( )
6. 齿衄患者应注意口腔卫生,每日用银花甘草液漱口两次。( )
7. 血证之实热证,患者中药和饮食都应偏热服用。( )
8. 吐血前可能有心窝部痛或胃中烧灼嘈杂感。( )
9. 血小板减少性紫癜的病因与接触物、吸入物、食物等有关。( )
10. 治疗巨幼红细胞性贫血最常见又有效的药物是硫酸亚铁。( )
11. 口服铁剂治疗缺铁性贫血时,应饭后服,以减少对胃的刺激。( )

自测试题

一、单项选择题

1. E 2. D 3. A 4. D 5. A 6. D 7. A 8. D 9. A 10. B 11. B 12. A 13. C
14. A 15. A 16. E 17. A 18. D 19. B 20. B 21. D 22. D 23. C 24. B 25. C
26. D 27. D 28. B 29. A 30. B 31. C

二、多项选择题

1. ABC 2. ABCD 3. ABC 4. ABC 5. ACDE 6. ABC 7. AB 8. ABC 9. ACD
10. ABCE 11. ABCDE 12. ABCD 13. ABC 14. ABCE 15. ABCDE

三、判断题

1. × 2. × 3. √ 4. √ 5. × 6. √ 7. × 8. √ 9. × 10. × 11. √

第八节 风湿病科护理

基本知识问答

1. 什么是痹证?

痹证是由于风、寒、湿、热等邪气痹阻经络,影响气血运行,导致肢体筋骨、关节、肌肉等处发生疼痛、重着、酸楚、麻木,或关节屈伸不利、僵硬、肿大、灼热、变形等为主症的一类病证。

2. 试述痹证的病因病机?

痹证的发生与体质因素、气候条件、生活环境及饮食等有密切关系。正虚卫外不固是痹证发生的内在基础,感受外邪是痹证发生的外在条件。邪气痹阻经脉为其病机根本,病变多累及肢体筋骨、肌肉、关节,甚则影响脏腑。风、寒、湿、热、痰、瘀等邪气滞留肢体筋脉、关节、肌肉,经脉闭阻,不通则痛,是痹证的基本病机。

3. 试述痹证治疗原则?

治疗应以祛邪通络为基本原则,根据邪气的偏盛,分别予以祛风、散寒、除湿、清热、化痰、行瘀,兼顾"宣痹通络"。痹证的治疗,还易重视养血活血,即所谓"治风先治血,血行风自灭"。久痹正虚者,应重视扶正,不肝肾、益气血是常用之法。

4. 试述痹证的辨证要点?

痹证的辨证,一是辨邪气的偏盛,二是辨虚实。

5. 简述痹证的诊断依据?

诊断依据:临床表现为肢体关节、肌肉疼痛,屈伸不利,或疼痛游走不定,甚则关节剧痛、肿大、强硬、变形。发病及病情的轻重常与劳累以及季节、气候的寒冷、潮湿等天气变化有关,某些痹证的发生和加重可与饮食不当有关。本病可发生与任何年龄,但不同年龄的发病与疾病的类型有一定的关系。

6. 痹证和痿证如何鉴别?

痹证是由风、寒、湿、热、之邪流注肌腠经络,痹阻筋脉关节而致。鉴别要点首先在于痛与不痛,痹证以关节疼痛为主,而痿证则为肢体力弱,无疼痛症状;其次要观察肢体的活动障碍,痿证是无力运动,痹证是痛而影响活动;再者,部分痿证病初即有肌肉萎缩,而痹证则是由于疼痛甚或关节僵直不能活动,日久失用而不用导致肌肉萎缩。

7. 何谓着痹?有何临床表现?

关节酸痛、重着、慢肿者为着痹,属湿邪盛。临床表现为肢体关节、肌肉酸痛、重着、疼痛,肿胀漫散,关节活动不利,肌肤麻木不仁,舌质淡,舌苔白腻,脉濡缓。

8. 风寒湿痹与风湿热痹如何鉴别?

风寒湿痹是指风、寒、湿邪滞留筋脉、关节、肌肉,或阳气虚衰者,寒自内生,复感风寒湿邪,多从阴化寒,而致肢体关节、肌肉疼痛,屈伸不利。风湿热痹是指风、湿、热邪滞留关节、筋脉、肌肉,或素体阳虚,内有蓄热者,感受风寒湿邪,易从阳化热,而致游走性关节疼痛,可涉及一个或多个关节,活动不便,局部灼热红肿,痛不可触,得冷则舒,局部有皮下结节或红斑,常伴有发热、恶风、汗出、口渴、烦躁不安等全身症状,舌质红,舌苔黄或黄腻,脉滑数或浮数。

9. 何为晨僵?

晨起病变的关节在静止不动后出现较长时间(数半小时)僵硬,如胶黏着的感觉,在适当的活动后逐渐减轻称为晨僵。

10. 何为系统性红斑狼疮?

侵犯皮肤和多脏器的一种全身性自身免疫病。某些不明病因诱导机体产生多种自身抗体(如抗核抗体等),导致:①自身抗体与相应自身抗原结合为循环免疫复合物,通过Ⅲ型超敏反应而损伤自身组织和器官;②抗血细胞自身抗体与血细胞表面抗原结合,通过Ⅱ型超敏反应而损伤血细胞。

11. 何为痛风?

是人体内有一种叫作嘌呤的物质的新陈代谢发生了紊乱,尿酸(嘌呤的氧化代谢物)的合成增加或排出减少,造成高尿酸血症,当血尿酸浓度过高时,尿酸即以钠盐的形式沉积在关节、软组织、软骨和肾脏中,引起组织的异物炎性反应,就叫痛风。

12. 何为干燥综合征?

是一种以侵犯泪腺、唾液腺等外分泌腺为主的慢性自身免疫性疾病,又称为自身免疫性外分泌腺体病。主要表现为干燥性角膜、结膜炎、口腔干燥症或伴发类风湿关节炎等其他风湿性疾病,它可累及其他系统如呼吸系、消化系、泌尿系、血液系、神经系以及肌肉、关节等造成多系统、多器官受损。

13. 何为类风湿关节炎?

以关节病变引起肢体严重畸形,关节滑膜炎及浆膜、心肺、皮肤、眼、血管等结缔组织广泛性炎症为主要表现的慢性全身性自身免疫性疾病。

14. 何为蝶形红斑?

为SLE最具特征性的皮肤损害表现形式,为脸颊部从鼻梁向两侧颊部展开的对称性、鲜红或紫红色不规则水肿性红斑。

15. 简述类风湿关节炎关节功能的分级标准

Ⅰ级:能进行日常生活和各项工作。Ⅱ级:能进行一般的日常生活和某种职业工作,但对参与其他项目活动受限。Ⅲ级:可进行一般的日常生活,但参与某种职业工作或其他项目活动受限。Ⅳ级:日常生活的自理和参与工作的能力均受限。

自测试题

一、单项选择题

1. 诸痹经久不愈,除哪症外均可见到　　　　　　　　　　　　　　　　　　　(　　)

  A. 关节部位顽固性疼痛　　　　　　　　　B. 关节肿大或变形
  C. 肢体抽搐　　　　　　　　　　　　　　D. 肢体肌肉瘦削枯萎
  E. 关节活动不灵

2. 痹证之着痹的特征为　　　　　　　　　　　　　　　　　　　　　　　　　(　　)

  A. 关节疼痛,游走不定　　　　　　　　　B. 关节剧痛,部位固定
  C. 关节肿胀,重着而痛　　　　　　　　　D. 关节肿大,僵硬变形
  E. 活动时加重

3. 痹证之风湿热痹的特征 （　　）
   A. 关节疼痛,游走不定　　　　　　　　　B. 关节红肿热痛,得冷则舒
   C. 关节肿胀,重着而痛　　　　　　　　　D. 关节肿大,僵硬变形
   E. 关节红肿热痛,得热则舒
4. 痛痹的治法应为 （　　）
   A. 祛风通络,散寒除湿　　　　　　　　　B. 清热通络,祛风除湿
   C. 除湿通络,祛风散寒　　　　　　　　　D. 温经散寒,祛风除湿
   E. 益气养阴,活血化瘀
5. 痛痹遇何邪气而加剧 （　　）
   A. 风　　　　B. 湿　　　　C. 寒　　　　D. 热　　　　E. 暑
6. 下列除哪项外,均为痹证初起的主要症状 （　　）
   A. 痿软无力　　B. 疼痛　　C. 肿胀　　D. 酸楚　　E. 重着麻木
7. 祛风利湿药或西药抗风湿药(水杨酸制剂),应在(　　)服用,并观察药物反应。
   A. 饭前　　　B. 饭后　　　C. 吃饭时　　D. 没有特殊要求　　E. 两餐之间
8. 痹证的治疗原则是 （　　）
   A. 祛邪通络　　B. 益气养阴　　C. 滋阴降火　　D. 益气固表　　E. 活血化瘀
9. 关节剧痛、肿大、僵硬、变形、屈伸受限者,为 （　　）
   A. 行痹　　　B. 痛痹　　　C. 着痹　　　D. 热痹　　　E. 尪痹
10. 行痹的治法以 （　　）
    A. 宣痹通络为主,佐以疏风之品　　　　　B. 温经散寒为主,佐以和营之品
    C. 渗湿通经活络为主,佐以健脾之品　　　D. 清热解毒通络,佐以疏风之品
    E. 补肾祛寒为主,佐以活血通络之品
11. 风湿性疾病是指 （　　）
    A. 累及关节及周围软组织的一大类疾病　　B. 过敏性疾病
    C. 嗜酸粒细胞增多的一类疾病　　　　　　D. 病毒感染的一类疾病
    E. 血尿酸增高的一组疾病
12. 晨僵在哪类关节炎中表现最为突出 （　　）
    A. 骨性关节炎(OA)　　　　　　　　　　B. 类风湿关节炎(RA)
    C. 强直性脊柱炎(AS)　　　　　　　　　D. 感染性关节炎
    E. 风湿性关节炎
13. 治疗风湿性疾病的药物,下列哪项是错误的 （　　）
    A. 布洛芬　　B. 青霉胺　　C. 环磷酰胺　　D. 泼尼松　　E. PGE(前列腺素)
14. 风湿性疾病关节表现下列哪项不常见 （　　）
    A. 晨僵　　　　　　　　　　　　　　　　B. 关节肿胀

C. 关节压痛   D. 膝关节不能完全伸直

E. 手的掌指关节有桡侧偏斜

15. 干燥综合征(SS)   (   )

A. 颊部蝶形皮疹及蛋白尿   B. 腕、掌指、近指关节受累

C. 膝关节受累   D. 第一趾较剧烈疼痛

E. 大量龋齿提示

16. 系统性红斑狼疮(SLE)   (   )

A. 颊部蝶形皮疹及蛋白尿   B. 腕、掌指、近指关节受累

C. 膝关节受累   D. 第一趾较剧烈疼痛

E. 大量龋齿提示

17. 类风湿关节炎(RA)   (   )

A. 颊部蝶形皮疹及蛋白尿   B. 腕、掌指、近指关节受累

C. 膝关节受累   D. 第一趾较剧烈疼痛

E. 大量龋齿提示

18. 痛风疼痛的部位以   (   )

A. 颊部蝶形皮疹及蛋白尿   B. 腕、掌指、近指关节受累

C. 膝关节受累   D. 第一趾较剧烈疼痛

E. 大量龋齿提示

19. 在风湿性疾病中,下列哪一种肾脏受累较少见   (   )

A. SLE   B. 皮肌炎(DM)

C. 干燥综合征   D. 结节性多动脉炎(PN)

E. 血管炎

20. 关于 SLE 关节病变,哪项是错误的   (   )

A. 关节肿痛   B. 呈多关节对称性损害

C. 近端指间关节多受累   D. 关节软骨破坏,关节畸形

E. 大关节很少受累

21. 免疫病理检查几乎所有 SLE 患者均可出现病变的脏器是   (   )

A. 心脏   B. 肾   C. 肺   D. 肝   E. 胰腺

22. 关于 SLE 患者妊娠问题,哪项不正确   (   )

A. 易发生流产、早产

B. 应病情稳定,心肾功能正常,方可妊娠

C. 可出现新生儿狼疮

D. 妊娠时可使 SLE 病情恶化

E. 妊娠头 3 个月内可应用免疫抑制剂

23. SLE 可出现 （   ）
   A. 面部皮肤对称性红斑　　　　　　　　B. 手关节天鹅颈样畸形
   C. 口腔、阴部溃疡　　　　　　　　　　D. 眼睑面阳性皮疹
   E. 面容刻板、张口困难

24. 类风湿关节炎时可出现 （   ）
   A. 面部皮肤对称性红斑　　　　　　　　B. 手关节天鹅颈样畸形
   C. 口腔、阴部溃疡　　　　　　　　　　D. 眼睑面阳性皮疹
   E. 面容刻板、张口困难

25. 系统性硬化症时可出现 （   ）
   A. 面部皮肤对称性红斑　　　　　　　　B. 手关节天鹅颈样畸形
   C. 口腔、阴部溃疡　　　　　　　　　　D. 眼睑面阳性皮疹
   E. 面容刻板、张口困难

二、多项选择题

1. 下列哪项不是痹证之行痹的特征 （   ）
   A. 关节疼痛,游走不定　　　　　　　　B. 关节剧痛,部位固定
   C. 关节肿胀,重着而痛　　　　　　　　D. 关节肿大,僵硬变形
   E. 关节红肿热痛

2. 痹证与痿证的鉴别要点正确的是 （   ）
   A. 有无疼痛　　　　　　　　　　　　　B. 有无肢体活动障碍
   C. 导致肌肉萎缩的原因不同　　　　　　D. 有无发热
   E. 以上都不对

3. 痹证的病位在 （   ）
   A. 肌肉　　　B. 筋骨　　　C. 关节　　　D. 皮毛　　　E. 心

4. 痹证患者的饮食原则是 （   ）
   A. 高热量　　　　　　　　　　　　　　B. 高蛋白
   C. 高维生素　　　　　　　　　　　　　D. 忌肥厚生冷食品
   E. 兼有发热时饮食宜清淡

5. 应用生川乌、草乌、附子等有毒性的药物时,应观察患者有无毒性反应,如有下列
哪些表现则应立即停药抢救 （   ）
   A. 唇舌发麻　　B. 头晕心悸　　C. 脉迟　　D. 呼吸困难　　E. 血压下降

6. 着痹在辨证时需把握的主症是 （   ）
   A. 游走不定而痛　B. 重着而痛　C. 灼热疼痛　D. 麻木不仁　E. 关节肿大

7. 热痹化火伤筋,则兼见 （   ）
   A. 关节红肿疼痛剧烈　　　　　　　　　B. 入夜尤甚壮热烦

C. 关节屈伸不利　　　　　　　　　　D. 舌质红苔白厚而腻

E. 脉多沉弦而紧或沉迟而弦

8. 痹证辨证首先把握主证,再辨别虚实,还需辨其　　　　　　　　　　（　　）

　A. 何邪所胜　　B. 病程的久暂　　C. 疼痛的部位　　D. 年龄的老少　　E. 体质强弱

9. 痹证的病因病机主要有　　　　　　　　　　　　　　　　　　　　　（　　）

　A. 风寒　　　　B. 饮食　　　　　C. 情志　　　　　D. 湿热　　　　　E. 药物

10. 痹证的诊断依据有　　　　　　　　　　　　　　　　　　　　　　　（　　）

　A. 发病特点　　B. 临床表现　　　C. 舌苔脉象　　　D. 辅助检查　　　E. 家族史

11. 痹证的脉象有　　　　　　　　　　　　　　　　　　　　　　　　　（　　）

　A. 浮紧　　　　B. 沉紧　　　　　C. 沉弦而紧　　　D. 沉迟而弦　　　E. 沉虚而缓

12. 治疗痹证,除内服药外,下列哪些疗法均有一定效果而不容忽视　　　（　　）

　A. 针灸　　　　B. 熏洗　　　　　C. 推拿　　　　　D. 饮酒　　　　　E. 神灯照射

13. 风湿性疾病的共同特点是　　　　　　　　　　　　　　　　　　　　（　　）

　A. 发作与缓解相交替　　　　　　　　　B. 病变累及多个系统

　C. 出现免疫学异常或生化改变　　　　　D. 治疗效果较满意

　E. 同一疾病临床表现个体差异大

14. SLE 患者皮肤损害的表现形式有　　　　　　　　　　　　　　　　　（　　）

　A. 蝶形红斑　　B. 蜘蛛痣　　　　C. 雷诺现象　　　D. 甲周工斑　　　E. 紫癜

15. 类风湿关节炎的关节表现特点是　　　　　　　　　　　　　　　　　（　　）

　A. 游走性四肢关节酸痛　　　　　　　　B. 晨僵

　C. 畸形少见　　　　　　　　　　　　　D. 梭形肿胀

　E. 可有关节功能障碍

16. 类风湿关节炎的患者可出现　　　　　　　　　　　　　　　　　　　（　　）

　A. 手指天鹅颈样畸形　　　　　　　　　B. 手指尺侧偏斜

　C. 梭状指　　　　　　　　　　　　　　D. 肢端粗大

　E. 爪形手

17. SLE 的发病与下列哪种因素有关　　　　　　　　　　　　　　　　（　　）

　A. 遗传因素　　B. 感染　　　　　C. 阳光　　　　　D. 雄激素　　　　E. 营养不良

18. 下列关于风湿病患者关节僵硬的护理措施正确的有　　　　　　　　　（　　）

　A. 睡眠时注意对病变关节保暖,预防晨僵

　B. 关节肿痛时坚持每天的全关节活动锻炼

　C. 活动前进行局部关节的理疗

　D. 活动锻炼后出现疼痛应减少活动量

　E. 指导患者正确使用辅助性器材

三、判断题

1. 热痹患者不畏寒,患处可直接吹风。 ( )
2. 痹证患者中药煎剂宜温服或热服。 ( )
3. 应用生川乌、草乌、附子等毒性药物时应从小剂量开始,逐渐增加,并须先煎 30～60 分钟再与其他药物合煎。 ( )
4. 痹证急性期发作时应卧床休息,减少关节活动。 ( )
5. 痹证患者平时注意生活调摄,加强体育锻炼,增强体质,有助于提高机体对病邪的抵御能力。 ( )
6. 临床痹痛游走不定者为行痹,属风邪盛。 ( )
7. 行痹者,痛剧,遇寒则甚,得热则缓。 ( )
8. 痛痹者,重着而痛,手足笨重,活动不灵,肌肤麻木不仁。 ( )
9. 着痹者,其痛游走不定,恶风寒。 ( )
10. 热痹者,肢体关节灼痛
11. 日光浴对 SLE 患者有一定的治疗作用。 ( )
12. 关节肿痛是大多数 SLE 患者的首发症状。 ( )
13. SLE 面部蝶形红斑应经常用化妆品或化学品以保护皮肤。 ( )
14. 所有风湿性疾病均呈缓慢起病。 ( )

自测试题答案

一、单项选择题

1. C 2. C 3. B 4. D 5. C 6. A 7. B 8. A 9. E 10. A 11. A 12. B 13. E 14. E 15. E 16. A 17. B 18. D 19. B 20. D 21. B 22. E 23. A 24. B 25. E

二、多项选择题

1. BCDE 2. ABC 3. ABC 4. ABCDE 5. ABCDE 6. BD 7. AB 8. AB 9. ADE 10. ABCD 11. CD 12. ABCE 13. ABCE 14. ACDE 15. BDE 16. ABCD 17. ABC 18. ACDE

三、判断题

1. × 2. √ 3. √ 4. √ 5. √ 6. √ 7. × 8. × 9. × 10. √ 11. × 12. √ 13. × 14. ×

第九节　内分泌病科护理

基本知识问答

1. 什么是消渴？

消渴是由于肺胃热灼伤津或肾阴不足而致的多饮、多食、身体消瘦或尿有甜味为主症的病症，多见于糖尿病。

2. 消渴的病因病机是什么？

(1)饮食不节：长期过食肥甘、醇酒厚味，致脾胃运化失职，积热内蕴，化燥伤津而致消渴。

(2)情志失调：精神刺激，导致气郁化火，火热炽盛，消烁肺胃阴津而成消渴。

(3)素体阴虚：阴虚之体，复因劳欲过度，更耗肾阴，阴虚火旺，上蒸肺胃，逐致肾虚、肺燥、胃热俱现而成消渴。

3. 消渴的证候特点是什么？

以多饮、多尿、多食、形体消瘦，或尿有甜味。

4. 诊断消渴病的依据是什么？

①"三多"症状；②中年之后发病，且嗜食膏粱厚味；③有家族史。

5. 消渴的辨证要点是什么？

(1)辨病位：根据"三多"症状侧重不同，而有上、中、下三消即在肺、在胃、在肾的区别。

(2)辨标本：阴虚为本，燥热为标，两者互为因果。

(3)辨本症与并发症：并发症有痈疽、眼疾、心脑病症等，个别消渴患者本症不明显，而是以并发症为线索诊断本病。

6. 消渴如何与瘿病相鉴别？

瘿病中气郁化火、阴虚火旺两型，以情绪激动，多食易饥，形体日渐消瘦，心悸，眼突，颈部一侧或两侧肿大为其特征。其中的多食易饥、消瘦，类似消渴病的中消，但眼球突出，颈前生长肿物则与消渴有别，且无消渴的多饮、多尿、尿甜等症。

7. 试述消渴的辨证施护？

(1)让患者要充分理解控制饮食的重要意义及控制方法，学会测定尿糖的技术以及无菌注射法，并使患者掌握胰岛素的性能及用法，调节剂量和各种反应的处理。

(2)消渴病要避免过度的精神紧张，节制性欲；禁酒及糖，忌辛辣刺激之品。

(3)控制饮食是治疗消渴病的重要方法。糖、脂肪、蛋白质进入量的比例应恰当，并合理安排，不得随意增加其他食品，少吃油腻煎炸食物。

(4)消渴患者宜服用有清热养阴、生津止渴作用的汤药。

(5)在医生指导下合理应用胰岛素。

(6)按医嘱,每日准确记录出入量。

(7)每周称体重一次并记录。

(8)消渴患者应注意口腔清洁卫生,防止牙周炎及牙龈化脓性感染。一旦出现可用1%~3%苏打水清洁口腔。

(9)保持皮肤清洁,要保持患者床铺清洁、平整、干燥、无碎屑,每2小时翻身擦背一次,定时擦温水浴,并经常更换衣服及床单,预防疖肿及压疮的发生。

(10)每次发药时要强调定时、定量服药,特别是各类口服降糖药物。

8.应用胰岛素治疗消渴时的注意事项。

(1)须绝对按医嘱准时、准量、准确方法注射,每次注射胰岛素应在餐前15~30分钟(但注射前应了解病院进食情况),如进食少,应报告医师,更改胰岛素剂量,以免发生低血糖。

(2)严格遵守无菌操作,切忌注射皮内,每次注射应更换部位。

(3)密切观察胰岛素过量反应,当胰岛素剂量过大,病情又较波动或体弱进食较少时,易出现低血糖反应。如发现患者面色苍白、四肢无力、出汗、脉数、头晕、头痛、烦躁等及时报告医生,同时抽血糖标本送检,然后嘱患者吃糖果、甜食;若出现昏迷、抽搐、二便失禁、脉数减弱时,立即给予25%~50%葡萄糖液40 mL静脉推注,并做好葡萄糖液静脉滴入,及时报告医生进行抢救。

(4)注意观察胰岛素过敏反应,多在注射半小时至数小时后发生,局部出现硬块、疼痛及红晕,全身可出现荨麻疹、血管神经性水肿、紫斑甚至过敏性休克,一般轻者不需处理,可逐渐消退,重者可用抗组胺药物,更换胰岛素种类或试行

9.试述口服葡萄糖耐量实验的原理、方法及意义。

(1)原理:正常人一次食入大量葡萄糖后,其血糖浓度略有升高,于2小时内恢复正常,这种现象称为奶糖现象。

(2)方法:空腹抽血,1次口服葡萄糖75 g,然后于30分钟,1小时,2小时,3小时个抽血分别测血糖及胰岛素。

(3)结果及诊断意义:2小时血浆葡萄糖<7.8 mmol/L为正常,≥7.8<11.1 mmol/L为糖量耐降低,≥11.1 mmol/L考虑为糖尿病。

10.糖尿病有哪些常见的并发症?

糖尿病常见并发症有:①急性并发症,如糖尿病酮症酸中毒和高渗性非酮症糖尿病昏迷,感染。②慢性并发症,如心血管病变、神经病变、肾脏病变、眼部病变和糖尿病足。

11.糖尿病患者为什么容易发生疖、痈?护理上应注意什么?

(1)原因:①糖尿病患者由于代谢障碍,引起蛋白质负平衡,以致抗感染能力低下。

②皮肤小动脉病变造成局部营养障碍,局部抵抗力降低,因此糖尿病患者易发生化脓性感染,如疖、痈等。

(2)护理:①积极治疗糖尿病,必要时应用胰岛素治疗。②注意皮肤卫生,保持皮肤清洁。③对疖、痈应及时换药和应用抗生素,面部的疖、痈不要挤压,以防感染向颅内扩散。对成熟的疖、痈须切开引流。④发热者应及时降温并补充水分、电解质。

12. 糖尿病患者用药注意事项。

(1)用降糖药禁与鹿茸、甘草合用,合用可发生拮抗作用降低药效。

(2)口服降糖药禁忌与普萘洛尔合用,易导致低血糖发生。

(3)口服降糖药禁忌与利尿药合用,合用可发生拮抗作用降低药效。

(4)磺酰脲类不宜与异丙嗪合用,疗效减弱。

(5)应慎用保泰松、水杨酸钠等药物,易发生低血糖。

(6)胰岛素不宜与利舍平合用,可使降血糖作用相加而导致低血糖。

(7)胰岛素不宜与氯丙嗪合用,易引起肝脏损害。

(8)并发酮症酸中毒时禁用苯乙双胍,可引起严重的乳酸中毒,故应严禁使用。

(9)不宜大量应用营养素,避免 β-胡萝卜素干扰细胞吸收胰岛素。

(10)忌饮酒。饮酒可出现低血糖或药物毒反应,并能并发严重的神经系统病变。

(11)饭前用药,饮食可延缓口服降糖药的吸收,从而降低口服药物的降糖效果。

13. 糖尿病酮症酸中毒、低血糖昏迷与高渗性非酮症糖尿病昏迷的抢救与护理有哪些?

(1)按昏迷患者常规护理,去枕侧卧,及时清除分泌物做好口腔护理。保持皮肤清洁,维持呼吸道通畅,防止吸入性肺炎。

(2)密切观察体温、脉搏、呼吸、血压及神志的变化。

(3)留置导尿管时,注意防止继发感染。

(4)正确记录出入水量。

(5)糖尿病酮症酸中毒昏迷应及时皮下或静脉给足量普通胰岛素,并根据尿糖与血糖浓度随时调整剂量。

(6)糖尿病酮症酸中毒早期,因酸中毒脱水,肾循环障碍,血钾可能不降低,但随着输液后血容量的纠正,以及应用胰岛素,血钾可能骤降。故在用胰岛素治疗后2~6小时,应根据血钾情况补充氯化钾。高渗性糖尿病昏迷患者在有低血钾时也须补充适量氯化钾。

(7)糖尿病酮症酸中毒早期应及时输入足量生理盐水。

(8)糖尿病酮症酸中毒在治疗早期不宜用葡萄糖,但经治疗后血糖浓度下降至13.9 mmol/L左右时,酌情适量用5%葡萄糖液,并在葡萄糖液中加入适量胰岛素。如患者清醒,可鼓励饮水。

14. 甲状腺危象的临床表现及急救措施有哪些?

临床表现:突起高热,常超过39℃,有时可达40℃以上。烦躁不安、恐惧甚至昏迷。心率常在140次/分,严重者可达240次/分,可伴心房纤颤或心房扑动。呼吸急促,大汗淋漓,常有呕吐、恶心、腹泻、脱水及水盐代谢紊乱,重者可致休克。可出现心力衰竭及肺水肿等。

急救措施:

(1)去除病因,积极控制甲状腺功能亢进状态:①甲硫氧嘧啶或丙硫氧嘧啶,口服或胃管注入,每6小时1次,以抑制甲状腺素的合成。②复方碘口服液30~60滴口服(首剂),以后每6小时口服5~10滴,10%葡萄糖液500 mL加碘化钠液0.5 g静脉滴注,每8小时1次,以抑制甲状腺素的分泌。③抗交感药物,利舍平1~2 mg肌内注射,每8小时1次;如无心功能不全用普萘洛尔20 mg口服,每4小时1次,以降低周围组织对甲状腺素的反应。

(2)为拮抗应激可给氢化可的松300~500 mg,每日静脉滴注1次,病情好转后逐渐减量。

(3)如有高热,应行物理或药物降温,每2小时测体温1次,必要时行人工冬眠。

(4)神志不清或昏迷患者,需加强皮肤护理,预防压疮。

(5)按时测量生命体征,并详细记录在护理记录单上。

15. 嗜铬细胞瘤患者为什么并发高血压?护理上应注意哪些问题?

嗜铬细胞瘤起源于肾上腺髓质、交感神经节或其他部位的嗜铬组织。这种瘤持续或间断地释放儿茶酚胺引起持续或阵发性高血压及多器官功能及代谢紊乱,故嗜铬细胞瘤患者易并发高血压。

护理上应注意:观察血压波动情况,如患者主诉头痛加剧,往往是血压突然升高之前兆,要检测血压。另外,如为膀胱内外嗜铬细胞瘤,在排尿前后由于膀胱收缩对它压迫,亦可引起阵发性血压升高。故排尿时最好有医护人员陪同,以防意外。如为腹部可触及之嗜铬细胞瘤要注意避免不必要的腹部按压,以免引起症状加重。

16. 胰岛素治疗糖尿病的适应证有哪些?

胰岛素治疗糖尿病的适应证包括:①1型糖尿病;②2型糖尿病经饮食及口服降糖药治疗未获得满意控制者;③糖尿病酮症酸中毒和高渗性昏迷;④合并重症急性感染和急性严重心、脑、肾疾病;⑤糖尿病患者大型外科手术前、术中和术后;⑥糖尿病合并妊娠和分娩时;⑦胰腺全切除引起的继发性糖尿病;⑧某些特殊类型糖尿病。

17. 糖皮质激素的禁忌证有哪些?

(1)相对禁忌证:①活动性肺结核或肺外结核;②过去有溃疡病史,目前无活动性;③有未控制的慢性感染性疾病。

(2)绝对禁忌证:①有重大精神病病史;②显性糖尿病;③骨质疏松;④早期妊娠;

⑤重度高血压;⑥未控制的严重感染;⑦青光眼;⑧严重低钾血症;⑨皮质醇增多症。

18.何谓糖皮质激素的撤药症候群?

撤药症候群是指在生长期每日分次服用药理剂量的糖皮质激素后,撤药过程中所出现的一组症状,包括:①肌肉僵硬和疼痛;②关节痛;③全身软弱无力;④食欲减退,恶心和呕吐;⑤直立性低血压或虚脱;⑥体重减轻。撤药症候群的发生系由于撤药过快使血循环中皮质激素急剧下降所致。

自测试题

一、单项选择题

1. 注射胰岛素应采用 ( )
   A. 皮内注射法 B. 皮下注射法 C. 肌内注射法 D. 静脉推注法 E. 以上方法均可

2. 糖尿病膳食治疗的目的是 ( )
   A. 调整膳食中糖的供给量   B. 减轻胰岛细胞的负担
   C. 纠正糖代谢紊乱   D. 降低血糖
   E. 以上均是

3. 目前糖尿病主要死亡原因是 ( )
   A. 心血管并发症   B. 糖尿病酮症酸中毒昏迷
   C. 神经病变   D. 高渗性非酮症糖尿病昏迷
   E. 感染

4. 甲亢危象的主要临床表现是 ( )
   A. 心率增快,血压增高,脉压增大
   B. 高热,心率增快,呕吐、腹泻,烦躁
   C. 血压增高,心力衰竭,肺水肿
   D. 低血压,低体温,休克
   E. 心率增快,心律失常,心力衰竭

5. 下列疾病中不伴高脂血症的是 ( )
   A. 糖尿病   B. 甲减   C. 甲亢   D. 肾病综合征   E. 动脉粥样硬化

6. 对于妊娠期甲亢的治疗错误的一项是 ( )
   A. 禁用放射性碘治疗   B. 药物治疗首选 PTU
   C. 慎用普萘洛尔   D. 手术宜于妊娠中期施行
   E. 可选择碘剂治疗

7. 糖尿病性神经病变最常见的是 ( )
   A. 周围神经病变   B. 颅神经病变

C. 自主神经病变   D. 中枢神经病变

E. 脊髓病变

8. 糖尿病患者失明的主要原因是 （ ）

A. 脑血管意外   B. 白内障

C. 视网膜病变   D. 青光眼

E. 虹膜睫状体病变

9. 诊断原发性甲状腺功能减退最敏感的试验是 （ ）

A. 基础代谢率测定   B. 血清胆固醇测定

C. 血清促甲状腺激素（TSH）测定   D. 甲状腺摄 ^{131}I 率测定

E. 红细胞三碘甲腺原氨酸摄取试验

10. 鉴别糖尿病酮症酸中毒和高渗性非酮症糖尿病昏迷的主要症状为 （ ）

A. 局限性抽搐   B. 多饮多尿症状明显

C. 神志改变   D. 血压偏低

E. 食欲减退

11. 嗜铬细胞瘤的诊断试验中，下列哪项最有价值 （ ）

A. 组胺激发试验   B. 腹膜后空气造影

C. 酚妥拉明（Regitin）试验   D. 铬胺试验

E. 测定 24 小时尿中肾上腺素及去甲肾上腺素总量

12. 甲亢治疗方法中，哪种最易引起甲状腺功能减退 （ ）

A. 甲硫氧嘧啶   B. 放射性 ^{131}I

C. 甲巯咪唑   D. 手术切除甲状腺

E. 中药治疗

13. 糖尿病膳食治疗的目的中，下列哪项是错误的 （ ）

A. 调整膳食中糖的供给量   B. 减轻胰岛细胞的负担

C. 纠正糖代谢紊乱   D. 降低血糖

E. 消除症状

14. 目前糖尿病主要死亡原因是 （ ）

A. 糖尿病酮症酸中毒昏迷   B. 心血管并发症

C. 神经病变   D. 高渗性非酮症糖尿病昏迷

E. 感染

15. 关于尿糖，下列哪项是正确的 （ ）

A. 尿糖阳性肯定血糖升高

B. 根据尿糖阳性即可诊断糖尿病

C. 尿糖阳性肯定有糖代谢紊乱

D. 尿糖阳性是由于肾小管不能将糖全部重吸收

E. 班氏试剂只检查尿中有无葡萄糖

16. 下列哪项不是甲状腺功能亢进的临床表现　　　　　　　　　　　　（　　）

A. 体重下降　　　B. 易激动　　　C. 多食善饥　　　D. 疲乏无力　　　E. 月经量增多

二、多项选择题

1. 下列属于消渴症状的是　　　　　　　　　　　　　　　　　　　　（　　）

A. 多饮　　　B. 多食　　　C. 多尿　　　D. 体重减轻　　　E. 尿液有甜味

2. 下列属于注射胰岛素时应注意的事项　　　　　　　　　　　　　　（　　）

A. 准时、准量　　　　　　　　　　　　B. 严格遵守无菌操作

C. 皮内注射　　　　　　　　　　　　　D. 每次注射应更换注射部位

E. 密切观察低血糖反应

3. 糖尿病患者用药注意事项有　　　　　　　　　　　　　　　　　　（　　）

A. 口服降糖药禁与鹿茸、甘草合用

B. 口服降糖药应禁忌同普萘洛尔合用

C. 口服降糖药物时,一定要饭前服务

D. 口服降糖药物时忌饮酒

E. 不宜大量应用营养素,避免 B-胡萝卜素

4. 甲状腺危象的临床表现是　　　　　　　　　　　　　　　　　　　（　　）

A. 突起高热,常超过 39℃,有时可达 40℃以上

B. 烦躁不安、恐惧、谵妄甚至昏迷

C. 心率常在 140 次/分,严重者可达 240 次/分,可伴心房纤颤或心房扑动

D. 呼吸急促,大汗淋漓,常有恶心、呕吐、腹泻、脱水及水盐代谢紊乱

E. 可出现心力衰竭及肺水肿

5. 糖尿病饮食治疗的原则包括　　　　　　　　　　　　　　　　　　（　　）

A. 按理想体重计算总热量

B. 体重超过理想体重 20% 者应减少总热量

C. 饮食固定后则不要更改

D. 饮食分配应根据患者习惯,最好少吃多餐

E. 糖类占饮食总热量的 50% ~60%

6. 甲状腺功能亢进的特征性临床表现包括　　　　　　　　　　　　　（　　）

A. 突眼　　　　　　　　　　　　　　　B. 多尿

C. 易激动　　　　　　　　　　　　　　D. 多食善饥

E. 胫骨前黏液性水肿

三、判断题

1. 治疗消渴的主要方法是控制饮食。 （   ）
2. 每次发药时要强调定时、定量服药,特别是各类口服降糖药物。 （   ）
3. 糖尿病患者出现面色苍白、四肢无力、出汗、脉数、头晕、头痛、烦躁等属血糖增高的反应。 （   ）
4. 磺胺类药物主要不良反应是低血糖反应。 （   ）
5. 葡萄糖耐量试验中2小时血浆葡萄糖<7.8 mmol/L为正常。 （   ）
6. 葡萄糖耐量试验中2小时血浆葡萄糖≥11.1 mmol/L考虑为糖尿病。 （   ）
7. 妊娠时尿糖阳性不一定是糖尿病。 （   ）
8. 糖尿病最常见的神经病变是周围神经病变。 （   ）
9. 糖尿病目前主要的死亡原因是心脑血管并发症。 （   ）
10. 胰岛素注入人体后半小时开始起作用,所以糖尿病患者应在饭前半小时注射胰岛素。 （   ）
11. 口服葡萄糖耐量试验的方法:空腹抽血1次,口服葡萄糖75 g后分别在30分钟、60分钟、120分钟、180分钟时各抽血1次测血糖及胰岛素。 （   ）
12. 肥胖型2型糖尿病初发者可首选二甲双胍类或噻唑烷二酮类口服降糖药。 （   ）
13. 口服葡萄糖耐量试验是空腹抽血后,1次口服葡萄糖150 g,于1、2、3、4小时各抽血1次测血糖及胰岛素。 （   ）

自测试题答案

一、单项选择题

1. B 2. E 3. A 4. B 5. B 6. E 7. A 8. C 9. C 10. A 11. E 12. A 13. B 14. B 15. D 16. E

二、多项选择题

1. ABCDE 2. ABDE 3. ABCDE 4. ABCDE 5. ABD 6. ACD

三、判断题

1. √ 2. √ 3. × 4. × 5. √ 6. √ 7. √ 8. √ 9. √ 10. √ 11. √ 12. √ 13. ×

第十节 肿瘤病科护理

基本知识问答

1. 何为胃癌？

胃癌为常见的癌肿瘤之一，其发病率在消化系统癌肿中占第一位，男性高于女性，约70%的病例年龄为40～60岁。胃癌好发于胃窦部、胃小弯与贲门部。胃溃疡、慢性胃炎、胃酸缺乏的人，胃癌发病率较高。

现代中医学认为，胃癌的发生与发展关乎机体的正邪两方面的变化，究其病机，主要是气血痰湿阻滞，邪毒瘀结，凝结成块，损气耗血。其病在胃府，牵及脾、肾、肝等脏，其中脾虚则贯穿于胃癌发生、发展、变化的整个过程中。其病因概之有三：一是感染邪毒，二是情志致病，三是饮食、劳逸致病。

2. 简述胃癌的辨证分型。

(1) 肝胃不和

主症：胃脘胀满疼痛，嗳气反酸，或见胸胁苦满，呃逆纳呆，大便不畅，诸症可因情志之变而有反复，兼见舌质淡红或舌边红，或舌质黯红，苔薄白或薄黄，脉弦或弦细。

治法：疏肝理气，和胃降逆；脾虚者兼以益气。

方药：柴胡疏肝散加减。

(2) 气滞血瘀

主症：腹痛较剧，或胃脘刺痛拒按，痛有定处，或可扪及肿块，伴有腹满、不欲食；甚者发为反胃，朝食暮吐；或为远血，而见柏油黑便，舌质黯红或有瘀点瘀斑，脉细涩。

治法：疏肝理气，活血化瘀止痛。

方药：膈下逐瘀汤加减。

(3) 痰气交阻

主症：胃脘胀痛痞满，连及胸上心下，以致胸闷心悸；甚或上腹肿块，痞满疼痛；吞咽不利甚至呕恶痰涎，口淡无味，纳少嗳气，或眩晕嗜卧，头身困重，或烦躁难寐，舌质淡胖，或黯红，舌苔白腻而厚，内蕴湿热则见黄腻苔，脉迟缓或弦滑。

治法：祛痰化湿，宽中散结。

方药：二陈汤合海藻玉壶汤化裁。

(4) 胃阴不足

主症：胃脘灼热隐痛，或时觉刺痛，嘈杂似饥，纳呆干呕，口干咽燥，大便干结，手足心热，烦闷不安，舌体瘦小或有裂纹，舌质红绛或黯红隐青，舌苔花剥少津，或如镜面，或薄少而黄，燥如芒刺，或仅见舌根黄腻苔，脉细数或弦细。

治法:益阴养胃,清热解毒,兼以益气健脾。

方药:益胃汤合麦门冬汤化裁。

(5)脾胃气虚

主症:面色萎黄,肢倦乏力,甚则头目眩晕;食欲不振,胃脘胀闷、隐痛不适,或伴有嗳气、恶心、呕吐、呃逆等,便溏泄泻,肌肤浮肿,舌体胖大边有齿痕,舌质黯淡,苔白或腻无根,脉沉细,或浮大无力。

治法:健脾益气,养胃和中。

方药:香砂六君子汤加减。

(6)脾胃虚寒

主症:胃脘隐痛,喜温喜按,或急冷攻痛,得温而缓;畏寒肢冷,喜热饮食,食后腹胀,甚则泛吐清水稀涎,便溏泄泻,或下利清谷,五更痛泄,或发为反胃,以致朝食暮吐,暮食朝吐,舌质黯淡,可见齿痕,苔白水滑或白腐,脉沉细或沉缓。

治法:温中散寒,健脾温肾。

方药:附子理中汤加减。

(7)气血两亏

主症:形体消瘦,面色无华,唇甲色淡,气短乏力,动辄尤甚,并伴头昏心悸,目眩眼花;或自汗盗汗,伴有低热;纳呆食少,胃脘肿块,隐隐作痛,时急时缓,舌质黯淡,脉虚或沉细。

治法:益气补血,和气血,平阴阳。

方药:八珍汤合二仙汤化裁。

3. 简述胃癌的辨证施护。

(1)密切观察患者生命体征,患者入院时测血压、身高、体重,以后每周测血压、体重一次,特殊情况按医嘱执行。

(2)做好情志护理,对肝胃不和、气滞血瘀两种类型的患者调畅气机则显得尤其重要。在胃癌患者的护理工作中要注意发现患者的情绪变化,在执行保护性医疗制度的同时,根据患者的需要程度和接受能力提供信息;帮助分析治疗中的有利条件、使患者看到希望,消除患者的顾虑和消极心理,增强对治疗的信心,以积极的心态配合治疗和护理。

(3)注意患者的合理营养与进食,给予高热量、高蛋白、高维生素的饮食,应少量多餐。对于不能进食或禁食患者,应从静脉补给足够能量、氨基酸类、电解质和维生素,必要时可实施全胃肠外营养(TPN)。

(4)化疗患者应适当减少脂肪、蛋白含量高的食物,多食绿色蔬菜和水果,以利于消化和吸收,每周查血象1~2次,注意血象变化,严重骨髓抑制的患者需隔离保护,预防感染。注意观察用药后的反应,如出现恶心、呕吐等消化道反应,可采用耳穴压豆疗法,取穴神门、交感、胃,也可按医嘱给予镇静止吐剂。

(5)尽量减少患者的痛苦。晚期患者上腹部剧痛时,可用针刺中脘、内关、足三里等穴,必要时按医嘱应用镇痛剂。

(6)加强皮肤护理,每日擦澡1~2次,每2小时翻身一次,床铺干净平整,对骨隆突处的皮肤要经常检查和按摩,防止发生压疮。

(7)加强口腔护理,注意口腔黏膜反应,保持口腔清洁。对化疗患者尤应注意,可用一支黄花液、银花甘草液漱口。

(8)注意观察大便颜色,有出血情况及时报告医生采取紧急处理措施。

4. 肝癌的辨证分型治疗。

(1)脾虚

主症:倦怠,乏力,面色萎黄,腹胀,纳呆,大便溏薄,舌质淡,脉濡。

治法:健脾理气。

方药:四君子汤加减。

(2)气滞

主症:上腹胀满或全腹胀满,腹部窜痛,嗳气,胸闷肠鸣,恶心,情志抑郁,舌质黯红,边瘀斑,苔薄白或薄黄,脉弦。

治法:理气消痞,健脾胃;理气通滞,兼以扶正。

方药:上腹胀满,以枳实消痞汤加减。

(3)湿热

主症:黄疸,口苦,胸闷腹胀,胃纳减退,烦热,尿黄或赤,舌苔黄腻,舌质红,脉滑数。

治法:清热化湿。

方药:茵陈蒿汤加减。

(4)热盛

主症:低热或高热,大汗出或闭目即汗,渴欲饮水,小便短赤,肝区大热,脉滑数有力。

治法:清阳明热。

方药:石膏知母汤加减。

(5)湿滞

主症:胸闷,上腹胀,不思饮食,大便溏薄,下肢水肿,舌苔白腻,脉濡数。

治法:燥湿化滞。

方药:平胃散、二陈汤加减。

(6)血瘀

主症:肝区疼痛,痛处固定不移,拒按,面色黧黑,皮肤粗糙,舌质紫黯、瘀斑,脉细涩。

治法:活血化瘀。

方药:失笑散加减。

(7)津涸

主症:舌干,舌光红绛,苔剥,脉细数,腹水,泄泻,低热,黄疸。

治法:养阴生津。

方药:三才汤加减。

5. 简述肝癌的辨证施护。

(1)密切观察患者生命体征,患者入院时测血压、身高、体重,以后每周测血压、体重一次,特殊情况按医嘱执行。

(2)做好心理护理,消除患者的顾虑和消极心理,增强战胜疾病的信心。因为怒伤肝,对肝癌患者的情志护理显得尤其重要,豁达乐观可使五脏安和,气机调畅,促进疾病向好的方向发展。

(3)注意饮食,加强营养。给予高蛋白、高热量、高维生素、低脂肪食物。限制动物油的摄入,多食新鲜蔬菜水果,饮用果汁饮料,补充维生素,忌坚硬、辛辣之品,忌酒,少食煎炸食品,少量多餐。避免有刺激性及植物纤维素多的食物,以免引起伴有肝硬化患者发生食管或胃底静脉破裂出血。对腹水患者应限制钠的摄入,给予低盐或无盐饮食。肝昏迷前期或肝昏迷患者应给予低蛋白饮食。

(4)合理作息。肝癌患者必须保证每天得到充分的休息,但也不能一味地休息,在力所能及的情况下,可以适当做一些活动。需要注意的是绝对不能从事重体力劳动。

(5)化疗患者应适当减少脂肪、蛋白含量高的食物,多食绿色蔬菜和水果,以利于消化和吸收,每周查血象1~2次,注意血象变化,严重骨髓抑制的患者需隔离保护,预防感染。注意观察用药后的反应,如出现恶心、呕吐等消化道反应,可采用耳穴压豆疗法,取穴神门、交感、胃,也可按医嘱给予镇静止吐剂。如化疗时出现静脉炎,可用金黄散外敷。

(6)尽量减少患者的痛苦。晚期患者上腹部剧痛时,可用针刺中脘、内关、足三里、委阳等穴,必要时按医嘱应用镇痛剂。

(7)加强皮肤护理,每日擦澡1~2次,每2小时翻身一次,床铺干净平整,对骨隆突处的皮肤要经常检查和按摩,防止发生压疮。

(8)加强口腔护理,注意口腔黏膜反应,保持口腔清洁。对化疗患者尤应注意,可用一支黄花液、银花甘草液漱口。

(9)保持患者大便通畅。当肝脏发生癌变时,解毒能力下降严重。患者如伴有便秘,由于肠道内细菌繁殖增加,毒性物质会大量产生,迫使肝脏负担加重,以致肝癌患者症状进一步加重,危及肝癌患者的生命。而且肝癌患者由于身体虚弱,运动量减少,也极易发生便秘,这是非常不利于患者康复的。同时注意观察患者大便颜色,有出血情况及时报告医生采取紧急处理措施。

6. 简述中医对肺癌的认识。

中医学对肺癌的发病机制,是从整体观念出发来认识的。肺癌是一个全身性疾病,而肺部肿瘤只是全身性疾病中的一个局部表现。证候特征:咳嗽,是最常见的早期症状,咯血、胸痛、气急、发热,为肺癌常见症状。通常是全身属虚,局部属实。肺癌的发病,主要是正气先虚,邪毒乘虚而入,由于邪毒的干扰,肺脏失去正常生理功能,肺气膹郁,宣降失司,气机不畅,由气滞而致血瘀,阻塞络脉,津液输布不利,壅结为痰,痰湿与瘀毒交阻,日久逐渐形成肺部肿瘤。此为因虚而得病,因虚而致实;虚是病之本,实为病之标;虚是全身性的,实为局部性的。从临床观察来看,虚以气虚、阴虚、气阴两虚为多见,实者不外乎痰凝、毒聚、气滞、血瘀。

7. 简述肺癌的辨证分型。

(1)阴虚内热

主症:口干咽燥,五心烦热,潮热,盗汗,咳嗽少痰,或痰中带血,脉细或细略数,舌质红或红绛,少苔或光剥无苔。

治法:养阴生津,解毒消肿。

(2)肺脾气虚

主症:神疲乏力,纳谷不馨,脘腹痞胀,大便溏薄或不实,咳嗽痰多,胸闷气短,甚则气喘痰鸣,脉滑,舌质淡或淡胖,或伴有齿印,苔白腻或滑腻。

治法:益气健脾,化痰散结。

(3)肺肾阳虚

主症:神疲乏力,气短气急,动则喘促,畏寒怕冷,夜尿频数,咳痰无力,胸腹作胀,脉沉细无力,舌质偏淡,或淡胖,或伴有齿印,或有瘀点,苔少白或少。

治法:补气温阳,解毒散结。

(4)精气两亏

主症:神疲乏力,腰酸腿软,头晕耳鸣,口干少饮,纳谷不佳,或伴有自汗盗汗,脉细无力,舌质淡或淡红,苔少。

治法:益气补精,散结消肿。

8. 何为上腔静脉阻塞综合征?

因肿瘤侵犯纵隔,压迫上腔静脉,使上腔静脉回流受阻,产生头面部、颈部、上肢及前胸部淤血和静脉曲张,可引起头痛、头晕或眩晕。

9. 简述肺癌的辨证施护。

(1)密切观察患者生命体征,患者入院时测血压、身高、体重,以后每周测血压、体重一次,特殊情况按医嘱执行。

(2)做好患者的情志护理,调畅气机则有利于疾病治疗与康复。

(3)注意饮食,加强营养。给予高蛋白、高热量、高维生素、清淡易消化的食物,应忌腥辣油腻和烟、酒等刺激性食物。肺癌术后的患者,可坚持以黄芪、枸杞代茶饮或服用冬虫夏草以提高机体免疫功能。

(4)注意避风寒、防外感,以免引起感冒,诱发肺部感染。

(5)发热时应按高热患者护理,及时更换汗湿的被服,注意皮肤护理,床铺干净平整,对骨隆突处的皮肤要经常检查和按摩,对于卧床的患者要每2小时翻身一次,防止发生压疮。

(6)加强口腔护理,注意口腔黏膜反应,保持口腔清洁。对化疗患者尤应注意,可用一支黄花液、银花甘草液漱口。

(7)对刺激性咳嗽憋气患者,可给予止咳平喘剂。憋气严重者应取半坐位,给予氧气吸入。夜间咳嗽患者可少量饮水,以减轻喉部刺激。咳嗽剧烈时,可口服磷酸可待因0.03 g。

(8)对痰中带血的患者应给予解释,消除其顾虑。咯血者应用止血药。大咯血时应立即通知医生,积极抢救,同时使患者头偏向一侧,保持呼吸道通畅,防止窒息,以免引起严重后果。

(9)伴胸腔积液,行放液、注药时,应密切观察患者的全身情况,如脉搏、呼吸及用药后的反应,每隔15分钟变换一次体位,以利于药物与胸膜充分接触。

(10)观察患者有无脑转移、骨转移及张力性气胸,如有头痛、喷射性呕吐、急性胸痛、胸闷、气急、发绀等症状,并及时通知医生。

(11)化疗患者应适当减少脂肪、蛋白含量高的食物,多食绿色蔬菜和水果,以利于消化和吸收,每周查血象1~2次,注意血象变化,严重骨髓抑制的患者需隔离保护,预防感染。注意观察用药后的反应,如出现恶心、呕吐等消化道反应,可采用耳穴压豆疗法,取穴神门、交感、胃,也可按医嘱给予镇静止吐剂。如化疗时出现静脉炎,可用金黄散外敷。

(12)对伴有自汗、盗汗的患者,可采用中药五倍子粉与蜂蜜或醋少许调成厚泥状敷于脐部,外敷纱布一块,胶布固定,每晚一次,蜂蜜或醋应温热后马上与五倍子粉混合外敷,以防寒邪入腹。

(13)肺癌常出现胸痛、胸闷、喘憋,可针刺穴位:尺泽、膻中、内关、膈俞、肺俞以止痛,必要时遵医嘱给予止痛药。

(14)对放疗引起的皮肤反应,可用菊花煎剂外敷。

10.中医对肾癌的认识。

肾癌是发生于肾实质细胞、肾盂移行上皮及输尿管的恶性肿瘤。对于本病的病因,中医认为主要是肾气精血不足,湿热、瘀毒蕴结所致。病位在腰府,与肾、膀胱、脾、肝关系密切,病理特点为本虚标实。

11.简述肾癌的辨证分型。

(1)湿热蕴结

主症:腰部或腹部肿块日渐增大,腰痛明显,伴坠胀不适,小便短赤或血尿不止,身体沉重,时有低热,口渴,纳少,恶心、呕吐,苔黄腻或白腻,舌质红,脉滑数。

治法:清热利湿。

方药:八正散加减。

(2)瘀血内阻

主症:腰部或腹部肿块日渐增大,肿块固定,腰痛加剧,面色晦暗,发热,口渴,食欲不振,苔薄,舌质紫黯或有瘀点、瘀斑,脉细涩。

治法:活血化瘀,散结止痛。

方药:大黄䗪虫丸加减。

(3)肾阴不足

主症:腰腹部肿块,腰痛喜按,形体消瘦,手足心热,潮热盗汗,口干舌红,苔薄少或光剥,脉细数。

治法:滋阴补肾。

方药:六味地黄丸加减。

(4)肾阳虚衰

主症:腰部肿块固定,尿血不多,四肢不温,溲清便溏,舌淡胖,苔薄,脉沉细。

治法:温阳补肾。

方药:金匮肾气丸加减。

(5)气血双亏

主症:腰腹部肿块日渐增大,腰痛加剧,面色苍白无华,形体消瘦,乏力气短,口干,低热,舌淡苔薄,脉细弱。

治法:补气养血。

方药:八珍汤加减。

12. 简述肾癌的辨证施护。

(1)密切观察患者生命体征,患者入院时测血压、身高、体重,以后每周测血压、体重一次,特殊情况按医嘱执行。

(2)做好患者的情志护理,护士应深切理解患者的心理变化,关怀体贴患者,与患者建立良好的护患关系,鼓励患者树立豁达乐观的人生观,促进五脏安和,气机调畅,使疾病向好的方向发展。

(3)耐心解释治疗的安全性和手术对挽救生命的必要性,以使患者情绪稳定,配合治疗。

(4)注意饮食,加强营养。给予高蛋白、高热量、高维生素、清淡易消化的食物,应忌腥辣油腻和烟、酒等刺激性食物。

(5)化疗患者应适当减少脂肪、蛋白含量高的食物,多食绿色蔬菜和水果,以利于消化和吸收,每周查血象1~2次,注意血象变化,严重骨髓抑制的患者需隔离保护,预防感染。注意观察用药后的反应,如出现恶心呕吐等消化道反应,可采用耳穴压豆疗法,取穴神门、交感、胃,也可按医嘱给予镇静止吐剂。

(6)肾癌转移较晚,大多数腹腔转移,常出现下腹部疼痛、腰痛。可针刺止痛:取肾俞、中极、照海、委阳、三阴交以止痛。晚期患者剧痛时,可根据医嘱应用镇痛剂。

(7)加强皮肤护理,每日擦澡1~2次,每2小时翻身一次,床铺干净平整,对骨隆突处的皮肤要经常检查和按摩,防止发生压疮。

(8)加强口腔护理,注意口腔黏膜反应,保持口腔清洁。对化疗患者尤应注意,可用一支黄花液、银花甘草液漱口。

(9)密切观察患者的排尿情况,术后经常对尿液进行观察和复查,发现异常,立即通知医生及时处理。对尿失禁、尿漏者,应保持会阴部清洁干燥。切除范围包括膀胱者,膀胱造瘘口周围涂氧化锌软膏保护皮肤。

13. 中医对乳腺癌的认识。

乳腺癌在全世界妇女中是第一位的恶性肿瘤。中医认为正虚邪实是乳腺癌发病的总病机。正气不足是乳腺癌发病的主要原因,而邪气入侵则是重要条件。正气虚损,脏腑失和,阴阳失调,六淫之邪乘虚着于乳部,经络受阻,致瘤核形成。

14. 简述乳腺癌的辨证分型。

(1)脾胃虚弱

主症:食欲不振,食后腹胀,面色萎黄,精神萎靡,体倦乏力,神疲懒言,痰多清稀,大便溏薄或排便无力,小便清长,浮肿或消瘦,舌质淡或胖大,舌边有齿痕,舌苔薄,脉细弱。

治法:益气健脾,温阳补肾。

方药:参苓白术散或补中益气汤加减。

(2)肝肾阴虚

主症:胸闷胁痛,头晕眼花,口唇干燥,咽喉疼痛,牙龈肿胀,虚烦难眠,大便秘结,小便短赤,舌红无苔,脉细数。

治法:养阴补肾。

方药:沙参麦冬汤及大补阴丸加减。

(3)气血两虚

主症:神疲乏力,气少懒言,心悸气短,面白无华,失眠自汗,月经愆期,量少色淡或闭经,唇舌色淡,舌苔薄白,脉细弱无力。

治法:益气养血。

方药:人参养荣汤加减。

(4)肝肾亏损

主症:腰膝酸软,头晕目眩,耳鸣健忘,五心烦热,消瘦,月经失调,病灶局部溃烂,舌质红绛,舌苔少,脉细数或细弦。

治法:补益肝肾。

方药:左归丸加减。

(5)肝气郁结

主症:精神忧郁或心烦易怒,胸闷胁胀,乳房结块胀痛,阵阵叹息,失眠健忘,胃纳欠佳,口苦咽干,舌质黯红,舌苔薄白或薄黄,脉细弦或沉弦。

治法:疏肝解郁,化痰散结。

方药:逍遥散加减。

(6)痰湿蕴结

主症:乳房肿块,质硬不痛,表面凹凸不平,边界不清,固定不移,局部皮肤收缩凹陷如橘皮状,胸胁胀闷,纳少腹胀,痰多难咯,肢体沉重倦怠,或兼痰核、瘰疬,舌质淡,舌苔厚腻,脉弦滑。

治法:化痰利湿,软坚散结。

方药:海藻玉壶汤加减。

(7)瘀血内阻

主症:乳房肿块迅速增大,坚硬灼痛,边缘欠清,固定推之不动,皮色青紫晦暗,头痛失眠,面色黧黑,肌肤甲错,口唇爪甲紫黯,月经失调,痛经或闭经,经色黯或有瘀块,舌质紫黯或有瘀斑,舌下络脉粗胀青紫,脉细涩或弦数。

治法:活血化瘀,消积破结。

方药:血府逐瘀汤加减。

(8)热毒壅盛

主症:乳房迅速增大,伴有发热,间有红肿,甚者破溃呈翻花样,血水外渗,或疮面恶臭,溃难收口,口干舌燥,大便秘结,小便赤黄,消瘦乏力,舌质红绛,舌苔黄腻或厚,脉弦数。

治法:清热解毒,凉血降火。

方药:清温败毒饮加减。

15. 简述乳腺癌的辨证施护。

(1)密切观察患者生命体征,患者入院时测血压、身高、体重,以后每周测血压、体重一次,特殊情况按医嘱执行。

(2)做好情志护理,在护理工作中要注意发现患者的情绪变化,注意调畅气机,使五脏安和,促进疾病向好的方向发展。

(3)注意患者的合理营养与进食,给予高热量、高蛋白、高维生素,清淡易消化的食物。严重营养失调,可酌情给予全胃肠外营养。

(4)化疗患者应适当减少脂肪、蛋白含量高的食物,多食绿色蔬菜和水果,以利于消化和吸收,每周查血象1~2次,注意血象变化,严重骨髓抑制的患者需隔离保护,预防感染。注意观察用药后的反应,如出现恶心、呕吐等消化道反应,可按医嘱给予镇静止吐剂。也可用甲氧氯普胺或异丙嗪穴位注射,注射足三里、膈俞或耳穴的膈穴。

(5)乳腺癌常出现肺、肝转移,肺部、肝区疼痛,患侧上肢疼痛肿胀。针刺穴位:日月、膻中、中脘、阴陵泉、太冲。晚期出现剧痛难忍时,可遵医嘱应用止痛药。

(6)加强皮肤护理,每日擦澡1~2次,每2小时翻身一次,床铺干净平整,对骨隆突处的皮肤要经常检查和按摩,防止发生压疮。

(7)加强口腔护理,注意口腔黏膜反应,保持口腔清洁。对化疗患者尤应注意,可用一支黄花液、银花甘草液漱口。

(8)手术患者应进行患者功能锻炼,上肢水肿的患者宜抬高患肢,以促进局部血液循环和淋巴回流。测量血压和静脉注射时,避免在患肢进行。

(9)手术患侧胸壁瘢痕面积大,表面缺乏软组织覆盖,轻微碰撞及磨损时均可使皮肤损伤,造成剧烈疼痛,故内衣宜宽松柔软。也可在患侧胸壁垫一厚棉垫,以防止碰撞。对伤口不愈合者,应行无菌换药。

16. 胃癌的癌前疾病有哪些?

慢性萎缩性胃炎,胃息肉,胃溃疡,残胃炎。

17. 胃癌的常见并发症是什么?

出血,幽门、贲门梗阻,穿孔。

18. 胃溃疡恶变的信号有哪些?

疼痛的性质和规律改变;服用抗溃疡药物无效;大便隐血试验持续阳性;腹部包块。

19. 癌症患者的主要治疗方法有哪些?

癌症治疗方法有放射、手术、化学、生物、中医中药和其他扶正治疗。护理工作也应围绕着这些方面进行,护理人员直接和间接参与这些治疗。目前癌症均采用综合治疗方案,如手术与放射治疗的综合(术前放射治疗、术中放射治疗和术后放射治疗);手术与化学药物治疗的综合(术前辅助化学药物治疗、术中化学药物治疗和术后辅助化学药物治疗);放射治疗与化学药物治疗的综合;生物治疗和中医中药与上述三者的综合。癌症患者的护理范围是连贯的,无法截然分割的,有其共性,也有其特殊性。例如:癌症的放射治疗护理就有鲜明的特殊性。

20. 试述癌症患者护理的重要性。

在癌症治疗期间和以后的康复期间,都必须得到具有专业知识和高度责任感的护理工作者的护理、指导。通过特殊心理护理,使患者能正确认识癌症和对待癌症,树立战胜癌症的信心。通过护理人员的细心观察,及时了解癌症的消退或进展情况,使医师能及时调整治疗方案,达到癌症的根治或使癌症所致症状得到最大限度缓解。通过饮食护理和指导,改善患者的营养状况,提高机体的免疫功能,促进患者的康复。俗话说"三分治疗,七分护理",这对癌症患者更为重要。

自测试题

一、单项选择题

1. 化疗患者血象检查应 ( )

A. 每月查血象1次　　　　　　　　B. 每月查血象2次

C. 每周查血象1~2次　　　　　　　D. 每周查血象3~4次

E. 不用定期检查血象
2. 肝癌脾虚的治法 （   ）
   A. 理气消痞,健脾胃   B. 理气通滞,兼以扶正
   C. 健脾理气   D. 燥湿化滞
   E. 清阳明热
3. 胃癌血行转移,首先转移到 （   ）
   A. 肝脏   B. 肺脏   C. 骨骼   D. 脑部   E. 卵巢
4. 肺癌由原发癌肿引起的症状是 （   ）
   A. 咳嗽,咯血,胸闷,气急   B. 胸痛
   C. 吞咽困难   D. 头痛,呕吐,共济失调
   E. 厌食,肝区疼痛,黄疸
5. 门脉高压症的三大临床表现是 （   ）
   A. 恶心呕吐,侧支循环的建立和开放、腹水
   B. 脾大、侧支循环的建立和开放、腹水
   C. 脾大、黄疸、恶心呕吐
   D. 黄疸、侧支循环的建立和开放、蜘蛛痣
   E. 脾大、侧支循环的建立和开放、蜘蛛痣
6. 下列哪一项是肝硬化最为常见的并发症 （   ）
   A. 肝性脑病   B. 感染
   C. 原发性肝癌   D. 功能性肾衰竭
   E. 上消化道出血
7. 肝癌最常见的转移途径是 （   ）
   A. 肝内血行转移   B. 肝外血行转移
   C. 直接蔓延   D. 淋巴转移
   E. 种植转移

二、多项选择题

1. 下列属于肺癌的辨证分型的是 （   ）
   A. 阴虚内热   B. 肺脾气虚   C. 肺肾阳虚   D. 精气两亏   E. 湿热蕴结
2. 下列属于肾癌的辨证分型的是 （   ）
   A. 湿热蕴结   B. 淤血内阻   C. 肾阴不足   D. 肾阳虚衰   E. 气血双亏
3. 下列哪些属于肝癌的诱因 （   ）
   A. 乙型肝炎   B. 黄曲霉素污染   C. 饮水污染   D. 丙型肝炎   E. 化学致癌物质
4. 胃癌的转移方式有 （   ）
   A. 直接蔓延   B. 淋巴转移   C. 行转移   D. 神经转移   E. 上行转移

5.肺癌的转移途径是   (   )
A.直接蔓延   B.淋巴转移   C.血行转移   D.种植转移   E.垂直转移

三、判断题

1.化疗患者严重骨髓抑制的需隔离保护,预防感染。   (   )

2.肺癌术后的患者,可坚持以黄芪、枸杞代茶饮,可提高机体免疫功能。   (   )

3.肝昏迷前期或肝昏迷患者应给予低蛋白饮食。   (   )

4.乳腺癌患者,为增强治疗效果,静脉注射或输液时,要在患肢进行。   (   )

5.照射盆腔器官时,易发生发射性膀胱炎,症状可见尿急、尿频、血尿、排尿困难。
                                                              (   )

6.肺癌放射治疗30 Gy以上时,可出现放射性肺炎,症状为干咳、活动后呼吸困难、发热、胸痛、白细胞增高。   (   )

自测试题答案

一、单项选择题

1. C   2. C   3. A   4. A   5. B   6. E   7. A

二、多项选择题

1. ABCD   2. ABCDE   3. ABCDE   4. ABCD   5. ABCD

三、判断题

1. √   2. √   3. √   4. ×   5. √   6. √

第六章 外科护理

第一节 普通外科护理

基本知识问答

1. 何谓外科感染?

外科感染是指需要外科手术治疗的感染性疾病和发生在创伤、手术、器械检查或有创伤性检查、治疗后的感染。

2. 外科感染的特点和分类有哪些?

(1)外科感染的特点:①多数为几种细菌引起的混合感染,少数在感染早期为单一细菌所致,以后发展为几种细菌的混合感染。②大部分有明显而突出的局部症状和体征。③感染常集中在局部,发展后会导致化脓、坏死等,使组织遭到破坏,最终形成瘢痕组织而影响局部功能。

(2)分类:①按致病菌种类和病变性质分类:A.非特异性感染(nonspecific infection):又称化脓性或一般性感染,占外科感染的大多数。常见致病菌有金黄色葡萄球菌、大肠埃希菌、乙型溶血性链球菌、拟杆菌和绿脓杆菌等。感染可由一种或几种病菌共同导致,一般先有急性炎症反应,进而可致局部化脓,如疖、痈、手部感染、淋巴结炎、乳腺炎、阑尾炎和腹膜炎等。手术后感染多属此类。B.特异性感染(specific infection):是指由一些特殊的病菌、真菌等引起的感染。如结核杆菌、破伤风杆菌、产气荚膜杆菌、白色念珠菌、新型隐球菌等。不同的病菌可分别引起比较独特的病理变化过程。②按病变进程分类:A.急性感染病变以急性炎症为主,病程多在3周以内。B.慢性感染病程持续超过2个月的感染。C.亚急性感染病程介于急性与慢性感染之间。

3. 何谓全身性感染?分为哪两类?

全身性感染是指致病菌侵入人体血液循环,并在体内生长繁殖或产生毒素而引起的严重的全身性感染或中毒症状,通常指脓毒症和菌血症。

(1)脓毒症:是指伴有全身性炎症反应,如体温、循环、呼吸等明显改变的外科感染的统称。

(2)菌血症:是指在脓毒症的基础上,血培养检出致病菌者称之。

4.何为污染伤口?

指被异物或细菌污染,但未发生感染的伤口,一般指伤后8小时以内经处理的伤口。

5.急腹症患者护理措施有哪些?

(1)心理护理:患者往往因发病突然,腹痛较剧烈,且病情发展快而缺乏思想准备,表现出急躁情绪和焦虑。对此类患者,护士要主动、热情予以关心,向患者解释腹痛的原因,以稳定患者情绪。在患者接受各项检查和治疗前做耐心解释,使患者了解其意义并积极配合。

(2)禁食和胃肠减压:禁食和胃肠减压是治疗急腹症的重要措施之一,可减少胃肠液积聚,减少消化液自穿孔部位漏出,减轻腹胀,改善胃肠道血液供应,有利于胃肠蠕动的恢复,亦有利于麻醉和手术的安全。

(3)预防误吸:老年人、神志不清或出现休克症状需平卧者,其会厌部反应较差,患者出现呕吐时应将其头转向一侧,以防误吸。

(4)维持水、电解质、酸碱平衡:迅速建立静脉通路,合理安排输液顺序。若有大量消化液丢失时,应先输注平衡盐溶液;有腹腔内出血或休克者,应快速输液并输血;神志不清或尿量较少者,应留置导尿管、记录尿量,并根据尿量调整输液、补钾的量和速度。

(5)吸氧、解热、镇痛:对有休克或有ARDS倾向的患者需予以吸氧。对已明确诊断,如泌尿系结石所致肾绞痛的患者,应用止痛剂缓解疼痛,有助于安定患者的紧张情绪,减少消耗。但对诊断不明确的急腹症患者,不可随意应用止痛剂,以免掩盖病情,延误治疗。一般仅应用解痉类药物,以解除胃肠道痉挛性疼痛。也可教给患者一些在急性疼痛发作时分散注意力的简单方法,如默念数字、有节律地呼吸、听音乐等。伴有高热的患者,可用药物或物理方法降温,以减少患者的不适。

(6)加强病情观察并做好记录:①生命体征。患者的呼吸、脉搏、血压和体温变化。②腹部体征。患者腹痛加剧,表示病情加重;局限性疼痛转变为全腹痛,并出现肌紧张、反跳痛,提示炎症扩散。

(7)体位:置患者于半卧位可使腹腔内炎性渗液、血液或漏出物积聚,并局限于盆腔,减轻全身中毒症状有利于积液的引流。半卧位时腹肌放松、横膈下降,有助于改善呼吸功能。但危重、休克患者应取头低足高位。

(8)营养支持:若病情及治疗许可,可给予易消化的清淡饮食;随病情好转,逐步恢复正常饮食。

6.休克可分为哪几类?

根据病因,休克可分为低血容量性、感染性、心源性、神经性和过敏性休克五类。其中低血容量性和感染性休克在外科休克中最为常见。

7. 试述休克的临床表现。

按照休克的病程演变过程可分为休克前期、休克期和休克晚期。

(1)休克前期(微循环缺血期):机体失血量低于20%。患者表现为精神紧张、烦躁不安,面色苍白、四肢湿冷,脉搏增快(<100次/分),呼吸增快。血压变化不大,但脉压缩小(<30 mmHg)。尿量正常或减少(<25~30 mL/h)。

(2)休克期(微循环衰竭期):机体失血量达20%~40%。患者表情淡漠、反应迟钝。皮肤黏膜发绀或花斑,四肢冰冷。脉搏细数(>120次/分),呼吸浅促,血压进行性下降,尿量减少,浅静脉萎陷,毛细血管充盈时间延长,患者出现代谢性酸中毒的症状。

(3)休克晚期(DIC期):机体失血量超过40%。患者意识模糊或昏迷。全身皮肤、黏膜明显发绀,甚至出现瘀点、瘀斑,四肢厥冷。脉搏微弱,血压测不出,呼吸微弱或不规则,体温不升,无尿。并发DIC者,可出现鼻腔、牙龈、内脏出血等。若出现进行性呼吸困难、烦躁、发绀,虽给予吸氧仍不能改善时,提示并发急性呼吸窘迫综合征。此期患者常继发多器官功能衰竭而死亡。

8. 休克的治疗原则及观察要点有哪些?

治疗原则:迅速解除病因,尽快恢复有效循环血容量,纠正微循环障碍,增进心脏功能,恢复人体的正常代谢。

观察要点:①意识和表情反映脑组织灌流的情况;②皮肤色泽、温度、湿度反映体表灌流的情况;③尿量反映肾脏血液灌流情况,借此也可反映组织器官血液灌流的情况;④血压及脉压要明确微循环变化比血压下降为早,微循环的恢复比血压回升为晚;⑤脉搏休克时脉率加快,脉快并细弱表示休克加重;⑥呼吸呼吸增速、变浅、不规则,表示病情加重。呼吸增至30次/分以上或降至8次/分以下,均表示病情危重。

9. 试述处理休克的一般紧急措施。

①对创伤所致大出血的患者,立即采取措施控制大出血,如加压包扎、扎止血带、上血管钳等,必要时要使用抗休克裤;②保持呼吸道路通畅,早期以鼻导管或面罩间歇给氧,增加动脉血氧含量,减轻组织缺氧状态。呼吸困难严重者,可做气管插管或气管切开;③采取休克体位,以增加回心血量及减轻呼吸困难;④其他如注意保暖,尽量减少搬动,骨折处临时固定,必要时应用止痛剂。

10. 对休克患者进行尿量观察有何临床意义?

尿量是反映肾血流灌流情况的重要指标之一。每小时尿量少于25 mL、尿相对密度增高,表明肾血管收缩或血容量不足。每小时尿量大于30 mL,表明休克有改善。

11. 给休克患者应用血管活性药物时护理上有何注意事项?

应用过程中,监测血压的变化,及时提高输液速度,预防血压骤降引起的不良后果。使用时从低浓度、慢速度开始,每5~10分钟测1次血压。血压稳定后每15~30分钟测1次,并按药物浓度严格控制滴速,严防药物外渗。若注射部位出现红肿、疼痛,应立即更换滴注部位,患处用0.25%普鲁卡因封闭,以免发生皮下组织坏死。血压平衡后,经逐渐降低药物浓度,减慢速度后撤除,以防突然停药引起不良反应。

12. 试述输注肠内营养时为减少胃肠道不适的主要护理措施。

控制营养液的浓度和渗透压;控制输注量和速度;调节营养液的温度;避免营养液污染、变质;注意伴同药物的应用。

13. 试述营养支持患者的健康教育。

告知患者营养不良对机体可能造成的危害,使之认识合理营养支持的临床意义及营养支持与饮食的区别;在可能的情况下,鼓励患者经口饮食,让患者充分认识肠内营养对维护肠道结构与功能、避免肠源性感染的重要意义;告知患者恢复经口饮食是一逐步递增的过程,在康复过程中,应保持均衡饮食。

14. 试述恶性肿瘤的转移方式。

(1)直接浸润:肿瘤细胞向与原发灶相连续的组织扩散生长,如直肠癌、子宫颈癌侵及骨盆壁。

(2)淋巴转移:多数情况为区域淋巴结转移,也可出现"跳跃式"越级转移。此外,还可发生皮肤淋巴管转移,有些可形成卫星结节。

(3)血行转移:肿瘤细胞侵入血管,随血流转移至远隔部位,如腹内肿瘤可经门静脉系统转移到肝。

(4)种植性转移:肿瘤细胞脱落后在体腔或空腔脏器内发生的转移,例如胃癌种植转移至盆腔。

15. 试述三级阶梯止痛方案。

一级止痛法:疼痛较轻者,可用阿司匹林等非麻醉性解热消炎镇痛药。二级止痛法:适用于中度持续性疼痛者,当上述药物效果不显著时,改用可待因等弱麻醉剂。三级止痛法:疼痛进一步加剧、上述药物无效者,改用强麻醉剂,如吗啡、哌替啶等,仍无效者可考虑药物以外的止痛治疗。

16. 试述三级阶梯止痛方案的用药原则。

以小剂量口服为主,无效时再直肠给药,最后注射给药。

17. T管引流的主要目的。

引流胆汁、引流残余结石、支撑胆道。

18. 试述补钾原则。

①口服补钾,如氯化钾、枸橼酸钾等;②静脉补钾,常用针剂为10%氯化钾,应稀释后经静脉滴注,禁止直接静脉推注,以免血钾突然升高,导致心搏骤停;③见尿补钾,一般以尿量超过40 mL/h 或500 mL/24h 方可补钾;④补钾量:依血清钾水平,每天补钾60~80 mmol(以每克氯化钾相等于13.4 mmol 钾计算,需补充氯化钾3~6 g/d);⑤补液中钾浓度不宜超过40 mmol/L(氯化钾3 g/L);补钾速度不宜超过20~40 mmol/h。

19. 试述皮肤准备的注意事项。

剃毛刀片应锐利;剃毛前将皂球蘸取少量热水后再涂搽于患者皮肤;剃毛时,应绷紧皮肤,不能逆行剃除毛发,以免损伤毛囊;剃毛后须检查皮肤有无割痕或裂缝及发红等异常状况,一旦发现应详细记录并通知医师;操作时动作轻柔、熟练,注意患者保暖。

20. 试述术后患者尿路感染的处理。

鼓励患者多饮水,保持尿量在1 500 mL/d以上;根据细菌药敏试验结果,合理选用抗生素;残余尿在500 mL以上者,应留置导尿管,并严格遵守无菌技术,防止继发二重感染。

21. 试述手术区皮肤消毒的原则。

是自清洁处逐渐向污染处涂搽,已接触污染部位的药液纱球不可再返擦清洁处。

22. 试述临床应用脂肪乳剂的意义。

在于提供能量和必需脂肪酸,维持细胞结构和人体脂肪组织的恒定。

23. 何谓败血症、脓血症、毒血症、菌血症?

(1)败血症:致病菌侵入血液循环,并在血液中迅速生长繁殖,产生大量毒素,引起严重的全身反应。

(2)脓血症:化脓性病灶的细菌栓子,间歇进入血液循环,并带至身体其他部位,发生转移性脓肿。

(3)毒血症:感染的局部,致病菌产生的大量毒素及组织破坏的分解产物进入血液循环所引起的全身中毒反应,而病原菌并未侵入血液循环。

(4)菌血症:少量致病菌侵入血液循环,并迅速被人体防御系统所清除,不引起或仅引起轻微而短暂的全身反应。

24. 破伤风有哪些临床表现?

破伤风的潜伏期一般为4～10天,亦有短于24小时,或长达20～30天,个别可长至数月。首先有乏力、头晕、头痛等前驱症状,继之出现肌肉紧张、痉挛和阵发性抽搐。患者开始感到咀嚼不便、张口困难,继而牙关紧闭、面肌痉挛,出现"苦笑"面容、颈项肌、背腹肌痉挛可致角弓反张;膈肌、肋间肌和喉痉挛可出现呼吸困难,甚至窒息。任何轻微的刺激均可引起全身肌肉抽搐。患者神志清楚,一般无高热,如出现高热提示有肺炎的可能。

25. 破伤风患者的护理有哪些?

(1)环境要求:置于隔离病室或住单人病室,室内遮光、安静、温度15～20℃,湿度约60%。

(2)准备急救物品:备气管切开包、喉镜、气管内插管、开口器、吸痰器、氧气等。常用的药物有苯巴比妥钠、10%水合氯醛、硫苯妥钠、安定等。

(3)减少外界刺激:医护人员要走路轻、语声低、操作稳,护理治疗尽量安排集中而有序,减少探视,避免干扰患者。

(4)隔离:一般为接触性隔离,破伤风杆菌只在伤口局部生长繁殖,因此有伤口的患者应严格隔离。护理人员穿隔离衣。患者用品和排泄物均应消毒,更换下的伤口敷料应予焚烧,防止交叉感染。

(5)重型患者应设专人护理:密切观察病情,详细记录每次抽搐的程度及持续时间,病床加床档,防止坠床。

(6)镇静止痉:痉挛抽搐导致缺氧、酸中毒,因此镇静止痉是治疗中最重要的环节。常用的药物有10%水合氯醛、苯巴比妥钠及冬眠合剂。随时注意静脉点滴速度,使患者处于浅睡,呼之能应的状态。

(7)保持呼吸道通畅:肺部感染和窒息是本病常见的严重并发症,应经常协助患者排出唾液和痰,必要时用吸引器吸。如抽搐频繁或持久,发绀明显或窒息,痰分泌量多或肺部感染较重者,均应紧急行气管切开。

(8)维持营养和体液平衡:痉挛抽搐时能量消耗甚大,故应进食高热量、高蛋白饮食。及时纠正水、电解质及酸碱平衡的失调。

(9)加强基础护理:患者生活多不能自理,需加强口腔及皮肤护理,保持床单干燥、舒适。

(10)应按严格隔离常规进行终末消毒。

26.甲状腺次全切除术后并发甲状腺危象的主要表现及护理要点有哪些?

(1)临床表现:危象多发生于术后12～36小时,表现为高热(可达40～42℃),脉快而弱(每分钟120次以上),烦躁不安,大汗淋漓,谵妄,甚至昏迷,常伴呕吐、腹泻。若处理不及时或不当,患者很快因心衰、休克死亡。

(2)护理要点:术后护理要密切注意患者生命体征,一旦出现危象,应立即给予有效物理降温,给氧、静脉输液,在严密监测心脏情况的同时根据医嘱用10%碘化钠5～10 mL加入10%葡萄糖溶液500 mL中静脉滴注。氢化可的松每日200～400 mg,分次静脉滴注。普萘洛尔5 mg加入葡萄糖溶液100 mL静脉滴注,同时要加用镇静剂。心力衰竭者,加用洋地黄制剂。

27.喉上神经损伤的临床表现。

(1)当喉上神经外支损伤时,可引起环甲肌的瘫痪,造成患者声带松弛,声调降低。

(2)当喉上神经内支损伤时,使喉黏膜感觉丧失,患肢失去反射性咳嗽,进食、进水时易引起误吸。

28.喉返神经损伤的临床表现。

喉返神经损伤患者出现声音嘶哑。

29.甲状腺切除术切口放置引流管的意义。

由于颈部空间小,术后有少量渗血滞留即可压迫气管引起呼吸困难,伤口放置引流管可将渗血及时引流至伤口外。

30. 试述甲状腺功能亢进症患者术后的康复与自我护理指导。

①指导患者自我控制情绪,保持精神愉快、心境平和。②讲解甲状腺术后并发症的表现和预防办法。③指导患者术后早期下床活动,注意保护头颈部;拆线后教会患者练习颈部活动,促进功能恢复;指导声嘶者做发音训练。④合理安排术后的休息与饮食,鼓励患者尽可能生活自理,促进康复。

31. 试述测定甲状腺功能亢进症患者基础代谢率的注意事项和结果判断标准。

测定必须在清晨空腹静卧时进行。±10% 为正常,+20%~30% 为轻度甲状腺功能亢进症,+30%~60% 及以上为重度甲状腺功能亢进症。

32. 试述乳腺癌患者术后的功能锻炼。

为减少或避免术后残疾,鼓励和协助患者早期开始患侧上肢的功能锻炼。术后3天内患侧上肢制动,避免外展上臂;下床活动时用吊带托扶;需他人扶持时只能扶健侧。术后2~3天开始手指的主动和被动活动;术后3~5天活动肘部;术后1周,待皮瓣基本愈合后可进行肩部活动、手指爬墙运动(逐渐递增幅度),直至患侧手指能高举过头、自行梳理头发。

33. 胃大部分切除术前及术后护理有哪些?

(1) 术前护理:①做好心理护理,避免精神上过度紧张;②饮食和营养,应少量多餐、选择高蛋白、高热量、富含维生素,易消化无刺激的食物。术前1日进流质饮食;③手术日晨放置胃管;④有幽门梗阻者,术前应行胃肠减压,手术前3天每晚用300~500 mL生理盐水洗胃,以减轻胃壁水肿和炎症;⑤做好手术前常规准备,如备皮、配血及重要脏器功能检查等。

(2) 术后护理:①做好术后健康知识指导。②严密观察术后病情变化,按时测量血压、脉搏、呼吸、体温。③术后取平卧位,血压平稳后取低半卧位,减轻腹部切口张力,有利于呼吸和循环。④术后24小时内经常检查胃管,观察抽吸胃液的量和颜色,如短期内抽出较大量的血液,尤其是鲜血,提示术后出血,及时与医师联系并处理,准确记录24小时出入水量。⑤术后1周内要高度注意腹部情况,如发现剧烈腹痛、压痛、反跳痛,则提示有十二指肠端或胃肠吻合口破裂。⑥术后24~48小时肠蠕动恢复后,即可拔除胃管,拔管后当日可少量饮水或米汤,第2日进食半量流质,第3日进食全量流质。如术后恢复正常,第4日可进食半流质,10~14日后可进软食。忌生、冷、硬和刺激性食物。注意少量多餐,开始每日5~6餐,以后逐渐减餐加量,逐步恢复正常饮食。⑦鼓励患者术后早期活动,以促进肠蠕动,预防肠粘连,减少术后并发症。

34. 腹外疝患者术后如何防止腹内压升高?

术后需注意保暖,防止受凉而引起咳嗽;指导患者在咳嗽时用手掌按压、保护切口,以免缝线撕脱造成手术失败。保持排便通畅,给予便秘者通便药物,嘱患者避免用力排便。

35. 试述吻合瘘的护理措施。

嘱患者立即禁食,直到吻合口瘘愈合;行胸腔闭式引流并常规护理;加强抗感染治疗及肠外营养支持;严密观察生命体征,若出现休克症状,应积极抗休克治疗;需再次手术者,应积极配合医师完善术前准备。

36. 试述肠梗阻的护理要点。

(1)维持体液平衡:输液并记录出入水量。密切观察病情变化,准确记录24小时出入水量,根据患者脱水情况及有关血生化指标合理计划输液。

(2)营养支持:肠梗阻时禁食,给予胃肠外营养,若梗阻解除,肠蠕动恢复正常,可经口进食流质饮食,以后逐步过渡为半流质及普食。

(3)禁食、胃肠减压:尽早留置胃管减压,清除胃肠内积气、积液,有效缓解腹胀腹痛症状。保持胃肠减压引流通畅,密切观察并记录引流液的性状和量,若发现血性液应考虑绞窄性肠梗阻。若患者为不完全性、痉挛性或单纯蛔虫所致的肠梗阻,可顺时针轻柔按摩腹部缓解腹部不适。

(4)缓解腹痛:如明确诊断,遵医嘱使用解痉药如阿托品肌内注射缓解腹部症状。

(5)病情观察及生命体征监测:观察腹部情况,如有无肠型和肠蠕动波和肠鸣音亢进等症状,警惕绞窄性肠梗阻的发生。患者呕吐时,应协助其坐起或将头偏向一侧,呕吐后及时清洁口腔,并记录呕吐物的量、颜色和性状。观察患者是否发生呛咳,有无咳嗽、咳痰、胸痛及寒战、发热等全身感染症状,警惕吸入性肺炎的发生。密切监测T、P、R、BP等变化,注意休克先兆。

37. 肠梗阻术前护理要点有哪些?

(1)纠正水、电解质紊乱和酸中毒,有尿后补钾,以弥补呕吐和不能进食所造成的低钾。准确记录24小时出入水量。

(2)胃肠减压的护理:胃肠减压管应及早放置,按胃肠减压护理常规护理,严密观察胃肠减压前后腹痛情况的变化及引流物的性质和量,发现血性液体应考虑绞窄性肠梗阻。

(3)严密观察病情:定期测血压、脉搏,注意休克先兆;观察腹部有无肠型和肠蠕动波、肠鸣音亢进等症状,警惕绞窄性肠梗阻的发生。

38. 急性胰腺炎有哪些临床表现?

(1)腹痛、腹胀:常始于中上腹,呈突发性。视病变的所在部位可局限于右上腹或左上腹,其性质有钝痛、穿透样痛甚至刀割样痛,疼痛可向右肩、右腰部或左肩、左腰部放射,当累及全胰时可呈束带样向两侧腰部放射。单纯水肿性胰腺炎一般为持续性疼痛,可有阵发性加剧,尚能忍受;出血、坏死型者则疼痛剧烈,可发生疼痛性休克。

(2)恶心、呕吐:为常见症状,呕吐物为胃、十二指肠内容物,呕吐以后疼痛症状不减轻为本病的一个特点。

(3)发热:轻症时常为低热,伴有脉率增快;如有寒战和高热,则提示胰腺炎继发化脓性感染或合并胆道感染;如有脉速、血压下降甚则休克,应疑为出血坏死型胰腺炎。

(4)黄疸:较少见,占10%~25%,常见于胰头部炎症严重或合并胆总管结石者,前者呈一过性,后者持续时间较长,多伴有胆管炎。

39.试述经皮肝穿刺胆道造影(PTC)患者护理注意事项。

(1)术前注意事项:①做碘过敏试验及普鲁卡因过敏试验。测定出、凝血时间及凝血酶原时间,做血小板计数。②有出血倾向者,给予注射维生素K,待出血症状纠正后再行检查。必要时,术前2~3日使用敏感抗生素预防感染。③术前1日晚口服缓泻剂或灌肠,术晨禁食、禁水。

(2)术后注意事项:①术后上腹部用腹带加压包扎。②术后平卧4~6小时,卧床12小时,禁食8小时。每小时测血压、脉搏、呼吸至平稳。③密切观察腹部体征,注意有无腹膜刺激征及穿刺点出血等现象。④静脉输液、补充维生素K、使用止血药物及敏感抗生素。⑤行PTCD置管引流者,床旁接无菌引流袋,妥善固定引流管,维持有效引流,观察并记录引流液的量、色及性质。

40.胆石症患者为何晚间症状容易加重?

因晚间迷走神经兴奋,使胆囊、胆囊颈管收缩,易产生胆绞痛。另外夜间平卧,特别是右侧卧位时,胆石易自胆囊滑进胆囊颈管,发生嵌顿,引起胆绞痛。

41.术后患者为什么易出现尿潴留,怎样预防处理?

(1)术后患者尿潴留的常见原因如下:①全麻、腰麻及静脉麻醉后,排尿反射初级中枢受到抑制;②手术直接刺激或损伤排尿反射的传出神经、盆腔神经;③会阴部手术致膀胱括约肌反射性痉挛或尿道炎症水肿,尿排出受阻;④腹部手术切口疼痛,影响腹壁肌肉和膈肌收缩运动,不能产生较高的腹内压协助排尿;⑤术前未行卧床排尿训练,术后不习惯;⑥膀胱膨胀过度,失去收缩能力;⑦某些药物(如氯丙嗪等)抑制膀胱逼尿肌收缩。

(2)尿潴留的预防和处理办法:①腹部手术后常规包扎腹带,切口疼痛应有效止痛;②术后尽早拔除导尿管,鼓励患者排尿(最好在6小时以内);③发生尿潴留时,可行膀胱区热敷、按摩及各种神经反射诱导,如听流水声等;④针刺足三里、关元、阴陵泉等穴位;⑤用上法仍不能排尿者,可在严格无菌操作下施行导尿。

42.试述胃癌患者术后的饮食护理。

拔除胃管后当天可少量饮水或米汤,第1天进全量流食,第2天进半量流质饮食。若进食后无腹痛、腹胀等不适,第2天可进半流质饮食以稀饭为好,第10~14天可进软食。少食牛奶、豆类等产气食物,忌生、冷、硬和刺激性食物。注意少量多餐,开始时每天5~6餐,以后逐渐增加次数并增加每次进餐量,逐步恢复正常饮食。

43.试述绞窄性肠梗阻的临床特点。

绞窄性肠梗阻是指肠梗阻伴有肠管血运障碍者,其临床特点如下:①急起腹痛,腹痛发作急骤,起始即表现为剧烈腹痛,由阵发性转为持续性,无静止期;②病情发展迅速,早期即可出现休克,抗休克治疗效果不明显;③腹部有明显的腹膜炎体征,全身变化较快出现;④腹部不对称,可有局部隆起或可触及的孤立胀大的肠襻;⑤呕吐物、胃肠减压抽出物、肛门排出物、腹腔穿刺液为血性;⑥非手术治疗不能改善其症状和体征,且症状和体征进行性加重;⑦腹部X线平片显示有孤立、胀大的肠襻,不因时间而改变位置;⑧肠坏死3小时后血磷将会升高。

44. 急性梗阻性化脓性胆管炎(AOSC)的四大典型症状是什么?

(1)腹痛:常表现为突发的右上腹和剑突下持续性疼痛,阵发性加重,并向腰背部及右肩胛下放射。局部有压痛或腹膜刺激征,可有肝大及肝区叩痛,可扪及肿大的胆囊。

(2)畏寒、高热:起病初期即可出现畏寒、发热的症状,严重时寒战、高热。体温持续39℃以上,呈弛张热型,此为大量细菌及内毒素向血行播散的结果。

(3)黄疸:多数患者可出现黄疸,一侧肝胆管梗阻或行胆肠内引流手术后的患者,如没有肝外胆管梗阻的存在,即使胆道感染很严重,也可以不出现黄疸或黄疸很轻。

(4)中毒症状:表现为休克及神经中枢受抑制,如患者出现呼吸急促、心率增快、脉搏细弱、四肢厥冷,伴有发绀、血压及脉压下降、少尿、烦躁不安、谵妄、神志恍惚甚至昏迷等临床表现。

45. 试述急性梗阻性化脓性胆管炎的治疗原则。

(1)紧急手术解除胆道梗阻并引流,及早而有效地降低胆管内压力。

(2)积极抗休克,维持水、电解质及酸碱平衡,控制感染。

(3)改善各组织器官的灌流,保护心、肺、肝、肾的功能。

46. 试述常见的腹腔脓肿及其治疗原则。

(1)常见的腹腔脓肿:①膈下脓肿,指脓液积聚在膈肌下、横结肠及其系膜上方的间隙内。②盆腔脓肿:在膀胱直肠窝或子宫直肠窝内形成的脓肿。③肠间隙脓肿:脓液积聚于肠管、肠系膜和网膜之间。

(2)腹腔脓肿的治疗原则:积极治疗原发病,合理选用敏感抗生素,经皮穿刺或插管引流,必要时手术切开引流。

47. 烧伤分哪几期?

根据烧伤的病理生理反应及其病程演化过程,烧伤大致可分为三期,即急性渗出期(休克期)、感染期和修复期。

48. 试述烧伤现场急救原则。

(1)迅速脱离热源:①烧伤现场急救最重要的是灭火、救人、迅速脱离热源,尽快脱去着火衣服或就地翻滚压灭火焰,并用湿衣物扑打或覆盖灭火;若就近有水源,可用大量冷水冲淋或湿敷,能阻止热力向深部组织渗透,终止热力所致的病理过程,减轻创面疼痛。②热液、化学烧伤,应立即脱掉被浸湿的衣服,可以冷水冲淋后剪开取下,强力剥脱易撕脱水疱皮,迅速用大量清水冲洗创面,或浸泡在冷水中,既可减痛,带走余热,又可以稀释和除去创面上存留的化学物质。③电烧伤应使伤者迅速脱离电源,关闭电源开关或用干木棒、竹竿等不导电物品切断电源,切不可用手触及触电人或电器,以免急救者触电,对有心搏、呼吸停止的患者应就地进行有效的口对口人工呼吸和胸外心脏按压。

(2)维护呼吸道通畅:火焰烧伤呼吸道常受烟雾、热力等损伤,特别应注意保持呼吸道通畅,必要时放置通气道、行气管插管或切开。合并 CO 中毒者应移至通风处,给予氧气。

(3)保护创面和保暖:应防止创面的二次污染和损伤,贴身衣服应剪开,不可撕脱,以防扯破被粘贴的创面皮肤。裸露的体表和创面,应立即用无菌敷料或干净布类覆盖包裹,避免创面受压。创面不涂任何药物,避免用有色药物涂抹,以免影响对创面深度的诊断和增加清创的困难。寒冷环境应注意保暖,防止伤员体温散失。

(4)其他救治措施:①大面积严重烧伤早期应避免长途转送,休克期最好就地输液抗休克或做气管切开,必须转送者应提前联系接受伤员的医院或抢救中心,转送途中应加强监护;继续输液,保证呼吸道通畅;转送路程较远者,应留置导尿管,观察尿量;②高度口渴、烦躁不安者,表示休克严重,应加快输液,只可少量口服浓盐水或烧伤饮料,不宜单纯喝白开水,以防发生水中毒;③镇静止痛及稳定伤员情绪,安慰伤员,增强治愈信心。剧痛者可根据医嘱给予镇静止痛剂,如哌替啶、地西泮等药物,并记录;④严密观察有无呼吸抑制,有颅脑外伤或呼吸功能障碍者忌用哌替啶,可肌内注射苯巴比妥,不宜短期重复用药,以免蓄积中毒。

49.试述烧伤患者入院后的初步处理程序。

(1)轻度烧伤:Ⅰ度烧伤创面只需保持清洁和防止再损伤。Ⅱ度以上烧伤需行创面清创术。小面积烧伤可在床旁施行清创。创面处理包括用清水清洁健康皮肤,剃净创面周围毛发,修剪指(趾)甲。创面可用0.1%苯扎溴铵等消毒液清洗,清除异物。浅Ⅱ度水疱皮应予保留,水疱大者,可用空针抽去水疱液。深度烧伤的水疱皮应予清除。如果用包扎疗法,内层用油质纱布或生物敷料、人造皮等,外层用吸水敷料均匀包扎,包扎范围应超过创周5 cm。面颈部与会阴部烧伤不适合包扎,则予暴露。

(2)中、重度烧伤:中、大面积烧伤一般应在手术室内清创。已并发休克者须首先抗休克治疗,待休克好转后方可施行清创。为缓解疼痛,清创前可注射镇痛镇静药,均应注射破伤风抗毒血清,并用抗生素治疗。中、重度烧伤应按下列程序处理:①简要了解受伤史,记录血压、脉搏、呼吸,注意有无呼吸道烧伤及其他合并伤,严重呼吸道烧伤应及早行气管切开。②立即建立静脉输液通道,进行输液。③留置导尿管,观察每小时尿量、尿相对密度、尿 pH,并注意有无血红蛋白尿。④清创,估算烧伤面积、深度,并绘图示意。特别应注意有无Ⅲ度环状焦痂的压迫,其在肢体部位可影响血液循环,躯干部可影响呼吸,应切开焦痂减压。⑤按烧伤面积、深度制订第一个 24 小时的输液计划(详见烧伤补液)。

50. 烧伤创面护理的基本原则是什么?

(1)根据病情及烧伤部位正确选择和使用翻身床或小儿人字形床。

(2)一般2~4小时翻身1次,防止创面受压过久而加深创面。

(3)注意调节室温及相对湿度,室温要求冬天30~32℃;夏天28~30℃,相对湿度为70%。

(4)勤换垫,保持床单清洁干燥。

(5)做好消毒隔离,大面积烧伤患者实行保护性隔离。尤其是烧伤早期(1周之内),以防交叉感染。

51. 试述烧伤严重性分度。

(1)轻度烧伤总面积在9%以下的Ⅱ度烧伤。

(2)中度烧伤总面积10%~29%或Ⅲ度烧伤面积在10%以下者。

(3)重度烧伤总面积30%~49%或Ⅲ度烧伤面积在10%~19%或总面积虽不足上述百分比,但有下列情况之一者:①伴有休克等并发症;②有较重的复合伤或合并伤(严重创伤、化学中毒、冲击伤等);③中、重度吸入性损伤。

(4)特重度烧伤总面积在50%以上,或Ⅲ度烧伤面积在20%以上;或已有严重并发症。

52. 烧伤休克有哪些临床表现?如何防治?

大面积烧伤后,可急剧发生低血容量性休克;体液渗出在伤后2~3小时最为急剧,8小时达高峰,随后逐渐减慢,一般要持续36~48小时,至48小时渐趋恢复,渗出于组织间的水肿液开始回吸收。临床上习惯称伤后48小时为休克期。临床表现为口渴,尿量减少,烦躁不安,心率增快,休克早期血压往往表现为脉压减小,随后为血压下降,呼吸浅快,末梢循环不良,患者诉畏冷,血液化验,常出现血液浓缩血细胞比容升高,低血钠、低蛋白、酸中毒等。

防治烧伤休克的主要措施是补液治疗。应根据烧伤的深度和面积,以及创面渗出和组织水肿程度来计算补液量和决定所补液体的内容,并通过对尿量、神志、心率和脉搏、血压、末梢循环、口渴程度、胃肠道反应等情况的临床监测进行调整。休克期在补液治疗的同时,还应注意保暖、镇痛等辅助治疗措施。

53. 何谓烧伤休克延迟复苏?如何治疗?

由于转送条件、医疗条件的种种限制,一些大面积深度烧伤患者难以得到及时、有效的复苏治疗,入院时已发生明显休克,如此时才开始给予液体复苏治疗,称为烧伤休克延迟复苏。此类患者应在入院后1~2小时内补充按公式计算第1个24小时应该补充的液体量,尽快纠正休克。但快速输液应在严密观察下进行,有条件者应连续监测中心静脉压、肺动脉楔压和心排血量等。配合医师使用氧自由基清除剂、钙通道阻滞药等,保护组织细胞,防止再灌注损伤。

54. 烧伤补液如何计算?

烧伤后第一个 24 小时补液总量:成人烧伤面积(%)×体重(kg)×1.5(mL)+生理需要量(2 000 mL),儿童烧伤面积(%)×体重(kg)×1.8(mL)+生理需要量(60~80 mL)/kg,婴儿烧伤面积(%)×体重(kg)×2(mL)+生理需要量(100 mL/kg)。

具体要求:

(1)胶体和晶体之比一般为 0.5:1,广泛深度烧伤者比例可改为 0.75:0.75。生理需要量一般用 5% 葡萄糖溶液补给,每 8 小时给 1/3。

(2)烧伤后第一个 8 小时输入总量中的晶胶量的 1/2 及生理需要量的 1/3,后两个 8 小时各输入晶胶量的 1/4 及生理需要量的 1/3。

(3)伤后第二个 24 小时所需补充的胶体液和晶体液为第一个 24 小时的半量,仍需补给生理需要量。

55. 烧伤创面采用包扎疗法护理有哪些?

(1)采用吸水性强的敷料,包扎时用力要均匀适当,各层敷料应铺平,敷料覆盖范围应超过创缘 5 cm,厚 3~4 cm,达到要求的厚度和范围。

(2)包扎肢体应从远端开始,指(趾)外露,指趾间应以油质敷料分隔,防止粘连畸形,并注意保持功能位置,抬高包扎肢体,以促进静脉及淋巴回流,减轻肿胀,观察肢体末梢血液循环情况,如皮温和动脉搏动。一旦出现指(趾)端青紫、发凉、麻木感时,应拆开包扎绷带,如仍不能缓解,立即报告医生及时处理。

(3)保持敷料清洁干燥,若被渗液浸湿、污染或有异味,应及时更换。防止敷料湿透,导致感染。如无湿透或感染,浅度烧伤可延至伤后 7~10 天更换敷料,深度烧伤 3~4 天更换。同时注意改变体位,避免某些部位创面长期受压而加重感染或引起压疮。

56. 试述烧伤创面采用暴露、半暴露疗法时的护理要点。

(1)维持病室相对恒定的温度、湿度(参见烧伤创面护理的基本原则):正常皮肤水蒸发量为 $6.5 \sim 15.1 \ mL/(h \cdot m^2)$,烧伤后创面水蒸发量即刻升高至 $(65.2 \pm 10.3) mL/(h \cdot m^2)$,采用暴露疗法的患者,创面水分蒸发会带走大量体热,尤其是体液渗出期热量丧失更多,所以对暴露疗法的患者,要求相对恒定的环境温度、湿度。将患者置于铺有无菌纱布垫的病床上,再用烧伤治疗机、烤架、烤灯等使创面直接暴露于温暖、清洁、干燥的空气中,促使创面尽快干燥、结痂。

(2)做好消毒隔离工作:中小面积烧伤、新老患者一般应分开病房收治。特大面积的烧伤,放单间时要进行彻底整理、清洁消毒及空气消毒后才能收容,并减少人员流动,控制探视,一切接触创面物品均应消毒,纱布垫、海绵垫和被褥如被污染浸湿应及时更换。工作人员应勤洗手,必要时戴手套,做好床旁隔离。

(3)充分暴露创面:定时翻身。除特大面积烧伤患者必须卧翻身床外,有条件的地方,凡是有背、臀部、大腿后侧烧伤,都应睡翻身床。睡翻身床。便于定时改变体位,防止受压部分暴露不彻底而加深创面,并有利于做好大小便护理,随时保持会阴部清洁干燥。

(4)需要保痂的深度创面,定时涂药,保持痂皮或焦痂的干燥完整,延长自溶时间,便于分批切痂。如有痂下积脓,应剪除焦痂换药。

(5)加强创面护理,经常清除创面污物及渗液,特别注意及时清除眼、耳、鼻、口周创面的分泌物,以免造成创面糜烂感染。创面脓液多时要勤换药,如有结痂,应先将脓痂浸润变潮后再换药,以减少出血、损伤与疼痛。

57. 试述烧伤脓毒症的临床表现。

(1)精神症状:有狂躁兴奋和抑制忧郁两型,但到晚期均为抑制型。

(2)体温变化:体温骤升或骤降,波动幅度较大(1~2℃),呈间歇热或稽留热。革兰阳性细菌脓毒症起病时常伴有寒战,体温骤升。肠杆菌属感染时呈弛张热或稽留热。铜绿假单胞菌等革兰阴性杆菌感染时,体温呈低热,甚至体温不升或低于正常体温。

(3)心率和呼吸:心率加快(成人常在140次/分以上),与体温不平行,呼吸急促。

(4)血压变化:血压下降多系晚期现象,但有时来势凶猛的脓毒症,血压下降可能为较早出现的症状,多为固紫染色阴性杆菌脓毒症感染。如患者出现全身情况突然变化,特别是出现尿量减少时,应及时测血压。

(5)胃肠功能变化:较早表现为食欲减退或不振,随后出现腹部饱满,肠鸣音减弱。重症者肠麻痹,腹部隆起如鼓,亦可出现胃扩张,有的还可出现腹泻、大便次数增多、稀溏,主要为黏液。

(6)创面变化:创面骤变,创面出现出血坏死斑,创面加深,创缘变钝,上皮生长停滞,色泽褐暗、恶臭;或创面崩溃、糟烂,有侵蚀现象;或创面干枯无生机,很少分泌物等。

(7)水肿:在烧伤早期,水肿尚未回吸收时,临床表现水肿迟迟不消退。在早期水肿回吸收的消肿过程中,表现为水肿又重复加重。在水肿回吸收完毕后,表现为水肿又起。这种水肿可以是全身性的,但多数发生在创面下或创面相邻的区域。创缘水肿常表示这个部位感染严重,这是皮下组织中大量液体积聚的缘故。

(8)血液检查方面的变化:脓毒症发生时,血生化检查等多有变化,白细胞计数骤升或骤降。其他如尿素氮、肌酐清除率、血糖、血气分析、血小板等都可能变化。

58. 烧伤脓毒血症的防治原则有哪些?

(1)纠正休克:及时积极地纠正休克,维护机体的防御功能,保护肠黏膜的组织屏障,对预防感染脓毒症有重要意义。

(2)早期诊断和治疗:当发现初起寒战、发热时抽血送细菌培养,一般较易获得阳性结果。

(3)正确处理创面:正确处理创面是防治脓毒症的关键,应加强创面的处理,勤换药,勤翻身,充分暴露创面,保持干燥,及时切(削)痂植皮。

(4)合理使用抗生素:一旦出现脓毒症早期症状,立即选择革兰阴性杆菌,并兼顾阳性球菌的两种或三种抗生素联用,并送血培养及细菌敏感试验。同时要注意真菌感染。

(5)提高机体抵抗力:应注意加强营养,保证热量蛋白质和多种维生素供给,必要时应输入全血、血浆、白蛋白及脂肪乳剂等。

(6)消毒隔离大面积烧伤:患者入院后应置于通过彻底消毒的房间,使用无菌被服,实行保护性隔离。每天定时通风,房间墙壁、地面、家具每天用消毒水抹拖3次,空气消毒3次,避免交叉感染。

59.小儿烧伤有何特点?

(1)小儿烧伤面积的估计:根据小儿头面部占体表面积大,下肢占体表面积小的特点估计烧伤面积:

头面部体表面积(%) = 9% + (12 - 年龄)%

双下肢及臀部体表面积(%) = 46% - (12 - 年龄)%

(2)严重程度分类:见表6。

表6 小儿烧伤严重程度分类表

严重度	总面积(%)	BI度面积(%)
轻度	<5	0
中度	5~15	<5
重度	16~25	5~10
特重	>25	>10

60.小儿烧伤补液应注意哪些事项?

建立静脉通道后穿刺针或静脉置管应固定牢靠,必要时约束肢体。遵医嘱按补液计划计算出每小时输入液体量及每分钟滴数。胶体、电解质、水分必须交替输入,用输液泵控制输液速度。静脉输液量应根据下列情况予以调整。

(1)尿量:尿量是判断血容量的重要指标,留置导尿管观察尿量,每千克体重每小时应不低于1 mL。

(2)神志:注意小儿神志是否清楚、安静,如出现躁动不安,应首先考虑是否有血容量不足,其次要考虑是否有呼吸道梗阻或脑水肿。在未否定这些可能性之前,不应给予任何镇静药,以免引起呼吸抑制,加重休克或其他病情。

(3)心率:心搏有力,心率维持在140次/分以下,当心率超过180次/分,除应积极纠正休克外,还要考虑心力衰竭、肺水肿的可能。

(4)周围循环:注意外周静脉及毛细血管充盈是否良好。

(5)血压:婴幼儿血压大致为86/60 mmHg,比成人稍低。若血压低于正常值,且有少尿或无尿,应视为休克。若输液过程中收缩压大于正常值,说明输液过量。

(6)定期化验检查:要求以下化验维持在正常范围。①血细胞比容;②血浆晶体渗透压;③尿渗透压和血渗透压的比值大于1.3~2。

61.试述老年人烧伤的特点。

(1)死亡率高,且与年龄和Ⅰ度烧伤面积成正比。

(2)伤前疾病多,抵抗力低。

(3)伤后并发症多,烧伤后休克、急性肾衰竭、肺水肿及肺炎等并发症的发生率高。

(4)休克时血压、心率变化特点:老年人血压随年龄增长而增加,对原有高血压病史的老年人,若收缩压低于140 mmHg,即可能出现休克症状;若收缩压下降至90 mmHg,表明已有严重休克。由于老年人心功能差,代偿功能不及青壮年,所以休克时心率很少超过120次/分。常见的心电图改变为心肌缺氧、心肌损害及传导阻滞、多发室性期前收缩、心房颤动等。

(5)烧伤后早期即可出现消化道溃疡出血等应激反应。

(6)老年人对周围环境温度和感染的反应能力差,即使有明显的感染,特别是革兰阴性菌感染,也不出现相应高热。

(7)烧伤创面愈合时间长,浅Ⅱ度创面修复需2周,深Ⅱ度创面有时需长达4周。Ⅲ度创面容易感染,肉芽创面由于低血浆蛋白而致水肿,植皮失败机会多。

62.老年人烧伤补液时应注意什么?

(1)尿量应维持在20~30 mL/h,并碱化尿液,以预防休克和急性肾衰竭。

(2)患者神清、安静,表明血容量充足;烦躁不安、口渴,提示补液量不足。

(3)测量脉搏,如脉率大于120次/分,可能伴有严重休克。

(4)观察血压情况,原有高血压者,收缩压应维持在140 mmHg;无高血压者,收缩压应大于110 mmHg,脉压20~30 mmHg。

(5)血细胞比容一般维持在40%~42%。

(6)测血、尿渗透压,必要时测中心静脉压,以指导补液。

63.试述代谢性酸中毒的主要临床表现。

轻者症状常被原发病掩盖,重者症状可有疲乏、眩晕、嗜睡、感觉迟钝或烦躁不安。较典型的症状为呼吸深而快,呼吸频率每分钟可高达40~50次,呼出气体有酮味;患者面部潮红,心率加快,血压偏低,严重者可出现神志不清或昏迷,伴对称性肌张力、腱反射减弱或消失。患者常伴有不同程度的缺水症状,且易发生休克、心律失常和急性肾衰竭。

自测试题

一、单项选择题

1. 食管疾病术前的胃肠道准备,下列哪项是错误的　　　　　　　　　　　　　（　）

   A. 术前一周遵医嘱给予患者分次口服抗生素溶液

   B. 术前一天改流质饮食

   C. 对进食后有滞留或反流者,术前一天遵医嘱给予生理盐水100 mL加抗生素经鼻胃管冲洗食管及胃

   D. 结肠代食管手术者,术前三天口服抗生素

   E. 手术日早晨常规置胃管

2. 吻合口瘘多发生在术后　　　　　　　　　　　　　　　　　　　　　　　（　）

   A. 1~2天　　B. 2~3天　　C. 3~5天　　D. 5~10天　　E. 7~14天

3. 食管癌术后的饮食护理,下列哪项是错误的　　　　　　　　　　　　　　　（　）

   A. 术后2天内禁饮禁食

   B. 禁食期间持续胃肠减压

   C. 术后3周后患者若无特殊不适可进普食,但仍应注意少食多餐,细嚼慢咽

   D. 嘱患者饭后2小时内勿平卧

   E. 避免进食生、冷、硬的食物

4. 下列哪项不是留置导尿的适应证　　　　　　　　　　　　　　　　　　　　（　）

   A. 病情危重　　B. 截瘫　　C. 尿失禁　　D. 盆腔手术　　E. 尿潴留

5. 对急性尿潴留、膀胱高度膨胀者,一般先放尿　　　　　　　　　　　　　　（　）

   A. 300 mL　　B. 500 mL　　C. 600 mL　　D. 800 mL　　E. 1 000 mL

6. 防止留置导尿患者逆行性感染的护理措施,下列哪项是错误的　　　　　　　（　）

   A. 无菌集尿袋应低于尿路引流部位,防止尿液倒流

   B. 定时放出集尿袋中的尿液,每天更换一次连接管及集尿袋

   C. 鼓励患者多次饮水

   D. 每周做尿常规和尿细菌培养一次

   E. 尿道内导尿管每周更换一次,拔管后间隔4小时再安置

7. 失血性休克患者补充血容量,一般首先输入的液体是　　　　　　　　　　　（　）

   A. 5%葡萄糖　　　　　　　　　　　　B. 5%葡萄糖氯化钠

   C. 10%葡萄糖　　　　　　　　　　　 D. 右旋糖酐40

   E. 平衡盐溶液

8. 甲状腺功能亢进症术后最危急的并发症是 （　）

A. 甲状腺危象　　　　　　　　　　　　B. 术后呼吸困难和窒息

C. 喉返神经损伤　　　　　　　　　　　D. 喉上神经损伤

E. 手足抽搐

9. 甲状腺危象多发生于术后 （　）

A. 8～12 小时　　B. 1～4 小时　　C. 4～6 小时　　D. 12～36 小时　　E. 24～36 小时

10. 甲状腺危象的处理措施，下列哪项是错误的 （　）

A. 紧急时将 10% 碘化钠 5～10 mL 加入 10% 葡萄糖 500 mL 中静脉滴注

B. 利舍平 1～2 mg，肌内注射

C. 苯巴比妥钠 100 mg，肌内注射，6～8 小时一次

D. 降温

E. 心力衰竭者，不可用洋地黄制剂

11. 甲状腺功能亢进症患者术后手足抽搐的处理措施，下列哪项是错误的 （　）

A. 给予镇静剂

B. 指导患者口服葡糖糖酸钙或乳酸钙 2～4 g，每天 3 次

C. 增加肉类、乳制品和蛋类摄入

D. 最有效的治疗是口服双氢速甾醇油剂

E. 抽搐发作时，立即静脉注射 10% 葡萄糖酸钙或氯化钙 10～20 mL

12. 甲状腺功能亢进症患者术前的药物准备，下列哪项是错误的 （　）

A. 开始即服用碘剂，甲状腺功能亢进症状完全控制后才能手术

B. 服用硫脲类药物后，必须加用碘剂

C. 术前不用阿托品

D. 对于不能耐受碘剂的患者，可单用普萘洛尔做术前准备

E. 凡不准备施行手术治疗的甲状腺功能亢进症患者均不能服用碘剂

13. 患者由于呼吸道分泌物阻塞所致呼吸困难和烦躁不安，在处理上哪项不适当 （　）

A. 立即给患者氧气吸入

B. 将患者半卧位协助咳嗽排痰

C. 给予雾化吸入，必要时在纤维支气管镜下吸痰

D. 立即鼻导管吸痰

E. 立即肌内注射吗啡 10 mg 镇静

14. 急性乳腺炎多发生于 （　）

A. 产后哺乳期的经产妇　　　　　　　　B. 任何哺乳期的妇女

C. 产后哺乳期的初产妇　　　　　　　　D. 青年妇女

E. 乳房较大的产妇

15. 诊断乳腺癌,确诊率最高的检查是 ( )
A. 细胞学检查　　　　　　　　　　　　B. 活组织病理检查
C. 乳房 X 线检查　　　　　　　　　　　D. B 超检查
E. 热像仪检查

16. 早期倾倒综合征多发生在餐后 ( )
A. 5~19 分钟　B. 10~30 分钟　C. 15~40 分钟　D. 20~50 分钟　E. 30~60 分钟

17. 防止发生早期倾倒综合征的护理措施,下列哪项是错误的 ( )
A. 少食多餐　　　　　　　　　　　　　B. 避免过甜、过咸、过浓流质
C. 宜进食高糖类(碳水化合物)、高蛋白饮食　D. 餐时限制饮水
E. 进餐后平卧 10~20 分钟

18. 关于腹外疝手术前后的护理,下列哪项是错误的 ( )
A. 术后患侧膝下垫枕头
B. 腹股沟斜疝术后不需要托起阴囊
C. 严格准备会阴部皮肤
D. 术前应治愈或控制引起腹内压升高的症状
E. 术后 3 个月内避免重体力劳动

19. 幽门梗阻患者术前胃肠道准备内容为 ( )
A. 禁食输液　　　　　　　　　　　　　B. 清洁灌肠
C. 术前 3 日每晚洗胃　　　　　　　　　D. 口服肠道制菌药
E. 应用维生素 K

20. 下列哪种情况不需预防应用抗生素 ( )
A. 结肠手术　　　　　　　　　　　　　B. 胃癌根治术
C. 髂内动脉瘤手术　　　　　　　　　　D. 胰、十二指肠切除术
E. 慢性阑尾炎阑尾切除术

21. 肠瘘患者负压引流的护理措施,下列哪项是错误的 ( )
A. 固定引流管并覆盖敷料　　　　　　　B. 一般负压以低于 5 kPa 为宜
C. 一般冲洗液量为 3 000~5 000 mL/d　　D. 冲洗液为等渗盐水
E. 保持引流通畅

22. 阑尾切除术后最常见的并发症是 ( )
A. 切口感染　B. 粘连性肠梗阻　C. 出血　D. 腹腔感染　E. 腹腔脓肿

23. 三腔二囊管压迫期间应该每 12 小时放气 ( )
A. 5~10 分钟　　　　　　　　　　　　　B. 10~15 分钟
C. 15~20 分钟　　　　　　　　　　　　 D. 20~30 分钟
E. 30~40 分钟

24.三腔二囊放置时间不宜超过
A.12小时　　B.24小时　　C.36小时　　D.48小时　　E.72小时

25.肝癌患者最常见的首发症状是　　　　　　　　　　　　　　　　　　　（　　）
A.肝大　　B.肝区疼痛　　C.消化道症状　　D.贫血　　E.黄疸

26.目前肝癌定位检查中的首选方法是　　　　　　　　　　　　　　　　（　　）
A. AFP 检查　　　　　　　　　　　　B.血清酶学检查
C. B 超检查　　　　　　　　　　　　D.放射性核素肝扫描
E.肝穿刺活检

27.下列哪种手术后,一般不鼓励患者早期活动　　　　　　　　　　　　（　　）
A.肠梗阻术后　　　　　　　　　　　B.乳腺癌术后
C.肝癌术后　　　　　　　　　　　　D.无张力疝修补术后
E.胃癌术后

28.肝性脑病的护理措施,下列哪项是错误的　　　　　　　　　　　　　（　　）
A.避免应用镇静催眠药物　　　　　　B.使用降血氨药物
C.给予富含支链氨基酸的制剂或溶液　D.肝性脑病者,限制蛋白质摄入
E.便秘时,可用肥皂水低压灌肠

29.胆囊 B 超检查前,需空腹多少小时以上　　　　　　　　　　　　　　（　　）
A.4 小时　　B.6 小时　　C.8 小时　　D.10 小时　　E.12 小时

30.胆道疾病术后行 T 管引流的患者,在拔管前胆汁引流量应减少至　　（　　）
A.50 mL　　B.100 mL　　C.150 mL　　D.200 mL　　E.300 mL

31.急性胰腺炎患者最主要的症状是　　　　　　　　　　　　　　　　　（　　）
A.腹痛　　B.发热　　C.黄疸　　D.腹胀　　E.皮下出血

32.下列有关呕吐的叙述,错误的是　　　　　　　　　　　　　　　　　（　　）
A.呕吐物为粪汁样多为低位性肠梗阻
B.结肠梗阻者呕吐较小肠梗阻者出现早且频繁
C.急性胃肠炎在发病早期即频繁呕吐
D.呕吐物含胆汁示梗阻部位在十二指肠以下
E.幽门梗阻时呕吐物为宿食且不含胆汁

33.下列有关腹痛的叙述,错误的是　　　　　　　　　　　　　　　　　（　　）
A.胆石症患者的腹痛常发生于夜间睡觉期间
B.急性胃肠炎的腹痛常在不洁饮食后 6 小时出现
C.进食油腻饮食后出现的急性腹痛首先考虑急性胆囊炎或胆石症
D.饱食者剧烈活动后出现的急性腹痛首先考虑肠扭转
E.既往有腹部手术史者,腹痛多应考虑粘连性肠梗阻

34. 腹部闭合性损伤时,不支持腹腔内脏损伤诊断的是 （ ）
   A. 早期出现休克　　　　　　　　　B. 腹膜刺激征
   C. 有气腹征　　　　　　　　　　　D. 移动性浊音(＋)
   E. 肠鸣音活跃

35. 胃溃疡最常见的位置是 （ ）
   A. 胃前壁　　　　　　　　　　　　B. 胃后壁
   C. 胃大弯及胃底　　　　　　　　　D. 胃小弯近贲门处
   E. 胃窦小弯侧

36. 胃十二指肠溃疡穿孔术前护理哪项不正确 （ ）
   A. 禁食　　　　　　　　　　　　　B. 禁饮
   C. 胃肠减压　　　　　　　　　　　D. 严密观察生命体征和腹部情况
   E. 应用止痛药

37. 甲亢术后呼吸困难多发生于术后 （ ）
   A. 6 小时以内　　　　　　　　　　B. 12 小时以内
   C. 24 小时以内　　　　　　　　　　D. 48 小时以内
   E. 72 小时以内

38. 某男,5 岁,烧伤总面积为 30%（Ⅰ度）,则该患者烧伤严重程度为 （ ）
   A. 轻度　　　B. 中度　　　C. 重度　　　D. 深度　　　E. 特重度

39. 小儿Ⅱ度烧伤总面积达 15%,其烧伤严重程度为 （ ）
   A. 轻度　　　B. 中度　　　C. 重度　　　D. 特重度　　　E. 深度

40. 防治烧伤休克的主要措施是 （ ）
   A. 保暖　　　B. 镇痛镇静　　　C. 创面处理　　　D. 补液治疗　　　E. 多饮水

41. 患者手指并拢一手掌面积为 （ ）
   A. 0.55%　　　B. 0.75%　　　C. 1.0%　　　D. 1.25%　　　E. 1.5%

42. 老年人烧伤易发生休克和急性肾衰竭,输液时应注意维持每小时尿量在 （ ）
   A. 20～30 mL　B. 10～20 mL　C. 30～40 mL　D. 40～50 mL　E. 50 mL

43. 大面积烧伤现场急救时,下列哪种情况需要气管切开后方可转院 （ ）
   A. 呼吸道烧伤　　　　　　　　　　B. 严重休克
   C. 头部烧伤　　　　　　　　　　　D. 心搏骤停
   E. 上呼吸道梗阻

44. 适宜包扎疗法的烧伤创面是 （ ）
   A. 面颈部浅度烧伤　　　　　　　　B. 会阴部烧伤
   C. 四肢浅Ⅱ度及深Ⅱ度烧伤　　　　D. 四肢高压电接触伤
   E. Ⅲ度烧伤

45. 烧伤休克的主要原因是 （　）
A. 大量体液从血管中渗出　　　　　　B. 大量红细胞丧失
C. 患者烧伤时体液蒸发　　　　　　　D. 疼痛
E. 创面感染

46. 生石灰烧伤后,应立即 （　）
A. 大量生理盐水冲洗　　　　　　　　B. 清除生石灰后大量清水冲洗
C. 选用广谱抗生素　　　　　　　　　D. 3% 硼酸液冲洗
E. 2% $NaHCO_3$ 液冲洗

47. 关于烧伤,下列叙述哪项错误 （　）
A. Ⅰ度烧伤仅伤及表皮,3～5日愈合
B. 浅Ⅱ度烧伤伤及真皮浅层,1～2周愈合
C. 深Ⅱ度烧伤伤及真皮深层,2～3个月愈合
D. Ⅲ度烧伤伤及皮肤全层,甚至肌肉、骨骼等,一般需植皮才能愈合
E. 窄条状或小块度烧伤可由周围皮肤爬行修复

48. 下列哪项不属于热烧伤 （　）
A. 热水烫伤　　B. 硫酸烧伤　　C. 火焰烧伤　　D. 蒸汽烫伤　　E. 沸油烫伤

49. 男性,全身烧伤59%总面积,无Ⅰ度烧伤,抗休克补液额外,丧失晶体与胶体的比例应是 （　）
A. 1∶1　　　B. 3∶2　　　C. 2∶1　　　D. 3∶1　　　E. 4∶3

50. 烧伤休克补液治疗,第1个8小时输入24小时补液计划总量的 （　）
A. 1/4　　　B. 1/3　　　C. 1/2　　　D. 2/3　　　E. 2/5

51. 烧伤后患者出现休克症状时,最早的治疗措施中,下列哪项是错误的 （　）
A. 立即转往有条件的医院治疗　　　　B. 镇静止痛
C. 立即静脉输液　　　　　　　　　　D. 保护创面,防止再损伤
E. 注意合并伤的诊断及处理

52. 烧伤急救的首要任务是 （　）
A. 保持呼吸道通畅　　　　　　　　　B. 抢救生命
C. 保护创面　　　　　　　　　　　　D. 保暖
E. 尽快转送

53. 休克时能提示病情变化及预后情况的主要实验室指标是 （　）
A. 动脉血气分析　　　　　　　　　　B. 动脉血乳酸盐测定
C. 血浆电解质测定　　　　　　　　　D. 中心静脉压
E. 肺毛细血管楔压

54. 临床判断代谢性酸碱紊乱的指标是 （ ）

A. 动脉血氧分压 B. 动脉二氧化碳分压

C. 血氧饱和度 D. 标准碳酸氢盐

E. pH 酸碱度

55. 手术后早期离床活动的目的中,下列哪项是错误的 （ ）

A. 预防肺部并发症 B. 预防下肢静脉血栓形成

C. 增进食欲 D. 防止腹胀和肠粘连

E. 避免感染

56. 下列关于缝线拆除的时间的叙述,错误的是 （ ）

A. 头、面、颈部手术后 3～5 天拆线 B. 胸部手术后 7～9 天拆线

C. 背部手术后 10～12 天拆线 D. 下腹部手术后 5～7 天拆线

E. 上腹部手术后 7～9 天拆线

57. 如果上腹部手术后出现顽固性呃逆,应警惕 （ ）

A. 手术造成膈肌损伤 B. 膈下感染

C. 膈肌痉挛 D. 粘连引起胃扭转

E. 腹膜后充血刺激腹腔神经丛

58. 手术前常规禁饮禁食的目的是 （ ）

A. 让胃肠道适当休息 B. 防止在麻醉或手术过程中呕吐

C. 防止术后腹胀 D. 减少胃肠道手术时的污染

E. 防止胃肠痉挛

59. 下列关于手术区皮肤的准备范围,错误的是 （ ）

A. 四肢手术:以切口为中心上下 20 cm 以上

B. 会阴及肛周手术:剃除阴毛

C. 胸部手术:前后胸壁皮肤准备范围均应超过中线 5 cm 以上

D. 乳房手术:上至锁骨上部,下至脐水平,两侧至腋后线,包括同侧上臂 1/3 和腋窝部

E. 腹部手术:上起乳头连线,两侧至腋中线,下至耻骨联合

60. 关于术后患者的体位,下列哪项是错误的 （ ）

A. 休克患者,应取头低脚高卧位

B. 颈胸手术后,取高半坐卧位

C. 腹部手术后,取低半坐卧位

D. 脊柱或臀部手术后,取俯卧或仰卧位

E. 颅脑手术后,如无休克或昏迷,取 15°～30°头高脚低斜坡卧位

61. 下列哪项不属于低钾的临床表现 （ ）

A. 尿液呈碱性 B. 腹胀

C. 恶心、呕吐 D. 心电图显示为 T 波降低、增宽

E. 肌无力

62. 椎管内麻醉后患者常规去枕平卧 6 小时是为了防止出现

A. 头痛　　　B. 血压下降　　C. 呼吸抑制　　D. 恶心呕吐　　E. 腹胀

63. 脾破裂可引起下列何种休克　　　　　　　　　　　　　　　　　　　　　（　　）

A. 感染性休克 B. 心源性休克

C. 神经性休克 D. 低血容量性休克

E. 过敏性休克

64. 使用空气灌肠整复肠套叠应在多少小时内进行　　　　　　　　　　　　（　　）

A. 24 小时内　B. 36 小时内　C. 48 小时内　D. 60 小时内　E. 72 小时内

65. 食管癌术后,严格控制饮食是为了　　　　　　　　　　　　　　　　　　（　　）

A. 出血　　　B. 肺炎　　　C. 脓胸　　　D. 吻合口瘘　　E. 水肿

66. 胃大部分切除术后 24 小时应特别注意　　　　　　　　　　　　　　　　（　　）

A. 出血情况 B. 腹痛情况

C. 体温变化 D. 切口情况

E. 肛门排气、排便情况

67. 有关急性梗阻性化脓性胆管炎的叙述,哪项是错误的　　　　　　　　　（　　）

A. 梗阻的原因多是结石、寄生虫或胆管狭窄

B. 患者过去可有反复发作的胆管炎史

C. 起病急,右上腹绞痛伴高热、寒战、黄疸

D. 烦躁、嗜睡、昏迷、血压下降

E. 血培养可能阳性,但胆囊一定能触到

68. 肠内营养的胃肠道并发症中最常见的是　　　　　　　　　　　　　　　（　　）

A. 恶心　　　B. 呕吐　　　C. 腹痛　　　D. 便秘　　　E. 腹泻

69. 肠内营养时,悬挂的营养液在较凉快的室温下放置的时间应小于　　　（　　）

A. 3~4 小时　B. 4~6 小时　C. 6~8 下小时　D. 8~10 小时　E. 10~12 小时

70. 下列哪项不是浅表急性蜂窝织炎的临床表现　　　　　　　　　　　　　（　　）

A. 局部皮肤和组织红肿 B. 全身症状明显

C. 剧痛 D. 边界不清

E. 中央部位常出现缺血性坏死

71. 位于体表或浅在肿瘤的首要症状是　　　　　　　　　　　　　　　　　（　　）

A. 疼痛　　　B. 出血　　　C. 肿块　　　D. 溃疡　　　E. 梗阻

72. 急性化脓性腹膜炎的最主要的临床表现是　　　　　　　　　　　　　　（　　）

A. 恶心　　　B. 呕吐　　　C. 腹痛　　　D. 体温升高　　E. 呼吸急促

73. 乳癌根治术后,应几天内限制肢体活动 （ ）
A. 1 天　　　B. 3 天　　　C. 5 天　　　D. 7 天　　　E. 10 天

74. 门静脉高压手术后,几天可以逐步下床活动 （ ）
A. 1 天　　　B. 3 天　　　C. 5 天　　　D. 7 天　　　E. 10 天

75. 关于梗阻患者的非手术治疗的护理,下列哪项是错误的 （ ）
A. 记录出入量
B. 合理输液
C. 若梗阻解除,可进牛奶等流质饮食
D. 呕吐时嘱患者坐起或头偏向一侧
E. 观察记录呕吐物的颜色、性状和量

76. 能反映急性胰腺炎病情严重程度和预后的指标是 （ ）
A. 血清淀粉酶　B. 尿淀粉酶　C. 血清钙　D. 血清镁　E. 血清钠

77. 急性胰腺炎最常见的病因是 （ ）
A. 饮食不当　B. 胆道疾病　C. 乙醇中毒　D. 高脂血症　E. 高钙血症

78. 破伤风最早发生强直性痉挛的肌群是 （ ）
A. 咽肌　　　B. 面肌　　　C. 腹肌　　　D. 颈背肌　　E. 咀嚼肌

79. 破伤风患者最常见的死因是 （ ）
A. 强烈痉挛引起的骨折　　　　　B. 水、电解质平衡紊乱
C. 急性肾衰竭　　　　　　　　　D. 窒息
E. 心力衰竭

80. 液体从血管内渗出创面感染下列哪个部位严重损伤,易发生挤压综合征 （ ）
A. 臀部和大腿　　B. 手和前臂　　C. 肾区　　D. 脊柱　　E. 胸部

81. 平衡盐溶液的配方是 （ ）
A. 1/3 复方氯化钠溶液和 2/3 的 1.9% 乳酸钠溶液
B. 1/3 的 1.9% 乳酸钠溶液和 2/3 复方氯化钠溶液
C. 1/3 的 5% 碳酸氢钠溶液和 2/3 生理盐水
D. 2/3 的 5% 碳酸氢钠溶液和 1/3 生理盐水
E. 1/3 的 11.2% 乳酸钠溶液和 2/3 生理盐水

82. 高血钾引起心律失常应立即 （ ）
A. 静脉注射 10% 葡萄糖酸钙溶液 20 mL
B. 静脉注射 25% 葡萄糖溶液 60 mL
C. 静脉注射 11.2% 乳酸钠溶液 60 mL
D. 静脉注射 11.2% 乳酸钠溶液 120 mL
E. 静脉注射 25% 葡萄糖溶液 100 mL

83. 水电解质代谢酸碱平衡失调的防治,哪项不正确　　　　　　　　　(　)

　　A. 禁食患者应补液 2 000 ~ 2 500 mL

　　B. 中度出汗应多补低渗液体 500 ~ 1 000 mL

　　C. 大量出汗应多补低渗液体 1 000 ~ 1 500 mL

　　D. 气管切开患者应多补低渗液体 1 000 mL

　　E. 体温每升高 1℃,每千克体重应多补低渗液体 4 ~ 6 mL

84. 高血钾最常见的病因是　　　　　　　　　　　　　　　　　　(　)

　　A. 急性肾衰竭多尿期　　　　　　　　B. 急性肠梗阻

　　C. 挤压伤(严重)　　　　　　　　　　D. 长期应用皮质激素

　　E. 长期应用利尿药

85. 休克发生持续时间超过多少小时容易继发内脏器官的损害　　　(　)

　　A. 8 小时　　　B. 9 小时　　　C. 10 小时　　　D. 12 小时　　　E. 14 小时

86. 造成休克死亡的三大原因是　　　　　　　　　　　　　　　　(　)

　　A. 心、脑、肾衰竭　　　　　　　　　B. 心、肝、肺衰竭

　　C. 心、肝、肾衰竭　　　　　　　　　D. 肝、肺、肾衰竭

　　E. 心、肺、肾衰竭

87. 休克患者的体位一般应采取　　　　　　　　　　　　　　　　(　)

　　A. 头低躯干抬高位

　　B. 头和躯干部抬高 15°~ 20°,下肢抬高 20°~ 30°

　　C. 头和躯干部抬高 20°~ 30°,下肢抬高 15°~ 20°

　　D. 头和躯干部抬高 25°~ 30°,下肢抬高 20°~ 30°

　　E. 头和躯干部及下肢都抬高 20°~ 30°

88. 休克患者尿量稳定在每小时多少以上时,表示休克已纠正　　　(　)

　　A. 20 mL　　　B. 25 mL　　　C. 30 mL　　　D. 35 mL　　　E. 50 mL

89. 下列哪项违反手术进行中的无菌原则　　　　　　　　　　　　(　)

　　A. 洗手护士腰以下,肩以上视为有菌区

　　B. 手术台边以下的器械不能使用

　　C. 器械不能从手术者背后传递

　　D. 前臂碰触有菌物,应更换无菌手术衣或加套无菌袖套

　　E. 手套接触非无菌区后,应用乙醇消毒

90. 代谢性酸中毒的临床表现为　　　　　　　　　　　　　　　　(　)

　　A. 呼吸快而浅　　　　　　　　　　　B. 呼吸慢而浅

　　C. 呼吸快而深　　　　　　　　　　　D. 呼吸慢而深

　　E. 尿液呈碱性

91. 休克代偿期的临床表现为 （　　）

A. 血压稍低,脉快,脉压缩小
B. 血压稍低,脉快,脉压正常
C. 血压稍升高,脉搏无变化,脉压缩小
D. 血压稍升高,脉细数,脉压缩小
E. 收缩压正常或稍高,脉稍快,脉压缩小

92. 外科中最常见的两种休克是 （　　）

A. 感染性休克、心源性休克
B. 感染性休克、神经源性休克
C. 低血容量性休克、过敏性休克
D. 低血容量性休克、感染性休克
E. 低血容量性休克、心源性休克

93. 休克患者的神志意识变化可反映 （　　）

A. 血容量的变化
B. 周围血管阻力的变化
C. 组织缺氧程度
D. 脑部血液灌流情况
E. 心排血量的变化

94. 败血症的含义是 （　　）

A. 由细菌毒素进入血液而引起症状者
B. 仅化验发现血液已有细菌而无症状者
C. 血内既有细菌也有细菌毒素并产生症状者
D. 化脓性细菌栓子进入血液并随血流播散而不断产生症状者
E. 化脓性感染伴发热者

二、多项选择题

1. 腹部损伤患者在病情观察期间需特别注意 （　　）

A. 不随意搬动伤者,以免加重伤情
B. 不注射止痛剂（诊断明确者除外）以免掩盖伤情
C. 胃肠减压
D. 根据尿量调整输液、补钾的量和速度
E. 禁食和灌肠,避免肠内容物进一步溢出,造成腹腔感染或加重病情。

2. 休克的治疗原则 （　　）

A. 迅速解除病因
B. 尽快恢复有效循环血容量、纠正微循环障碍
C. 增进心脏功能、恢复人体的正常代谢
D. 防止肺部并发症
E. 预防脑缺氧

3. 休克的观察要点有 （　　）

A. 意识和表情
B. 皮肤色泽、温度、湿度
C. 尿量
D. 肺部有无感染

E. 生命体征

4. 术后发生尿潴留的处理有 （ ）

A. 膀胱区热敷

B. 按摩及各种神经反射诱导,如听流水声

C. 针刺合谷、内关

D. 经处理仍不能排尿者,可施行导尿

E. 针刺足三里、阴陵泉等穴位

5. 烧伤休克的临床表现有 （ ）

A. 口渴、尿量减少　　　　　　　　B. 烦躁不安、心率增快

C. 呼吸浅快　　　　　　　　　　　D. 患者燥热

E. 休克早期血压为脉压减小,随后为血压下降

6. 烧伤脓毒血症的临床表现有 （ ）

A. 狂躁兴奋或抑制性忧郁　　　　　B. 体温骤升或骤降

C. 心率加快、呼吸急促　　　　　　D. 血压下降,水肿又重复加重

E. 创面崩溃,糟烂或干枯无生机

7. 中、重度烧伤患者入院后的初步处理程序有 （ ）

A. 休克者须首先抗休克治疗　　　　B. 注射破伤风抗毒血清

C. 记录血压、脉搏、呼吸　　　　　D. 立即建立静脉输液通道

E. 留置导尿管、观察每小时尿量

8. 烧伤的治疗原则有 （ ）

A. 保护烧伤区,防止和清除外源性污染

B. 预防和治疗低血容量性休克

C. 防治局部及全身性感染

D. 促进创面愈合,减少瘢痕形成及功能障碍

E. 防治器官的并发症

9. 下列属于深二度烧伤特点的是 （ ）

A 伤及真皮层　B. 可有水疱　C. 肿胀程度　D. 痛觉迟钝　E. 有拔毛痛

10. 烧伤的现场急救包括 （ ）

A. 迅速脱离热源　　　　　　　　　B. 抢救生命

C. 保持呼吸道通畅　　　　　　　　D. 保护创面和保暖

E. 尽快转送

11. 下列哪些是低钾的临床表现 （ ）

A. 肌无力　B. 恶心、呕吐　C. 腹胀　D. T波降低、倒置　E. 尿液呈碱性

12. 调节人体酸碱平衡主要依靠 （　　）
A. 肾脏　　　B. 血液缓冲系统　　　C. 肺　　　D. 胃肠道　　　E. 网状内皮细胞

13. 下列哪些情况提示休克好转 （　　）
A. 唇色转红　　　B. 躁动不安　　　C. 尿量增加　　　D. 表情淡漠　　　E. 肢体转暖

14. 下列哪些是休克抑制期的临床表现 （　　）
A. 躁动不安
B. 皮肤和黏膜发绀
C. 脉搏细数或摸不到
D. 尿量减少
E. 血压下降

15. 患者术后恶心、呕吐的主要原因是 （　　）
A. 术前用药
B. 麻醉操作
C. 术中术后镇痛用药
D. 手术种类和部位
E. 紧张

16. 手术人员穿上无菌手术衣和戴上无菌手套后,下列哪些部位仍为有菌区 （　　）
A. 肩部　　　B. 肘部　　　C. 胸部　　　D. 背部　　　E. 腰部以下

17. 下列哪些属于手术患者的术前用药 （　　）
A. 镇静催眠药　　　B. 镇痛药　　　C. 抗胆碱能药　　　D. 抗组胺药　　　E. 麻醉药

18. 下列关于患者术后体位的叙述,正确的有 （　　）
A. 全身麻醉未清醒者,取平卧位,头偏向一侧
B. 颈部手术后,多采用高半坐卧位
C. 腹部手术后,多采用低半坐卧位
D. 脊柱手术后,多采用侧卧位
E. 局部麻醉术后,可视手术和患者需求安置体位

19. 手术后严重腹胀的危害在于 （　　）
A. 使膈肌抬高,影响呼吸功能
B. 影响血液回流
C. 影响胃肠吻合口愈合
D. 引起尿潴留
E. 影响腹壁切口愈合

20. 若腹部手术后患者出现频繁呕吐,应警惕 （　　）
A. 急性胃扩张　　　B. 颅内压增高　　　C. 肠梗阻　　　D. 中毒　　　E. 细菌性痢疾

21. 下列哪些因素可导致呼吸性碱中毒 （　　）
A. 高热　　　B. 疼痛　　　C. 创伤　　　D. 感染　　　E. 低氧血症

22. 腹部手术后,多采用低半坐卧位或斜坡卧位,其目的是 （　　）
A. 降低腹壁张力
B. 减轻切口疼痛
C. 利于呼吸
D. 有效引流
E. 防止腹胀

23. 下列属于肿瘤患者心理变化的是 （　　）
   A. 震惊否认期　B. 愤怒期　　C. 磋商期　　D. 抑郁期　　E. 接受期
24. 肾移植术后的并发症有 （　　）
   A. 感染　　　B. 消化道出血　C. 高血压　　D. 尿路梗阻　E. 蛋白尿
25. 第三间隙液包括 （　　）
   A. 胸腔液　　B. 脑脊液　　C. 组织间液　D. 关节液　　E. 前房水
26. 肾脏对酸碱平衡的调节主要通过下列哪些方式 （　　）
   A. 钠离子—氢离子交换　　　　　　B. 碳酸氢根离子重吸收
   C. 分泌氨根离子　　　　　　　　　D. 调节血浆碳酸浓度
   E. 排泌有机酸
27. 成分失调是指 （　　）
   A. 低钾血症　B. 高钾血症　C. 低钠血症　D. 高钠血症　E. 酸中毒
28. 等渗性缺水的临床表现有 （　　）
   A. 口唇干燥　B. 口渴　　　C. 眼窝凹陷　D. 皮肤弹性减低　E. 少尿
29. 低渗性缺水的常见病因有 （　　）
   A. 长期胃肠减压　　　　　　　　　B. 反复呕吐
   C. 慢性肠瘘　　　　　　　　　　　D. 大面积创面的慢性渗液
   E. 排钠过多
30. 急性呼吸窘迫综合征的临床表现正确的有 （　　）
   A. 发绀　　　　　　　　　　　　　B. 呼吸频率超过 30 次/分
   C. 氧分压进行性降至 8.0 kPa 以下　D. 二氧化碳分压在 4.8 kPa 以上
   E. 肺部 X 线摄片呈现广泛性的点，片状"雪花"征象
31. 低钾血症的常见病因有 （　　）
   A. 长期禁食　B. 少食　　　C. 呕吐　　　D. 腹泻　　　E. 严重挤压伤
32. 高钾血症的常见病因有 （　　）
   A. 急性肾衰竭　　　　　　　　　　B. 严重挤压伤
   C. 应用抑制排钾的利尿药　　　　　D. 输入大量库存血
   E. 静脉补钾过速、过量
33. 低钙血症的临床表现有 （　　）
   A. 易激动　　B. 腱反射减弱　C. 手足抽搐　D. 肌肉疼痛　E. 口周麻木
34. 代谢性酸中毒的原因有 （　　）
   A. 酸性物质摄入过多　　　　　　　B. 代谢产酸过多
   C. 氢离子排出减少　　　　　　　　D. 缺钾
   E. 碱性物质丢失过多

35. 感染性休克的处理原则有 （　　）
A. 补充血容量　　　　　　　　　　　　B. 控制感染
C. 纠正酸碱失衡　　　　　　　　　　　D. 应用血管活性药物
E. 应用皮质激素

36. 关于中心静脉压,下列叙述正确的有 （　　）
A. 其变化可反映血容量和左心功能
B. 低于 5 cmH_2O 表示血容量不足
C. 高于 15 cmH_2O 表示右心功能不全
D. 高于 20 cmH_2O 表示充血性心力衰竭
E. 正常值为 6～12 cmH_2O

37. 手术患者术前的一般准备有 （　　）
A. 呼吸道准备　　　　　　　　　　　　B. 胃肠道准备
C. 排尿、排便练习　　　　　　　　　　D. 手术区皮肤准备
E. 改善营养不良

38. 注射止痛剂前,应评估下列哪些方面 （　　）
A. 疼痛的部位、性质、强度　　　　　　B. 测量血压
C. 膀胱是否充盈　　　　　　　　　　　D. 情绪是否激动
E. 有无腹胀

39. 关于手术体位,下列叙述正确的有 （　　）
A. 仰卧位适用于腹部、颈部、下肢手术等
B. 肾手术时,患者 90 度侧卧
C. 半坐卧位适用于鼻咽手术
D. 脊柱手术一般采用俯卧位
E. 甲状腺手术等颈部手术时,要使颈部过伸

40. 急性蜂窝织炎的护理要点包括 （　　）
A. 监测体温　　B. 观察呼吸　　C. 患处制动　　D. 注意体温　　E. 加强营养

41. 关于破伤风的临床表现,下列叙述正确的有 （　　）
A. 最初受影响的肌群是咀嚼肌　　　　　B. 出现苦笑面容
C. 形成角弓反张　　　　　　　　　　　D. 可引起尿潴留
E. 发作时神志清楚

42. 破伤风的处理原则包括 （　　）
A. 清除毒素来源　　　　　　　　　　　B. 中和游离毒素
C. 控制和缓解痉挛　　　　　　　　　　D. 保持呼吸道通畅
E. 防止并发症

43.气性坏疽的临床表现包括 （　　）
A.初期自觉伤肢包扎过紧感　　　　　　　B.伤肢肿胀不明显
C.常有气泡自伤口溢出　　　　　　　　　D.恶臭
E.突然出现伤肢"胀裂"样剧痛

44.关于气性坏疽的护理措施,下列叙述正确的有 （　　）
A.严格隔离消毒　　　　　　　　　　　　B.监测病情变化
C.及时、准确地使用抗生素　　　　　　　D.及时应用止痛剂
E.指导截肢患者掌握自我护理技巧

45.下列哪些属于不利于创伤愈合的因素 （　　）
A.年龄　　　B.性别　　　C.伤口特点　　　D.心理压力　　　E.感染和异物

46.创伤紧急救护时应做到 （　　）
A.保持呼吸道通畅和换气　　　　　　　　B.控制外出血
C.迅速补充血容量　　　　　　　　　　　D.有效固定骨折、脱位
E.包扎、封闭体腔伤口

47.液体疗法有效的评估标准包括 （　　）
A.神志清醒　　　　　　　　　　　　　　B.收缩压>90~100 mmHg
C.脉率<100次/分　　　　　　　　　　　D.中心静脉压在6~12 cmH_2O
E.成人尿量达到20 mL/h

48.头、颈、面部以及会阴部严重烧伤后创面的处理应采用 （　　）
A.包扎疗法　　B.暴露疗法　　C.半暴露疗法　　D.熏蒸疗法　　E.浸泡疗法

49.肠内营养的禁忌证有 （　　）
A.肠梗阻　　　　　　　　　　　　　　　B.活动性消化道出血
C.严重肠道感染　　　　　　　　　　　　D.腹泻
E.吞咽困难

50.食管癌术后易发生的并发症有 （　　）
A.气胸　　　B.肺炎　　　C.肺不张　　　D.吻合口瘘　　　E.乳糜胸

51.吻合口瘘的临床表现有 （　　）
A.呼吸困难　　　　　　　　　　　　　　B.胸腔积液
C.全身中毒症状　　　　　　　　　　　　D.胸闷
E.心悸

52.胆道手术后经T型管胆道造影,下列哪些描述是正确的 （　　）
A.术后7日可以进行造影检查　　　　　　B.造影前用生理盐水冲洗胆道
C.造影时为了使胆道充分显影,可改变患者体位　　D.造影后应开放T型管引流
E.造影后有发热可用抗生素

53. 高钾血症的处理原则是 （　）
A. 积极防治心律失常　　　　　　　　B. 立即停止钾盐摄入
C. 降低血清钾浓度　　　　　　　　　D. 原发病治疗
E. 改善肾功能

54. 等渗性缺水常见的病因有 （　）
A. 肠瘘　　　　　　　　　　　　　　B. 大量呕吐
C. 大创面慢性渗液　　　　　　　　　D. 高热、大量出汗
E. 腹腔内感染

55. 引起等渗性缺水的原因有 （　）
A. 急性消化道液体丧失　　　　　　　B. 大量出汗
C. 肠梗阻早期大量呕吐　　　　　　　D. 大面积烧伤48小时内
E. 十二指肠早期

56. 有效循环血量主要依赖 （　）
A. 有充足的血容量　　　　　　　　　B. 有良好的肺功能
C. 有效的心排血量　　　　　　　　　D. 良好的周围血管张力
E. 水电解质平衡

57. 感染性休克控制感染的主要措施包括 （　）
A. 处理原发感染灶　　　　　　　　　B. 应用抗菌药物
C. 改善患者一般情况　　　　　　　　D. 增强患者抵抗力
E. 应用大量激素

58. 手术进行中的无菌原则有 （　）
A. 手术台边缘以下视为有菌区
B. 切开肠腔以前应用盐水垫保护周围组织
C. 无菌区布单被浸湿后应加盖无菌巾
D. 缝皮肤前需用碘酊、乙醇消毒
E. 手套破了用碘酊、乙醇消毒

59. 烧伤休克期补液调节依据的指标是 （　）
A. 尿量　　　　B. 心率　　　　C. 血压　　　　D. 末梢循环　　　E. 中心静脉压

60. 预防切口感染应采取哪些措施 （　）
A. 严格无菌操作
B. 严密止血
C. 均应使用有效的抗生素
D. 做好术前准备,纠正贫血和低蛋白血症
E. 必要时,正确地放置引流物

三、判断题

1. 急救伤员为争取时间应"抬起就跑"。（　）
2. 腹腔脏器脱出体表时要回纳腹腔。（　）
3. 烧伤休克期,患者口渴明显,可与饮用大量白开水。（　）
4. 低渗性缺水系水和钠同时丢失,但失水少于失钠,血清钠低于 135 mmol/L,细胞外液呈低渗状态。（　）
5. 治疗低血钾时,应力争在 1～2 日内纠正低血钾状况。（　）
6. 治疗高血钾时,应迅速设法降低血钾。（　）
7. 治疗低血钾较严重的患者可通过静脉推注补钾。（　）
8. 大量出汗而引起的缺水应属等渗性缺水。（　）
9. 人体主要依赖血液缓冲系统来调节酸碱平衡。（　）
10. 反复呕吐造成电解质损失最多的是钾。（　）
11. 代谢性酸中毒的典型症状为呼吸浅而快,呼吸频率可达 40～50 次/分,呼出气体有酮味。（　）
12. 代谢性酸中毒临床表现为呼吸慢而浅,同时伴有低钾血症。（　）
13. 急性呼吸性碱中毒患者有眩晕、手足和口周麻木及针刺感、肌肉震颤、手足抽搐,常伴有心率加快。（　）
14. 患者体重在短期内增加或减轻,往往提示有水钠潴留或缺失。（　）
15. 休克代偿期时患者表现为神志清醒,精神紧张,口渴,面色苍白,心率和呼吸增快,尿量正常或减少,血压下降。（　）
16. 休克代偿阶段的临床表现有精神兴奋,烦躁不安,面色苍白,皮肤湿冷,脉搏细数。收缩压正常,脉压变小,尿量减少。（　）
17. 休克体位是指将患者头和躯干抬高 20°～30°,下肢抬高 15°～20°。（　）
18. 对休克患者保暖可采用盖棉被、毛毯及应用热水袋、电热毯。（　）
19. 肺动脉楔压是检测左心功能的最重要的指标。（　）
20. 氧治疗后,若二氧化碳分压增高小于 0.7 kPa,氧分压改善不明显,应降低氧流量。（　）
21. 手术常用锋线有 1～10 号,号码越大表示越粗。（　）
22. 清洁伤口一般在缝合后第 3 天换药一次,至伤口愈合或拆线时,再度换药。（　）
23. 浅Ⅱ度烧伤伤及表皮的生发层与真皮浅层,有大小不一的水疱,疼痛剧烈,水肿明显,愈合后有色素沉着。（　）
24. 烧伤患者感觉创面剧痛,烦躁不安,可短期内重复使用镇静止痛剂哌替啶。（　）
25. 烧伤创面采用包扎疗法,如无湿透或感染,浅Ⅱ度烧伤可在 7～10 日、Ⅱ度烧伤

可在 3~4 日更换第一次敷料。( )

26. 男,22 岁。开水烫伤双足,局部肿胀明显,有大小不等水疱,创面红润、潮湿,诉创面剧痛,诊断为开水烫伤 7%(浅Ⅱ度)。( )

27. 乳腺癌患者术后禁忌经患侧上肢测血压、抽血、静脉或皮下注射。( )

28. 低容量性休克时,若大量输血,应注意将库存血复温后再输入。( )

29. 休克早期轻度酸中毒时中毒者无须再应用碱性药物。( )

30. 只有当血容量已经基本补足而患者的循环状态无好转时才考虑使用血管扩张剂。( )

31. 中心静脉压导管可用于抽血、输血等用途。( )

32. 机械性肠梗阻主要表现为腹痛、腹胀、呕吐呈溢出性、肠鸣音消失。( )

33. 高位肠梗阻患者因严重呕吐丢失大量胃酸和氯离子,可引起代谢性酸中毒。( )

34. 破伤风杆菌产生的内毒素,是导致破伤风病理生理改变的原因。( )

35. 复苏期间,一般不主张输血,适当的血液稀释可降低血液黏稠度,改善组织灌注。( )

36. 电除颤的指征为心肌氧和良好,无严重酸中毒,心电图显示为粗颤。( )

37. 急诊手术,尤其是急腹症手术,术前要常规灌肠。( )

38. 术前晚为保证患者有充分的睡眠,一般睡前给予苯巴比妥 0.1 g。( )

39. 非特异性感染包括疖、痈、丹毒、急性乳腺炎、脊椎结核。( )

40. 幽门梗阻者,术前 3 日每晚用 300~500 mL 生理盐水洗胃,以减轻胃壁水肿。( )

41. 做诊断性腹腔穿刺时,穿刺点应选在两侧下腹部脐与髂前上棘连线的中外 2/3 交界处。( )

42. 腹痛开始或最显著的部位通常与腹内病变部位一致。( )

43. 盆腔内病变产生的腹痛多位于中下腹。( )

44. 突然发生的腹痛且迅速加重,多见于腹内脏器扭转或绞窄、空腔脏器穿孔或梗阻、实质性脏器破裂等。( )

45. B 超检查是诊断实质性脏器损伤、破裂和占位性病变的首选方法。( )

46. 对诊断不明确的急腹症患者,不可随意应用止痛剂,以免掩盖病情,延误治疗。( )

47. 食管癌术后禁食期间不可下咽唾液,以免感染造成食管吻合口瘘。( )

48. 膀胱癌时出血量的多少与肿瘤大小、数目、恶性程度相一致。( )

49. 甲状腺危象是甲状腺功能亢进术后严重的并发症,患者表现为高热、脉快、大汗、烦躁不安、谵妄甚至昏迷。( )

50. 一旦发现石膏综合征迹象,必须尽早采取措施,立即剖解过紧的石膏。( )

51. 严重挤压伤是外科引起高血钾的常见病因。   (   )
52. 颈椎损伤患者应迅速做颅骨牵引。   (   )
53. 休克时的病理生理变化主要是血压下降,尿少和酸中毒。   (   )
54. 休克患者的最佳体位是头低足高。   (   )
55. 各种休克的共同点是有效循环血量的急骤减少。   (   )

自测试题答案

一、单项选择题

1. B 2. D 3. A 4. C 5. B 6. B 7. E 8. B 9. D 10. E 11. C 12. A 13. E
14. C 15. B 16. B 17. C 18. B 19. C 20. E 21. B 22. A 23. D 24. D 25. A
26. C 27. C 28. E 29. C 30. D 31. A 32. B 33. B 34. E 35. E 36. E 37. D
38. D 39. D 40. D 41. C 42. A 43. E 44. C 45. A 46. B 47. C 48. B 49. C
50. C 51. A 52. B 53. B 54. D 55. E 56. C 57. B 58. B 59. E 60. A 61. A
62. A 63. D 64. C 65. D 66. A 67. E 68. E 69. C 70. B 71. C 72. C 73. B
74. D 75. C 76. C 77. D 78. E 79. C 80. A 81. B 82. A 83. E 84. C 85. C
86. E 87. C 88. C 89. E 90. C 91. E 92. D 93. C 94. C

二、多项选择题

1. ABE 2. ABE 3. ABCE 4. ABDE 5. ABCE 6. ABCDE 7. ABCDE 8. ABCDE
9. ABDE 10. ABCDE 11. ABCD 12. ABC 13. ACE 14. BCDE 15. ABCD
16. ADE 17. ABCD 18. ABCE 19. ABCE 20. AC 21. ABCE 22. ABCE 23. ABCD
24. ABCDE 25. ABCDE 26. ABCE 27. ABE 28. ACDE 29. ABCDE 30. ABCDE
31. ABCD 32. ABCDE 33. ACDE 34. ABCE 35. ABCDE 36. BCDE 37. ABCD
38. ABCE 39. ABCDE 40. ABCDE 41. ABCDE 42. ABCDE 43. ACDE 44. ABCDE
45. ACDE 46. ABCDE 47. ABCD 48. BC 49. ABCD 50. BCDE 51. ABC 52. BCDE
53. ABCDE 54. ABE 55. ACDE 56. ACD 57. ABCD 58. ABC 59. ABCDE
60. ABDE

三、判断题

1. × 2. × 3. × 4. √ 5. × 6. √ 7. × 8. × 9. × 10. × 11. ×
12. × 13. √ 14. √ 15. × 16. × 17. √ 18. × 19. × 20. × 21. × 22. √
23. √ 24. × 25. × 26. √ 27. √ 28. √ 29. √ 30. √ 31. √ 32. × 33. ×
34. × 35. √ 36. √ 37. × 38. × 39. × 40. √ 41. × 42. √ 43. √ 44. √
45. √ 46. √ 47. √ 48. × 49. √ 50. √ 51. √ 52. √ 53. × 54. × 55. √

第二节 骨伤科护理

基本知识问答

1.何为骨折？

骨的完整性或连续性受到破坏所引起的，以疼痛、肿胀、青紫、功能障碍、畸形及骨擦音等为主要表现的疾病。

2.骨折分类如何？

（1）依据骨折是否和外界相通可分为开放性骨折和闭合性骨折。

①开放性骨折：骨折附近的皮肤和黏膜破裂，骨折处与外界相通。如：耻骨骨折引起的膀胱或尿道破裂，尾骨骨折引起的直肠破裂，均为开放性骨折。因与外界相通，此类骨折处受到污染。

②闭合性骨折：骨折处皮肤或黏膜完整，不与外界相通。此类骨折没有污染。

（2）依据骨折的程度分为完全性骨折和不完全性骨折。

①完全性骨折：骨的完整性或连续性全部中断，管状骨骨折后形成远、近两个或两个以上的骨折段。横形、斜形、螺旋形及粉碎性骨折均属完全性骨折。

②不完全性骨折：骨的完整性或连续性仅有部分中断，如颅骨、肩胛骨及长骨的裂缝骨折，儿童的青枝骨折等均属不完全性骨折。

（3）依据骨折的形态分为以下9类。

①横形、斜形及螺旋形骨折，多发生在骨干部。

②粉碎性骨折：骨碎裂成两块以上，称粉碎性骨折。骨折线呈"T"形或"Y"形时，又称"T"形骨折或"Y"形骨折。

③压缩骨折：松质骨因压缩而变形，如椎体和跟骨。

④星状骨折：多因暴力直接着力于骨面所致，如颅骨及髌骨可发生星状骨折。

⑤凹陷骨折 如颅骨因外力使之发生部分凹陷。

⑥嵌入骨折：发生在长管骨干骺端皮质骨和松质骨交界处。骨折后，皮质骨嵌插入松质骨内，可发生在股骨颈和肱骨外科颈等处。

⑦裂纹骨折：如长骨干或颅骨伤后可有骨折线，但未通过全部骨质。

⑧青枝骨折：多发生在小儿，骨质部分断裂，骨膜及部分骨质未断。

⑨骨骺分离：通过骨骺的骨折，骨骺的断面可带有数量不等的骨组织，是骨折的一种。

（4）依据解剖部位来分类：如脊柱的椎体骨折、附件骨折、长骨的骨干骨折、骨骺分离、干骺端骨折、关节内骨折等。

(5)依据骨折前骨组织是否正常分为外伤性骨折和病理性骨折。

①外伤性骨折:骨结构正常,因暴力引起的骨折,称之为外伤性骨折。

②病理性骨折:病理性骨折不同于一般的外伤性骨折,其特点是在发生骨折以前,骨本身即已存在着影响其结构坚固性的内在因素,这些内在因素使骨结构变得薄弱,在不足以引起正常骨骼发生骨折的轻微外力作用下,即可造成骨折。

(6)依据骨折稳定程度分为稳定性骨折和不稳定性骨折。

①稳定性骨折:骨折复位后经适当的外固定不易发生再移位者称稳定性骨折。如裂缝骨折、青枝骨折、嵌插骨折、长骨横形骨折等。

②不稳定性骨折:骨折复位后易于发生再移位者称不稳定骨性骨折,如斜形骨折、螺旋骨折、粉碎性骨折。股骨干既是横骨折,因受肌肉强大的牵拉力,不能保持良好对应,也属不稳定骨折。

(7)依据骨折后的时间分为新鲜骨折和陈旧性骨折。

①新鲜骨折:新发生的骨折和尚未充分的纤维连接,还可能进行复位者,2~3周以内的骨折。

②陈旧性骨折:伤后3周以上的骨折,3周的时限并非恒定,例如儿童肘部骨折,超过10天就很难整复。

3. 简述骨折的临床愈合标准。

(1)局部无压痛,无纵向叩击痛。

(2)局部无异常活动。

(3)X线片显示骨折线模糊,有连续性骨痂通过骨折线。

(4)功能测定,在解除外固定的情况下,上肢能平举一公斤重物达一分钟,下肢能连续徒手行走3分钟,并不少于30步。

(5)连续观察2周骨折处不变形,则观察的第一天即为临床愈合日期。

4. 骨性愈合标准是什么?

(1)具备临床愈合标准的条件。

(2)X线片显示骨小梁通过骨折线。

5. 骨折的三大特殊症状是什么?

畸形、异常活动和骨擦音三大骨折特殊症状。

6. 骨折的晚期并发症是什么?

(1)全身并发症:坠积性肺炎、压疮、泌尿系感染和结石。

(2)局部并发症:外伤性骨化和骨化性肌炎、关节僵硬、缺血性骨坏死、骨生长畸形。

7. 何谓骨折迟缓愈合?

骨折经治疗后,已超过同类骨折正常愈合的最长期限,骨折局部仍有肿胀、压痛、纵向叩击痛、异常活动、功能障碍、X线片显示骨痂生长缓慢而未连接,但骨折断端无硬化现象,骨髓腔仍通者,称为骨折迟缓愈合。

8. 何谓骨折不愈合?

骨折不愈合是骨折愈合功能停止,骨折端形成假关节。X 线片显示骨折断端互相分离间隙增大,骨端硬化或萎缩疏松、髓腔封闭,用一般的固定方法无法使它连接者。

9. 影响骨折愈合的因素有哪些?

(1)全身因素:与年龄与健康状况有关,年龄越小,身体强壮者,骨折容易愈合;年老体弱,长期患病者骨折愈合慢。

(2)局部因素:

①骨折部位血液供应:这是决定骨折愈合的重要因素。若骨折段血液供应均良好(如干骺端骨折),骨折愈合快;若骨折段血液供应较差(如胫骨干中、下 1/3 骨折),骨折愈合较慢;若骨折段两端血液供应均差,骨折愈合慢;若骨折完全丧失血液供应(如股骨颈囊内骨折),容易发生缺血性坏死。

②骨折的类型和数量:骨折断面接触面大,愈合较快;反之愈合较慢。多发性骨折或一骨多段骨折,愈合也较慢。

③软组织损伤情况:严重的软组织损伤影响骨折的愈合,若有肌、肌腱等组织嵌入两骨折端之间,骨折难以愈合甚至不愈合。

④感染:开放性骨折后伤口感染,软组织坏死和死骨形成严重影响骨折愈合。

(3)治疗因素:①反复多次手法复位,可损伤局部软组织和骨外膜,不利于骨折愈合。②切开复位时,软组织和骨膜剥离过多,影响骨折段的血液供应,可致骨折延迟愈合或不愈合。③开放性骨折清创时,过多地摘除碎骨片,造成骨质缺损影响骨折愈合。④行持续牵引治疗时,牵引力过大,可造成骨折段分离,并可因血管痉挛而致局部血液供应不足,导致骨折延迟愈合或不愈合。⑤骨折固定不牢固,骨折处仍可受到剪力和旋转力的影响,干扰骨痂生长,不利于骨折愈合。⑥过早和不恰当的功能锻炼可妨碍骨折部位的固定,影响骨折愈合。

10. 骨折复位有哪些方法?

骨折复位有非手术复位和手术复位。非手术复位包括手法复位和牵引复位。

11. 简述骨折患者康复治疗应遵循的原则,各阶段如何进行功能锻炼?

骨折患者应遵循动与静相结合、主动与被动相结合,循序渐进的原则。

(1)早期阶段:即骨折后 1~2 周内,功能锻炼应以患肢肌主动舒缩活动为主。

(2)中期阶段:即骨折 2 周以后,患肢肿胀已消退,局部疼痛减轻,骨折处已有纤维连接,日趋稳定。此时,开始进行骨折上、下关节活动,根据骨折的稳定程度,其活动强度和范围逐渐缓慢增加,并在医务人员指导和健肢的帮助下进行。

(3)晚期阶段:骨折已达临床愈合标准,外固定已拆除,是康复治疗的关键时期,特别是早、中期康复治疗不足的患者,肢体部分肿胀和关节僵硬应通过锻炼,尽早使之消除。

还可辅以物理治疗和外用药物熏洗,促进关节活动范围和肌力的恢复,早日恢复正常功能。

12. 什么是孟氏骨折和盖氏骨折?

(1)孟氏骨折:尺骨上1/3骨折合并桡骨头脱位。

(2)盖氏骨折:桡骨下1/3骨折合并下桡尺关节脱位。

13. 简述桡骨下端骨折的分型?

伸直型桡骨下端骨折又称克雷氏(colles)骨折。

屈曲型桡骨下端骨折又称史密斯(smith)骨折。

桡骨下端背侧缘劈裂骨折又称巴尔通(Barton)骨折。

14. 股骨头颈部的血运主要途径。

(1)关节囊的小动脉分为两组,上组叫上干骺端动脉,进入股骨颈基底部的上外侧,其分支为外骺动脉,供应股骨头的外上部分;下组叫下干骺端动脉,供应股骨颈内下部的血运。

(2)股骨干滋养动脉,仅达股骨颈基底部,小部分与关节囊的小动脉有吻合支。

(3)圆韧带的小动脉,由闭孔动脉发出,并能供给股骨头内下部的血运,与前述外骺动脉之间有吻合支。

15. 缺血性肌挛缩?

一般鉴于肱骨髁上骨折或胫骨上段骨折。主要由于重要血管损伤,供血不足,以致肌群缺血坏死。该区域的神经也因供血不足发生变性,神经麻痹,肌肉坏死,经过肌化形成瘢痕组织,逐渐挛缩成特有的畸形。

16. 何为正骨八法?

手摸心会、拔伸牵引、旋转回绕、屈伸收展、折顶成角、端挤提按、夹挤分骨、摇摆触碰。

17. 简述肌力6级分级法。

0级:肌力完全消失,无收缩。

Ⅰ级:肌肉能收缩,但不能使关节活动。

Ⅱ级:肌肉能收缩,关节有些活动,但不能对抗肢体的重力。

Ⅲ级:能对抗肢体的重力,但不能对抗阻力。

Ⅳ级:能对抗阻力使关节活动,但力量稍弱。

Ⅴ级:肌力正常。

18. 简述马尾神经损伤临床表现。

马尾神经损伤后人体出现不完全性弛缓性瘫痪,若马尾神经完全撕裂,其损伤平面以下感觉、运动、反射均完全消失,膀胱也失去神经支配,不能自主排尿,出现满溢性尿潴留。大量尿液潴留,可呈现无张力性膀胱。

19. 脱位的一般症状和特有体征?

(1)一般症状:①疼痛和压痛;②肿胀;③功能障碍。

(2)特有体征:①关节畸形;②关节盂空虚;③弹性固定;④脱出骨端。

20. 试述皮牵引和骨牵引在长骨骨折的适应证。

皮牵引适宜于小儿和年老体弱者的四肢骨折。骨牵引适宜于青壮年长骨骨折脱位。

21. 试述持续骨牵引的护理要点。

(1)牵引前准备:向患者及家属解释牵引的意义、目的、步骤,以便配合。此外,应进行局部皮肤准备,了解药物过敏史,牵引前摆好患者体位,准备牵引用物及协助医师进行牵引。

(2)操作中配合医师进行操作。

(3)操作后护理:凡做牵引的患者,应列入交接班项目。保持有效牵引,避免过度牵引,预防牵引针眼感染。维持患肢有效血液循环。加强生活护理,做好局部皮肤护理,预防足下垂、压疮、坠积性肺炎、泌尿系感染、便秘、血栓性静脉炎等并发症。

22. 试述牵引过程中护理的注意事项。

(1)随时观察伤端的血液循环,包括皮肤色泽、温度、肿胀、感觉和运动情况。

(2)定时按摩骨突出部位,以防发生压疮。

(3)经常检查牵引装置是否有效。更换体位时注意保持牵引方向与患者体重在同一轴线上,以保证牵引力和牵引方向正确,并根据病情需要调节重量,以达到有效牵引。

(4)定时协助和督促患者每2~3小时练习5分钟肌肉收缩和指、趾关节活动,并做关节按摩,防止肌肉萎缩和关节僵硬。

(5)为避免穿刺处感染,用乙醇消毒,每日2次。

(6)对长期卧床或年老体弱患者,应协助翻身,加强呼吸,多饮水,预防肺部、泌尿系统并发症发生。

23. 试述脊柱骨折的处理原则及护理措施。

(1)处理原则:抢救生命、卧硬板床、复位固定、腰背肌锻炼。

(2)护理措施:①保持皮肤的完整性,预防压疮发生。在损伤早期每2~3小时轴线式翻身一次。保持床单位的清洁干燥和舒适。②预防营养不良。③搬运患者时注意避免加重脊髓损伤。④加强心理护理。

24. 试述脊柱骨折并发脊髓损伤患者的护理要点。

(1)体温失调:观察患者皮肤的颜色、温度和有无体温调节障碍。对体温失调者采用物理降温或升温以维持正常体温。

(2)呼吸衰竭与呼吸道感染:加强观察和保持呼吸道通畅,做好抢救准备。根据医嘱应用减轻脊髓水肿的药物。翻身,叩背,辅助咳嗽排痰;吸痰,吸氧,雾化吸入,深呼吸锻炼,对气管插管或气管切开的患者做好相应护理。

(3)预防泌尿生殖道感染结石:鼓励患者多饮水,保持会阴部的清洁,定期更换导尿管,训练膀胱功能等。

(4)腹胀与便秘:观察有无麻痹性肠梗阻的表现,保持大便通畅。

(5)失用性肌萎缩和关节僵硬:重视康复护理和功能锻炼,尽量促使患者早期活动和功能锻炼。保持适当体位,预防畸形。加强全范围关节活动和腰背肌功能锻炼,重视生活能力训练。

25. 断肢(指、趾)现场如何急救处理?

急救处理:断肢(指、趾)的现场急救包括止血、包扎创面、保藏断肢(指、趾)和迅速转送四个方面。

(1)创面和止血处理:用无菌敷料加压包扎,有大血管出血的,用止血带止血,但要定时放松,以免止血带压迫过久而导致肢体坏死;对尚有部分组织连接的断肢(指、趾),包扎止血后用夹板固定。

(2)离体肢的处理:离断的断肢(指、趾),原则上暂不做任何无菌处理,禁忌冲洗、涂药或用溶液浸泡,应采用干燥冷藏的方法保存。如用无菌敷料或清洁布类将断肢(指、趾)包好后放入塑料袋内,再将其放入加盖的容器中,四周加放冰块低温保存。要避免断肢(指、趾)与冰块直接接触而冻伤,同时也要避免融化的冰水浸泡断肢(指、趾),而造成组织细胞肿胀。

(3)转送迅速:将患者和断肢(指、趾)送往医疗单位,力争在 6 小时内进行再植。转送途中要注意监测患者的生命体征,了解有无其他并发症,做好休克的防治,对昏迷患者要保持呼吸道的通畅。到达医院后,立即检查断肢(指、趾),用无菌纱布包好,放入4℃冰箱中,但不能放入冷冻层内,以免冻坏肢(指、趾)体。若为多指(趾)离断,应分别包好,做好标记后放入冰箱保存,按手术进程逐个取出,以缩短热缺血时间。

26. 断肢(指、趾)再植术后护理有哪些?

(1)全身情况的观察:①预防休克。对术后患者应每15~30分钟测量一次脉搏和血压;留置导尿管,观察每小时尿量和尿比重;观察神志和皮肤黏膜色泽的改变,以便及早发现休克迹象,从而采取积极有效的措施,如输血、输液,维持收缩压在 13.3 kPa 以上,以防止血管吻合段栓塞而致手术失败。另外,如果肢体创伤严重、高平面断离、缺血时间长或严重感染等可使大量毒素吸收,导致中毒性休克,因此应严密观察有无一般休克征象以外,还应注意观察有无神志改变和神经系统体征。若发生中毒性休克而危及患者生命时,应做断肢(指、趾)解离手术。②监测肾脏功能。肾衰竭是断肢(指、趾)术后极其严重的并发症,应严密观察患者神志、有无水肿、心律失常、恶心、呕吐、皮肤痒等尿毒症症状。严密观察尿量,测定尿比重,详细记录液体出入量。

(2)局部观察与护理。①皮肤温度。术后至少需要 1 周的严密观察和重点护理。要求室内温度控制在25℃左右,安静、舒适。如用红外线灯做局部照射,一般采用 40~60 W,距离 30~45 cm,以免造成烫伤。使再植肢(指、趾)体的皮肤温度保持在33~

35℃,与健侧相比温差在2℃以内,手术结束时皮温一般较低,通常应在3小时内恢复。每次测量皮温时要注意在同一部位,可用圆珠笔标出,以便定位观察;测定的先后次序及测量时间要恒定;测定的压力要稳定。②皮肤色泽。正常再植肢(指、趾)体的皮肤色泽应红润,或与健侧的皮肤色泽相一致。注意要排除光线明暗、皮肤色素的影响。要在自然光线下观察皮肤色泽比较可靠。如果肤色变苍白,说明动脉痉挛或栓塞。皮肤散在性瘀点,大多是静脉部分栓塞或早期栓塞的表现。随着栓塞程度的加重,散在性瘀点可相互融合成片并扩展到整个移植组织表面,提示栓塞已近完全;移植肢(指、趾)体的皮肤色泽大片或整片变暗,说明静脉完全性栓塞,随着栓塞时间的延长皮肤色泽逐渐由暗红、紫红到紫黑;当动静脉同时栓塞时,局部皮肤呈灰暗色,最后变为紫黑色,移植肢(指、趾)体可能失活。③肿胀程度。再植肢(指、趾)体均有轻微肿胀,但皮纹存在。皮肤肿胀明显时,皮纹消失;极度肿胀时,皮肤表面可出现水疱;当静脉回流受阻或栓塞时,组织肿胀更为明显。但若血管痉挛或吻合口栓塞时,由于动脉血液供应不足,组织表现为干瘪。④毛细血管回流测定。这是临床鉴别血管栓塞或痉挛的重要指标。正常情况下,指压皮肤后松开手指,1~2秒钟内皮肤毛细血管迅速充盈。血管栓塞时毛细血管回流受阻,皮肤呈现苍白。

(3)体位:保持患者体位舒适、抬高患肢(指、趾),使之略高于心脏水平,以利静脉回流,减轻肢(指、趾)体肿胀。

(4)止痛:定时给予镇静止痛剂,减轻疼痛,使患者情绪稳定,保持安静。关节活动,并做关节按摩,防止肌萎缩和关节僵硬小。

27.试述颈椎损伤的特点及护理。

(1)临床特点:颈椎损伤常伴有椎间盘急性突出,患者有头颈痛,颈部活动受限,局部有压痛;臂丛神经根受累,可引起手臂部放射性疼痛,严重损伤时可立即出现脊髓受压症状如感觉丧失、大小便障碍、四肢瘫痪、呼吸困难等;如高颈段脊髓损伤出血,水肿波及延髓,可出现中枢性呼吸抑制、高热等,预后不佳。

(2)护理要点:①积极配合医师,迅速做颅骨牵引;②严密观察患者的血压、脉搏、呼吸、体温变化,必要时给氧、输液和使用呼吸机;③牵引后床头抬高25~30 cm。屈曲型骨折保持颈部过伸位,伸展型骨折保持颈部中立位;④患者出现呼吸困难或抑制,需用呼吸机协助或替代呼吸,如因咳嗽反射破坏,呼吸道分泌物不易咳出,应经常抽吸,以防窒息或误吸,必要时行气管切开;定时翻身,防止坠积性肺炎或肺不张,应给予雾化吸入,保持呼吸道湿润;⑤颈脊髓损伤,自主神经系统功能紊乱可出现持续高热,应将患者安置在空调室内,可行物理降温和药物疗法。⑥高位截瘫者应睡硬板床,定时翻身,特别注意在翻身时,头颈与躯体要成一直线,防止骨突出部受压;预防压疮发生;留置导尿,按时做膀胱冲洗,定时开放。⑦给予高热量饮食,注意通便,积极进行主、被动功能训练,防止失用性肌萎缩和关节强直,促进肢体功能的恢复。

28. 股骨颈骨折为什么常需手术治疗？术后护理应注意什么？

股骨颈骨折，特别是头下型和颈中型骨折，易损伤动脉，造成血液供应障碍，骨折不易愈合，甚至发生股骨头缺血坏死，同时，股骨颈骨折后，多造成骨折畸形错位，故一般需手术，处理损伤血管，置换股骨头或做内固定等。

术后应行功能位皮肤牵引，维持2~3周，以免因肌肉痉挛及关节活动，引起疼痛和内固定松动，也可防止人工股骨头脱位。患者大多是老年人，长期卧床易发生压疮、肺部感染、尿潴留或尿路感染等。高血压动脉硬化症者，还要警惕心肌梗死或脑血管意外的发生。

29. 试述骨盆骨折的护理措施。

（1）补充血容量和维持正常的组织灌注。①密切观察生命体征：骨盆骨折常合并静脉丛及动脉出血，可出现低血容量性休克。应注意观察患者的意识、脉搏、血压和尿量，及时发现和处理血容量不足。②迅速建立静脉输液通路：输液途径不宜建立于下肢，应建立于上肢或颈部，以便及时按医嘱输血和补液，纠正血容量不足。③止血和处理腹腔内脏损伤：若经抗休克处理仍不能维持血压，应及时通知医师，并协助做好手术准备。

（2）维持排尿、排便通畅。①观察：注意患者有无排尿困难、尿量及色泽；有无腹胀和便秘。②导尿护理：对于尿道损伤致排尿困难者，予以导尿或留置导尿管，并加强尿道口和导尿管的护理，保持导尿管通畅。③通便：鼓励患者多食富含膳食纤维的食物、新鲜水果和蔬菜，多饮水，以利大便通畅。明显便秘患者，可根据医嘱予以轻泻剂通便。

（3）维持有效牵引：做好侧方牵引、股骨髁上牵引、骨盆牵引带牵引的护理。

（4）皮肤护理：患者卧于按摩气垫床上，定时按摩受压部位，保持个人卫生清洁，防止发生压疮。

（5）协助和指导患者合理活动。

30. 试述骨筋膜室综合征的定义、常发生的部位及临床表现。

（1）定义：骨筋膜室综合征主要是由于骨折部位骨筋膜室内压力增加致室内肌和神经缺血、水肿、血液循环障碍而产生的一系列严重病理改变，是一组症候群。

（2）常发生的部位：小腿和前臂。

（3）临床表现：患肢持续性剧烈疼痛，进行性加重，麻木、肤色苍白、肢体活动障碍，被动活动时引起剧痛。

31. 何谓病理性骨折？

骨骼发生病变时（如骨髓炎、骨肿瘤、骨结核、老年性骨退行性病变）遭受外力发生骨折，称为病理性骨折，也可因全身骨结构的改变而发生多发性病理骨折。

32. 试述石膏固定患者的护理要点。

（1）凡新上石膏的患者应列入交班项目，进行床头交接班。

（2）抬高患肢，促进静脉回流，防止患肢肿胀；严密观察患肢指（趾）末端血液循环情况。

(3)预防压疮和石膏切割伤,经常检查石膏边缘部皮肤及骨突部有无切割、摩擦及早期受压症状。加强按摩,每日1~2次用红花酒精按摩石膏边缘部皮肤及骨突部。

(4)定时经石膏窗检查石膏内伤口有无渗血情况。

(5)胸部、腹部石膏固定后应警惕发生石膏综合征。

33. 如何减轻骨折肢体肿胀。

操作早期肢体局部冷敷,可使血管收缩,达到止血和减少渗出的效果;适当抬高患肢,若无禁忌证,应早期进行关节和肌肉的主动运动,促进局部血液循环,以利静脉血液和淋巴液回流;骨折处固定过紧所致肢端肿胀伴血运障碍者,应及时调整夹板、绷带或石膏的松紧度;对疑有骨筋膜室综合征者,应及时通知医师减压处理;感染引起组织肿胀者,应加强换药、引流和抗生素的应用。

34. 骨折患者进行急救时应掌握哪些原则?

骨折患者急救的原则:①抢救生命;②包扎伤口;③妥善固定;④迅速转运。

自测试题

一、单项选择题

1. 下列关于肌力的叙述中错误的是　　　　　　　　　　　　　　　　（　）
   A. 肌力分为五级
   B. 1级:无关节活动,有轻度肌肉收缩
   C. 2级:不在抗引力下,有完全关节运动幅度
   D. 3级:抗引力时有完全关节运动幅度
   E. 4级:抗引力中度阻力时,有完全关节运动幅度

2. 不属于骨折外因是　　　　　　　　　　　　　　　　　　　　　　（　）
   A. 直接暴力　　　　　　　　　　　B. 间接暴力
   C. 肌肉牵拉　　　　　　　　　　　D. 脓肿导致骨骼的病变
   E. 累积性力

3. 疲劳骨折发生的致伤因素是　　　　　　　　　　　　　　　　　　（　）
   A. 直接暴力　B. 间接暴力　C. 肌肉牵拉力　D. 骨感染　E. 累积性力

4. 临床上最多见的骨折移位方式是　　　　　　　　　　　　　　　　（　）
   A. 成角移位　B. 侧方移位　C. 缩短移位　D. 混合性移位　E. 分离移位

5. 下列骨折中,不属于完全骨折的是　　　　　　　　　　　　　　　（　）
   A. 横断骨折　B. 嵌插骨折　C. 青枝骨折　D. 压缩骨折　E. 斜形骨折

6. 下列属于稳定骨折的是　　　　　　　　　　　　　　　　　　　　（　）
   A. 嵌插骨折　B. 斜行骨折　C. 螺旋形骨折　D. 粉碎性骨折　E. 开放性骨折

7. 根据骨折线走行方向及形状,属于不稳定骨折的有 （ ）
   A. 嵌插型   B. 压缩型   C. 青枝型   D. 横型   E. 螺旋型
8. 下列骨折中,最不稳定的骨折是 （ ）
   A. 嵌插骨折   B. 粉碎骨折   C. 裂缝骨折   D. 青枝骨折   E. 斜形骨折
9. 18岁以下青少年的骨折类型多为 （ ）
   A. 横形骨折   B. 嵌插骨折   C. 骨骺分离   D. 压缩骨折   E. 斜形骨折
10. 下列哪项不是青枝骨折的特征 （ ）
    A. 多发生于儿童   B. 畸形不严重
    C. 功能障碍不明显   D. 是一种不完全骨折
    E. 无局部压痛及纵向叩击痛
11. 新鲜骨折一般指伤后(   )内的骨折。
    A. 1周   B. 2周   C. 1~2周   D. 2~3周   E. 3周
12. 下列骨折类型中,易招致感染骨折的是 （ ）
    A. 病理性骨折   B. 复杂性骨折   C. 关节内骨折   D. 开放性骨折   E. 累积性力
13. 下列哪一项是骨折的特有体征 （ ）
    A. 疼痛   B. 肿胀
    C. 活动功能障碍   D. 异常活动
    E. 水疱
14. 在右大腿外伤后,可用来初步诊断为骨折的体征是 （ ）
    A. 局部高度肿胀和瘀斑   B. 主动活动丧失
    C. 异常活动   D. 局部压痛敏锐
    E. 疼痛剧烈
15. 嵌插骨折最重要的体征是 （ ）
    A. 局部畸形   B. 骨擦音
    C. 严重功能障碍   D. 纵轴叩击痛
    E. 异常活动
16. 在下列哪种情况下,可以排除骨折的可能性 （ ）
    A. 无畸形   B. 无骨擦音
    C. 无异常活动   D. 畸形、骨擦音、异常活动均无
    E. 以上均不是
17. 骨折部位的间接压痛不包括 （ ）
    A. 纵轴叩击痛   B. 骨盆挤压痛
    C. 深部按压痛   D. 胸廓挤压痛
    E. 以上都不包括

18. 下列关于骨折的描述中,不正确的是 (   )
A. 多发性骨折易合并休克
B. 骨折所致的瘀斑多见于浅表部位
C. 有些骨折在临床上只有疼痛、肿胀和功能障碍
D. 局部畸形、异常活动和骨擦音(感)是骨折的特有体征
E. 对于不完全骨折,局限性压痛对诊断更有意义

19. 股骨干骨折、骨盆骨折、多发性骨折都容易出现的并发症是 (   )
A. 血管损伤　　B. 神经损伤　　C. 感染　　D. 损伤性休克　　E. 骨不愈合

20. 下列骨折中,易导致出现肝、脾损伤的骨折是 (   )
A. 髂骨翼骨折　　B. 骶骨骨折　　C. 肋骨骨折　　D. 胸椎骨折　　E. 腰椎骨折

21. 下列骨折中,易导致膀胱损伤者为 (   )
A. 髂骨翼骨折　　B. 尾骨骨折　　C. 坐骨支骨折　　D. 耻骨支骨折　　E. 股骨颈骨折

22. 肱骨髁上骨折可并发神经损伤,损伤的神经常为 (   )
A. 腋神经　　B. 桡神经　　C. 尺神经　　D. 正中神经　　E. 以上都不是

23. 桡神经损伤可出现的症状是 (   )
A. 爪形手
B. 腕下垂
C. 小指感觉障碍
D. 第4、5指屈曲不全
E. 拇指不能对掌

24. 桡神经损伤可出现在 (   )
A. 肱骨髁上骨折
B. 肱骨中上1/3骨折
C. 肱骨干骨折
D. 肱骨中下1/3骨折
E. 肱骨髁间粉碎性骨折

25. 容易出现腓总神经损伤的骨折是 (   )
A. 胫骨平台骨折　B. 髌骨骨折　　C. 腓骨头骨折　　D. 腓骨干骨折　　E. 外踝骨折

26. 下列并发症中,不可能出现于晚期的是 (   )
A. 骨化性肌炎
B. 骨缺血性坏死
C. 创伤性关节炎
D. 脂肪栓塞
E. 关节僵硬

27. 坠积性肺炎好发的人群是 (   )
A. 老年人　　B. 青年人　　C. 儿童　　D. 幼儿　　E. 成年人

28. 下列情况中,易招致尿路感染者为 (   )
A. 长期卧床
B. 体质过弱
C. 年龄过大
D. 泌尿系统先天畸形
E. 女性患者

29. 下列情况中,易导致压疮者为 ( )
    A. 年龄过高   B. 体质太差   C. 长期卧床   D. 皮下脂肪过少   E. 年龄过大

30. 下列骨折中,易并发骨缺血坏死者为 ( )
    A. 髌骨骨折   B. 股骨干骨折
    C. 肱骨干骨折   D. 桡骨下端骨折
    E. 股骨颈骨折

31. 下列哪项不是骨折常伴有的并发症 ( )
    A. 休克   B. 骨化性肌炎   C. 肌肉萎缩   D. 脂肪栓塞   E. 内脏损伤

32. 下列哪项不是骨折后长期卧床的并发症 ( )
    A. 创伤性关节炎   B. 坠积性肺炎
    C. 压疮   D. 尿路感染
    E. 尿路结石

33. 下列哪一项不属于损伤性骨化(骨化性肌炎)的特点 ( )
    A. 最常发生于肘关节   B. 关节附近软组织广泛骨化
    C. 常见于关节扭伤、脱位及关节附近的骨折   D. 不影响关节活动功能
    E. X 线片可能见到骨化阴影

34. 骨折愈合过程中,下列哪项是错误的 ( )
    A. 血肿机化约需 2 周方能初步完成
    B. 骨痂由血肿机化而来,较大的血肿对骨愈合有利
    C. 原始骨痂形成期,骨痂不断加强,能抗拒一定应力,即达到临床愈合
    D. 骨性骨痂主要是经膜内骨化形成,其次为软骨内骨化形成
    E. 骨痂改造塑形是结束治疗以后的事

35. 骨折愈合过程中,原始骨痂形成期需(　　)周。
    A. 2~3   B. 3~4   C. 4~6   D. 4~8   E. 8~12

36. 骨折愈合过程中,血肿机化的完成,一般在伤后的 ( )
    A. 1~2 周   B. 2~3 周   C. 3~4 周   D. 4~5 周   E. 5~6 周

37. 骨折愈合过程中,血肿机化期出现的骨痂是 ( )
    A. 外骨痂   B. 内骨痂   C. 腔内骨痂   D. 纤维性骨痂   E. 以上都不是

38. 骨折愈合过程中的血肿机化期,骨样组织来源于 ( )
    A. 外骨膜深层   B. 内骨膜深层   C. 骨断端   D. 干骺端   E. 以上都不是

39. 骨折后 24 小时内,骨折断端处的外骨膜开始增生、肥厚,外骨膜的内层成骨细胞增生,产生骨化组织,形成新骨,称为 ( )
    A. 软骨内骨化   B. 骨膜内骨化   C. 外骨痂   D. 内骨痂   E. 骨性骨痂

40. 骨折愈合的原始骨痂期中,由软骨内骨化方式产生的骨痂是 （   ）
A. 外骨痂   B. 内骨痂   C. 环状骨痂   D. 腔内骨痂   E. 以上都不是

41. 骨折愈合过程中,骨痂改造塑形期一般需要(   )周才能完成。
A. 4~8周   B. 8~12周   C. 2~4周   D. 12周   E. 12~24周

42. 骨折愈合至骨痂改造完成,骨髓腔沟通,恢复骨的原形,成人一般需要 （   ）
A. 2~3周   B. 4~8周   C. 8~12周   D. 2年   E. 2~4年

43. 骨折愈合至骨痂改造完成,骨髓腔沟通,恢复骨的原形,儿童一般需要 （   ）
A. 2~3周   B. 4~8周   C. 8~12周   D. 2年   E. 2~4年

44. 骨折愈合标准中哪项是错误的 （   ）
A. 局部无压痛
B. 无异常活动
C. 连续2周骨折处不变形
D. 骨折已100天
E. X线片显示骨小梁通过骨折线

45. 骨折的功能复位标准中,哪项是错误的 （   ）
A. 成人骨折成角不超过10°
B. 儿童骨折成角不超过15°
C. 成人骨折缩短不超过2 cm
D. 儿童下肢缩短不超过2 cm
E. 骨干横形骨折对位达1/3

46. 下列描述中,不属于骨折临床愈合标准的有 （   ）
A. 局部无压痛,无纵轴叩击痛
B. 局部无异常活动
C. 连续观察2周骨折无变形
D. X线平片显示骨小梁通过骨折线,骨折线消失
E. 上肢能平举1公斤重物1分钟

47. 影响骨折愈合的最主要因素是 （   ）
A. 年龄过大
B. 未服接骨片
C. 曾中风
D. 骨折端血供不足
E. 固定时间过久

48. 下列哪项不是影响骨折愈合的因素 （   ）
A. 骨折断面的接触
B. 损伤的程度
C. 伤口的处理
D. 感染
E. 断端的血供

49. 下列哪一项不是导致骨折延迟愈合或不愈合的原因 （   ）
A. 感染
B. 骨折端夹有软组织
C. 骨缺损
D. 反复多次复位
E. 未解剖复位

50. 骨折临床愈合后,骨痂的改造塑形决定于 （　）
   A. 外固定的牢固性　　　　　　　　B. 肢体活动及负重产生的应力
   C. 局部血液供应情况　　　　　　　D. 骨痂的多少和质量
   E. 以上都不是

51. 下列关于骨折愈合的描述中,错误的是 （　）
   A. 多次的手法整复不利于骨折的愈合
   B. 手术复位更准确,更有利于骨折的愈合
   C. 内固定或外固定的失效,都不利于骨折的愈合
   D. 合理的锻炼会加快骨折的愈合
   E. 以上均正确

52. 骨折的整复原则是 （　）
   A. 远端凑近端　　　　　　　　　　B. 近端凑远端
   C. 两端互凑　　　　　　　　　　　D. 两端折顶
   E. 两端分离

53. 夹缚松紧度应以扎带在夹板上面上下活动的标准是 （　）
   A. 0.5 cm　　B. 1 cm　　C. 1.5 cm　　D. 2 cm　　E. 3 cm

54. 骨折固定所使用的材料哪项是不正确的 （　）
   A. 竹片　　B. 石膏绷带　　C. 纸板　　D. 杉枝皮　　E. 棉纱

55. 夹板外固定应注意的事项中,哪一项是错误的 （　）
   A. 绑带的松紧　　　　　　　　　　B. 压垫的放置
   C. 患肢的血运　　　　　　　　　　D. 骨突部的衬垫
   E. 有利于持重活动

56. 当手法复位困难时,允许存在一定的侧方移位,但在长骨干骨折对位不应少于 （　）
   A. 1/5　　B. 1/4　　C. 1/3　　D. 1/2　　E. 1/6

57. 当手法复位困难时,允许存在一定的侧方移位,但在干骺端骨折对位不应少于 （　）
   A. 1/3　　B. 2/3　　C. 2/4　　D. 3/4　　E. 1/4

58. 骨折的功能复位要求膝关节的关节面应与地面平行,否则日后可以继发 （　）
   A. 感染　　B. 血管损伤　　C. 周围神经损伤　　D. 关节僵硬　　E. 损伤性关节炎

59. 骨折的功能复位要求长骨干骨折对位至少应达 （　）
   A. 1/3 左右　　B. 1/2 以上　　C. 1/3 以上　　D. 1/2 左右　　E. 2/3 以上

60. 骨折复位原则上愈早愈好,伤后（　）小时内手法操作容易,复位效果较佳。
   A. 1~5　　B. 1~6　　C. 6~12　　D. 12~24　　E. 5~12

61. 骨折手法整复时,骨折断端对合的基本原则是 ( )
   A. 早稳准巧   B. 用力恰当   C. 禁忌动作粗暴   D. 子求母   E. 母求子
62. 在骨折早期,宜采用的练功活动是 ( )
   A. 禁止进行任何锻炼   B. 单纯肌肉收缩活动
   C. 肌肉全面收缩锻炼   D. 全面锻炼关节
   E. 以上均不是
63. 在骨折中期,除了初期的锻炼之外,还可采用的练功活动是 ( )
   A. 逐渐进行关节活动   B. 单纯肌肉收缩活动
   C. 肌肉全面收缩锻炼   D. 全面锻炼关节
   E. 以上均不是
64. 练功的作用下列哪项是不正确的 ( )
   A. 促进气血运行   B. 防止肌肉萎缩
   C. 防止关节强直   D. 加速功能恢复
   E. 能够生津止渴
65. 骨折早期治疗宜采用攻法,所谓早期是指伤后 ( )
   A. 1周   B. 1~2周   C. 2周   D. 2~3周   E. 3周
66. 下列方剂中,可使用于骨折损伤初期的是 ( )
   A. 续骨活血汤   B. 接骨紫金丹
   C. 壮筋养血汤   D. 复元活血汤
   E. 生血补髓汤
67. 骨折不愈合的有效治疗方法是 ( )
   A. 手术植骨   B. 有效的固定   C. 及时的锻炼   D. 中药的秘方   E. 牵引
68. 桡神经损伤的体征是 ( )
   A. 拇指不能对掌   B. 四、五指夹纸试验阳性
   C. 腕下垂   D. 小指侧感觉障碍
   E. 以上都不是
69. 伤筋的主要症状是 ( )
   A. 疼痛、肿胀、麻木   B. 疼痛、肿胀、异常活动
   C. 瘀肿、功能障碍、畸形   D. 瘀肿、疼痛、酸胀
   E. 疼痛、瘀肿、功能障碍
70. 肩关节脱位常合并何种骨折? ( )
   A. 关节盂边缘骨折   B. 肱骨头骨折
   C. 肱骨外科颈骨折   D. 肱骨大结节撕脱性骨折
   E. 以上都不是

71. 屈曲型胸腰椎单纯性压缩骨折的复位基本原则是使   (   )

　　A. 脊柱旋转　　　　　　　　　　　B. 脊柱前屈

　　C. 脊柱后伸　　　　　　　　　　　D. 脊柱侧屈

　　E. 以上都不是

72. 疲劳性骨折多见于   (   )

　　A. 第1跖骨　B. 第2跖骨　C. 第3跖骨　D. 第4跖骨　E. 第5跖骨

73. 胫骨骨折可能发生迟缓愈合或不愈合的常见部位在   (   )

　　A. 上端　　　B. 上段　　　C. 中下段　　D. 下端　　　E. 以上都不是

74. 股骨颈骨折移位采用持续牵引时,应将患肢置于   (   )

　　A. 外展外旋位　　　　　　　　　　B. 外展旋中位

　　C. 内收外旋位　　　　　　　　　　D. 内收旋中位

　　E. 以上都不是

75. 下列哪一项不是导致骨折延迟愈合或不愈合的因素   (   )

　　A. 感染　　　　　　　　　　　　　B. 骨折端有软组织嵌入

　　C. 骨缺损　　　　　　　　　　　　D. 反复整复

　　E. 未能解剖复位

76. 骨与关节结核最多见于   (   )

　　A. 膝关节　　B. 肘关节　　C. 脊柱　　D. 髋关节　　E. 肩关节

77. 早期骨结核与类风湿关节炎可靠的鉴别诊断依据是   (   )

　　A. 单一关节肿胀　　　　　　　　　B. 红细胞沉降率增快

　　C. X线平片关节间隙有无狭窄　　　D. 活组织检查

　　E. 关节穿刺抽液行关节液检查

78. 在骨折的急救中,那项处理不正确?   (   )

　　A. 首先抢救生命

　　B. 可用当时认为最清洁的布类包扎创口

　　C. 妥善的外固定十分重要

　　D. 开放外露的骨折断端均应立即复位

　　E. 患者经妥善固定后,应迅速转送运往医院

79. 患者,男,30岁,右胫腓骨闭合性骨折行手法复位小夹板外固定24小时后,出现患肢持续性剧烈疼痛,进行性加重,此时首先应采取的措施是 (   )

　　A. 予以确切有效的止痛药物　　　　B. 立即解除小夹板外固定

　　C. 抬高患者肢体以减轻疼痛　　　　D. 局部以硫酸镁湿敷

　　E. 改用其他外固定方法

80. 一旦确诊为骨筋膜室综合征首选的有效处理方法 （   ）
   A. 活血化瘀药物的应用　　　　　　　B. 立即施行截肢术
   C. 立即切开筋膜　　　　　　　　　　D. 立即神经阻滞或给血管扩张剂
   E. 对症处理后继续观察
81. 肩关节脱位时患者常见形态是 （   ）
   A. 用手支撑腰部　　　　　　　　　　B. 用健手扶持患侧前臂
   C. 用手扶持患侧上臂　　　　　　　　D. 用手托住下颌
   E. 下肢短缩畸形
82. 肘关节脱位时患者常见形态是 （   ）
   A. 用手支撑腰部　　　　　　　　　　B. 用健手扶持患侧前臂
   C. 用手扶持患侧上臂　　　　　　　　D. 用手托住下颌
   E. 下肢短缩畸形
83. 下颌关节脱位时患者常见形态是 （   ）
   A. 用手支撑腰部　　　　　　　　　　B. 用健手扶持患侧前臂
   C. 用手扶持患侧上臂　　　　　　　　D. 用手托住下颌
   E. 下肢短缩畸形
84. 髋关节脱位时患者常见形态是 （   ）
   A. 用手支撑腰部　　　　　　　　　　B. 用健手扶持患侧前臂
   C. 用手扶持患侧上臂　　　　　　　　D. 用手托住下颌
   E. 下肢短缩畸形
85. 股骨颈骨折行胫骨结节牵引，一般牵引重量为患者体重的 （   ）
   A. 1/3　　　B. 1/5　　　C. 1/7　　　D. 1/9　　　E. 1/10
86. 股骨颈骨折牵引后患肢应保持于 （   ）
   A. 内收内旋　　B. 外展外旋　　C. 内收中立　　D. 外展中立　　E. 内收外旋
87. 无移位的股骨颈骨折，经治疗后几个月后可扶拐步行锻炼 （   ）
   A. 2个　　　B. 3个　　　C. 4个　　　D. 5个　　　E. 6个
88. 反常呼吸往往发生于 （   ）
   A. 一根肋骨骨折　　　　　　　　　　B. 数根肋骨骨折
   C. 一根肋骨两处骨折　　　　　　　　D. 多根肋骨双处骨折
   E. 后肋骨折
89. 肋骨骨折用胶布固定的时间应为 （   ）
   A. 1~2周　　B. 2~3周　　C. 3~4周　　D. 4~5周　　E. 4~6周
90. 肋骨骨折的胶布固定法粘贴胶布的最佳时机是 （   ）
   A. 吸气之初　　B. 呼气之初　　C. 吸气之末　　D. 呼气之末　　E. 吸气之中

91.骨盆骨折应优先处理的是 （　）
　A.止痛　　B.复位　　C.镇静　　D.切开复位　　E.抢救休克

92.骨盆骨折最重要的体征是 （　）
　A.反常活动　　　　　　　　　　B.局部压痛及间接挤压痛
　C.骨擦音或骨擦感　　　　　　　D.畸形
　E.弹性固定

93.骨盆骨折最严重的并发症是 （　）
　A.盆腔大出血　　　　　　　　　B.膀胱破裂
　C.尿道损伤　　　　　　　　　　D.直肠损伤
　E.神经损伤

94.不出现在骨盆骨折中的并发症是 （　）
　A.尿道破裂　　　　　　　　　　B.膀胱破裂
　C.肾脏挫裂伤　　　　　　　　　D.直肠破裂
　E.盆腔大出血

95.未损伤骨盆后部负重弓者,伤后几周练习下肢肌肉收缩及踝关节屈伸运动 （　）
　A.第1周　　B.第2周　　C.第3周　　D.第4周　　E.第6周

96.骨盆骨折中坐骨结节骨折有移位者,应使患者 （　）
　A.侧卧　　　　　　　　　　　　B.平卧
　C.仰卧　　　　　　　　　　　　D.俯卧
　E.保持损伤时的体位

97.多次反复发生的脱位称为 （　）
　A.先天性脱位　　　　　　　　　B.陈旧性脱位
　C.复杂性脱位　　　　　　　　　D.完全性脱位
　E.习惯性脱位

98.关节脱位的固定时间一般不超过 （　）
　A.2周　　B.2~3周　　C.3周　　D.3~4周　　E.4周

99.脱位导致骨的缺血性坏死,大多出现在伤后 （　）
　A.7~12个月　　　　　　　　　　B.5~6个月
　C.3~4个月　　　　　　　　　　D.10~15个月
　E.15~21个月

100.髋关节后脱位复位后维持患肢正确的位置是 （　）
　A.轻度内收伸直中立位　　　　　B.轻度外展伸直内旋位
　C.轻度外展伸直中立位　　　　　D.轻度内收伸直外旋位
　E.以上都不是

101. 髋关节后脱位正确治疗后患肢逐步负重的时间应是 （ ）
A. 1 个月后　　B. 2 个月后　　C. 3 个月后　　D. 4 个月后　　E. 5 个月后
102. 髋关节后脱位复位后不能过早负重的主要理由是 （ ）
A. 防止再脱位　　　　　　　　　　B. 防止神经损伤
C. 使并发骨折顺利愈合　　　　　　D. 防止发生骨化性肌炎
E. 防止股骨头缺血坏死
103. 膝关节脱位早期严重并发症是 （ ）
A. 侧副韧带损伤　　　　　　　　　B. 十字韧带损伤
C. 半月板损伤　　　　　　　　　　D. 腘窝血管神经损伤
E. 胫骨棘骨折
104. 伤筋初期的治疗原则是 （ ）
A. 活血和营，舒筋活络　　　　　　B. 活血祛瘀，理气止痛
C. 温经止痛，滑利关节　　　　　　D. 温经散寒，祛风止痛
E. 补益肝肾，宣痹通络
105. 下列哪项不是落枕的发病原因的是 （ ）
A. 睡觉时枕头过高　　　　　　　　B. 睡觉时枕头过低
C. 睡觉时头颈过度偏转　　　　　　D. 睡觉时颈部遭受暴力打击
E. 睡觉时枕头过硬
106. 人体活动范围最大的关节是 （ ）
A. 肩关节　　B. 肘关节　　C. 髋关节　　D. 膝关节　　E. 踝关节
107. 腕管综合征受到卡压的神经是 （ ）
A. 桡神经　　B. 尺神经　　C. 正中神经　　D. 臂丛神经　　E. 颈神经
108. 膝关节最稳定的位置为 （ ）
A. 功能位　　B. 伸直位　　C. 屈曲位　　D. 半屈位　　E. 过伸位
109. 膝关节行走时出现"交锁征"常见于 （ ）
A. 膝关节侧副韧带损伤　　　　　　B. 半月板损伤
C. 膝交叉韧带损伤　　　　　　　　D. 膝关节滑膜炎
E. 髌骨劳损
110. 膝关节外伤性滑膜炎常见阳性体征为 （ ）
A. 回旋挤压试验　B. 抽屉试验　C. 侧向试验　D. 挺髌试验　E. 浮髌试验
111. 对半月板损伤诊断有意义的体格检查法是 （ ）
A. 研磨试验　　　　　　　　　　　B. 抽屉试验
C. 浮髌试验　　　　　　　　　　　D. 侧向试验
E. 直腿抬高试验

112. 人体最强大的肌腱是 （　）
A. 股四头肌肌腱　　　　　　　　　　B. 肱三头肌肌腱
C. 肱二头肌肌腱　　　　　　　　　　D. 跟腱
E. 腓距前韧带

113. 间接暴力引起的跟腱断裂的断面多在跟腱附着点以上 （　）
A. 1~2 cm　　B. 2~3 cm　　C. 3~4 cm　　D. 4~5 cm　　E. 5~6 cm

114. 跟腱断裂手术治疗后,应用石膏固定踝关节于 （　）
A. 内翻位　　B. 外翻位　　C. 背伸位　　D. 跖屈位　　E. 中立位

115. 膀胱、肛门括约肌功能障碍提示腰椎间盘突出的方向最可能是 （　）
A. 向前方突出　　　　　　　　　　　B. 向后方侧旁突出
C. 向后方中央突出　　　　　　　　　D. 向侧方突出
E. 向上方突出

116. 腰椎管狭窄症典型的临床症状是 （　）
A. 腰痛　　　　　　　　　　　　　　B. 腿痛
C. 间歇性跛行　　　　　　　　　　　D. 感觉减退
E. 腰部活动功能障碍

117. 梨状肌综合征受到卡压的神经为 （　）
A. 坐骨神经　　B. 股神经　　C. 腓总神经　　D. 臀上皮神经　　E. 胫前神经

118. 跟腱断裂后患者表现为 （　）
A. 踝关节内翻受限　　　　　　　　　B. 踝关节外翻受限
C. 踝关节跖屈受限　　　　　　　　　D. 踝关节背伸受限
E. 踝关节内旋受限

119. 有"筋之府"之称的关节是 （　）
A. 肩关节　　B. 肘关节　　C. 髋关节　　D. 膝关节　　E. 踝关节

120. 颈椎骨折脱位采用颅骨牵引,复位后维持重量为 （　）
A. 6 kg　　B. 4 kg　　C. 3 kg　　D. 体重的1/10　　E. 5 kg

121. 断肢(指、趾)再植最好在多少小时以内进行 （　）
A. 6小时以内　　　　　　　　　　　B. 7小时以内
C. 8小时以内　　　　　　　　　　　D. 9小时以内
E. 12小时以内

122. 下列关于保持有效牵引的叙述中错误的是 （　）
A. 应保持牵引锤悬空　　　　　　　　B. 牵引绳与患肢长轴平行
C. 不可随意增减牵引重量　　　　　　D. 不适时可随意放松牵引绳
E. 患者必须保持正确的位置

123. 石膏干固前的护理,下列哪项是错误的　　　　　　　　　　（　　）

A. 在搬动患肢时平行托起

B. 切忌在关节部位施加外力

C. 未干固的石膏需覆盖被毯时应用支架托起

D. 用手指平托石膏固定的肢体,避免牵拉

E. 不可在石膏上放置重物

124. 骨牵引患者为防止针孔感染,护理上应注意　　　　　　　（　　）

A. 除去针孔血痂　　　　　　　　　B. 全身应用抗生素

C. 移动钢针调正位置　　　　　　　D. 每日 2 次乙醇滴针孔处

E. 定期更换牵引钢针

125. 躯体石膏固定患者最严重的并发症是　　　　　　　　　　（　　）

A. 喷射性呕吐　　B. 剧烈疼痛　　C. 末梢血运差　　D. 寒战　　E. 石膏综合征

126. 处理骨折患者时,应首先掌握的原则是　　　　　　　　　（　　）

A. 抢救生命　　　　　　　　　　　B. 迅速安全转移伤员

C. 妥善处理伤口,并简单有效固定　　D. 输液并输血

E. 立即将骨折端嵌入进行复位

127. 立即将骨折端嵌入进行复位最严重的石膏综合征是　　　　（　　）

A. 呼吸困难　　B. 剧烈疼痛　　C. 末梢血运差　　D. 寒战　　E. 急性胃扩张

128. 患者颈椎损伤时应立即采取的主要措施是　　　　　　　　（　　）

A. 立即送手术室复位

B. 迅速做颅骨牵引

C. 给氧、输液、使用呼吸机

D. 牵引时床尾抬高 25~30 cm,以保持颈部中立位

E. 定时翻身,翻身时头颈不动,躯体翻动

129. 关于开放性骨折患者的急救处理,下列哪项是错误的　　　（　　）

A. 用夹板固定患肢

B. 包扎伤口

C. 应用止血带者每 30 秒放松 1 次

D. 有较大血管出血者可用止血带,并注明时间

E. 观察血压、脉搏,迅速转送患者至医院

130. 下列哪项不是骨盆骨折的临床表现　　　　　　　　　　　（　　）

A. 双下肢不等长,不对称　　　　　B. 可有大小便失禁

C. 会阴部可有瘀斑　　　　　　　　D. 可有腹痛、腹胀、腹肌紧张

E. 骨盆分离和挤压试验阳性

131. 脊柱骨折最严重的并发症为 （　）

A. 脂肪栓塞　　　　　　　　　　　B. 骨筋膜室综合征

C. 压疮　　　　　　　　　　　　　D. 脊髓损伤

E. 周围神经损伤

二、多项选择题

1. 伤科闻诊的主要内容有 （　）

A. 听骨擦音　B. 听入臼声　C. 听弹响声　D. 听啼哭声　E. 听捻发音

2. 手术治疗的适应证有 （　）

A. 开放性损伤　B. 肌腱断裂　C. 神经断裂　D. 大血管断裂　E. 肌肉撕裂伤

3. 膝关节半月板损伤常用的检查方法有 （　）

A. 侧向试验　B. 回旋挤压试验　C. 研磨试验　D. 挺髌试验　E. 抽屉试验

4. 易于发生迟缓愈合，不愈合或缺血性坏死的下肢骨折是 （　）

A. 股骨颈骨折　　　　　　　　　　B. 股骨转子间骨折

C. 胫骨髁骨折　　　　　　　　　　D. 胫骨中下段骨折

E. 距骨颈骨折

5. 胫骨髁骨折常合并 （　）

A. 腓骨小头骨折　　　　　　　　　B. 侧副韧带损伤

C. 半月板损伤　　　　　　　　　　D. 膝关节囊撕裂

E. 交叉韧带损伤

6. 供应股骨颈和股骨头血运的血管有 （　）

A. 骺外动脉　　　　　　　　　　　B. 上干骺端动脉

C. 下干骺端动脉　　　　　　　　　D. 股骨干滋养动脉

E. 圆韧带小动脉

7. 肱骨干骨折在治疗固定期间，可逐渐发生折端分离移位，可引起的原因有 （　）

A. 过度牵引　　　　　　　　　　　B. 反复多次整复

C. 放置固定垫位置错误　　　　　　D. 上肢重量悬垂作用

E. 折端有轻度脱钙

8. 骨折后，长期卧床的患者易并发下列哪些疾患 （　）

A. 创伤性关节炎　　　　　　　　　B. 压疮

C. 骨化性肌炎　　　　　　　　　　D. 坠积性肺炎

E. 尿路感染及结石

9. 下列骨折中属于不稳定骨折的是 （　）

A. 斜行骨折　B. 螺旋形骨折　C. 青枝骨折　D. 粉碎性骨折　E. 裂缝骨折

10. 夹板固定后的注意事项有 ( )

A. 抬高患肢,利于肢体消肿

B. 密切观察患肢血运、感觉及运动功能

C. 经常调整夹板的松紧度,尤其是早期

D. 定期复查X线片,了解骨折是否再移位

E. 及时指导患者进行练功活动

11. 骨牵引的护理要点是 ( )

A. 随时观察伤端的血液循环

B. 定时按摩骨突出部位,以防发生压疮

C. 注意保持牵引力与反牵引力在一条直线上

D. 每日用75%乙醇在针眼处滴2次消毒

E. 防止肌肉萎缩和关节僵硬

12. 断肢(指、趾)现场急救包括 ( )

A. 止血　　　　　　　　　　　　B. 包扎创面

C. 保藏断肢(指、趾)　　　　　　D. 迅速转送

E. 清洗创面

13. 断肢(指、趾)再植术手皮肤温度的护理有 ( )

A. 要求室内温度控制在25℃左右　　B. 红外线灯做局部照射

C. 测定皮肤温度的压力要稳定　　　D. 定位测量皮温

E. 再植肢(指、趾)体的皮肤温度保持在33~35℃

14. 骨牵引常用的穿针部位是 ( )

A. 颅骨骨板　B. 尺骨鹰嘴　C. 胫骨结节　D. 股骨髁上　E. 跟骨

15. 石膏固定术常见的并发症有 ( )

A. 压疮　　　　　　　　　　　　B. 关节僵硬

C. 化脓性皮炎　　　　　　　　　D. 石膏综合征

E. 骨筋膜室综合征

16. 骨折的早期并发症有 ( )

A. 缺血性骨坏死　B. 血管损伤　C. 脂肪栓塞　D. 休克　E. 脊髓损伤

17. 骨折的晚期并发症有 ( )

A. 压疮　　　B. 坠积性肺炎　C. 感染　　D. 创伤性关节炎　E. 骨化性肌炎

18. 断肢再植患者术后的局部观察内容有 ( )

A. 皮肤温度　　　　　　　　　　B. 皮肤色泽

C. 肿胀程度　　　　　　　　　　D. 肾脏功能检测

E. 毛细血管回流监测

19. 断肢(指、趾)再植患者术后潜在的并发症有　　　　　　　　　　　　　　(　　)
　　A. 中毒性休克　　　　　　　　　　　　B. 肺炎
　　C. 败血症　　　　　　　　　　　　　　D. 低血容量性休克
　　E. 肾衰竭
20. 截瘫患者常见并发症包括　　　　　　　　　　　　　　　　　　　　　　(　　)
　　A. 压疮　　B. 坠积性肺炎　　C. 泌尿系感染　　D. 心力衰竭　　E. 痔疮
21. 骨折长期卧床患者,为了预防压疮,护理上应采取的措施包括　　　　　　(　　)
　　A. 保持皮肤清洁干燥　　　　　　　　　B. 经常翻身
　　C. 按摩受压部位　　　　　　　　　　　D. 应用气垫床或受压处用海绵垫
　　E. 加强功能锻炼

三、判断题

1. 肋骨骨折以第4~7肋骨多见。　　　　　　　　　　　　　　　　　　　　(　　)
2. 为骨科患者体检时,应先查患侧,再查健侧。　　　　　　　　　　　　　(　　)
3. 行枕颌带牵引时,一般重量为10~15 kg。　　　　　　　　　　　　　　(　　)
4. 肱骨干中下2/3段后外侧有桡神经沟,此段骨折易损伤桡神经。　　　　　(　　)
5. 肱骨干骨折患者复位固定后即可开始手指主动屈伸运动。　　　　　　　(　　)
6. 上臂上止血带的正确部位在上臂中下段。　　　　　　　　　　　　　　(　　)
7. 卧位时椎间盘承受的压力比站立时下降50%。　　　　　　　　　　　　(　　)
8. 大腿截肢的患者易出现屈髋外展畸形,要及早进行内收后伸的练习。　　(　　)
9. 完全断离的断肢(指、趾),原则上暂不做任何无菌处理,禁忌冲洗、涂药或用溶液浸泡,可采用干燥冷藏的方法保存。　　　　　　　　　　　　　　　　　(　　)
10. 在日光灯下,观察断肢再植的皮肤色泽比较可靠。　　　　　　　　　　(　　)
11. 再植肢体的皮肤出现散在性瘀点,大多为动脉血栓的表现。　　　　　　(　　)
12. 在为骨牵引早期患者整理床铺时可以除掉牵引锤。　　　　　　　　　　(　　)
13. 严重粉碎性骨折,破坏骨外膜血液供应,伴有骨缺损及周围软组织损伤,骨折愈合困难。　　　　　　　　　　　　　　　　　　　　　　　　　　　　　(　　)
14. 柯雷骨折多发生于儿童。　　　　　　　　　　　　　　　　　　　　　(　　)
15. 患者创伤后左前臂双骨折,经手法复位小夹板外固定后,手部肿胀严重、青紫、桡动脉搏动微弱,可能出现的并发症是缺血性肌挛缩。　　　　　　　　　(　　)
16. 踝部急性损伤后立即热敷,以减少局部出血及肿胀程度。48小时后可局部理疗,促进组织愈合。　　　　　　　　　　　　　　　　　　　　　　　　(　　)

自测试题答案

一、单项选择题

1. A　2. D　3. E　4. D　5. C　6. A　7. E　8. B　9. C　10. E　11. C　12. D　13. D
14. C　15. D　16. E　17. C　18. B　19. D　20. C　21. D　22. D　23. B　24. D　25. C
26. D　27. A　28. A　29. C　30. E　31. C　32. A　33. D　34. B　35. D　36. B　37. D
38. A　39. B　40. D　41. B　42. E　43. D　44. D　45. C　46. D　47. D　48. C　49. E
50. B　51. B　52. A　53. B　54. E　55. E　56. C　57. D　58. E　59. C　60. B　61. D
62. B　63. A　64. E　65. B　66. D　67. A　68. C　69. E　70. D　71. C　72. B　73. C
74. B　75. E　76. C　77. D　78. D　79. B　80. C　81. C　82. B　83. D　84. E　85. C
86. D　87. B　88. D　89. C　90. D　91. E　92. B　93. A　94. C　95. A　96. A　97. D
98. A　99. B　100. C　101. C　102. E　103. D　104. B　105. D　106. A　107. C　108. B
109. B　110. E　111. A　112. D　113. C　114. D　115. C　116. C　117. A　118. C
119. D　120. B　121. A　122. C　123. D　124. D　125. E　126. C　127. E　128. B
129. C　130. B　131. D

二、多项选择题

1. ABCDE　2. ABCD　3. BC　4. ADE　5. BCE　6. ABCDE　7. ABD　8. BDE
9. ABD　10. ABCDE　11. ABCDE　12. ABCD　13. ABCDE　14. ABCDE　15. ABCDE
16. BCDE　17. ABDE　18. ABCE　19. ADE　20. ABC　21. ABCD

三、判断题

1. √　2. ×　3. ×　4. ×　5. √　6. ×　7. √　8. √　9. √　10. √　11. ×
12. ×　13. √　14. √　15. √　16. ×

第三节　脑外科护理

基本知识问答

1. 脑室系统由哪些结构组成？

脑内各个相应腔室称脑室。脑室系统由侧脑室、室间孔、第三脑室、中脑导水管、第四脑室和脊髓中央管组成。

2. 简述脑神经的组成及其主要功能。

脑神经有12对,用罗马数字依次命名。

(1)嗅神经(Ⅰ):主要功能为传导嗅觉。

(2)视神经(Ⅱ):主要功能为传导视觉。

(3)动眼神经(Ⅲ):主要功能为上提眼睑,使眼球向上、下、内运动,使瞳孔缩小和晶体变厚。

(4)滑车神经(Ⅳ):主要功能为使眼球向下、向外运动。

(5)三叉神经(Ⅴ):周围支主要功能为支配头皮前部和面部皮肤以及眼、鼻、口腔内黏膜(包括角膜及舌)的触觉、痛觉及温度觉,中枢支支配咀嚼肌、鼓膜张肌。

(6)展神经(Ⅵ):主要司眼球外展。

(7)面神经(Ⅶ):支配除咀嚼肌和上睑提肌以外的面肌及耳部肌、枕肌、颈阔肌、镫骨肌等,并传导味觉。

(8)前庭蜗神经(Ⅷ):传导听觉和平衡觉。

(9)舌咽神经(Ⅸ):传导味觉,接受黏膜感觉,与血压、脉搏、呼吸有关,提高咽穹,支配腮腺分泌。

(10)迷走神经(Ⅹ):耳部感觉,胸腹腔内脏器的感觉、副交感功能,司软腭、咽及喉部肌肉运动。

(11)副神经(Ⅺ):支配胸锁乳突肌及斜方肌上部,支配声带。

(12)舌下神经(Ⅻ):支配舌肌。

3.脑损伤患者意识障碍的分级?

意识障碍是脑损伤患者最常见的变化之一。意识障碍的程度可视为脑损伤的轻重;意识障碍出现的迟早和有无继续加重,可作为区别原发性和继发性脑损伤的重要依据。观察患者意识状态,不仅要了解有无意识障碍,还应注意意识障碍程度及变化。目前临床对意识障碍的分级方法有以下两种。

(1)传统方法:分为清醒、模糊、浅昏迷、昏迷和深昏迷五级见表7。

表7 意识状态的分级

意识状态	语言刺激反应	痛刺激反应	生理反应	大小便是否自理	配合检查
清醒	灵敏	灵敏	正常	能	能
模糊	迟钝	不灵敏	正常	有时不能	尚能
浅昏迷	无	迟钝	正常	不能	不能
昏迷	无	无防御	减弱	不能	不能
深昏迷	无	无	无	不能	不能

(2)Glasgow 昏迷评分法:评定睁眼、语言及运动反应,三者得分相加表示意识障碍程度,最高15分,表示意识清醒,8分以下为昏迷,最低3分,分数越低表明意识障碍越严重见表8。

表8　Glasgow 昏迷评分方法

睁眼反应	语言反应	运动反应*
自动睁眼　4	回答正确　5	遵命动作　6
呼唤睁眼　3	回答错误　4	定痛动作　5
痛时睁眼　2	吐词不清　3	肢体回缩　4
不能睁眼　1	有音无语　2	异常屈曲　3
	不能发音　1	异常伸直　2
		无动作　　1

*指痛刺激时的肢体运动反应

4. 采用分级法评估肢体肌力时,将肌力分为哪几级?

采用分级法评估肢体肌力时,将肌力分为0~5级,共六级。

0级:完全瘫痪。

1级:肌肉轻微收缩,但不能产生动作。

2级:肢体能在床上移动,但不能对抗地心引力。

3级:肢体能抬离床面,但不能抵抗阻力。

4级:肢体不能抵抗较强阻力。

5级:正常肌力。

5. 脑室引流护理要点有哪些?

(1)引流管的位置:待患者回病室后,立即在严格的无菌条件下连接引流瓶(袋),妥善固定引流管及引流瓶(袋),引流管开口需高于侧脑室平面10~15 cm,以保持正常的颅内压。

(2)引流速度及量:术后早期尤应注意控制引流速度,若引流过快、过多,可使颅内压骤然降低,导致意外发生。因此,术后早期应适当将引流瓶(袋)挂高,以减低流速,待颅内压力平衡后再放低。此外,因正常脑脊液每日分泌400~500 mL,故每日引流量以不超过500 mL为宜;颅内感染患者因脑脊液分泌增多,引流量可适当增加,但同时应注意补液,以避免水电解质失衡。

(3)保持引流通畅:引流管不可受压、扭曲、成角、折叠,应适当限制患者头部活动范围,活动及翻身时应避免牵拉引流管。注意观察引流管是否通畅,若引流管内不断有脑脊液流出、管内的液面随患者呼吸、脉搏等上下波动多表明引流管通畅;若引流管无脑脊液流出,应查明原因。可能的原因有:①颅内压低于0.98~1.47 kPa(10~15 cmH$_2$O),证实的方法是将引流瓶(袋)降低再观察有无脑脊液流出;②引流管放入脑室过深过长,在脑室内盘曲成角,可提醒医师对照X线片,将引流管缓慢向外抽出至有脑脊液流出,然后重新固定;③管口吸附于脑室壁,可将引流管轻轻旋转,使管口离开脑室壁;④若疑引流管被小凝血块或挫碎的脑组织阻塞,可在严格消毒管口后,用无菌注射器轻轻向外抽吸,切不可注入生理盐水冲洗,以免管内阻塞物被冲至脑室系统狭窄处,引起日后脑脊液循环受阻。经上述处理后,仍无脑脊液流出,必要时换管。

(4)观察并记录脑脊液的颜色、量及性状:正常脑脊液无色透明,无沉淀,术后1~2日脑脊液可略呈血性,以后转为橙黄色。若脑脊液中有大量血液,或血性脑脊液的颜色逐渐加深,常提示有脑室内出血。一旦脑室内大量出血,需紧急手术止血。脑室引流时间一般不宜超过5~7日,时间过长有可能发生颅内感染。感染后的脑脊液浑浊,呈毛玻璃状或有絮状物,患者有颅内感染的全身及局部表现。

(5)严格遵守无菌操作原则:每日定时更换引流瓶(剩时,应先夹闭引流管以免管内脑脊液逆流入脑室),注意保持整个装置无菌,必要时做脑脊液常规检查或细菌培养。

(6)拔管:开颅术后脑室引流管一般放置3~4日,此时脑水肿期已过,颅内压开始逐渐降低。拔管前一天应试行抬高引流瓶(袋)或夹闭引流管24小时,以了解脑脊液循环是否通畅,有否颅内压再次升高的表现。若患者出现头痛、呕吐等颅内压增高症状,应立即放低引流瓶(袋)或开放夹闭的引流管。拔管时应先夹闭引流管,以免管内液体逆流入脑室引起感染。拔管后,切口处若有脑脊液漏出,也应告知医师妥善处理,以免引起颅内感染。

6.何谓颅内高压?

颅内压是指颅内容物对颅腔所产生的压力,正常成人平卧位的颅内压为0.7~2.0 kPa,颅内压持续超过2.0 kPa时称颅内高压。

7.颅内高压的临床表现和护理有哪些?

(1)临床表现:①头痛是最常见的症状,为持续性,伴有阵发性加剧,以清晨和夜间多见,咳嗽或打喷嚏、用力、弯腰、低头时加重。②呕吐是因迷走神经核团或神经根受刺激所引起,典型表现为与饮食无关的喷射性呕吐。③视盘水肿系因颅内高压引起眼底静脉回流受阻之故,可出现视力减退或失明。④意识障碍及生命体征变化。慢性颅内压增高,往往神志淡漠,反应迟钝;急性颅内压增高者,常有明显的进行性意识障碍甚至昏迷。患者可伴有典型的生命体征变化,即血压升高,尤其收缩压增高,脉压增大,脉搏缓慢,呼吸深慢等。⑤其他症状和体征:颅内压增高还可引起外展神经麻痹或复视、头晕、猝倒等。婴幼儿可见头皮静脉怒张、囟门隆起、张力增高、颅缝分离。

(2)护理措施:①患者保持安静,绝对卧床休息,抬高床头15°~30°,以利颅内静脉回流,减轻脑水肿。②密切观察患者意识、瞳孔及生命体征变化,注意原有症状是否加重,一旦发现有急性颅内压增高表现,应立即给予处理。③充足给氧,高热者降温,以改善脑缺血缺氧状况。昏迷患者保持呼吸道通畅,分泌物多难以抽吸者尽早行气管切开术。④限制液体的摄入量。补液量每24小时不超过2 000 mL,保持尿量每日不少于600 mL,并记录24小时出入水量。⑤保持大小便通畅,避免用力排便,便秘者给予轻泻剂或低压小量液体灌肠。躁动者给予适当的镇静剂,同时查明原因,及时处理。⑥抽搐发作可加重脑缺氧和脑水肿,应及时控制,防止患者发生坠床、窒息等意外。⑦行脑室引流和颅内压监护者,应注意保持管道通畅,记录颅内压,保持引流或监护系统的密闭性,预防逆行感染。⑧有手术指征者积极做好一切术前准备。

8. 颅内压增高脱水疗法包括哪几种方法?

(1)渗透性脱水疗法:脑水肿时,快速静脉注射高渗性药物,因血脑屏障的选择作用,这些药物进入脑和脑脊液的速度大多缓慢。在有效时间内,血液与脑、脑脊液中因药物浓度不同而产生的渗透压差,使脑组织和脑脊液中多余的水分向血液循环转移并经肾脏排出,从而使颅内压下降。常见的渗透性脱水药有:①20% 甘露醇;②高渗葡萄糖;③20% 白蛋白。对有血脑屏障破坏的脑水肿患者,如长期使用此类药物,脑组织内的浓度逐渐升高,更多的水分反而进入脑组织内,出现颅内压的"反跳现象"。

(2)利尿性脱水治疗:通过利尿药的利尿作用以降低颅内压。常用的利尿药有呋塞米和依他尼酸(利尿酸钠)。

9. 颅脑手术后并发出血的观察和护理有哪些?

颅内出血是脑手术后最危险的并发症,多发生在手术后 24～48 小时。患者往往有意识改变,表现为意识清醒后又逐渐嗜睡、反应迟钝或躁动,甚至昏迷。

大脑半球手术后出血常有幕上血肿表现,或出现颞叶沟回疝征象;颅后窝手术后出血具有幕下血肿特点,常有呼吸抑制甚至枕骨大孔疝表现;脑室内术后出血可有高热、抽搐、昏迷及生命体征紊乱。术后应注意观察患者的意识、瞳孔及肢体活动情况,每 1～2 小时测血压、脉搏、呼吸 1 次,必要时 24 小时连续监测心率、脉搏、呼吸、血压及意识、瞳孔。一旦发现患者有颅内出血征象,应及时报告医师,并做好再次手术止血的准备。

10. 试述颅脑损伤或颅脑手术后出现中枢性高热的原因。

(1)体温调节功能紊乱:正常情况下,流经丘脑下部体温调节中枢的血液温度改变 0.5℃就能激动体温调节中枢。若颅脑损伤或开颅手术累及下丘脑,导致丘脑下部体温调节功能紊乱,即可出现中枢性高热。

(2)体热蓄积体内不能及时发散:脑干损伤或高颈段脊髓损伤后交感神经麻痹,汗腺分泌功能下降,皮肤血管麻痹,大量体热蓄积体内不能及时发散,反而促进细胞新陈代谢产生更多的热,形成恶性循环,终致持续性高热。

11. 如何观察颅脑手术后继发颅内出血?

颅脑手术后继发颅内出血多发生在手术后 24～48 小时,应严密观察患者的意识、瞳孔及肢体活动情况,每 1～2 小时测血压、脉搏、呼吸 1 次,必要时连续监测心电图、脉搏、呼吸、血压及意识、瞳孔。如发现下列情况之一,应考虑有继发颅内出血的可能:①剧烈头痛,呕吐频繁。②术后意识清醒后,又出现嗜睡或躁动甚至进入昏迷状态。③术后出现一侧瞳孔散大,对光反应迟钝或消失。④一侧肢体瘫痪或失语。⑤血压升高和脉搏缓慢等。

术后继发颅内出血常需与术后脑水肿鉴别。脑水肿一般在术后 2～4 日达高峰,症状出现晚。

12. 试述颅脑手术后尿崩症产生的原因及特点。

尿崩症是指每 24 小时尿量在 4 000 mL 以上,相对密度在 1.005 以下,患者出现口渴、多饮。下丘脑的视上核、室旁核细胞产生血管升压素,经垂体束输送至垂体后叶储存。鞍上手术后,尤其是颅咽管瘤、垂体腺瘤等影响下丘脑血管升压素分泌,导致肾水分重吸收减少,尿液不能浓缩,尿量异常增多,尿相对密度降低。颅脑手术后尿崩症可表现为下列不同过程:

(1)一过性多尿:术后开始,持续数日后消失。

(2)三相型:术后 2～6 日出现多尿,数日后减轻或消失。几天后,再次出现持续性尿崩。

(3)持续性多尿:术后长期持续尿崩。

13. 试述颅脑手术后尿崩症的观察要点。

(1)准确记录 24 小时出入水量,必要时记录 1 小时入量和尿量。

(2)注意观察患者有无脱水及水、电解质平衡失调的表现,并及时报告医师。

(3)使用抗利尿激素时,防止尿量突然减少而发生水中毒,并观察用药后有无血压升高等不良反应。

14. 试述脑脓肿手术前护理要点。

(1)对有颅内压增高症状者,应严密观察意识、瞳孔及生命体征的变化。如发现头痛及意识障碍呈进行性加重,呕吐频繁,尤其是一侧瞳孔呈进行性散大,光反应迟钝或消失时,提示有发生脑疝的危险,需进行紧急处理。

(2)如病情危急,接诊后应立即做好手术准备,如备皮、配血、备穿刺器械和物品准备。

(3)早期出现持续性高热应及时行物理降温,或行人工冬眠治疗。

(4)颞叶及小脑半球脓肿,可出现癫痫发作和精神症状,应密切观察,必要时加床档,以防坠床。

15. 试述脑脓肿手术后护理要点。

(1)了解术中情况,按开颅术后护理常规护理。

(2)脑脓肿引流时,引流袋低于脓腔至少 30 cm,并保持引流管通畅。

(3)保持敷料清洁干燥,有脓液或渗血时应及时更换。

(4)给予高蛋白和高热量饮食。

(5)控制感染,遵医嘱使用易透过血脑屏障和对致病菌敏感的抗生素。

(6)配合医师定期进行腰椎穿刺检查,以了解是否合并化脓性脑膜炎。

(7)密切观察病情变化,经脓肿切除术或穿刺抽脓症状好转后又出现症状逐渐加重时,应警惕多发性脓肿或继发颅内出血。

(8)做好出院指导,对已痊愈的患者,尤其是行脓肿穿刺治疗的患者应进行较长时间随访,以便及时发现脑脓肿复发。

16. 脑疝患者的急救及护理有哪些?

(1)脑疝的急救:①快速静脉输入20%甘露醇100~200 mL,严重者同时肌内注射或静脉注射速尿(呋塞米)20~40 mg等强力脱水剂,降低颅内压。②保持呼吸道通畅,充足给氧。③准备气管插管包及呼吸机,对呼吸功能障碍者,行人工辅助呼吸。④密切观察呼吸、心跳、瞳孔变化。⑤紧急做好术前特殊检查及手术前准备。

(2)护理要点:①昏迷患者应随时保持呼吸道通畅,必要时行气管切开。②床旁专人护理,密切观察意识、瞳孔及生命体征的变化。③留置导尿管,了解脱水效果及尿量。④定时翻身,防止压疮。⑤准备麻醉插管包、人工呼吸器等抢救物品。⑥完善术前准备工作。

17. 侧脑室穿刺引流的术前准备及术后护理有哪些?

(1)术前准备:患者清醒时,做好心理安慰,以取得合作,必要时注射镇静剂,穿刺区备皮,准备好穿刺用物。

(2)术后护理:①当脑室显著扩大时,如在短时间内引流出大量脑脊液,颅内压突然下降,可使脑皮质塌陷,以致皮质通向矢状窦的桥静脉撕裂,引起硬脑膜下血肿;有时也可由于硬脑膜塌陷而形成硬膜外血肿。因此,在行脑脊液引流时要做到控制性引流,以保持脑室内压在正常范围。②记录每月脑脊液流出量,控制引流量每日不超过500 mL。③观察脑脊液的性状,正常脑脊液无色透明,无沉淀。若术后脑脊液中有大量鲜血常提示有脑室内出血。若脑脊液浑浊呈絮状,提示有颅内感染,应定期送检脑脊液标本。④保持引流管通畅,引流管不可受压、扭曲、成角,以免造成脑脊液流通受阻,出现急性颅内压增高。患者头部活动应适当限制,翻身和操作时,避免牵拉引流管。⑤注意无菌操作,不可上提或抬高引流袋,防止逆行感染。⑥引流时间一般不宜超过7天。拔管前先夹闭引流管,并密切观察是否有颅内压增高表现。⑦应用抗生素,及时更换伤口敷料。

18. 人工冬眠配合物理降温时应注意什么?

(1)对年老体弱患者、婴幼儿、心血管功能不全或休克未纠正以及呼吸衰竭者,不宜进行冬眠低温治疗。

(2)注射冬眠药物半小时后再行物理降温。治疗前要测量呼吸、脉搏、血压、体温,并注意意识状态和瞳孔变化;治疗期间要严密观察病情。

(3)当患者出现寒战、躁动不安、肌肉紧张、皮肤起鸡皮疙瘩时,应暂时撤除冰袋,待补充冬眠药物或镇静剂后再继续使用。

(4)适当减少输液量,注意维持水、电解质和酸碱平衡。

(5)加强基础护理,保持呼吸道通畅,按时翻身、拍背,预防肺部感染。冰袋需包以毛巾或双层棉布,保持床单干燥、平整,防止冻伤和压疮等并发症的发生。翻身时不可突然抬高头部,以免引起体位性低血压。

(6)停止此项治疗时,先停物理降温,后逐渐停用冬眠药物,加盖被褥自行复温,必要时使用热水袋复温。

19. 颅内压监护的观察护理要点有哪些?

颅内压监护是借助压力换能器对颅内压进行动态观察。护理要点如下。

(1)防止感染,保持暴露在头皮外端的导管及三通接头的密闭性,避免反复打开,必要时应严格无菌操作,并用无菌敷料覆盖。

(2)密切观察病情变化并记录,每2小时记录颅内压1次,每4小时测量血压1次,颅内压超过2.7 kPa为颅内压增高的危险临界点,应立即报告医师。

(3)在行快速静脉注射20%甘露醇降颅压时,应注意颅内压的变化,并记录尿量,以指导用药。

(4)进行控制性、持续性脑室引流时,应根据病情需要,结合监测所获的颅内压数据来调节脑脊液引流袋的高度,以控制脑脊液流出的速度和量,使颅内压维持在适当水平。

(5)对颅脑损伤患者行颅内压监护及脑室引流时,每日应关闭引流2~6小时,以利观察颅内压的变化。

(6)拔管前应先关闭引流管24小时,如无颅内压增高现象,压力不超过2 kPa即可拔管。拔管后如有脑脊液外漏,应及时缝合并加压包扎。

(7)拔下的各导管及压力传感器先用1:200浓度的"84"消毒液浸泡30分钟后用清水冲洗净,再以2%戊三醛浸泡4小时备用。

(8)其他按颅高压、脑室持续引流常规护理。

20. 简述颅骨骨折伴脑脊液漏的护理要点。

(1)抬高床头15°~30°角(借重力作用使脑组织移向颅底贴附于硬脑膜漏孔逐渐粘连、封闭漏口),此卧位至脑脊液漏停止3~5天。

(2)定时用生理盐水或75%乙醇棉签清洁鼻前庭,以防脑脊液逆向流颅内引起感染。

(3)禁止鼻腔堵塞、冲洗、滴药,禁止擤鼻、腰椎穿刺,禁止经鼻插任何导管及吸痰,嘱患者不可屏气排便、剧烈咳嗽,以免引起颅内压突然升降使空气进入颅内,引起外伤性气颅或感染。

(4)遵医嘱使用抗生素,破伤风抗毒素以及止血药。

(5)加强口腔护理,因口腔与颅内有缝隙相通,防止细菌经缝隙进入颅内,引起感染。

21. 试述急性脑疝的急救护理要点。

(1)快速静脉输入甘露醇、山梨醇、呋塞米等强力脱水剂,并观察脱水效果。

(2)保持呼吸道通畅,吸氧。

(3)准备气管插管盘及呼吸机,对呼吸功能障碍者,行人工辅助呼吸。

(4)密切观察呼吸、心搏、瞳孔变化。

(5)紧急做好术前特殊检查及术前准备。

22.简述气管切开的护理。

(1)固定导管的纱带要松紧适当,以容纳一手指为宜。

(2)适当支撑与呼吸机管道相连处的管道,以免重力作用于导管,引起气管受压而造成气管黏膜坏死。

(3)导管套囊适当充气,防止漏气或因压力过高而影响气管黏膜血液供应。

(4)切口周围的纱布每天 2 次定时更换,保持清洁干燥;经常检查切口及其周围皮肤有无感染、湿疹等;局部涂抗生素软膏或用凡士林纱布;或使用金属带套囊导管,其内套管每天取出、消毒 2 次。

(5)气管套囊每隔 3~4 小时放气 3~5 分钟,防止套囊对气管黏膜的长时间压迫。放气前,吸净口腔和咽部的分泌物。重新充气时应避免压力过高。

(6)拔除气管导管后,及时清除窦道内分泌物,经常更换纱布,使窦道逐渐愈合。

23.小脑幕切迹疝主要表现有哪些?

(1)颅内压增高症状:头晕及呕吐频繁,伴有烦躁不安。

(2)意识障碍:嗜睡,浅昏迷以致昏迷。

(3)瞳孔改变:两侧瞳孔不等大,初起时,病侧瞳孔缩小,光反迟钝,以后病侧瞳孔散大。

(4)运动障碍:瞳孔散大侧的对侧肢体自主活动减少,后期去大脑强直。

(5)生命体征紊乱:血压忽高忽低,呼吸忽快忽慢,最后呼吸停止,血液下降,心脏停搏,死亡。

24.枕骨大脑疝主要表现有哪些?

患者剧烈头痛、反复呕吐,生命体征紊乱,颈项强直,疼痛。意识改变的出现较晚,没有瞳孔改变而呼吸骤停发生较早。

25.简述枕骨大孔疝与小脑幕切迹疝临床表现的不同点。

枕骨大孔疝时呼吸和循环障碍出现较早,瞳孔变化和意识障碍则在稍后出现,这是因为疝出脑组织直接压迫延髓生命中枢所致。而小脑幕切迹疝与此相反,瞳孔变化和意识障碍出现较早,延髓功能受累表现在较晚期才出现,这是因为疝出脑组织直接压迫动眼神经和脑干网状上行激动系统所致,表现为一侧瞳孔散大和意识障碍加深。

26.颅骨凹陷骨折手术适应证包括哪些?

(1)骨折陷入颅脑的深度在 1 cm 以上。

(2)大面积骨折片陷入颅腔,使颅腔缩小并引起颅内压增高者。

(3)因骨折片压迫脑组织引起神经体征或癫痫者。

27. 颅底骨折的治疗原则有哪些？
(1)支持疗法,输液应用抗生素预防感染。
(2)对耳、鼻出血和脑脊液漏,不可堵塞或冲洗。
(3)对没有自愈可能(一个月后)的脑脊液漏,应及时手术封闭瘘口。

28. 原发性脑干损伤临床特点是什么？
(1)昏迷时间长,昏迷深。
(2)两瞳孔大小不等或极度缩小。
(3)双侧锥体束征阳性,肌张力增高及去大脑强直状。
(4)早期出现呼吸障碍,循环障碍或呼吸骤停。

29. 脑室分流术的并发症及其原因是什么？
脑室分流术的并发症主要有堵管和感染。
(1)常见的堵管原因:①脑脊液的蛋白含量过高,若脑脊液蛋白超过 5 g/L,堵管的机会明显增加;②脑室内出血;③大网膜粘连包裹或挤入引流管的腹腔段内。
(2)感染的来源:①皮肤,如覆盖阀门的皮肤溃疡;②引流管、阀门灭菌不彻底;③手术操作污染。

30. 颅内肿瘤治疗原则有哪些？
(1)治疗颅内肿瘤应以手术切除为首选。
(2)良性肿瘤位于手术可到达部位,应争取全切除。
(3)全切除有困难可做次全或部分切除。
(4)恶性肿瘤尽量切除肿瘤,术后行放射治疗及化学治疗。
(5)对于脑干、丘脑等部位恶性肿瘤手术不能切除者,可考虑脑脊液分流术以缓解颅内压增高。

31. 动脉瘤的手术治疗有哪些？
(1)间接手术:结扎颈部大血管,不做开颅手术,术前加做颅内外动脉搭桥。
(2)直接手术:夹闭动脉瘤蒂是首选理想方法。载瘤动脉的近侧结扎术,孤立术,动脉瘤壁加固术。

32. 高血压脑出血手术适应证是什么？
(1)对于外侧型及小脑性血肿经非手术治疗后,症状加重者应手术治疗,消除血肿,解除脑受压。
(2)对于重症患者及内侧型血肿,手术效果差。
(3)对于年龄过大,有心脏肝肾重要疾病,手术要慎重。

33. 什么是库欣反应？
库欣发现当颅内压增至接近动脉舒张压时,血压显著增高,脉搏减慢,脉压增大,继之出现潮式呼吸,血压下降,脉搏细数,终于呼吸停止,最后心脏停搏而死亡,这种现象多见于急性颅内压增高,并称之为库欣反应。

34. 简述脑挫裂伤的临床表现。

(1)较严重的意识障碍,持续时间长。

(2)清醒后有较重头痛及脑膜刺激征。

(3)可有偏瘫、失语、病理反射阳性。

(4)可有生命体征改变。

(5)血肿形成,可继发脑水肿。

35. 简述脑挫裂伤的治疗。

治疗应使用脱水剂和激素减轻脑水肿,及时纠正水电解质紊乱,昏迷患者要保持呼吸通畅,必要时做气管切开,预防肺感染;挫伤严重有明显脑水肿,颅内压增高严重者,可以行减压术,清除破碎脑组织。

36. 什么叫"中间清醒期"?

当原发性脑损伤很轻,昏迷时间短,而血肿的形成又不是太迅速时,则在最初的昏迷与脑疝的昏迷之间有一段意识清楚时间,大多为数小时或稍长,超过 24 小时者甚少。

37. 简述颅裂的分类及治疗。

(1)颅裂根据颅腔内容物是否膨出分为显性颅裂和隐性颅裂。显性颅裂根据膨出物的内容分为脑膜膨出、脑膨出、脑膜脑囊性膨出、脑囊状膨出。

(2)手术治疗目的是关闭颅裂处的缺损,切除膨出的肿块。一般在出生半年到一年手术较为安全。合并脑积水者,需先做脑脊液分流术。

38. 颅内压增高三主征是什么?

颅内压增高是神经外科常见的临床病理综合征,是颅内多种疾病的共有征象。头痛是其常见的症状之一,是脑膜、血管、感觉神经根等痛觉敏感组织受到增高压力的刺激牵张所致。多为持续性,可阵发加重,清晨重,任何使颅内压增高的活动如咳嗽、用力排便等均可使头痛加剧。头痛重时伴呕吐,喷射状为其特点。视盘水肿为颅内压增高的重要客观体征之一。以上三者是颅内压增高的典型表现,称之为颅内压增高三主征。

39. 正常瞳孔的直径是多少?何谓瞳孔缩小和瞳孔散大?

瞳孔直径一般在 2~5 mm,平均为 4 mm,最小可到 0.5 mm,最大可到 8 mm。小于 2 mm 者称为瞳孔缩小,大于 5 mm 者称瞳孔散大。两侧瞳孔等大,若不等大称为瞳孔不均。

40. 何谓脑出血及其不同部位脑出血的临床表现?

脑出血也称脑溢血。顾名思义,脑出血是指脑实质内的血管破裂,血液溢出即为脑出血。该病是出血性中风中最常见者。脑出血后,血液在脑内形成凝血块,称为脑血肿。由于脑血肿的占位及压迫,影响脑血液循环而产生颅压增高和脑水肿,所以绝大多数患者出现头痛、呕吐、昏迷及偏瘫等共性症状。但因出血部位不同,其临床表现并非都是一样。

(1)内囊出血:是最常见的出血部位。其典型临床表现为对侧"三偏"(偏瘫、偏身感觉障碍、偏盲)。内囊出血病变范围较大,神经损害症状较重。但若出血偏于内囊外侧,主要损害外囊部位,则临床症状多较轻些,多无意识障碍,偏瘫也轻,预后较好。

(2)丘脑出血:如属一侧丘脑出血,且出血量较少时,表现为对侧轻瘫,对侧偏身感觉障碍,特别是本体感觉障碍明显。如果出血量大,受损部位波及对侧丘脑及丘脑下部,则出现呕吐咖啡样物,呕吐频繁呈喷射状,且有多尿、尿糖、四肢瘫痪、双眼向鼻尖注视等症。病情往往危重,预后不好。

(3)脑叶出血:也称为皮质下白质出血,可发生于任何脑叶。除表现头痛、呕吐外,不同脑叶的出血,临床表现亦有不同。如额叶出血可出现精神症状,如烦躁不安、疑虑,对侧偏瘫、运动性失语等;顶叶出血则出现对侧感觉障碍;颞叶出血可出现感觉性失语、精神症状等;枕叶出血则以偏盲最为常见。脑叶出血一般症状均略轻些,预后相对较好。

(4)脑桥出血:脑桥是脑干出血的好发部位。早期表现病侧面瘫,对侧肢体瘫,称为交叉性瘫。这是脑桥出血的临床特点。如果出血量大,则影响对侧,出现四肢瘫、瞳孔缩小、高热、昏迷等症;如果血液破入第四脑室则出现抽搐、呼吸不规则等严重症状,预后多不好。

(5)小脑出血:若出血量少,临床表现常常是先出现头晕,继则有剧烈头痛、频繁呕吐、走路不稳、讲话不清;如果出血量大,压迫延髓生命中枢,严重者可突然死亡。

(6)脑室出血:一般分为原发性和继发性,原发性脑室出血为脑室内脉络丛破裂出血,较为少见。继发性者是由于脑内出血量大,穿破脑实质流入脑室。临床表现为呕吐、多汗、皮肤发紫或苍白。发病后1~2小时便陷入深昏迷、高热、四肢瘫或呈强直性抽搐、血压不稳、呼吸不规律等。病情多为严重,预后不良。

41. 简述意识障碍的临床分级。

(1)嗜睡(somnolence):是指意识障碍的早期表现,意识清醒水平下降,精神萎靡,动作减少。患者持续地处于睡眠状态,能被唤醒,也能正确地回答问题,能够配合身体检查,但刺激停止后又进入睡眠。

(2)昏睡(stupor):是指意识清醒水平较前者降低,需高声喊叫或较强烈的疼痛刺激方可能唤醒,醒后可见表情茫然,能简单回答和不完全地回答问话,对检查也不能够合作,刺激停止后立即进入熟睡。

(3)浅昏迷:一旦进入昏迷(coma)状态,患者表现为意识丧失,高声喊叫不能唤醒,亦即对第二信号系统完全失去反应。此时强烈的疼痛刺激,如压眶上缘可有痛苦表情及躲避反射,可有较少的无意识自发动作。腹壁反射消失,但角膜反射、瞳孔对光反射、咳嗽反射、吞咽反射、腱反射存在,生命体征无明显改变。抑制达到脑皮质。

(4)中度昏迷:是指对疼痛的反应消失,自发动作也消失,四肢完全处于瘫痪状态,腱反射亢进,病理反射阳性。角膜反射、瞳孔对光反射、咳嗽反射和吞咽反射等仍存在,但已减弱。呼吸和循环功能尚稳定。抑制达到脑皮质下。

(5)深昏迷:是指患者表现眼球固定,瞳孔散大,角膜反射、瞳孔对光反射、咳嗽反射和吞咽反射等均消失。四肢呈弛缓性瘫,腱反射消失,病理反射也消失。呼吸、循环和体温调节功能发生障碍。抑制水平达到脑干。

42.脑外科患者的病情观察应包括哪些内容?

(1)意识:主要观察意识是否清醒,意识障碍的程度和演变过程。通过患者对语言的回答、眼睛的活动、定位动作来判断患者是清醒、嗜睡、昏睡、浅昏迷或深昏迷。

(2)瞳孔:正常瞳孔直径为2~5 mm,对光反射灵敏,双侧瞳孔等大等圆。一侧瞳孔散大可能是原发性;眼神经损伤,亦可能是颅内占位性病变或小脑幕切迹疝压迫动眼神经所致。双侧瞳孔散大、光反射消失是脑疝晚期或脑干缺氧的表现,但应用阿托品类扩瞳药也可使瞳孔散大。脑桥出血时,双侧瞳孔缩小呈针尖样;蛛网膜下腔出血或使用冬眠药物,患者的瞳孔也可缩小。因此,分析瞳孔改变时,应了解瞳孔变化的发展过程、患者的意识状态、生命体征和神经系统体征等是否异常,才能评价瞳孔变化的临床意义。

(3)生命体征:即体温、脉搏、呼吸和血压。急性而严重的颅内压增高时,脉搏缓慢而洪大、呼吸深慢、血压高。

(4)颅内压增高表现头痛、呕吐及视盘水肿为颅内压增高的三大主征。

(5)肢体活动及癫痫发作情况。如果患者逐渐出现肢体活动障碍,尤其是继发于意识障碍加重和瞳孔改变之后,则提示病情恶化。癫痫发作的患者应注意观察抽搐的初始部位,眼球和头部转动的方向及发病后有无肢体活动障碍等。

43.脑膜刺激征的临床表现有哪些?

脑膜刺激征为脑脊膜及神经根受刺激而引起的症状。常见于颅内感染和蛛网膜下腔出血等。临床表现:①颈项强直;②凯尔尼格征阳性;③布鲁津斯基征阳性。另有原发病的症状,如头痛、恶心、呕吐、体温升高等。

44.何谓脊髓压迫综合征?其临床表现如何?

脊髓压迫综合征是指脊髓受压迫所致的脊髓损伤症状,其临床表现如下。

(1)运动障碍:表现为损伤平面以下肢体痉挛性瘫痪。

(2)感觉障碍:损伤平面以下深、浅感觉减退或消失。

(3)反射障碍:损伤平面以下浅反射消失,腱反射亢进,并出现病理反射。

(4)自主神经功能障碍及括约肌功能异常:损伤平面以下泌汗异常,大小便功能障碍。

自测试题

一、单项选择题

1. 脑血流的自动调节有赖于　　　　　　　　　　　　　　　　　　　　　（　）

   A. 脑血管(阻力血管)的舒缩变化　　　　B. 血压的升降

   C. 颅内血液黏稠度的变化　　　　　　　D. 体位的改变

   E. 脑脊液的变化

2. 正常脑流量维持主要决定于　　　　　　　　　　　　　　　　　　　　（　）

   A. 保持适当的脑灌注压,最低不小于 5.3 kPA

   B. 颅内压不超过 4 kPA

   C. 血压在正常水平

   D. 动脉血中二氧化碳分压维持在 5.3 kPA

   E. 保持颅内静脉回流畅通

3. 慢性颅内压增高引起的头痛形式常见　　　　　　　　　　　　　　　　（　）

   A. 头痛持续数月至一年以上　　　　　　B. 间歇性头痛

   C. 头痛 10 年左右　　　　　　　　　　D. 持续性头痛阵发性加剧

   E. 头痛与体位变动有关

4. 诊断慢性颅内压增高常见的临床依据是　　　　　　　　　　　　　　　（　）

   A. 头痛、呕吐　　　　　　　　　　　　B. 头痛,视力早期减退

   C. 头痛,伴有进行性视力减退　　　　　D. 意识障碍与头痛

   E. 意识障碍与呕吐

5. 小脑幕切迹疝通常疝入小脑幕裂孔中的脑组织是

   A. 小脑蚓部　　　　　　　　　　　　　B. 颞极部分

   C. 小脑扁桃体　　　　　　　　　　　　D. 大脑的扣带回

   E. 颞叶的沟回

6. 下列情况中最容易产生一侧小脑幕切迹疝的是　　　　　　　　　　　　（　）

   A. 小脑幕下占位性病变　　　　　　　　B. 阻塞性脑积水

   C. 顶叶占位性病变　　　　　　　　　　D. 颞叶占位性病变

   E. 弥漫性颅内压增高

7. 在颅内高压的情况下,最容易引起脑疝突然发生的情况是　　　　　　　（　）

   A. 用力咳嗽或大便

   B. 频繁的呕吐

   C. 体位不当,颈静脉回流受阻

D. 颅内高压接近代偿期,腰穿放液后

E. 病变周围的水中

8. 小脑幕切迹疝引起昏迷的直接原因是 (   )

A. 脑缺氧　　　　　　　　　　　　　B. 脑缺血

C. 脑干受压　　　　　　　　　　　　D. 呼吸循环障碍

E. 脑脊液循环受阻

9. 小脑幕切迹疝最有代表性的临床表现是 (   )

A. 头痛加剧,意识障碍,一侧瞳孔变大

B. 瞳孔早期扩大后,出现意识障碍

C. 头痛,呕吐,强迫体位

D. 意识障碍,呼吸失常

E. 神志清醒,一侧瞳孔散大

10. 枕骨大孔疝发生脑危象者,下列症状组合中最常见的是 (   )

A. 头痛、昏迷、瞳孔散大　　　　　　B. 头痛、血压下降、昏迷

C. 头痛、项强、呼吸不规则或骤停　　D. 头痛、血压上升、昏迷

E. 去大脑强直、呼吸不规则

11. 颅内压增高的主要临床表现是 (   )

A. 剧烈头痛、眩晕　　　　　　　　　B. 神志改变、血压升高

C. 视力减退、外展神经麻痹　　　　　D. 头痛、呕吐、视盘水肿

E. 头痛、头晕、精神障碍

12. 枕骨大孔疝最后导致 (   )

A. 颅内压增高　　　　　　　　　　　B. 硬脑膜下血肿

C. 小脑挫裂伤　　　　　　　　　　　D. 呼吸、循环中枢损害

E. 通过血管运动中枢引起高血压危象

13. 关于颅内压增高的临床表现,下列哪一项是不正确的 (   )

A. 喷射性呕吐多见　　　　　　　　　B. 后期常伴有视力障碍

C. 阵发性头痛是主要症状之一　　　　D. 某些病例可始终不出现"三主征"

E. 在婴幼儿头痛出现较早也较重

14. 脑疝形成的机制关键在于 (   )

A. 颅内血容量增加　　　　　　　　　B. 颅内内容物体积增加

C. 颅内脑脊液量增加　　　　　　　　D. 腰椎穿刺放出脑脊液

E. 颅腔内压力分布不均匀

15. 小脑幕切迹疝时,出现意识障碍的损害部位是 (   )

A. 大脑皮质　　B. 中脑　　C. 丘脑　　D. 延髓　　E. 脑桥

16. 枕骨大脑疝常常是由于下列脑组织的哪一部分疝出枕大孔　　　　　　　(　　)

　　A. 小脑蚓部　　B. 大脑扣带回　　C. 额极　　D. 叶沟回　　E. 小脑扁桃体

17. 枕骨大孔疝患者的诊断要点是　　　　　　　　　　　　　　　　　　(　　)

　　A. 昏迷、患侧瞳孔变大　　　　　　　　　B. 四肢共济失调

　　C. 大脑强直发作　　　　　　　　　　　　D. 呼吸功能障碍早于意识障碍

　　E. 四肢瘫痪、并感觉障碍

18. 枕骨大孔疝与小脑幕切迹疝的主要鉴别点是　　　　　　　　　　　　(　　)

　　A. 剧烈头痛　　　　　　　　　　　　　　B. 频繁呕吐

　　C. 烦躁不安　　　　　　　　　　　　　　D. 血压升高

　　E. 早期发生呼吸骤停

19. 脑震荡时患者的意识障碍一般不超过　　　　　　　　　　　　　　　(　　)

　　A. 20 分钟　　B. 30 分钟　　C. 40 分钟　　D. 50 分钟　　E. 60 分钟

20. 外伤性脑水肿反应的高峰期在伤后　　　　　　　　　　　　　　　　(　　)

　　A. 1~2 天　　B. 2~3 天　　C. 3~4 天　　D. 4~5 天　　E. 5~6 天

21. 脑挫裂伤最突出的临床表现　　　　　　　　　　　　　　　　　　　(　　)

　　A. 意识障碍　　B. 头痛　　C. 呕吐　　D. 颅内压增高　　E. 脑疝

22. 颅脑损伤患者的病情观察最重要的是　　　　　　　　　　　　　　　(　　)

　　A. 意识　　B. 瞳孔　　C. 血压　　D. 体温　　E. 呼吸

23. 颅脑疾病术后体位的安置，下列错误的是　　　　　　　　　　　　　(　　)

　　A. 意识清醒、血压平稳者，宜抬高床头 15°~30°

　　B. 幕下开颅术后早期宜垫枕侧卧

　　C. 幕上开颅术后，应卧向健侧

　　D. 体积较大的肿瘤切除术后，手术区在 24 小时内应保持高位

　　E. 后颅脑神经受损、吞咽功能障碍者，只能取侧卧位

24. 颅脑手术后最危险的并发症是　　　　　　　　　　　　　　　　　　(　　)

　　A. 出血　　B. 感染　　C. 中枢性高热　　D. 胃出血　　E. 癫痫发作

25. 头皮损伤中最严重的是　　　　　　　　　　　　　　　　　　　　　(　　)

　　A. 裂伤　　B. 挫伤　　C. 头皮下血肿　　D. 骨膜下血肿　　E. 撕脱伤

26. 脑损伤患者出现中间清醒期提示有　　　　　　　　　　　　　　　　(　　)

　　A. 脑挫裂伤　　　　　　　　　　　　　　B. 脑震荡

　　C. 硬脑膜外血肿　　　　　　　　　　　　D. 颅底骨折

　　E. 脑内血肿

27. 脑水肿进行脱水治疗，常用的药物是　　　　　　　　　　　　　　　(　　)

　　A. 呋塞米(速尿)　　　　　　　　　　　　B. 地塞米松

C. 20%甘露醇 D. 氢化可的松

E. 50%葡萄糖液

28. 头部外伤从头皮触到波动,常常是由于　　　　　　　　　　　　　　(　　)

A. 皮下血肿 B. 帽状腱膜下血肿

C. 骨衣下血肿 D. 皮下积液

E. 皮下积脓

29. 开放性颅脑外伤的急救处理首先是　　　　　　　　　　　　　　　(　　)

A. 立即转院　　B. 输血输液　　C. 清创缝合　　D. 止血包扎　　E. 镇静止痛

30. 颅底骨折后,颅神经损伤中最多见的是　　　　　　　　　　　　　(　　)

A. 视神经 B. 嗅神经

C. 面神经 D. 三叉神经

E. 吞咽、迷走神经

31. 颅脑外伤后,诊断急性脑受压的最可靠的早期临床表现是什么?　　　(　　)

A. 头痛呕吐,进行性意识障碍 B. 定位体征

C. 癫痫发作 D. 血压脉搏及呼吸异常变化

E. 瞳孔不等大

32. 闭合性颅脑外伤早期治疗特点是　　　　　　　　　　　　　　　　(　　)

A. 控制入水量,纠正水电解质平衡失调 B. 及时防治脑血肿和颅内水肿

C. 防治癫痫 D. 防治休克

E. 及时行气管切开

33. 外伤性血肿的致命影响是　　　　　　　　　　　　　　　　　　　(　　)

A. 脑脊液循环受阻 B. 弥漫性脑水肿

C. 急性脑受压—脑疝—脑危象 D. 蛛网膜下腔出血

E. 呼吸道感染

34. 外伤后急性硬膜外血肿者,最典型的意识障碍是　　　　　　　　　(　　)

A. 持续性昏迷加深 B. 迟发性昏迷

C. 昏迷—清醒—昏迷 D. 早期清醒—昏迷

E. 清醒与朦胧状态交替出现

35. 对重症颅脑外伤的急救,首先应做到　　　　　　　　　　　　　　(　　)

A. 检查神志、瞳孔 B. 应用脱水剂

C. 测呼吸、脉搏、血压 D. 保持呼吸通畅

E. 给予止血剂和抗感染药

36. 引起急性硬膜外血肿最常见的原因是　　　　　　　　　　　　　　(　　)

A. 颅骨板障静脉出血 B. 大脑中动脉出血

C. 脑脉中动脉破裂　　　　　　　　D. 静脉窦的破损

E. 大脑皮质血管破损

37. 开放性颅脑损伤在抗生素治疗下,清创术最长可延至以下时间内进行　（　）

A. 12小时　　B. 24小时　　C. 36小时　　D. 48小时　　E. 72小时

38. 头皮撕脱伤时,哪种处理最常用　　　　　　　　　　　　　　　　（　）

A. 将撕脱头皮还回缝合　　　　　　B. 做成全厚皮片重新植回

C. 做成中厚皮片重新植回　　　　　D. 头皮小血管吻合再植

E. 待肉芽生长后再植皮

39. 单纯闭合性颅盖骨折的治疗原则是　　　　　　　　　　　　　　（　）

A. 手术复位　　　　　　　　　　　B. 清除碎骨

C. 手术钢丝固定　　　　　　　　　D. 仅做外固定

E. 不需特殊处理

40. 颅中窝骨折最易损伤哪根神经　　　　　　　　　　　　　　　　（　）

A. 动眼神经　　B. 视神经　　C. 迷走神经　　D. 面神经　　E. 嗅神经

41. 脑震荡诊断的重要依据是　　　　　　　　　　　　　　　　　　（　）

A. 头皮擦搓伤痕　　　　　　　　　B. 颅骨骨折

C. 头痛、头晕、恶心、呕吐　　　　D. 生命体质变化

E. 短暂昏迷和遗忘症

42. 颅脑对冲伤最常见的部位是　　　　　　　　　　　　　　　　　（　）

A. 顶叶　　　B. 枕叶　　　C. 顶枕部　　　D. 额颞部　　　E. 小脑

43. 脑干损伤的特征性表现是　　　　　　　　　　　　　　　　　　（　）

A. 深度昏迷　　　　　　　　　　　B. 瞳孔不等大

C. 中枢性高热　　　　　　　　　　D. 生命功能紊乱

E. 去大脑强直

44. 急性硬膜外血肿患者中间清醒期的长短主要取决于　　　　　　　（　）

A. 出血的来源　　　　　　　　　　B. 血肿的部位

C. 血肿量的大小　　　　　　　　　D. 血肿形成的速度

E. 原发性脑损伤的轻重

45. 老年患者临床及CT诊断为脑转移瘤,其最常见的原发瘤来源于哪个部位（　）

A. 皮肤　　　B. 结肠　　　C. 前列腺　　　D. 肺脏　　　E. 肾脏

46. 最常见的颅内神经纤维瘤起源于　　　　　　　　　　　　　　　（　）

A. 三叉神经　　B. 面神经　　C. 前庭蜗神经　　D. 舌咽神经　　E. 体神经

47. 最容易引起颅内侵蚀的颅内肿瘤是　　　　　　　　　　　　　　（　）

A. 神经胶质瘤　B. 松果体瘤　C. 神经纤维瘤　D. 血管瘤　E. 脑膜瘤

48. 小脑幕裂孔疝,最好发于下列哪种疾病 ( )
A. 小脑肿瘤 B. 小脑肿瘤 C. 颞叶肿瘤 D. 垂体肿瘤 E. 脑干肿瘤

49. 交叉神经感觉障碍和(或)交叉神经瘫痪是哪一部位占位性病变所致 ( )
A. 额叶 B. 颞叶 C. 顶叶 D. 脑干 E. 蝶鞍区

50. 蛛网膜下腔出血,最常见的病因是 ( )
A. 颅内动脉瘤 B. 高血压 C. 脑动脉炎 D. 颅脑外伤 E. 颅内肿瘤

51. 脑挫裂伤最突出的临床表现 ( )
A. 意识障碍 B. 头痛 C. 呕吐 D. 颅内压增高 E. 脑疝

52. 冬眠低温治疗期间,患者每天液体入量不宜超过 ( )
A. 1 000 mL B. 1 200 mL C. 1 500 mL D. 1 800 mL E. 2 000 mL

53. 防止颅内压骤然增高的护理措施,下列哪项是错误的 ( )
A. 避免情绪激动   B. 保持呼吸道通畅
C. 避免剧烈活动   D. 定时定量给予抗癫痫药物
E. 防止便秘,必要时清洁灌肠

54. 颅内压增高的护理措施,下列哪项是错误的 ( )
A. 抬高床头 15°～30°   B. 持续或间断吸氧
C. 高热时给予有效降温   D. 头痛时可给予吗啡止痛
E. 躁动时寻找原因及时处理,切忌强制约束

55. 颅骨骨折患者的护理措施,下列哪项是错误的 ( )
A. 密切观察有无颅内感染迹象   B. 禁忌做腰穿
C. 避免用力咳嗽、打喷嚏、擤鼻涕   D. 禁止耳、鼻滴药、冲洗和堵塞
E. 颅后窝骨折患者应采用健侧卧位

56. 脑震荡时患者的意识障碍一般不超过 ( )
A. 20 分钟 B. 30 分钟 C. 40 分钟 D. 50 分钟 E. 60 分钟

57. 外伤性脑水肿反应的高峰期在伤后 ( )
A. 1～2 天 B. 2～3 天 C. 3～4 天 D. 4～5 天 E. 5～6 天

58. 颅脑损伤患者的病情观察最重要的是 ( )
A. 意识 B. 瞳孔 C. 血压 D. 体温 E. 呼吸

59. 颅脑疾病术后体位的安置,下列错误的是 ( )
A. 意识清醒、血压平稳者,宜抬高床头 15°～30°
B. 幕下开颅术后早期宜垫枕侧卧
C. 幕上开颅术后,应卧向健侧
D. 体积较大的肿瘤切除术后,手术区在 24 小时内应保持高位
E. 后颅脑神经受损、吞咽功能障碍者,只能取侧卧位

60. 颅脑手术后最危险的并发症是 （   ）

　　A. 出血　　　B. 感染　　　C. 中枢性高热　　　D. 胃出血　　　E. 癫痫发作

61. 脑室引流的护理要点,下列错误的是 （   ）

　　A. 引流管开口需高于侧脑室平面 10～15 cm

　　B. 每天引流量不超过 800 mL 为宜

　　C. 保持引流通畅

　　D. 观察并记录脑脊液的颜色、量及性状

　　E. 引流时间一般不宜超过 5～7 天

62. 创腔引流袋应放置于 （   ）

　　A. 低于创腔 10 cm 处　　　　　　　　B. 低于创腔 20 cm 处

　　C. 低于创腔 30 cm 处　　　　　　　　D. 低于创腔 40 cm 处

　　E. 头旁枕上或枕边

二、多项选择题

1. 以下表现中,哪项与枕骨大孔疝有关 （   ）

　　A. 剧烈头痛　　B. 反复呕吐　　C. 瞳孔不等大　　D. 意识昏迷　　E. 生命功能紊乱

2. 防止颅内压骤然增高的护理措施,下列哪项是正确的 （   ）

　　A. 避免情绪激动　　　　　　　　　　B. 保持呼吸道通畅

　　C. 避免剧烈活动　　　　　　　　　　D. 定时定量给予抗癫痫药物

　　E. 防止便秘,必要时清洁灌肠

3. 颅内压增高的护理措施,下列哪项是正确的 （   ）

　　A. 抬高床头 15°～30°　　　　　　　　B. 持续或间断吸氧

　　C. 高热时给予有效降温　　　　　　　D. 头痛时可给予吗啡止痛

　　E. 躁动时寻找原因及时处理,切忌强制约束

4. 颅骨骨折患者的护理措施,下列哪项是正确的 （   ）

　　A. 密切观察有无颅内感染迹象　　　　B. 禁忌做腰穿

　　C. 避免用力咳嗽、打喷嚏、擤鼻涕　　D. 禁止耳、鼻滴药、冲洗和堵塞

　　E. 颅后窝骨折患者应采用健侧卧位

5. 脑室引流的护理要点,下列正确的是 （   ）

　　A. 引流管开口需高于侧脑室平面 10～15 cm

　　B. 每天引流量不超过 800 mL 为宜

　　C. 保持引流通畅

　　D. 观察并记录脑脊液的颜色、量及性状

　　E. 引流时间一般不宜超过 5～7 天

6. 下列哪些患者适合颅脑外伤后鼻饲　　　　　　　　　　　　　　　　（　　）

A. 脑挫裂伤后长期昏迷者

B. 脑干损伤,吞咽困难

C. 已有气管切开的患者

D. 颅底骨折后并脑脊液鼻漏的患者

E. 烦躁不安,欠合作的患者

7. 关于慢性硬膜下血肿,说法正确的是　　　　　　　　　　　　　　　（　　）

A. 可有精神症状　　　　　　　　　B. 可有肢体偏瘫

C. 一定有外伤史　　　　　　　　　D. 青年人多见

E. 可有颅内压增高症状

8. 下列何者可以出现脑脊液鼻漏　　　　　　　　　　　　　　　　　（　　）

A. 前颅窝骨折　　　　　　　　　　B. 上颌骨骨折

C. 后颅窝骨折　　　　　　　　　　D. 中颅窝骨折

E. 颅骨凹陷骨折

9. 以下哪些表现提示严重颅内压增高　　　　　　　　　　　　　　　（　　）

A. 一侧肢体瘫痪　　B. 共济失调　　C. 意识淡漠　　D. 躁动　　E. 颈项强直

10. 对于颅内压增高的患者采取如下哪些措施是不恰当的　　　　　　　（　　）

A. 立即腰穿,测量脑脊液压力　　　　B. 慎行腰穿

C. 腰穿,脑脊液外引流　　　　　　　D. 立即行脑室穿刺,脑脊液外引流

E. 立即行脑室分流术

11. 下述何者可以出现脑脊液鼻漏　　　　　　　　　　　　　　　　　（　　）

A. 颅中窝骨折　　B. 颅前窝骨折　　C. 后颅窝骨折　　D. 上颌骨骨折　　E. 颅骨凹陷骨折

12. 颅内压增高常见的病因是　　　　　　　　　　　　　　　　　　　（　　）

A. 脑萎缩　　　B. 颅内肿瘤　　　C. 脑寄生虫病　　　D. 颅脑损伤　　　E. 颅内动脉瘤

13. 对外伤性颅内血肿的诊断有帮助的检查手段有　　　　　　　　　　（　　）

A. CT　　　　　B. 脑血管造影　　　C. 腰穿　　　D. MRI　　　E. 头颅平片

14. 枕骨大孔疝的典型表现为　　　　　　　　　　　　　　　　　　　（　　）

A. 颈项强直　　　　　　　　　　　B. 呼吸骤停

C. 意识与瞳孔变化晚　　　　　　　D. 双瞳不等大

E. 意识与瞳孔变化早

15. 小脑幕切迹疝的典型表现为　　　　　　　　　　　　　　　　　　（　　）

A. 昏迷　　　　　　　　　　　　　B. 患侧瞳孔先缩小后散大

C. 病变对侧锥体束征　　　　　　　D. 生命体征的改变

E. 病变同侧的锥体束征

16. 颅内高压的护理有 （　　）
A. 保持安静,绝对卧床休息,抬高床头15°~30°
B. 充足给氧、高热者降温
C. 密切观察意识、瞳孔及生命休息体征变化
D. 补液量每24小时不超过2 000 mL,记录24小时出入水量
E. 保持引流或监护系统的密闭性,预防逆行感染

17. 下列哪些是冬眠低温疗法的适应证 （　　）
A. 中枢性高热　　　　　　　　　B. 原发性脑干损伤
C. 严重脑挫裂伤　　　　　　　　D. 任何原因所致的缺氧
E. 脑室内手术后高热

18. 关于气管插管的护理,下列正确的有 （　　）
A. 患者的头部稍后仰　　　　　　B. 妥善固定导管
C. 保持导管通畅　　　　　　　　D. 定时做口腔护理
E. 气管套囊每隔3~4小时放气10分钟

三、判断题

1. 颅底骨折出现脑脊液即属开放性骨折。 （　　）
2. 颅后窝、颅中窝骨折患者应采用健侧卧位。 （　　）
3. 颅脑损伤患者禁用吗啡止痛。 （　　）
4. 在监测颅脑损伤患者的生命体征时,为避免患者躁动,影响准确性,应先测血压,再测呼吸,最后测脉搏。 （　　）
5. 若伤后血压上升,脉搏缓慢有力,呼吸深慢,提示颅内压升高,应警惕颅内血肿或脑疝发生。 （　　）
6. 为防止颅脑损伤患者躁动而致颅内压升高,可使用镇静剂或强制性约束。（　　）
7. 脑脓肿早期可出现持续性高热,应及时做物理降温或人工冬眠。 （　　）
8. 脑室引流患者头部活动应适当限制,翻身和操作时避免牵拉引流管。 （　　）
9. 气管切开患者每天经呼吸道蒸发的水分约为500 mL。 （　　）
10. 冬眠低温疗法时,降温速度以每小时下降2℃为宜。 （　　）
11. 因头皮的血液供应丰富,故抗感染及愈合能力较强。 （　　）
12. 停用冬眠低温治疗时,应先逐步减少药物剂量或延长相同剂量的药物维持时间直至停用,再停止物理降温,让体温自然回升。 （　　）
13. 颅内血肿是颅脑损伤中最常见、最危险,却又是可逆的继发性疾病。 （　　）
14. 颅内动脉瘤80%发生在大脑动脉环的前部及其邻近的主动脉干上。 （　　）

自测试题答案

一、单项选择题

1. A 2. A 3. D 4. C 5. E 6. D 7. D 8. C 9. A 10. B 11. D 12. D 13. E
14. E 15. C 16. E 17. D 18. E 19. B 20. C 21. A 22. A 23. D 24. A 25. E
26. C 27. C 28. B 29. D 30. B 31. A 32. B 33. C 34. C 35. D 36. C 37. E
38. C 39. D 40. D 41. C 42. D 43. D 44. C 45. C 46. C 47. C 48. D 49. A
50. A 51. A 52. C 53. E 54. D 55. E 56. B 57. C 58. C 59. B 60. A 61. B
62. E

二、多项选择题

1. ABDE 2. ABCD 3. ABCE 4. ABCD 5. ACDE 6. ABCE 7. ABE 8. AD
9. CDE 10. ACDE 11. AB 12. BCD 13. ABD 14. ABC 15. ABC 16. ACDE
17. ABCE 18. ABCD

三、判断题

1. √ 2. × 3. √ 4. × 5. √ 6. × 7. √ 8. √ 9. √ 10. × 11. √
12. × 13. √ 14. √

第四节　胸外科护理

基本知识问答

1. 胸部损伤患者的临床表现有哪些？

(1) 胸痛：为主要症状，常位于受伤处，并有压痛，呼吸时加剧，尤以肋骨骨折者为甚。

(2) 呼吸困难：胸痛可使胸廓活动受限，呼吸浅快；血液或分泌物可堵塞呼吸道；肺挫伤后产生出血、瘀血或肺水肿；气胸、血胸致肺膨胀不全等均可引起呼吸困难。若有多根、多处肋骨骨折，胸壁软化造成胸廓反常呼吸运动时则更加重呼吸困难。

(3) 咯血：肺或支气管损伤可引起痰中带血或咯血。大支气管损伤者，咯血出现较早且量较多。小支气管或肺泡破裂出现肺水肿及毛细血管出血者，多咳出泡沫样血痰。

(4) 休克：胸膜腔内大出血将引起血容量急剧下降；大量积气，尤其是张力性气胸，不仅影响肺功能，而且阻碍静脉血液回流；心包腔内出血引起心脏压塞；严重的疼痛和继发性感染等因素均可致患者陷入休克状态。

2. 胸部损伤患者的护理措施有哪些？

(1) 现场急救：胸部损伤患者若遇有危及生命的现象时，护士应协同医师采取紧急措施,予以急救。①患者如心搏、呼吸停止,应立即进行心肺复苏术;②迅速清除呼吸道分泌物或血块,保持呼吸道通畅,防止窒息,缺氧时给予氧气吸入;③积气量,多闭合性气胸或张力性气胸,应立即行穿刺抽气,或用粗针头在伤侧第2肋间锁骨中线处刺入胸膜腔排气,并连接水封瓶闭式引流;④连枷胸用厚敷料加压包扎患处胸壁,以消除反常呼吸;⑤开放性气胸,要有效封闭创口,立即用敷料(最好为凡士林纱布),如找不到无菌敷料,应随手取清洁布类,甚至用手掌堵塞伤口封闭胸壁伤口,变开放性气胸为闭合性气胸,阻止气体继续进出胸膜腔。

(2)维持呼吸功能:①保持呼吸道通畅,预防窒息。鼓励和协助患者有效咳嗽、排痰,及时清除口腔、呼吸道内的血液、痰液及呕吐物;②痰液黏稠不易咳出时,应用祛痰药以及超声雾化或氧雾化吸入,以稀释痰液并促使其排出。必要时经鼻导管吸痰;③病情稳定者取半坐卧位;④每小时协助患者咳嗽,做深呼吸运动;⑤予以吸氧;⑥协助患者翻身、扶坐、拍背,以减少肺不张等肺部并发症的发生;⑦必要时行气管切开,应用呼吸机辅助呼吸。

(3)病情观察:①严密观察生命体征,注意神志、瞳孔、胸部、腹部和肢体活动等情况,疑有复合伤时应立即报告医师;②患者是否有气促、发绀、呼吸困难等症状,注意呼吸频率、节律、幅度及缺氧症状;③有无气管移位、皮下气肿等;④必要时测定中心静脉压和尿量等,注意观察有无心脏压塞征象,若出现心脏压塞征立即通知医师予以处理。

(4)补充血容量:维持正常心排血量。①迅速建立静脉输液通路;②在监测中心静脉压的前提下,补充液体量,维持水、电解质及酸碱平衡;③剖胸止血术的指征:通过补充血容量或抗休克处理,病情无明显好转且出现胸膜腔内活动性出血者,需迅速做好剖胸止血术的准备。胸膜腔内活动性出血的征象:①脉搏逐渐增快,血压持续下降;②血压虽有短暂回升,又迅速下降;③血红蛋白、红细胞计数、血细胞比容持续降低;④胸腔闭式引流血量≥200 mL/h,并持续2～3小时以上;⑤胸膜腔穿刺抽血很快凝固或因血凝固抽不出,且胸部X线示胸膜腔阴影继续增大者。

(5)减轻疼痛与不适:对肋骨骨折患者可采用胸带固定,也可用1%普鲁卡因做肋间神经封闭。对连枷胸患者可协助医师采用巾钳夹住浮游离段肋骨的中央处,将其悬吊牵引;或采用手术进行肋骨内固定。当患者咳嗽或咳痰时,协助或指导患者及家属用双手按压患侧胸壁,以减轻疼痛。遵医嘱应用止痛剂。

(6)预防感染:①密切观察体温的变化,每4小时测1次体温,若有异常,报告医师后协助处理;②配合医师及时清创、缝合、包扎伤口,注意无菌操作;③鼓励患者深呼吸,有效咳嗽、排痰以促进肺扩张;④保持胸膜腔闭式引流管通畅,及时引流出积血、积气,预防胸腔感染的发生;⑤遵医嘱合理应用抗生素;⑥有开放性伤口者,应注射破伤风抗毒素。

(7)床旁急救:对疑有心脏压塞者,应迅速配合医师施行剑突下心包穿刺或心包开窗探查术,以解除急性心脏压塞,并尽快做好剖胸探查术的准备。术前以快速输血为主,其他抗休克措施为辅。若发生心搏骤停,须配合医师行床旁开胸挤压心脏,解除心脏压塞,指压控制出血,并迅速送入手术室继续抢救。

(8)心理护理:护士应加强与患者的沟通,做好心理护理及病情介绍,说明各项诊疗、护理操作及手术的必要性和安全性,解释各种症状和不适的原因、持续的时间及预后,关心、体贴患者,帮助患者树立信心、配合治疗。

3.胸膜腔闭式引流的目的与适应证有哪些?

(1)目的:排除胸膜腔内的液体、气体和血液,恢复和保持胸膜腔内负压,促进肺复张,预防胸内感染。

(2)适应证:用于外伤性或自发性气胸、血胸、脓胸及心胸手术后的引流等。

4.胸膜腔闭式引流的护理及注意事项有哪些?

(1)引流管的选择,选择长度约10 cm的橡胶管作为引流管。①排液管:选择管径1.5~2.0 cm的橡胶管作为排液管;②排气管:选择管径1.0 cm左右的橡胶管作为排气管,或选择合适的一次性排液、排气管。

(2)置入胸腔引流管,引流液体时,部位一般选在腋中线和腋后线之间的第6~8肋间;脓胸常选在积脓液的最低位。引流气体时,常选锁骨中线第2肋间。

(3)严格检查各装置是否密封,如引流管各衔接、皮肤接口处等均要求密封,以免漏气及滑脱。

(4)运送患者时,双钳夹管,水封瓶置于床上,患者双下肢之间,防止滑脱;下床活动时,引流瓶应低于膝关节。

(5)水封瓶的长玻璃管以浸入水面下3~4 cm为宜,以防气体进入。

(6)保持引流通畅:①引流术后,如患者血压平稳,应取半坐卧位,以利于引流及呼吸;②鼓励患者咳嗽及深呼吸,使进入胸腔内气体及液体排出,促进肺复张;③防止引流管道受压、折曲、阻塞;④定时往下捏挤引流管,以免管腔被血块、脓液阻塞。如水封瓶内的水柱随呼吸动作上下波动,说明引流通畅。

(7)水封瓶内装无菌盐水500 mL,引流瓶应低于胸壁引流口平面60~100 cm,以防瓶内液体倒流入胸膜腔。

(8)注意观察引流液的量、性状、水柱波动范围,并准确记录。

5.试述肺癌的病理分型。

(1)鳞状细胞癌(鳞癌):最为多见。

(2)小细胞癌(未分化小细胞癌):细胞形态与小淋巴细胞相似,形如燕麦穗粒,因而又称燕麦细胞癌,恶性程度高。

(3)腺癌:细支气管肺泡癌是腺癌的一种类型。

(4)大细胞癌:分化程度低,预后差。此型肺癌甚为少见。

6. 肺叶切除术后的主要并发症有哪些？如何观察和护理？

肺切除术后的主要并发症：①出血；②肺不张；③肺炎；④心律失常；⑤支气管胸膜瘘等。

观察及护理应包括以下方面：

(1) 出血：术后3小时内血性引流液大于100 mL/h，呈鲜红色，有血凝块，伴有血压下降、脉搏增快、尿量减少等低血容量表现，应疑为活动性出血。需加快静脉输血补液速度，使用止血药，同时保持胸腔引流管通畅，必要时做好剖胸探查的准备。

(2) 肺不张、肺炎：患者可出现气短、憋气、烦躁不安、心动过速、体温增高、哮鸣、呼吸困难等症状。应鼓励协助患者做有效咳嗽，行鼻导管深部吸痰或支气管镜吸痰，病情严重者可行气管切开，以确保呼吸道通畅。

(3) 心律失常：观察心率、心律、血压、尿量等变化，发现心律失常，及时通知医生并配合处理。

(4) 支气管胸膜瘘：一般发生在术后7～10天，患者有发热、刺激性咳嗽、痰中带血或咳血痰、呼吸音减低、呼吸困难且胸腔引流管排出大量气体等。应将患者置于患侧卧位，以防漏出液流向健侧。可行胸腔闭式引流术，必要时开胸修补瘘孔。

7. 损伤性气胸有哪几种类型？如何进行急救及护理？

(1) 闭合型气胸：多为肋骨骨折的并发症，肋骨断端刺破肺表面，空气漏入胸膜腔所造成。因伤口迅速闭合，气体不再继续进入胸膜腔，故对胸膜腔负压影响不大。肺萎陷在30%以下者，多无明显症状，不需特殊治疗。超过30%，有胸闷、气促，应行患侧胸膜腔穿刺排气或行胸膜腔引流术并用抗生素预防感染。

(2) 开放性气胸：刀刃锐器或弹片火器所致的胸壁伤口，使胸膜腔与外界相通，空气可随呼吸而自由出入胸膜腔内，称之为开放性气胸。应迅速用多层无菌凡士林纱布外加棉垫封闭伤口，再用胶布和绷带包扎固定。伤情稳定后，争取早期清创，并行闭式胸膜腔引流，注射破伤风抗毒素及大剂量抗生素。

(3) 张力性气胸：又称高压性气胸。伤侧肺被压缩，纵隔移位，气肿，患者出现极度呼吸困难，甚至发绀和休克。治疗的关键是尽快排出胸膜腔积气。紧急时可用粗针头在伤侧第2肋间锁骨中线处刺入胸膜腔，暂时排气减压后再处理。

8. 何谓肺大泡？

慢性阻塞性肺气肿时，由于慢性炎症破坏小支气管壁软骨，使之失去正常的支架作用，吸气时支气管舒张，气体尚能进入肺泡，但呼气时，支气管过度缩小、陷闭，阻碍气体排出，肺泡过度膨胀，可发生破裂，多个肺泡破裂融合而成为肺大泡。

9. 简述胸外科患者手术前、后的护理？

术前护理：

(1) 呼吸道护理：①有吸烟史者劝其戒烟；②训练患者做深呼吸运动及腹式呼吸；

③指导患者学会有效咳嗽与排痰的方法,即在排痰前先轻轻咳嗽几次,使痰液松动,再深吸一口气后用力咳嗽,使痰液顺利排出;④若术前已有肺部感染或咳脓痰者,术前3~5天应用抗生素。痰液黏稠者,行雾化吸入,雾化后拍背帮助患者排痰。

(2)体能锻炼:督促患者每日平地快速步行或爬楼梯,以增强心肺功能。

(3)排便训练:指导患者练习床上排便,可以减少或避免术后尿潴留的发生。

(4)心理护理:了解患者和亲属的心理活动,给予心理支持,使其处于接受手术治疗的最佳心理状态。

术后护理:

(1)病情观察:严密监测患者心率、心律、呼吸、血压情况,注意有无伤口渗血、出血。

(2)体位及引流手术后次日患者可取半坐卧位,有利于咳嗽和引流。正确连接各种管道,观察并记录引流液的量、性状。

(3)呼吸道护理:手术后患者一旦清醒,即鼓励其行深呼吸、有效咳嗽,便于排痰、引流、促进肺复张。雾化吸入每日2~3次。

(4)健康指导:①手术后早期督促患者在床上活动肢体,待拔除引流管后鼓励其下床站立或缓步行走,以防长期卧床血栓形成,注意早期做上肢的外展、上举、爬墙锻炼,避免因手术切口瘢痕挛缩而致上肢活动受累;②加强营养,鼓励患者经口进食。

10.何为上腔静脉综合征?

由于肿瘤压迫或侵犯上腔静脉可出现包括面部、上肢肿胀发绀,颈浅静脉怒张,前胸壁静脉迂曲等征象。

11.试述开放性气胸的处理原则。

紧急封闭伤口;抽气减压;进一步清创、缝合胸壁伤口,并做胸膜腔闭式引流术;剖胸探查;预防及处理并发症。

12.试述连枷胸的现场急救。

用厚敷料加压包扎患处胸壁,以消除反常呼吸。

13.试述胸膜腔内活动性出血的征象。

脉搏逐渐增快,血压持续下降;血压虽有短暂回升,又迅速下降;血红蛋白、红细胞计数、血细胞比容持续降低;胸腔闭式引流血量≥200 mL/h,并持续2~3小时以上;胸膜腔穿刺抽血很快凝固或因血凝固抽不出,且胸部X线示胸膜腔阴影继续增大者。

14.试述全肺切除术后置胸腔引流管的目的和护理要点。

所置的胸腔引流管一般呈钳闭状态,以保证术后患侧胸腔内有一定的渗液,经减轻或纠正明显的纵隔移位。可酌情放出适量的气体或引流液,以维持气管、纵隔于中间位置。每次放液量不宜超过100 mL,速度宜慢,避免快速多量放液引起纵隔突然移位,导致心搏骤停。

15. 试述急性呼吸窘迫综合征(ARDS)患者的护理关键。

加强监护;强化呼吸道护理,保持呼吸道通畅和清洁、防治呼吸道感染等并发症;对应用呼吸机的患者,做好气管插管、气管切开的护理;监测血气分析和肺功能,准确计算和记录出入水量,肺水肿期应严格限制入水量;心理护理,采用多种方式加强与患者的交流和沟通,解除患者的焦虑和恐惧感。

16. 试述急性脓胸的治疗原则。

(1)应用抗生素控制感染。

(2)排尽脓液促使肺早日扩张。及早反复胸膜腔穿刺,抽除稀薄脓液,向胸膜腔内注入抗生素,多可获得满意效果。若经过治疗,脓量不见减少或脓液稠厚、浑浊,或发现有大量气体,疑有支气管瘘者应及早行胸膜腔闭式引流术。

17. 试述胸部外伤后纵隔及皮下气肿的产生原因、处理原则及护理要点。

(1)产生原因:肺泡破裂造成间质性肺气肿,气体进入纵隔和皮下。张力性气胸时胸腔内空气在高压下被挤入纵隔和皮下组织引起皮下气肿。

(2)处理方法:及时施行胸腔闭式引流进行减压是处理纵隔气肿的关键。由肺泡破裂造成的纵隔气肿,呼吸循环功能受影响者,可在颈根部做一切口排气,紧急需要时还可在胸骨切迹上方,切开皮下组织及气管前筋膜,使气体排出;亦可在皮下气肿张力最大处,做小切口减压。如患者已做气管切开术,为避免造成纵隔感染,此时可在两侧锁骨上切开减压。

(3)护理要点:注意血压、脉搏、呼吸及气管是否受压等,同时要保持胸腔引流通畅。严格消毒防止感染。应经常协助患者变换体位,以利胸腔内气体排出。

自测试题

一、单项选择题

1. 胸部损伤后咯血或痰中带血提示 ( )
   A. 气胸　　B. 血胸　　C. 肺或支气管损伤　　D. 食管损伤　　E. 损伤性窒息

2. 开放性胸部损伤诊断的主要依据是 ( )
   A. 胸部皮肤裂伤　　　　　　　　B. 气管或食管裂伤
   C. 肋骨骨折刺破胸膜　　　　　　D. 胸壁创口与胸膜腔相通
   E. 开放性肋骨骨折

3. 开放性气胸急救首先是 ( )
   A. 抗生素治疗　　B. 药物止痛　　C. 闭合伤口　　D. 手术治疗　　E. 颈封

4. 肋骨骨折最常见于 ( )
   A. 1~3肋骨　　B. 4~7肋骨　　C. 7~9肋骨　　D. 9~10肋骨　　E. 11~12肋骨

5. 胸部损伤外科治疗原则是 （   ）
A. 纠正酸碱平衡失调   B. 纠正电解质紊乱
C. 给予脱水利尿剂   D. 给予止痛,输血
E. 纠正循环、呼吸功能障碍

6. 胸部损伤,下述哪种情况为剖胸探查手术适应证 （   ）
A. 气胸肺萎陷超过 30%   B. 多根多处肋骨骨折
C. 胸部爆震伤   D. 进行性血胸
E. 损伤性窒息发绀严重

7. 能出现反常呼吸的肋骨骨折是 （   ）
A. 两根肋骨骨折   B. 两根以上肋骨骨折
C. 双侧肋骨单根骨折   D. 多根多处肋骨骨折
E. 多发性肋软骨骨折

8. 多根多处肋骨骨折急救要点主要是 （   ）
A. 输血补液,防止休克   B. 控制反常呼吸,保持呼吸道通畅
C. 立即行开胸探查术   D. 加压给养
E. 镇静,镇痛

9. 创伤性窒息最常见的原因是 （   ）
A. 胸部撞击伤   B. 胸部摔伤
C. 胸部暴力挤伤   D. 胸部扑打伤
E. 胸部高压气浪冲击伤

10. 进行性血胸是指 （   ）
A. 损伤后 DIC
B. 血胸量大于 500 mL
C. 血胸量大于 1 000 mL
D. 胸腔闭式引流一次放出血量达 500 mL
E. 闭式引流后,引流量每小时大于 200 mL,持续 3 小时

11. 损伤性血胸,胸腔内积血不凝固的原因是 （   ）
A. 多种凝血因子的减少   B. 胸腔内渗出液稀释
C. 主要是凝血酶原减少   D. 腔静脉出血
E. 肺、心脏、膈活动去纤维蛋白作用

12. 开放性气胸的病理生理改变,下述哪项错误的是 （   ）
A. 伤侧负压消失   B. 伤侧肺萎陷
C. 肺内部分气体对流   D. 纵隔扑动
E. 伤侧有反常呼吸

13. 开放性气胸患者呼吸困难最主要的急救措施是　　　　　　　　（　）

   A. 吸氧　　　　　　　　　　　　　B. 输血补液

   C. 气管插管行辅助呼吸　　　　　　D. 立即剖胸探查

   E. 迅速封闭胸部伤口

14. 张力性气胸急救处理为　　　　　　　　　　　　　　　　　　（　）

   A. 立即输氧改善呼吸

   B. 立即应用抗生素减少感染

   C. 立即补液改善循环

   D. 立即穿刺排气降低胸膜腔内压

   E. 立即予以高压氧治疗

15. 患者胸部外伤2小时,查体:脉搏120/分,血压12/8 kPa,右胸可触到骨擦感和皮下气肿,叩诊鼓音,呼吸音消失,急救处理是　　　　　　　　　　　（　）

   A. 输血、补液、抗休克　　　　　　B. 立即胸腔排气

   C. 胶布固定　　　　　　　　　　　D. 应用升压

   E. 氧气吸入

16. 关于胸膜腔闭式引流装置,下列哪项是正确的　　　　　　　　（　）

   A. 水封瓶长玻管在水下 3～4 cm,水封瓶低引流口 60 cm

   B. 水封瓶长玻管在水下 3～4 cm,水封瓶低引流口 40 cm

   C. 水封瓶长玻管在水下 4～6 cm,水封瓶低引流口 30 cm

   D. 水封瓶长玻管在水下 4～6 cm,水封瓶低引流口 60 cm

   E. 水封瓶长玻管在水下 2～3 cm,水封瓶低引流口 50 cm

二、多项选择题

1. 人工气道梗阻时的常见原因有　　　　　　　　　　　　　　　（　）

   A. 导管扭曲　　　　　　　　　　　B. 痰栓阻塞管道

   C. 异物阻塞管道　　　　　　　　　D. 气管壁塌陷

   E. 气囊疝出堵塞导管远端开口

2. 临床建立人工气道的主要适应证有　　　　　　　　　　　　　（　）

   A. 上呼吸道梗阻　　　　　　　　　B. 昏迷

   C. 大手术　　　　　　　　　　　　D. 清除气道分泌物

   E. 提供机械通气的通道

3. 下列哪些是机械通气的相对禁忌证　　　　　　　　　　　　　（　）

   A. 张力性气胸或气胸　　　　　　　B. 支气管异物

   C. 恶病质　　　　　　　　　　　　D. 长时间休克者

   E. 严重心力衰竭激发呼吸衰竭

4. 常见的呼吸机与患者呼吸不同步的原因 （   ）
   A. 通气不当　　　　　　　　　　　　B. 呼吸道分泌物多
   C. 气管插管移位　　　　　　　　　　D. 疼痛
   E. 胃潴留或尿潴留

5. 关于气管插管的护理,下列正确的有 （   ）
   A. 患者的头部稍后仰　　　　　　　　B. 妥善固定导管
   C. 保持导管通畅　　　　　　　　　　D. 定时做口腔护理
   E. 气管套囊每隔3~4小时放气10分钟

6. 常用的机械通气模式有 （   ）
   A. 控制通气　　　　　　　　　　　　B. 辅助/控制通气
   C. 间歇指令通气　　　　　　　　　　D. 压力支持通气
   E. 呼吸末负压

7. 胸膜腔闭式引流不畅的原因是 （   ）
   A. 引流导管残渣阻塞　　　　　　　　B. 引流管侧孔紧贴胸壁
   C. 胸壁置管伤口太小　　　　　　　　D. 引流管内压力太大
   E. 引流管扭曲

8. 胸外伤患者急救处理原则是 （   ）
   A. 保持呼吸道通畅　　　　　　　　　B. 立即给予氧气吸入
   C. 张力性气胸应立即剖胸探查　　　　D. 迅速重建胸内负压
   E. 肺裂伤后造成活动性血胸者,应立即行肺叶切除术

三、判断题

1. 开放性气胸的急救处理,首先要使开放性气胸变为闭合性气胸,正确做法是用无菌敷料如大块凡士林油纱加棉垫封盖伤口,外用绷带包扎,务使不漏气。（   ）

2. 张力性气胸的紧急处理是用大号空针头自锁骨中线第2或第3肋间穿入胸腔内放气减压。（   ）

3. 纵隔内组织和器官较多,组织来源复杂,所以纵隔区内肿瘤种类繁多。有恶性也有良性。原发纵隔肿瘤中以恶性多见,但也有相当部分是良性。（   ）

4. 原发性纵隔肿瘤一般来言,阳性体征多见。其症状与肿瘤大小、部位、生长方向和速度、质地、性质等有关。（   ）

5. 肺动脉楔压是检测左心功能的最重要的指标。（   ）

6. 氧治疗后,若二氧化碳分压增高小于0.7 kPa,氧分压改善不明显,应降低氧流量。（   ）

7. 开放性气胸急救处理的原则是使开放性气胸变为闭合性气胸。（   ）

8. 在急救张力性气胸患者时,可用一根粗针头在伤侧第2肋间锁骨中点连线处刺入

胸膜腔排气,以降低胸膜腔压力。 ( )

9. 对全肺切除术后所置的胸腔引流管一般呈钳闭状态,以保证术后患侧,胸腔内有一定的渗液以减轻或纠正明显的纵隔移位。 ( )

自测试题答案

一、单项选择题

1. C 2. D 3. C 4. B 5. E 6. D 7. D 8. B 9. C 10. E 11. E 12. E 13. E 14. D 15. B 16. A

二、多项选择题

1. ABCDE 2. ABDE 3. ABE 4. ABCDE 5. ABCD 6. ABCD 7. ABCE 8. ABD

三、判断题

1. √ 2. √ 3. × 4. × 5. × 6. × 7. √ 8. √ 9. √

第五节　心脏外科护理

基本知识问答

1. 何谓二尖瓣装置?

二尖瓣环、瓣叶、腱索、乳头肌所组成的精密结构称为二尖瓣装置。

2. 何谓 Eisenmenger 综合征?

左向右分流引起肺动脉压升高,当肺动脉压力高于主动脉压力,则出现右向左逆向分流,导致发绀。

3. 何谓法洛四联症?

肺动脉口狭窄、室间隔缺损、主动脉骑跨和右心室肥大。

4. 何谓心包切开综合征?

心包内手术操作 2~4 周后,发生以进行性的心包和/或胸膜渗出为其特征。表现为发热、胸痛或心脏受压。血象一般正常。

5. 何谓超标巨大左室?

左心室短轴舒张末内径大于 70 mm,收缩末内径大于 50 mm,EF<0.5,FS<0.25。

6. 哪些先心病可有连续性杂音?

动脉导管未闭、冠状动脉窦动脉瘤破裂、冠状动静脉瘘、主肺动脉间隔缺损、主动脉—左室异常通道。

7. 动脉导管未闭的治疗方法有哪些?

①早产儿服用消炎痛(吲哚美辛);②结扎法;③节断缝闭法;④体外循环下缝闭;

⑤栓塞法。

8. 何为体外循环？

体外循环是利用特殊人工装置将回心静脉血引出体外，进行气体交换、调节温度和过滤后，输回体内动脉的生命支持技术。

9. 何谓主动脉狭窄？

狭窄多位于降主动脉峡部，引起上身血液增加，上肢血压上升而下肢血压下降。患者有高血压症状，而下肢有缺血表现，颈动脉、桡动脉搏动增强，肱动脉压上升，下肢动脉搏动弱压力低于上肢。

10. 何谓先天性心脏病？

先天性心脏病是由于母亲在怀孕期间受到各种不良因素的干扰，致使胎儿在心脏、大血管生长发育阶段产生的其形态、功能等方面的异常。是胎儿出生时即具有的心脏疾病。

11. 冠状动脉旁路移植术的手术指征是什么？

（1）内科药物治疗不能缓解冠心病患者的心绞痛，而冠脉造影显示冠状动脉两支或两支以上的狭窄病变大于70%。

（2）左主干或左主干等同病变，由于容易致猝死，需尽快手术治疗。

（3）急性心肌梗死6小时之内。

（4）心梗并发症，如室壁瘤形成、室间隔穿孔、二尖瓣乳头肌断裂或功能失调。

（5）PTCA手术意外，需施行急诊搭桥术。

（6）PTCA术后症状再次出现，不能再次行PTCA者。对于外科技术来说，我们要求"犯罪血管"（引起症状发作的主要狭窄血管）狭窄以远的血管直径应大于1 mm。

12. 什么是心肌保护？

心肌保护是减少心内直视手术心肌缺血缺氧造成的危害的措施和方法。

13. 心脏停搏液保护心肌的主要机制是什么？

（1）高钾使心肌迅速停搏，常用浓度为20 mmol/L。

（2）低温心脏停搏液减少心肌能量的需求。

（3）灌注含氧稀释血，维持心肌有氧代谢。

（4）心脏停搏液中添加镁、钙、钠等离子和普鲁卡因、激素、钙通道阻滞剂、SOD等作用于细胞膜的物质，可稳定细胞膜，防止心肌水肿，维持稳定的内环境。

14. 先天性心脏病分哪些？

（1）左向右分流型（潜在发绀型）：动脉导管未闭、室间隔缺损、房间隔缺损。

（2）右向左分流型（发绀型）：法洛四联症、大动脉错位。

（3）无分流型：主动脉狭窄、肺动脉口狭窄。

15. 简述动脉导管未闭的概念、症状、手术指征及护理？

(1)动脉导管未闭：是主动脉与肺动脉之间先天性异常通道的一种。位于主动脉峡部。占先心病率约12%，居第二位。由于动脉导管的开放，使主、肺动脉间存在通路，体循环压力高于肺循环时，血流通过导管从主动脉到肺动脉，肺循环量增加，引起肺动脉扩张及肺高压。

(2)临床症状：轻度可无症状，如导管粗分流量多时，易发生反复呼吸道感染或肺炎及充血性心衰。当肺血管发生器质性变化时，可呈双向分流，患儿在轻度活动后，出现气促和发绀。

(3)手术指征和方法：一般在学龄前期，2岁以后手术，因为1岁内有自然愈合的可能。如有反复发作心力衰竭，药物不能控制的可做急诊结扎。在全麻下进左胸第4肋直视结扎导管。

(4)护理：鉴于动脉导管未闭者术后会并发膈神经麻痹、喉返神经受损、导管再通和乳糜胸。主要的术前护理除一般先心病常规术前护理外，还需注意给患儿保暖，勤换衣服，防止感冒等。术后护理要点：①常规术后护理；②监测心脏状态：反跳性高血压，由于手术结扎导管时降至较低，术后反跳性高血压经常出现，高血压可使结扎处出血和导管再通，故要详细观察记录，及时处理。同时要触及左侧的上下肢脉搏，观察毛细血管搏动和四肢末梢温度；③呼吸道监测：听诊两肺呼吸音，观察有无气胸和肺不张存在，轻拍左侧肺部以利肺膨胀及排痰液；④保持胸腔引流管通畅，注意观察有无乳糜胸液；⑤注意发音有无喉返神经损伤引起的声音嘶哑；⑥注意伤口周围有无皮下气肿。

16. 房间隔缺损的手术适应证有哪些？

(1)继发孔缺损患者，如诊断明确，心电图示右束支传导阻滞或右心室肥大，X线检查示心影扩大，肺门血管充血，即使无症状，都应施行手术。

(2)不典型患者经心导管检查，肺循环血流量为体循环的1.5倍以上者，可考虑手术。

(3)肺动脉高压仍有左向右分流者，应争取手术。

(4)50岁以上高龄患者如有症状，甚至出现心力衰竭，经内科治疗控制后亦应手术治疗。

(5)原发孔缺损，更应争取早日手术。

17. 简述房间隔缺损的概念、症状及护理？

(1)房间隔缺损：是胚胎发育过程中，房间隔的发育不良或吸收过度导致两心房间存在通道。是常见的先心病之一。房间隔缺损分为继发孔缺损和原发孔缺损。房间隔缺损从左向右分流，分流量大小与缺损大小、两侧心房压力阶差有关。

(2)临床症状：一般小型缺损，分流量少，可无任何临床症状，反在体检时被发现。大缺损时由于分流量大，体循环缺血，可出现体型瘦长、面色苍白、指趾细长，易感疲乏。肺循环血流增多时,易呼吸道感染和心衰。

(3)护理:由于房隔缺损修补术后的并发症是心律失常,完全性传导阻滞,二尖瓣反流。因而除常规的术前、术后护理外,术后主要是心功能监测,严密的观察心律的性质和心率,详细做好记录和描记。听诊心脏杂音有无向左腋后传导,注意肝脏的大小,尿量及血气分析的结果。

18. 简述法洛四联症的概念、症状、手术指征及护理?

(1)法洛四联症:是一种常见的复杂型发绀性先心病,占先心病的12%~14%。其病理解剖包括室间隔缺损、肺动脉狭窄、主动脉骑跨和右心室肥大四个畸形。它的病理生理主要是肺循环血供不足,右心负担增加和自右向左分流血液,使动脉血氧降低,代偿性造成红细胞和血红蛋白的增多,故血黏稠度大大增加,使心脏负担加重,同时还易形成小血管栓塞。

(2)临床表现:发绀是主要症状,呼吸困难和活动耐力差,蹲踞,杵状指。

(3)手术指征和方法:4~10岁是手术的最佳年龄。肺血管发育良好的,可在低温体外循环下做心内直视根治术,如肺血管发育很差,则考虑进行增加肺血管的姑息术,待肺血管有所增粗后再做二期根治术。

(4)护理:稀释血液,以免引起血管栓塞。①根据凝血功能,术前5~7日给予必要的助凝药物和维生素 K_1、维生素 K_3 等;②术后护理:a.常规先心病的术后护理。b.四联症术后最常见的并发症是低心排综合征。它的主要表现是低血压、心率快、脉细弱、末梢皮肤湿冷、苍白、皮肤花纹、尿少等。护理主要有严密监测心律、心率、血压,一般收缩压要求80 mmHg 以上,同时观察左房压,四联症的左房压比一般的先心病要高,需10~15 mmHg,如动脉血压低,左房压≤10 mmHg,则提示有效血容量不足,而左房压≥15~18 mmHg,则提示心功能不全,可使用多巴胺、异丙肾上腺素和降低后负荷的硝普钠等药物,在使用这些药物的时候,必须有鲜明的标记,从右房、肺动脉测压管或其他中心静脉输入,在外周静脉输入,易引起局部的坏死,由于低心排患儿的外周循环不佳,同时要详细记录滴速,进量。使用硝普钠时注意避光,以防止分解物的产生。

19. 简述心脏黏液瘤的表现及治疗?

①血流阻塞:左房黏液瘤出现心悸、气急,心尖区听到舒张期或收缩期杂音,P2增强,随体位而改变;右房黏液瘤为颈静脉怒张、肝大、腹水、下肢水肿,胸骨左缘4、5肋间有舒张期杂音;②发热、红细胞沉降率加快等全身反应;③动脉栓塞;④X线、心电图表现类似于二尖瓣病变。其治疗为尽早手术摘除肿瘤,恢复心脏功能。

20. 冠状动脉粥样硬化性心脏病手术治疗的主要适应证是什么?

冠状动脉粥样硬化性心脏病手术治疗主要为冠状动脉旁路移植手术("搭桥"),其适应证为心绞痛经内科治疗不能缓解,影响工作和生活,经冠状动脉造影发现冠状动脉主干或主要分支明显狭窄(管径狭窄超过50%,管腔面积减少超过75%),其狭窄的远端血流通畅供做吻合处的冠状动脉分支直径在 1.5 mm 以上,左心室功能较好,左心室射血分数大于 30%;合并心肌梗死引起的室壁瘤、心室间隔穿孔,乳头肌和腱索断裂所致的二尖瓣关闭不全等并发症也可手术。

21. 试述先天性心脏病患者的护理措施?

(1)制订适合患儿活动量的生活制度:根据患儿的病情不同区别对待。轻型无症状者应与正常儿童一样生活;有症状患儿应限制活动,避免情绪激动和剧烈哭闹,以免加重心脏负担;重型患儿应卧床休息,给予妥善的生活照顾。

(2)预防感染:向患儿及家长介绍自我保护、防止感染的知识,应避免与感染性疾病患者接触。病室要空气新鲜,穿着衣服要冷热适中,防止受凉。一旦发生感染应积极治疗。

(3)供给营养需要:给予高蛋白、高热量、高维生素饮食,以增强体质。适当限制食盐摄入,还要给予适量的蔬菜类粗纤维食品,以保证大便通畅,重型患儿喂养困难,应特别细心、耐心、少食多餐,以免导致呛咳、气促、呼吸困难等,必要时从静脉补充营养。

(4)观察病情变化,防止并发症发生:①注意心率、心律、脉搏、呼吸、血压及心杂音变化,必要时使用监护仪监测;②防止法洛四联症患儿因哭闹、进食、活动排便等引起缺氧发作,一旦发生可立即置于膝胸卧位,吸氧,通知医师,并做好普萘洛尔、吗啡应用和纠正酸中毒等准备;③青紫型先天性心脏病患儿,由于血液黏稠度高,暑天、发热、多汗、吐泻时体液量减少,加重血液浓缩,易形成血栓,造成重要器官栓塞的危险,因此应注意多饮水、必要时静脉输液;④合并贫血者,可加重缺氧,导致心力衰竭,须及时纠正,饮食中宜补充含铁丰富的食物;⑤合并心力衰竭者参阅本章心力衰竭护理。

(5)做好心理护理:关心患儿,建立良好护患关系,充分理解家长及患儿对检查、治疗、预后的期望心情,介绍疾病的有关知识、诊疗计划、检查过程、病室环境,消除恐惧心理,说服家长和患儿主动配合各项检查和治疗,使诊疗工作顺利进行。

(6)健康教育:指导患儿及家长根据病情建立合理的生活制度和活动量,维持营养,增强抵抗力,防止各种感染,掌握观察病情变化的知识。行扁桃体摘除术与拔牙时,给足量的抗生素。防止发生感染性心内膜炎。心功能较好者可按时预防接种。定期到医院就诊检查,使患儿能安全达到适合手术的年龄。

22. 试述心脏手术患者术前主要护理措施。

(1)掌握病情:了解患者的诊治过程,呼吸和循环系统情况,是否有过心肌梗死、感染性心内膜炎、肺动脉栓塞、凝血机制异常等。询问有无过敏史及输血反应史。

(2)患者的身体准备:控制心力衰竭,纠正水、电解质紊乱。术前除应做详细的心血管检查外,还应做心脏 B 超、血气分析、肺功能测定,并检查心率、脉搏、血压、身高、体重及全身营养情况等。

(3)患者心理准备:①鼓励患者叙述恐惧、紧张的心理感受。②组织与已行手术患者交谈，听取亲身体验，以增加手术信心。

（4）术前指导：术前向患者及家属做好解释工作，告知术后进监护室应如何配合，以及术后可能出现的各种情况。对于小儿要特别关心，使他们对护士产生信赖感，即使在无陪人的情况下，也能很好地配合治疗。

（5）术前日备皮，嘱患者洗澡、洗头、剪指甲、剃胡须。做青霉素皮试、备血。手术日晨测体重，供术中计算用药。

23．试述心脏手术后的主要护理措施。

（1）术后麻醉未清醒前，密切观察患者的神志、瞳孔、生命体征以及四肢活动情况。清醒拔管后，如生命体征平稳，可抬高床头，术后第1日可坐卧拍背，活动四肢，术后第2日可床边活动。拔除气管插管后可少量饮水，若无呕吐，术后第1日可进流质。

（2）心血管的监护：连续进行血压、心率及心电图的监测，及时发现心律失常。根据病情测中心静脉压、左房压、肺毛细血管嵌压或平均动脉压。注意观察引流液的性质和量，防止因引流不畅致心脏压塞。注意皮肤颜色改变。

（3）呼吸的监测：保持呼吸道通畅。保持胸腔闭式引流通畅。

（4）肾功能的监测：尿量维持 $1\ mL/(kg \cdot h)$，注意尿色及尿相对密度。

（5）补充血容量：一般根据左房压、右房压、血压情况决定。

（6）维持水、电解质平衡：注意输液速度，保持出入水量的平衡，特别注意血钾的监测应维持在 $4.5\ mmol/L$ 左右。

（7）气管插管：使用呼吸机者，可经静脉给适量吗啡，使患者能较好地耐受气管插管同步呼吸。伤口疼痛者应给予足量止痛药，以保证患者休息。

（8）出院时，应告诉患者，出院后按时服用强心、利尿药、抗凝血药等药物，定期复查。鼓励患者在3个月内逐步增加活动量。

24．试述体外循环后患者的生理变化。

（1）代谢改变，以代谢性酸中毒较多见。这与组织灌注不良有关。过度换气亦可引起呼吸性碱中毒。

（2）电解质失衡：主要是低血钾，术前长时间服用强心利尿药而转流中尿量又多的患者尤为多见。

（3）血液改变：由于红细胞破坏，游离血红蛋白升高，纤维蛋白原和血小板减少，常引起凝血机制紊乱，造成术后大量渗血。

（4）肾、肺等器官的功能减退：长时间的低血压、低灌流量，以及酸中毒和大量游离血红蛋白等都影响肾的排泄功能，甚至引起肾衰竭。肺脏则可因微栓、间质水肿、出血和肺泡萎缩等导致呼吸功能不全，以致衰竭。

自测试题

一、单项选择题

1. 先天性心脏病房间隔缺损左向右分流出现于　　　　　　　　　　　　　（　）
   A. 收缩期　　　　　　　　　　　　　　B. 收缩晚期及舒张期
   C. 舒张期　　　　　　　　　　　　　　D. 收缩期及舒张早期
   E. 收缩晚期及舒张早期

2. 对于卵圆孔未闭或重开者,检出率最高的检查为　　　　　　　　　　　（　）
   A. 彩色多普勒　B. 脉冲多普勒　C. 连续多普勒　D. 声学造影　E. 经食管超声

3. 室间隔小缺损指　　　　　　　　　　　　　　　　　　　　　　　　　（　）
   A. <0.5 cm　　B. <0.6 cm　　C. <0.8 cm　　D. <0.9 cm　　E. <1 cm

4. 先天性心脏病室间隔缺损继发肺动脉高压,什么情况下称为艾森曼格综合征（　）
   A. 当室水平发生右向左分流时　　　　B. 当右室扩大时
   C. 当室水平发生双向分流时　　　　　D. 当右房扩大时
   E. 当室水平发生左向右分流时

5. 对于室间隔小缺损及多发筛孔状缺损的诊断,具有特殊价值者是　　　　（　）
   A. 二维超声　B. 脉冲多普勒　C. 超声多普勒　D. 连续多普勒　E. 声学造影

6. 完全性心内膜垫缺损则四心腔均相通,彩色多普勒可见大量的分流发生于下列何种情形　　　　　　　　　　　　　　　　　　　　　　　　　　　　　　　（　）
   A. 左室向右室　　　　　　　　　　　　B. 左房向右房
   C. 左室向右房　　　　　　　　　　　　D. 左房向右室
   E. 右房向左房

7. 血流先天性心脏病中呈双期连续性分流者为　　　　　　　　　　　　　（　）
   A. 房室间隔缺损　　　　　　　　　　　B. 完全性心内膜垫缺损
   C. 法洛四联症　　　　　　　　　　　　D. 艾森曼格综合征
   E. 动脉导管未闭及主动脉窦瘤破裂

8. 重度主动脉瓣狭窄时的射流特点,应除外　　　　　　　　　　　　　　（　）
   A. 峰值速度大于 4 m/s　　　　　　　　B. 血流加速度时间短
   C. 血流减速时间长　　　　　　　　　　D. 频谱增宽内部呈充填状
   E. 主动脉跨瓣压差增高不明显

9. 下列关于主动脉瓣口狭窄,哪项是正确的　　　　　　　　　　　　　　（　）
   A. 射流的加速时间(AT)越短,瓣口狭窄越重
   B. 射流的射血时间(ET)越长,瓣口狭窄越重

C. AT/ET 比值越大,瓣口狭窄越重

D. AT/ET 比值越小,瓣口狭窄越重

E. 以上均不对

10. 少数肺动脉瓣反流血流频谱可呈双峰型,是由于　　　　　　　　　　( )

A. 肺动脉压明显升高　　　　　　　　B. 右房压明显升高

C. 右室压明显升高　　　　　　　　　D. 肺动脉瓣前后压差加大

E. 肺动脉压无明显升高时,右房在舒张末期的收缩

11. 发绀型先天性心脏病中最常见的畸形为　　　　　　　　　　　　　( )

A. 法洛四联症　B. 右室双出口　C. 大动脉转位　D. 单心室　　E. 永存动脉干

12. 超声心动图对法洛四联症的评价重点为　　　　　　　　　　　　　( )

A. 右室扩大程度　　　　　　　　　　B. 室间隔缺损大小

C. 主动脉骑跨率　　　　　　　　　　D. 左室发育不良情况

E. 漏斗部梗阻的长度,形状及主肺动脉是否存在,左右肺动脉分支的连续情况等

13. 冠状动脉瘘起源的部位,下列错误的是　　　　　　　　　　　　　( )

A. 左侧冠状动脉主干　　　　　　　　B. 右侧冠状动脉主干

C. 双侧冠状动脉主干　　　　　　　　D. 任何冠状动脉主干

E. 后冠窦

14. 体、肺循环在血流动力学上不存在障碍的心脏畸形　　　　　　　　( )

A. 完全型大动脉转位　　　　　　　　B. 矫正型大动脉转位

C. 不完全型大动脉转位　　　　　　　D. 肺静脉异位引流

E. 冠状动脉瘘

15. 动脉导管未闭的病理解剖部位在　　　　　　　　　　　　　　　　( )

A. 主动脉弓部与肺动脉分叉处

B. 主动脉峡部与左肺动脉根部之间

C. 降主动脉与主肺动脉之间

D. 升主动脉与主肺动脉之间

E. 升主动脉与肺动脉分叉处

16. 主肺动脉间隔缺损,主动脉壁缺损的部位于　　　　　　　　　　　( )

A. 主动脉根部　B. 升主动脉　　C. 主动脉弓　D. 降主动脉　　E. 主动脉峡部

17. 左心血液循环的途径,下列哪一项是错误的　　　　　　　　　　　( )

A. 左心室血液—肺动脉

B. 主动脉血(含氧血)经各级分支—毛细血管

C. 毛细血管血流—静脉系统—上下腔静脉

D. 左室血液—主动脉

E. 上下腔静脉—右心房

18. 心脏有一结构叫卵圆窝,在什么解剖结构上　　　　　　　　　　　　　　（　　）

A. 在室间隔上　　　　　　　　　　　　B. 在房间隔上

C. 在肺动脉上　　　　　　　　　　　　D. 在主动脉上

E. 在左房的左心耳上

19. 彩色多普勒诊断房间隔卵圆孔未闭的血流方向为　　　　　　　　　　　（　　）

A. 左向右分流

B. 右向左分流

C. 双向分流

D. 如无彩色血流通过,即无卵圆孔未闭

E. 左向右分流束直径小于 5 mm

20. 法洛四联症患者发绀的程度取决于　　　　　　　　　　　　　　　　　（　　）

A. 右室扩大程度　　　　　　　　　　　B. 主动脉骑跨度

C. 肺动脉狭窄程度　　　　　　　　　　D. 房间隔缺损大小

E. 肺动脉压力程度

21. 法洛四联症与大室间隔缺损艾森曼格综合征的超声表现鉴别要点是　　　（　　）

A. 室间隔缺损大小　　　　　　　　　　B. 主动脉跨度

C. 肺动脉狭窄程度　　　　　　　　　　D. 右室大小

E. 肺动脉狭窄与肺动脉高压

22. 主动脉窦瘤破裂与室间隔缺损鉴别的特异性表现为　　　　　　　　　　（　　）

A. 左室向右室分流　　　　　　　　　　B. 主动脉向右室分流

C. 双期分流　　　　　　　　　　　　　D. 舒张期有分流

E. 以上均是

23. 发绀型先天性心脏病病变特点可概括为　　　　　　　　　　　　　　　（　　）

A. 房、室间隔缺损、主动脉骑跨

B. 间隔缺损,肺动脉高压

C. 右向左分流

D. 右心流出途径受阻,复合畸形,双向分流

E. 肺动脉狭窄

24. RogEr 病是指　　　　　　　　　　　　　　　　　　　　　　　　　　（　　）

A. 四肢小动脉痉挛　　　　　　　　　　B. 小儿多动症

C. 二尖瓣狭窄并房室间隔缺损　　　　　D. 风湿热舞蹈症

E. 室间隔缺损口面积 <0.5 cm^2/m^2(体表面积)临床无症状者

25. 由于房间隔缺损引起的异常血流和压力差,可产生下列哪种情况 ( )
   A. 右向左的分流　　　　　　　　B. 右心房和右心室的肥大
   C. 左心房和左心室的肥大　　　　D. 左心衰竭
   E. 二尖瓣关闭不合

26. 有以下哪种表现时应怀疑肺血管阻力升高引起的动脉血管未闭"反向分流"
   ( )
   A. 上半身发绀　　　　　　　　　B. 左心室劳损
   C. 身体不能正常发育　　　　　　D. 下肢发绀
   E. 常有呼吸道感染

27. 肺动脉狭窄最有力的诊断根据是 ( )
   A. 胸骨左缘肋间收缩期杂音和肺动脉第 2 心音减弱或消失
   B. 心电图示右室肥大,劳累
   C. 劳累后明显心悸气促
   D. X 线示右室大,肺动脉隆出,肺血少
   E. 右心导管示肺动脉与右室间收缩期压力阶差超过 1.33 kPa

28. 下列哪项不符合肺动脉口狭窄 ( )
   A. 胸骨左缘第 2 肋间扪及收缩期震颤
   B. 肺动脉瓣区听到 Ⅱ~Ⅳ 级粗糙的喷射性收缩期杂音,P2 减弱
   C. 心电图示电轴右偏,不完全性右束支传导阻滞
   D. X 线示左心室扩大,肺门血管阴影浓密
   E. M 型超声心电图示肺静脉后瓣波的 α 凹加深

29. 关于法洛四联症,下列哪项是正确的 ( )
   A. 房缺、室缺,肺动脉瓣狭窄、主动脉骑跨
   B. 右房肥大、室缺、肺动脉瓣狭窄、主动脉骑跨
   C. 室缺、肺动脉瓣狭窄、主动脉骑跨、右心室肥大
   D. 室缺、肺动脉瓣狭窄、动脉导管未闭、右心室肥大
   E. 房缺、肺动脉瓣狭窄、主动脉骑跨、右心室肥大

30. 下列哪项不是法洛四联症引起的后果 ( )
   A. 肺血流量减少　　　　　　　　B. 肺动脉压升高
   C. 右心室压力升高　　　　　　　D. 右向左分流
   E. 发绀

31. 冠状动脉粥样硬化性心脏病的主要特点是,哪一项是错误的 ( )
   A. 中年以上多见
   B. 主要病变为冠状动脉内膜脂质沉着,结缔组织增生,纤维化或钙化造成管壁增厚,

管腔变小或阻塞

  C. 主要侵犯冠状动脉主干及近段大分支,为搭桥术提供了先决条件

  D. 男性发病率及死亡率高于女性

  E. 右冠状动脉及其分支(前降支及回旋支)的患病率较左侧高

32. 冠状动脉造影结果如下述,哪一种情况才适合手术治疗 ( )

  A. 管径狭窄超过50%,狭窄远端血流通畅,供吻合分支管腔在1.5 mm以上

  B. 管径狭窄超过60%,狭窄远端血流通畅,分支在1.5 mm以上

  C. 管径狭窄超过75%,狭窄远端血流通畅,分支在1.5 mm以上

  D. 管径狭窄超过80%,狭窄远端血流通畅,分支在1.5 mm以上

  E. 管径狭窄超过70%,狭窄远端血流不畅,分支是1.0 mm时

33. 关于室间隔缺损的描述,下列哪一项是正确的 ( )

  A. 缺损多位于漏斗部,膜部室上嵴较少见

  B. 缺损不随着生长发育而逐渐缩小闭合

  C. 胸骨左缘第3、4肋间扪及收缩期震颤,听及全收缩期杂音

  D. 右心导管检查时右心房血氧含量比右心室高出0.5 vol%以上可以明确诊断

  E. 分流量大并伴有肺动脉高压者应先降压治疗后再行手术

34. 患儿,女,12岁,体检发现心脏杂音,平时无不适,易感冒。发育良好,无发绀,胸前区扪及轻度收缩期震颤,胸骨左缘第3、4肋间收缩期杂音3级,肺动脉瓣第2心音亢进。初步诊断考虑 ( )

  A. 先天性心脏病,室间隔缺损 B. 先天性心脏病,房间隔缺损

  C. 先心病,肺动脉口狭窄 D. 法洛四联症

  E. 风心病,二尖瓣狭窄

35. 患儿,女,10岁,出生后发现心脏杂音但无症状,体检无发绀,胸骨左缘第2肋间吹风样收缩期杂音3级,肺动脉瓣第2心音亢进、分裂。心前区未扪及震颤,心电图示不完全性右束支传导阻滞。诊断考虑为 ( )

  A. 肺动脉瓣狭窄 B. 肺动脉瓣关闭不全

  C. 房间隔缺损 D. 室间隔缺损

  E. 动脉导管未闭

36. 患者,男,18岁,劳累后心悸,气促,胸骨左缘3肋间3级收缩期喷射性杂音伴震颤,向左肩颈部传导,P₂减弱。X线:两肺血少,右心大。右心导管示右心室与肺动脉收缩压差为10.66 kPa,最可能的初步诊断为 ( )

  A. 动脉导管未闭 B. 肺动脉口狭窄

  C. 室间隔缺损 D. 二尖瓣狭窄

  E. 二尖瓣关闭不全

37. 患者,男,30岁,1个月前劳动时突感胸痛、心慌、气促症状逐渐加重。查体时胸骨左缘第3~4肋间3级连续性粗糙杂音,最可能的诊断是　　　　　　　　(　　)

　　A. 动脉导管未闭　　　　　　　　　　　B. 主动脉窦瘤破裂

　　C. 室间隔缺损伴有主动脉瓣关闭不全　　D. 冠状动脉静脉瘘

　　E. 主肺动脉隔缺损

38. 关于体外循环后的病理生理变化下列哪项是错误的　　　　　　(　　)

　　A. 代谢性酸中毒　　　　　　　　　　B. 高血钾

　　C. 红细胞破坏、纤维蛋白原和血小板减少　　D. 肾排泌功能下降

　　E. 肺间质水肿

39. 动脉导管未闭患者最适当的手术年龄是　　　　　　　　　　(　　)

　　A. 学龄前　　B. 学龄期　　C. 中学期　　D. 高中期　　E. 大学期

40. 对做心导管检查者,导管拔除术后穿刺部位需按压止血　　　　(　　)

　　A. 5~10分钟　B. 5~15分钟　C. 10~15分钟　D. 15~20分钟　E. 15~30分钟

41. 体外循环术后心功能检测,下列哪项是错误的　　　　　　　　(　　)

　　A. 严格无菌操作

　　B. 保持管路通畅

　　C. 测压前调试好零点

　　D. 咳嗽、呕吐、躁动、抽搐及用力时均影响各压力水平

　　E. 预防导管折断或导管接头脱落、出血

42. 体外循环术后呼吸系统的护理措施,下列哪项是错误的　　　　(　　)

　　A. 妥善固定气管插管

　　B. 每15~30分钟听诊呼吸音一次并记录

　　C. 呼吸机参数,一般调节潮气量为10~15 mL/kg体重,氧浓度为50%,呼吸为11次/分

　　D. 对坠积性肺炎者吸痰前将氧浓度调大至70%以上

　　E. 每2~3小时,气管导管气囊放气一次

43. 体外循环术后心功能检测,下列哪项是错误的　　　　　　　　(　　)

　　A. 抗凝剂　　B. 洋地黄　　C. 奎尼丁　　D. 利尿剂　　E. 氯化钾

二、多项选择题

1. 风心二狭B超诊断主要表现,下列哪项是正确的　　　　　　　(　　)

　　A. 二尖瓣增厚,纤维化、钙化,腱索粘连、缩短

　　B. 二尖瓣口开放幅度减小及瓣口面积变小

　　C. 前叶瓣尖运动消失,瓣体活动正常或幅度减低,呈"圆顶状"

　　D. 左房扩大,肺静脉扩张

　　E. 二尖瓣关闭时留有缝隙

2. 有关肺动脉瓣关闭不全,下列哪项是正确的　　　　　　　　　　　　　　　(　　)

　　A. 风湿性肺动脉瓣关闭不全,极为罕见

　　B. 如为风湿性肺动脉瓣病变,则其他瓣膜必有病变

　　C. 均为功能性肺动脉瓣关闭不全

　　D. 肺动脉瓣反流血流频谱呈单峰型,也可呈双峰型,反流速度一般大于 1.5 m/s

　　E. 如有重症肺高压,反流速度也可达 4 m/s 以上

3. 法洛四联症的主要病理改变,包括　　　　　　　　　　　　　　　　　　(　　)

　　A. 主动脉根部增宽右移骑跨　　　　　　　B. 房间隔缺损

　　C. 肺动脉狭窄　　　　　　　　　　　　　D. 右室肥厚

　　E. 室间隔缺损

4. 下列对心脏位置的叙述哪一项是正确的　　　　　　　　　　　　　　　　(　　)

　　A. 位于胸腔纵隔内　　　　　　　　　　　B. 两侧与胸膜及肺相邻

　　C. 下方与胃直接接触　　　　　　　　　　D. 后方邻近支气管、食管

　　E. 心脏的 1/3 居身体正中面左侧

5. 下列对全肺静脉异常回流的叙述哪一项是正确的　　　　　　　　　　　　(　　)

　　A. 四条肺静脉均不回流左房

　　B. 肺静脉汇合成肺总静脉(公共肺静脉干)

　　C. 肺静脉血流回流到上腔静脉

　　D. 肺静脉血回流到冠状窦再回到右房

　　E. 肺静脉回流到左房

6. 室间隔缺损的手术适应证为　　　　　　　　　　　　　　　　　　　　　(　　)

　　A. 小的室间隔缺损,出生后可能有自行闭合,终生不需手术

　　B. 除非有细菌性内膜炎,可等到 10 岁再考虑手术

　　C. 缺损大的有 25%～50% 在 1～2 岁内因肺炎、心衰而死亡,所以应争取早期手术

　　D. 缺损分流量超过 50% 或伴有肺动脉压力增高的患者都应尽早手术

　　E. 有肺动脉高压且有右向左分流者

7. 房间隔缺损是手术适应证有　　　　　　　　　　　　　　　　　　　　　(　　)

　　A. 原发孔缺损应尽早手术

　　B. 继发孔缺损患者诊断明确,心电图示右束之传导阻滞或右心室肥大、X 线示心影扩大,肺门血管充盈,即使无症状也手术

　　C. 心导管检查示肺循环血量为体循环的 1.5 倍　　D. 肺动脉高压已有右向左分流者

　　E. 高龄患者有症状,甚至出现房颤、心力衰竭者应立即手术

8. 单纯二尖瓣狭窄的 X 线检查可发现　　　　　　　　　　　　　　　　　　(　　)

　　A. 无明显异常

B. 左心房扩大

C. 出现双房影

D. 主动脉结小,肺动脉短突出,肺门血管影增大,肺野周围血管影纹细小

E. 左心室明显扩大,向左下方延长

三、判断题

1. 人体耗氧量随着体温的下降而递减。（　）
2. 分流量大的动脉导管未闭患者的心尖部还可听到柔和的收缩期杂音。（　）
3. 室间隔缺损患者心脏杂音消失,只听到 P_2 亢进及分裂,说明室间隔缺损愈合了。（　）
4. 仅听到收缩期杂音及 P_2 亢进、分裂,提示动脉导管未闭患者肺动脉压明显升高。（　）
5. 肺动脉瓣越狭窄,P_2 越亢进。（　）
6. 继发孔房间隔缺损位于冠状窦口的前下方。（　）
7. 房间隔缺损的心电图检查:继发孔电轴左偏,原发孔电轴右偏。（　）
8. 右心导管检查,右心房血氧含量不高于上、下腔静脉,可排除房间隔缺损。（　）
9. 法洛四联症患者的蹲踞现象是为了增加肺循环阻力。（　）
10. 二尖瓣关闭不全时,左室容量负荷增加,引起左心室向心性肥厚。（　）
11. 按溶媒的不同,心脏停搏液可分晶体液、含血液、全氟化合物。（　）
12. 法洛四联症属于潜在发绀型先天性心脏病。（　）
13. 动脉导管未闭易发生反复呼吸道感染或肺炎及充血性心衰。（　）
14. 动脉导管未闭最常见于主动脉瓣叶交界处及室上嵴下后心室隔的膜部。（　）
15. 动脉导管未闭患者最适当的手术年龄是学龄前。（　）
16. 先天性主动脉狭窄多位于降主动脉峡部。（　）
17. 风湿性二尖瓣狭窄可分为隔膜型狭窄和漏斗型狭窄。（　）
18. 冠状动脉粥样硬化主要侵犯右冠状动脉前降支和回旋支。（　）
19. 心脏黏液瘤多发生在左心房。（　）
20. 房间隔缺损在低温或常温体外循环下做心内直视修补术是当前修补房缺最合理、有效、修补精确和安全的方法。（　）

自测试题答案

一、单项选择题

1. B　2. E　3. C　4. C　5. C　6. C　7. E　8. E　9. C　10. E　11. A　12. E　13. E
14. B　15. B　16. A　17. A　18. B　19. B　20. C　21. E　22. D　23. D　24. E　25. C

26. D 27. E 28. D 29. C 30. B 31. E 32. A 33. C 34. A 35. C 36. B 37. B
38. B 39. A 40. E 41. D 42. E 43. E

二、多项选择题

1. ABCD 2. ABDE 3. ACDE 4. ABD 5. ABCD 6. ABCD 7. ABC 8. ABCD

三、判断题

1. √ 2. × 3. × 4. √ 5. × 6. × 7. × 8. × 9. × 10. × 11. √
12. × 13. √ 14. × 15. √ 16. √ 17. √ 18. × 19. √ 20. √

第六节　泌尿外科护理

基本知识问答

1. 急性子痈的病因病机是什么？

(1)湿热火毒下注,气血壅滞,经络阻隔,湿热与壅滞互结于肾。湿热火毒又源于以下因素:①过食肥甘,脾胃受伤,湿热火毒内盛,结于肾;②外感寒湿之邪,郁而化热,湿热结于肾;③时而痄腮余毒未尽,邪毒结于肝胆不散,循经结于肾;④不洁房事,外染浊毒而成性道淋浊,再循精到结于肾。

(2)睾丸外伤,络伤血瘀,复染邪毒,瘀血化热,湿热与瘀毒相结于肾。

2. 急性子痈是诊断要点是什么？

附睾或睾丸肿痛,突然发作,疼痛程度不一,行动或站立加重。疼痛可沿输精管放射至腹股沟及下腹部。伴有恶寒发热、口渴欲饮、尿黄便秘等症状。附睾可触及肿块,触痛明显。化脓后阴囊红肿,可有波动感,溃破或切开引流后,脓出毒泻,症状消退迅速,疮口容易愈合。化验检查血白细胞总数增高,尿中可有白细胞。

3. 简述囊痈的诊断依据？

囊痈的诊断依据:①发病迅速,阴囊肿胀疼痛进展较快,可伴有发热、恶寒或寒战等全身中毒症状。②阴囊红肿灼热剧痛,压痛明显,双侧腹股沟肿痛。阴囊蜂窝织炎者,局部呈弥漫性红肿,边界不清,阴囊显著水肿,常超出炎症范围;阴囊脓肿者,局部红肿较局限、隆起。③若身热不退,肿痛不减,则欲化脓;若中软应指,提示脓成,随后破溃。

4. 子痰的病因病机是什么？

因肝肾亏损,脉络空虚,浊痰乘虚下注,结于肾;或阴虚内热,相火偏旺,灼津为痰,阻于经络,痰瘀互结而成。浊痰日久,郁而化热,热胜肉腐成脓。若脓水淋漓,病久不愈,阴损及阳,可出现阴阳两虚、气血两亏之候。

5. 子痰的辨病要点是什么？

(1)临床表现:本病多发于中青年,以20~40岁居多。初起自觉阴囊坠胀,附睾尾部有不规则的局限性结节,质硬,触痛不明显,结节常与阴囊皮肤粘连。日久结节逐渐增大,可形成脓肿,溃破后脓液清稀,或夹有豆腐渣样絮状物,已形成反复发作。经久不愈的窦道。输精管增粗变硬,呈串珠状。常有五心烦热、午后潮热、盗汗、倦怠乏力等症状。

(2)辅助检查:尿常规检查可有红、白细胞及脓细胞,红细胞沉降率多增高。脓液培养有结核杆菌生长。

6. 简述慢性前列腺炎的病因病机。

相火妄动,所愿不遂,或忍精不泄,肾火郁而不散,离位之精化为白浊;或房事不洁,精室空虚,湿热从精道内侵,湿热壅滞,气血瘀阻而成;病久伤阴,肾阴暗耗,可出现阴虚火旺证候;亦有体质偏阳虚者,久则火势衰微,易见肾阳不足之象。

7. 急性尿潴留是急症处理措施是什么?

(1)导尿:即在无菌操作下,将导尿管由尿道外口插入膀胱,使尿液得以引流。若潴留尿量较多,注意放尿速度,以免引起膀胱出血或虚脱。

(2)针刺:选中极、归来、三阴交、膀胱俞中之2~3个穴,交替使用,用强刺激法。

(3)脐部敷药。

(4)内服中药,按湿热火郁膀胱和瘀血阻塞下焦辨之,分别用清泻肝火湿热法及和营破瘀通利法。

8. 尿石症的病因病机是什么?

本病多由肾虚和下焦湿热引起,病位在肾、膀胱和溺窍,肾虚为本,湿热为标。肾虚则膀胱气化不利,尿液生成与排泄失常,加之摄生不慎,感受湿热之邪,或饮食不节,嗜食辛辣肥甘醇酒之品,致湿热内生,蕴结膀胱,煎熬尿液,结为砂石;湿热蕴结,气机不利,结石梗阻,不通则痛;热伤血络,可引起血尿。

9. 尿石症怎样预防和护理?

(1)每天饮水量宜2 000~3 000 mL。若能引用磁化水,则更为理想,饮水宜分多次进行。

(2)调节饮食,合理进蛋白石饮食,有助于上尿路结石的预防。痛风患者应少食动物内脏、肥甘之品。菠菜、豆腐、竹笋、苋菜之类不宜进食太多。

(3)及时治疗尿路感染,解除尿路梗阻。

10. 精囊炎的基本病机是什么?

精精囊炎的病位主要在精室,基本病理变化为精室血络受损,血溢脉外,随精而出。其病机为热入精室,损伤血络;或瘀血内停,阻滞血络,血不循经;或肾脾气虚,血失统摄,血溢脉外;或肾阴不足,相火亢旺,迫血妄行,均可引起血精。

11. 慢性前列腺炎患者如何自我调护?

(1)避免频繁的性冲动,戒除手淫恶习。

(2)禁酒,忌过食肥甘及辛辣之品。

(3)生活规律,劳逸结合,不要久坐或骑车时间过长。

(4)调节情志,保持乐观情绪,树立战胜疾病的信心。

12.男性不育证的病因病机包括哪几方面?

中医学认为男性不育症与肾、心、肝、脾等脏有关,而与肾脏关系最为密切。大多由于精少、精弱、死精、无精、精调、阳痿及不射精等所引起。

13.前列腺增生的病理基础是什么,其主要病因病机是什么?

(1)病理基础是年老肾气虚衰,气化不利,血行不畅,与肾和膀胱的功能失调有关。

(2)主要病因病机有肝肾两虚、气滞血瘀、湿热蕴结。

14.简述静脉尿路造影术的注意事项。

(1)检查前应进食少渣的饮食,避免摄入使胃肠胀气的食物如豆类、粗纤维的蔬菜等。

(2)检查当日晨禁食,造影前12小时禁水。

(3)检查前晚要清洁肠道,可于晚饭后2小时冲服番泻叶等。

(4)检查前应做碘过敏试验,阴性者才可进行造影检查;在造影时应准备好急救药物,注射造影剂过程中随时观察患者的情况,直至检查结束为止。

(5)检查后嘱患者多饮水,以促进残留在体内的造影剂尽快排出,减少对肾脏的毒性。

15.前列腺增生的临床表现及围手术期护理有哪些?

临床表现:前列腺增生症是男性老年人常见病。症状决定于梗阻程度,病变发展的速度,以及是否合并感染和结石,而不在于前列腺本身增生程度。主要症状:尿频、排尿困难、急性尿潴留、充溢性尿失禁、血尿等,一般采取手术或非手术治疗。

(1)术前护理:①患者多系年老、体弱者,60%并发心血管疾病。术前要治疗高血压和心肺疾病,停止吸烟;②残余尿量多者,应留置导尿管;③避免便秘,忌饮酒,以免诱发急性尿潴留;④适当活动,增加手术耐受性。

(2)术后护理:①观察尿液颜色,保持导尿管通畅,用无菌等渗盐水持续膀胱冲洗,滴速根据引流液颜色深浅而定,肉眼观察无血尿后2天,停止冲洗;②固定气囊导尿管于持续牵引状态,以防导管松脱及气囊破裂而引起大出血;③气囊导尿管松牵引后,应密切观察有无出血现象,有血尿则应加快冲洗速度或重新牵引;④拔除导尿管后,注意有无排尿困难或尿失禁现象,指导患者进行括约肌收缩练习;⑤术后1周内禁肛管排气或灌肠;⑥预防压疮及保持大便通畅;⑦对前列腺注射治疗者,观察注射后有无血尿、尿痛、尿潴留等情况。

16.急性尿潴留产生的原因、处理原则及护理要点有哪些?

(1)发病原因:①机械性梗阻。膀胱颈部和尿道的任何梗阻性病变,都可以引起急性尿潴留。常见有前列腺增生、尿道损伤、尿道狭窄、膀胱尿道结石、肿瘤、异物、盆腔肿瘤等。②动力性梗阻。排尿反射功能障碍,如麻醉、手术后尿潴留,肛管直肠手术后,以及中枢和周围神经系统损伤、炎症、肿瘤等都可以引起急性尿潴留。

(2)处理原则:解除病因,恢复排尿。病因不明或一时难以解除者,则需先做尿液引流。

(3)护理要点:①选择对组织刺激性小的导尿管,以 F16 号为宜。②操作正规、无菌、轻柔,以免再损伤或致感染。③尿液应缓慢放出,放出过多过快会引起膀胱内迅速减压,造成膀胱出血。④每日清洁尿道口。⑤定期更换消毒接管及引流袋。⑥持续引流间歇开放并训练逼尿肌功能。⑦注意造瘘管处皮肤护理。

17. 男性尿道损伤的主要并发症、临床表现及护理要点有哪些?

(1)并发症:男性尿道损伤主要并发症是尿道狭窄、尿瘘等。

(2)临床表现如下:①休克。骨盆骨折所致后尿道损伤,前列腺周围静脉丛撕裂,盆腔、腹膜外大血肿,多有不同程度休克。②尿道出血和血尿。③疼痛。骑跨式尿道损伤,会阴部肿胀、疼痛,排尿时加重。后尿道破裂伴骨盆骨折时,移动时疼痛加剧。④排尿困难与尿潴留。⑤血肿与尿外渗前尿道损伤时血肿及尿外渗位于会阴浅袋及下腹壁浅筋膜。后尿道损伤时,血肿及尿外渗位于盆腔腹膜外。

(3)护理要点:①定时测量血压、脉搏、呼吸。后尿道损伤伴有骨盆骨折,易引起失血性休克,应严密观察。②骨盆骨折睡硬板床,注意预防压疮和肺炎发生。③禁止自行排尿。④有尿潴留者,应行膀胱穿刺或造瘘。一般不应立即插导尿管,禁止反复试插导尿管。⑤手术后保持引流管通畅。

18. 何谓尿道下裂?试述其手术前后的护理。

尿道下裂:是由于前尿道发育不全所致的尿道外口异位,部分患者并发阴茎下屈畸形、系带缺如和包皮发育不对称等。尿道下裂根据尿道口开口的位置不同一般分为四型。①阴茎头型:尿道口位于阴茎头或冠状沟。②阴茎型:尿道口可位于阴茎体腹侧。③阴囊型:尿道口位于阴茎根部与阴囊交界处。④会阴型:尿道口位于会阴部。

尿道下裂手术前后护理要点如下。

(1)心理护理:由于先天性生殖器畸形、功能障碍及排尿状态改变,患者常有羞怯、孤独、自卑、人格不完整的病态心理。因此,应多与患者沟通,尊重其隐私,安慰、鼓励患者,使其树立战胜疾病的信心。

(2)手术前,会阴部用 1:5 000 呋喃西林或 1:10 000 高锰酸钾溶液坐浴,每次 15 分钟,每日 1~2 次。

(3)术后头 3 日给予流质、半流质,使肛门排便控制在术后 3 日以后。防止过早经肛门排便,造成伤口污染,或用力排便致伤口裂开、尿外渗。

(4)手术后引流管的护理:讲解留置引流管的目的和意义,防止患者躁动时抓脱引流管,必要时用约束带约束双手。引流管应以胶布在腹部或大腿内侧皮肤上加强固定,防止牵拉、扭曲、脱落。使用支架托,防止盖被直接压于伤口和引流管上。引流管引流不畅时,可缓慢、低压、少量反复冲洗,同时鼓励患者多饮水,起到内冲洗的作用。

(5)伤口疼痛、膀胱痉挛是术后常见的症状,通过应用镇静药避免躁动致尿道出血或损伤。通过抑制膀胱痉挛药物的应用,降低膀胱对导尿管刺激的敏感性,减轻疼痛。

(6)会阴部皮肤护理:尿道下裂手术在会阴部施行,邻近肛门,细菌极易污染伤口。术后注意保持床单位清洁、皮肤干燥,引流管冲洗后及时更换伤口敷料。保持肛周皮肤清洁,每次排便后温水擦洗,避免污染伤口。注意观察包皮有无水肿,必要时可用10%氯化钠溶液湿敷。

(7)遵医嘱适量给予雌激素,避免阴茎勃起使伤口张力增加,影响伤口愈合。

19. 何谓血尿?常见病因及护理有哪些?

(1)血尿:将尿液经离心沉淀后,在显微镜下每高倍视野有2个以上红细胞或24小时尿红细胞计数超过1×10^6个叫血尿。常见病因:①尿路损伤、肿瘤、结核、结石、感染、先天畸形及梗阻性疾病。②邻近器官疾病,如阑尾炎、直肠癌、宫颈癌等。③全身疾病,如血液病、高血压、肾动脉硬化症、糖尿病等。

(2)护理要点:①做好心理护理,解除患者恐惧心理。②积极协助检查诊断。无症状血尿应重视,对一时不能确诊者一边抗感染治疗一边观察病情。③留尿标本进行常规和细胞学检查。④观察出血性质和排尿情况。⑤观察排尿中血尿的变化。⑥肉眼血尿严重的,应将尿先后留标本,进行比色。⑦血尿严重时应卧床休息,按时测量血压、脉搏。

20. 泌尿系结石液电冲击波体外碎石术的适应证、禁忌证,以及手术前后的护理措施有哪些?

(1)体外冲击波碎石术,是利用高能聚焦冲击波在体外非接触性裂解结石的无创伤性治疗技术。

(2)适应证:①适用于成人及身高超过1.2 m的儿童。②结石直径大于1 cm的肾盂或多发性结石,输尿管上段结石及开放性取石术危险性较大的患者。

禁忌证:①未治疗的出血性疾患、结石定位不清的患者及严重的心血管疾患。②肥胖患者和身高在1.2 m以下的患儿。③结石远端有尿路梗阻者。

(3)术前护理:①做好各项检查,如心电图、肾图、胸片、腹部平片、静脉肾盂造影等,除血常规检查外,还应做心、肝、肾的血液生化检查。②为防止肠内积气及避免粪便影响观察,术前3日开始吃少渣及易产气食物,并口服炭片0.4 g,每日3次,每日静脉输液1 000 mL,应用抗生素及止血药物。术前晚口服20%甘露醇70~100 mL或番泻叶10 g。③掌握适应证及禁忌证。④术前禁食,清洁灌肠。

(4)术后护理:①碎石术后患者体力消耗较大,给予补液,补液时速度要均匀,避免短时间内尿量过多而引起碎石阻塞输尿管,以补充热量和利尿,并给予抗生素和止血药3~4日。②术后3~4日如无恶心,可鼓励患者多饮水,防止感染和出血,每日饮水3 000 mL

以上,必要时给予利尿药,以利于扩容、利尿、排石。③准备 2~3 个无色透明广口瓶、漏斗及滤纸,供碎石术后收集 3 天内尿过滤,检查确认有无结石排出后倾倒。④术后次日,取血复查术前血液化验项目。术后 3~4 日应做心电图、肾图、腹部平片、静脉肾盂造影。⑤如无特殊情况,术后 2~3 日可逐渐增加活动量,应指导患者做各种活动。如单、双脚跳跃和慢跑步,在坐椅上做颠簸动作,在床上做左右翻转和仰卧起坐,做膝胸卧位和倒立动作等,每日 4~5 次,每次 10~20 分钟。要根据患者的年龄、性别和体质及碎石排出情况决定锻炼的强度及方式。此外,还可洗热水浴,以利排石。⑥碎石后密切观察尿量、颜色、性质及碎石排出情况。⑦碎石裂解后,在排出过程中如出现疼痛,可给予解痉止痛剂。⑧注意血压、脉搏、呼吸以及全身反应,早期发现冲击治疗时可能引起的其他并发症,对有胃不适、恶心、呕吐者给予安定、胃复安(甲氧氯普胺)等治疗。

21. 何谓急性肾衰竭?简述其临床表现。

由各种原因引起的急性肾功能损害,及由此导致的氮质血症、水与电解质紊乱等一系列病理生理改变,称急性肾衰竭。急性肾衰竭的临床表现可分为三期。

第一期:少尿期。为肾实质损伤期,一般持续 7~14 日。有时可长达 1 个月。少尿期临床特点为:①少尿,每 24 小时尿量不足 400 mL 或每小时少于 17 mL,尿相对密度低,且固定在 1.010 左右。②水中毒,表现为水潴留、恶心、呕吐、昏迷、呼吸困难及高血压、心力衰竭、脑水肿、肺水肿等。③酸碱平衡紊乱,表现为代谢性酸中毒。④电解质紊乱,主要表现为高钾血症及稀释性低钠血症等。高钾血症是死亡最常见原因。⑤氮质血症,可出现厌食、恶心、呕吐、腹痛、腹胀等消化道症状。严重者出现烦躁、谵妄、昏迷等神经精神症状。⑥贫血及出血倾向。

第二期:多尿期。为肾实质恢复期,此期尿量逐渐增加,日尿量可达 3~5 L,尿相对密度仍低于 1.010,甚至可低达 1.002。常为等渗或低渗尿。此期早阶段由于血非蛋白氮继续上升,少尿期的各种危险依然存在;后阶段由于排出大量水分及电解质,可出现低血钠、低血钾和脱水症状。

第三期:康复期。为肾实质痊愈期。此期肾小管功能继续恢复,血尿素氮及肌酐水平迅速下降,水和电解质紊乱得以纠正,尿量回落至正常。肾浓缩功能逐渐恢复,尿相对密度可达 1.015~1.018,1 年以后才能达 1.025 以上。患者仍有乏力、苍白、消瘦、肌肉萎缩等营养失调症状,需加强调理,以避免并发症的发生或发展为慢性肾衰竭。

22. 尿路梗阻对肾功能有何影响?

当尿路某部位有梗阻时,其近侧管腔内压力增高,最终均可导致肾积水。当肾盂内压增高,致肾小球滤过压为零甚至为负值时,肾小球停止过滤,不再形成尿液。一侧输尿管梗阻引起单侧肾积水,健侧肾功能可代偿,对全身影响不大。如果下尿路梗阻,则引起双侧肾积水,晚期将出现严重肾功能不全,如电解质紊乱、氮质血症、酸中毒。长期梗阻时肾实质萎缩,即使解除梗阻,肾功能亦不能恢复。

23. 试述肾脏肿瘤的主要症状。

肾肿瘤以恶性多见。常见有肾癌、肾母细胞瘤及肾盂肾盏肿瘤。其主要症状为血尿、肿块、疼痛和肾外临床表现。

（1）全身症状：即肾外表现。主要为肿瘤坏死、出血、毒性物质吸收所引起毒性反应的症状（发热、贫血、红细胞沉降率加快、肝功能异常、消化道症状）和肿瘤本身各种异常导致的一系列症状如高肾素所致的高血压、高甲状旁腺素所致的高钙血症、促红细胞生成素增加所致的红细胞增多症等。

（2）血尿：肿瘤侵犯肾盏、肾盂后才有血尿。血尿的特点是无痛间歇性肉眼全程血尿。

（3）40%~50%的病例有腰部钝痛，20%~30%可触及肿块。平卧位不能消失的左侧精索静脉曲张要考虑左肾癌的可能。

24. 试述膀胱肿瘤的临床表现。

（1）血尿：最常见的症状为间断全程无痛性肉眼血尿，严重时常有血块，血块堵塞尿道可引起尿潴留。

（2）膀胱刺激症状：表现为尿频、尿急、尿痛等，常因肿块坏死、溃疡和合并感染所致。当肿瘤较大或堵塞膀胱出口时可发生排尿困难及尿潴留。

（3）晚期患者可引起输尿管梗阻、腰痛、腹痛、消瘦、严重贫血等。盆腔浸润时可有腰骶部疼痛及下肢浮肿。

25. 试述膀胱肿瘤手术后护理要点。

（1）经尿道膀胱肿瘤电切的护理：术后注意保持膀胱冲洗的通畅。注意观察引流液颜色，如果颜色由浅变红或加深，应加快冲洗速度，防止血块形成堵塞导尿管。膀胱冲洗停止后，嘱患者多饮水，保持排尿通畅。

（2）膀胱部分切除的护理：注意观察伤口引流管引流液及导尿管引流液的颜色、量并保持通畅，如有异常应及时报告医师处理。

（3）膀胱全切输尿管皮肤造口的护理：观察造口处有无渗血，敷料渗湿后及时更换，保证造瘘口皮肤清洁干燥。保证内支撑引流管固定牢靠，引流通畅。指导患者正确使用人工尿袋。

（4）膀胱全切回肠原位膀胱的护理：术后保持各支撑管和导尿管引流通畅，做好间断膀胱冲洗，防止回肠分泌的黏液堵塞引流管。拔除导尿管前训练新膀胱，拔管后嘱患者定时利用腹压排尿，嘱患者多饮水，冲淡肠黏液，利于排尿通畅。

（5）并发症的观察与护理：①出血。伤口引流管引流出鲜血且量渐增多时，或导尿管尿液的颜色由浅红变深时，说明有活动性出血，应及时报告医师处理。②漏尿。膀胱全切原位膀胱术后注意观察患者尿量及腹部情况。如果导尿管引流量减少，腹腔引流管引流量多，且为淡黄色液体或伴有腹胀，要警惕漏尿的可能。③感染。保持伤口干燥及各引流管通畅,预防感染。

(6)定期复查:嘱患者每3~6个月进行膀胱镜检查或定期进行全身系统检查。

(7)指导患者自我护理:尿流改道术后佩带人工尿袋者应教会患者自我护理。使用一次性人工尿袋时,应注意在贴胶板前先剪一个与造瘘口大小一致的孔清洁造瘘口周围的皮肤,擦干皮肤后将胶板紧密贴在皮肤上,然后扣上尿袋。避免胶板的边缘压迫造瘘口。保持清洁,定期更换尿袋。原位膀胱术后教会患者利用腹压排尿,多饮水,冲淡肠黏液,保持排尿通畅。

26. 试述肾、输尿管结石的临床表现。

肾、输尿管结石是泌尿外科最常见的疾病。输尿管结石大多数是来自肾脏的结石,常停留在输尿管3个狭窄处,其主要临床表现如下。

(1)疼痛:肾结石常表现为钝痛、隐痛,输尿管结石常表现为绞痛。典型的绞痛常突然发生,如刀割样,沿输尿管向下腹部、外阴部和大腿内侧放射。疼痛时伴有面色苍白、大汗、恶心、呕吐、脉搏快而弱、血压下降。输尿管末端结石可引起尿频、尿急、排尿终末痛。

(2)血尿:一般先疼痛后血尿,可为镜下血尿或肉眼血尿。

(3)脓尿:并发感染时尿中有脓细胞。

(4)肾脏肿大:肾积水体积增大时可触及肿大的肾脏。

(5)双侧结石可导致无尿及肾衰竭。

27. 试述肾、输尿管结石术后护理要点。

(1)经腹腔镜肾盂切开取石术的护理:①注意观察尿液颜色和量。②保持引流管通畅,定时更换引流袋。③观察伤口有无渗血及漏尿,并保持敷料干燥、清洁。④严密观察患者的面色、呼吸。观察患者有无胸闷、气促、呼吸困难等由于二氧化碳气腹致血液中二氧化碳分压($PaCO_2$)增高所引起的症状。给予吸氧,保持呼吸道通畅。⑤应用抗生素预防或治疗感染。

(2)经皮肾镜碎石、取石术的护理:①严密观察血压、脉搏、呼吸、体温的变化。②观察并记录尿液颜色、量,如果尿液的颜色由淡红色转浓,伴有血压下降、脉搏增快,提示有活动性出血,需及时处理。③保持引流管通畅。④绝对卧床休息1~2周。⑤预防感冒,防止咳嗽,保持大便通畅,避免用力过度继发出血。⑥保持伤口干燥,伤口敷料渗湿应及时更换,防止感染。⑦做好皮肤护理及会阴部护理。

(3)输尿管镜碎石、取石术的护理:严密观察导尿管引流尿液的颜色,保持导尿管引流通畅,多饮水。

28. 试述肾损伤的分类。

(1)肾挫伤:肾包膜和肾盂黏膜完整。

(2)肾部分裂伤:肾实质部分破裂,但未累及全层,肾包膜或肾盂黏膜破裂。可有肾周积血,但无尿外渗。

(3)肾全层裂伤:肾实质、肾包膜、肾盂肾盏黏膜均破裂,常有肾周血肿、血尿和尿外渗。

(4)肾蒂损伤:肾蒂裂伤或撕脱。

29.试述肾损伤后非手术患者护理原则。

(1)给予补液、输血,纠正血容量,防止和纠正休克,维持充足的肾灌注量。

(2)绝对卧床休息,一般要求尿转清后继续卧床2周。

(3)严密观察生命体征的变化。如体温超过38.5℃,应警惕肾脏感染继发大出血。

(4)严密观察尿的颜色。有肉眼血尿者,每4小时留一份尿标本,对尿的颜色进行动态观察。

(5)观察腰部、腹部情况,如肾区有无肿胀及有无腹膜刺激症状,警惕肾出血或尿外渗的发生。

(6)遵医嘱早期应用止血药、抗生素,并碱化尿液。

(7)常规备血。

30.试述肾移植手术前护理要点。

(1)术前准备:按一般泌尿外科手术前护理常规,协助患者完成各项特殊检查。

(2)心理护理:患者及家属在移植前的心理反应是否健康,会影响患者移植后的身心状态。因此,应向患者介绍有关肾移植的基本知识,加强对疾病的认识,在完全自愿的情况下以最佳的心理状态接受手术,并对手术后可能出现的不良情况或并发症有充分的思想准备。

(3)饮食护理:根据病情给予低盐饮食。当患者规律性透析后,应鼓励患者进食高蛋白、高糖类、高维生素饮食,以增强抵抗力。

(4)观察病情:了解患者有无发热、高血压等症状。

(5)术前1~2日将患者移至单人房间或隔离病房,为患者创造安静、舒适、清洁的环境,避免交叉感染。

31.试述肾移植手术后护理要点。

(1)严格消毒隔离:肾移植患者术后因大量应用激素和免疫抑制药,机体免疫力下降,容易感染,有效的预防措施就是严格的消毒隔离,具体应做到以下各点:①每天用消毒液擦拭病室门窗、桌椅、地面及一切物品。病室空气定时消毒,保持病房良好通风。②禁止非工作人员进入病室,有感染灶的工作人员不宜参与移植患者的治疗护理工作。医护人员进入病室前应换隔离鞋,用消毒液洗手,戴帽子、口罩,穿好隔离衣。③患者的病服、床单等均需经清洗消毒后使用。患者的餐具需煮沸消毒后使用。患者的血压计、听诊器、便器等物品,一人一套,不交叉使用。④对于非单人病室,必须做好床边隔离,防止交叉感染。若患者发生感染,尽量安排单人房间。⑤患者若需外出检查、治疗,必须戴口罩及帽子,在医务人员陪同下尽量减少外出逗留时间。

(2)体位:患者手术后取平卧位,肾移植侧髋、膝关节各屈曲15°~25°。禁止突然变换体位,以减少切口疼痛和血管吻合处的张力。待手术切口拆线后可起床适当活动。

(3)饮食:肾移植术后第1~2日应禁食。术后第2~3日,肛门排气后,可给予低糖优质低蛋白流食,此时患者的肾功能尚未完全恢复正常,应适当限制蛋白质摄入。第3~5日后,患者的肾功能已逐渐恢复,可给予易消化、优质蛋白、高维生素、低盐低脂饮食,以后逐渐过渡到普食。

(4)各种导管的护理:肾移植患者术后通常有静脉输液导管、负压引流管、伤口引流管及导尿管等。要经常检查各种导管是否通畅,保持引流管的正确位置,经常挤压引流管并保证其处于负压状态,以利引流。每日更换引流袋,并详细记录。

(5)口腔护理:每日给予口腔护理2次,每餐前后均应漱口,以保持口腔清洁。

(6)保持大便通畅:防止因大便干结而屏气,增加腹压,以致血管吻合处的张力增加、不利于吻合口愈合。

(7)并发症的护理:肾移植术后患者可发生各种并发症,应注意观察,以便及时发现并处理,确保移植肾的功能正常。如感染、应激性溃疡、尿瘘、尿路梗阻、出血或血肿等。

32.试述肾移植术后病情观察要点。

(1)监测生命体征:术后3日内每小时监测并记录一次,以后根据病情改为每2~4小时一次。对血压、体温异常者,应警惕感染或排斥反应的发生。

(2)尿液的观察:①尿量。术后3日内,每小时测量尿量并记录。②尿色。术后3~5日内常有一定程度的血尿,如尿色深并伴有血块或新鲜出血,应观察全身状况,判断有无活动性出血灶。③尿相对密度。术后3日内每1~2小时测尿相对密度一次,以后改为每日1~2次。正常情况下,尿相对密度与尿量成反比,与尿中固体成分成正比。④多尿的观察和护理。约60%的患者在移植肾的血液循环建立后出现多尿现象,每小时尿量可达800~1 000 mL以上。补液原则应"量出为入"。⑤少尿或无尿的观察及护理。若患者每小时尿量<30 mL,首先考虑血容量问题。若在短时间内增加输液量或应用呋塞米后尿量仍不增加,而血压有上升趋势,则应减慢输液速度,甚至停止输液,进一步查找少尿或无尿的原因。

(3)监测体重:术后每日测体重1次。

(4)静脉输液:穿刺点原则上不选择手术侧的下肢及血液透析的动静脉造瘘的上肢,以保证静脉通路的循环。

(5)排斥反应的观察:排斥反应的表现为①体温常突然增高至38.5℃以上或为清晨低热,以后逐渐升高。②移植肾区闷胀感,肾区肿胀、变硬、压痛。③患者尿量突然减少而体重增加。④血压增高。⑤无明显诱因的头痛、乏力、食欲减退或情绪变化。⑥实验室检查,血肌酐、尿素氮持续上升,内生肌酐清除率下降等。

33. 试述肾移植患者的出院指导要点。

指导肾移植患者掌握出院后自我监测及护理的方法,减少感染的机会,预防排斥反应,保证移植肾的功能。

(1)自我监测:患者通过对体温、脉搏、血压、尿量等指标的自我监测,正确判断病情,防止延误治疗。①体温。每日晨起测量体温并记录。②体重。每日准确测量 1 次,最好在早饭前,大小便后。③尿量。每日记录 24 小时总尿量。④移植肾的观察。指导患者掌握检查移植肾的方法,包括检查移植肾的大小、软硬度及触痛等。

(2)预防感染:患者由于长期服用免疫抑制药,机体抵抗力低下,易感染。因此,应做到①外出时戴口罩,减少出入公共场所。②注意预防感冒。③注意个人卫生及饮食卫生。

(3)服用药物:肾移植患者出院后需终身服用免疫抑制药。根据医嘱,指导患者掌握服用药物的方法、剂量和注意事项,以及不良反应的观察等。告知患者不能随意增减服用药物的剂量,必须根据医师的意见,修改药物剂量。出现不良反应,及时就诊。有些药物如复方氨基比林、吲哚美辛等,可增加免疫抑制药的不良反应,不提倡使用。

(4)活动与休息:指导患者术后不可从事激烈运动,作息应有规律。手术后 3 个月可从事一些不消耗体力的轻工作。

(5)定期复诊:以便医师随时掌握患者情况,根据病情调整用药。

(6)保护移植肾:移植肾一般置于髂窝内,距体表较近,且无脂肪囊保护,故缺乏缓冲能力,在受外力挤压时极易使移植肾挫伤。因此,患者在乘车时要注意选择位置,不要靠近座位扶手站立,以防扶手碰到腹部而挫伤移植肾。同时手掌放置于移植肾侧下腹部,保护肾脏,避免意外伤害。

34. 试述膀胱尿道镜检查的目的、适应证及禁忌证。

(1)检查目的:①确定血尿的原因及出血部位。②进行逆行造影。③确定膀胱肿瘤部位、大小、数量,取组织活检。④确认及取出膀胱异物或结石等。

(2)检查适应证:经过 B 超、X 线等检查仍不能明确诊断的膀胱、尿道及上尿路疾患,均可做膀胱尿道镜检查。

(3)检查禁忌证:尿道狭窄、膀胱容量小于 50 mL、急性炎症期和妇女月经期一般不做此项检查。状况不能耐受此项检查及治疗的患者亦应列为禁忌。1 周内不能重复检查。

35. 试述膀胱冲洗的目的、方法及护理。

(1)膀胱冲洗目的:①保持引流通畅,防止血凝块形成。②长期留置导尿管者,通过冲洗、稀释尿液以达到防止感染和维持尿流通畅的目的。

(2)膀胱冲洗方法:可分为间断膀胱冲洗法和持续膀胱冲洗法。持续膀胱冲洗多用于前列腺摘除及膀胱手术后。间断膀胱冲洗适用于留置导尿管发生阻塞或尿液出现浑浊、沉淀者,以及需膀胱注入药物治疗者。每次用液量200～500 mL。

(3)膀胱冲洗护理要点:①冲洗前先排尽尿液,注意无菌操作。②严密观察引流液的颜色,根据引流液颜色深浅调节冲洗速度。③冲洗过程应保持引流通畅,如出现引流液滴速减慢甚至停止时应及时处理。④有膀胱痉挛者给予解痉止痛药物缓解症状。

自测试题

一、单项选择题

1. 肾有两窍是指 ( )
   A. 两耳　　　B. 前后二阴　　C. 精窍和溺窍　　D. 前阴与耳　　E. 后阴与耳

2. 下列前阴各部在脏腑上的归属哪一项不正确 ( )
   A. 玉茎属肝　　B. 马口属小肠　　C. 阴囊属肝　　D. 肾子属肾　　E. 精索属心

3. 睾丸及附睾的急性化脓性感染称为 ( )
   A. 子痰　　　B. 囊痈　　　C. 子痈　　　D. 脱囊　　　E. 卵子瘟

4. 血精的病机是 ( )
   A. 脾不统血
   B. 瘀血阻络
   C. 心火亢盛,迫血妄行
   D. 肾阳不足,固摄无力
   E. 肾阴不足,火扰精室

5. 慢性前列腺炎的病因病机是 ( )
   A. 肾虚、湿热、瘀滞
   B. 湿热、瘀滞、血热
   C. 肾虚、瘀滞、痰浊
   D. 肾虚、血热、瘀滞
   E. 肾虚、血热、湿热

6. 前列腺增生症患者直肠指诊前列腺的特征下列哪一项不符 ( )
   A. 表面光滑而无结节
   B. 边缘清楚
   C. 中等硬度而富有弹性
   D. 中央沟变浅或消失
   E. 压痛明显

7. 脾经湿热引起的泌尿男性疾病治疗时宜选用 ( )
   A. 三仁汤　　B. 龙胆泻肝汤　　C. 八正散　　D. 萆薢分清饮　　E. 补中益气汤

8. 前列腺增生症常见的临床症状不包括
   A. 夜尿次数增多、排尿困难
   B. 慢性尿潴留
   C. 假性尿失禁
   D. 血尿
   E. 尿频、尿急、尿痛

9. 良性前列腺增生症的病因病机不包括
   A. 阴虚血热　　B. 脾肾不足　　C. 肺肝气郁　　D. 湿热蕴结　　E. 气滞血瘀

10. 预防上尿路结石的发生应 （   ）
    A. 合理进蛋白石饮食   B. 多食动物内脏
    C. 多食菠菜   D. 多食豆腐
    E. 多食肥甘之品
11. 精索静脉曲张所致不育最有效的治疗方法是 （   ）
    A. 中药治疗   B. 肌注绒毛膜促性腺激素
    C. 手术治疗   D. 口服维生素
    E. 人工授精
12. 关于尿石症的发病，下列说法错误的是 （   ）
    A. 男性多于女性
    B. 南方多与北方
    C. 在我国以下尿路结石为多见
    D. 膀胱结石中，原发性结石少于继发性结石
    E. 尿结石的病因不明
13. 在男性不育患者中，哪种疾病治疗预后较差 （   ）
    A. 精索筋脉曲张   B. 睾丸下降不全
    C. 慢性生殖道感染   D. 性功能障碍
    E. 内分泌障碍
14. 下列哪项不是男性不育的原因 （   ）
    A. 内分泌和染色体异常   B. 精索静脉曲张
    C. 膀胱结石   D. 长期接触放射线
    E. 精液异常
15. 子痰好发于 （   ）
    A. 婴幼儿   B. 少年儿童   C. 中、青年   D. 老年   E. 以上都不是
16. 前列腺增生患者最常见下列哪种并发症 （   ）
    A. 不育   B. 阳痿   C. 疝气   D. 便秘   E. 以上都不是
17. 下列哪一种症状不是慢性前列腺炎的临床表现特征 （   ）
    A. 小便淋漓不尽   B. 尿频、尿急
    C. 尿道口溢脓液   D. 会阴、腰骶部疼痛
    E. 以上都不是
18. 子痰中期治疗常用方是 （   ）
    A. 滋阴除湿汤合透脓散   B. 普济消毒饮合金铃子散
    C. 龙胆泻肝汤合透脓散   D. 阳和汤小金丹
    E. 以上都不是

19. 下列哪一项不属于囊痈的病因 ( )
   A. 外感湿毒   B. 外感风湿   C. 饮食不节   D. 肝胆湿热   E. 以上都不是
20. 血精的病位在 ( )
   A. 睾丸   B. 附睾   C. 前列腺   D. 精囊   E. 以上都不是
21. 子痰初期内治宜用 ( )
   A. 透脓散   B. 五味消毒饮   C. 黄连解毒汤   D. 阳和汤   E. 以上都不是
22. 膀胱结石的典型症状是 ( )
   A. 与活动有关的疼痛和血尿   B. 排尿突然中断,并感疼痛
   C. 排尿困难   D. 尿痛
   E. 点滴状排尿
23. 老年男性患者出现间歇性无症状血尿时应首先考虑 ( )
   A. 肾结石   B. 泌尿系肿瘤   C. 肾结核   D. 输尿管结石   E. 膀胱结石
24. 下列关于异常尿液的叙述,错误的是 ( )
   A. 血尿是指有血液随尿排出
   B. 1 000 mL 尿中含有 3 mL 血液即呈肉眼血尿
   C. 终末血尿是指排尿到终末时才有血尿
   D. 通过显微镜见到尿中有红细胞称为镜下血尿
   E. 离心尿每高倍视野细胞数超过 3 个以上称为脓尿
25. 前列腺增生症患者最早出现的症状是 ( )
   A. 排尿困难   B. 夜间尿频   C. 尿潴留   D. 无痛血尿   E. 肾积水
26. 前列腺增生患者膀胱残余尿量超过多少时应该手术 ( )
   A. 30 mL   B. 50 mL   C. 60 mL   D. 80 mL   E. 100 mL
27. 肾结核最常见的症状是 ( )
   A. 肾积水   B. 贫血   C. 肾区疼痛   D. 潮热、盗汗   E. 尿频
28. 肾损伤患者绝对卧床时间为 ( )
   A. 2 周   B. 尿液转清后
   C. 1 个月   D. 不需卧床休息
   E. 尿液转清后继续休息 2 周
29. 上尿路结石主要症状是 ( )
   A. 肾绞痛呈放射状   B. 尿频、尿痛
   C. 尿频、血尿   D. 疼痛、血尿
   E. 血尿并发热
30. 膀胱肿瘤行肠代膀胱术后,膀胱冲洗最重要的是 ( )
   A. 严防引流管被肠黏液阻塞   B. 膀胱冲洗速度要快

C. 膀胱冲洗速度要慢　　　　　　　　　D. 冲洗中观察膀胱出血

E. 冲洗管位置要固定

31. 下列哪种疾病最易引起无痛性血尿肾结核　　　　　　　　　　　　　(　　)

A. 肾结核　　B. 肾癌　　C. 肾结石　　D. 肾母细胞瘤　　E. 肾脓肿

32. 中老年男性出现无痛血尿,应首先考虑　　　　　　　　　　　　　　(　　)

A. 前列腺增生　B. 前列腺炎　　C. 膀胱炎　　D. 膀胱肿瘤　　E. 肾结石

33. 值班护士一旦发现前列腺手术后患者持续膀胱冲洗引流液颜色逐渐加深,下列哪项不属于立即处理措施　　　　　　　　　　　　　　　　　　　　　(　　)

A. 给予抗感染治疗　　　　　　　　　　B. 立即通知医师

C. 安慰患者,使其不要过于紧张　　　　D. 加快冲洗速度

E. 开通静脉通路

34. 前列腺摘除术后,停止膀胱冲洗的最佳时间为　　　　　　　　　　(　　)

A. 肉眼观察无血尿10日　　　　　　　B. 肉眼观察无血尿7日

C. 肉眼观察无血尿5日　　　　　　　　D. 肉眼观察无血尿2日

E. 肉眼观察无血尿

二、多项选择题

1. 下列哪些是囊痈的病因病机　　　　　　　　　　　　　　　　　　(　　)

A. 肾阳虚衰,水液不化,集注阴囊

B. 囊样搔抓,外伤染毒

C. 房事过度,相火妄动,郁结不散

D. 饮食不节,过食膏粱厚味,脾失健运,湿热内生

E. 久着汗湿衣裤或坐卧阴湿之地,外感湿毒

2. 子痈的常见证型包括　　　　　　　　　　　　　　　　　　　　　　(　　)

A. 肝肾阴虚　　B. 气滞痰凝　　C. 阴虚内热　　D. 阴阳虚衰　　E. 湿热下注

3. 以下哪些是子痰的常见证型　　　　　　　　　　　　　　　　　　(　　)

A. 肝胆湿热　　B. 浊痰凝结　　C. 瘀血阻滞　　D. 阴虚内热　　E. 气血两亏

4. 以下哪些是尿石症的病因病机　　　　　　　　　　　　　　　　　(　　)

A. 肾虚膀胱气化不利

B. 感受湿热之邪,湿热下注

C. 瘀血阻滞

D. 饮食不节,嗜食辛辣肥甘醇酒之品,致湿热内生

E. 气血两亏

5. 膀胱结石的临床症状是　　　　　　　　　　　　　　　　　　　　(　　)

A. 排尿中断

B. 放射至阴茎头和远端尿道

C. 平时有排尿不畅、尿频、尿急、尿痛和终端血尿

D. 若排尿中断经变换体位又可顺利排尿

E. 多有尿路感染的表现

6. 尿道结石的临床特征是 （ ）

A. 排尿困难、排尿费力,呈点滴状

B. 排尿时疼痛明显,可放射至阴茎头部

C. 出现尿流中断及急性尿潴留

D. 若排尿中断,经变换体位又可顺利排尿

E. 后尿道结石可伴有会阴和阴囊部疼痛

7. 以下哪些是尿石症的常见证型 （ ）

A. 湿热蕴结 B. 痰凝结 C. 气血瘀滞 D. 阴虚内热 E. 肾气不足

8. 以下哪些是男性不育症的病因病机 （ ）

A. 湿热下注 B. 肝郁气滞 C. 热毒侵袭 D. 肾气虚弱 E. 气血两虚

9. 男性不育症的常见证型有 （ ）

A. 湿热下注 B. 肝郁气滞 C. 肾阴不足 D. 肾阳虚衰 E. 气血两虚

10. 以下哪些是精囊炎的常见证型 （ ）

A. 湿热蕴结 B. 淤血阻滞 C. 阴虚火旺 D. 肾阳虚衰 E. 肾脾两虚

11. 前列腺增生症的常见证型有 （ ）

A. 湿热下注 B. 气滞血瘀 C. 肾阴虚亏 D. 肾阳不足 E. 脾肾气虚

12. 前列腺增生患者的术后护理要点为 （ ）

A 观察尿液的颜色,保持引流通畅

B. 用无菌等渗盐水持续膀胱冲洗,滴速根据引流液颜色深浅而定

C. 避免腹压增高的因素,保持大便通畅,避免咳嗽

D. 拔除导尿管后,注意有无尿频或尿失禁现象,指导患者进行肛提肌收缩练习

E. 术后1周内禁肛管排气或灌肠

13. 膀胱癌术后,膀胱内灌注化学治疗药物时错误的是 （ ）

A. 用药量每次＞100 mL B. 严格无菌操作

C. 吸出的液体可回注 D. 注药前应先排尽尿液

E. 灌注后暂不排尿

三、判断题

1. 子痫的发病与肝肾有关。 （ ）

2. 囊痈属急性化脓性疾病。 （ ）

3. 子痰相当于西医的非特异性睾丸炎。 （ ）

4. 阴茎痰核的特点是阴茎背部有条索状或斑块状结节,可引起阴茎勃起的疼痛、弯曲。（ ）
5. 精浊有尿频症状。（ ）
6. 精癃以排尿困难和尿潴留为特点。（ ）
7. 子痈是发生在子系的化脓性疾病。（ ）
8. 睾丸功能下降和高龄是前列腺增生症的两个必要条件。（ ）
9. 尿石症的临床特点以疼痛、血尿为主,发病率男性高于女性。（ ）
10. 肾衰竭分急性肾衰竭和慢性肾衰竭。（ ）
11. 急性尿潴留产生的原因为机械性梗阻。（ ）
12. 肾肿瘤的主要症状为血尿、膀胱刺激征、腰部钝痛。（ ）
13. 膀胱肿瘤血尿严重程度与癌症大小、恶性程度常一致。（ ）
14. 肾、输尿管结石主要症状为疼痛、血尿、脓尿、肾脏肿大。（ ）

自测试题答案

一、单项选择题

1. C 2. E 3. C 4. E 5. A 6. E 7. D 8. E 9. A 10. A 11. C 12. C 13. C
14. C 15. C 16. C 17. C 18. A 19. B 20. D 21. D 22. B 23. B 24. B 25. B
26. B 27. E 28. E 29. D 30. A 31. B 32. D 33. A 34. D

二、多项选择题

1. BDE 2. BE 3. BDE 4. ABD 5. ABCDE 6. ABCE 7. ACE 8. ABDE
9. ABCDE 10. ABCE 11. ABCDE 12. ABCDE 13. AC

三、判断题

1. × 2. √ 3. × 4. √ 5. √ 6. √ 7. × 8. × 9. √ 10. √ 11. ×
12. × 13. × 14. √

第七节　皮肤病科护理

基本知识问答

1. 皮肤具有哪些生理功能?

皮肤的生理功能主要有保护作用、感觉作用、调节体温和分泌、排泄、吸收、代谢及参与免疫反应等作用。

2. 皮肤病的发病原因有哪些?

皮肤病的发病原因有内因和外因两种。

(1)内因:①七情所伤,可使脏腑功能失调,并发某些皮肤病。如精神创伤可诱发斑秃,情绪波动、过度紧张等与神经性皮炎有关。②禀性为人体先天的特性,与遗传有关。如过敏性皮肤病与人体禀性有关,瘢痕疙瘩与身体素质有关。③有些皮肤病与年龄有关,如婴儿湿疹、青年痤疮、老年角化症等。④某些皮肤病与性别有关,如结节性红斑、红斑性狼疮多见于女性,青年痤疮、脂溢性皮炎多见于男性。⑤某些皮肤病与饮食因素有关,如某些人吃鱼、虾可发生荨麻疹。⑥血虚之体因血少不能营养皮肤,皮失濡养,化燥生风,使皮肤出现干燥、粗糙、肥厚、脱屑、瘙痒等病象。

(2)外因:①季节性因素,如夏季多为暑湿热邪,容易发生暑疖、痱子、足癣;冬季寒冷,气候偏燥,多为寒邪燥邪,容易发生冻疮、皲裂症。②某些皮肤病与摩擦、挤压等机械性因素有关,如手足鸡眼等。③皮肤受到寒、热、放射线等物理损伤,可发生烫伤、晒斑等皮肤病。④某些皮肤病与生物性因素有关,如荨麻疹、漆树引起的过敏性皮肤病,细菌、真菌、寄生虫所致疥疮、癣、疖等。

3.简述皮肤病的自觉症状?

皮肤病的症状为瘙痒、疼痛、麻木、灼热等。

(1)瘙痒:以风、湿、热、虫为患,为皮肤血虚皮燥所致。

(2)疼痛:皮肤经络闭塞不通而作痛。痛有定处为血瘀作痛,痛无定处为气滞作痛,痛处红热为热痛,痛处肤色不变为寒痛,痛而喜按为虚痛,痛切拒按为实痛。

(3)麻木:皮肤经络阻隔,气血运行不畅,导致局部气血虚而致麻木。

(4)灼热:为热邪蕴结于皮肤而致。

4.风邪导致皮肤病的病机是什么?具有哪些特点及常见皮损?

风邪可单独致病,也可与他邪合而致病。当人体腠理不密,卫外不固时,风邪乘虚入侵,阻于皮肤,邪毒结聚,内不得疏通,外不得表解,使营卫不和,气血运行失常,肌肤失于濡养,则可致皮肤病。特点为其病变多具有发生迅速,骤起骤消,游走不定,泛发于全身或多发于头面,皮肤干燥、脱屑、瘙痒等。常见皮损有风团、丘疹、疣目、脱屑等。

5.什么是原发性皮损?常见的原发性皮损有哪些?

原发性皮损皮肤病在其病变过程中,还未发生自然演变和人为因素的影响,是最早出现的皮损。常见的原发性皮损有斑疹、丘疹、风团、结节、疱疹、脓疱等。

6.什么是继发性皮损?常见的继发性皮损有哪些?

继发性皮损是原发性皮损经过搔抓、感染、治疗处理和在损害修复过程中演变而成的皮损。常见的继发性皮损有鳞屑、糜烂、溃疡、痂、抓痕、皲裂、苔藓样变、瘢痕、色素沉着、皮肤萎缩等。

7.皮肤科常用的换药方法有哪些?

(1)皮肤损害的清洁方法:主要是清除皮损上的渗出物、痂皮、癣屑等,有时需将陈旧性外用药和污物清除干净。一般的渗液和结痂,可用湿敷和浸泡法除去。痂厚时可外涂软膏并包扎,如果皮损面积大,污秽较多,患者身体条件好,没有发热,可用淋浴或浸浴除去,必要时可用肥皂清洗。

(2)湿敷:治疗皮肤病常用开放性冷湿敷。手足、外阴、肛门部位如有化脓或分泌物多时,可用浸浴代替湿敷。浸浴的药液选用带有抗菌药物的溶液。

(3)封包:对顽固的肥厚性皮损,可将外用药直接涂在皮损处,早用薄膜覆盖并包扎固定,6~8小时去掉薄膜,每日1次。封包疗程根据病情而定。每次封包时间不超过8小时,避免局部皮肤发生毛囊炎。皮肤伴有感染时不用封包。

8. 皮肤病外用药物剂型有哪些?各具有哪些作用?其适应证是什么?其代表药物有哪些?

(1)溶液:具有清洁、止痒、消肿、收敛、清热解毒的作用。适用于急性皮肤病,渗出较多或脓性分泌物多的皮损,或伴有轻度痂皮性损害者。代表药物为苦参、黄柏、马齿苋、生地榆、野菊花、蒲公英、甘草等煎出液、10%的黄柏溶液、生理盐水等。

(2)粉剂(又名散剂):具有保护、吸收、蒸发、干燥、止痒等作用。适用于无渗液的急性或亚急性的皮炎类皮肤病。代表药物为青黛散、六一散、九一丹、滑石粉、止痒扑粉等。

(3)洗剂(又名混悬剂、悬垂剂):具有清凉止痒、保护、干燥、消斑解毒等作用。适用于无渗液的急性或亚急性的皮炎类皮肤病。代表药物为三黄洗剂、炉甘石洗剂、颠倒散洗剂、痤疮洗剂等。

(4)酊剂:具有收敛、杀菌、止痒等作用。适用于脚湿气、鹅掌风、体癣、牛皮癣等。代表药物为复方土槿皮酊、1号癣药水等。

(5)油剂:具有润泽保护、解毒收敛、止痒生肌等作用。适用于亚急性皮肤病中有糜烂、渗出、鳞屑、脓疱、溃疡的皮损。代表药物有蛋黄油、紫草油、青黛散油、三石散油等。

(6)软膏:具有保护、润滑、杀菌、止痒、去痂等作用。适用于一切慢性皮肤病具有结痂、皲裂、苔藓样变等皮损者。代表药物为青黛膏、疯油膏、5%硫黄软膏等。

9. 外用药物的使用原则是什么?

皮肤病的外用药物使用原则是要根据皮肤损害的表现来选择适当的剂型和药物。

(1)要根据病情阶段用药:皮肤炎症在急性阶段,若仅有红斑、丘疹、水疱而无渗液,宜选用洗剂、粉剂、乳剂;若有大量渗液或明显红肿,则用溶液湿敷为宜。皮肤炎症在亚急性阶段,渗液与糜烂很少,红肿减轻,有鳞屑和结痂,则用油剂为宜。皮肤炎症在慢性阶段,有浸润肥厚,角化过度时,则用软膏为主。

(2)注意控制感染:有感染时先用清热解毒、抗感染制剂控制感染,然后再针对原来皮损选用药物。

(3)用药宜先温和后强烈:先用性质比较温和的药物,尤其是儿童和女性患者不宜采用刺激性强、浓度高的药物。面部、阴部皮肤慎用刺激性强的药物。

(4)用药浓度宜先低后浓:先用低浓度制剂,根据病情需要再提高浓度。一般急性皮肤病用药宜温和安抚,顽固性慢性皮损可用刺激性较强和浓度较高的药物。

(5)随时注意药敏反应:一旦出现药物过敏现象,应立即停用,并给予及时处理。

(6)外用软膏时注意:外涂软膏在第二次涂药时,需用棉花蘸上植物油或液状石蜡轻轻揩去上一次所涂的药膏,然后再涂药膏,切不可用汽油或肥皂、热水擦洗。

10. 试述使用外用药的注意事项。

(1)注意外用药的使用方法,可根据皮损的性质和治疗需要,采取不同的用药方法。如皮损浅在或药物的透入性强时,则可局部涂搽;如果苔藓样变明显,须促进药物深达时,外用软膏后可加塑料薄膜封包。

(2)对皮肤敏感性强的患者,要选择温和无刺激性的药物,或先用低浓度,再逐步提高浓度。采用新药或易致敏药物时,可先试用于较小面积,如无不良反应再大面积使用。

(3)嘱咐患者与医师密切配合,要详细说明使用药物的方法,如用药次数、部位、用量和方法等,如有反应须停药来诊。

(4)注意禁忌证,刺激性强的药物勿用于皮肤薄嫩处,高浓度水杨酸及芥子气软膏等不可应用于乳房下部、外阴及面部等处,幼儿也不可应用。

11. 如何预防药物性皮炎?

药物性皮炎是药物通过内服、注射、吸入等途径进入人体,在皮肤黏膜上引起的炎症反应,严重者可累及机体的各个系统。药物性皮炎为医源性疾病,预防药物性皮炎必须注意以下几点。

(1)用药前应询问患者有无药物过敏史,避免使用已知过敏或结构相似的药物。

(2)用药应有的放矢,可用可不用的尽量不用。用药过程中,应注意药疹的早期反应症状,如突然出现瘙痒、红斑、发热等反应,应立即停药,并确定或排除药疹的可能性。

(3)应用青霉素、血清、普鲁卡因等药物时应按规定方法做皮肤试验,皮试前准备好急救药品,阳性者不可用该药治疗。

(4)已确诊为药疹者,应记入病历并嘱患者牢记致敏药物,每次看病时告诉医师勿用该药。

12. 热疮(单纯疱疹)有哪些临床表现?

好发于皮肤黏膜交界处,常见于口角、唇缘、鼻孔周围、面颊及外阴等部位。皮损初起为红斑,灼热而痒,继而形成针头大小簇集成群的水疱,内含透明浆液,破裂后露出糜烂面,逐渐干燥结痂,脱痂而愈,留有轻度的色素沉着。病程1~2周,易反复发作。一般无全身不适感。发病前患处皮肤有发紧、烧灼、痒痛感。发于眼部者,常有刺痒、疼痛、怕冷、发热等风热毒盛的症状;发于口角唇缘或口腔黏膜者,可引起颌下或颈部臀核肿痛;发于外阴者,水疱易糜烂染毒,可伴有发热、便干、溲赤、尿频、尿痛、苔黄、脉数等湿热下注的症状;反复发作多年不愈者,常有咽干、口渴、舌红、脉数等阴虚内热的症状。

13. 蛇串疮(带状疱疹)有哪些临床特点?

临床特点:皮肤上出现红斑、水疱或丘疱疹,累累如串珠,排列成带状,沿一侧周围神经分布区出现局部刺痛或伴有瘰核肿痛。好发于春秋季。

14. 风热疮(玫瑰糠疹)临床表现有哪些?

临床表现:本病皮损最先在躯干或四肢近端出现,皮损为一个指甲盖大小或稍大的圆形或椭圆形的淡红色或黄红色鳞屑斑,称为原发斑或母斑,这种母斑易被患者忽视。母斑出现1~2周后,即在躯干及四肢近端出现多数与母斑相似而形状较小的红斑,称为子斑或继发斑。皮损或横或斜,椭圆形,长轴与皮纹走行一致,中心略有细微皱纹,边界清楚,边缘不整,略呈锯齿状,表面附有少量糠秕状鳞屑,多数孤立不融合。子斑出现后,母斑颜色较为暗淡。斑疹颜色不一,自鲜红至褐色、褐黄或灰褐色不等。皮损好发于胸、背、腹、四肢近端、颈部,尤以胸部两侧多见,少数也可见于股上部,但颜面及小腿一般不发生,黏膜偶有累。患者有不同程度的瘙痒,部分患者初起可伴有周身不适,头痛,咽痛,轻度发热,颈或腋下瘰核肿大等症状。本病预后良好,一般经4~6周可自然消退,皮肤恢复正常,不留任何痕迹;也有迁延2~3个月,甚至更长一段时间才愈合。愈后一般不复发。

15. 黄水疮(脓疱疮)的临床特点是什么?

临床特点:皮损主要表现为浅在性脓疱和脓痂,有接触传染和自体接种的特性,在托儿所、幼儿园或家庭中传播流行。

16. 何谓脓疱疮?在护理上应注意什么?

脓疱疮又称脓痂疹,是一种常见的由化脓性球菌引起的急性化脓性皮肤病,俗称黄水疮。

护理上应注意:①注意皮肤卫生,患儿衣被用具等应进行消毒。与健康儿童隔离,以防传染,避免搔抓。有痱子或瘙痒性皮肤病者,应及时治疗,对体弱而损害较广泛的患儿,应加强营养或给予支持疗法。②婴儿室及托儿所、幼儿园如发现脓疱疮患儿应立即隔离,并对居住环境进行消毒。对工作人员应加强卫生教育,必要时可对工作人员用0.1%呋喃西林喷鼻咽部,以清理病灶,消灭病菌。

17. 何谓湿疹,临床特点是什么,常用外治法有哪些?

(1)湿疹是由多种内、外因素引起的皮肤炎症反应性皮肤病。其特点是急性阶段具有明显的渗出,慢性期皮损局限、浸润、肥厚,具有多形损害、对称分布、自觉瘙痒、反复发作、易演变成慢性等。皮损发生于身体的任何部位,瘙痒剧烈,易复发。

(2)其外治法:①急性湿疹可用止痒洗药或湿疹洗药(金银花、白鲜皮各30 g,黄连、黄柏、苦参、苍术、枯矾各12 g)熏洗或湿敷后,再用黄柏散、青蛤散外撒或用香油调搽患处。②慢性湿疹可用除风湿药熏洗,外搽碧玉散或黑豆馏油软膏。

18. 试述鹅口疮发生的原因及处理。

鹅口疮系由白念珠菌侵犯口腔黏膜所致,多发生于婴幼儿及免疫功能低下者。营养不良、贫血、维生素缺乏及某些传染性消耗性疾病,长期使用抗生素、类固醇皮质激素和免疫抑制剂时可致菌群失调,也易引起念珠菌感染。

治疗可局部涂擦1%~2%甲紫液或1%克霉唑霜,制霉菌素液对鹅口疮有效,同时可用3%碳酸氢钠溶液漱口。

19. 试述婴儿尿布皮炎发生的原因及预防与护理。

尿布皮炎是由于尿布更换不及时,或于尿布外加用橡皮布、油布或塑料布等,使婴儿臀部较长期地处于湿热状态,此时粪便中的细菌(氨形成菌)分解尿中的尿素产生氨而刺激皮肤,引起皮炎。小儿腹泻护理不当时常易发生尿布皮炎。残留在尿布上的染料、洗涤剂及肥皂等,以及橡胶、塑料等直接接触皮肤也可成为发病原因。

预防与护理:应勤换尿布,保持婴儿外阴及臀部皮肤干燥及清洁。最好用吸水性强的、软的、白色旧布做尿布,洗时宜多用清水,充分洗净污物及残留肥皂等。使用一次性尿布更佳。不用油布、橡皮布或塑料布等包于尿布外。

20. 婴儿湿疹的护理措施有哪些?

(1) 饮食护理:指导患儿父母合理喂养,避免过敏性食物。乳母忌食鱼、虾等食物。

(2) 皮损护理:保护患儿皮肤,勿过度烫洗,避免过度肥皂刺激及搔抓,衣物应轻、软、宽松,并勤洗勤换,室温不宜过高,衣被不宜过暖,以减少汗液的刺激。

(3) 其他:有活动性湿疹损害时,应避免接触单纯疱疹的患者;防止感冒;尽量避免环境中的变应原,如尘螨、毛絮、人造纤维等;遵医嘱行药物治疗。

21. 药毒的常见类型有哪些,临床特点是什么?

药毒的常见类型如下。

(1) 固定型:局限性圆形或椭圆形水肿性红斑,炎症剧烈者中心形成水疱或大疱,愈后留下色素沉着。

(2) 荨麻疹型:皮疹大小不等、形状不规则的风团,风团持续时间较长,可伴有发热、关节疼痛等血清病样症状。

(3) 麻疹样或猩红热样型:麻疹样为针头至米粒大的红色斑疹或斑丘疹,散在或密集对称分布,遍及躯干及四肢。猩红热样初起为小片红斑,很快互相融合,皮疹从面、颈、上肢、躯干向下发展,以致全身潮红。

(4) 多形红斑型:皮疹为豌豆至蚕豆大小圆形或椭圆形水肿性红斑、丘疹,中央常用水疱或色深,虹膜现象阳性。

(5) 湿疹型:皮疹大小不等的红斑、丘疹、丘疱疹及水疱,常融合成片,泛发全身,可有糜烂、渗出、脱屑。

(6) 大疱性表皮松解型:皮疹弥漫性紫红色或暗红色斑片,迅速增多遍及全身。

(7)剥脱性皮炎型:初为麻疹样或猩红热样红斑,很快扩大融合,致全身弥漫性潮红、肿胀。皮损伴以渗液、糜烂。病程长。

(8)紫癜型:针尖至黄豆大小的紫红色瘀点、瘀斑,散在或密集分布,常见于双下肢,对称分布。

22. 瘾疹(荨麻疹)的常见病因有哪些?

①食物:尤以鱼虾、蟹、蛋类最常见;②药物;③感染;④物理因素;⑤动植物因素;⑥精神因素;⑦内脏和全身性疾病。

23. 丘疹样荨麻疹为什么应及早防治?

丘疹样荨麻疹是由于某些节足动物如蚤、螨、蠓、臭虫等的叮咬或由于消化障碍,对某些食物如鱼、虾、蛋等的过敏而引起,是一种风团样丘疹性皮肤病,多见于儿童,有剧烈瘙痒,严重影响青少年的睡眠和食欲,易因搔抓而继发感染,并可诱发肾小球肾炎、败血症等严重疾病,因此应及早防治。

24. 牛皮癣(神经性皮炎)的临床表现是什么?

多发于青壮年,呈慢性经过,时轻时重,多在夏季加剧,冬季缓解。发病部位大多数见于颈项部、额部,其次为尾骶、肘窝、腘窝,亦可见腰背、两髋、外阴、肛周、腹股沟及四肢等处。常呈对称性分布,亦可沿皮肤皱褶或皮神经分布而呈线状排列。皮损初起为有聚集倾向的扁平丘疹,干燥而结实,皮色正常或淡褐色,表面光泽。久之融合成片,逐渐扩大,皮肤增厚干燥成席纹状,稍有脱屑。长期搔抓可致皮肤浸润肥厚,嵴沟明显,呈苔藓化。自觉阵发性奇痒,入夜尤甚,搔之不知痛楚。情绪波动时瘙痒随之加剧。局限型皮损仅见于颈项等局部,为少数边界清楚的苔藓样肥厚斑片。泛发型分布较广泛,以肘窝、四肢、面部及躯干为多,甚至泛发全身各处,皮损同局限型。本病呈慢性病程,常多年不愈,易反复发作。

25. 简述牛皮癣(神经性皮炎)的护理?

(1)生活要有规律,保持心情愉快,有足够的睡眠时间和文娱体育活动。

(2)常剪指甲,避免搔抓,不可用热水烫洗。

(3)衣服宜柔软,衣领不宜毛糙过硬,以免摩擦。

(4)忌食酒、辣椒等刺激性食物。

(5)本症先是皮肤瘙痒,经搔抓后起红斑,继则红斑上出现多角形或不规则扁平丘疹。

(6)若病程日久,皮损粗糙肥厚,呈苔藓样变者,治宜养血祛风,方选养血定风汤加减,局部外擦大枫子酊。

26. 猫眼疮(多形红斑)的临床表现有哪些?

临床表现:前驱症状可头痛、低热、四肢倦怠、食欲不振和关节、肌肉疼痛。①轻症:最常见,以青年女性为多。皮损为多形性,有红斑、丘疹、水疱、紫癜、风团等。典型损害为水肿性圆形红斑,和淡红色扁平丘疹,边界清楚,皮损呈远心性扩展,1~2天内直径可达1~2 cm,红斑中央略凹陷,其色较边缘略深,中央为一水疱、紫癜或坏死区,称为靶形损害或虹膜状损害。多对称发于手足背、前臂、踝部和面颈部;口腔黏膜、外阴黏膜亦可累及。②重症:常起病急剧,皮损广泛分布于全身各处。皮损常为水肿性红斑、水疱、大疱、血疱和瘀斑等。或皮疹不多,但黏膜损害广泛而严重,口腔、鼻咽、眼、尿道、肛门和呼吸道黏膜广泛累及,发生大片糜烂和坏死,伴高热、头痛,甚至伴发支气管炎、消化道出血、关节炎及内脏损害。眼损害可造成视力减退甚至失明。自觉轻度瘙痒,或灼热疼痛感。病程2~4周,常反复发作。重症患者病程较长,3~6周,若不及时抢救,病死率较高。

27. 中医认为黧黑斑(黄褐斑)发病的病因病机是什么?内治怎样进行辨证论治?

病因病机:本病多与肝、脾、肾三脏关系密切,气血不能上荣于面为主要病机。情志不畅导致肝郁气滞,气郁化火,熏蒸于面,灼伤阴血而生;或冲任失调,肝肾不足,水火不济,虚火上炎所致;或慢性疾病,营卫失和,气血运行不畅,气滞血瘀,面失所养而成;或饮食不节,忧思过度,损伤脾胃,脾失健运,湿热内生,熏蒸而致病。

28. 粉刺(痤疮)有哪些临床表现?

(1)临床表现:好发于颜面、颈、胸背部或臀部。多发于青春发育期,皮疹易反复发生,常在饮食不节、月经前后加重。皮损初起为针尖大小的毛囊性丘疹,或为白头粉刺、黑头粉刺,可挤出白色或淡黄色脂栓,因感染而成红色小丘疹,顶端可出现小脓疱。愈后可留暂时性色素沉着或轻度凹陷性瘢痕。严重者称聚合性痤疮,感染部位较深,出现紫红色结节、脓肿、囊肿,甚至破溃形成窦道和瘢痕,或呈橘皮样改变。常伴皮脂溢出。自觉轻度瘙痒或无自觉症状,炎症明显时自感疼痛。病程长短不一,青春期过后可逐渐痊愈。

29. 试述丹毒的治疗、护理及预防?

(1)护理:注意休息,避免过度劳累,如病变在下肢,则应卧床,抬高患肢。隔离患者直至临床症状消失,患者衣被用具应消毒。

(2)治疗:①内用疗法。注射抗生素,首选青霉素,其次为庆大霉素、红霉素等药物。加强支持治疗。②外用疗法。局部可外贴20%~50%鱼石脂软膏,患部周围皮肤可涂2.5%碘酊(面部禁用)。发于颜面者,应清洁口鼻,给漱口剂或洗鼻剂。如局部大疱,可用消毒注射器抽出疱液,用0.1%利凡诺(依沙吖啶)湿敷。③物理疗法。可选用紫外线照射。④中医疗法。治则为凉血、清热、解毒,可给普济消毒饮或五味消毒饮。

(3)预防:对慢性复发性丹毒应寻查患部附近有无慢性病灶,并予以清除。如发于颜面者,则应寻找鼻、咽、上颌窦及齿槽等处有无病灶并加以治疗。如下肢复发性丹毒,应追寻病因,如与足癣有关,应同时治疗足癣。

30. 皮肤病患者的一般护理应注意什么?

(1)护士应根据患者的具体情况,针对性地进行心理护理,解除或减轻患者的心理负担,树立信心,配合治疗。

(2)护士应指导患者配合治疗,教会患者一般外用药的使用方法。

(3)对传染性皮肤病的患者,做好消毒隔离。

(4)对变态反应性皮肤病患者,应避免食用有致敏的食物和药物,嘱其勿饮酒,对于瘙痒性皮肤病的患者,应避免食用辛辣等刺激性的食物,嘱其不要搔抓,对于接触性过敏患者,应帮助寻找过敏原,并设法避免再解除;对光敏感的患者应避免日光照射。

(5)对于皮损面积较大的患者,如重症药疹、天疱疮等,要注意消毒隔离的操作规程,保持皮肤清洁,防止继发细菌感染;有光敏感的患者应避免日光照射。

(6)对于病情较重,伴有全身中毒症状的患者,要定时测体温、血压、脉搏,注意纠正水、电解质与酸碱平衡和营养支持。

31. 试述疥疮的病原体、好发部位、皮疹特点、治疗和护理。

疥疮是由疥螨引起的传染性皮肤病,易在集体和家庭中流行。疥螨常侵犯皮肤薄嫩部位,故好发于指缝、腕部屈侧、肘窝、腋窝、妇女乳房、脐周、腰部、下腹部;股内侧、外生殖器等部位,多对称发生。皮疹特点主要为丘疹、水疱、隧道及结节。丘疹约小米大小,淡红色或正常肤色,有炎性红晕,常疏散分布或密集成群,少有融合,有的可演变为丘疱疹。

治疗:一般外用10%~20%硫黄软膏(婴幼儿用5%硫黄软膏),10%~25%苯甲酸苄酯乳剂等有效杀螨药物。

预防与护理:应注意个人清洁卫生。发现患者立即隔离治疗。未治愈前应避免和别人接触,包括握手。患者穿过的衣服、被褥等必须消毒或在阳光下曝晒。

32. 瘾疹(荨麻疹)的临床表现有哪些?

临床表现:发病突然,皮损可发于任何部位,为形态不一、大小不等的红色或白色风团,边界清楚,一般迅速消退,不留痕迹,以后不断成批出现,时隐时现。如单纯发生在眼睑、口唇、阴部等组织疏松处,出现浮肿,边缘不清而无其他皮疹者,称为游风;其局部不痒或轻微痒感,或麻木胀感,水肿经2~3天消退,也有持续更长时间者,消退后不留痕迹。自觉灼热、瘙痒剧烈;部分患者可有怕冷、发热等症状;如侵犯消化道黏膜,可伴有恶心呕吐、腹痛、腹泻等症状;喉头和支气管受累时可导致喉头水肿及呼吸困难,有明显气闷窒息感,甚至发生昏厥。根据病程长短,可分为急性或慢性两种。急性者发作数天至1~2周;慢性者反复发作,迁延数月,经年不断。皮肤划痕试验阳性。

33. 足癣按皮损形态分几型?治疗原则和常见并发症是什么?

(1)足癣分型:鳞屑水疱型、浸渍糜烂型、角化过度型。

(2)治疗原则:鳞屑水疱型,可用复方间苯二酚搽剂,半浓度的复方水杨酸酊,也可考虑用10%冰醋酸溶液。浸渍糜烂型,可先用醋酸铅溶液、硼酸溶液等湿敷,待渗出多时再给予枯矾粉或足光粉,待干燥脱皮后再改用2%~3%克霉唑霜、1%益康唑霜或10%十一烯酸膏或酊剂。角化过度型以软膏及霜剂为主,常用复方苯甲酸软膏、2%~3%克霉唑霜、1%益康唑霜等。如角化增厚较显著,应先用10%水杨酸软膏厚涂,外用油纸包扎,每晚1次,使其角质剥脱,然后再外用治癣药物。

(3)常见并发症:丹毒,淋巴管炎,淋巴结炎,疏松结缔组织炎,湿疹样皮炎,手、甲、股癣等。

34.日光能引起哪些皮肤病? 试述其预防方法。

日光可引起急性和慢性皮炎及过早老化,甚至引起癌前期病变。按其作用机制可分为日晒伤、光毒反应和光变态反应等。

预防日光引起的皮肤病,应经常参加户外活动,使皮肤中产生适当的黑素,增强皮肤对日晒的耐受性。对日光耐受低的人应当避免过度烈日曝晒,外出时注意遮阳或涂防光剂,如5%对氨基苯甲酸酊、5%二氧化钛或10%氧化锌等霜剂。

35.手足皲裂如何治疗和预防?

(1)治疗:手足皲裂一般可用10%~20%尿素霜、0.05%维A酸软膏或10%白及软膏外搽,亦可用橡皮膏贴敷。病重者宜先用热水浸泡,再用刀片削薄过厚的角质层,然后搽药。

(2)预防:冬季宜常用温热水浸泡手足,随后外涂润肤性油脂,加强保暖,少用碱性较强的肥皂。若因职业劳动引起的皲裂,应加强防护措施,尽量避免手足直接接触有害的物理性或化学性刺激。若由真菌引起,应治疗真菌病。

36.带状疱疹与单纯疱疹有何区别?

(1)带状疱疹:是由水痘—带状疱疹病毒引起的一种急性水疱性皮肤病。儿童首次感染时引起水痘,成人则常引起带状疱疹。好发于腰背部,通常沿一侧周围神经分布,一般不超过体表正中线。损害表现为群集米粒至小豆大水疱,周围有红晕,呈带状排列。

(2)单纯疱疹是单纯疱疹病毒引起的。人类单纯疱疹病毒Ⅰ型主要引起生殖器以外的皮肤、黏膜和器官的感染;Ⅱ型主要引起生殖器部位的皮肤黏膜以及新生儿的感染。

37.试述红斑狼疮的临床分型。

红斑性狼疮是一种炎性结缔组织病。临床上分为两型:盘状红斑狼疮和系统性红斑狼疮。盘状红斑狼疮为慢性经过,主要侵犯皮肤。系统性红斑狼疮可呈急性、亚急性或慢性反复发作,侵犯全身多系统。约5%的盘状红斑狼疮患者,可转化为系统性红斑狼疮。

38.试述天疱疮的分型,在治疗中要注意哪些事项?

天疱疮是一种比较严重的慢性大疱性皮肤黏膜疾病,多于中年以上发病。本病的特征为成批出现极易破裂的水疱,在组织学上有皮肤棘层细胞松解,并形成表皮内水疱。

天疱疮可分为四型:寻常性、落叶性、增殖性和红斑性天疱疮。

在治疗中由于激素用量较大,时间较长,应严密观察其不良反应,定期观察血、尿常规。常见而较为严重的不良反应是消化道溃疡出血、肺部感染、金黄色葡萄球菌败血症、糖尿病、肺结核变活跃、高血压、精神症状等,应采取相应治疗措施。

39. 试述激光在皮肤科的原理及临床应用。

激光治疗皮肤病主要是利用热力、压力、电磁场及光化效应使组织细胞变性坏死。临床用于治疗皮肤恶性肿瘤、血管瘤、色素痣等。

40. 试述使用激光治疗皮肤病的防护措施。

(1)激光一般有高电压装置,所以电极不能暴露在外面,以防触电的危险。

(2)二氧化碳激光手术刀和较大脉冲钕玻璃激光器治疗肿瘤都有可能使室内空气污染,所以室内要通风好,室内照明要明亮,使眼睛瞳孔缩小,减少激光的刺激。

(3)激光手术室的墙、地板、天花板和仪表器械发光部分必须涂成暗色,减少激光辐射。

(4)激光室工作人员应戴能防护激光辐射的眼镜,保护眼睛。

41. 试述男性淋病的主要类型。

男性淋病几乎全部是由性接触感染,主要有六型。

(1)淋菌性尿道炎:表现为急性尿道炎,90%的感染者有症状。初起为尿道口红肿、发痒、轻微刺痛,并有稀薄透明黏液流出,约2日后,分泌物变黏稠,为深黄色或黄绿色脓液,并有尿道刺激症状,还可伴发腹股沟淋巴结炎、包皮炎、包皮龟头炎或嵌顿包茎。

(2)附睾炎:发生于5%~10%未经治疗的男性淋病患者,表现为附睾触痛或肿胀。

(3)淋菌性前列腺炎:淋病奈瑟菌进入前列腺排泄管、腺体引起急性前列腺炎,出现发热、寒战、会阴疼痛及排尿困难,前列腺肿胀、压痛。

(4)男性同性恋淋病:男性同性恋患者中的咽部和直肠淋病奈瑟菌感染极为常见。

(5)淋菌性咽炎:咽部淋病奈瑟菌感染率约为20%,但此类感染中又有80%无症状,只有少数患者有轻微咽痛和红肿,咽后壁或扁桃体隐窝淋菌培养阳性。

(6)成人淋菌性眼炎:成人很少发生,一旦发生很严重,淋病奈瑟菌化脓性结膜炎可进一步损害角膜。

42. 试述艾滋病的主要传播途径。

(1)性接触传播:包括同性与异性之间的性接触。单次无保护性性接触传播HIV的概率为0.1%~1%。

(2)血液传播:①输了污染HIV的血液,血液成分或血液制品(例如第11因子等)。②与静脉药瘾者共享污染HIV的针头、注射器。③移植或接受HIV感染者的器官、组织或精液。④医疗器具消毒不严等。

(3)母婴传播:又称围生期传播,即感染HIV的母亲通过胎盘、产道、产后母乳哺养时传染给新生儿。母婴传播概率为15%~30%。

自测试题

一、单项选择题

1. 皮肤病发生疼痛时痛无定处,是因为 （   ）
   A. 血瘀　　B. 气滞　　C. 寒证　　D. 实证　　E. 虚证

2. 下列哪些不是原发性皮损 （   ）
   A. 鳞屑　　B. 斑疹　　C. 丘疹　　D. 风团　　E. 结节

3. 下列哪些不是继发性皮损 （   ）
   A. 糜烂　　B. 溃疡　　C. 疱疹　　D. 抓痕　　E. 皲裂

4. 鳞屑在急性病后见之多为 （   ）
   A. 余热未清　　B. 血热　　C. 湿热　　D. 火毒　　E. 营血亏损

5. 皮损表现为丘疹时外用剂型最好选用 （   ）
   A. 洗剂　　B. 粉剂　　C. 软膏　　D. 油剂　　E. 酊剂

6. 一药毒患者皮损为针头至米粒大小的丘疹,稀疏或密集分布,有自上而下的发疹顺序,皮损焮红灼热,瘙痒。应属药毒的哪一型 （   ）
   A. 多形红斑型　　　　　　　　B. 固定红斑型
   C. 湿疹皮炎样型　　　　　　　D. 荨麻疹样型
   E. 麻疹样或猩红热样型

7. 荨麻疹若单纯发生在眼睑、口唇、阴部等组织疏松处,表现为浮肿边缘不清而无其他皮损者称为 （   ）
   A. 风　　B. 游风　　C. 面游风　　D. 痒风　　E. 血风疮

8. 寻常型白疕在下列哪期易出现同形反应 （   ）
   A. 进行期　　B. 静止期　　C. 消退期　　D. 退行期　　E. 初发期

9. 下列哪一种是原发性皮损 （   ）
   A. 水疱　　B. 皲裂　　C. 痂　　D. 鳞屑　　E. 糜烂

10. 皮肤急性期若仅有红斑、丘疹、水疱而无渗液时,外用药物可选用哪些剂型 （   ）
    A. 油迹　　　　　　　　B. 洗剂、乳剂、粉剂
    C. 软膏　　　　　　　　D. 溶液
    E. 酊剂

11. 如局部皮肤潮红、灼热、糜烂、渗液多时,外治可选用哪一种剂型 （   ）
    A. 鳞屑洗剂　　B. 粉剂　　C. 酊剂　　D. 溶液　　E. 乳剂

12. 热疮相当于西医的什么病 （   ）
    A. 带状疱疹　　B. 脓疱疹　　C. 单纯疱疹　　D. 湿疹　　E. 接触性皮炎

13. 热疮的皮损特点是 (　)
　　A. 呈带状分布的红斑上成簇的水疱
　　B. 皮肤黏膜交界处成群的水疱
　　C. 皮肤上浅在性脓疱和脓痂
　　D. 瘙痒性风团,发无定处,骤起骤退
　　E. 对称分布,多形损害,剧烈瘙痒

14. 蛇串疮好发于什么季节 (　)
　　A. 冬季　　　B. 夏季　　　C. 冬春季　　　D. 夏秋季　　　E. 春秋季

15. 蛇串疮皮损特征是 (　)
　　A. 皮疹多形性,无一定部位　　　B. 皮损为簇集性水疱呈带状分布
　　C. 皮损红斑有鳞屑　　　D. 粟粒大小的丘疹
　　E. 以上均不是

16. 蛇串疮皮损消退后,后期治疗以什么为主 (　)
　　A. 本病一般不必内服药　　　B. 清解余热
　　C. 活血通路止痛　　　D. 扶正祛邪
　　E. 以上均不是

17. 接触性皮炎发病过程中主要是特点是 (　)
　　A. 皮损呈多样性　　　B. 有明显的接触某物的病史
　　C. 有一定的潜伏期　　　D. 常见于暴露部位
　　E. 自觉瘙痒剧烈

18. 引起接触性皮炎发病的主要原因是 (　)
　　A. 接触物的性质　　　B. 接触的时间
　　C. 患者的体质因素　　　D. 接触的部位
　　E. 接触的面积

19. 预防接触性皮炎的最佳措施是 (　)
　　A. 注意卫生,勤洗澡　　　B. 接触患者后肥皂水洗手
　　C. 查明病因,避免再次接触刺激物　　　D. 注意隔离,防止接触传染
　　E. 患者使用的梳子、帽子要消毒

20. 皮肤病在慢性阶段,有浸润肥厚、角化过度时,外治宜选用 (　)
　　A. 水剂　　　B. 粉剂　　　C. 软膏　　　D. 油剂　　　E. 浸泡剂

21. 热疮的好发部位是 (　)
　　A. 全身暴露部位　　　B. 头面颈部
　　C. 口腔鼻孔内　　　D. 腰肋部
　　E. 皮肤黏膜交界处

22. 牛皮癣相当于西医学的 ( )
  A. 银屑病 B. 红色毛糠疹 C. 神经性皮炎 D. 荨麻疹 E. 扁平苔藓
23. 牛皮癣(中医)的典型皮疹为 ( )
  A. 扁平多角形丘疹,融合成片呈苔藓样   B. 皮疹色鲜红
  C. 严重时滋水淋漓   D. 皮疹为红色丘疹、丘疱疹、脓疱
  E. 皮损经搔抓脱屑后基底可见点状出血
24. 急性荨麻疹典型的皮疹特点是 ( )
  A. 风团 B. 红斑 C. 丘疹 D. 斑块 E. 以上都不是
25. 药毒初次用药潜伏期一般为 ( )
  A. 1~7日 B. 3~5日 C. 5~20日 D. 5~30日 E. 7~8日
26. 关于猫眼疮下列哪项正确 ( )
  A. 发于四肢近端   B. 特征性损害为环形红斑
  C. 可出现斑块   D. 与感染有关
  E. 以上都不正确
27. 粉刺主要发生于 ( )
  A. 胸部 B. 背部 C. 腹部 D. 面部 E. 肩部
28. 下列疾病中会形成瘢痕的是 ( )
  A. 粉刺 B. 脂溢性皮炎 C. 斑秃 D. 丘疹 E. 以上都不是
29. 西医的银屑病中医称为 ( )
  A. 白屑风 B. 牛皮癣 C. 血风疮 D. 白疕 E. 摄领疮
30. 应隔离治疗的皮肤病是 ( )
  A. 带状疱疹   B. 盘状红斑狼疮
  C. 疥疮   D. 药物性皮炎
  E. 丘疹样荨麻疹
31. 疥疮皮损好发于 ( )
  A. 头部、面部和颈部   B. 胸背部及腰部
  C. 四肢的伸侧   D. 臀部及双下肢、手掌及足背
  E. 指缝、腕部屈侧、下腹部、股内侧
32. 湿疹急性期皮疹无糜烂渗液者外搽 ( )
  A. 硼酸软膏   B. 氧化锌油
  C. 水杨酸软膏   D. 氧化锌糊剂
  E. 炉甘石洗剂
33. 天疱疮是 ( )
  A. 过敏性疾病   B. 细菌性疾病

C. 慢性大疱性皮肤、黏膜疾病　　　　　D. 病毒性疾病

E. 传染性疾病

34. 患者张某,右腰背部皮肤疼痛,且呈带状排列的群集米粒至黄豆大水疱,皮损局部治疗应选　　　　　　　　　　　　　　　　　　　　　　　　　　　( )

　　A. 软膏　　　B. 酊剂　　　C. 粉剂　　　D. 湿敷　　　E. 洗剂

35. 不符合皮肤病外用药剂型选择原则的是　　　　　　　　　　　　　( )

　　A 急性炎症性皮损,仅有潮红、斑丘疹而无糜烂,选用粉剂或振荡剂

　　B. 糜烂、渗出时选用软膏

　　C. 有水疱选用湿敷

　　D. 亚急性炎症皮损可选用油剂、糊剂或乳剂

　　E. 慢性炎症皮损选用软膏、糊剂或硬膏

36. 皮肤病最常见的局部自觉症状是　　　　　　　　　　　　　　　　( )

　　A. 瘙痒　　　B. 烧灼感　　　C. 皮疹　　　D. 麻木感　　　E. 疼痛

二、多项选择题

1. 下列哪些是皮肤病生理功能　　　　　　　　　　　　　　　　　　　( )

　　A. 保护作用　　B. 调节体温　　C. 分泌排泄　　D. 吸收　　E. 参与免疫反应

2. 下列属于皮肤病的发病原因的有　　　　　　　　　　　　　　　　　( )

　　A. 情志因素　　B. 遗传因素　　C. 性别因素　　D. 季节性因素　　E. 生物性因素

3. 皮肤病的自觉症状有　　　　　　　　　　　　　　　　　　　　　　( )

　　A. 疼痛　　　B. 瘙痒　　　C. 麻木　　　D. 灼热　　　E. 以上都是

4. 下列哪些原因是导致瘙痒的常见病因　　　　　　　　　　　　　　　( )

　　A. 风　　　B. 寒　　　C. 湿　　　D. 虫淫　　　E. 血虚

5. 下列哪些是风邪导致皮肤病的特点　　　　　　　　　　　　　　　　( )

　　A. 骤起骤消　　B. 游走不定　　C. 多发于下肢　　D. 皮肤干燥　　E. 以上都是

6. 下列哪些属于继发性皮损　　　　　　　　　　　　　　　　　　　　( )

　　A. 溃疡　　　B. 糜烂　　　C. 皲裂　　　D. 色素沉着　　　E. 苔藓样变

7. 下列哪些是湿疹的发病特点　　　　　　　　　　　　　　　　　　　( )

　　A. 皮损呈多形损害　　　　　　　　B. 皮损呈对称分布

　　C. 病情反复发作　　　　　　　　　D. 有明显的接触史

　　E. 自觉瘙痒剧烈

8. 下列哪些是慢性湿疹的临床特点　　　　　　　　　　　　　　　　　( )

　　A. 常由急性湿疹转变而来　　　　　B. 常先有瘙痒感,随后再起皮疹

　　C. 皮损有增厚,有色素沉着或减退　D. 多有反复发作及渗出史

　　E. 以上均是

9. 下列哪些是婴儿湿疹的护理措施　　　　　　　　　　　　　　　(　)

A. 乳母忌食鱼、虾等食物　　　　　　B. 避免过度肥皂刺激及搔抓

C. 室温不宜过高　　　　　　　　　　D. 防止感冒

E. 遵医嘱行药物治疗

10. 下列哪些是牛皮癣的临床表现　　　　　　　　　　　　　　　(　)

A. 与季节有关,常夏轻冬重

B. 皮疹为圆形和多角形扁平丘疹融合成苔藓样变

C. 慢性病程,易反复发作

D. 大多数见于颈项部、额部等易受摩擦部位

E. 自觉阵发性奇痒

11. 瘾疹的常见病因是　　　　　　　　　　　　　　　　　　　　(　)

A. 食物　　　B. 药物　　　C. 感染　　　D. 物理因素　　　E. 精神因素

12. 下列哪些是猫眼疮的皮疹特点　　　　　　　　　　　　　　　(　)

A. 红斑　　　B. 丘疹　　　C. 水疱　　　D. 紫癜　　　　　E. 风团

13. 下列关于斑秃哪些不正确　　　　　　　　　　　　　　　　　(　)

A. 缓慢发生　　　　　　　　　　　　B. 无自愈倾向

C. 不累及眉毛、睫毛　　　　　　　　D. 秃发区皮肤正常

E. 边界不清

14. 下列哪些是丹毒的疗法　　　　　　　　　　　　　　　　　　(　)

A. 注射抗生素

B. 局部可外贴20%～50%鱼石脂软膏

C. 发于颜面者,应清洁口鼻

D. 可选用紫外线照射

E 可给普济消毒饮或五味消毒饮

15. 下列哪些皮损适用于洗剂外用　　　　　　　　　　　　　　　(　)

A. 斑　　　　B. 风团　　　C. 水疱　　　D. 痂　　　　　　E. 鳞屑

16. 下列哪项属于皮肤病的原发性损害症状　　　　　　　　　　　(　)

A. 风团　　　B. 溃疡　　　C. 皲裂　　　D. 脓疱　　　　　E. 丘疹

17. 皮肤病的护理应　　　　　　　　　　　　　　　　　　　　　(　)

A. 避免患者食用辛辣食物及饮酒

B. 对传染性皮肤病患者做好消毒隔离

C. 对皮损处理应注意消毒隔离和无菌操作

D. 涂药前,用肥皂洗净皮损面

E. 嘱药疹患者牢记致敏药物,避免再使用

18. 常发生于幼儿的皮肤病有 （   ）
A. 红斑狼疮   B. 脓疱   C. 鹅口疮   D. 天疱疮   E. 足癣

三、判断题

1. 风邪可单独致病，也可以与他邪合而致病。（   ）
2. 皮肤病换药封包时间不超过 8 小时，避免局部皮肤发生毛囊炎。（   ）
3. 手足、外阴、肛门部位如有化脓或分泌物多时，禁用浸浴。（   ）
4. 患者自觉痒如虫行或蚁走，多为血虚风燥所致。（   ）
5. 脓痂为热毒未清所致；滋痂为血热所致。（   ）
6. 清热解毒法，用于实热证，方选五味消毒饮、化斑解毒汤。（   ）
7. 皮损表现为糜烂，渗液较多时，常用洗剂。（   ）
8. 热疮病程 1～2 周，愈后不易复发。（   ）
9. 在发于头面部的蛇串疮中，以发于眼部、耳部的病情较轻。（   ）
10. 风热疮的皮损为先出现母斑，在母斑出现 3～4 周后再出现子斑。（   ）
11. 接触性皮炎因贴膏药而引起者称为膏药风。（   ）
12. 大疱性表皮松解症为药毒中最为严重的一种，其病死率高。（   ）
13. 风瘙痒自觉症状主要表现阵发性搔痒，尤以夜间为重。（   ）
14. 荨麻疹可伴有恶心呕吐、腹痛、腹泻等症状。（   ）
15. 牛皮癣局限型皮损为少数边界清楚的苔藓样肥厚斑片。（   ）
16. 猫眼疮重症眼损害可造成视力减退甚至失明。（   ）
17. 白疕进行期外治宜用温和之剂。（   ）
18. 粉刺初起皮损多为针头大小的脓疱。（   ）
19. 面游风主要因素体湿热内蕴，感受风邪所致。（   ）
20. 酒渣鼻皮损以红斑为主。（   ）
21. 油风患者若头发全部脱光称为全秃。（   ）
22. 红蝴蝶疮患者一般都有规则发热。（   ）
23. 银屑病型关节炎不会引起关节功能损害。（   ）
24. 脏腑失调是皮肤病重要的病因病机，其中以脾胃湿热为多见。（   ）
25. 变态反应性皮肤病患者的一般护理应注意避免食用有致敏的食物和药物。（   ）
26. 丹毒系由 β 型溶血链球菌引起的慢性皮肤炎症。（   ）
27. 维生素 A 缺乏病的临床特征为皮肤干燥并出现非炎症性棘状毛囊性丘疹。（   ）
28. 红斑狼疮患者应日光浴，以增强体质。（   ）
29. 皮肤的继发性损害有斑疹、丘疹、水疱、脓疱、囊肿。（   ）
30. 治疗皮肤病，应根据病理变化和自觉症状等选择药物。（   ）

31. 对患有变态反应性疾病的患者应避免食用有关的致敏食物和药物,不要饮酒。
( )

32. 单纯疱疹是由单纯疱疹病毒引起的。人类单纯疱疹病毒Ⅰ型主要引起生殖器部位的皮肤黏膜以及新生儿的感染。
( )

自测试题答案

一、单项选择题

1. B 2. A 3. C 4. A 5. A 6. E 7. B 8. A 9. A 10. B 11. D 12. C 13. B
14. E 15. B 16. C 17. B 18. C 19. C 20. C 21. E 22. C 23. A 24. A 25. C
26. B 27. D 28. A 29. D 30. C 31. E 32. E 33. C 34. D 35. B 36. A

二、多项选择题

1. ABCDE 2. ABCDE 3. ABCDE 4. ACDE 5. ABD 6. ABCDE 7. ABCE
8. ACD 9. ABCDE 10. BCDE 11. ABCDE 12. ABCDE 13. ABCE 14. ABCDE
15. ABC 16. ADE 17. ABCE 18. BC

三、判断题

1. √ 2. √ 3. × 4. × 5. × 6. × 7. × 8. × 9. × 10. × 11. ×
12. √ 13. √ 14. √ 15. √ 16. √ 17. √ 18. × 19. √ 20. × 21. √ 22. √
23. × 24. × 25. √ 26. × 27. √ 28. × 29. √ 30. × 31. √ 32. ×

第八节 肛肠病科护理

基本知识问答

1. 肛门直肠常见疾病及预防措施有哪些?

(1)肛门直肠疾病包括痔、肛裂、肛门周围皮肤瘙痒症、肛门直肠周围脓肿、肛瘘、脱肛、直肠息肉及肛管直肠癌等。

(2)预防措施:①加强卫生锻炼,增强体质,促进身心气血流畅,增加肠蠕动。②注意饮食卫生,少吃辛辣刺激性食物,多吃水果、蔬菜,保持大便通畅。③养成定时排便的习惯,避免长期服用泻药。④保持肛门周围的清洁卫生,经常洗浴并保持干燥,便纸要柔软,防止擦伤,勤换内裤。⑤发现肛门周围有疖、痈、湿疹等应及时治疗,防止诱发肛瘘。发现有蛲虫、滴虫等应及时驱虫治疗。

2. 什么叫齿线,齿线上、下的组织结构有什么不同?

肛瓣与直肠柱的基底在直肠与肛管交界处形成一条不整齐的交界线,称为齿线。

齿线是临床上的重要标志线,其上、下组织结构的不同主要表现如表9。

表9 齿线上、下组织结构的不同点

部位	齿线以上	齿线以下
组织	黏膜	皮肤
动脉供应	直肠上、下动脉	肛管动脉
静脉回流	直肠上静脉丛回流入门静脉	直肠下静脉丛回流入下腔静脉
神经交配	自主神经支配,无痛觉	阴部神经支配,疼痛敏感
淋巴回流	腹主动脉周围或髂内淋巴结	腹股沟淋巴结或髂外淋巴结

3. 肛门直肠部位的血液供应主要有哪些?

主要来自4支动脉,即直肠上动脉、直肠下动脉、肛门动脉及骶中动脉。

4. 肛门直肠疾病的致病因素和常见症状有哪些?

(1)致病因素很多,但常见的主要有风、湿、燥、热、气虚、血虚等。

(2)常见的症状有便血、肿痛、脱垂、流脓、便秘、分泌物等。

5. 肛门病以钟面十二等分法是如何标记的?

肛门病的部位常用膀胱截石位表示,将肛门分为12个部分。会阴部正中称12点,骶尾部正中称6点,左侧正中称3点,右侧正中称9点,其余依次类推。内痔好发于3、7、11点处,血栓外痔好发于肛缘3、9点处。

6. 乙状结肠镜检查的适应证及禁忌证有哪些?

适用于直肠和乙状结肠的各种病变,尤其是对其肿瘤的早期诊断有重要意义。对原因不明的血便、黏液便、脓血便、慢性腹泻、里急后重、肛门直肠疼痛、粪便变性等可明确诊断。但肛管狭窄、妇女月经期,精神病以及有严重的心、肺、肾病患者、高血压患者不宜做此检查。

7. 简述痔的分类及发病原因?

根据发病部位的不同,分为内痔、外痔和混合痔。痔的发病原因如下。

(1)内因:包括阴阳失调、脏腑本虚、气血亏虚、情志内伤以及遗传等因素。

(2)外因:①湿、热、风、燥四邪相结合而致病。②热邪伤阴,血热妄行,热毒蕴积而致病。③饮食失节,过食肥腻、生冷、辛辣食物,或饮酒过度,或饥饱不均而致病。④久坐久立,负重远行等。⑤长期便秘,泻痢日久,妊娠分娩等。

8. 简述内痔的临床分期和各期的临床表现?

根据脱出情况,将内痔临床分为三期:一期以便血为主,血色鲜红,量或多或少,如射如滴,痔体小,多无疼痛;二期便血脱垂常见,下血如前或加重,痔体渐大,便时脱出,能自行恢复;三期以脱垂为主症,便血可减少,痔体大,脱出频繁,不能自行恢复。

9. 外痔的临床分类有哪些?

外痔居齿状线以下被覆皮肤,由痔外静脉丛所形成,外痔分为静脉曲张性外痔、结缔组织性外痔、血栓性外痔和炎性外痔。

10. 简述肛门脓肿的护理。

护理:①做好精神护理,避免精神恐惧,积极配合治疗。②密切观察病情,局部未应用复方荆芥洗药或解毒洗药坐浴熏洗。局部已溃脓多质稠有臭味,尿黄,苔腻为湿热偏重,若脓水清稀,则为气血亏损,提供医生辨证用药。③观察全身情况,如发热者要卧床休息,应给抗生素,饮食可给半流食,若气血双亏者应给营养丰富的食物,忌食辛辣刺激性食物。

11. 简述肛瘘的概念及临床分类。

(1)发生于肛门或直肠下部的瘘管称肛瘘。

(2)肛瘘以管道和溃孔的多少分单纯性肛瘘和复杂性肛瘘,以管道深浅分为低位肛瘘和高位肛瘘,以管道内外口是否通畅分为全通肛瘘和不全通肛瘘,以管道的曲直分为直形瘘和弯形瘘,以内口的多少分为单发性肛瘘和多发性肛瘘,以瘘管的病理性质分为非特异性肛瘘和特异性肛瘘。

12. 肛裂的三大主征是什么,简述其护理。

(1)三大主征:周围性疼痛、出血、便秘。

(2)护理:①每天按时排便,保持大便通畅,柔软易解,防止加重病情。②有偏食辣椒,葱蒜、生姜和嗜酒习惯者应禁食辛辣,以免增加肠间燥热,引起大便干结难解。③坚持每天清晨空腹时喝淡盐水一杯,以清热泻火,多饮水,多吃蔬菜、水果。④注意个人卫生,勤洗澡,勤换衣服,大便后立即清洗肛门或用中药煎水坐浴,以减轻疼痛,促进伤口愈合。⑤疼痛剧烈时,可针灸长强穴,或水针封闭人中穴,或用耳针、耳穴压豆镇痛。⑥已经发生便秘时,应针对不同原因进行处理,解除便秘,减少患者痛苦。⑦如肛裂出血较多时,可给服槐角丸等,以清肠泄热,凉血止血。

13. 简述直肠脱垂的临床分度及外治疗法。

(1)一度脱垂:直肠黏膜脱出,脱出物淡红色长3~5 cm,触之柔软,无弹性,不易出血,便后可自行回纳。二度脱垂:为直肠黏膜全层脱出,脱出物长5~10 cm,呈圆柱状,淡红色,表面为环状而有层次的黏膜皱襞,触之较厚,有弹性,肛门松弛,便后有时需用手回复。三度脱垂:直肠及部分乙状结肠脱出,长达10 cm以上,呈圆柱状,触之很厚,肛门松弛无力。

(2)外治法如下:①以石榴皮、五倍子、枯矾、乌梅、枳壳、苦参等量煎汤熏洗,每日1~2次。②敷药,常用药物如赤石脂、五倍子、乌梅、诃子肉、煅龙骨、浮萍草、鳖头等。上药共为细末,干搽或用水或油调涂患处,亦可用鳖血涂布外敷,或用马勃散外敷。

14. 治疗直肠脱垂采用注射疗法预防感染的主要护理方法有哪些?

(1)手术前3日口服肠道抗生素,改流质饮食,同时口服缓泻剂。

(2)手术前一日禁食,当天晚上清洁灌肠,手术次晨用温生理盐水1 000 mL灌肠。

(3)术后禁食2～3日,给予补液;控制排便3～5日,视大便情况决定灌肠或服缓泻剂,保持大便通畅。

(4)应用抗生素。

15. 肛门直肠手术后的常见并发症有哪些?

常见并发症有尿潴留、出血、肛门失禁、肛门狭窄、肛裂、结缔组织外痔、伤口愈合缓慢、粪便嵌塞等。

16. 为什么门静脉高压者"痔出血"不宜手术结扎?

直肠上静脉无瓣膜,血液可逆向回流,且直肠上静脉丛和直肠下静脉丛在肛门白线附近互相交通,使门静脉系统与体静脉系统相通,在门静脉高压患者,此处是一侧支循环,故门静脉高压者"痔出血"不宜手术结扎。

17. 功能性出口梗阻的临床表现及发病原因是什么?

(1)临床表现:①粪便排出不畅或便后仍有残便感,甚至排出困难;②肛内下坠或肛内有阻塞感、堆积感;③大便或干或稀,或交替发生;④部分患者需用手辅助排便;⑤部分患者有会阴或直肠内坠痛;⑥部分患者有乏力、纳差、焦虑、烦躁等全身症状。

(2)发病原因:主要由于直肠前突,直肠黏膜内脱垂,耻骨直肠肌肥厚,盆底肌痉挛综合征等因素所引起。

18. 简述肛裂的辨证论治。

(1)内治:①血热肠燥证,治以清热润肠通便。②阴虚津亏证,治以养阴清热润肺。③气滞血瘀证,治以理气活血,润肠通便。

(2)外治:①早期肛裂,可用生肌玉红膏蘸生肌散涂于裂口。②陈旧性肛裂,可用三七丹或枯痔散腐蚀药搽于裂口。

19. 简述肛门直肠手术后发生排尿障碍的护理。

(1)做好思想工作,接触顾虑,讲明与饮水无关,可饮茶水。

(2)下腹部放热水袋热敷一小时左右即可解小便,如仍不能排尿者,冷热敷交替应用,即可引起尿意。也可用葱熨法。

(3)针刺三阴交、阴陵泉、关元、水道,电针双侧维胞穴。

(4)推拿箕门穴1 000次,也可指压中极穴2～5分钟。

(5)将镇江膏(或虎皮膏)烤软,掺入0.25 g冰片揉匀后,外贴关元、中极穴。

(6)因肛门填塞物的刺激不能排尿者,如无出血,可取出填塞物后排尿。

(7)持续几日排尿不畅者,可辨证服用口服药,常用方药为五苓散、八正散加减。

20. 痔的常用内服和熏洗方法是什么?

(1)常用内服药有:辛温活血润肺、疏风止痛可用秦艽苍术汤或止痛如神汤,上药煎汤分两次服用,宜温服,日一剂;补阴凉血、清利湿热可用凉血地黄丸或槐角丸,上药煎汤分两次服用,应冷水或温水送服,日一剂。补气升提或益气补血可用补中益气汤、十全大补汤、归脾汤,上药煎汤分两次服用,应趁热服下,日一剂。

(2)肛门直肠常用熏洗方剂有复方荆芥洗药、祛毒汤、解毒洗药,另外也可单方如艾叶、花椒、金银花等熏洗。

21. 简述锁肛痔(直肠癌)的临床表现及护理。

(1)临床表现:①便血是最常见的早期症状。②排便习惯的改变,也是早期常见症状,表现为排便次数增多,便意频繁,有排便不尽感。③大便变形,并出现腹胀、腹痛、肠鸣音亢进等症状。④转移征象,首先是直接蔓延后期穿过肠壁,侵入膀胱、阴道壁、前列腺等邻近组织。

(2)护理:①做好精神护理,保持乐观情绪。②鼓励患者下床活动,以增强体质。③早期无梗阻者可进食普通饮食,脾虚阳虚证忌生冷,气血两虚要注意营养充足;晚期完全梗阻者需禁食。④注意观察患者大便次数,形状,带血情况,并注意观察有无转移情况。⑤协助指导患者做好假肛的护理,指导患者合理调整饮食,学会屏气、腹肌用力等增加负压的方法。⑥部分患者表现为大便秘结不同,应详细鉴别。⑦湿热型患者肛门外有湿疹者,可给坐浴或止痒药。

22. 简述肛门瘙痒症的分类及发病原因。

分原发性和继发性两类。原发性肛门瘙痒又叫自发性或顽固性肛门瘙痒,无明显原因,时轻时重,不易治疗。继发性肛门瘙痒容易根治。发病原因如下。

(1)全身原因:①黄疸、糖尿病、白血病、痛风、风湿、梅毒。②变态反应,如食物、香料、衣服上的染料、烟、酒等。③妇女绝经期、人工绝经期或男性更年期因性激素缺乏而致。④口服抗生素所致。⑤寄生虫,如蛲虫、阴虱等。

(2)局部原因:①肛门部潮湿分泌物刺激,如肛瘘、内痔脱出、外痔、肛门失禁、肛裂、手术伤口、湿疣、肛门不洁、阴道分泌物等。②皮肤病,如真菌感染、脂溢性皮炎、疱疹、毛囊炎、神经性皮炎等。③局部涂药刺激、便纸太硬、内衣太紧、摩擦等。

(3)精神因素:忧郁和惊恐可引起瘙痒。

(4)化学性刺激:肛腺分泌物或粪便酸度改变引起过敏、食物改变,另外病菌感染如链球菌、葡萄球菌、大肠埃希菌感染等。

23. 肛门直肠科疾病常见的护理诊断有哪些?

(1)焦虑、恐惧:①与疾病反复发作有关,便血与疼痛难忍有关。②与反复便血,恐癌心理有关。

(2)疼痛:①与气滞血瘀,郁久酿脓有关。②与火毒蕴结,宿滞不散有关。③与气阴两亏,血热肠燥,大便努挣有关。如炎症侵袭周围组织,手术创伤等。

(3)体温升高:①与瘀血内阻,郁久化热有关。②与湿邪内蕴,郁而化热有关。③与脓毒炽盛,血肉腐败有关。如直肠肛管周围脓肿、术前或术后感染等。

(4)便秘:①与燥热内结,肠失濡润有关。②与瘀血凝集,肠道气机不利有关。

(5)便血:①与湿热下注,血络受损有关。②与气虚统摄无权有关。

(6)有潜在术后尿潴留的可能:①与骶麻后抑制排尿反射有关。②与术后局部水肿和切口疼痛有关。③与肛管内辅料填塞过多,压迫尿道有关。

(7)有潜在术后感染的危险:①与毒邪炽盛,正不胜邪有关。②与气血亏虚,束毒无力有关。如有菌手术、年老体弱、抵抗力差、伤口引流不畅等。

(8)有潜在出血的可能:①与排便努挣,伤及血络有关。②与手术创伤,血络受损有关。

自测试题

一、单项选择题

1. 直肠上、下静脉丛的划分是以( )为界限。
   A. 肛直线　　B. 肛门白线　　C. 齿线　　D. 肛管直肠环　　E. 括约肌间线
2. 齿线以上直肠黏膜对痛感迟钝的原因是 ( )
   A. 交感神经支配　　　　　　　　B. 副交感神经支配
   C. 体神经支配　　　　　　　　　D. 自主神经支配
   E. 阴部内神经支配
3. 肛门的神经支配是 ( )
   A. 交感神经支配　　　　　　　　B. 副交感神经支配
   C. 体神经支配　　　　　　　　　D. 自主神经支配
   E. 阴部内神经支配
4. 哪个疾病不适合肛门镜检查 ( )
   A. 肛裂　　B. 混合痔　　C. 直肠炎　　D. 直肠息肉　　E. 外痔
5. 40岁以上出现排便习惯改变及便血,首先应考虑 ( )
   A. 痔疮　　B. 直肠癌　　C. 肛裂　　D. 结肠炎　　E. 以上都不是
6. 大便时有肿物脱出,应考虑 ( )
   A. 脱肛　　B. 一期内痔　　C. 二期内痔　　D. 肛乳头肥　　E. 大直肠息肉
7. 预防肛肠疾病的最佳方法是 ( )
   A. 注意饮食　　　　　　　　　　B. 保持肛周部清洁
   C. 加强肛周部锻炼　　　　　　　D. 养成定时排便的习惯
   E. 及时发现肛周湿疹、滴虫

8. 痔疮手术后出现尿潴留的直接原因是 ( )
A. 精神紧张　　　　　　　　　　　　B. 肛门疼痛
C. 尿道括约肌痉挛　　　　　　　　　D. 肛门括约肌痉挛
E. 以上都不是

9. 肛裂"三联症"是指 ( )
A. 疼痛、便秘、出血　　　　　　　　B. 肛裂、出血、前哨痔
C. 疼痛、出血、前哨痔　　　　　　　D. 便秘、出血、前哨痔
E. 肛裂、前哨痔、齿状线上相应的乳头肥大

10. 直肠肛管手术时的常用体位是 ( )
A. 左侧卧位　　B. 膝胸位　　C. 截石位　　D. 蹲位　　E. 以上都不是

11. 内痔的好发部位是 ( )
A. 截石位3、7、11点　　　　　　　　B. 截石位1、5、9点
C. 左侧卧位3、7、11点　　　　　　　D. 左侧卧位1、5、9点
E. 截石位2、4、9点

12. 脱肛外治法的治疗原则是 ( )
A. 熏洗、外敷　　B. 涂药、烙法　　C. 收敛、固涩　　D. 熨法、热烘　　E. 针灸、垫棉

13. 肛管直肠癌的早期症状除便血外,还可见 ( )
A. 大便变形　　B. 腹胀肠鸣　　C. 脱出不纳　　D. 排便习惯改变　　E. 肛门潮湿

14. 下列哪项是痔的临床特点 ( )
A. 肛门疼痛、便秘、大便带血　　　　B. 肛周疼痛、发热、大便不带血
C. 无痛性间歇性便后出鲜血　　　　　D. 便血、樱桃状肿物脱出肛外
E. 里急后重、脓血便

15. 下列哪项直肠癌的临床特点 ( )
A. 肛门疼痛、便秘、大便带血　　　　B. 肛周疼痛、发热、大便不带血
C. 无痛性间歇性便后出鲜血　　　　　D. 便血、樱桃状肿物脱出肛外
E. 里急后重、脓血便

16. 下列哪项是肛周感染的临床特点 ( )
A. 肛门疼痛、便秘、大便带血　　　　B. 肛周疼痛、发热、大便不带血
C. 无痛性间歇性便后出鲜血　　　　　D. 便血、樱桃状肿物脱出肛外
E. 里急后重、脓血便

17. 下列哪项是肛裂的临床特点 ( )
A. 肛门疼痛、便秘、大便带血　　　　B. 肛周疼痛、发热、大便不带血
C. 无痛性间歇性便后出鲜血　　　　　D. 便血、樱桃状肿物脱出肛外
E. 里急后重、脓血便

18. 下列哪些疾病无便血症状　　　　　　　　　　　　　　　　　　　　（　）
    A. 内痔　　　B. 混合痔　　　C. 息肉痔　　　D. 外痔　　　E. 肛裂

19. 内痔分期的主要依据是　　　　　　　　　　　　　　　　　　　　　（　）
    A. 便血多少与颜色　　　　　　　　　B. 脱出情况
    C. 痔核大小　　　　　　　　　　　　D. 病程长短
    E. 疼痛程度

20. 肛裂的主要症状是　　　　　　　　　　　　　　　　　　　　　　　（　）
    A. 疼痛,出血,便血　　　　　　　　　B. 疼痛,出血,瘙痒
    C. 瘙痒,疼痛,便秘　　　　　　　　　D. 疼痛,坠胀,便秘
    E. 出血,坠胀,脱垂

21. 下列哪种疾病无脱垂症状　　　　　　　　　　　　　　　　　　　　（　）
    A. Ⅱ期内痔　　B. 肛裂　　　C. 混合痔　　　D. 息肉痔　　　E. 肛脱

22. 肛管直肠癌诊断明确后,宜首选　　　　　　　　　　　　　　　　　（　）
    A. 手术根治　　B. 化疗　　　C. 中药治疗　　D. 放疗　　　E. 以上都不是

23. 患者,男,30岁。便干,便后出血并疼痛1周。检查:肛门外观可见截石位6点有一梭形裂口通向肛内,创面不深,边缘整齐。其分类应是　　　　　　　　（　）
    A. 内痔　　　B. 外痔　　　C. 肛窦炎　　　D. 早期肛裂　　E. 陈旧性肛裂

24. 患者,男,28岁。肛门部剧痛2天,肛缘可扪及肿物,表面色紫,触痛明显。应首先考虑的是　　　　　　　　　　　　　　　　　　　　　　　　　　（　）
    A. 肛裂　　　B. 肛旁皮下脓肿　　C. 血栓性外痔　　D. 肛管癌　　E. 内痔嵌顿

25. 男,23岁。肛周肿痛3天伴发热,有里急后重感。肛周红肿,有波动感。诊断应考虑　　　　　　　　　　　　　　　　　　　　　　　　　　　　（　）
    A. 痔疮　　　B. 肛瘘　　　C. 肛周脓肿　　D. 肛裂　　　E. 直肠癌

26. 女,54岁。大便带脓血13天,有里急后重感。诊断应考虑　　　　　（　）
    A. 肛裂　　　B. 直肠息肉　　C. 内痔　　　D. 直肠脱垂　　E. 直肠癌

27. 肛肠科疾病发生疼痛与下列哪项因素无关　　　　　　　　　　　　（　）
    A. 气滞血瘀　　B. 火毒蕴结　　C. 湿热下注　　D. 气阴两亏　　E. 血热肠燥

28. 常表现为无痛性便血的疾病是　　　　　　　　　　　　　　　　　（　）
    A. 直肠息肉　　B. 肛裂　　　C. 外痔　　　D. 肛隐窝炎　　E. 肛瘘

29. 内痔结扎术后第7～9天,嘱患者减少活动的主要目的是　　　　　（　）
    A. 防止水肿发炎　　　　　　　　　　B. 避免大量出血
    C. 防止感染　　　　　　　　　　　　D. 防止复发
    E. 防止尿潴留

30. 肛门直肠脓肿破溃后多形成 （　　）
A. 肛裂　　　B. 肛瘘　　　C. 肛周湿疹　　　D. 结缔组织外痔　　E. 肛乳头肥大

31. 关于肛痈,下列说法不正确的是 （　　）
A. 多与肛门腺感染有关　　　　　　　B. 溃后多形成肛瘘
C. 青壮年人多见　　　　　　　　　　D. 浅部脓肿全身症状不明显
E. 高位脓肿多采用一次切开法

二、多项选择题

1. 功能性出口梗阻的发病原因包括 （　　）
A. 直肠前突　　　　　　　　　　　　B. 直肠黏膜内脱垂
C. 耻骨直肠肌肥厚　　　　　　　　　D. 盆底肌痉挛综合征
E. 直肠炎

2. 肛内有堵塞感,应考虑为下列哪些疾病 （　　）
A. 直肠内脱垂　B. 直肠前突　　C. 息肉痔　　D. 直肠炎　　E. 锁肛痔

3. 在肛裂的辨证论治里,其分型有 （　　）
A. 血热肠燥　　B. 阴虚津亏　　C. 气滞血瘀　　D. 湿热下注　　E. 脾虚气陷

4. 陈旧性肛裂包括 （　　）
A. 炎性外痔　　B. 哨兵痔　　　C. 陈旧性裂口　　D. 肛乳头肥大　E. 以上都是

5. 大便时无脓血、黏液,仅有排便困难,应考虑哪些疾病 （　　）
A. Ⅲ期内痔　　　　　　　　　　　　B. 直肠前突
C. 直肠黏膜内脱垂　　　　　　　　　D. 耻骨直肠肌肥厚
E. 以上都是

6. 肛门疼痛时,应首先排除 （　　）
A. 血栓性外痔　B. 直肠癌　　　C. 肛周脓肿　　D. Ⅱ期内痔　　E. Ⅲ期内痔

7. 锁肛痔的临床特点是 （　　）
A. 大便习惯改变　B. 大便变形　　C. 腹痛　　　D. 大便出血　　E. 转移征象

8. 肛瘘术后伤面久不愈合,其原因有 （　　）
A. 内口无处理　　　　　　　　　　　B. 糖尿病患者
C. 原有肺结核　　　　　　　　　　　D. 伤面继发感染
E. 以上都是

9. 触诊触到肿块,应考虑的疾病有 （　　）
A. 直肠癌　　　B. 痔疮　　　　C. 直肠息肉　　D. 肛乳头肥大　E. 以上都是

10. 以截石位为准,下列说法正确的是 （　　）
A. 内痔好发于齿状线以上3、7、11点处
B. 赘皮性外痔好发于肛缘6、12点处

C. 血栓性外痔好发于肛缘6、12点处

D. 混合痔好发于齿状线上下3、7、11点处

E. 肛裂好发于肛管6、12点处

11. 下列疾病哪些可引起肛门肿痛　　　　　　　　　　　　　　　(　　)

　　A. 肛痈　　B. 内痔嵌顿　　C. 血栓性外痔　　D. 息肉痔　　E. 肛瘘

12. 关于Ⅰ度直肠脱垂的临床表现，下列说法正确的是　　　　　　(　　)

　　A. 多与肛门腺感染有关　　　　　　B. 溃后多形成肛瘘

　　C. 青壮年人多见　　　　　　　　　D. 浅部脓肿全身症状不明显

　　E. 高位脓肿多采用一次切开法

13. 在肛门直肠疾病里，下列哪项是常见的预防措施　　　　　　　(　　)

　　A. 加强身体锻炼　　　　　　　　　B. 注意饮食卫生

　　C. 养成定时排便的习惯　　　　　　D. 保持肛周清洁

　　E. 及时驱除肛门寄生虫

14. 下列哪些属于痔发生的外因　　　　　　　　　　　　　　　　(　　)

　　A. 长期便秘　　B. 阴阳失调　　C. 热邪伤阴　　D. 妊娠分娩　　E. 久坐久立

15. 下列属于肛门脓肿实证特点的是　　　　　　　　　　　　　　(　　)

　　A. 皮肤红热　　B. 有触痛　　C. 溃速　　D. 臭味小　　E. 脓稠

16. 肛门直肠手术后常见的并发症有　　　　　　　　　　　　　　(　　)

　　A. 尿潴留　　B. 出血　　C. 肛门失禁　　D. 肛裂　　E. 粪便嵌塞

17. 肛门直肠疾病常见的症状有　　　　　　　　　　　　　　　　(　　)

　　A. 便血　　B. 脱垂　　C. 流脓　　D. 便秘　　E. 分泌物

18. 腰俞穴的适应证有　　　　　　　　　　　　　　　　　　　　(　　)

　　A. 混合痔　　　　　　　　　　　　B. 环状痔

　　C. 高位复杂肛瘘　　　　　　　　　D. 骶尾部肿瘤

　　E. 以上都是

19. 肛门术后排尿障碍可针刺下列哪些穴位　　　　　　　　　　　(　　)

　　A. 三阴交　　B. 合谷　　C. 阴陵泉　　D. 关元　　E. 水道

20. 下列哪些是肛肠科常见的护理诊断　　　　　　　　　　　　　(　　)

　　A. 焦虑　　B. 疼痛　　C. 体温升高　　D. 便秘　　E. 便血

三、判断题

1. 门静脉高压者"痔出血"不宜手术结扎是因为直肠上静脉无瓣膜。　　(　　)

2. 肛门直肠疾病患者可长期服用泻药。　　　　　　　　　　　　　　(　　)

3. Ⅰ期内痔血色鲜红，痔体小，多无疼痛。　　　　　　　　　　　　(　　)

4. Ⅲ期内痔以便血为主，痔体大，不能自行恢复。　　　　　　　　　(　　)

5. 便秘时宜用润肠药,不可服峻泻剂。（ ）
6. 肛裂疼痛与大便有直接关系,便时痛重,便后痛轻。（ ）
7. 腰俞穴麻醉即骶裂孔麻醉。（ ）
8. 陈旧性肛裂可用生肌玉红膏蘸生肌散涂于裂口。（ ）
9. 继发性肛门瘙痒时轻时重,不易治疗。（ ）
10. 原发性肛门瘙痒又叫自发性或顽固性肛门瘙痒,无明显原因。（ ）
11. 肛肠科疾病术后坐浴水温43～46℃为宜,时间20～30分钟。（ ）
12. 便血是锁肛痔最常见的早期症状。（ ）
13. 锁肛痔转移征象首先是直接蔓延后期穿过肠壁。（ ）
14. 忧郁和惊恐可引起肛门瘙痒症。（ ）
15. 外痔一般不出现便血症状。（ ）
16. 血栓性外痔的主要特点是直肠黏膜脱出。（ ）
17. 结缔组织外痔主要症状是肛门异物感。（ ）
18. 挂线疗法用于高位肛瘘的优点是出血少。（ ）
19. 锁肛痔诊断明确后,宜首选手术根治。（ ）
20. 肛门直肠周围脓肿的发生多与外痔感染发炎有关。（ ）
21. 肛管内括约肌具有括约肛门的功能。（ ）

自测试题答案

一、单项选择题

1. C 2. D 3. A 4. A 5. B 6. C 7. D 8. C 9. E 10. C 11. A 12. A 13. D
14. C 15. E 16. B 17. A 18. D 19. B 20. A 21. B 22. A 23. D 24. C 25. C
26. E 27. C 28. A 29. B 30. B 31. E

二、多项选择题

1. ABCD 2. ABCE 3. ABC 4. BCD 5. BCD 6. BDE 7. ABCDE 8. ABD
9. ACD 10. ABDE 11. ABCE 12. ABCD 13. ABCDE 14. ACDE 15. ABCE
16. ABCDE 17. ABCDE 18. ABCDE 19. ACDE 20. ABCDE

三、判断题

1. √ 2. × 3. √ 4. × 5. √ 6. × 7. √ 8. × 9. × 10. √ 11. √
12. √ 13. √ 14. √ 15. √ 16. × 17. √ 18. × 19. √ 20. × 21. ×

第九节 周围血管病科护理

基本知识问答

1. 简述血栓性浅静脉炎的治疗。

早期以清热利湿为主,后期以活血散结为主。同时,应积极治疗静脉曲张等原发疾病,并配合外治以提高疗效、防止复发。

2. 简述脱疽的病因病机。

脱疽多由素体脾气不健、肾阳不足,又加外受寒邪而发病。脾气不健,化生不足,肾阳不足,不能温煦四末,寒邪侵及血脉致气血凝滞、经络阻遏不通,不通则痛;四肢气血不充,失于濡养,则皮肉骨枯槁不荣,表现为苍白、干燥、肌肉萎缩等。寒邪郁久而化热,热盛肉腐而致焦黑坏死,甚则趾节脱落。病久耗伤气血,亦可导致气血两虚。

3. 血栓性浅静脉炎的临床分型、治法及代表方药是什么?

湿热证:方用清热通络汤加减。

血瘀证:方用活血通脉汤加减。

肝郁证:柴胡清肝汤加减。

4. 臁疮的临床分型及代表方剂是什么?

湿热下注证:方用二妙丸合五神汤加减。

气虚血瘀证:方用补阳还五汤合桃红四物汤加减。

5. 血栓闭塞性脉管炎营养障碍期有哪些临床表现?

血栓闭塞性脉管炎营养障碍期患肢发凉、怕冷、酸痛、麻木,间歇性跛行加重。出现静止痛,夜间疼重,难以入眠。患肢营养障碍症状加重,肌萎缩明显,皮肤干燥、脱屑,趾毛脱落,足不出汗,指甲肥厚变形,生长缓慢,皮色苍白或淡红或紫红,患肢足背动脉搏动消失。

6. 何谓股肿?

股肿是血液在深静脉血管内发生异常凝固而引起静脉阻塞、血液回流障碍的疾病。

7. 筋瘤临床分几型,代表方剂是什么?

劳倦伤气证:补中益气汤加减。

寒湿凝筋证:暖肝煎合当归四逆汤加减。

外伤瘀滞证:活血散瘀汤加减。

8. 试述血栓闭塞性脉管炎、动脉硬化性闭塞症和糖尿病坏疽的临床鉴别?

(1)血栓闭塞性脉管炎:20~40岁男性多见,受累血管多为中、小动脉,可伴有游走性浅静脉炎,无冠心病、高血压病史,血糖、血脂正常。

(2)动脉硬化性闭塞症:多见于40岁以上患者,受累血管多为大、中动脉,无游走性浅静脉炎,有冠心病、高血压病史,血糖、血脂升高。

(3)糖尿病坏疽:发病年龄40岁以上,受累血管多为大、小动脉、微动脉,无游走性浅静脉炎,大部分有冠心病、高血压病史,血糖升高,尿糖阳性,血脂偏高。

9. 试述臁疮的分型、治法及代表方剂。

湿热下注证:治法为清热利湿、和营解毒,方用二妙丸合五神汤加减。

气虚血瘀证:治法为益气活血、去瘀生新,方用补阳还五汤合四妙汤加减。

10. 试述股肿的分型、治法及代表方剂。

湿热下注证:治法为清热利湿、活血化瘀,方用四妙勇安汤加味。

血脉瘀阻证:治法为活血化瘀、通络止痛,方用活血通脉汤加减。

气虚湿阻证:治法为益气健脾、祛湿通络,方用参苓白术散加减。

11. 试述股肿的发病类型及临床特点。

股肿是深部静脉血栓形成和炎性病变引起的局部静脉腔不通和血流淤滞的疾病。其特点是多有长期卧床、产后、腹部手术史,患肢肿胀疼痛,可伴发热。发病以小腿深静脉、股静脉、髂股静脉为最常见。

12. 试述血栓性浅静脉炎的临床特点。

发病多见于青壮年人,以四肢为多发部位(尤其多见于下肢),其次为胸腹壁等处。由于发病部位不同,临床表现也有所区别。其特点是体表筋脉(静脉)肿胀灼热,红硬压痛,可触及索条状物。

13. 试述脱疽的分型、治法及代表方剂。

寒湿阻络证:治法为温阳散寒、活血通络,方用阳和汤加减。

血脉瘀阻证:治法为活血化瘀、通络止痛,方用桃红四物汤加味。

湿热毒盛证:治法为清热利湿、活血化瘀,方用四妙勇安汤加味。

热毒伤阴证:治法为清热解毒、养阴活血,方用顾步汤加减。

气阴两虚证:治法为益气养阴,方用黄芪鳖甲汤加减。

14. 试述筋瘤的中医病因病机?

长期站立和负重,劳倦伤气,或多次妊娠,气滞血瘀,筋脉纵横,血壅于下,结成筋瘤。或骤受风寒或涉水淋浴,寒湿侵袭,凝结筋脉,筋挛血瘀,成块成瘤。或因外伤筋脉,瘀血凝滞,阻滞筋脉络道而成。

15. 周围血管基本的常见症状和体征有哪些?

(1)疼痛:间歇性跛行,持续性疼痛(静息痛)。

(2)皮肤温度异常:寒冷、潮热。

(3)皮肤颜色异常:苍白、发绀、潮红。

(4)感觉异常:麻木、针刺感、蚁行感。

(5)肢体增粗或萎缩。

(6)溃疡或坏疽。

16. 试述筋瘤的诊断。

(1)好发于长期站立或怀孕妇女。

(2)下肢静脉迂曲扩张,累累青筋,盘曲结若蚯蚓。

(3)可有胀痛不适感,行走和久站后明显。

(4)病程久者可有皮肤色素沉着、臁疮。

自测试题

一、单项选择题

1. 以下哪一项不是周围血管疾病的常见症状和体征　　　　　　　　　　　( )
   A. 疼痛　　　B. 肿胀　　　C. 发热　　　D. 溃疡　　　E. 坏疽

2. 筋瘤的病因病机是什么　　　　　　　　　　　　　　　　　　　　　　( )
   A. 寒湿凝滞,痰浊瘀阻　　　　　　　　B. 长期站立,劳倦伤气
   C. 跌仆损伤,气血凝滞　　　　　　　　D. 肾阳不足,寒湿之邪外侵
   E. 长期卧床,气血运行不畅

3. 不属于血栓性浅静脉炎的范畴是　　　　　　　　　　　　　　　　　　( )
   A. 赤脉　　　B. 恶脉　　　C. 青蛇毒　　　D. 脉痹　　　E. 黄鳅痈

4. 脱疽初起,患者足背动脉、胫后动脉的脉象多为表现为　　　　　　　　( )
   A. 弦数　　　B. 洪大　　　C. 结代　　　D. 微弱　　　E. 绝

5. 治疗脱疽的基本原则是　　　　　　　　　　　　　　　　　　　　　　( )
   A. 活血化瘀　B. 疏风清热　C. 清热凉血　D. 疏肝行气　E. 益气活血

6. 下列哪项不是脱疽早期的表现　　　　　　　　　　　　　　　　　　　( )
   A. 患肢发凉　　　　　　　　　　　　　B. 患肢麻木
   C. 患肢足背动脉搏动减弱　　　　　　　D. 间歇性跛行
   E. 静止痛

7. 以下哪种疾病易引起肺梗死　　　　　　　　　　　　　　　　　　　　( )
   A. 臁疮　　　B. 脱疽　　　C. 股肿　　　D. 浅静脉炎　E. 压疮

8. 股肿多发于　　　　　　　　　　　　　　　　　　　　　　　　　　　( )
   A. 上肢静脉　B. 下肢经脉　C. 胸壁静脉　D. 颈静脉　　E. 面部静脉

9. 股肿最危险的并发症是　　　　　　　　　　　　　　　　　　　　　　( )
   A. 局部疼痛　B. 发热　　　C. 肺栓塞　　D. 水肿　　　E. 患肢增粗

10. 股肿后期的治法为　　　　　　　　　　　　　　　　　　　　　　　　( )
    A. 和气活血,清热利湿　　　　　　　　B. 清热利湿,活血通络

C. 益气健脾,祛湿通热　　　　　　　　　D. 凉血清热,活血通络

E. 化痰软坚,利水消肿

11. 可作为股肿发病原因的是　　　　　　　　　　　　　　　　　（　　）

A. 吸烟　　B. 寒冷　　C. 长期站立　　D. 创伤或产后　　E. 静脉注射药液

12. 血栓性浅静脉炎的发病原因是　　　　　　　　　　　　　　（　　）

A. 寒湿之邪外侵　　　　　　　　　　　B. 湿热之邪外侵

C. 外感风热之邪　　　　　　　　　　　D. 肝肾不足,气虚血亏

E. 肺胃积热下迫

13. 脱疽的好发部位是　　　　　　　　　　　　　　　　　　　（　　）

A. 双侧小腿　　　　　　　　　　　　　B. 四肢末端,以下肢多见

C. 双上肢　　　　　　　　　　　　　　D. 足踝部

E. 双手

14. 臁疮的好发部位是　　　　　　　　　　　　　　　　　　　（　　）

A. 前臂下 3/1　　B. 足部　　C. 臀部　　D. 小腿下 1/3　　E. 膝内侧

15. 脱疽湿热毒盛证的治法是　　　　　　　　　　　　　　　　（　　）

A. 活血通络止痛　　　　　　　　　　　B. 温阳通脉,散寒止痛

C. 利湿,活血化瘀　　　　　　　　　　D. 补气养血止痛

E. 以上都不是

16. 血栓闭塞性脉管炎局部缺血期患肢表现为　　　　　　　　　（　　）

A. 持续性静息痛　　　　　　　　　　　B. 间歇性跛行

C. 趾(指)甲增厚变形　　　　　　　　　D. 小腿肌肉萎缩

E. 足背动脉搏动消失

二、多项选择题

1. 脱疽的发生与下列哪些因素有关　　　　　　　　　　　　　（　　）

A. 吸烟　　B. 饮酒　　C. 寒冷　　D. 潮湿　　E. 劳累

2. 脱疽患者常用以下哪些方剂　　　　　　　　　　　　　　　（　　）

A. 桃红四物汤　B. 顾步汤　C. 参芪桂枝汤　D. 阳和汤　E. 四妙勇安汤

3. 周围血管疾病常用的血管功能试验有　　　　　　　　　　　（　　）

A. 皮肤指压试验　　　　　　　　　　　B. 拾物试验

C. 肢体位置试验　　　　　　　　　　　D. 4 字试验

E. 直腿伸踝试验

4. 股肿的临床类型有　　　　　　　　　　　　　　　　　　　（　　）

A. 小腿深静脉血栓形成　　　　　　　　B. 股静脉血栓形成

C. 髂股静脉血栓形成　　　　　　　　　D. 混合性深静脉血栓形成

E. 胫腓静脉血栓形成

5. 股肿应与哪些疾病相鉴别   （   ）
   A. 筋瘤   B. 血栓性浅静脉炎
   C. 淋巴水肿   D. 臁疮
   E. 原发性下肢深静脉瓣膜功能不全

6. 血栓性浅静脉炎的病因病机有   （   ）
   A. 血脉损伤   B. 湿热蕴结   C. 肝气郁滞   D. 久卧伤气   E. 外伤筋脉

7. 临床常见的三种脱疽应从哪几个方面相鉴别   （   ）
   A. 舌苔、脉象   B. 发病年龄   C. 坏疽程度   D. 受累血管   E. 血脂、血糖

8. 血栓性浅静脉炎的临床类型有   （   ）
   A. 注射性浅静脉炎   B. 胸腹壁浅静脉炎
   C. 肿瘤性浅静脉炎   D. 游走性浅静脉炎
   E. 四肢血栓性浅静脉炎

9. 股肿患者血栓脱落后可发生   （   ）
   A. 心肌梗死   B. 肺梗死   C. 脑梗死   D. 门静脉栓塞   E. 肺栓塞

10. 股肿多发于   （   ）
    A. 下腔静脉   B. 小腿深静脉   C. 股静脉   D. 脾静脉   E. 髂骨静脉

11. 关于脱疽下列哪项不正确   （   ）
    A. 多见于老年人   B. 好发于四肢末节
    C. 患趾明显肿胀   D. 患趾发凉、麻木、疼痛
    E. 后期患趾可发生坏死

12. 脱疽的临床类型有   （   ）
    A. 寒湿阻络   B. 血脉瘀阻   C. 湿热毒盛   D. 热毒伤阴   E. 气血两虚

13. 脱疽可分几期   （   ）
    A. 局部缺血期   B. 营养障碍期   C. 坏死期   D. 坏死后期   E. 气血两虚

三、判断题

1. 股肿一般以深部静脉发病多见。   （   ）
2. 股肿常表现为患肢肿胀疼痛，但一般不发热。   （   ）
3. 血栓性深静脉炎发病以小腿深静脉、股静脉、髂股静脉为常见，上肢静脉也不少见。   （   ）
4. 股肿失治可遗留肢体肿胀后遗症。   （   ）
5. 脱疽好发于四肢末节，上肢多与下肢，少数可累及下肢。   （   ）
6. 脱疽发病缓慢，病程较长，常在寒冷季节病情加重，治愈后不宜复发。（   ）

7. 因动脉病变引起的溃疡,主要是由于血管病变造成缺血,以致组织缺氧而形成。
（　　）

8. 血栓性静脉炎的治疗原则早期以清热利湿为主,后期以补气养血为主。（　　）

9. 筋瘤是由于长期卧床,劳倦伤气,气滞血瘀,筋脉纵横,血瘀于下,结成筋瘤。
（　　）

10. 中医认为臁疮是本虚标实之证,气虚血瘀为基本病机;益气活血,消除下肢瘀血为治疗关键。（　　）

11. 下肢静脉曲张是指下肢深、浅静脉伸长、迂曲而呈曲张状态。（　　）

12. 血栓闭塞性脉管炎在营养障碍期以功能性变化为主。（　　）

13. 血栓闭塞性脉管炎患者严禁吸烟,防止受冷、受潮、外伤,可做热疗。（　　）

自测试题答案

一、单项选择题

1. C　2. B　3. D　4. D　5. A　6. E　7. C　8. B　9. C　10. C　11. D　12. B　13. B　14. D　15. C　16. B

二、多项选择题

1. ACD　2. ABDE　3. ACE　4. ACD　5. CE　6. BCE　7. BDE　8. BDE　9. BE　10. BCE　11. AC　12. ABCDE　13. ADE

三、判断题

1. √　2. ×　3. ×　4. √　5. ×　6. ×　7. √　8. ×　9. ×　10. √　11. ×　12. ×　13. ×

第七章 妇产科护理

第一节 妇科护理

基本知识问答

1. 何为月经不调?

月经不调是指月经周期、经期、经量、色、质出现异常。月经周期提前7天以上并连续2个周期以上者,称"月经先期";月经周期错后7天以上并连续2个周期以上者,称为"月经后期";月经周期或前或后,未按期来潮者,称为月经先后不定期。

2. 月经不调的原因是什么?

外感邪气、内伤七情、房劳、多产、饮食不节以及体质因素等导致脏腑功能失调,气血不和,冲任二脉损伤而发病。

3. 怎样护理月经不调?

(1)生活护理:保持环境整洁、舒适、安静、温湿度适宜,注意休息,避免重体力劳动或剧烈运动,不宜浸渍冷水和游泳;注意经期卫生。血虚者坐卧起立时,动作要缓慢,切忌过快过猛,以防止眩晕跌倒。血寒者,注意保暖,随气候变化及时增减衣物,以防止外邪乘袭。

(2)饮食护理:加强饮食调养,多食有情之品或补血之品,如牛奶、鸡蛋、猪肝、鱼类、豆浆、菠菜、大枣、桂圆、黑木耳等。

气虚者:选用参芪大枣粥,党参、黄芪各15 g,大枣适量,加水煎20分钟,去参芪加粳米煮粥食用。

阴虚血热者:①地黄粥,生地黄30 g加水煎煮20分钟去渣取汁,大米适量煮成粥加入药汁及冰糖适量调匀食用。②清炖甲鱼汤。③忌食烟酒辛辣、温燥助阳之品。

阳盛血热者:①鲜藕粥,先煮粳米粥半熟时,加入洗净鲜藕片,煮至粥熟,加糖少许服用。②血热口渴者,亦可用鲜藕汁200 mL分次服用,以凉血祛瘀止血。③忌食烟酒辛辣、温燥助阳之品。

肝郁血热者:选用月季花粥,粳米50 g和桂圆肉10 g放入开水锅中煮粥,待粥快熟时调入蜂蜜、月季花,稍煮即可食用;或用佛手10 g泡茶饮。

血虚者:①多食有情之品或补血之品,如牛奶、鸡蛋、猪肝、鱼类、豆浆、菠菜、大枣、桂圆、黑木耳等。②可服用当归粥,当归 15 g 加水煮 30 分钟,去渣取汁加粳米,大枣、红糖适量同煮成粥服用;亦可增补红枣、山药、薏苡仁、莲子、桂圆等药膳,以补益气血。

血寒者:①加强营养,多食鱼、肉、蛋、乳类和新鲜蔬菜,忌食生冷瓜果、凉拌菜及酸涩食物。②选用艾叶粥,艾叶 30 g 水煎去渣取汁,再加入洗净的粳米、红糖熬成粥食用。③羊肉 500 g,生姜 20 g 加适量的水煮至烂熟,调味,饮汤食肉。

气滞者:选用月季花茶,月季花 5 g,红糖适量共煎汤;亦可橘皮泡茶频饮。

肾虚者:①选用肉桂粥,肉桂 5 g 煎浓汁备用,另以水煮粳米将熟时加入肉桂汁、红糖稍煮即可服用。②黑豆水煮至烂,加红糖适量服用。③亦可用猪腰、核桃、胎盘等滋养补肾填精之品。④阳虚怕冷者冬季进食羊肉汤以温补气血,忌食生冷瓜果、凉拌菜及酸涩食物。

痰湿者:①少食多餐,多食健脾利湿之品,忌荤腥油腻生冷。②薏苡仁粥,将薏苡仁、粳米各 50 g 水煮成粥,待粥熟后加入适量砂糖、桂花即可服用。

(3)情志护理:月经期部分患者易躁易怒,病情不稳定,医护人员要多关心、体贴患者,给予精神安慰,让患者安心治疗;同时让患者了解情志变化与疾病发生的关系,保持心情舒畅。

4. 何为痛经?

妇女经期或经行前后,出现周期性小腹疼痛,或痛引腰骶,甚至剧痛难忍,影响生活和工作者,称为痛经。

5. 痛经的原因是什么?

气滞血瘀、寒湿凝滞、湿热蕴结等均可导致冲任胞脉瘀阻,"不通则痛";气血虚弱、肝肾亏损可导致胞脉失于濡养,"不荣则痛"。

6. 怎样护理痛经患者?

(1)生活护理:保持环境整洁、舒适、安静,避免不良刺激;腹痛剧烈时应卧床休息,注意腹部保暖;避免重体力劳动或剧烈运动,不宜浸渍冷水和游泳;注意经期卫生。

(2)饮食护理:经期或经前期忌食生冷、寒凉、酸涩食物。

气滞血瘀者:选用桃仁生地粥,桃仁 10 g、生地 30 g 入砂锅同煮 30 分钟,去渣取汁,再入粳米煮粥,粥熟后入桂心粉、红糖,再煮沸即可服用。

寒湿凝滞者:选用桂浆粥,以水煮粳米至米开时,加入肉桂末 3 g 及红糖少许,再煮 1~2 分钟即可食用;亦可用红糖生姜汤代茶热饮。

湿热蕴结者:饮食宜清淡,忌食肥甘厚味、辛辣刺激之物;选用栀子仁粥,粳米 50 g 煮粥将熟时调入栀子粉末 5 g 稍煮即可服用。

气血虚弱者:加强营养,多食肉、鱼、蛋、乳制品及新鲜蔬菜、水果;可用羊肉粥,将去脂膜羊肉切细与粳米同煮为粥后食用;或用韭菜 250 g 捣烂取汁,兑入煮沸红糖水适量,痛经时每日饮用 1 次。

肝肾亏损者:选用菟丝子粥,菟丝子15 g水煎,去渣取汁,再用药汁煮米,待粥熟时加入白糖稍煮即可服用;或用鸡蛋2个、黑豆60 g,加水煮熟,去蛋壳再煮片刻,加入米酒120 g,吃蛋喝汤。

(3)情志护理:给予精神安慰,消除紧张、恐惧心理。

7. 何为带下病?

带下病是指阴道分泌物比正常明显增多,色、质、气味异常,或伴有局部及全身症状者。

8. 带下病的原因是什么?

带下病的原因与湿毒侵袭、脾肾虚弱及任、带二脉受损有密切的关系。

9. 怎样护理带下病患者?

(1)生活护理:注意休息,劳逸适度;保持外阴清洁,每日用温开水冲洗2次以上;内裤宜柔软、宽松,每日更换,并清洁消毒;洗涤用具要专用,切忌盆浴;指导患者使用阴道栓剂或涂布中药的方法。具有传染性的带下病,在治疗期间需禁止房事,夫妻双方同时治疗,并禁止游泳和使用公共洁具;做好计划生育工作,避免早婚多产,避免多次人工流产。

(2)饮食调护:饮食宜清淡,忌食肥甘厚味和生冷食品。

脾虚者:多食健脾利湿食物,可选用山药薏米粥,山药30 g、薏苡仁30 g共煮粥服用;白果10个,去壳捣碎,每晨空腹用豆浆冲服。

肾虚者:多食温补食物如肉、鱼、蛋、山药、白果等;可选用韭菜粥,常法煮米粥,米煮熟入韭菜微炖即可食用。

湿热者:选用薏苡仁粥,薏苡仁30 g与粳米同煮,待煮熟后放入适量砂糖、桂花稍煮即可食用。

10. 何为妊娠恶阻?

妊娠恶阻是因冲脉之气上逆,胃失和降所致的妊娠早期出现恶心呕吐,厌食,甚至食入即吐的妊娠病。

11. 妊娠恶阻的病因是什么?

妊娠恶阻的病因主要有脾胃虚弱、肝胃不和、痰湿阻滞所致。

12. 怎样护理妊娠恶阻患者?

(1)生活护理:保持环境卫生,空气新鲜,避免异味刺激;呕吐剧烈、频繁者,应卧床休息;保持口腔卫生,每次呕吐后,用淡盐水漱口,并及时清除呕吐物。

(2)饮食护理:饮食宜清淡,易于消化,少食多餐,经常变化饮食品种,忌食肥甘厚味及辛辣刺激之品。呕吐剧烈、频繁者可暂停饮食,给予静脉输液,呕吐好转后,可试进少量流质饮食。

脾胃虚弱者:选用砂仁粥,先煮粳米为粥,将熟时放入砂仁5 g,再煮1~2分钟即可服用;亦可用生姜、陈皮煎水代茶饮。

肝胃不和者:选用鲜竹茹粥,鲜竹茹60 g水煎,去渣取汁,加入粳米50 g煮粥服用;或用菊花、黄芩各10 g煎水代茶饮。

痰湿阻滞者:选用砂仁蒸鲫鱼佐餐食用,将砂仁10 g研成粉末,鲜鲫鱼去鳞、肠,酱油、精盐、砂仁末搅匀,放入鲫鱼腹中,用淀粉封住刀口,蒸熟即可;或生姜煎水代茶饮。

(3)情志护理:耐心安慰患者,解除思想顾虑,保持心情舒畅。可用转移注意法、情志疏导法调理情志。

13. 何为胎动不安?

妊娠期出现腰酸腹痛,胎动下坠,或阴道少量流血者称为胎动不安。

14. 引起胎动不安的原因有哪些?

引起胎动不安的原因有素体虚弱,孕后多病,房事不节,跌扑闪挫等,可损伤肝肾,使冲任气血失调,胎元不固,而致本病的发生。

15. 怎样护理胎动不安的患者?

(1)生活护理:卧床休息,注意观察阴道流血色、量以及腰腹疼痛情况,出血停止3~5天以后,方可下床活动;坐卧起立时,动作要缓慢,谨防跌扑损伤;避免过劳,严禁房事,避免灌肠及阴道检查,防止再次出血。

(2)饮食护理:加强饮食调养,多食有情之品或补血之品,如牛奶、鸡蛋、猪肝、鱼类、豆浆、菠菜、大枣、桂圆、黑木耳等。多食新鲜蔬菜、水果,忌食辛辣刺激之品。

肾气亏虚者:选用艾叶鸡蛋汤,艾叶30 g加水适量煮汤,打入鸡蛋煮熟,放入白糖即可饮用。

气血虚弱者:选用黄芪粥,黄芪30 g水煮,去渣取汁,再用药汁煮粳米,粥熟后加入陈皮末少许,稍煮即可食用。

血热者:选用安胎鲤鱼粥,苎麻根30 g水煮,去渣取汁,鲤鱼去鳞及肠杂,洗净切块煎汤,用苎麻根汁、鲤鱼汤、粳米共煮粥服用;或用梨汁、藕汁代茶饮。

外伤者:选用莲子葡萄干汤,将莲子去皮、心,洗净与葡萄干同装入陶瓷罐内,加水700 mL,用武火隔水炖至莲子熟透即可,饮汤,食葡萄干。

(3)情志护理:针对胎动不安的因素,向患者做好耐心解释工作,消除思想顾虑,避免情绪紧张,以静心安胎;注意疼痛的护理,遵医嘱适当给予镇静药物,减少精神痛苦及焦虑不安,避免各种不良刺激,使其积极配合治疗;也可教其放松疗法,如看电视、听音乐、看有利于胎教的书籍,以保持情绪安定。

16. 何为子满?

孕妇妊娠5~6个月后出现腹大异常,胸膈满闷,甚则遍身剧肿,喘息不得卧者,称为子满。

17. 子满的病因病机是什么?

子满多由脾胃虚弱,土不制水,水渍胞中所致;或因胎元缺陷,发展为畸胎。

18. 如何护理子满患者?

(1)生活护理:保持环境整洁、舒适、安静、温湿度适宜,注意休息,避免重体力劳动或剧烈运动。每周测量体重2次。

(2)饮食护理:饮食宜清淡,注意调理脾胃;多食新鲜蔬菜、水果、粗粮,如西瓜、冬瓜、薏苡仁、红小豆、鲤鱼等以利水消肿;忌食辛辣刺激、生冷之品,禁止暴饮暴食。

(3)情志护理:耐心安慰患者,解除思想顾虑,保持心情舒畅。

(4)药物方法:选用鲤鱼汤加黄芪、桑白皮或当归芍药散。

19. 何为子痫?

妊娠晚期或临产前及新产后,突然发生眩晕倒仆,昏不知人,两目上视,牙关紧闭,四肢抽搐,全身强直,须臾醒,醒后复发,甚至昏迷不醒者,称为"子痫",又称"子冒""妊娠痫症"。

20. 子痫的病因有哪些?

子痫的病因主要有阴虚不足为本,风、火、痰为标。

21. 如何护理子痫患者?

(1)生活护理:将患者安置在单人房间,病室安静,光线宜暗,避免不良刺激并尽量卧床休息;室内有抢救设备及防止坠床的保护措施;取下活动性假牙等;经常巡视患者,及时满足患者的生活需要;外出检查时有人陪送。

(2)饮食护理:饮食宜清淡,多食高蛋白、高维生素,如蛋、鱼、瘦肉、奶、新鲜蔬菜、水果,一般不严格控制食盐;少食植物蛋白,如豆类,忌食辛辣刺激、生冷之品;昏迷期间禁止饮食,并做好口腔护理。肝风内动者忌食公鸡、鸡头、猪头肉、鹅肉、鸡翅、鸡爪等物。

(3)情志护理:耐心安慰患者,解除思想顾虑,保持心情舒畅。加强对胎儿监护,并适当将胎儿情况告诉患者,使其放心,积极配合治疗。

(4)病情观察:严密观察病情变化,及时测量体温、脉搏、呼吸、血压,注意胎心变化、有无宫缩及阴道流血,早期发现胎盘早剥症状;持续导尿者应保持导尿管通畅,严格记录尿量,并保持外阴部清洁;抽搐时立即针刺人中(水沟穴)及涌泉穴;每日留尿查蛋白;根据病情尽快结束分娩。

(5)药物方法:按医嘱给予降压、镇静、解痉、利尿药物,根据病情给予抗生素,避免发生感染。①肝风内动者选用羚角钩藤汤或止抽散。②痰火上扰者选用牛黄清心丸加竹沥或安宫牛黄丸。

22. 何为产后发热?

产褥期间,高热寒战或发热持续不退,称为产后发热。常伴有腹痛及阴道分泌物的量、色、质及气味等变化。

23. 产后发热的原因是什么?

产后发热的原因主要有:感染邪毒,正邪交争,外邪袭表,营卫不和,败血停滞,营卫不通等。

24. 如何护理产后发热患者?

(1)生活护理:保持环境整洁、舒适、安静、空气清新、温湿度适宜;患者要卧床休息,恶露未尽者取半卧位,以利恶露排出;密切观察体温、出汗、腹痛及恶露性状、颜色、气味等;汗出较多者切忌汗出当风,应及时更换衣被,谨防着凉感冒;加强乳房护理,如母乳喂养中断,要定时人工挤奶,以防乳汁淤积。①感染邪毒者,病室内要保持空气流通,凉爽。②外感风寒者,避风保暖;服用解表药后宜多饮热开水、热汤、热粥,以助微汗,祛邪外出。③血虚、血瘀者,避风保暖。

(2)饮食护理:饮食宜营养丰富,易消化、清淡,忌食油腻辛辣之品。①感染邪毒者,选用绿豆汤,或用鲜果汁、西瓜汁等补充体液。②外感风寒者,选用葱豉粥,如常法煮米做粥,将熟时入葱、豆豉煮沸即可食用;亦可服生姜红糖汤以助汗出。③血虚者,选用羊肉汤,将羊肉(去脂膜、切细)与当归 15 g、生姜适量放入砂锅中,炖烂,食肉喝汤;亦可用母鸡汤、甲鱼汤等。④血瘀者,选用山楂茶,山楂、生姜、红糖共煎饮用。

(3)情志护理:患者高热,多烦躁不安,医护人员要多关心、安慰患者,创造舒适的环境。

25. 何为恶露不绝?

产后血性恶露持续 10 天以上,仍淋漓不尽者称"恶露不绝"。又称"恶露不尽"。

26. 恶露不绝的原因是什么?

恶露不绝多因素体虚弱、正气不足、产时失血耗气、阴液亏损或产后寒邪入胞与血相搏,瘀血内阻所致。

27. 怎样护理恶露不绝的患者?

(1)生活护理:保持环境整洁、舒适、安静、空气清新、温湿度适宜;患者要卧床休息,取半卧位,以利恶露排出;密切观察恶露量、性状、颜色、气味的变化,保持外阴卫生,忌盆浴、戒房事。高热者,应多饮水,暂停哺乳,定时吸空乳汁;便秘者给予润肠通便中药或麻油、蜂蜜、黑芝麻等以保持大便通畅。

(2)饮食护理:饮食宜营养丰富,易消化、清淡,忌食油腻辛辣之品。①气虚者,加强营养,多食鸡汤、鱼汤、桂圆汤等营养之品。可选用黄芪大枣粥,以水煮黄芪去渣取汁,入粳米、大枣煮粥食用。②血热者,选用鲜藕粥,先煮米做粥至半熟,加入洗净之鲜藕片,煮至粥熟,加红糖少许服用。③血瘀者,选用益母草粥,将鲜益母草、鲜生地、鲜藕各 30 g 煎汤,鲜姜 15 g 洗净捣烂绞汁待用,将粳米熬粥将熟时加入上述诸药汁及蜂蜜,略煮即可食用。

28. 缺乳的概念。

产后乳汁甚少或全无称为"缺乳",亦称"乳汁不足"。

29. 缺乳的原因是什么?

本病的发生主要是气血虚弱,生化之源不足,或肝郁气滞,经脉滞涩,阻碍乳汁运行所致。

30. 怎样护理缺乳患者？

(1)生活护理：消除不良因素刺激，创造一个温馨、舒适、和谐的环境；产后虚弱，应注意休息，保证充足的睡眠，避免吹风受凉；加强乳房护理，保持乳房清洁卫生，可用热水或中药水热敷乳房，或行乳房按摩，如自乳房边缘向乳头方向按摩，以促进乳汁排出。对乳头疼痛或乳头皲裂者，不要停止哺乳，可用吸奶器吸出后喂养，以保证乳汁的正常分泌。

(2)饮食护理：加强饮食护理，多食健脾、补益气血的食品；多食汤类，如鲫鱼汤、猪蹄汤、鸡汤或维生素含量高的果汁等。①气血虚弱者，选用猪蹄汤，猪蹄2只、通草15 g，加水炖熟，去通草，食蹄饮汤；亦可多食鸡汤、鲤鱼汤等营养之品。②肝郁气滞者，选用猪蹄粥，先将猪蹄洗净煮熟取汤，再煮通草、漏芦各30 g取汁，然后将猪蹄汤、药汁同粳米煮粥，温热服食；亦可用鲜豆腐150 g、红糖30 g，用水煎煮30分钟，再加米酒30 g，一次食饮。

(3)情志护理：主动关心患者，讲解情志与乳汁分泌的关系，鼓励患者保持心情舒畅，注意调节自己的情绪；经常巡视病房，协助产妇照顾婴儿，保证产妇充分的休息，消除不良因素的刺激，以保证乳汁的正常分泌。

(4)推拿方法：以五指做梳状，自乳根向乳头方向轻柔梳理10～20次，以食指、中指指腹按揉乳根穴1分钟。

31. 何为阴挺？

妇女子宫下脱，甚则脱出阴户之外，或阴道壁膨出，通称"阴挺"。

32. 阴挺的病因是什么？

阴挺与分娩损伤有关，产伤未复，中气不足，或肾气不固，带脉失约，日渐下垂脱出；亦可见于长期慢性咳嗽、便秘、年老体衰之体，冲任不固，带脉提摄无力而子宫脱出。

33. 如何护理阴挺患者？

(1)生活护理：保持环境整洁、舒适、安静、空气清新、温湿度适宜；注意休息，避免产后过早过度劳累，以免加重脱垂程度；采取膝胸卧位，每日1～2次，每次5～10分钟；保持大便通畅，多食粗纤维食物，必要时使用大便软化剂；指导患者做提肛肌锻炼，每天做数次缩肛运动，每次连续进行10分钟左右；避免增加负压动作，如久蹲、咳嗽、打喷嚏；如脱出物经休息后不能回纳，教会患者用手回纳；如脱出物有糜烂或溃疡，应遵医嘱用药或用红外线烤灯理疗；嘱患者用消毒巾，并勤换内衣裤；如有排便困难，应在排便前还纳脱出物或使用子宫托。

(2)饮食护理：饮食宜营养丰富、易消化、清淡，忌食油腻辛辣之品。①气虚者，进食高热量、高蛋白、高维生素饮食如山药大枣粥、黄芪炖鸡、瘦肉。②肾虚者，进食补肾食品如猪腰、甲鱼、墨鱼，冬令时可食羊肉、狗肉，以温补肾阳。

(3)外治法：子宫脱垂无溃疡者，选用枳壳100 g，煎水熏洗，日1次。黄水淋漓者，选用马齿苋100 g，蒲公英50 g，枯矾10 g，水煎温洗。

(4)针灸方法:取穴维胞、子宫、三阴交等毫针刺用补法。

(5)耳穴压豆法:取穴子宫、皮质下、交感、外生殖器等穴压豆,每日重按5次,每次每穴持续按压2分钟。

34.何为癥瘕?

妇人下腹结块,伴有或胀、或痛、或满、或异常出血者,称为癥瘕。

35.产生癥瘕的原因是什么?

癥瘕的发生,主要是由于机体正气不足,风寒湿热之邪内侵,或情志因素、房事所伤、饮食失宜,导致脏腑功能失常,气机阻滞,瘀血、痰饮、湿浊等有形之邪凝结不散,停聚下腹胞宫逐渐而成。

36.如何护理癥瘕患者?

(1)生活护理:保持环境整洁、舒适、安静、空气清新、温湿度适宜;注意休息,必要时卧床休息;防止过度劳累和剧烈活动,避免久蹲久站;让患者了解引起突发性疼痛的原因与预防方法,如:①平时注意休息,防止劳累,避免剧烈活动;②保持大便通畅,防止便秘;③避免增加腹压的活动,如咳嗽、久蹲、久站等;④避免意外摔倒。

(2)饮食护理:增加营养,提供高热量、高维生素、高蛋白、富含铁及适合患者口味的饮食;多食活血化瘀、消积除瘀之品,如海带、海蜇、蘑菇、木耳、山楂等,忌生冷辛辣酸涩之品。

(3)情志护理:主动关心患者,讲解情志与癥瘕的关系,鼓励患者保持心情舒畅,注意调节自己的情绪;向患者介绍治疗疾病的方法及患者应做的配合,可介绍适宜的患者与其交谈,增加患者的自信。

(4)局部按摩和耳穴压豆,以减轻症状。取穴:神门、大肠、肾交感、每次按压1~2分钟,可反复按压

37.妇科名词解释。

(1)先兆流产:指妊娠28周以前出现少量阴道流血,有时伴有轻微下腹痛,腰痛、下坠。妇科检查子宫颈口未开,妊娠产物尚未排出,子宫大小与停经周数相符。妊娠可继续进行者。

(2)难免流产:指流产已不可避免,多由先兆流产发展而来。

(3)不完全流产:指部分妊娠物已排出体外,尚有部分残留在子宫。

(4)完全流产:指妊娠产物已全部排出。

(5)稽留流产(过期流产):指胚胎或胎儿已死亡,滞留在宫腔内尚未自然排出者。

(6)异位妊娠:指受精卵在子宫体腔外着床发育。

38.宫外孕的临床表现有哪些?

停经、阴道流血和腹痛为宫外孕流产及破裂三大主要症状。

(1)症状:①停经。多数患者停经6~8周以后出现不规则阴道流血,但有些患者因经期仅过几天,误将不规则的阴道流血视为月经,也可能无停经主诉。②腹痛。腹痛是

输卵管妊娠患者就诊的主要症状。输卵管妊娠未发生流产或破裂前,常表现为一侧下腹隐痛或酸胀感。输卵管妊娠流产或破裂时,患者突感一侧下腹撕裂样疼痛,随后,血液由局部、下腹流向全腹,疼痛亦遍及全腹,放射至肩部;当血液积聚至直肠子宫凹陷处,可出现肛门坠胀感。③阴道流血。胚胎死亡后,常有不规则阴道流血,色暗红或深褐,量少成点滴状。一般不超过月经量。少数患者阴道流血量较多,类似月经。阴道流血可伴有蜕膜管型或蜕膜碎片排出,系子宫蜕膜剥离所致。阴道流血一般常在病灶除去后方能停止。④晕厥与休克。急性大量内出血及剧烈腹痛可引起患者晕厥或休克。内出血愈多愈急,症状出现也愈迅速、愈严重,但与阴道流血量不成比例。⑤腹部包块。当输卵管妊娠流产或破裂后所形成的血肿时间过久,可因血液凝固,逐渐机化变硬并与周围器官(子宫、输卵管、卵巢、肠管等)发生粘连而形成包快。

(2)体征:根据患者内出血的情况,患者可呈贫血貌。腹部检查:下腹压痛、反跳痛明显。出血较多时,叩诊有移动性浊音。

39. 淋病的感染途径和临床表现有哪些?

感染途径:成人淋病99%~100%为性传播,幼女可通过间接途径如接触染菌衣物、毛巾、床单、浴盆等物品及消毒不彻底的检查器械等感染外阴和阴道。

临床表现:潜伏期3~7天,60%~70%的患者无症状,易被忽视或致他人感染。感染初期病变局限于下生殖道、泌尿道,随病情发展可累及上生殖道。按病理过程分为急性和慢性两种。

(1)急性淋病:在感染病后1~14天出现尿频、尿急、尿痛等急性尿道炎的症状,白带增多呈黄色、脓性,外阴部红肿、有烧灼样痛。继而出现前庭大腺炎、急性宫颈炎的表现。如病程发展至上生殖道时,可发生子宫内膜炎、急性输卵管炎及积脓、输卵管卵巢囊肿、盆腔脓肿、弥漫性腹膜炎,甚至中毒性休克,患者表现为发热、寒战、恶心、呕吐、下腹两侧疼痛等。

(2)慢性淋病:急性淋病未经治疗或治疗不彻底可逐渐转为慢性淋病。患者表现为慢性尿道炎、尿道旁腺炎、前庭大腺炎、慢性宫颈炎、慢性输卵管炎、输卵管积水等。淋病虽不存在于生殖道的分泌物中,但可长期潜伏在尿道旁腺、前庭大腺或宫颈黏膜腺体深处,作为病灶可引起反复急性发作。

40. 何谓葡萄胎?试述其三大病理特点。

葡萄胎是一种滋养细胞的良性病变。胎盘的绒毛形成大小不等的水疱,由细蒂相连成串,形如葡萄,故名葡萄胎,又称水疱状胎块。其病理特点:①绒毛上皮细胞增生。②绒毛间质水肿及退行性变。③绒毛间质内血管消失。

41. 卵巢肿瘤的并发症有哪些?

卵巢肿瘤的并发症有蒂扭转、破裂、感染、恶变。

42. 试述膀胱阴道瘘的护理及其并发症的预防。

(1)不少患者因长期漏尿造成精神上和肉体上的极大痛苦,因此,做好心理护理极为重要。同时要加强营养,增强机体抵抗力。

(2)保持局部清洁和防止继发感染,每日早晚用 1:5 000 的高锰酸钾溶液清洗会阴部。

(3)经常保持床铺的清洁、平整、干燥。床单、被褥、衣裤浸湿后要及时更换。

(4)发生皮炎和湿疹时可局部涂抹 15% 氧化锌软膏,同时用红外线局部照射,每日 1~2 次,每次 15~20 分钟。

43. 滴虫性阴道炎的病原体是什么?有何临床表现?传染方式如何?

(1)病原体:滴虫性阴道炎的病原体是阴道毛滴虫。

(2)临床表现:白带增多,色黄稀薄有泡沫,有臭味,有时呈脓样,外阴瘙痒,或有灼热感。检查时可见阴道壁潮红,有散在性小出血点。

(3)传染方式:多通过浴池具、便盆等间接传染,也可由性交直接传染。

44. 试述宫颈癌的早期诊断方法。

(1)宫颈刮片细胞学检查:是宫颈非典型增生(癌前病变)和早期宫颈癌的重要初筛方法,是防癌普查的重要手段,必须注意取样正确,镜检仔细,尽量减少假阴性。

(2)阴道镜检查:凡涂片报告Ⅲ级以上或临床可疑,应在阴道放大镜观察下,于可疑区行宫颈活检与细胞涂片,诊断准确率可达98%。

(3)宫颈多点活检和颈管活检:在无阴道镜条件下,可于宫颈鳞-柱交界部3、6、9和12点处活检。如涂片阳性而宫颈活检阴性,应行宫颈管活检。

(4)碘试验下宫颈活检:正常宫颈和阴道鳞状上皮富含糖原,可被碘液染为棕色,而鳞状上皮不典型增生、原位癌及浸润癌均无糖原存在,故不着色,于碘不着色区活检,可提高诊断准确率。

(5)宫颈锥形切除活检:遇多次涂片阳性而活检阴性病例,应行锥形切除术,将标本分块连续切片检查,是早期宫颈癌最精确的诊断方法。

45. 试述子宫肌瘤的手术指征。什么情况下宜行肌瘤摘除术?

(1)子宫肌瘤的手术治疗指征:①子宫增大在 3 个月妊娠以上。②症状明显,继发贫血者。③黏膜下子宫肌瘤。④肌瘤导致不孕或流产、死产者。⑤有肉瘤样变或红色变性,保守治疗无效。⑥浆膜小肌瘤并发蒂扭转。

(2)肌瘤摘除术指征:①年龄 40 岁以下。②尚未生育,要求保留生育功能者。③浆膜下或黏膜下子宫肌瘤或个数不多的壁间肌瘤。

46. 试述妇女保健的主要任务。

(1)提高产科质量:普及科学接生,开展围生期保健,加强高危妊娠及胎儿生长发育的监测,开展妇女保健咨询。

(2)定期进行妇科病普查:一般应每1~2年普查一次,以普查生殖道癌为重点。

(3)做好妇女各期保健工作:包括青春期保健,婚姻保健,妊娠期保健,产时保健,产褥期保健及哺乳期保健。

(4)做好妇女劳动保护:包括适当减轻负荷量,执行产假制度,建立工厂女工卫生室;孕晚期、哺乳期免夜班;妊娠期调轻不调重等。

自测试题

一、单项选择题

1. 月经先期是指月经周期 ( )
   A. 提前7天以上　　　　　　　　B. 提前4天以上
   C. 提前3天以上　　　　　　　　D. 连续1个周期

2. 气虚型月经不调可以 ( )
   A. 负重爬山锻炼　　　　　　　　B. 不宜浸渍冷水
   C. 游泳　　　　　　　　　　　　D. 剧烈运动

3. 引起痛经的原因中不通则痛的是 ( )
   A. 气滞血瘀　B. 气血虚弱　C. 肝肾亏损　D. 头晕眼花

4. 用针灸方法治疗各型痛经共取的穴位 ( )
   A. 中极　　　B. 气海　　　C. 三阴交　　D. 关元

5. 带下病应保持外阴清洁可以用 ( )
   A. 乙醇　　　B. 碘附　　　C. 温开水　　D. 小苏打

6. 妊娠恶阻是指 ( )
   A. 妊娠5~12周　　　　　　　　B. 妊娠16~20周
   C. 妊娠1~2周　　　　　　　　　D. 妊娠五周以内

7. 脾胃虚弱型妊娠恶阻患者 ( )
   A. 多食肉类　B. 少食多餐　C. 多食豆类　D. 多食辛辣

8. 胎动不安患者应 ( )
   A. 每天外出散步　　　　　　　　B. 卧床休息,床上大小便
   C. 戒烟戒酒　　　　　　　　　　D. 服用镇静剂

9. 外感风寒者产后发热应 ( )
   A. 出汗多者严禁更衣　　　　　　B. 可食辛辣之品以助汗出
   C. 取迎香、列缺穴毫针刺用补法　D. 服红糖生姜汤以助汗出

10. 恶露不绝有阴道出血是产后 ( )
    A. 产后3周　B. 产后1周　C. 产后2个月　D. 产后半年

11. 气血虚弱型缺乳是 （ ）
  A. 乳汁浓稠   B. 乳房胀痛   C. 胸胁满闷   D. 乳房柔软
12. 护理阴挺患者不正确的是 （ ）
  A. 避免产后过度劳累   B. 多食粗纤维食物
  C. 提肛肌锻炼   D. 排便不畅时用力
13. 枳壳煎水熏洗适用于 （ ）
  A. 阴挺无溃疡者   B. 阴挺黄水淋漓者
  C. 阴挺有溃疡者   D. 月经期
14. 子满是孕妇出现腹大异常，胸膈满闷，甚则遍身剧肿，喘息不得卧是妊娠后（ ）发生
  A. 1~2个月   B. 5~6个月   C. 3~4个月   D. 7~8个月
15. 子满患者的饮食宜 （ ）
  A. 食宜清淡，忌食食盐
  B. 多食新鲜蔬菜、水果、粗粮，如西瓜、冬瓜、薏苡仁、红小豆、鲤鱼等以利水消肿
  C. 食辛辣刺激、生冷之品
  D. 暴饮暴食
16. 有下列哪项情况者暂不宜上避孕环 （ ）
  A. 月经后3~7日   B. 平产3个月后
  C. 引产后立即   D. 人工流产后立即
  E. 剖宫产后6个月
17. 关于妇女一生各阶段的生理特点，下列哪项错误 （ ）
  A. 有些新生儿可出现少量阴道流血或乳房肿大
  B. 幼年期儿童身体持续发育而生殖器仍为幼稚型
  C. 更年期一般历时3年
  D. 月经初潮标志青春期的开始
  E. 60岁以后卵巢功能衰退、老化，称为老年期
18. 下列哪项是卵巢肿瘤最常见的并发症 （ ）
  A. 破裂   B. 蒂扭转   C. 感染   D. 恶变   E. 腹膜炎

二、多项选择题
1. 月经不调是指月经（   ）出现异常。
  A. 周期   B. 经期   C. 经量   D. 色   E. 质
2. 用针灸方法治疗气虚型月经不调可以取 （ ）
  A. 血海   B. 三阴交   C. 关元   D. 毫针刺用补法   E. 毫针刺用泻法

3. 用针灸方法治疗月经不调共用泻法的是　　　　　　　　　　　（　　）
   A. 肝郁血热型月经不调　　　　　　　　B. 气滞型月经不调
   C. 肝郁型月经不调　　　　　　　　　　D. 肾虚型月经不调
   E. 阳盛血热型月经不调
4. 用汤剂治疗月经不调需要温服的有　　　　　　　　　　　　（　　）
   A. 气虚型月经不调　　　　　　　　　　B. 血虚型月经不调
   C. 肝郁型月经不调　　　　　　　　　　D. 血寒型月经不调
   E. 肾虚型月经不调
5. 引起痛经的原因中不通则痛的是　　　　　　　　　　　　　（　　）
   A. 气滞血瘀　　B. 寒湿凝滞　　C. 湿热蕴结　　D. 气血虚弱　　E. 肝肾亏损
6. 引起痛经的原因中不荣则痛的是　　　　　　　　　　　　　（　　）
   A. 气滞血瘀　　B. 寒湿凝滞　　C. 湿热蕴结　　D. 气血虚弱　　E. 肝肾亏损
7. 带下病可以食用山药薏米粥的是　　　　　　　　　　　　　（　　）
   A. 脾虚型带下病　　　　　　　　　　　B. 湿热型带下病
   C. 湿毒型带下病　　　　　　　　　　　D. 肾虚型带下病
   E. 热毒型带下病
8. 带下病病因有　　　　　　　　　　　　　　　　　　　　　（　　）
   A. 湿毒侵袭　　B. 脾肾虚弱　　C. 任脉受损　　D. 带脉受损　　E. 火热之邪
9. 脾胃虚弱型妊娠恶阻患者饮食宜　　　　　　　　　　　　　（　　）
   A. 清淡　　　　B. 易消化　　　C. 少食多餐　　D. 更换食品种类　E. 肥甘厚味
10. 妊娠恶阻患者生活护理应　　　　　　　　　　　　　　　　（　　）
    A. 环境安静、整洁　　　　　　　　　　B. 空气清新
    C. 呕吐剧烈、频繁者卧床休息　　　　　D. 努力做家务转移注意力
    E. 呕吐后淡盐水漱口
11. 胎动不安患者的护理应是　　　　　　　　　　　　　　　　（　　）
    A. 卧床休息　　　　　　　　　　　　　B. 阴道出血停止3～5天下床活动
    C. 坐卧起立要利落　　　　　　　　　　D. 严禁房事
    E. 阴道检查用药防出血
12. 引起胎动不安的原因　　　　　　　　　　　　　　　　　　（　　）
    A. 素体虚弱　　B. 孕后多病　　C. 房事有节　　D. 外伤　　　　E. 血热
13. 产后发热的原因　　　　　　　　　　　　　　　　　　　　（　　）
    A. 外伤　　　　B. 感染邪毒　　C. 外感风寒　　D. 血虚　　　　E. 血瘀
14. 产后发热患者病室要求　　　　　　　　　　　　　　　　　（　　）
    A. 空气流通　　　　　　　　　　　　　B. 关闭门窗

C. 门窗大开有对流风以保持空气清新　　　　D. 室温适宜

E. 室温保持26℃

15. 产后发热患者病情应观察　　　　　　　　　　　　　　　　　　（　　）

A. 体温　　B. 出汗　　C. 腹痛　　D. 恶露　　E. 母乳喂养

16. 引起恶露不绝的原因有　　　　　　　　　　　　　　　　　　（　　）

A. 气虚　　B. 血热　　C. 饮食不节　　D. 血瘀　　E. 情志

17. 护理恶露不绝患者应　　　　　　　　　　　　　　　　　　　（　　）

A. 半卧位　　B. 保持外阴清洁　　C. 忌盆浴　　D. 戒房事　　E. 忌食辛辣刺激

18. 缺乳的原因是　　　　　　　　　　　　　　　　　　　　　　（　　）

A. 气血虚弱　　B. 肝郁气滞　　C. 血热　　D. 血寒　　E. 血瘀

19. 用针灸方法治疗缺乳取穴　　　　　　　　　　　　　　　　　（　　）

A. 乳根　　B. 膻中　　C. 少泽　　D. 合谷　　E. 足三里

20. 缺乳的护理正确的是　　　　　　　　　　　　　　　　　　　（　　）

A. 注意休息　　B. 热敷乳房　　C. 多食汤类　　D. 心情舒畅　　E. 乳房按摩

21. 阴挺的原因是　　　　　　　　　　　　　　　　　　　　　　（　　）

A. 长期慢性咳嗽　　B. 便秘　　C. 气虚　　D. 肾虚　　E. 气滞

22. 护理阴挺患者正确的是　　　　　　　　　　　　　　　　　　（　　）

A. 避免产后过度劳累　　　　　　　　B. 多食粗纤维食物

C. 提肛肌锻炼　　　　　　　　　　　D. 排便不畅时用力

E. 勤换内裤

23. 子满的病因病机是　　　　　　　　　　　　　　　　　　　　（　　）

A. 脾胃虚弱　　B. 胎元缺陷　　C. 肾虚　　D. 血虚　　E. 气虚

24. 妊娠高血压综合征,在使用硫酸镁时,有下述那些情况应禁止使用　（　　）

A. 呼吸少于20次/分　　　　　　　　B. 检测膝反射消失

C. 呼吸少于16次/分　　　　　　　　D. 尿量每24小时少于1 000 mL

E. 尿量每24小时少于600 mL或每小时少于25 mL

25. 妊娠高血压综合征的主要临床表现有　　　　　　　　　　　　（　　）

A. 高血压　　B. 水肿　　C. 蛋白尿　　D. 头晕　　E. 头痛

26. 宫外孕流产及破裂三大主要症状是　　　　　　　　　　　　　（　　）

A. 大量阴道流血　　　　　　　　　　B. 停经

C. 阴道流血　　　　　　　　　　　　D. 腹痛

E. 阴道分泌物增多

27. 发现葡萄胎患者小阴唇有一紫蓝色结节,正确的处理方法是　　（　　）

A. 不用处理　　　　　　　　　　　　B. 用棉签或钳子夹掉

C. 报告医师 D. 观察结节发展情况

E. 观察结节有无活动性出血

28. 妊娠期肝脏负荷加重,体现在哪几个方面 （　　）

A. 妊娠期营养需要增加 B. 母体基础代谢增高

C. 胎儿的代谢产物经母体排泄 D. 妊娠期雌激素分泌增加

E. 妊娠期间血容量增加

29. 下述哪些情况禁止使用硫酸镁 （　　）

A. 呼吸每分钟少于16次 B. 膝反射消失

C. 尿量每日少于600 mL D. 心率每分钟大于110次

E. 血压小于12/9 kPa

30. 慢性宫颈炎的治疗,下列哪些正确 （　　）

A. 局部上药 B. 全身大量抗生素治疗

C. 微波疗法 D. 激光治疗

E. Leep刀治疗

三、判断题

1. 月经周期提前5天以上并连续2个周期以上者,称为"月经先期"。（　　）

2. 月经周期错后7天以上并连续2个周期以上者,称为"月经后期"。（　　）

3. 月经周期或前或后,未按期来潮者,称为月经先后不定期。（　　）

4. 妇女经期或经行前后,出现周期性小腹疼痛,或痛引腰骶,甚至剧痛难忍,不影响生活和工作者,称为痛经。（　　）

5. 气滞血瘀、寒湿凝滞、湿热蕴结等均可导致冲任胞脉瘀阻,"不通则痛",故引起痛经。（　　）

6. 气血虚弱、肝肾亏损可导致胞脉失于濡养,"不荣则痛"故引起痛经。（　　）

7. 经期或经前期忌食生冷、寒凉、酸涩食物。（　　）

8. 寒湿凝滞型痛经患者中药宜热服。（　　）

9. 湿热蕴结型痛经患者中药宜冷服。（　　）

10. 妊娠恶阻是因冲脉之气上逆,肝失和降所致的妊娠早期出现恶心呕吐,厌食,甚至食入即吐的妊娠病。（　　）

11. 妊娠恶阻呕吐剧烈、频繁者可暂停饮食,给予静脉输液,呕吐好转后,可试进少量流质饮食。（　　）

12. 妊娠期出现腰酸腹痛,胎动下坠,或阴道少量流血者称为胎动不安。（　　）

13. 孕妇妊娠3~4个月后出现腹大异常,胸膈满闷,甚则遍身剧肿,喘息不得卧者,称为子满。（　　）

14. 子痫的病因主要有阴虚不足为本,风、火、痰为标。（　　）

15. 子痫患者安置在单人房间,室内有抢救设备及防止坠床的保护措施。（　）
16. 为了保持心情舒畅,子痫患者要安排在人多的房间。（　）
17. 为转移注意力子痫患者发病时要听轻音乐。（　）
18. 子痫患者应加强营养,多食蔬菜水果、忌食辛辣刺激,可食猪头肉、鸡肉等。（　）
19. 产后血性恶露持续10天以上,仍淋漓不尽者称"恶露不绝",又称"恶露不尽"。（　）
20. 妇女直肠下脱,甚则脱出阴户之外,或阴道壁膨出,通称"阴挺"。（　）
21. 长期慢性咳嗽、便秘、年老体衰之体,冲任不固,带脉提摄无力而引起子宫脱出。（　）
22. 子宫脱垂无溃疡者:选用枳壳100 g,煎水熏洗,日1次。（　）
23. 黄水淋漓者:选用马齿苋100 g,蒲公英50 g,枯矾10 g,水煎温洗。（　）
24. 护理癥瘕患者,嘱其,避免增加腹压的活动,如咳嗽、久蹲、久站等,以免加重病情。（　）
25. 外感风寒引起的产后发热应避风保暖;服用解表药后宜多饮热开水、热汤、热粥,以助微汗,祛邪外出。（　）
26. 宫颈炎的主要临床表现为接触性出血。（　）
27. 卵巢肿瘤并发症有蒂扭转、破裂、感染、恶变。（　）
28. 异位妊娠是指受精卵在子宫体腔外着床发育。（　）
29. 做全子宫及单侧附件切除术时,切断卵巢固有韧带不易损伤输尿管。（　）
30. 输卵管的伞部有"拾卵"作用。（　）
31. 围绝经期是无排卵型功能性失调性子宫出血的好发时期。（　）
32. 滴虫阴道炎治愈标准为连续3次月经干净后复查阴道分泌物中滴虫均为阴性。（　）
33. 葡萄胎局部可见紫蓝色结节,有时可触到黄素囊肿。（　）
34. 雌激素促进乳腺管发育,孕激素促进乳腺腺胞发育。（　）
35. 无排卵型功能失调性子宫出血时,基础体温呈现双相性。（　）
36. 孕妇贫血时,铁剂补充以口服制剂为首选。（　）
37. 妊娠期血容量与妊娠6~8周开始增加,到达高峰,并维持到妊娠足月。（　）
38. 霉菌性阴道炎应用酸性溶液冲洗阴道。（　）
39. 子宫肌瘤分为肌壁间肌瘤、浆膜下肌瘤和黏膜下肌瘤3种。（　）

自测试题答案

一、单项选择题

1. A 2. B 3. A 4. A 5. C 6. A 7. B 8. C 9. D 10. A 11. D 12. D 13. A 14. B 15. B 16. C 17. C 18. B

二、多项选择题

1. ABCDE 2. ABCD 3. ABCE 4. ABDE 5. ABC 6. DE 7. AD 8. ABCD 9. ABCD 10. ABCE 11. ABD 12. ABDE 13. BCDE 14. AD 15. ABCD 16. ABD 17. ABCDE 18. AB 19. ABCD 20. ABCDE 21. ABCD 22. ABCE 23. AB 24. BCE 25. ABC 26. BCD 27. CDE 28. ABCD 29. ABC 30. ACDE

三、判断题

1. × 2. √ 3. √ 4. × 5. √ 6. √ 7. √ 8. √ 9. × 10. × 11. √ 12. √ 13. × 14. √ 15. √ 16. √ 17. √ 18. × 19. √ 20. √ 21. √ 22. √ 23. √ 24. √ 25. √ 26. × 27. √ 28. √ 29. √ 30. √ 31. √ 32. √ 33. × 34. √ 35. × 36. √ 37. √ 38. × 39. √

第二节　产科护理

基本知识问答

1. 何谓正常分娩?

分娩的进展是否顺利受四种因素的影响:产力、产道、胎儿及待产妇的精神心理状态。顺利的分娩依赖于这些因素间的相互适应和协调。若各因素均正常并能相互适应,胎儿顺利经阴道自然娩出称正常分娩。

2. 何谓骨盆轴?试述真骨盆的标记。

(1)骨盆轴:即纵贯骨盆腔各平面的假想线,具有一定的屈向,分娩时,胎儿沿此轴线娩出,故又称产轴。

(2)真骨盆的标记:①骶岬,在骶骨最上缘,第1骶椎向前突出形成,为骨盆入口平面的标志。②坐骨棘,是中骨盆平面的标志,位于坐骨后缘中点突出部分。棘间径正常为10 cm。此平面为骨盆腔最狭窄部分,对胎头入盆后之分娩阻滞特别重要。③耻骨弓,由两耻骨降支相连构成,它们之间的夹角称耻骨角,正常角度为90°~100°,为骨盆腔的出口平面的标志。

3. 试述骨盆外测量的方法及各主要径线的正常值。

(1)髂嵴间径:取伸腿仰卧位,测量两髂嵴外缘最宽的距离,正常值为25~28 cm。

(2)骶耻外径:取左侧卧位,右腿伸直,左腿弯曲,测量第 5 腰椎棘突下凹陷处至耻骨联合上缘中点的距离,正常值为 18～20 cm。

(3)出口横径:取仰卧位,两腿弯曲,双手抱膝,测量两侧坐骨结节内缘的距离,正常值为 8.5～9.5 cm。

(4)耻骨弓角度:两拇指尖斜着对拢,放在耻骨联合下缘,左右拇指平放在耻骨降支的上面,测量两拇指间的角度即为此角,可反映骨盆出口的宽度,正常值为 90°。

4. 胎儿附属物包括哪些? 各有何功能?

(1)胎膜:完整的胎膜能保护胎儿,防止羊水流出,预防上行感染。因其含有前列腺素的前身物质花生四烯酸,故胎膜对分娩始动有一定的作用。

(2)羊水:①在妊娠期,羊水可保护胎儿,有利于胎儿活动,保持宫腔的恒温与恒压;亦可保护母体避免由胎动引起的不适或母体与胎儿组织之间的直接压迫。通过羊水检查可检查胎儿的成熟度、性别及某些遗传疾病。②在分娩期,羊水能传导子宫收缩的压力,形成前羊水囊,促进子宫颈扩张,破膜后可滑润产道。

(3)胎盘:是维持胎儿生命的重要器官。①具有代谢、气体交换、供给营养物质、排泄胎儿代谢产物等功能。②防御功能。胎盘有屏障作用,但此作用并不完善,如免疫球蛋白 IgG 可以通过胎盘到胎儿,对胎儿有保护作用。而许多病毒、细菌及原虫也可通过胎盘影响胎儿。分子质量小的药物能通过胎盘,某些药物可使胎儿致畸。③免疫功能。胎儿对母体来说是同种异体的移植物,母体不产生排异反应,是由于母体对胎儿组织产生免疫耐受的结果。④合成功能。胎盘可合成人绒毛膜促性腺激素、人胎盘催乳素、孕激素、雌激素、催产素酶、双胺氧化酶、耐热碱性磷酸酶等,使母体各系发生一系列适应性生理变化,以满足胎儿生长发育的需要。

(4)脐带:为连接胎儿与胎盘的带状器官。胎儿借助脐带自胎盘吸取母体营养和进行代谢物质的交换。

5. 正常妊娠期为多少天? 如何测定预产期?

妊娠的月份以 4 周为 1 个月,共 10 个月,即 280 天左右。预产期月份预算为末次月经的月份减 3 或加 9。预产期日期预算为末次月经第 1 天的日期加上 7。

6. 妊娠几周可听到胎心音及感到胎动?

妊娠 18～20 周时在孕妇腹壁可听到胎心音,此时孕妇可感到胎动。

7. 妊娠对心脏病患者有什么影响?

妊娠期母体循环血量自孕 6 周左右开始逐渐增加,至孕 32～34 周达高峰,比非孕时增加 30%～45%,从而导致心率加快,心排出量增加,心脏负担加重。妊娠早期以心排出量增加为主,妊娠晚期则需增加心率以适应血容量增多。妊娠晚期,子宫增大,膈肌上升,心脏向左上前移位,导致心脏大血管扭曲,使心脏负担进一步加重,导致患心脏病孕妇发生心力衰竭。

8. 妊娠剧吐者的尿中为何出现酮体?

妊娠剧吐,不能进食,体内糖原消耗以至缺乏,此时脂肪分解产热供机体需要。脂肪分解代谢过程中可产生酮体。酮体产生过多,不能被机体代谢,则由尿中排出。

9. 试述第一产程灌肠的目的,哪些情况不宜灌肠?

其目的是清除粪便,避免分娩时污染产道,同时刺激宫缩,加速产程进展。但下列情况不宜灌肠:阴道流血、胎膜早破、胎位异常、有剖宫产史、宫缩很强、估计1小时内即将分娩、先兆早产、胎儿窘迫、严重妊娠中毒症与心脏病。

10. 决定产妇分娩的四因素是什么?什么是衔接?

决定分娩的四因素是产力、产道、胎儿和精神因素。衔接是指胎头双顶径进入骨盆入口平面,又称入盆。

11. 何谓总产程?何谓滞产?

(1)总产程:从规律宫缩开始,至胎盘娩出称总产程。

(2)滞产:总产程超过24小时称滞产。

12. 分娩第一期为什么要特别注意产妇的排尿情况?

分娩第一期如膀胱过度充盈,可影响子宫收缩及先露部下降,因此产妇如超过6小时不能排尿,且膀胱充盈,则应进行导尿。

13. 产科名词解释。

(1)过期产:妊娠满42周及其后(294日及294日以上)分娩称过期产。

(2)胎先露:最先进入骨盆入口的胎儿部分称胎先露。

(3)胎方位:胎儿先露部的指示点(指定部位)与母体骨盆的关系称胎方位,简称胎位。

(4)早产:是指妊娠28周至不满37周(196~258天)间分娩称早产。

(5)早产儿:是指出生时胎龄达到28周,但未满37周,体重在1 000~2 500 g以下的活婴。

(6)羊水过多:足月妊娠时羊水量达到或超过2 000 mL者。

(7)羊水过少:足月妊娠时羊水量少至400 mL以下者。

(8)脐带脱垂:是指胎膜破裂后,脐带脱出于宫颈口外,甚至降至阴道或者外阴道者。

(9)异位妊娠:受精卵在子宫体腔外着床发育时,称为异位妊娠,简称宫外孕。

(10)胎盘早期剥离:妊娠20周后或分娩期,正常位置胎盘在胎儿娩出前,部分或全部从子宫壁剥离,称为胎盘早期剥离,简称胎盘早剥。

(11)产后出血:胎儿娩出后24小时内出血量超过500 mL者称产后出血。

(12)胎膜早破:是指临产前胎膜自然破裂,羊水自羊膜腔流出。

(13)羊水栓塞:羊水栓塞是分娩过程中羊水进入母体血液循环引起肺栓塞、休克和弥散性血管内凝血等一系列严重症状的综合征。

(14) 人工流产综合征：人工流产综合征是指受术者在术时或术后出现心动过缓、心律失常、血压下降、面色苍白、出汗、胸闷甚至发生晕厥抽搐。

(15) 先兆流产：分娩发动前，出现预示孕妇不久将临产的症状。

14. 何为新生儿阿氏评分法？

是一种判断新生儿窒息严重程度的评分方法。以新生儿出生后 1 分钟及 5 分钟的心率、呼吸、肌张力、喉反射及皮肤颜色五项体征为依据进行评分。10 分为正常新生儿，7~9 分表示轻度窒息，4~7 分表示中度窒息，小于或等于 3 分表示重度窒息。重症新生儿应在出生后 5 分钟，10 分钟再次评分。

15. 妊娠高血压综合征的主要临床表现有哪些？

高血压、水肿、蛋白尿是高血压妊娠综合征的主要临床表现。

16. 妊娠高血压综合征使用硫酸镁注射时须注意哪些事项？

(1) 静脉给药时速度要慢。

(2) 肌内注射时要达深部。为减轻注射时的疼痛，可于 25% 硫酸镁 10 mL 中加入 1%~2% 普鲁卡因 2 mL。

(3) 注射前须准备 10% 葡萄糖酸钙 10 mL，如发生镁中毒时，可立即静脉推注。

(4) 发现下列情况时必须停止注射硫酸镁：①膝反射消失。②呼吸每分钟少于 16 次。③尿量每小时少于 25 mL。

17. 胎膜早破有哪些危害，应如何护理？

胎膜早破的危害：①早产率升高；②新生儿死亡率增加；③可使孕产妇宫内感染率和产褥期感染率增高。

护理要点：①抬高床脚，使患者呈臀高头低位，防止脐带脱垂；②保持会阴清洁，胎膜破裂超过 12 小时应给予抗生素预防感染；③观察羊水性状、颜色、气味等。如混有胎粪的羊水流出，则是胎儿宫内缺氧的表现，应及时给予吸氧等处理；④绝对卧床休息，密切观察胎心变化。如妊娠已达足月，而产程尚未发动，可行引产或剖宫产。若孕龄未达 37 周，无先兆、无感染，应严密观察。如有变化及时报告医生。

18. 何为胎儿宫内窘迫，有哪些临床表现？

胎儿宫内窘迫是指胎儿在宫内有缺氧现象，危及胎儿健康和生命者。胎儿窘迫是一种综合症状，主要发生在临产过程，也可发生在妊娠后期。

胎儿宫内窘迫时，胎儿心音每分钟大于 160 次或每分钟小于 120 次，且弱而不规则；胎动次数减少进而消失；头先露时，可见羊水内混有胎便。

19. 试述会阴裂伤的分度？

会阴裂伤按程度不同可分为 3 度。

Ⅰ度裂伤：裂伤部位限于会阴后联合、会阴皮肤、阴道黏膜。

Ⅱ度裂伤：除以上裂伤外，还有会阴肌肉裂伤，但肛门括约肌完整。未涉及肛门括约肌。

Ⅲ度裂伤：会阴黏膜、会阴体、肛门括约肌完全裂伤，甚至直肠裂伤。

20. 何谓前置胎盘？

胎盘正常附着于子宫体部的前壁、后壁或侧壁。孕28周后若胎盘附着于子宫下段，甚至胎盘下缘达到或覆盖宫颈内口处，其位置低于胎儿的先露部，称为前置胎盘。

21. 胎盘和胎膜娩出后，为什么要仔细检查它们是否完整无缺？

胎盘或胎膜如果未全部排出，残留在子宫腔内，可妨碍子宫收缩，致使开放的螺旋动脉和静脉窦不能被压缩和栓塞，造成产后出血或继发感染。

22. 胎盘有哪些生理功能？当胎盘受损时对胎儿有何影响？

胎盘有免疫功能、营养物质供应、代谢功能、防御功能、内分泌功能。当胎盘受损时，可造成胎儿宫内窘迫。胎死宫内，也引起胎儿畸形等。

23. 如何判断孕妇体重的增加是否正常？

在整个妊娠期间，孕妇体重平均约增加10 kg。自妊娠4个月起，平均每月增加1.5 kg，若超过2 kg，则有水肿可能。

24. 临产的主要标志是什么？

有规律且逐渐增强的子宫收缩，起初持续时间为30 s左右，间歇5～6 min，同时伴随进行性子宫颈管展平、子宫颈口扩张和胎先露部下降。

25. 重度妊娠期高血压疾病的并发症有哪些？

左心衰竭、急性肺水肿、脑出血、弥散性血管内凝血及视网膜剥离、肾衰竭。

26. 何谓围生期？

从妊娠满28周（即胎儿体重达到或超过1 000 g或身长35 cm）至产后1周。

27. 试述接种卡介苗的目的和主要接种对象。

接种卡介苗的目的是使未受结核感染者接受一次低毒的结核分枝杆菌感染，使之产生人工自动免疫。主要接种对象为新生儿、婴幼儿、15岁以下的儿童及青少年，以及结核菌素试验阴性者。

28. 试述宫缩剂的种类及用药注意事项。

(1) 缩宫素：使妊娠子宫平滑肌收缩，作用快，持续时间短。小剂量可促进子宫平滑肌节律性收缩，用于中期及晚期妊娠引产和催产，以及产后子宫收缩欠佳而致出血倾向或已出血的产妇。大剂量能使子宫产生强直性收缩，常用于防治产后出血。使用时要有专人护理，严密观察子宫收缩的节律性和速度，以及胎心变化，以免发生胎儿窘迫或子宫破裂等意外。

(2) 垂体后叶素：含有催产素和加压素两种成分，后者使毛细血管及小动脉收缩，血压升高，故血压高及心功能不全患者禁用。

(3) 麦角新碱：宫缩作用强，持续时间长。用于产后、刮宫术后、月经过多等子宫出血。总剂量不超过 1 mg,以防止麦角中毒反应。

(4)前列腺素:对各期妊娠子宫均有收缩作用,以妊娠晚期子宫最为敏感。早孕妇女较大剂量阴道内给药,可引起子宫强烈收缩而致流产。前列腺素还有导致子宫颈柔化受容和扩张作用,常用于足月妊娠引产或诱发流产。前列腺素对消化道刺激显著。

29. 产科制度改革后的新观念有些什么内容?

(1)实行 24 小时母婴同室。

(2)取消奶头、奶瓶,取消婴儿室,母乳喂养的婴儿禁止用人工奶头做安慰物。

(3)对孕妇及家属定期进行母乳喂养的健康教育。

(4)实行早开奶、早吸吮、早期皮肤接触。

(5)指导母亲正确地哺乳和含接姿势,及时解决母乳喂养中出现的问题,坚持 4 个月内纯母乳喂养率 >80%。

(6)禁止医院职工为奶粉公司做广告及出售奶粉,不接受任何公司馈赠的乳品,不得以任何借口喂代乳品和饮料。

(7)鼓励按需哺乳。

(8)设母乳喂养咨询门诊及 24 小时热线电话,促进和支持母乳喂养。

(9)开展陪伴分娩。

30. 母乳喂养的好处有哪些?

(1)母乳是婴儿最理想的食物,它含有婴儿出生后 4~6 个月内生长发育所需要的全部营养物质,含有适合于新生儿的蛋白质、脂肪、乳糖、盐、钙、磷,有足量的维生素,足够的铁和水分。

(2)母乳尤其是初乳(产后头 7 日的乳汁)含有丰富的抗感染物质(免疫抗体、溶菌酶等),这些物质都能保护婴儿少得疾病。

(3)母乳可预防过敏性疾病,如湿疹、哮喘。母乳中某些物质,如胆固醇是婴儿脑神经细胞发育的必需物,有利于智力发育。

(4)哺乳可增加母子感情,减少母亲产后出血,有利于子宫恢复,抑制排卵,延长生育时间,并且可降低卵巢癌、乳腺癌的发病机会。

(5)母乳卫生、经济方便、温度适宜,而且新鲜不变质。

31. 何谓 24 小时母婴同室?

24 小时母婴同室是指护理、治疗分离的时间每日不超过 1 小时。

32. 母亲喂哺时有哪些常用的体位?

(1)卧位:侧卧、仰卧和俯卧。侧卧式时一手托乳房,一手扶着婴儿,注意不要将婴儿头压在母亲手臂上。

(2)坐位:坐在椅子或床上。椅子的高度合适,椅背不宜后倾,喂哺时母亲紧靠椅背,以使母亲背部和双肩放松,双膝上用枕头支托婴儿,足底用脚凳,以帮助母亲身体舒适、松弛,有益于排乳反射。

(3)环抱式:适于剖宫产及双胎婴儿。可避免伤口受压、疼痛,也方便双胎婴儿同时授乳。

(4)站位:可根据产妇的习惯,不强求采取哪一种体位。要点:母亲心情愉快、轻松、体位舒适才有益于乳汁的排出,无论婴儿抱在哪一边,婴儿的身体应朝向母亲,并与母亲身体紧紧相贴。

33. 婴儿正确的含接姿势是怎样的?

(1)用母亲乳头刺激婴儿上嘴唇,诱发觅食反射,使嘴张开,将大部分乳头和大部分乳晕含入婴儿口中。

(2)面颊鼓起,嘴唇突起。

(3)含接时可见到下唇外翻,上乳晕比下乳晕露得多。

(4)有慢而深的吸吮,有时会暂停,可看到吞咽动作,听到吞咽的声音。

34. 何谓按需哺乳?

当婴儿啼哭(肚子饿)或母亲感到乳房胀时进行哺乳,不限时,不定量。

35. 母乳不足的原因是什么?如何处理?

母乳不足,并非真正的乳汁不足,最常见的原因是未充分做到有效的母乳喂养,真性乳汁不足只占1%。母乳不足的处理:

(1)要做到频繁吸吮,增加喂哺次数,夜间也要喂哺,促进乳汁分泌。

(2)及时纠正不正确的喂奶体位和含接姿势,做到充分有效地吸吮,婴儿吸得越多,泌乳也就会越多。

(3)4个月前不要给婴儿添加辅食,只要增加母乳喂养的次数,就会有足够的乳汁。

(4)做好心理护理,增加母亲对婴儿母乳喂养的自信心,保持心情舒畅,同时注意合理休息,有利于母乳分泌。

(5)增加乳母膳食中的营养,每日增加2~3次饮食,以保证乳汁的分泌。

(6)寻找影响乳汁分泌的原因,有针对性地进行纠正和治疗,对真性母乳不足的,可采取增加母乳分泌的各种措施,如针灸穴位治疗,服催乳的中西药和催乳食物等。

通过上述方法进行内分泌生理调节,促进泌乳和排乳反射,乳汁量会随着婴儿的需要而不断增加。

36. 母乳是否足够应如何评价?

观察新生儿的喂哺、排泄、精神等情况,可显示母亲的乳汁是否足够。

(1)哺乳次数:按需哺乳,每天6~8次以上或更多。

(2)排泄:每日换6次以上湿尿布,并有少量多次或大量一次质软大便。

(3)体重:生理性体重下降不超过10%,10日内回升,每周平均增重150 g(头1个月),以后每周增加200 g左右(减去生理性脱水部分)。

(4)睡眠:婴儿睡眠安静、满足,吸吮后自动放下奶头。

(5)婴儿神清,眼睛明亮,反应灵敏,皮肤弹性好。

哺乳前母亲有乳房充满感,哺乳时有下乳感,哺乳后乳房较松软。

37. 何谓早接触和早吸吮?

早接触是指正常分娩的母婴皮肤接触应在生产后 30 分钟以内,开始接触时间不得少于 30 分钟。剖宫产的母婴皮肤接触应在麻醉清醒有应答反应后开始,接触时间不得少于 30 分钟。早吸吮是指婴儿出生后 30 分钟开始吸吮母亲的乳头。

38. 试述正确的挤奶手法。

(1)将大拇指和食指相对称地放在距乳头根部下方 2 cm 的乳晕上,其他三指托住乳房。

(2)用大拇指和食指向胸壁内方向轻轻下压(不可压得太深,否则将引起导管阻塞),压力应作用在乳晕下方的乳窦上,再挤,手指固定,不要在皮肤上移动。

(3)反复一压一挤,按照同样的方法,更换位置,依次挤、压所有的乳窦。

(4)注意不要挤压乳头,压或拉乳头都无助于挤奶。

(5)一个乳房挤压 3~5 分钟,换挤另一侧乳房,反复交替,双手可交换使用,以免疲劳。

(6)挤奶的持续时间以 20~30 分钟为宜。挤奶前工作人员、产妇应清洗双手,用冷开水清洗乳头。准备消过毒的广口透明的容器。

39. 母乳喂养的优点有哪些?

(1)满足婴儿的营养需求,母乳中不仅含有适合婴儿消化吸收的各种营养物质,且比例合适。

(2)含钙磷比例适当(2∶1),易于吸收。

(3)增强免疫,通过母乳婴儿能获得免疫因子,增加自身抵御能力,减少疾病。

(4)缓冲力小,对胃酸的中和作用弱,对消化有利。

(5)母乳随婴儿对乳汁的需要量而增加,母乳的温度适宜,无污染,省时、方便、快捷、经济,便于及时哺喂。

(6)母亲哺喂自己的婴儿,可增进母子感情,随时观察婴儿身心变化,以便及时给予护理。

(7)母亲哺喂时可产生催乳激素,促进子宫收缩,加速子宫复原,可抑制排卵,有利于计划生育。

自测试题

一、单项选择题

1. 头先露中最常见的是 ( )
   A. 枕先露　　B. 前囟先露　　C. 额先露　　D. 面先露　　E. 肩先露

2. 决定盆骨入口平面大小的主要径线是 ( )
   A. 入口前后径　B. 粗隆间径　C. 髂棘间径　D. 髂嵴间径　E. 坐骨棘间径

3. 进入第二产程的标志是 ( )
   A. 宫口全开　　　　　　　　　　　B. 胎头拨露
   C. 产妇屏气,肛门放松　　　　　　D. 宫缩时会膨出,肛门放松
   E. 胎先露降至坐骨棘水平

4. 24 小时尿量 <600 mL 患者不宜用 ( )
   A. 硫酸镁　　B. 缩宫素　　C. 麦角新碱　　D. 前列腺素　　E. 甘露醇

5. 下列哪项胎动次数提示胎儿缺氧 ( )
   A. 胎动 <10 次/12 h　　　　　　B. 胎动 <20 次/12 h
   C. 胎动 <15 次/12 h　　　　　　D. 胎动 <25 次/12 h
   E. 胎动 <30 次/12 h

6. 首次产前检查,下列哪个时间最合适 ( )
   A. 妊娠 6 周　B. 妊娠 12 周　C. 妊娠 14 周　D. 妊娠 20 周　E. 确诊早孕时

7. 羊水栓塞最早可能出现的是 ( )
   A. 急性左心衰竭　　　　　　　　　B. 急性肝功能衰竭
   C. 急性肾衰竭　　　　　　　　　　D. 急性呼吸衰竭
   E. 急性弥散性血管内凝血

8. 了解胎头下降的骨性标志是 ( )
   A. 骶岬　　B. 骶骨　　C. 坐骨结节　　D. 坐骨棘　　E. 坐骨切迹

9. 产程中胎心监护,下列哪项是错误的 ( )
   A. 听胎心应在宫缩歇期,宫缩刚结束时进行
   B. 潜伏期应每小时听胎心一次
   C. 活跃期每 30 分钟听胎心一次
   D. 第二产程应每 15 分钟听胎心一次
   E. 每次胎心听诊应听 1 分钟

10. 异位妊娠患者就诊的主要症状是 ( )
    A. 停经　　B. 晕厥　　C. 腹痛　　D. 阴道流血　　E. 有便意感

11. 产褥期的护理措施,正确的是 （　　）
A. 提倡定时哺乳　　　　　　　　　B. 绝对卧床48小时
C. 产后12小时后鼓励排尿　　　　　D. 产后伤口红肿者即可坐浴
E. 多吃蔬菜、水果、防便秘

12. 新生儿窒息的护理措施中,首先执行的是 （　　）
A. 氧气吸入　　　　　　　　　　　B. 人工呼吸
C. 保持呼吸道畅通　　　　　　　　D. 心内注射肾上腺素
E. 脐静脉注射5%碳酸氢钠

13. 孕30周后正常的12小时胎动计数应 （　　）
A. 大于3次　　　　　　　　　　　B. 大于5次
C. 大于10次/12 h　　　　　　　　D. 大于20次/12 h
E. 大于30次/12 h

14. 下列哪种胎位分娩最困难 （　　）
A. 颏后位　　B. 右枕前位　　C. 右枕后位　　D. 左骶后位　　E. 左骶前位

15. 下述哪项是分娩的主要力量 （　　）
A. 子宫收缩力　　　　　　　　　　B. 腹肌收缩力
C. 提肛肌收缩力　　　　　　　　　D. 圆韧带的收缩力
E. 四肢骨骼肌收缩力

16. 产妇灌肠的禁忌证,下述哪项是错误的 （　　）
A. 阴道出血,胎膜破裂,先露未衔接　B. 臀位、横位
C. 估计1小时内结束分娩　　　　　D. 枕横位及枕后位
E. 严重妊娠中毒症及心脏病

17. 决定分娩的因素为 （　　）
A. 潜伏期、活跃期、分娩期
B. 子宫肌肉收缩、规律性、对称性、缩复作用
C. 第一产程、第二产程、第三产程
D. 产力、产道、胎儿
E. 产妇一般情况、骨盆大小、胎儿大小

18. 保护会阴的要点是 （　　）
A. 胎头娩出后仍不能放松保护
B. 按分娩机转及时协助胎头俯屈和仰伸
C. 指导产妇适时放松或加强腹压
D. 在阵缩间歇期娩出
E. 用手掌鱼际顶住会阴部

19. 高危妊娠是指 （　）

A. 对孕妇有较高危险性的妊娠

B. 对胎儿有较高危险性的妊娠

C. 对新生儿有较高危险性的妊娠

D. 对孕妇、胎儿和新生儿有较高危险性的妊娠

E. 对孕妇、胎儿有较高危险性的妊娠

20. 母乳喂养中,下列哪项方法不正确 （　）

A. 早吸吮

B. 按需哺乳

C. 哺乳时,母亲以食指和中指夹钳乳头给婴儿吸吮

D. 哺乳毕,将婴儿直抱并轻拍其背部

E. 乳母患有急性传染病时不应哺乳

二、多项选择题

1. 关于恶露,下列哪项正确 （　）

A. 血性恶露有少量胎膜和坏死蜕膜组织

B. 浆液性恶露有较多坏死蜕膜组织

C. 白色恶露中含有细菌

D. 浆液性恶露的持续时间为1周左右

E. 血性恶露持续时间为3~7天

2. 下列哪项符合正常胎盘剥离情况 （　）

A. 子宫体变硬呈球形　　　　　　　B. 宫底向上升达脐上

C. 阴道口外露脐带自行延长　　　　D. 向下压迫宫底脐带延长

E. 耻骨联合上方轻压子宫下段,脐带不回缩

3. 关于流产的治疗原则 （　）

A. 难免流产应行刮宫术

B. 不完全流产应行刮宫术

C. 患者自述阴道有组织物从阴道排出,但阴道流血未见减少应行刮宫术

D. 感染性流产出血不多,应抗感染及刮宫同时进行

E. 子宫内口松弛者,应在妊娠16~22周时进行子宫颈内口缝扎术

4. 会阴切开指征有 （　）

A. 会阴过紧　　　　　　　　　　　B. 胎儿过大

C. 估计分娩时会阴撕裂不可避免者　D. 母儿有病情急需结束分娩者

E. 第一产程开始

5. 胎盘娩出后两小时内观察的内容有 （　　）

A. 血压　　B. 脉搏　　C. 子宫收缩　　D. 宫底高度　　E. 膀胱充盈情况

6. 胎儿窘迫的护理措施 （　　）

A. 孕妇左侧卧位，间断吸氧，观察胎心率　　B. 补液纠酸

C. 做好术前准备　　D. 准备好新生儿抢救物品

E. 做好心理准备

7. 子宫收缩乏力的原因有 （　　）

A. 精神因素　　B. 胎位异常

C. 子宫因素　　D. 内分泌异常

E. 临产后使用过早过量的镇静止痛药

8. 硫酸镁用以治疗妊娠高血压综合征时，下列哪项是正确的 （　　）

A. 最主要用以解痉和降低神经兴奋性，以防和控制抽搐

B. 24 小时硫酸镁总量不得超过 10 g

C. 尿量少于 25 mL/h 或呼吸 <16 次/分时停用

D. 膝反射消失者禁用

E. 硫酸镁中毒时，用葡萄糖酸钙缓慢推注治疗之

9. 产科病房母乳喂养的规定有 （　　）

A. 早吸吮　　B. 24 小时同室

C. 每天喂奶 6~8 次　　D. 喂奶前不喂食

E. 婴儿吸吮困难时用奶瓶喂

10. 胎儿附属物包括 （　　）

A. 胎膜　　B. 羊水　　C. 胎盘　　D. 脐带　　E. 头发

11. 异位妊娠的主要症状有 （　　）

A. 停经　　B. 腹痛　　C. 抽搐　　D. 阴道流血　　E. 盆腔肿块

12. 属于高危妊娠的是 （　　）

A. 35 岁以上的初产妇　　B. 有异常胎位

C. 多年不孕治疗后妊娠　　D. 有难产史

E. 多产史

13. 羊水过多妊娠期易并发 （　　）

A. 早产　　B. 产后出血

C. 胎儿畸形　　D. 胎位异常

E. 妊娠高血压综合征

14. 胎先露部下降程度的重要标志为 （　　）

A. 胎头颅骨最低点　　B. 坐骨棘水平

C. 坐骨切迹　　　　　　　　　　　　D. 耻骨弓

E. 骶坐切记

15. 盆骨外测量包括　　　　　　　　　　　　　　　　（　　）

   A. 坐骨切迹宽度　　　　　　　　　　B. 坐骨棘间径

   C. 髂棘间径　　　　　　　　　　　　D. 髂嵴间径

   E. 骶耻外径

16. 新生儿出生24小时内的护理　　　　　　　　　　　（　　）

   A. 新生儿出生24小时未排尿应查原因　B. 新生儿均用热水袋保温

   C. 24小时无大便应排除高位锁肛　　　D. 早期喂开水

   E. 注意脐带出血

17. 产后出血时的护理要点　　　　　　　　　　　　　（　　）

   A. 先检查出血原因　　　　　　　　　B. 大致估计产后出血量

   C. 注意保暖　　　　　　　　　　　　D. 注意尿量

   E. 高枕防头晕

18. 分娩第一产程听取胎心的注意事项有　　　　　　　（　　）

   A. 产程开始时每2小时听一次

   B. 应在宫缩间歇听取胎心

   C. 宫缩紧时每半小时听一次

   D. 发现胎心异常须上氧并通知医师

   E. 经处理后，胎心仍异常，做好剖宫产准备

19. 母乳喂养的好处包括　　　　　　　　　　　　　　（　　）

   A. 方便、经济、营养丰富

   B. 含钙、磷比例适当，但难以吸收

   C. 含有丰富的抗感染物质

   D. 产后早期哺乳，可刺激子宫收缩引起出血

   E. 可增进母子感情

20. 决定产妇分娩的主要因素包括　　　　　　　　　　（　　）

   A. 产力　　　B. 精神因素　　　C. 产道　　　D. 产程　　　E. 胎儿

21. 产后出血的主要原因有　　　　　　　　　　　　　（　　）

   A. 子宫收缩乏力　　　　　　　　　　B. 凝血功能障碍

   C. 软产道损伤　　　　　　　　　　　D. 内分泌改变

   E. 胎盘滞留

22. 孕妇应禁用或慎用的药物包括　　　　　　　　　　（　　）

   A. 烷化剂　　　　　　　　　　　　　B. 肾上腺皮质激素

C. 华法林 D. 己烯雌酚

E. 硫氧嘧啶

23. 关于正常产褥,错误的是 (　　)

A. 出汗量多,睡眠和初醒时更为明显

B. 产后 7 天腹部检查不易摸到子宫底

C. 子宫复旧主要是子宫肌细胞数减少和体积缩小

D. 浆液性恶露含细菌,不带红色

E. 一般在产后 24 小时内体温轻度升高,不超过 38℃

三、判断题

1. 妊娠晚期无痛性出血是胎盘早剥的特征。(　　)

2. 晚期产后出血是指 48 小时后发生的阴道大出血。(　　)

3. 超过 15 分钟胎盘仍未娩出为胎盘滞留。(　　)

4. 总产程超过 24 小时为滞产。(　　)

5. 在耻骨联合上方未听到胎盘杂音可排除前置胎盘。(　　)

6. 肛提肌收缩力在第一、第二、第三产程中均发挥作用。(　　)

7. 目前强调孕妇自孕 12 周开始应接受产前系列检查。(　　)

8. 观察产程进展应每 30 分钟测听一次胎心或用胎儿监护仪每隔 15 分钟监护一次。

(　　)

9. 先兆流产孕妇需绝对卧床休息,禁止用肥皂水灌肠。(　　)

10. 妊娠高血压综合征孕妇在第二产程中,应尽量缩短产程,避免产妇用力,初产妇可行会阴侧切并用产钳或胎吸助产。(　　)

11. 妊娠期血容量与妊娠 6~8 周开始增加,到达高峰,并维持到妊娠足月。(　　)

12. 早产儿是指妊娠 26 周以上,未满 36 周,体重在 1 000~2 000 g 的活产新生儿。

(　　)

13. 胎儿娩出后 24 小时内,阴道流血超过 500 mL 者称产后流血。(　　)

14. 纯母乳喂养是指婴儿吃自己母亲的奶包括库奶,除母乳外不给其他食物。

(　　)

15. 开奶前喂食对母乳喂养的影响是产生乳头错觉,降低对母乳的渴求,产生变态反应,母亲对自己有奶缺乏信心。(　　)

16. 母乳不足的原因是婴儿含接姿势不正确,没有把大部分乳头、乳晕含入婴儿口中。(　　)

17. 按需哺乳是每日喂乳 6~8 次。(　　)

自测试题答案

一、单项选择题

1. A 2. A 3. A 4. A 5. A 6. E 7. D 8. D 9. A 10. C 11. E 12. C 13. E 14. A 15. A 16. D 17. D 18. E 19. D 20. C

二、多项选择题

1. ABCE 2. ABCE 3. ABCE 4. ABCD 5. ABCDE 6. ABCDE 7. ABCDE 8. ACDE 9. ABD 10. ABCD 11. ABDE 12. ABCD 13. ACDE 14. AB 15. CDE 16. AE 17. ABCD 18. ABDE 19. ACE 20. ABCE 21. ABCE 22. ABCDE 23. BCD

三、判断题

1. × 2. × 3. × 4. √ 5. × 6. × 7. × 8. × 9. × 10. √ 11. √ 12. × 13. × 14. × 15. √ 16. × 17. ×

第八章 儿科护理

基本知识问答

1. 小儿年龄如何分期？

小儿年龄分胎儿期、新生儿期、婴儿期、幼儿期、学龄前期、学龄期、青春期。

2. 小儿体重的推算公式有哪些？

(1) 1~6个月：体重(kg) = 出生体重(kg) + 月龄×0.7(kg)

(2) 7~12个月：体重(kg) = 出生体重(kg) + 6×0.7(kg) + (月龄−6)×0.4(kg)

(3) 2~12岁：体重(kg) = 12(kg) + (年龄−2)×2(kg) = 年龄×2(kg) + 8(kg)

3. 小儿的生理、病理特点是什么？

(1) 生理特点：脏腑娇嫩，形气未充；生机蓬勃，发育迅速。

(2) 病理特点：发病容易，传变迅速；脏气清灵，易趋康复。

4. 试述小儿闻诊的意义及嗅气味的辨证。

(1) 小儿闻诊中闻咳嗽、闻语言声、闻呼吸声及嗅气味与成人基本相同。但闻啼哭声是儿科特有内容，声静属寒，声燥属虚，声高属实。

(2) 嗅气味包括嗅口气和大小便臭气两方面。如口气臭秽者多属肺胃积热郁蒸，如肺痈、伤食之类；大便酸臭者为伤食；下利清谷不臭者为脾肾虚寒；小便短赤臊臭者属实热。

5. 儿童预防接种的注意事项是什么？

(1) 环境整洁、明亮，急救用品处于应急状态。

(2) 接种最好在饭后进行。

(3) 安瓿内如有剩余药液，需用无菌干纱布覆盖瓶口，在空气中放置不能超过2小时。

(4) 严格掌握禁忌证。

(5) 严格执行规定的接种剂量和途径；一般接种活疫苗后需间隔4周，接种死疫苗后需隔2周，再接种其他活或死疫苗。

6. 儿童液体疗法的护理有哪些？

(1) 按医嘱要求全面安排24小时的液体总量，并本着急需先补、先盐后糖、先浓后淡、先快后慢、见尿补钾的原则分批输入。

(2)严格掌握输液速度。

(3)认真观察病情。若补液合理,一般于补液后3~4小时排尿,表明血容量开始恢复。补液后8~16小时内皮肤弹性恢复和眼窝凹陷消失,说明脱水已纠正。若补液后眼睑出现浮肿,可能是钠盐补入过多,相反补液后尿多而脱水未纠正,可能葡萄糖输入过多,宜提高电解质比例。

(4)准确记录液体出入量。

7. 小儿问诊的内容。

问诊的内容包括问年龄、问病情、问个人史及其他方面。

8. 小儿外治法的种类。

外治法有熏洗法、涂敷法、罨包法、热熨法、敷贴法、擦拭法、药袋疗法。

9. 新生儿硬肿症的病因病机及临床表现。

(1)病因病机:①感受寒邪;②肾阳虚衰。

(2)临床表现:早起哺乳差,哭声低,反应低下,病情加重后体温<35℃,严重者<30℃,肛温—腋温差由正值变为负值。感染或夏季发病者不出现低体温。硬肿为对称性,依次为双下肢、臀、面颊、两上肢、背、腹、胸部等,严重时肢体僵硬,不能活动,多脏器功能损害。

10. 肺炎咳嗽痰热闭肺型的主症是什么?

发热烦躁,咳嗽喘促,气急鼻煽,喉间痰鸣,口唇发绀,面赤口渴,胸闷胀满,泛吐痰涎,舌质红,舌苔黄,脉象弦滑。

11. 小儿反复呼吸道感染的病因病机,采用针灸疗法取穴及操作方法。

(1)病因病机:①禀赋不足,体质虚弱;②喂养不当,调护失宜;③少见风日,不耐风寒;④用药不当,损伤正气;⑤正虚邪伏,遇感乃发。

(2)耳压法:取穴咽喉、气管、肺、大肠、脾、肾、内分泌、皮质下、神门、脑干、耳尖(放血)。

12. 伤食泻的主症是什么?应如何护理?

(1)伤食泻的主症:大便稀溏,夹有乳凝块或食物残渣,气味酸臭,或如败卵,脘腹胀满,便前腹痛,泄后痛减,腹部胀痛拒按,嗳气酸馊,或有呕吐,不思乳食,夜卧不安,舌苔厚腻,或微黄,脉滑实,指纹滞。

(2)护理:①适当控制饮食,减轻脾胃负担。对吐泻严重及伤食泄泻患儿暂时禁食,以后随着病情好转,逐渐增加饮食量。忌食油腻、生冷及不易消化的食物。②保持皮肤清洁干燥,勤换尿布。每次大便后,要用温水清洗臀部,扑上爽身粉,防止发生红臀。③密切观察病情变化,及早发现泄泻变证。

13. 对惊风患儿应如何进行一般护理。

(1)惊风发作时,切勿强制按压、牵拉,以防骨折。应将患儿平放,头侧位,并用纱布包裹压舌板,放于上、下牙齿之间,以防咬伤舌体。

(2)保持呼吸道通畅。痰涎壅盛者,随时吸痰,同时注意给氧。

(3)保持室内安静,避免过度刺激。

(4)随时观察患儿面色、呼吸及脉搏变化,防止突然变化。对于暑温、疫毒痢的患儿,要积极治疗原发病,防止惊厥反复发作。

(5)抽搐时要禁食;搐止后要以流质素食为主,不会吞咽者,给予鼻饲;病情好转后,给予高营养、易消化食物。

(6)对于长期卧床的患儿,要经常改变体位,勤擦澡,防止发生压疮。

(7)专人守护,病床加护栏,防止碰伤、坠伤。

(8)配合针刺或指掐人中、十宣等穴,使抽搐尽快停止。

14. 肺炎喘嗽之风热闭肺型的主症是什么?应如何护理?

(1)主症:轻症可见发热恶风,咳嗽气促,咽红,苔薄黄,脉浮数;重者高热不退,咳嗽频频,气急鼻煽,喉中痰鸣,口渴烦躁,舌红苔黄,脉浮数。

(2)护理措施:卧床休息,汗出当避风;汤药宜温凉服,多饮水或清凉饮料;高热者,可针刺大椎、风池等穴或点刺放血。或用30%的乙醇擦浴,或用中药退热,如紫雪丹、羚羊退热散等,禁用冷敷法;便秘者,于汤剂中加清热通便药,或用大黄泡水,使热从下泄。

15. 水痘的辨证要点是什么?

早期有发热,咳嗽,流涕等症状。在发热同时或1~2天后,躯干皮肤出现红色斑疹,随后变为丘疹、疱疹,内含水液。皮疹分布呈向心性,以躯干、胸背、头部较多,四肢远端稀少。皮疹在同一部位可见斑丘疹、疱疹和痂盖同时存在。

16. 小儿感冒的病因病机是什么?

(1)病因:以感受风邪为主,常兼有寒、热、暑、湿、燥及时邪疫毒等。

(2)病机:关键是肺卫失宣。肺主皮毛,开窍于鼻,司腠理开阖,外邪从口鼻或皮毛而入,客于肺卫,致表卫调节失司,卫阳受遏,肺气失宣,从而出现发热、鼻塞流涕、喷嚏、咳嗽等症状。

17. 简述小儿肺炎喘嗽的治疗原则是什么?

肺炎喘嗽的治疗原则以开肺化痰,止咳平喘为主。

18. 小儿泄泻常见的发病原因有哪些?

有感受外邪、伤于饮食、脾胃虚弱。

19. 简述鹅口疮的治疗原则?

口疮的治疗,实证治以清热解毒,泻心脾炽热;虚证治以滋阴降火,引火归原。

20. 简述病毒性心肌炎的病因。

小儿素体正气亏虚是发病的内因,风热、湿热邪毒是发病的外因。

21. 简述惊风的八候,如何辨别急惊风与慢惊风?

(1)惊风八候是指搐、搦、掣、颤、反、引、窜、视这八种抽搐时的表现。

(2)急惊风来势急骤,多以高热伴抽搐、昏迷为热证。慢惊风来势缓慢,以反复抽搐、昏迷或瘫痪为主症。总之,凡起病急暴,属阳属实者,为急惊风;病久中虚,属阴属虚者,为慢惊风。

22. 简述肾病综合征的证型。

分为本证和标证。本证:①肺脾气虚证;②脾肾阳虚证;③肝肾阴虚证;④气阴两虚证。标证:①外感风邪;②水湿;③湿热;④血瘀;⑤湿浊。

23. 麻疹的辨证要点主要辨什么?治疗原则是什么?

(1)主要辨别顺证与逆证。

(2)麻疹以"麻不厌透""麻喜清凉"为基本原则。

24. 何谓"围生期"?

围生期指胎龄满28周至出生后7日。

25. 新生儿分哪几类,如何划分?

(1)根据胎龄分类:①足月儿,指胎龄满37周至未满42足周(260~293天)的新生儿。②早产儿,指胎龄满28周至未满37足周(196~259天)新生儿,其中胎龄32足周(224天)的早产儿称早早产儿,而第37周的早产儿因成熟度已接近足月儿,成为过度足月儿。③过期产儿,指胎龄超过42周(294天)以上的新生儿。

(2)根据出生体重分类:①正常出生体重儿,指出生体重为2 500~3 900 g的新生儿。②低出生体重儿,指出生后1小时内体重<2 500 g者;其中体重<1 500 g者又称极低出生体重儿;体重<1 000 g者又称超低出生体重儿。③巨大儿,指出生体重≥4 000 g以上者,包括正常和有疾病者。

(3)根据体重和胎龄的关系分类:①小于胎龄,指出生体重在同龄胎儿平均体重的第10百分位数以下的新生儿。我国习惯将胎龄已足月而体重小于2500 g的新生儿称足月小样儿。②始于胎龄儿,指出生体重在同龄儿平均体重的第10~90百分位者。③大于同龄儿,指出生体重在同龄儿平均体重的第90百分位数以上的新生儿。

26. 如何评定一个正常足月新生儿?

(1)胎龄满37~42周,体重为2 500~4 000 g,身长在47 cm以上,无任何疾病者。

(2)皮肤红润,胎毛少,耳郭软骨发育良好,乳晕清楚,可摸到乳房结节,四肢呈屈曲位,足跖纹理遍布且较深。男婴睾丸已降到阴囊,女婴大阴唇完全覆盖小阴唇。

(3)呼吸、心跳及体温平稳,哭声有力。

27. 监测婴幼儿体重和身长有何临床意义?

婴幼儿体重和身长随着年龄有规律地增长,体重低于标准体重15%以上则应认为是异常,应分析是营养不良还是疾病所致,以便对症治疗。此外,临床上常需按小儿实际体重计算用药剂量、输液量和热卡的每日需要量。身长反映骨骼发育的情况,身长显著异常可能与先天性骨骼发育异常如骨软骨发育不全或内分泌疾病如生长激素缺乏性侏儒症(垂体性侏儒症)、先天性甲状腺病有关。身长与体重是计算体表面积的两个指标。

28. 急性上呼吸道感染患儿的护理措施有哪些?

(1)降低体温:①密切观察体温变化,体温超过38.5℃时给予物理降温,如头部冷敷、腋下及腹股沟处置冰袋、温水或乙醇擦浴、冷盐水灌肠等。②遵医嘱给予退热剂。③保证患儿摄入充足的水分,给予易消化和富含维生素的清淡饮食,必要时静脉补充营养和水分;及时更换汗湿的衣服并适度保暖,避免因受凉而使症状加重或反复;保持口腔及皮肤清洁。

(2)观察病情:密切观察病情变化,警惕高热惊厥的发生。如患儿病情加重,体温持续不退,应考虑并发症的可能,需及时报告和处理。如病程中出现皮疹,应区别是否为某种传染病早期征象,以便及时采取措施。

(3)促进舒适:①保持室内空气清新,维持室温18~22℃,湿度50%~60%。②及时清除鼻腔及咽喉部分泌物,保证呼吸道畅通,闭塞严重时于清除鼻腔分泌物后用0.5%麻黄素液滴鼻,使鼻腔通畅,保证吸吮。③注意观察咽部充血、水肿等情况,咽部不适时可给予咽喉含片或行雾化吸入。

(4)健康教育:指导家长掌握上呼吸道感染的预防知识和护理要点,懂得相应的应对技巧,如加强体格锻炼,多进行户外活动,以增强机体抵抗力,但在呼吸道疾病流行期间,避免去人多拥挤的公共场所;气候变化时及时添减衣服,避免过热或过冷。鼓励母乳喂养,及时添加辅食,积极防治各种慢性病,如佝偻病、营养不良及贫血等,按时预防接种。在集体儿童机构中,如有上感流行趋势,应早期隔离患儿,室内用食醋熏蒸法消毒。

29. 何谓新生儿溶血病?

新生儿溶血病是指母、婴血型不合,母血中血型抗体通过胎盘进入胎儿循环,发生同种免疫反应导致胎儿、新生儿红细胞破坏而引起的溶血。

30. 试述新生儿溶血症的原因。

(1)母子血型不合:如ABO血型不合,多见于母为O型,子为A型或B型。极少数为Rh血型不合或Mn血型不合。

(2)红细胞酶缺乏:如红细胞磷酸已糖旁路中酶缺乏(如G6PD酶),当受到氧化剂损害时,可发生严重溶血。

(3)红细胞膜的缺陷:如遗传性球形红细胞增多症时,红细胞膜面积减少,膜对钠离子渗透性增高,红细胞内因钠和水过多可致破裂。

(4)自身免疫性溶血:可原发或继发于某些疾病或由药物引起。

(5)血红蛋白异常:如珠蛋白生成障碍性贫血。

31. 新生儿颅内出血常见症状和护理有哪些？

颅内出血症状和体征与出血部位及出血量有关。一般生后 1~2 天内出现症状，少数患儿出现症状的时间可较晚。

（1）常见症状：①意识改变，如激惹、过度兴奋或表情淡漠、嗜睡、昏迷等。②眼症状，双目凝视、斜视、眼球上转困难、眼震颤等。③颅内压增高，脑性尖叫、呕吐、前囟隆起、骨缝张开、惊厥。④呼吸改变，呼吸增快、减慢、不规则或呼吸暂停等。⑤肌张力改变，早期增高，以后减低。⑥瞳孔不等大，对光反射差。⑦其他，出现黄疸和贫血。

（2）护理：密切观察病情，降低颅内压。①绝对静卧，避免搬动，抬高头部，减少噪声，尽量减少对患儿的移动和刺激。②将护理和治疗集中进行，动作要轻，将患儿头偏向一侧时，整个身躯也应取同向侧位，以保持头部呈正中位，以免颈动脉受压。③推迟喂奶，有呕吐时应及时清楚，保持呼吸道通畅。④立即给氧，止血，静脉穿刺最好用留置针保留，防止反复穿刺，防止颅内出血。⑤液体滴速每分钟 6~8 滴，每日液体总量按 40~60 mL/kg 体重计算。⑥惊厥时应用药物止惊，有呼吸抑制时应用呼吸兴奋剂。⑦保持体温稳定，体温过高时应予物理降温，体温过低时用远红外床、温箱或热水袋等保暖。

32. 试述新生儿生理性黄疸的特点。

（1）一般情况良好。

（2）足月儿生后 2~3 日出现黄疸，4~5 日达高峰，5~7 日消退，最迟不超过 2 周；早产儿黄疸多于生后 3~5 日出现，5~7 日达高峰，7~9 日消退，最长可延迟到 3~4 周。

（3）每日血清胆红素升高小于 85 mmol/L。

33. 新生儿黄疸采用蓝光照射的护理要点有哪些？

（1）暴露皮肤，尽量扩大皮肤照射面积。可将患儿裸体放在蓝光箱内，用黑布或眼罩遮盖双眼，用尿布遮盖会阴、肛门部。

（2）照射时灯管与患儿的距离 20~50 cm（距体表应为 35~50 cm），持续照射时间为 24~48 小时。

（3）注意体温，每 3~4 小时测量患儿体温及记录蓝光箱温度 1 次。光疗时患儿体温可升至 37.5℃ 左右，一般不必处理。蓝光箱内温度应保持相对稳定，温度为 30~32℃，相对湿度为 55%~65%。夏季要注意散热，冬季要注意保温。

（4）光疗同时应用酶诱导剂，如苯巴比妥及尼可刹米，以增高肝细胞内葡萄糖醛酸转换酶的活性，加速胆红素的结合。静脉补充白蛋白以增加与胆红素的结合，减少未结合胆红素，对预防黄疸有一定作用。

（5）光疗时不显性失水增加，特别是夏季，应定时喂水或静脉输液，纠正酸中毒及维持水电解质平衡。

34. 新生儿长期给氧应注意什么？

（1）掌握用氧适应证，一般氧疗法常用于有缺氧、发绀、窒息、惊厥等症状的患儿。

(2)输氧过程中注意观察,一旦呼吸困难好转和青紫减轻,就应减小氧流量和输氧浓度。尽可能用间歇给氧,防止持续长期吸入高浓度氧,以防发生氧中毒。

(3)用鼻导管给氧时,氧流量1~2 L/min,氧浓度25%~30%;严重缺氧者,氧流量5 L/min。冬天,湿化瓶内水可加温,温湿的氧能减少对呼吸道黏膜的刺激。注意保持呼吸道和氧导管通畅。

(4)及时测定血气指标,尽可能用最低浓度给氧,使氧分压维持在6.7~10.6 kPa。

(5)观察并记录呼吸频率及节律、体温、面色和肤色、尿量。

(6)严格执行消毒隔离技术,防止肺部感染。

35. 如何正确计算婴儿每日所需热卡量、需水量及给牛奶量?

婴儿每千克体重每日需热量110 J,需水150 mL。

(1)根据婴儿月龄,用公式计算体重。

(2)每日需热卡量=110 J/kg体重×体重。

(3)每日需水量=150 mL/kg体重×体重。

(4)每100 mL牛奶供热量66 J。如加入白糖8 g后配成的甜牛奶可供热量100 J,据此即可计算婴儿每日所需甜牛奶量。

(5)婴儿每日给牛奶量以不超过700 mL为宜,所需热量和水分的不足部分,可用辅食、果汁或水补充。

36. 如何做好小儿高热惊厥发作时的紧急处理?

(1)控制惊厥和高热:①按医嘱应用安定、苯巴比妥等止痉药。②高热时及时采取正确合理的降温措施。③针刺人中、合谷、百会、涌泉等。④保持皮肤口腔清洁。

(2)防止窒息和受伤:①惊厥发作时不要搬运,就地抢救。②畅通气道,给氧;立即解开患儿衣扣,去枕平卧,头偏向一侧,将舌轻轻向外牵拉,防止舌后坠,及时清除口鼻分泌物及呕吐物,已出牙者在上下齿间垫牙垫,牙关紧闭,不能强力撬开,以免损失牙齿。③专人守护,扣紧床档,修剪指甲,掌中及腋下放置纱布。④惊厥时切勿用力强行牵拉或按压患儿的肢体,以免骨折和脱臼。⑤备齐急救药品和器械。

(3)密切观察病情变化:观察体温、脉搏、呼吸、神志和瞳孔改变;观察惊厥的类型、频次、持续时间,警惕有无颅内高压的表现;发现异常,及时通报医生,以便及时采取紧急措施。

(4)健康教育:讲解惊厥的相关知识,示范指导体温测量方法,即简便易行的物理降温方法、止痉的紧急处理措施,并让家长掌握。教给发热的家庭护理知识。

37. 水痘的皮肤护理。

(1)保持室温适宜,衣被宽大柔软、厚薄适中,勤换内衣,保持皮肤清洁,避免不适增加痒感。

(2)剪短指甲,婴幼儿戴并指手套,以免抓伤继发感染留下瘢痕。

(3)皮肤瘙痒吵闹时,分散注意力,用温水洗浴,局部涂0.25%冰片炉甘石洗剂或

5%碳酸氢钠溶液。或遵医嘱口服抗组胺药物。

(4)氯辛油涂疱疹处,继发感染者患处涂抗生素软膏。

(5)必要时可用治疗仪照射,有止痒、防继发感染,促进疱疹干涸和结痂脱落的作用。

38.试述先天性心脏病的临床特征。

(1)多在婴幼儿期被发现。

(2)发绀:左向右分流时为潜在性青紫,右向左分流者出生后即出现青紫。

(3)呼吸困难:右向左分流型以呼吸困难为主要表现,婴儿安静时,每分钟呼吸次数超过60次。吸奶困难,吸几口后必须停顿一下。喜竖抱伏于母肩部。

(4)生长发育迟缓,活动后易疲乏,走路时喜蹲踞,哭闹时发绀加重或出现脑缺氧昏厥或抽搐。

(5)心前区隆起,左胸廓饱满或隆起畸形,杵状指(趾)。

(6)左向右分流型有体循环血流量减少和肺充血,常易反复发生呼吸道感染或肺炎,活动后气促加重,心搏增快,心尖冲动增强,甚至反复发生心力衰竭。

(7)多数患儿在胸骨左缘听到心脏杂音。

39.试述先天性心脏病的护理要点。

(1)避免过度活动,不到人多拥挤的地方,避免呼吸道传染病。

(2)饮食中应富含蛋白质、高热量及维生素,食用易消化饮食。少食多餐,防止过饱,以免加重心脏负担。

(3)按时接受计划免疫,注意口腔卫生,避免受凉,防止亚急性细菌性心内膜炎发生。

(4)及时诊断和彻底治疗感染及并发症。

(5)长期服用洋地黄者,应注意洋地黄中毒症状的出现。

40.小儿心力衰竭有哪些临床表现?

心力衰竭在不同年龄小儿有不同的临床表现。年长儿的表现与成人相似,如烦躁、发绀、咳嗽、端坐呼吸等。婴幼儿心衰多表现为全心衰,其临床特点如下。

(1)起病急骤,在原发病的基础上突然烦躁不安、面色苍白或青紫。

(2)呼吸困难,呼吸急促,在吃奶时加重,吸吮奶困难。呼吸频率达60次/分以上。

(3)心率快,婴儿可达每分钟180次以上。心音低,出现奔马律。

(4)肝大,可在短时间内进行性增大超过右肋下1.5 cm以上,边缘钝。

41.试述重症婴儿腹泻对患儿的危害性。

重症婴儿腹泻主要引起机体水、电解质紊乱和酸碱平衡失调。

(1)脱水:呕吐和腹泻多伴有中度以上脱水,重者可出现低血容量性休克。

(2)电解质紊乱:呕吐腹泻丢失大量含钾碱性肠液,同时钾从尿中继续排泄,加以进食少,钾摄入不足,故可导致低钾血症及酸中毒。腹泻患儿进食少,吸收不良,从大便中丢失钙、镁增多,以致体内钙镁减少。

(3)当补液和纠正酸中毒时,由于排尿增多,钾的排出增加,酸中毒纠正后血钾进入细胞内,可导致严重缺钾,出现腹胀、四肢肌张力低下、呼吸浅弱,甚至出现弛缓性瘫痪和呼吸衰竭。心脏因缺钾可出现心律失常,心收缩无力和血压降低。纠正酸中毒过程中可使血钙减少,出现手足抽搐或惊厥。

(4)长期腹泻可导致营养不良及多种维生素缺乏,且易发生尿路感染、会阴湿疹、红臀、尿布疹等并发症。

42.婴幼儿液体疗法应注意哪些原则?

(1)制订输液方案:包括每日液体总量,液体成分组成,药品及剂量,输入层次,输液速度。

(2)输液成分的输入次序:一般先输钠及碱性液,后输葡萄糖液;先输晶体液后输胶体液;输液速度先快后慢。

(3)密切观察反应:注意患儿神志、心率、呼吸、尿量、肢温、皮肤弹性等,以确定输液速度是否符合要求。

(4)配制药液时应严格掌握药物配伍禁忌。

43.肾病综合征患儿的饮食如何管理?

肾病综合征患儿的饮食管理:对有水肿、高血压者可短期内忌盐。对高度水肿和/或少尿者应适度限水。鉴于尿中长期丢失蛋白,机体呈负氮平衡,加之小儿生长发育的需要,故饮食中应提供适量蛋白。近年研究表明,在肾病状态未缓解时,过量蛋白的摄入并无助于提高血浆蛋白水平,而只是尿中排出更多蛋白而已,且高蛋白饮食还有可能加速肾小球硬化,故目前主张给予同龄儿正常需要量之蛋白即可,并以高生物价优质蛋白如蛋、乳、鱼、瘦肉为宜,并供以足够的钙和维生素 D。在应用皮质激素过程中患儿食欲异常亢进,往往过度摄食致体重猛增,并常发现肝大、脂肪肝,对此类患儿热量摄入应控制在正常所需范围。

44.试述小儿体格检查的顺序。

小儿体格检查的顺序应根据患儿情况灵活掌握,由于婴幼儿注意力集中的时间短,一般趁小儿开始接受检查较安静时,先检查心肺听诊和腹部触诊等易受哭闹影响的部位。皮肤、四肢躯干骨骼、全身浅表淋巴结等容易观察的内容随时检查。口腔、咽部等小儿不易接受的检查应放在较后进行。疼痛部位也应放在后面检查。

自测试题

一、单项选择题

1.小儿感冒发病率最高的年龄段是 (　　)
A.新生儿　　B.婴幼儿　　C.学龄前儿童　　D.学龄儿童　　E.青春期少年

2. 感冒的主要病因是 （ ）
A. 外感风邪　　B. 调护不当　　C. 气候变化　　D. 沐浴着凉　　E. 情志不遂

3. 风热感冒的护理措施,错误的是 （ ）
A. 注意患儿保暖,室温稍高　　　　　　B. 多饮开水
C. 进食清淡易消化食物　　　　　　　　D. 观察体温及神志变化
E. 居室空气新鲜

4. 小儿咳嗽的主要病因是 （ ）
A. 暑邪　　B. 寒邪　　C. 热邪　　D. 风邪　　E. 湿邪

5. 肺炎喘嗽好发年龄是 （ ）
A. 新生儿　　B. 婴儿　　C. 幼儿　　D. 婴幼儿　　E. 学龄前儿童

6. 关于肺炎喘嗽,风寒闭肺证护理措施的叙述,错误的是 （ ）
A. 注意患儿背部保暖　　　　　　　　　B. 多喂清凉饮料
C. 饮食清淡易消化　　　　　　　　　　D. 呼吸困难者吸氧
E. 痰多黏稠者雾化吸入

7. 肺炎喘嗽患儿呼吸困难的正确卧位是 （ ）
A. 平卧位　　B. 侧卧位　　C. 仰卧位　　D. 半卧位　　E. 头低足高位

8. 西医学称肺炎喘嗽为肺炎,小儿最常见的肺炎类型是 （ ）
A. 大叶性肺炎　　　　　　　　　　　　B. 支气管肺炎
C. 间质性肺炎　　　　　　　　　　　　D. 毛细支气管炎
E. 新生儿肺炎

9. 下列哪项不属于哮喘的临床特征 （ ）
A. 发热　　B. 喘息气促　　C. 喉间哮鸣　　D. 呼气延长　　E. 甚者发绀

10. 寒性哮喘患者的护理措施错误的是 （ ）
A. 汤药宜凉服　　　　　　　　　　　　B. 居室空气新鲜,避免冷空气刺激
C. 饮食清淡,富有营养　　　　　　　　D. 呼吸困难时取半卧位,吸氧
E. 注意气候变化,防寒保暖

11. 婴儿腹泻伴重度脱水给予静脉补液,下列哪项不妥 （ ）
A. 先盐后糖　　　　　　　　　　　　　B. 先晶后胶
C. 先糖后盐　　　　　　　　　　　　　D. 见尿补钾
E. 注意药物的配伍禁忌

12. 2岁以内小儿反复呼吸道感染指一年内呼吸道感染超过 （ ）
A. 3次　　B. 5次　　C. 7次　　D. 8次　　E. 10次

13. 小儿泄泻的病因很多,其中最重要的是 （ ）
A. 风　　B. 寒　　C. 热　　D. 湿　　E. 食

14. 小儿急惊风的四证是 （　　）
   A. 热、痰、积、惊 B. 热、痰、惊、风
   C. 风、热、积、火 D. 热、积、火、惊
   E. 热、痰、积、惊

15. 急惊风的临床特点,正确的是 （　　）
   A. 抽搐反复发作 B. 抽搐时做畜鸣声
   C. 抽搐停止后如常人 D. 一般不发热
   E. 常有神志昏迷

16. 麻疹患儿的隔离期是 （　　）
   A. 出疹后5天,有并发症者10天 B. 接受治疗后7天
   C. 发病后30天 D. 发病后40天
   E. 症状消失

17. 麻疹的早期特征是 （　　）
   A. 草莓舌 B. 玫瑰色斑丘疹
   C. 口腔黏膜斑 D. 皮肤脱屑,色素斑痕
   E. 咳喘气急

18. 寐则汗出,醒时汗止者多属 （　　）
   A. 气虚 B. 阴虚 C. 气阴亏虚 D. 肺卫不固 E. 营卫失调

19. "生机蓬勃,发育迅速"说明小儿是 （　　）
   A. 纯阳之体 B. 盛阳之体 C. 稚阳之体 D. 稚阴之体 E. 稚阴稚阳之体

20. 病毒性心肌炎的发病内因 （　　）
   A. 痰瘀内阻 B. 正气亏虚 C. 外感风热 D. 湿热侵袭 E. 饮食内滞

21. 病毒性心肌炎的发病年龄多见于 （　　）
   A. 初生~1个月 B. 1个月~1岁
   C. 1~3岁 D. 3~10岁
   E. 10岁以上

22. 提出"小儿病者纯阳,热多冷少也"学术观点的医家是 （　　）
   A. 张元素 B. 刘完素 C. 张从正 D. 李杲 E. 朱丹溪

23. "脏腑娇嫩,形气未充"是说明小儿体质特点为 （　　）
   A. 纯阳 B. 稚阳 C. 稚阴 D. 稚阴稚阳 E. 阴亏阳亢

24. 小儿外感致病因素中,占第一位的是 （　　）
   A. 风 B. 寒 C. 暑 D. 湿 E. 燥

25. 小儿"纯阳"之体的含义 （　　）
   A. 有阳无阴 B. 阳常有余 C. 阴亏阳亢 D. 生机勃勃 E. 肝常有余

26. 小儿患病易寒易热，主要与以下哪个生理特点有关　　　　　　　　　　（　）
   A. 肺常不足　　B. 脾常不足　　C. 肾常虚　　D. 纯阳之体　　E. 稚阴稚阳

27. 重度腹泻及频繁呕吐患儿，禁食不宜超过的时间是　　　　　　　　　　（　）
   A. 2～3小时　　B. 4～5小时　　C. 6～8小时　　D. 9～10小时　　E. 11～12小时

28. 给低渗性脱水的患儿补液，其液体张力是　　　　　　　　　　　　　　（　）
   A. 等张含钠液　　　　　　　　　　　　B. 1/2张含钠液
   C. 1/3张含钠液　　　　　　　　　　　D. 2/3张含钠液
   E. 1/5张含钠液

29. 低钾血症患儿静脉补钾时，液体中钾的浓度最高不能超过　　　　　　　（　）
   A. 0.2%　　B. 0.3%　　C. 0.4%　　D. 0.5%　　E. 0.6%

30. 指纹三关，从虎口至指尖依次为　　　　　　　　　　　　　　　　　　（　）
   A. 气关、风关、命关　　　　　　　　　B. 风关、命关、气关
   C. 气关、命关、风关　　　　　　　　　D. 风关、气关、命关
   E. 命关、气关、风关

31. 水痘患儿的正确护理措施是　　　　　　　　　　　　　　　　　　　　（　）
   A. 室内宜清洁，加强保暖，室温要高
   B. 给予高脂肪、高蛋白食物，宜加强营养
   C. 伴发热时，可使用水杨酸制剂
   D. 有接触史的易感儿应检疫一周
   E. 隔离至疱疹全部干燥结痂

32. 小儿翻滚不安，呼叫哭吵，双手捧腹，多为　　　　　　　　　　　　　（　）
   A. 乳食内积　　B. 痰饮内伏　　C. 久病体虚　　D. 胸胁疼痛　　E. 腹痛

33. 新生儿的中药用量应为成人量的　　　　　　　　　　　　　　　　　　（　）
   A. 1/8　　B. 1/7　　C. 1/6　　D. 1/5　　E. 1/4

34. 推拿疗法的主要作用有　　　　　　　　　　　　　　　　　　　　　　（　）
   A. 通腑攻下　　B. 利水消肿　　C. 行气活血　　D. 镇惊开窍　　E. 培元补肾

35. 推拿疗法不适用于下列哪种疾病　　　　　　　　　　　　　　　　　　（　）
   A. 斜颈　　B. 紫癜　　C. 痿证　　D. 腹痛　　E. 泄泻

36. 拔罐疗法不可用于下列哪种疾病　　　　　　　　　　　　　　　　　　（　）
   A. 哮喘　　B. 肺炎喘嗽　　C. 腹痛　　D. 水肿　　E. 遗尿

37. 忌用拔火罐的年龄段是　　　　　　　　　　　　　　　　　　　　　　（　）
   A. 6个月以内　　B. 7～12个月　　C. 1～2岁　　D. 3岁　　E. 5岁

38. 孕妇食用下列何种物品易导致胎怯　　　　　　　　　　　　　　　　　（　）
   A. 烟　　B. 茶　　C. 冰浆　　D. 咖啡　　E. 牛奶

39. 小儿暑温神志不清,呕吐,抽风,首选的护理措施是 （   ）
   A. 头后仰并偏向一侧,开启牙关,用舌钳拉出舌头,禁食
   B. 头部置冰袋,吸氧,保持气道通畅
   C. 吸氧,加床档
   D. 建立静脉通道
   E. 束缚四肢防止抽动

40. 下列除哪项外,均是痄腮腮腺肿大的特征 （   ）
   A. 边界不清   B. 表皮泛红   C. 触之轻压痛   D. 压之有弹性   E. 以耳垂为中

41. 以下关于婴儿衣着的说法中正确的是 （   ）
   A. 入秋应早加衣   B. 开春宜早减衣
   C. 头部特别保暖   D. 衣着不可过暖
   E. 衣着不可宽松

42. 近代对硬肿症病机的进一步认识 （   ）
   A. 阳衰   B. 寒凝   C. 血瘀   D. 热毒   E. 脾虚

43. 下列不符合硬肿症寒凝血涩证临床表现的是 （   ）
   A. 全身欠温   B. 反应极差   C. 哭声较低   D. 四肢发凉   E. 肌肤硬肿

44. 小儿暑温高热不退,呼吸不利。首选的护理措施是 （   ）
   A. 头后仰并偏向一侧,开启牙关,用舌钳拉出舌头,禁食
   B. 头部置冰袋,吸氧,保持气道通畅
   C. 吸氧,加床档
   D. 建立静脉通道
   E. 束缚四肢防止抽动

45. 下列除哪项外,均属佝偻病的健康教育 （   ）
   A. 加强户外活动,多晒太阳
   B. 提倡母乳喂养
   C. 患儿不要久坐久立,防止发生骨骼变形
   D. 患儿做俯卧抬头,防止鸡胸形成
   E. 多食含铁高的食品

46. 小儿喜俯卧者,多是 （   ）
   A. 乳食内积   B. 痰饮内伏   C. 久病体虚   D. 胸胁疼痛   E. 腹痛

47. 以下哪项不符合多发性抽搐症的预防和调护原则 （   ）
   A. 注意合理教养   B. 重视儿童的心理状态
   C. 多看电视、玩电脑游戏   D. 不在精神上施加压力
   E. 不进食兴奋剂、刺激性饮料

48. 肠蛔虫证以( )证居多。
    A. 寒热错杂   B. 虚实夹杂   C. 热   D. 虚   E. 实
49. "五软"中不包括   ( )
    A. 头项软   B. 口软   C. 手软   D. 足软   E. 腰软
50. 新生儿生理性体重下降,最多不超过出生体重的   ( )
    A. 10%   B. 15%   C. 20%   D. 25%   E. 30%
51. 营养不良的主要临床表现是   ( )
    A. 食欲减退   B. 精神萎靡   C. 肌肉松弛   D. 面色苍白   E. 进行性消瘦
52. 小儿结核性脑膜炎的早期临床表现是   ( )
    A. 脑膜刺激征   B. 前囟门饱满   C. 意识模糊   D. 惊厥   E. 性格改变
53. 小儿体格发育最快的时期在   ( )
    A. 新生儿期   B. 婴儿期   C. 幼儿期   D. 学龄前期   E. 学龄期
54. 一岁半小儿患婴儿腹泻伴重度脱水,有关静脉补液措施下列哪项不妥   ( )
    A. 先盐后糖   B. 先晶后胶
    C. 见尿补钾   D. 先慢后快
    E. 注意药物的配伍禁忌

二、多项选择题

1. 鹅口疮多见于   ( )
    A. 初生儿   B. 早产儿
    C. 婴幼儿   D. 久病体虚婴儿
    E. 长期使用抗生素或激素者
2. 口疮主要病位在   ( )
    A. 心   B. 肝   C. 脾   D. 胃   E. 肾
3. 久泻脾虚,可转化成   ( )
    A. 疳证   B. 积滞   C. 口疮   D. 鹅口疮   E. 慢惊风
4. 小儿伤食泻的症状有   ( )
    A. 脘腹胀满   B. 嗳气酸馊   C. 夜卧不安   D. 便下酸臭   E. 不思乳食
5. 厌食的病因有   ( )
    A. 过食肥甘   B. 长期偏食   C. 恣食零食   D. 滥服补品   E. 遭受打骂
6. 积滞的主要病因是   ( )
    A. 外感六淫   B. 乳食内伤   C. 饮食不洁   D. 脾胃素虚   E. 肝胃不和
7. 疳证患儿的饮食调护应注意   ( )
    A. 富含营养   B. 易于消化   C. 定时定量   D. 多食肥甘   E. 循环渐进

8. 以下营养缺铁性贫血的治疗调护措施中,正确的是 (   )
A. 给予铁剂治疗　　　　　　　　　　B. 同时服用维生素 C
C. 增加奶制品,蛋类及谷物的摄入　　　D. 忌茶,咖啡
E. 增加肝、瘦肉、鱼类及豆类的摄入

9. 夜啼证的病因主要包括 (   )
A. 伤乳　　B. 脾寒　　C. 心热　　D. 惊恐　　E. 饥饿

10. 夜啼的特点有 (   )
A. 入夜啼哭,白天安睡　　　　　　　B. 啼哭时间长短不一
C. 啼哭轻重表现不一　　　　　　　　D. 好发于新生儿及婴儿
E. 啼哭伴有发热

11. 关于小儿生理、病理特点,万全提出 (   )
A. 易寒易热、易虚易实　　　　　　　B. 心常有余、肺常不足
C. 肝常有余、脾常不足　　　　　　　D. 肾常虚
E. 心神怯弱、心气不足

12. 小儿的病理特点有 (   )
A. 稚阴稚阳　　B. 发病容易　　C. 易趋康复　　D. 脏腑娇嫩　　E. 传变迅速

13. 小儿患病后易趋康复是由于 (   )
A. 纯阳之体　　B. 病因单纯　　C. 心肝有余　　D. 随拨随应　　E. 七情伤害少

14. 小儿"脏腑娇嫩、形气未充"的生理特点应理解为 (   )
A. 五脏六腑皆娇弱柔嫩　　　　　　　B. 心肝肾三脏更显不足
C. 机体形体发育未成熟　　　　　　　D. 机体生理功能未完善
E. 年长儿形气方才充盛

15. 下列关于小儿推拿疗法的叙述正确的是 (   )
A. 应轻快柔和　　　　　　　　　　　B. 年幼者效佳
C. 常用于婴儿　　　　　　　　　　　D. 取穴操作与成人有别
E. 有调和脏腑的作用

16. 下列关于小儿外治法的叙述正确的是 (   )
A. 使用简便　　　　　　　　　　　　B. 吸收较快
C. 易为患儿接受　　　　　　　　　　D. 加减运用灵活
E. 给药比较方便

17. 新生儿的主要生理活动有 (   )
A. 欢笑　　B. 啼哭　　C. 喊叫　　D. 睡眠　　E. 吐乳

18.《小儿病源方论》提出了"养子十法",其中包括 (   )
A. 一要背暖　　B. 二要肚暖　　C. 三要足暖　　D. 四要头凉　　E. 五要手暖

19. 可引起胎黄的疾病有 （　　）
   A. 脐突　　B. 败血症　　C. 胆道畸形　　D. 胆汁淤积　　E. 肝炎综合征
20. 脐突包括西医学所称的 （　　）
   A. 脐疝　　B. 脐炎　　C. 脐膨出　　D. 脐带出血　　E. 新生儿破伤风
21. 咳声嘶哑如犬吠状者,常见于 （　　）
   A. 顿咳　　B. 白喉　　C. 百日咳　　D. 急喉风　　E. 肺炎喘嗽
22. 下列哪项属正常舌象 （　　）
   A. 新生儿舌红无苔　　　　　　　　B. 新生儿苔垢腻如霉酱
   C. 哺乳婴儿乳白苔　　　　　　　　D. 哺乳婴儿舌红无苔
   E. 哺乳婴儿草莓舌
23. 学龄期儿童的好发疾病有 （　　）
   A. 哮喘　　B. 肺炎　　C. 风湿热　　D. 过敏性紫癜　　E. 肾病综合征
24. 病毒性心肌炎的调护要点包括 （　　）
   A. 急性期应卧床休息,一般需休息3~6周,重者宜卧床6个月到一年,体温稳定3~4周后,心衰控制、心律失常好转、心电图改变好转时,再逐渐增加活动量
   B. 烦躁不安时,给予镇静剂,尽量保持安静
   C. 病程中应隔离护理
   D. 饮食宜营养丰富而易消化,少量多餐。忌食过于肥甘厚腻或辛辣之品,不饮浓茶
   E. 密切观察患儿病情变化,一旦发现患儿心率明显增快或减慢、严重心率失常、呼吸急促、面色青紫,应立即采取各种抢救措施
25. 夏季热的预防和调摄措施有 （　　）
   A. 增加蛋白质食物,加强营养　　　　B. 宜多食生冷食物
   C. 居室保持空气流通、清洁凉爽　　　D. 饮食清淡、富有营养
   E. 用温水洗浴,有助于发汗降温
26. 下列哪些属五迟、五软的预防与调护方法 （　　）
   A. 孕妇注意养胎、护胎,加强营养,不乱服药物
   B. 婴儿应合理喂养,注意防治各种急、慢性疾病
   C. 重视功能锻炼,加强智力训练教育
   D. 限制钠盐及水摄入,应予低盐饮食
   E. 密切观察神志、呼吸、血压、呕吐等情况,防止出现变证
27. 风疹护理,正确的是 （　　）
   A. 不宜外出　　B. 避免复感　　C. 多饮开水　　D. 忌食辛辣　　E. 勿搔皮肤
28. 百日咳发生肺炎喘嗽变证的原因是 （　　）
   A. 体禀不足　　B. 肺气娇弱　　C. 痰浊不化　　D. 痰热蕴阻　　E. 肺阴亏虚

29. 反复呼吸道感染小儿多因正气不足,卫外不固,造成屡感外邪,邪毒久恋,稍愈又作,反复不已。本病常见病因有 （   ）

　　A. 禀赋不足,体质虚弱　　　　　　　　B. 喂养不当,调护失宜

　　C. 少见风日,不耐风寒　　　　　　　　D. 用药不当,损伤正气

　　E. 正虚邪伏,遇感即发

30. 新生儿颅内出血的护理有 （   ）

　　A. 密切观察病情　　　　　　　　　　　B. 绝对静卧、避免搬动、抬高头部

　　C. 保持呼吸道通畅　　　　　　　　　　D. 给氧、止血、留置针输液

　　E. 保持体温稳定

31. 新生儿黄疸采用蓝光照射的护理要点有 （   ）

　　A. 暴露皮肤尽量扩大皮肤照射面积

　　B. 戴眼罩并遮盖脸部

　　C. 定时喂水或静脉输液

　　D. 注意体温,每 3～4 小时测量患儿体温

　　E. 持续照射时间为 24～48 小时

32. 婴幼儿高热的处理有 （   ）

　　A. 宽衣解包去除体表散热的障碍

　　B. 高热不退者可用中药石膏水、薄荷水擦浴

　　C. 局部涂 0.25% 冰片炉甘石洗剂或 5% 碳酸氢钠溶液

　　D. 用敷料遮盖防感染

　　E. 进食膏粱厚味

33. 小儿肺炎合并心力衰竭的诊断标准是 （   ）

　　A. 突然烦躁不安,面色苍白或唇周发绀

　　B. 呼吸困难突然加重,呼吸频率在 60 次/分以上

　　C. 心率快,在 160～180 次/分

　　D. 肝脏短期内增大,超过 2 cm

　　E. 呼吸不规则

34. 治疗新生儿黄疸时,使用换血疗法的目的是 （   ）

　　A. 换出已致敏的红细胞和血清中的免疫抗体,阻止继续溶血

　　B. 去除血清中的未结合胆红素防止黄疸的发生

　　C. 纠正溶血导致的贫血,防止缺氧及心力衰竭

　　D. 纠正胎儿出生时水肿

35. 高热惊厥的特点是 （   ）

　　A. 年龄多在 3～7 岁　　　　　　　　　B. 多发生于病初突然高热时

C. 发作呈局限性抽搐　　　　　　　　　　　　D. 发作次数少,时间短

E. 神志恢复快,预后好

36. 护理使用洋地黄的患儿时,以下叙述正确的是　　　　　　　　　　　　　(　　)

A. 每次给药前应数脉搏或听心率

B. 患儿应单独服用洋地黄,不要与其他药物混合

C. 如出现心率慢、肝脏缩小、呼吸改善、尿量增加,说明洋地黄有效

D. 服用洋地黄时应避免使用排钾利尿药,以免钾低

E. 如发现心率过缓、心律失常、恶心呕吐、视力模糊、色视,提示洋地黄中毒的可能,应先停药,报告医师处理

三、判断题

1. 小儿哮喘发作期的治疗以扶正祛邪为主。(　　)
2. 小儿哮喘缓解期无须治疗。(　　)
3. 3~5岁的儿童反复呼吸道感染的诊断标准是每年呼吸道感染10次以上。(　　)
4. 鹅口疮是口舌小疾。(　　)
5. 用胡黄连适量捣碎,醋调敷涌泉穴,可治疗口疮虚火上浮证。(　　)
6. 小儿哺乳后,乳汁自口角溢出,称为呕吐。(　　)
7. 小儿易被食伤,故食泻最常见。(　　)
8. 为减轻泄泻患儿的脾胃负担,对吐泻严重及伤食泄泻患儿应暂时禁食。(　　)
9. 心痘即口疮。(　　)
10. 贫血以虚证为主,以补其不足,培其脾肾,化生气血为原则。(　　)
11. 小儿汗证有自汗、盗汗、大汗之分。(　　)
12. 倡导儿科宜"中西医合参"的观点是中华人民共和国成立初开始提出的。(　　)
13. 钱乙首创了五脏辨证法。(　　)
14. 正常小儿年龄愈小血压愈低。(　　)
15. 小儿上部量是从头顶至耻骨联合上缘的长度,下部量是从耻骨联合上缘至足底的长度。(　　)
16. 小儿"纯阳"理论是指小儿生机蓬勃,发育迅速的生理特点。(　　)
17. 小儿唯以望为主,切则无矣。(　　)
18. 中医儿科学科研应将传统的科研方法和现代先进科研方法相结合。(　　)
19. 孕妇穿衣宜紧,以避免胎肥。(　　)
20. 孕妇饮食宜根据其体质,或偏于温补,或偏于清淡等。(　　)
21. 给婴儿添加菜泥后,小儿解出带菜泥的大便,此时应停止添加菜泥。(　　)
22. 硬肿症是新生儿时期特有的一种严重疾病,主要发生在寒冷的冬春季节。(　　)
23. 脐部疾患的发生多由于脐部护理不当或先天性异常所致。(　　)

24.病毒性心肌炎患儿烦躁不安时,要给予镇静剂治疗,以减少心肌耗氧量,减轻心脏负担。( )

25.麻疹的护理工作极为重要,如果护理得当,可无并发症,患儿能顺利康复。( )

26.婴儿4个月时应会咯咯地大声笑,伸手去接给他的东西,扶着站立时双下肢能跳动。( )

27.计划免疫规定婴儿6个月以前应先后接受卡介苗、乙型肝炎、白喉、百日咳、破伤风及脊髓灰质炎等疫苗的免疫接种。( )

28.前囟门闭合过早常见于小头畸形,闭合过晚见于佝偻病、脑积水等。( )

29.新生儿肺透明膜病主要表现为出生24小时后出现进行性呼吸困难和青紫。( )

30.中度营养不良时体重低于正常均值的25%。( )

自测试题答案

一、单项选择题

1. B 2. A 3. A 4. D 5. D 6. B 7. D 8. B 9. A 10. A 11. C 12. E 13. D
14. B 15. E 16. A 17. C 18. B 19. A 20. B 21. D 22. B 23. D 24. A 25. B
26. E 27. C 28. D 29. B 30. D 31. E 32. E 33. C 34. C 35. B 36. D 37. A
38. A 39. A 40. B 41. D 42. C 43. B 44. B 45. E 46. A 47. C 48. E 49. E
50. A 51. C 52. E 53. B 54. D

二、多项选择题

1. ABDE 2. ACDE 3. AE 4. ABCDE 5. ABCDE 6. BD 7. ABCE 8. ABDE
9. BCD 10. ABCD 11. BCD 12. BCE 13. ABDE 14. ACD 15. ABDE 16. ACE
17. BD 18. ABCD 19. BCDE 20. AC 21. BD 22. AC 23. ACDE 24. ABDE
25. CDE 26. ABC 27. ABCDE 28. ABD 29. ABCDE 30. ABCDE 31. ACDE 32. AB
33. ABCD 34. ABC 35. BDE 36. ABCE

三、判断题

1. × 2. × 3. × 4. × 5. × 6. × 7. × 8. √ 9. √ 10. √ 11. ×
12. × 13. × 14. √ 15. √ 16. √ 17. × 18. √ 19. × 20. √ 21. √ 22. √
23. √ 24. √ 25. √ 26. √ 27. √ 28. √ 29. × 30. ×

第九章　针灸科护理

基本知识问答

1. 什么是经络?

经络是经脉和络脉的总称。经有路径的含义,是经络系统的主干,能贯通上下,沟通内外;络有网络的含义,络脉是经脉别出的分支,较经脉细小,纵横交错,遍布全身。

2. 经络系统是由哪几部分组成的?

经络系统是由经脉和络脉组成的,其中经脉系统包括十二经脉和奇经八脉,以及附属于十二经脉的十二经别、十二经筋、十二皮部。络脉有十五络、浮络、孙络等。

3. 十二经脉的循行走向的规律什么?是怎样交接的?

十二经脉的循行走向:手三阴经从胸走手,手三阳经从手走头,足三阳经从头走足,足三阴经从足走腹(胸)。十二经脉的交接是阴经与阳经多在四肢部衔接;阳经与阳经(指同名经)在头部相接;阴经与阴经(即手足三阴经)在胸部交接。

4. 经络具有怎样的生理功能?

经络的生理功能:运行气血,营养脏腑组织;联络脏腑,沟通上下内外;调整阴阳,维持机体平衡。

5. 什么是腧穴?

腧穴是人体脏腑经络之气输注于体表的特殊部位。"腧"与"输"通,有转输、输注的含义,"穴"是空隙、孔隙的意思。人体的腧穴既是疾病的反应点,又是针灸施术的部位。

6. 人体的腧穴共分几类?

腧穴大体可分经穴、奇穴、阿是穴三类。经穴归属于经脉和任督二脉循行线上的腧穴,经穴具有固定的名称、固定的位置;奇穴是指既有一定名称,又有明确位置,但未归于十四经系统的腧穴,又称经外奇穴;阿是穴既无具体名称,亦无固定位置,而是以压痛点或其他反应点作为针灸施术部位。

7. 腧穴的作用有哪些?

(1)近治作用:一切腧穴均能治疗该穴所在部位及邻近组织、器官的病症,是一切腧穴所具有的共同特征。如眼区的睛明、攒竹、承泣、四白、球后等穴均能治疗眼病。

(2)远治作用:这是十四经腧穴主治作用的基本规律。经穴,尤其是十二经脉在四肢肘、膝关节以下,不仅能治局部病症,而且能治本经循行所涉及的远隔部位的脏腑、组织、器官的病症,有的甚至具有影响全身的作用。如足三里穴不但能治下肢病症,而且对调整消化系统的功能,甚至对人体防卫、免疫反应方面都有很大的作用。

(3)特殊作用:指刺激某些腧穴,对机体的不同状态可起着双向的良性调节作用。如腹泻时针刺天枢穴能止泻,便秘时针刺天枢穴又能通便。此外,腧穴的治疗作用还具有相对的特异性,如大椎退热,胆囊穴治疗胆绞痛等。

8.腧穴的定位方法有哪些?

(1)体表解剖标志定位法:是以解剖学的各种体表标志为依据来确定腧穴位置方法,俗称自然标志定位法。分为固定标志和活动标志两种。一是固定标志:指各部位由骨节和肌肉所形成的突起、凹陷、五官轮廓、发际、指(趾)甲、乳头、肚脐等。二是活动标志:指各部位的关节、肌肉、肌腱、皮肤随着活动而出现的空隙、凹陷、皱纹、尖端等。如张口于耳屏前方凹陷处取听宫,屈肘于横纹头处取曲池等。

(2)"骨度"折量定位法:是以体表骨节为标志,折量全身各部的长度和宽度,定出分寸用于腧穴定位的方法又称"骨度分寸定位法"。

(3)手指同身寸取穴法:是依据患者本人手指所规定的分寸来量取腧穴的定位方法,又称"指寸定位法"。

(4)简便取穴法:是临床中一种简便易行的方法,如立正姿势,垂手中指端取风市,两手虎口自然平直交叉在食指到达处取列缺等。

9.常用骨度分寸法的主要内容有哪些?

骨度分寸是将设定的骨节两端之间的长度折成一定的等份,每一等份为一寸,十个等份为一尺,不论男女老幼、肥瘦高矮,均以此标准作为取穴的依据。

(1)头部:直寸以前发际至后发际为12寸(前发际不明者从眉心至大椎为18寸,眉心至前发际为3寸,大椎穴至后发际为3寸)。横寸以耳后两完骨(乳突)之间为9寸,用于量头部的横寸。

(2)胸腹部:胸骨上窝至胸剑联合为9寸,胸剑联合至脐中为8寸,脐的中心至耻骨联合上缘为5寸,两乳头之间为8寸。

(3)腰背部:第1胸椎至骶尾联合为21寸,两肩胛骨脊柱缘之间为6寸。

(4)上肢部:腋前皱襞到肘横纹为9寸,肘横纹到腕横纹为12寸。

(5)下肢部:臀横纹到腘窝14寸,外膝眼至外踝尖16寸,外踝尖至足底为3寸。

10.怎样利用手指同身寸(指寸定位法)取穴?

临床共有三种以患者的手指为标准来定取穴位的方法。

(1)中指同身寸:以患者中指中节桡侧两端纹头(拇、中指屈曲呈环形)之间的距离为1寸,适用于四肢部取穴的直寸和背部取穴的横寸。

(2)拇指同身寸:以患者拇指的指关节宽度作为1寸。适用与四肢部位的直寸取穴,

(3)横指同身寸:嘱患者将食指、中指、无名指和小指并拢,以中指中节横纹为标准,其四指的宽度作为3寸。适用于下肢和腹部取穴。

11.各常用穴位应怎样定位?主治哪些疾病?怎样操作?

(1)尺泽

定位:微屈肘,在肘横纹中,肱二头肌腱的桡侧凹陷处。

主治:咳嗽、气喘、咯血、潮热、胸部胀满、咽喉肿痛、急性吐泻、肘臂痛、小儿惊风。

操作:直刺0.5~1寸,或点刺出血。可灸。

(2)列缺

定位:在桡骨茎突上方,腕横纹上1.5寸,侧掌取穴。(简便定位法:两手虎口交叉,当食指尖端所至凹陷处)。

主治:头痛、牙痛、头项强痛、咳嗽、气喘、咽喉肿痛、口眼㖞斜。

操作:向上或向下斜刺0.3~0.8寸。可灸。

(3)合谷

定位:在手背第1、2掌骨之间,近第2掌骨中点的桡侧缘。

主治:感冒、头痛、面瘫及眼、耳、鼻、口齿、咽喉、颈、项、肩、臂部病证、中暑、发热、多汗、无汗、中风后遗症、多发性神经炎、痛经、经闭、滞产等。

操作:直刺0.5~1寸。可灸。

(4)手三里

定位:侧腕屈肘,在肱桡肌凹陷处,即肘腕连线上,曲池下2寸处。

主治:上肢疼痛、麻痹或瘫痪、腹痛、腹泻、高血压、失音。

操作:直刺0.5~1寸。可灸。

(5)曲池

定位:屈肘成直角,肘横纹外端与肱骨外上髁连线的中点。

主治:发热、咽喉疼痛、上肢疼痛、麻木、瘫痪、高血压、皮肤瘙痒、湿疹、瘰疬、癫狂。

操作:屈肘时,直刺1~1.5寸。可灸。

(6)肩髃

定位:锁骨肩峰的下缘,当上臂外展平举时,肩前呈现的凹陷处。

主治:肩臂疼痛、上肢瘫痪、肩关节周围炎、荨麻疹、瘰疬。

操作:直刺或向下斜刺0.8~1.5寸。可灸。

(7)迎香

定位:在鼻翼外缘的中点旁,当鼻唇沟中。

主治:鼻塞、鼻衄、鼻渊、面瘫、三叉神经痛、胆道蛔虫病。

操作:直刺0.1~0.2寸或向鼻孔斜刺0.3~0.5寸。不宜灸。

(8) 地仓

定位：面部口角外侧，上直对瞳孔。

主治：面瘫、三叉神经痛、牙痛、流涎、流泪。

操作：直刺 0.2 寸，或向颊车方向平刺 0.5～1 寸。可灸。

(9) 颊车

定位：下颌角前上方约一横指，当咬紧牙齿时咬肌隆起处。

主治：牙痛、三叉神经痛、口眼㖞斜、面瘫、失音、流涎、腮腺炎。

操作：直刺 0.3～0.4 寸，或向地仓方向斜刺 0.5～1 寸。可灸。

(10) 下关

定位：在颧弓下缘凹陷处，当下颌骨髁状突的前方，闭口取穴。

主治：牙痛、下颌关节痛、三叉神经痛、耳鸣、耳聋、面瘫。

操作：直刺 0.3～0.5 寸。可灸。

(11) 天枢

定位：脐中旁开 2 寸。

主治：腹痛、腹胀、肠鸣、泄泻、痢疾、便秘、月经不调、肠痈。

操作：直刺 0.5～1 寸。可灸。

(12) 足三里

定位：在犊鼻下 3 寸，胫骨外侧约一横指处。

主治：胃痛、呕吐、腹胀、泄泻、肠鸣、便秘、痢疾、乳腺炎、高血压、失眠、休克、昏厥、瘫痪、下肢疼痛等。本穴有强健作用，为保健要穴。

操作：直刺 0.5～1.5 寸。可灸。

(13) 三阴交

定位：内踝高点上 3 寸，当胫骨内侧面后缘处。

主治：肠鸣、腹胀、泄泻、月经不调、崩漏、痛经、经闭、带下、滞产、遗尿、尿潴留、子宫脱垂、遗精、阳痿、外阴部瘙痒、下肢瘫痪、失眠、湿疹、荨麻疹。

操作：直刺 0.5～1 寸，可灸。孕妇不宜针。

(14) 阴陵泉

定位：胫骨内侧髁下缘凹陷处。

主治：腹胀、腹泻、痢疾、水肿、尿潴留、尿路感染、遗尿、遗精、阳痿、膝痛、肝炎。

操作：直刺 0.5～1.5 寸。不宜多灸。

(15) 血海

定位：髌骨内上缘上 2 寸。[简便取穴法：术者面对患者，用左(右)手掌心按在患者右(左)膝髌骨上，当拇指尖所在处]。

主治：月经不调、崩漏、痛经、贫血、湿疹、荨麻疹、高血压、膝关节痛。

操作:直刺0.5~1寸。可灸。

(16)听宫

定位:耳屏中点与下颌关节之间,张口取穴。

主治:耳鸣、耳聋、中耳炎、牙痛、癫狂、痫证。

操作:直刺0.5~1寸。可灸。

(17)睛明

定位:目内眦向鼻侧旁开0.1寸处。

主治:目赤肿痛、流泪、视物不清、目眩、近视、夜盲、色盲、目翳、胬肉攀睛。

操作:嘱患者闭目,医者轻推眼球向外侧固定,针尖沿鼻侧眶缘缓慢刺入0.5寸,不宜提插捻转,出针后压迫局部1~2分钟以防出血。不宜灸。

(18)攒竹

定位:在眉毛内侧端,眶上切迹处。

主治:头痛、目眩、三叉神经痛、面瘫、目赤肿痛、近视、眉棱骨痛。

操作:横刺0.3~0.5寸。禁灸。

(19)肺俞

定位:第3胸椎棘突下旁开1.5寸。

主治:咳嗽、哮喘、肺结核、肺炎、胸膜炎、背部软组织劳损。

操作:斜刺0.5寸。可灸。

(20)心俞

定位:第5胸椎棘突下旁开1.5寸。

主治:心绞痛,心律不齐等心脏病、失眠、健忘、癫狂痫。

操作:斜刺0.5寸。可灸。

(21)胃俞

定位:第12胸椎棘突下旁开1.5寸。

主治:胃痛、消化不良、呕吐、胃下垂、慢性腹泻。

操作:斜刺0.5寸。可灸。

(22)肾俞

定位:第2腰椎棘突下旁开1.5寸。

主治:遗精、阳痿、早泄、不孕、不育、遗尿、月经不调、白带、腰背酸痛、头昏、耳鸣、耳聋、小便不利、水肿、喘咳少气。

操作:直刺0.5~1寸。可灸。

(23)委中

定位:腘窝横纹中点。

主治:腰痛、坐骨神经痛、急性腰扭伤、下肢瘫痪、膝关节及周围软组织疾患、急性吐泻、高热抽搐、中风昏迷、遗尿。

操作:直刺 1~1.5 寸或点刺出血。

(24)承山

定位:腓肠肌两肌腹间的陷沟下端。

主治:腰腿痛、腓肠肌痉挛、坐骨神经痛、下肢瘫痪、血栓闭塞性脉管炎、小儿麻痹后遗症、痔疮、脱肛、疝气。

操作:直刺 0.5~1.5 寸。可灸。

(25)昆仑

定位:足外踝后缘与跟腱之间,平外踝的中点。

主治:头痛、项强、目眩、鼻衄、背腰痛、滞产、下肢后面及踝关节病证。

操作:直刺 0.5 寸。可灸。

(26)至阴

定位:足小趾外侧,距趾甲角旁 0.1 寸。

主治:头痛、鼻炎、胎位不正(艾条灸)、难产。

操作:直刺 0.1 寸。可灸。

(27)涌泉

定位:蹲足时,在足心前 1/3 的凹陷处。

主治:昏厥、精神病、癔症、癫痫、小儿惊风、头痛、呕吐不止、中暑。

操作:直刺 0.5~0.8 寸。可灸。

(28)内关

定位:腕横纹上 2 寸,掌上肌腱与桡侧腕屈肌腱之间。

主治:心痛、心悸、胸痛、胃痛、呕吐、呃逆、癫痫、哮喘、神经衰弱、休克、无脉症、高血压。

操作:直刺 0.5~1 寸。可灸。

(29)外关

定位:腕背横纹上 2 寸,桡骨与尺骨之间。

主治:感冒、发热、耳鸣、耳聋、偏头痛以及项、胁肋与上肢病证。

操作:直刺 0.5~1 寸。可灸。

(30)肩髎

定位:肩峰后下方,上臂平举时肩后呈凹陷处,肩髃后 1 寸处。

主治:肩关节及上肢部外侧病证。

操作:直刺 0.5~1 寸。可灸。

(31)耳门

定位:耳屏上切迹前方,下颌关节后缘,张口呈凹陷处。

主治:耳鸣、耳聋、齿痛、牙关紧闭。

操作:直刺0.5~1寸。

(32)风池

定位:枕骨粗隆直下凹陷处,与乳突之间,当斜方肌与胸锁乳突肌上端之间。

主治:感冒、眩晕、颈项强痛、头痛、鼻炎、耳鸣耳聋、近视、失眠、热病、高血压。

操作:针尖微下向鼻尖斜刺0.5~0.8寸,或平刺透风池穴,深部为延髓,注意深度和角度。可灸。

(33)环跳

定位:侧卧屈股,当股骨大转子最高点与骶管裂孔连线的外1/3与中1/3的交点处。

主治:坐骨神经痛、下肢疼痛、瘫痪、麻痹。

操作:直刺1.5~3寸。可灸。

(34)阳陵泉

定位:腓骨小头前下方凹陷处。

主治:口苦、呕吐、半身不遂、胸胁痛、下肢瘫痪、坐骨神经痛、黄疸、高热抽搐。

操作:直刺1~2寸。可灸。

(35)大椎

定位:第7颈椎与第1胸椎棘突之间。

主治:热证、中暑、癫狂痫、感冒、咳嗽、哮喘、荨麻疹、头痛项强、肩背痛。

操作:向上斜刺0.5~0.8寸。可灸。

(36)百会

定位:后发际正中直上7寸,约当两侧耳尖连线中点的头顶正中。

主治:头痛、眩晕、失眠、健忘、癔症、精神病、癫痫、昏厥(灸)、子宫脱垂(灸)。

操作:向前或向后平刺0.5~1寸。可灸。

(37)水沟

定位:鼻中隔直下,人中沟上1/3处。

主治:休克、中暑、昏厥、面瘫、癫狂痫、癔症、小儿惊风、急性腰扭伤、晕车、晕船。

操作:针尖稍向上,斜刺0.5寸,或用指甲按压。

(38)气海

定位:前正中线上,脐下1.5寸。

主治:遗精、阳痿、早泄、遗尿、尿潴留、腹胀、腹痛、腹泻、痢疾、急性肠麻痹、脱肛、胃下垂、月经不调、痛经、闭经、崩漏、子宫脱垂、虚脱、休克、中暑、全身衰弱(本穴有强壮作用,为保健要穴)。

操作:直刺0.5~1寸。可灸。

(39)神阙

定位:脐窝正中。

主治:肠鸣、腹胀、腹痛、泄泻、脱肛、水肿及其他虚脱证候。

操作:禁刺。可灸。

(40)中脘

定位:前正中线上,脐上4寸。

主治:胃痛、呕吐、呃逆、腹胀、腹泻、食欲不振、便秘、黄疸等。

操作:直刺0.5~1寸。可灸。

(41)印堂

定位:两眉头连线中点,鼻尖直上。

主治:前额痛、鼻炎、眩晕、面神经麻痹、小儿惊风。

操作:斜刺0.3~0.5寸或点刺出血。

(42)太阳

定位:眉梢和外眦的中点,向后约1寸的凹陷处。

主治:头痛、面瘫、三叉神经痛、牙痛、目赤肿痛。

操作:直刺或向后斜刺0.3~0.5寸。禁灸。

(43)十宣

定位:在手十指尖端,距指甲游离缘0.1寸,左右共10穴。

主治:昏迷、癫痫、高热、中风、中暑、咽喉肿痛。

操作:浅刺0.1~0.2寸或点刺出血。

12.怎样检查毫针的质量?

针尖:圆而不钝、无钩曲和卷毛;针身:光滑挺直,坚韧而富有弹性,上下匀称,不可有斑驳、锈痕及弯曲;针根:必须牢固,不能有剥蚀和松动;针柄:以金属丝缠绕紧密均匀为佳。

13.临床常见的进针方法有哪些?

(1)指切进针法:左手拇指指甲切按在穴位旁,右手持针,紧靠左手指甲面将针刺入,此法用于短针的进针,临床常用。

(2)夹持进针法:以左手拇、食指夹持消毒棉球,夹住针身下端,将针尖对准穴位,右手捻动针柄,将针刺入。此法用于长针的进针。

(3)提捏进针法:以左手拇、食指将针刺的部位捏起,右手持针从捏起部的上端将针刺入。适用皮肤浅表部位的进针。

(4)舒张进针法:以左手拇、食指将针刺部位的皮肤向两侧撑开绷紧,右手将针从左手拇、食指的中间刺入。适用皮肤松弛或有皱纹部位。

14. 什么叫进针的角度和针刺的方向?

进针的角度:是指进针时针身与所刺部位的皮肤表面形成的夹角,主要依腧穴所在部位的解剖特点和治疗要求而定的,一般分直刺、斜刺、平刺三种。

针刺的方向:是进针时和进针后针尖所朝的方向,简称针向。针刺的方向一般根据经脉循行方向、腧穴部位特点和治疗的需要而定。

15. 什么叫行针、得气和针刺补泻法?

(1)行针:又名运针,是指进针后为了使患者产生针刺感应而施行的各种针刺手法。行针的手法有很多,主要有提插法和捻转法两种。

提插法:提插法就是提针与插针的结合运用,即针尖刺入腧穴一定深度后,施行上下、进退的操作方法。

捻转法:是将针刺入腧穴的一定深度后,以拇指和中、食二指持住针柄,进行反复来回捻转。

提插法和捻转法在临床上既可单独应用,也可配合应用。提插和捻转的幅度大小、频率因病情和腧穴而异,幅度大、频率快则刺激量大,反之则小。

(2)得气:又称针感,是指针刺入腧穴后,针刺部位产生的酸、麻、胀、重等经气感应及操作者针下的沉紧感。得气与否以及得气的迟速,不仅直接关系到针刺治疗的效果,而且可以借此窥测疾病的预后。

(3)针刺补泻:补法是指能鼓舞人体正气,使低下的功能恢复旺盛的方法。泻法是指能疏泄病邪,使亢进的功能恢复正常的方法。针刺补泻是通过采用适当的手法针刺腧穴、激发经气,以补益正气,疏泄病邪,调节人体脏腑经络功能,从而促使阴阳恢复平衡。一般捻转角度小($< 180°$),频率慢,用力较轻为补法;捻转角度大($> 360°$),频率快,用力重为泻法;提插先浅后深,重插轻提,提插幅度小,频率慢为补法,先深后浅,轻插重提,提插幅度大,频率快为泻法。

16. 针刺最常见的异常情况有哪些?遇见针刺的异常应怎样处理?

临床上针刺最常见的异常情况有晕针、滞针、弯针、断针、血肿五种。

(1)晕针是指在针刺过程中患者发生的晕厥现象。①原因:初次接受治疗的患者,精神紧张、体质虚弱、过度劳累、饥饿,或大汗、大泻、大失血之后,体位不适,或施术手法过重,而致针刺时或留针过程中发生此症。②现象:患者突然出现头晕目眩,面色苍白,心慌气短,出冷汗,恶心欲吐,精神疲倦,血压下降,脉沉细。严重者会出现四肢厥冷,神志昏迷,二便失禁,唇甲青紫,脉微欲绝。③晕针处理:立即停止针刺,将已刺之针迅速取出,让患者平卧,头部放低,松开衣带,注意保暖,轻者静卧片刻,给饮热茶,即可恢复。未能缓解者,用指掐或针刺急救穴,如水沟、合谷、内关、足三里、涌泉、中冲等,也可灸百会、气海、关元、神阙等,必要时配用现代急救措施配合医生抢救。④晕针预防:对晕针要重视预防,对初针者,做好解释工作,解除恐惧心理;正确选取舒适持久的体位,尽量采用卧位,选穴宜少,手法要轻;对劳累、饥饿、大渴的患者,应嘱其休息,进食、饮水后,再予针治;针刺过程中,应随时注意观察患者的神态,询问针后情况,若有不适等晕针先兆,需及早采取处理措施。此外,应注意室内空气流通,消除过热、过冷等因素。

(2)滞针是指在行针时或留针后,医者感觉针下涩滞,捻转、提插、出针均感困难,而患者则感觉疼痛的现象。①原因:患者精神紧张,针刺后局部肌肉强烈挛缩,或行针时捻转角度过大过快和持续单向捻转等,而致肌纤维缠绕针身所致。②现象:针在腧穴内,运针时捻转不动,提插、出针均感困难。若勉强捻转、提插时,则患者感到疼痛。③处理:嘱患者消除紧张,使局部肌肉放松;或延长留针时间。医者用手指在邻近部位揉按,或弹动针柄,或在附近再刺一针,以宣散气血、缓解痉挛。若因单向捻针而致者,需反向将针捻回。④滞针预防:对精神紧张及初诊者,应先做好解释工作,消除顾虑。进针时应避开肌腱,行针手法宜轻巧,捻转角度不宜过大过快,避免连续单向捻针。

(3)弯针是指进针时或将针刺入腧穴后,针身在体内形成弯曲的现象。①原因:医者进针手法不熟练,用力过猛过快;针下碰到坚硬组织;或因患者体位不适,在留针时改变了体位;或因针柄受外力碰击;或因滞针处理不当。②现象:针柄改变了进针或刺入留针时的方向和角度,伴有提插、捻转和出针困难,而使患者感到疼痛。③弯针处理:弯针后,不得再行提插、捻转等手法,如是轻度弯曲,可按一般拔针法,将针慢慢退出。针身弯曲较大,应注意弯曲的方向,顺着弯针的方向将针退出。如弯曲不止一处,须视针柄扭转倾斜的方向,逐渐分段退出,切勿急拔猛抽,以防断针。如患者体位改变,则应嘱患者恢复原来体位,使局部肌肉放松,再行退针。④弯针预防:医者施术手法要熟练,指力要轻巧,避免进针过猛、过速。患者的体位要舒适,留针期间不得随意变动体位。针刺部位和针柄不得受外物碰压。

(4)断针又称折针,是指针体折断在人体内。若能术前做好针具的检修和施术时加以应有的注意,是可以避免的。①原因:多由针具质量差,或针身、针根有剥蚀损伤,术前疏于检查;针刺时将针身全部刺入,行针时强力提插、捻转,致肌肉强力收缩;或留针时患者体位改变;或弯针、滞针未及时正确处理,并强力抽拔;或因外物碰压。②断针现象:行针时或出针后发现针身折断,或部分针体浮露于皮肤之外,或全部陷没于皮肤之下。③处理:医者镇静,嘱患者不要惊慌,保持原有体位,以防残端向深层陷入。断针尚有部分露于皮肤之外,可用镊子拔出。断针与皮肤相平或稍低,而尚可见到残端者,可用左手拇、食两指在针旁按压皮肤,使残端露出皮肤之外,遂即用右手持镊子将针拔出。断针全部深入皮下,须在X线下定位,施行外科手术取出。④断针预防:针前必须认真检查针具,对不符合要求的针要剔除不用。选针长度必须比准备刺入的深度长些,针刺时切勿将针全部刺入,应留部分在体外,避免过猛、过强的行针。在进针行针过程中,如发现弯针时,应立即出针,不可强行刺入。对滞针和弯针应及时处理,不可强行硬拔。

(5)血肿是指针刺部位出现的皮下出血而引起肿痛的现象。①原因:针尖弯曲带钩,使皮肉受损,或刺伤血管所致。②现象:出针后,针刺部位肿胀疼痛,继则皮肤呈现青紫色。③处理:微量的皮下出血而出现局部小块青紫时,一般不必处理,可自行消退。若局部肿胀疼痛较剧,青紫面积大而且影响到活动功能时,可先做冷敷止血后,再做热敷,以促使局部瘀血消散吸收。④血肿预防:仔细检查针具,熟悉人体解剖部位,针刺时避开血管;针刺手法不宜过重,切忌强力捣针,嘱患者不可随便移动体位。出针时立即用消毒干棉球揉按压迫针孔。

17. 配穴处方原则有哪些?

(1)近部取穴:是指选取病痛所在部位或邻近部位的腧穴。因为腧穴具有近治作用,应用广泛,适用于各种急慢性疾病。如鼻病取迎香穴等。

(2)远部取穴:是指选距离病痛较远处部位的腧穴特别是在十二经肘膝以下的部位。这是因为腧穴具有远治作用,应用广泛,具体有循经取穴、表里经取穴或其他相关经取穴等。如面部疾患取合谷,胃脘痛可选足阳明胃经的足三里(本经腧穴),同时可选足太阴脾经的公孙(表里经腧穴),必要时还可选取内关(其他相关经腧穴)等。

(3)辨证取穴:亦名"对证取穴"或名"随证取穴",是指针对全身症状或疾病的病因病机而选取腧穴。如高热取大椎;治虚脱取气海、关元;治昏迷取水沟等。

上述取穴原则在临床上除单独应用外,还常相互配合应用。例如:治疗哮喘实证,可选取膻中、中府、尺泽、列缺,其中取中府为近部取穴;取尺泽、列缺为远部取穴;取膻中为随证取穴。

18. 什么叫灸?

灸,烧灼的意思,灸法又称"艾灸",是指采用某些燃烧材料(艾绒或其他药物)制成的灸炷或灸条,点燃后熏熨体表的一定部位,通过调整经络脏腑功能,达到防治疾病的一种方法。

19. 可以做灸法的材料有哪些?

灸用的原料很多,如艾绒、灯心草、白芥子等,但以艾绒最为常用,艾绒是艾叶制成的,其气味芳香,辛温味苦,容易燃烧,火力温和。

20. 灸法有哪些作用?

灸法有温经散寒、扶阳固脱、消瘀散结、防病保健的作用。

21. 常用灸法有哪些?

常有的灸法有艾炷灸、艾条灸和温针灸三种。

(1)艾炷灸:将纯净的艾绒放在平板之上,用拇、食、中三指边捏边旋转,使艾绒捏紧成规格大小不同的圆锥形艾炷。小者如麦粒大,中等如半截枣核大,大者如半截橄榄大。每燃烧一个艾炷,称为一壮。可分直接灸、间接灸。

1)直接灸:又称明灸或着肤灸:即将艾炷直接置放在皮肤上施灸的一种方法。根据灸后对皮肤刺激的程度不同,又分为以下几种灸法:①无瘢痕灸又称非化脓灸,临床上多用中、小炷。先将施灸部位涂上少量凡士林,上置艾炷点燃,燃剩2/5时,患者感到烫,用镊子将艾炷夹去,换炷再灸。一般灸3~7壮,以局部皮肤充血、红润为度。灸后不化脓、不留瘢痕。此法适应范围较广,多用于虚证。②瘢痕灸又称化脓灸,临床上多用小艾炷。先在施灸部位涂以大蒜汁然后放置艾炷点燃。待艾炷燃尽,除去灰烬,复加艾炷再灸。一般灸5~10壮,灸时疼痛较烈,可用手在灸部周围轻轻拍打,以缓解灼痛,灸后局部皮肤灼伤,起疱化脓。3~4周后灸疮自愈,留下瘢痕。灸前必须征得患者同意。此法多用于急性或顽固性疾病。

2)间接灸:又称隔物灸,即在艾炷与皮肤之间隔上某种物品而施灸的一种方法。根据不同的病证,选用不同的间隔物如隔姜灸、隔蒜灸、隔盐灸、督灸。①隔姜灸:适用一切虚寒性病证,如呕吐、腹泻、泄泻、痛经。②隔蒜灸:多用于阳虚型肺痨、疮疡初起。③隔盐灸:急性寒性腹痛、吐泻、痢疾、淋病、中风脱证,多选神阙。④督灸:适用于强直性脊柱炎。⑤隔附子饼灸:应用于命门火衰而致阳痿、早泄、疮疡久溃不敛。

(2)艾条灸:即用桑皮纸包裹艾绒卷成圆筒形的艾条,将其一端点燃,对准穴位或患处施灸的一种方法。根据艾条灸的操作方法,又分为温和灸、雀啄灸和回旋灸。

1)温和灸:将艾条的一端点燃,对准施灸腧穴或患处,距皮肤2~3 cm。进行熏烤,使局部有温热感而不灼痛为宜,一般每穴灸10~15分钟,至皮肤红润为度。用于虚寒性疾病,如腹痛、痛经。

2)雀啄灸:施灸时,艾条点燃的一端与施灸部位的皮肤并不固定在一定的距离。像鸟雀啄食一般,一上一下施灸。

3)回旋灸:施灸时,艾条点燃的一端与施灸部位的皮肤虽保持一定的距离,但不固定,而是向左右方向移动或反复旋转地施灸。

(3)温针灸:温针灸是针刺与艾灸结合使用的一种方法,适用于既需要留针又需施灸的疾病。用于风湿、风寒痹痛。

22. 施灸时应遵循哪些原则?

先灸阳经,后灸阴经;先灸上部后灸下部;施灸的壮数,先灸少后灸多,先灸艾炷少者,后灸艾炷大者。

23. 灸法适应哪些疾病?

凡属慢性久病及阳气不足的疾病,如久泻、久痢、久疟、痰饮、水肿、寒哮、阳痿、遗尿、疝气、脱肛、痿痹、腹痛、胃痛、妇女气虚血崩、老人阳虚多尿,以及虚脱急救、瘰疬、阴疽等皆可用。

24. 灸法的禁忌证有哪些?

颜面部、浅在血管部,不宜施瘢痕灸;妇女妊娠期,下腹和腰骶部均不宜施灸。

25. 艾灸时注意事项有哪些?

以体位平直便于施灸为宜。施灸时应先上后下,先背腰部后胸腹部,先头身后四肢,依次施灸,特殊时除外。使用艾炷大小、壮数多少或艾条熏灸时间应根据患者体质年龄和施灸部位决定,艾炷一般3~7壮,艾条一般为10~15分钟。艾炷灸后,局部有轻度烫伤无须处理。直接灸在化脓期间,应防止感染。应每日换药,施灸时应防止艾绒脱落烧伤皮肤或烧坏衣服。

26. 什么叫拔罐法?

拔罐是一种以罐为工具,借助热力排出其中空气,造成负压,使之吸附于腧穴或应拔部位的体表而产生刺激,使局部皮肤充血、瘀血,以达到防治疾病目的的方法。

27. 常用罐具有哪些?

常用罐具有竹罐、陶罐、玻璃罐、抽气罐。

28. 常用拔罐法哪几种方法?

拔罐法从用法上分火罐法、水罐法、抽气罐法。

(1)火罐法:利用燃烧时火焰的热力,排出空气,使罐内形成负压,借以将罐吸附在皮肤上。具体操作方法有投火法、闪火法两种。

(2)水罐法:此法一般适用竹罐。先将竹罐倒置在沸水或药液之中,煮沸1~2分钟。然后用镊子夹住罐底,颠倒提出液面,甩去水液,乘热按在皮肤上,即能吸住。

(3)抽气罐法:先将抽气罐紧叩在穴位上,用注射器从橡皮塞刺入瓶内,抽出空气,使其产生负压即能吸住。或用抽气筒,套在塑料杯罐活塞上,将空气抽出,使之吸拔在选定的部位上。

29. 拔罐法在临床的应用方法有哪些?

(1)留罐:又称坐罐,即拔罐后留置10~15分钟,罐大、吸拔力强的应减少留罐时间。单罐、多罐皆可应用。

(2)走罐:又称推罐,一般用于肌肉丰厚的部位,须选口径较大的玻璃罐,先在罐口或所拔部位的皮肤上涂一些凡士林等润滑油脂,再将罐拔住。然后用右手握住罐子,上下反复推移,至所拔皮肤潮红充血甚或瘀血时为止。

(3)闪罐:此法是将罐拔住后,又立即取下,再迅速拔住,如此反复多次地拔上取下,取下拔上,直至皮肤潮红为度。

(4)针罐:此法是将针刺与拔罐相结合应用的一种方法。即先针刺待得气后留针,再以针为中心点将火罐拔上,留置10~15分钟,然后起罐起针。

30. 拔罐法适应证有哪些?

拔罐法具通经活络、行气活血、消肿止痛、祛风散寒等作用。适应范围广泛,如风湿痹痛、各种神经麻痹、腹痛、背腰痛、痛经、头痛、感冒、咳嗽、哮喘、消化不良、胃脘痛、眩晕、丹毒、红丝疔、毒蛇咬伤、疮疡初起未溃等。

31. 拔罐的注意事项有哪些?

(1)拔罐时,要选择适当体位和肌肉丰满的部位。体位不当、移动或骨骼凹凸不平、毛发较多的部位均不适宜。

(2)拔罐时要根据所拔部位的面积大小而选择大小适宜的罐。操作时必须迅速,才能使罐拔紧,吸附有力。

(3)用火罐时应注意勿灼伤或烫伤皮肤。若烫伤或留罐时间太长而皮肤起水疱时,小疱无须处理,仅敷以消毒纱布,防止擦破即可。水疱较大时,用消毒针将水放出,涂以甲紫药水,或用消毒纱布包敷,以防感染。

(4)皮肤有过敏、溃疡、水肿和大血管分布部位,不宜拔罐。高热抽搐者和孕妇的腹部、腰骶部亦不宜拔罐。

(5)起罐时,手法要轻缓,以一手抵住罐边皮肤,按压一下,使空气进入罐内,即可将罐取下,切不可强行上提或旋转提拔,以防拉伤皮肤。

32. 什么叫刮痧法?

刮痧法是采用边缘光滑的器具如铜钱、硬币、瓷器片、小汤匙等物,蘸植物油或清水在患者体表部位从上到下、从内到外进行反复刮动,使局部皮下出现细小的出血斑点,状如砂粒,以促使全身气血流畅,邪气外透于表,从而达到治疗目的的一种方法。

33. 刮痧的适应于哪些疾病?

刮痧法临床应用范围较广。过去主要用于痧证,现已扩展用于呼吸系统和消化系统等疾病。如痧证、中暑、伤暑、湿温初起、感冒、发热、咳嗽、咽喉肿痛、呕吐、腹痛、疳积、伤食、头痛、头昏、小腿痉挛、汗出不畅、风湿痹痛等。

34. 刮痧的注意事项有哪些?

(1)室内空气要流通,但应注意保暖,勿使患者感受风寒。

(2)患者体位要根据病情而定,一般有仰卧、俯卧、仰靠、俯靠等,以患者舒适为度。

(3)凡刮治部位的皮肤有溃烂、损伤、炎症等,均不宜采用本法。

(4)掌握好刮痧手法轻重,由上而下顺刮,并时时蘸植物油或清水保持肌肤润滑,不能干刮,以免刮伤皮肤。

(5)刮痧时应注意患者病情变化,如病情不减,反而更加不适者,应立即送医院诊治。

(6)刮完后,应擦净油渍和水渍,让患者休息片刻,保持情绪平静。并嘱忌食生冷、油腻、刺激食品。

35. 什么叫耳穴?

人的五脏六腑均可以在耳朵上找到相应的位置,当人体有病时,往往会在耳郭上的相关穴区出现反应,刺激这些相应的反应点及穴位,可起到防病治病的作用,这些反应点及穴位就是耳穴。

36. 耳穴是怎样定位的?

(1)直接观察法。对耳郭进行全面检查,观察有无脱屑、水疱、丘疹、充血、硬结、疣赘、色素沉着等,出现以上变形、变色点的相应脏腑器官往往患有不同程度的疾病,可以用耳穴贴压治疗。

(2)压痛点探查法。当身体患病时,往往在耳郭上出现压痛点,而这些压痛点,大多是压豆刺激所应选用的穴位。

(3)探测仪探测法。

37.什么叫耳穴压豆?

耳穴压豆法是在耳针疗法的基础上发展起来的一种治疗方法。将表面光滑近似圆球状或椭圆状的中药王不留行籽或小绿豆等,贴于 0.4 cm×0.4 cm 的小块胶布中央,然后对准耳穴贴紧并稍加压力,使患者耳朵感到酸麻胀或发热来达到治疗疾病的方法。

38.耳穴压豆能治疗哪些疾病?

(1)疼痛性疾病:如各种扭挫伤、头痛和神经性疼痛等。

(2)炎性疾病及传染病:如急慢性结肠炎、牙周炎、咽喉炎、胆囊炎、菌痢等。

(3)功能紊乱和变态反应性疾病:如眩晕、高血压、神经衰弱、荨麻疹、哮喘等。

(4)内分泌紊乱性疾病:如甲亢、甲低、糖尿病、肥胖症、更年期综合征等。

(5)过敏与变态反应性疾病 如过敏鼻炎、结肠炎,支气管哮喘。

39.耳穴压豆的注意事项有哪些?

(1)注意防水,以防胶布湿水后脱落。

(2)夏天出汗多,贴压耳穴时间不宜过长,建议 3 天更换一次,以防胶布潮湿或皮肤感染。

(3)如对胶布过敏者,可用黏合纸代之。

(4)耳郭皮肤出现炎症或冻伤者,不宜采用耳穴压豆。

(5)过度饥饿、疲劳、精神高度紧张、年老体弱、孕妇按压宜轻;有习惯性流产者慎用耳穴压豆疗法。

自测试题

一、单项选择题

1.下面哪些描述是错误的 ( )

A. 经穴归属于经脉和任督二脉循行线上的腧穴

B. 经穴具有固定的名称和固定的位置

C. 奇穴未归于十四经系统的腧穴

D. 阿是穴属于经外奇穴

E. 阿是穴以压痛点或其他反应点作为针灸施术部位

2.下列哪项不是列缺穴主治的疾病 ( )

A.头痛　　　B.乳痛　　　C.气喘　　　D.咽喉肿痛　　　E.衄鼻

3. 下列为主治膝关节及周围软组织疾患的穴位是 （ ）
   A. 合谷　　　B. 天柱　　　C. 照海　　　D. 通里　　　E. 犊鼻
4. 下列何穴行灸法可矫正胎位不正 （ ）
   A. 昆仑　　　B. 至阴　　　C. 三阴交　　D. 血海　　　E. 阳白
5. 针刺印堂穴一般采取下列何种进针法 （ ）
   A. 舒张进针法　B. 提捏进针法　C. 指切进针法　D. 夹持进针法　E. 单手进针法
6. 下列哪项不属于针刺"得气"时患者的感觉 （ ）
   A. 酸辣　　　B. 麻　　　　C. 重　　　　D. 痛　　　　E. 胀
7. 灸法的作用不包括 （ ）
   A. 温散寒邪　B. 通经活络　C. 防病保健　D. 回阳固脱　E. 伤暑
8. 下列疾病不宜施穴的是 （ ）
   A. 体虚所致月经不调
   B. 遗尿
   C. 寒湿痹证所致肢体疼痛
   D. 乳痈
   E. 中风闭证患者
9. 哮喘适宜于何种灸法 （ ）
   A. 直接灸　　B. 隔盐灸　　C. 隔蒜灸　　D. 隔附子灸　E. 隔姜灸
10. 以下哪种不是常用的刮痧工具 （ ）
    A. 瓷匙　　　B. 硬币　　　C. 铁板　　　D. 贝壳　　　E. 古铜钱
11. 在脊背部刮痧时一般每次刮 8～10 条,每条长度为 （ ）
    A. 3～5 cm　　B. 4～5 cm　　C. 6～10 cm　　D. 10～15 cm　　E. 15～20 cm

二、多项选择题

1. 经脉系统包括 （ ）
   A. 十二经脉　B. 奇经八脉　C. 十二经别　D. 十二经筋　E. 十二皮部
2. 络脉包括 （ ）
   A. 十五络　　B. 十二经筋　C. 十二皮部　D. 浮络　　　E. 孙络
3. 腧穴大体可分为 （ ）
   A. 经穴　　　B. 络穴　　　C. 奇穴　　　D. 阿是穴　　E. 腧穴
4. 腧穴的定位方法有 （ ）
   A. 简便取穴法
   B. 骨度分寸定位法
   C. 手指同身寸取穴法
   D. 体表解剖标志定位法
   E. "骨度"折量定位法
5. 临床常见的进针方法 （ ）
   A. 舒张进针法
   B. 指切进针法
   C. 夹持进针法
   D. 提捏进针法

E. 捻转法

6. 临床上针刺最常见的异常情况有　　　　　　　　　　　　　　　　（　　）

　　A. 晕针　　　　B. 滞针　　　　C. 弯针　　　　D. 断针　　　　E. 血肿

7. 为全身强壮要穴的有　　　　　　　　　　　　　　　　　　　　　（　　）

　　A. 关元　　　　B. 气海　　　　C. 太冲　　　　D. 涌泉　　　　E. 足三里

8. 下列有关命穴的说法正确的有　　　　　　　　　　　　　　　　　（　　）

　　A. 为生命之门　　　　　　　　　　　B. 位于第1腰椎棘突下

　　C. 可以治疗腰痛、下肢瘫痪　　　　　D. 可以治疗女性月经不调

　　E. 可直刺0.5~1寸

9. 足三里可主治以下哪些疾病　　　　　　　　　　　　　　　　　　（　　）

　　A. 乳腺炎,失眠　　　　　　　　　　B. 呕吐,呃逆

　　C. 痢疾,腹胀　　　　　　　　　　　D. 原发性高血压,中风

　　E. 咳嗽,气喘

10. 针刺时临床上常用的体位有　　　　　　　　　　　　　　　　　（　　）

　　A. 仰卧位　　B. 侧卧位　　C. 俯卧位　　D. 俯伏卧位　　E. 仰靠坐位

11. 进针的深度一般根据患者的年龄、体质、病情及针刺部位而定,下列病证中宜深刺的是　　　　　　　　　　　　　　　　　　　　　　　　　　　　　　（　　）

　　A. 表证　　　　　　　　　　　　　　B. 气血旺盛者

　　C. 久病者　　　　　　　　　　　　　D. 臀部及肌肉丰富的部位

　　E. 阳证

12. 下无符合检修毫针的要求有　　　　　　　　　　　　　　　　　（　　）

　　A. 针柄无松动　　　　　　　　　　　B. 针身挺直、光滑

　　C. 针身坚韧而富有弹性　　　　　　　D. 针尖尖锐

　　E. 针尖呈松针形主义

13. 出现弯针意外,可能的原因是　　　　　　　　　　　　　　　　（　　）

　　A. 患者体弱多病,过度紧张不能忍受针刺的刺激量

　　B. 针身的质量欠佳

　　C. 操作者手法不熟练

　　D. 针刺时用力过猛

　　E. 留针时患者移动体位或针柄受到外力压迫、碰撞等

14. 预防发生折针的措施有　　　　　　　　　　　　　　　　　　　（　　）

　　A. 针具用完后要严格检查,不合格者均应弃去

　　B. 针刺时最好将针身全部刺入皮肤中去

　　C. 针刺时针尖刺入皮下即可

D. 行针手法要准确,发生弯针或滞针时要及时处理

E. 尽量使针尖尖利

15. 下列不适宜刮痧的有 ( )

A. 肝硬化腹水　　B. 骨折处　　C. 肾衰竭　　D. 醉酒　　E. 湿温初起

16. 选择罐具时应注意的是 ( )

A. 边缘光滑　　　　　　　　　　B. 罐口无裂痕

C. 与所有拔罐的部位大小适宜　　D. 吸力稍小的

E. 吸力要大的

17. 下列哪些疾病可用拔罐治疗法 ( )

A. 年久痰喘　　　　　　　　　　B. 虚寒性胃脘痛

C. 外感风寒引起的头痛头重　　　D 疮疡初起

E. 产后尿潴留

18. 在耳穴子宫处"埋豆"可以治疗 ( )

A. 不孕　　B. 高血压　　C. 浮肿　　D. 阳痿　　E. 月经不调

三、判断题

1. 面部疾患取合谷是根据辨证取穴的原则。( )

2. 治疗哮喘实证取尺泽、列缺为远部取穴。( )

3. 合谷穴孕妇禁针灸。( )

4. 外关、曲池、合谷都是退热的主穴。( )

5. 列缺、尺泽、合谷、足三里都有止咳定喘的作用。( )

6. 刮痧时要来回刮,用力要均匀适中。( )

7. 对乳汁滞留、产后尿潴留的患者不宜拔罐。( )

8. 补法进针慢而浅,提插重,捻转幅度小。( )

9. 内关直刺1～1.5寸,可行灸法。( )

10. 神阙禁针。( )

11 夹持进针法适用于肌肉丰满部位及长针的进针。( )

12. 小儿及年老体弱者,进针深度易浅。( )

13. 针刺操作时捻转提插幅度大或单向连续捻转可引起滞针。( )

14. 体质虚弱所引起的贫血、心慌、失眠等可用灸法。( )

15. 孕妇的腰部可以施灸。( )

自测试题答案

一、单项选择题

1. D 2. B 3. E 4. A 5. B 6. D 7. E 8. E 9. A 10. C 11. C

二、多项选择题

1. ABCDE 2. ADE 3. ACD 4. ABCDE 5. ABCD 6. ABCDE 7. ABDE 8. ACDE 9. ABCDE 10. ABCDE 11. BCD 12. ABCDE 13. AD 14. AD 15. ABCD 16. ABCE 17. ABCE 18. DE

三、判断题

1. × 2. √ 3. √ 4. × 5. √ 6. × 7. × 8. × 9. × 10. × 11. √ 12. √ 13. √ 14. √ 15. ×

第十章 推拿科护理

基本知识问答

1. 什么叫推拿？

推拿，又称按摩，是在中医基础理论指导下，根据病情，在人体体表特定部位或穴位上，运用各种手法以及某些特定的肢体活动进行按摩，以调节机体生理、病理状态，从而达到疾病防治目的的一种方法。

2. 推拿疗法的适应证。

推拿可应用于骨伤科、外科、内科、妇科、儿科等各科疾病。如伤科的腰椎间盘突出症、颈椎病、软组织急性扭挫伤、慢性劳损、骨质增生、骨折及关节脱位的康复期；外科手术后的粘连；内科的感冒、哮喘、胃痛、腹泻、便秘、失眠、瘫痪等；妇科中的痛经；儿科的消化不良、小儿麻痹后遗症、泄泻、遗尿等。

3. 推拿的禁忌证。

(1)流感、乙脑、脑膜炎、白喉、痢疾以及其他急性传染病的患者。

(2)急性炎症的患者，如急性化脓性扁桃体炎、肺炎、急性阑尾炎、蜂窝组织炎等。

(3)某些慢性炎症如四肢关节结核、脊椎结核、骨髓炎。

(4)有严重心脏病、肝脏病、肾脏病及肺病的患者。

(5)恶性肿瘤、恶性贫血、久病体弱而极度消瘦虚弱的患者。

(6)血小板减少性紫癜或过敏性紫癜的患者。

(7)大面积的皮肤患者或患溃疡性皮炎的患者。

4. 推拿治疗伤筋的原理是什么？

推拿治疗伤筋有独到之处，即通过推拿手法舒筋通络，理筋整复，活血祛瘀，使伤筋部位得到松、顺、动，三者综合起来达到通则不痛的目的。

5. 推拿的介质有哪些？

推拿时常用各种介质，有葱姜水、滑石粉、松节油、麻油、红花油等。应用介质不但可以加强手法作用，提高治疗效果，而且还可起到润滑和保护皮肤作用。

6. 什么叫一指禅推法？其动作要领是什么？

一指禅推法即用大拇指指端螺纹面或偏锋着力于一定的部位或穴位上，运用腕部来回摆动带动拇指关节做屈伸活动，使产生的"力"持续的作用于治疗部位方法。

动作要领:手握空拳,腕部放松,沉肩垂肘悬腕,指实掌虚。压力、频率、摆动幅度要均匀,动作要灵活。手法频率每分钟120~160次。

7. 什么叫㨰法？㨰法的动作要领是什么？

㨰法是由腕关节的伸屈和前臂的旋转协调运动,带动小指掌指关节背侧及部分小鱼际在体表一定部位反复往返㨰动的一种手法。动作要领:操作时,小指掌指关节背侧及部分小鱼际要紧贴体表,肩、臂放松,肘关节微曲约120°,前臂的内外旋及腕关节的伸屈运动要协调,压力、频率、腕臂振动幅度要均匀,动作要有节律,动作过程中不可有移动或跳动现象,每分钟来回摆动120次左右。

8. 什么叫按法？按法的动作要领是什么？

按法分指按法和掌按法。用拇指指端或指腹按压体表,称指按法;用单掌或双掌,也可用双掌重叠按压体表,称掌按法。

动作要领:操作时着力部位要紧贴体表,不可移动,用力要由轻而重,不可用暴力。

9. 什么是点法？点法的动作要领是什么？

点法是用指端或屈指骨突部或肘尖,着力于受术部位或人体穴位上垂直下压的一种手法。

动作要领:操作时要求做到深透,用力大小视受术部位肌肉厚薄程度而定,动作过程用力由弱渐强再由强而弱,反复用力,不可用暴力点压。本法与按法的区别:点法作用面积小,刺激量更大。

10. 什么是捏法？捏法的动作要领是什么？

用手指挤捏手术部位称为捏法,分三指捏和五指捏两种。三指捏是用大拇指与食、中两指夹住受术部位,相对用力挤压;五指捏是用大拇指与其余四指夹住受术部位,相对用力挤压。

动作要领:操作时着力指腹,动作均匀而有节律性,循序而下。

11. 什么叫摩法？摩法的动作要领是什么？

摩法分掌摩、指摩两种。掌摩法是用掌面附着于受术部位上,以腕关节为中心,连同前臂做节律性的环旋运动;指摩法是用食、中、无名指面附着于受术部位上,以腕关节为中心,连同掌、指关节做节律性的环旋运动。

动作要领:操作时,肘关节自然屈曲,腕部放松,指掌自然伸直,动作缓和而协调,频率每分钟120次左右。

12. 什么叫擦法？擦法的动作要领是什么？

擦法是用手掌的大鱼际、小鱼际或掌根部在受术部位上进行直线来回摩擦的一种手法。

动作要领:操作时,腕关节伸直,手指自然分开,以肩关节为支点,上臂带动手掌做前后或上下往返移动,频率每分钟160次。用力适中、持续、均匀,动作仅在体表皮肤,不可带动深层组织,以局部皮肤潮红为度。

13. 什么叫推法？推法的动作要领是什么？

推法是用指、掌或肘着力于受术部位，并进行单方向直线移动的一种手法。

动作要领：操作时，指、掌或肘要紧贴体表，用力要稳，速度要缓慢、均匀。

14. 什么叫揉法？揉法的动作要领有哪些？

揉法是用掌根、大鱼际或手指指腹在体表做环形运动，以带动皮下组织回旋运动的一种手法。分掌揉、指揉两种。

动作要领：操作时以掌或指为着力点紧贴体表，腕部放松，以肘为支点，前臂主动摆动，带动腕部使掌或指做环形运动。动作要协调、用力，以使皮下组织随之回旋运动为度。操作过程要持续、均匀、柔和而有节律，频率每分钟约120次。

15. 什么叫拍法？拍法的动作要领有哪些？

拍法是将手指自然并拢、掌指关节微屈形成虚掌拍打体表的一种手法。

动作要领：操作时，用力要均匀，拍打要平衡而有节律性，不可用暴力拍打。

16. 肘骨外上髁炎有哪些的临床表现？可以用哪些治疗手法？

肘骨外上髁炎（或称网球肘）表现为肘后外侧酸痛，尤其在做旋转、背伸、提、端、推等动作时疼痛更为剧烈，同时沿伸腕肌向下放射，局部呈轻微肿胀，前臂旋转及握物无力，治宜舒筋活血，多采用滚、按、揉、弹、拨等手法。

17. 落枕的病因病机是什么？临床表现有哪些？可用哪些推拿手法？

落枕多因睡眠时姿势不正，枕头过高或过低，使一侧肌群在较长时间内处于过度伸展状态而发生痉挛，或因颈部感受风寒，致使局部经络阻塞，气血失调，少数因颈部突然扭转，肩部负重，致使部分肌肉扭伤或发生痉挛。临床表现为颈项部一侧肌肉紧张，痉挛，强硬，头部转动不利，动则疼痛加剧，向患侧旋转时更为明显，严重者疼痛可牵引肩背部，患者头向患侧偏斜，呈强迫体位。治疗多采用滚法、一指禅推法、摇法以及按拿风池、风府、风门、肩井、天宗等。

18. 急性腰扭伤的临床表现有哪些？常选用哪些穴位及治疗手法？

急性腰扭伤临床表现为腰部剧痛，活动不便，坐卧翻身困难，甚至不能起床、咳嗽、深呼吸时疼痛加重，部分患者损伤数小时或1~2日才发生症状。扭伤早期绝大多数患者都有明显的压痛点，一般压痛点即为损伤部位。肌肉痉挛主要发生于骶棘肌和臀大肌，这是对疼痛的一种保护性反应，可为单侧或双侧。脊柱生理曲线常发生改变，腰脊柱多向患侧倾斜。常取腰阳关、肾俞、委中，采用滚法、按法、揉法、擦法、弹拨法及腰部被动活动等法予以治疗。

19. 治疗腰椎间盘突出症的有哪些常用手法？

解除腰臀部肌肉痉挛时宜采用轻柔的滚、按等手法；拉宽椎间隙，降低盘内压力时宜采用手法或机械进行骨盆牵引；增加椎间盘外压力时宜采用按法和扳法；调整后关节，松解粘连时宜采用腰部斜板法或旋转复位法；促使损伤的神经根恢复功能时宜采用滚、按、点、揉、拿等手法。

20. 什么叫漏肩风？可选用哪些穴位和手法？

漏肩风是以肩关节疼痛和功能障碍为主要症状的常见病，女性多于男性，发病年龄在50岁左右，又称"五十肩""冻结肩"，常用穴位为合谷、曲池、缺盆、肩髃、肩贞、肩井、天宗等，主要推拿手法为滚法、一指禅推法、点法、按法、拿法、扳法、拔伸法、摇法、抖法、搓法等。

21. 推拿治疗胆囊炎的原则是什么？可选用哪些手法？

推拿治疗胆囊炎的原则是疏肝理气，舒筋活络，解经止痛。取胸7～胸10右侧背部压痛点和两侧胆囊穴，用点法和按法在上述部位重点刺激2～3分钟，然后沿背部两侧膀胱经用滚法治疗6分钟，按胆俞、肝俞、膈俞各1分钟，擦背部膀胱经，以透热为度，最后揉两侧章门、期门穴各1分钟。

22. 呃逆应怎样辨证施治？

按、揉缺盆穴，以酸胀为度，按、揉膻中半分钟，以顺时针摩腹（以中脘穴为重点）6～8分钟，取背部膀胱经，用一指禅推法治疗3～4遍（重点在膈俞、胃俞），最后搓背部及两胁。胃中寒冷者加摩腹部气海穴2分钟，横擦左侧背部，以透热为度。胃中燥热者加横擦八卦，以透热为度，按、揉足三里、大肠俞，以酸胀为度。气郁痰阻者加按、揉中府、云门、膻中、章门、期门、肺俞、肝俞、膈俞、胃俞，均以酸胀为度，按、揉内关、丰隆、足三里，以酸胀为度。正气亏虚者加横擦左侧背部脾胃区域，直擦督脉，以透热为度，按、揉内关、足三里各半分钟。

23. 心脾两虚型失眠有哪些临床表现？可选取哪些穴位和治疗手法？

临床表现为多梦易醒，心悸健忘，神疲乏力，饮食无味，面色少华，舌淡苔薄，脉细弱。取穴为印堂、神庭、睛明、攒竹、太阳、角孙、风池、肩井，加心俞、肝俞、肾俞、小肠俞、足三里。治疗手法为一指禅推法、揉法、抹法、按法、扫散法、拿法、横擦左侧背部及直擦背部督脉。

24. 气厥有哪些临床表现？应选取哪些穴位及治疗手法？

实证者患者形体壮实，多由情绪刺激诱发，表现为突然昏倒，口噤握拳，胸膈喘满，四肢厥冷，舌苔薄白，脉浮或沉弦。虚证者平素身体虚弱，多由惊恐、过度疲劳、睡眠不足或饥饿受寒所诱发，表现为眩晕昏倒，面色苍白，汗出肢冷，气息低弱，脉象沉微。取穴为水沟、百会、太阳、合谷、曲池、中府、膻中、期门、心俞、脾俞、胃俞。手法为掐法、按法、拿法、摸法、搓法、摩法及按揉肝俞和膈俞，斜擦两侧胁肋。

25. 小儿推拿常用哪些手法？常用哪些递质？

小儿推拿常用的手法有推法、揉法、按法、摩法、掐法、捏法、运法等。常用递质有葱姜汁、滑石粉、麻油、冬青膏等。葱姜汁能增强温热发散的作用，用于治疗虚寒证。滑石粉一般在夏季应用。夏季易出汗，在出汗部位运用手法容易造成皮肤破损，用滑石粉可保护患者及医者的皮肤。麻油用于擦法，可增强透热效果。冬青膏用于擦法或按法，可增强透热效果。另外，如松节油、舒筋活络药水、红花油等均可应用，无毒性的植物油也可因地制宜地运用。

26. 小儿外感发热有哪些临床表现？可选用哪些推拿方法？

外感发热分为风寒证和风热证。风寒证临床表现为发热、怕冷、无汗、鼻塞、流清涕、苔薄白、指纹鲜红；风热证临床表现为发热、微汗出、咽痛、鼻流黄涕、苔薄黄、指纹红紫。常用推拿方法为推攒竹，揉太阳，推坎宫，揉迎香，退三关，清天河水，退六腑，揉肺俞。风寒者去退六腑，重退三关，揉外劳宫，按揉风池。风热者去退三关，重退六腑，清肺经，揉大椎，热盛者加推脊。

27. 小儿寒湿性和伤食性腹泻各有哪些临床表现？治则、推拿手法及护理要点有哪些？

寒湿性腹泻临床表现为大便清稀多沫，色淡不臭，肠鸣腹痛，面色淡白，口不渴，小便清长，苔白腻，脉濡，指纹色红。治宜温中散寒，化湿止泻。推拿方法为补脾经，推三关，补大肠、揉外劳宫，揉脐，推上七节骨，揉龟尾，揉足三里。

伤食泻临床表现为腹痛胀满，泻前哭闹，泻后痛减，大便量多而酸臭，口臭纳呆，或伴呕吐酸馊，苔厚或垢腻，脉滑。治宜消食导滞，和中助运。推拿方法为补脾经，清大肠，揉板门，运内八卦，揉中脘，摩腹，揉天枢，揉龟尾。

护理要点：①认真观察病情，注意患儿的休息。②患儿每次便后用温水洗肛门，勤换尿布。③伤食者适当控制饮食，哺乳儿要适当减少每次哺乳时间，延长间隔时间，较大的小儿给予米汤及稀粥。④恢复期要重营养，逐渐增加易消化的食物。进食哺乳要尽量做到定时定量，合理安排。⑤注意保暖，避免受凉，尤其是小儿腹部，或尾骶部。⑥增添副食品不宜太快，品种不宜太多。⑦在热天或患病期间不宜断奶。

28. 小儿夜啼的辨证分型及治疗方法各有哪些？

小儿夜啼分脾脏虚寒型、心经极热型、惊骇恐惧型和乳食积滞型。脾脏虚汗型应温中健脾，治以补脾经，推三关，摩腹，揉中脘。心经极热型应清心导赤，治以清心经，清小肠，清天河水，揉总筋，揉内劳宫。惊骇恐惧型应镇静安神，治以推攒竹，清肝经，揉小天心，揉五指节。乳食积滞型应消食导滞，治以清补脾经，清大肠，摩腹，揉中脘，揉天枢，揉脐。

29. 小儿急惊风的临床表现和治疗手法各有哪些？

临床表现为高热(39℃以上)，面红唇赤，气急鼻煽，烦躁不安，啼无涕泪，甚者神志昏迷，两目上视，牙关紧闭，脊背强直，四肢抽搐，颤抖等。根据急则治其标的原则，宜掐人中，拿合谷，掐十宣，拿肩井。止抽搐时拿合谷、曲池、肩井，揉百会，拿承山、委中。角弓反张时拿风池、肩井，推天柱骨，推脊，按阳陵，拿承山。导痰化痰时清肺经，推揉膻中，揉天突，揉中脘，搓摩胁肋，揉丰隆。消食导滞时补脾经，清大肠，揉板门、中脘、天枢，摩腹，按擦足三里，推下七节骨。清热时清脾经、心经、肺经、天河水，退六腑，推脊。

30. 小儿推拿常用穴位的操作位置、操作方法和主治各有哪些？

（1）攒竹（天门）

操作位置：两眉中间至前发际成一条直线

操作方法:两拇指自下而上交替直推30～50次,称为推攒竹。

主治:发热、头痛、感冒、精神萎靡、惊啼不安。

(2)坎宫

操作位置:自眉头起沿眉向眉梢成一横线。

操作方法:两拇指自眉心向眉梢分推30～50次,称为推坎宫。

主治:外感发热、头痛、惊风、目赤痛。

(3)天柱骨

操作位置:颈后发际正中至大椎穴成一条直线。

操作方法:用拇指或食指和中指自上而下直推100～500次,或用汤匙边蘸水自上而下刮,刮至皮肤轻度瘀血即可。

主治:呕恶、项痛、发热、惊风、咽痛等。

(4)胁肋

操作位置:从腋下两胁至天枢处。

操作方法:以两手掌从两胁腋下搓摩至天枢处50～100次,称为搓摩胁肋。

主治:胸闷、胁痛、痰喘、气急、痞积、肝脾大等。

(5)腹

操作位置:腹部。

操作方法:沿肋弓角边缘或自中脘至脐向两旁分推100～200次,称分推腹阴阳;用掌或四肢摩5分钟,称摩腹。

主治:腹痛腹胀、消化不良、恶心呕吐等。

(6)七节骨

操作位置:第4腰椎至尾椎骨端(长强穴)成一直线。

操作方法:用拇指桡侧或食指和中指面向下直推100～300次,分别称为推上七节骨和推下七节骨。

主治:泄泻、便秘、脱肛。

(7)龟尾

操作位置:尾椎骨端。

操作方法:用拇指指端或中指端揉100～300次,称揉龟尾。

主治:泄泻、便秘、遗尿、脱肛。

(8)脾经

操作位置:拇指桡侧赤白肉际自指尖至拇指根成一直线。

操作方法:旋推或将患儿的拇指屈曲,循拇指桡侧边缘向掌根方向直推为补,称补脾经;由指根螺纹面向指根方向直推为清,称清脾经。补、清脾经统称推脾经,推100～500次。

主治:腹泻、便秘、痢疾、食欲不振、黄疸等。

(9)肝经

操作位置:食指末节螺纹面。

操作方法:旋推为补,称补肝经,向指根方向直推为清,称清肝经。用拇指指端或中指端揉100～300次,称揉龟尾。补、清肝经统称推肝经,推100～500次。

主治:烦躁不安、惊风、目赤、五心烦热、口苦、咽干等。

(10)心经

操作位置:中指末节螺纹面。

操作方法:旋推为补,称补心经,向指根方向直推为清,称清心经。补、清心经统称推心经,推100～500次。

主治:高热神昏、五心烦热、口舌生疮、小便赤涩、惊啼不安。

(11)肺经

操作位置:无名指末节螺纹面。

操作方法:旋推为补,称补肺经,向指根方向直推为清,称清肺经。补、清肺经统称推肺经,推100～500次。

主治:感冒、发热、咳嗽、胸闷、气喘、虚汗、脱肛等。

(12)肾经

操作位置:小指末节螺纹面。

操作方法:由指根向指尖方向直推为补,称补肾经,向指根方向直推为清,称清肾经。补、清肾经统称推肾经,推100～500次。

主治:先天不足、久病体虚、肾虚腹泻、遗尿、虚喘、膀胱蕴热、小便淋沥刺痛等。

(13)大肠

操作位置:食指桡侧缘,自食指尖至虎口成一直线。

操作方法:以食指尖直推虎口为补,称补大肠,反之为清,称清大肠。补、清大肠经统称推大肠,推100～300次。

主治:腹泻、脱肛、痢疾、便秘等。

(14)小肠

操作位置:小指尺侧边缘,自指尖到指根成一直线。

操作方法:从指尖推向指根为补,称补小肠,反之为清,称清小肠。补、清小肠统称推小肠,推100～300次。

主治:小便赤涩、水泻、遗尿。

(15)板门

操作位置:手掌大鱼际平面。

操作方法:以指端揉,称揉板门或运板门;用大拇指由拇指根推向腕横纹,称为推板门。推100～300次。

主治:食积、腹胀、食欲不振、呕吐、腹泻、气喘、嗳气。

(16)内劳宫

操作位置:掌中心,屈指时中指、无名指之间中点

操作方法:以中指端揉 100～200 次,称揉内劳宫;自小指根起经掌小横纹、小天心、至内劳宫运 10～30 次,称运内劳宫(水底捞月)

主治:发热、烦渴、口疮、齿龈糜烂、虚烦内热等。

(17)内八卦

操作位置:手掌面,以掌心为圆心,从圆心至中指根横纹约 2/3 处为半径处所作圆周处。

操作方法:用运法,以拇指或中指顺时针方向运 100～300 次称运内八卦。

主治:咳嗽、痰喘、胸闷、纳呆、腹胀呕吐。

(18)小天心

操作位置:大小鱼际交接凹陷中。

操作方法:以中指端揉,称揉小天心;以拇指甲掐,称掐小天心;以中指尖或屈曲的指间关节捣,称捣小天心;揉 100～300 次。

主治:惊风、抽搐、烦躁不安、夜啼、小便赤涩、斜视、目赤痛、疹痘欲出不透。

(19)二扇门

操作位置:掌背中指根本节两侧凹陷处。

操作方法:以拇指甲掐 5 次,称掐二扇门;以食指和中指按揉 100～500 次,称揉二扇门。

主治:惊风抽搐、身热无汗。

(20)外劳宫

操作位置:掌背中与内劳宫相对处。

操作方法:用揉法揉 100～300 次,称揉外劳宫;用掐法掐 5 次,称掐外劳宫。

主治:风寒感冒、腹痛腹胀、肠鸣腹泻、痢疾、脱肛、遗尿、疝气。

(21)三关

操作位置:前臂桡侧,阳池至曲池穴成一直线。

操作方法:用拇指桡侧面或食指和中指螺纹面自腕推向肘 100～300 次,称推三关。

主治:气血虚弱、病后体虚、阳虚肢冷、腹痛腹泻、斑疹白痦、疹出不透以及伤风感冒等一切虚寒病。

(22)清天河水

操作位置:前臂掌面正中,总筋至洪池(曲泽)成一直线。

操作方法:用食指和中指指面自腕推向肘 100～300 次,如清(推)天河水;用食指和中指蘸水自总筋处一起一落弹打,如弹琴状,直至洪池,同时一面用口吹气随之 100～300 次,称打马过天河。

主治:外感发热、潮热、内热、烦躁不安、口渴、弄舌、惊风等一切热证。

(23)六腑

操作位置：前臂尺侧，阳池至肘成一直线。

操作方法：用拇指面或食指和中指指面自肘推向腕100～300次，称退六腑或推六腑。

主治：一切实热病证、高热、烦渴、惊风、鹅口疮、咽痛、腮腺炎和大便秘结等。

(24)总筋

操作位置：掌后横纹中点。

操作方法：按揉本穴100～300次，称揉总筋；用拇指甲掐5次，称掐总筋。

主治：惊风、抽搐、夜啼、口舌生疮、潮热、耳痛。

自测试题

一、单项选择题

1. 擦法是指 （　　）

A. 用肘部在受术部位来回摩擦的一种手法。

B. 擦法是用手掌的大鱼际、小鱼际或掌根部在受术部位进行直线来回摩擦的一种手法。

C. 擦法是用手掌的大鱼际、小鱼际或掌根部在受术部位进行圆形运动摩擦的一种手法。

D. 擦法是用手掌的大鱼际、小鱼际或掌根部在受术部位进行弧线样的摩擦手法。

E. 擦法是用手指在受术部位进行直线运动的一种手法。

2. 成人手法的基本要求是 （　　）

A. 轻快柔和，平稳着实　　　　　　　B. 持久、有力、均匀柔和、血运深透

C. 持久、有力、平稳、深透　　　　　D. 柔和、平稳、不浮不滞

E. 用较缓慢而柔和的节律性操作

3. 推法中刺激最强的手法是 （　　）

A. 指推法　　B. 掌推法　　C. 肘推法　　D. 分推法　　E. 直推法院

4. 扫散法主要用于 （　　）

A. 头部颞侧　　B. 太阳穴　　C. 头顶　　D. 前额　　E. 枕部

5. 具有保健作用的要穴是 （　　）

A. 足三里　　B. 阴陵泉　　C. 曲池　　D. 百会　　E. 合谷

6. 有关拍法正确的是 （　　）

A. 操作时手指自然并拢，掌指关节微屈　　　B. 操作时用力快速而短暂

C. 操作时用腕关节伸屈运动拍打　　　　　　D. 操作时频率稍高，着力稍重

E. 操作时频率越慢越好

7.抖法的要求是 （ ）
A.幅度大、频率快 B.幅度大、频率慢
C.幅度小、频率快 D.幅度小、频率慢
E.以上都不对

二、多项选择题

1.推拿疗法的适应证 （ ）
A.腰椎间盘突出症 B.软组织急性扭挫伤
C.骨质增生 D.骨折及关节脱位的康复期
E.腹泻

2.推拿的禁忌证 （ ）
A.瘫痪 B.各种恶性肿瘤
C.内脏器质性病变 D.极度疲劳或酒醉
E.急性传染病

3.一指禅推法动作要领 （ ）
A.大拇指指端螺纹面或偏锋着力于穴位,运用肘部来回摆动带动拇指关节做屈伸活动
B.手握空拳,腕部放松
C.沉肩、垂肘悬腕
D.指实掌虚
E.压力、频率、摆动幅度要均匀

4.㨰法的动作要领是 （ ）
A.㨰法是反复往返㨰动的一种手法
B.肘关节微曲约180度
C.压力、频率、腕臂振动幅度要均匀
D.动作过程中不可有移动或跳动现象
E.每分钟来回摆动120次左右

5.实施推拿疗法的目的是 （ ）
A.促进组织修复 B.健脾和胃
C.保健强身、预防疾病 D.调整阴阳
E.复缓解各种急慢性病患

三、判断题

1.给小儿推拿时,掐拿捏等重手法多在最后使用。 （ ）
2.揉法是用掌根在体表做直线运动,以带动皮下组织回旋运动的一种手法。（ ）
3.拍法是将手指自然并拢、掌指关节微屈形成虚掌拍打体表的一种手法。 （ ）

4. 推拿手法要求在操作中突然用力、均匀,才能有效。 （ ）
5. 弹法这种推拿手法适用于全身各部位,尤以头面部和胸腹部最为常用。（ ）
6. 以拇指或中指指端在一定穴位上由此往彼呈弧形或环形推动,这种推拿手法称为揉法。 （ ）
7. 在拿法中,用力应由轻到重。 （ ）
8. 在按摩中,加入少量按摩膏可起到祛暑除热的作用。 （ ）
9. 按印堂至百会法时,应按压印堂、百会3～5次。 （ ）
10. 梳理头皮法术后,受术者感到头脑轻松舒适、精神焕发。 （ ）
11. 拿揉颈肌法时,术者应以指端着力,避免抠法造成皮肤破损。 （ ）
12. 背部按揉法时,体壮者、久病者可重揉。 （ ）
13. 按摩师的职业道德是指按摩师在从事按摩工作过程中,应遵循的与按摩职业相适应的行为规范。 （ ）
14. 使关节做被动的环转活动叫摇法。 （ ）
15. 在肺区或肾区慎用击法。 （ ）
16. 按摩手法要求持久、有力、均匀、柔和、深透。 （ ）
17. 补法是使用重手法。 （ ）
18. 摩法的作用有疏肝理气、健脾和胃、疏散风寒、活血散瘀。 （ ）
19. 拿法具有舒筋通络,消除肌肉酸胀和精神疲劳的作用。 （ ）
20. 捏法具有解痉止痛,疏肌理筋、调和气血的作用。 （ ）
21. 有节律的轻柔手法有较好的镇静安神作用。 （ ）
22. 抹法可以是直线运动,也可以是弧线运动。 （ ）
23. 滑石粉的作用是减少按摩时与皮肤的摩擦。 （ ）

自测试题答案

一、单项选择题
1．B 2．B 3．C 4．A 5．A 6．A 7．C
二、多项选择题
1．ABCDE 2．BCDE 3．BCDE 4．ACDE 5．ACE
三、判断题
1．√ 2．× 3．√ 4．× 5．× 6．× 7．√ 8．√ 9．√ 10．√ 11．√ 12．× 13．√ 14．√ 15．√ 16．√ 17．× 18．√ 19．√ 20．√ 21．√ 22．√ 23．√

第十一章 眼科护理

基本知识问答

1. 试述眼球壁各层解剖、组织及其基本功能。

眼球壁分三层：纤维膜层、葡萄膜层、视网膜层。

（1）纤维膜层由角膜和巩膜组成，作用是保护眼内组织、维持眼球形状，角膜还有透光、屈光的作用。

（2）葡萄膜层由虹膜、睫状体和脉络膜组成，虹膜主要作用是通过瞳孔的大小调节进入眼内的光量，睫状体的主要作用是产生房水和调节晶状体的屈光力，还有葡萄膜巩膜途径的房水外流作用，脉络膜的主要作用是供应视网膜外层营养，眼部温度调节，遮光和暗房的作用。

（3）视网膜的主要作用是感光成像。

2. 简述房水循环途径。

房水循环途径：睫状体产生，进入后房，越过瞳孔到达前房，再从前房角的小梁网进入 Schlemm 管，然后通过集液管和房水静脉，汇入巩膜表面的睫状前静脉，回流到血液循环。另有少部分从房水的睫状带经由葡萄膜巩膜途径引流（占 10%～20%）和通过虹膜表面隐窝吸收（约占 5%）。

3. 试述沙眼的分期和并发症。

分期：Ⅰ期，进行活动期；Ⅱ期，退行期；Ⅲ期，完全瘢痕期。

并发症：睑内翻及倒睫，上睑下垂，睑球粘连，实质性角结膜干燥症，慢性泪囊炎，角膜浑浊。

4. 试述结膜炎的治疗原则。

结膜炎在治疗时，首先应去除病因。治疗以局部给药为主，必要时可辅以全身用药。急性结膜炎切勿包扎患眼。具体为：①滴眼液滴眼；②眼药膏涂眼；③冲洗结膜囊；④全身治疗。

5. 试述角膜炎的治疗原则。

①去除病因；②选用敏感的抗生素进行治疗；③严格掌握应用糖皮质激素的适应证；④扩瞳治疗；⑤治疗性角膜移植术。

6. 简述急性闭角性青光眼的临床分期。

(1)临床前期及先兆期:无任何自觉症状,但前房很浅,青光眼激发试验阳性者,称临床前期。急性发作前的小发作,每次发作多有诱因。常有虹视、眼胀痛、头痛、恶心等症状,经充分休息或睡眠后可缓解称先兆期。

(2)急性发作期:眼压急剧升高,混合性充血,角膜水肿如雾状,前房浅,瞳孔散大,房角闭塞,剧烈头痛,眼胀,视力严重下降甚至失明。

(3)缓解期:急性发作后用药物治疗或自然缓解者,伴药48小时之后眼压正常,房角检查大部分重开放,视力部分或完全恢复。此期及时施行周边虹膜切除术,可防止急性发作。

(4)慢性期:急性发作后未经适当治疗,眼压中度升高,房角部分闭塞,晚期可见视野及眼底损害。

(5)绝对期:持续高眼压,导致失明。

7. 试述眼外伤的处理原则。

(1)如同时有休克、大出血及重要脏器损伤时,应由有关科室首先抢救生命。

(2)如发生化学伤,应争分夺秒用大量水冲洗眼部。

(3)对于开放性损伤,应注射抗破伤风血清。

(4)眼球穿通伤时,切忌挤压眼球。如合并眼睑裂伤,应先修复眼球后再缝合眼睑。

(5)合理应用抗生素,眼内感染时可采取玻璃体内注药,同时全身应用抗生素治疗。

8. 试述眼内异物的诊断方法。

诊断时主要根据以下几项:①有无外伤史;②注意有无眼球贯通伤;③寻找异物的痕迹;④眼内异物可致视网膜损伤,常为出血斑或包裹异物的机化团;⑤注意是否出现眼内异物的并发症,如眼铁质沉着症、眼铜质沉着症、白内障、虹膜睫状体炎。

一些特殊检查可用于眼内异物的诊断:①磁性实验法;②超声波检查法;③X线摄片、CT、MRI等影像学检查法;④化学分析法。

9. 试述白内障手术的并发症。

(1)术中并发症有:浅前房或无前房、眼内组织损伤、后囊膜破裂、玻璃体脱出、暴发性脉络膜术出血。

(2)术后并发症有:角膜水肿及失代偿、虹膜睫状体炎、前房积血、术后高眼压、眼内炎、后发性内障、角膜散光、视网膜脱离,以及与IOL植入有关的并发症;IOL偏心、瞳孔夹持、IOL沉着物、IOL脱位、间歇性接触综合征、葡萄膜炎-青光眼-前房积血综合征、屈光异常。

10. 简述白塞病的四项指征。

①反复发作的口腔黏膜溃疡;②皮肤结节样红斑,皮下栓塞性静脉炎及皮肤刺激性过敏等;③生殖器溃疡;④复发性前房积脓性虹膜睫状体炎及脉络膜视网膜炎等。

11. 试述滴眼药水的注意事项。

(1)滴药前应洗净双手,防止交叉感染。

(2)严格执行查对制度,防止散瞳、缩瞳及腐蚀性药物的错滴。

(3)操作轻柔,对外伤、手术后和角膜溃疡的患者尤应注意。

(4)如同时需滴数种药物时,每次需间隔2~3分钟,应先滴眼药水,后涂眼膏;先滴刺激性弱的药物,后滴刺激性强的药物。

(5)眼内滴用毒性强的药物(如毒扁豆碱等)时,应用棉球压迫泪囊部2~3分钟,防止药液经泪道流入泪囊,经鼻腔黏膜吸收后引起中毒反应。

(6)易沉淀的混悬液,滴药前要充分摇匀。

(7)正常结膜囊容量为0.02 mL,滴眼药每次1滴即可。

12. 何谓近视眼?近视眼分几种?

近视眼是眼在调节松弛状态下,平行光线经眼的屈光系统屈折后焦点落在视网膜之前,在视网膜上形成一个弥散环,所以看远处目标模糊不清。近视眼分为轻、中、重三种,轻度近视指 -3.00 D 一下;中度近视指 -3.00 D ~6.00 D;高度近视指 -6.00 D 以上。

13. 试述正常眼压及测量方法。

正常眼压为1.3~2.8 kPa。测量眼压的方法有指触法和眼压计测量法两种。

14. 急性虹膜睫状体炎、急性结膜炎、急性闭角性青光眼的临床特点各有哪些?

(1)急性虹膜睫状体炎:①视力减退;②角膜后有沉着物;③瞳孔变形;④无分泌物;⑤睫状体充血。

(2)急性结膜炎:①视力不减退;②角膜无损害;③瞳孔无变化;④分泌物增多,呈黏液性、脓性;⑤睑结膜、穹窿结膜充血。

(3)急性闭角性青光眼:①视力急剧减退;②角膜水肿,成雾状混浊;③瞳孔椭圆形散大;④无分泌物;⑤睫状体充血。

15. 什么是白内障?简述老年去皮质性白内障的分期及最佳手术期。

透明的晶状体由于某种原因变混浊者称为白内障。

老年性白内障分为初发期、未成熟期、成熟期、过成熟期;成熟期为最佳手术期。

16. 何谓沙眼,怎样防治?

(1)沙眼是沙眼衣原体感染引起的慢性传染性结膜角膜炎。表现为结膜、角膜上皮和皮下组织的慢性增殖性炎症。

(2)沙眼的防治:①大力开展卫生宣传教育,把沙眼的危害性及防治方法向群众广泛宣传。②搞好个人卫生,控制沙眼传播途径的各个环节,提倡一人一巾,沙眼患者的洗脸用具与健康人分开使用。③局部滴药必须持久,用15%磺胺醋酰钠、0.25%氯霉素、0.5%四环素和0.1%利福平药水或药膏。④对滤泡及乳头较重的患者可采用滤泡压榨术或乳头摩擦法。

17. 试述原发性青光眼的分类及治疗原则。

原发性青光眼分为闭角型青光眼和开角型青光眼两大类。

(1)闭角性青光眼:①应先用缩瞳剂及碳酸酐酶房水抑制剂或高渗剂等迅速降低眼压。②以虹膜根部切除术、小梁切除术或激光虹膜根部打孔手术治疗。

(2)开角型青光眼:先用药物治疗,若用各种药物而且在最大药量情况下,眼压仍不能控制者,考虑手术治疗。

18.试述阿托品和毛果芸香碱在眼病中的应用。

(1)阿托品:用于治疗虹膜睫状体炎,使瞳孔充分散大,以防止虹膜与晶状体粘连而发生瞳孔闭锁。降低眼内血管壁的通透性,达到消炎的目的,并可解除睫状肌的痉挛,减少疼痛。

(2)毛果芸香碱(匹罗卡品):用于治疗青光眼。使瞳孔缩小,开放前房角,降低眼内压。

19.试述球后注射的目的。

(1)将药物注入球后,使药物在眼球后段直接发生作用。

(2)内眼手术前,采用球后注射法进行麻醉,以阻滞睫状神经节。

20.试述角膜移植术的护理。

(1)角膜移植手术前护理:同眼内手术前护理常规。主要内容包括:①首先要观察患者有无感冒、咳嗽和发热等全身症状以及面颈部疖肿,口、耳、鼻等器官病灶感染,如有异常应积极治疗。②向患者说明手术情况,解除思想顾虑,积极配合治疗。③常规滴抗生素眼药水。④术前1日剪睫毛。术前用生理盐水冲洗结膜囊3次,并做个人卫生护理。⑤手术前滴1%毛果芸香碱液缩瞳。

(2)角膜移植手术后的护理:①注意排斥反应,角膜内皮排斥一般发生在术后10~15日,观察角膜上有无白色排斥线及角膜有无新生血管、浑浊和水肿。②滴眼药前要用肥皂水洗手。用无菌棉签轻牵下睑,将药水滴入下穹隆,不要直接滴在角膜上。用0.5%庆大霉素每日4次滴眼;用0.1%泼尼松滴眼,每小时1次,连续3周,以后逐渐减量,可预防排斥反应;用0.5%噻替哌每天2次滴眼,可减少新生血管;用1%速散或1%阿托品滴眼,可活动瞳孔,防止虹膜粘连。③睡前戴好金属眼罩,防止角膜碰伤。④嘱患者勿用力眨眼,勿做剧烈活动或过度低头弯腰动作,以免碰伤术眼,并应防止呛咳和便秘。

自测试题

一、单项选择题

1.下列与眼球壁组成无关的一项是 （　　）
  A.纤维膜　　B.葡萄膜　　C.鞘膜　　D.视网膜　　E.角膜
2.下列组织中,属于葡萄膜的是 （　　）
  A.视网膜　　B.角膜　　C.虹膜　　D.巩膜　　E.晶状体
3.房水是由下列哪一项形成的? （　　）
  A.睫状体　　B.脉络膜　　C.小梁网　　D.虹膜　　E.视网膜

4. 房水不经下列哪一途径回流? （   ）
   A. 小梁网　　　　　　　　　　　　　B. 视网膜表面
   C. 虹膜表面　　　　　　　　　　　　D. 葡萄膜巩膜途径
   E. 睫状前静脉

5. 眼科常见的 RNA 病毒是 （   ）
   A. 腺病毒　　　　　　　　　　　　　B. 单纯疱疹病毒
   C. 人乳头状瘤病毒　　　　　　　　　D. E-B 病毒
   E. 柯萨奇病毒

6. 治疗结膜炎首要的是 （   ）
   A. 眼药膏涂眼　B. 冲洗结膜囊　C. 滴眼液滴眼　D. 去除病因　E. 全身疗法

7. 沙眼病损最显著的部位是 （   ）
   A. 下睑结膜　　　　　　　　　　　　B. 上睑结膜和结膜上穹部
   C. 半月皱襞　　　　　　　　　　　　D. 球结膜
   E. 角膜

8. 沙眼治疗疗程至少为 （   ）
   A. 4~8 周　　B. 2~4 周　　C. 6~12 周　　D. 10~12 周　　E. 12~14 周

9. 结膜炎最基本的特征是 （   ）
   A. 结膜水肿　B. 结膜出血　C. 结膜溃烂　D. 分泌物增多　E. 结膜充血

10. 处理眼外伤首先应该注意 （   ）
    A. 有无休克和重要器官损伤　　　　　B. 有无眼球穿通伤
    C. 有无眼球破裂　　　　　　　　　　D. 有无眼内出血
    E. 有无感染

11. 下列有关眼外伤的处理原则,错误的是 （   ）
    A. 有生命危险时先抢救生命
    B. 对于化学损伤,应争分夺秒用大量水冲洗眼部
    C. 如合并眼睑裂伤,应先缝合眼睑再修复眼球
    D. 眼球穿通伤时,切忌挤压眼球
    E. 合理应用抗生素,眼内感染时可采取玻璃体内注药,同时全身应用抗生素治疗。

12. 眼内异物摘除的主要目的 （   ）
    A. 重建和恢复视功能　　　　　　　　B. 为摘除眼内异物
    C. 防止眼球萎缩　　　　　　　　　　D. 预防交叉性眼炎
    E. 防止睑球粘连

13. 下列哪项不是结膜炎的并发症 （   ）
    A. 睑内翻及倒睫　　　　　　　　　　B. 角膜散光

C. 睑球粘连　　　　　　　　　　D. 实质性角结膜干燥症

E. 上睑下垂

14. 下列哪项不是青光眼急性发作期的特点　　　　　　　　　　（　　）

A. 眼压急剧升高　　　　　　　　B. 混合性充血

C. 角膜水肿如雾状　　　　　　　D. 房角闭塞

E. 虹视

15. 白内障手术的术后并发症除哪项外　　　　　　　　　　　　（　　）

A. 前房积血　　　　　　　　　　B. 角膜水肿及失代偿

C. 虹膜睫状体炎　　　　　　　　D. 浅前房或无前房

E. 术后高眼压

16. 老年皮质性白内障的最佳手术期是　　　　　　　　　　　　（　　）

A. 未成熟期　　B. 初发期　　C. 成熟期　　D. 过熟期　　E. 过成熟期

17. 急性虹膜睫状体炎最重要的局部治疗方法为　　　　　　　　（　　）

A. 1% 阿托品扩瞳　　　　　　　B. 抗感染

C. 1% 毛果芸香碱缩瞳　　　　　D. 使用高渗脱水药

E. 以上均是

18. 沙眼是由哪一种微生物所引起的传染性结膜角膜炎　　　　（　　）

A. 细菌　　　B. 病毒　　　C. 立克次体　　D. 衣原体　　E. 螺旋体

19. 下列哪项不是阿托品在眼病中的应用　　　　　　　　　　　（　　）

A. 用于治疗虹膜睫状体炎　　　　B. 解除睫状肌痉挛

C. 用于治疗青光眼　　　　　　　D. 降低眼内血管壁的通透性

E. 防止虹膜与晶状体粘连

二、多项选择题

1. 组成眼球壁的是　　　　　　　　　　　　　　　　　　　　（　　）

A. 纤维膜　　B. 鞘膜　　C. 葡萄膜　　D. 视网膜　　E. 玻璃体

2. 组成葡萄膜的是　　　　　　　　　　　　　　　　　　　　（　　）

A. 虹膜　　　B. 睫状体　　C. 视网膜　　D. 脉络膜　　E. 角膜

3. 脉络膜的作用有　　　　　　　　　　　　　　　　　　　　（　　）

A. 产生房水　　　　　　　　　　B. 营养视网膜的外层

C. 屈光调节　　　　　　　　　　D. 眼球遮光和暗房作用

E. 感光作用

4. 房水排出的通道有　　　　　　　　　　　　　　　　　　　（　　）

A. 前房角　　　　　　　　　　　B. 虹膜表面吸收

C. 葡萄膜巩膜途径　　　　　　　D. 晶状体

E. 视网膜

5. 房水经下列哪项途径回流 （　　）

　A. 小梁网　　　　　　　　　　　　B. 虹膜表面

　C. 视网膜表面　　　　　　　　　　D. 葡萄膜巩膜途径

　E. 晶状体

6. 急性结膜炎的治疗原则为 （　　）

　A. 滴眼液滴眼　　B. 眼药膏涂眼　　C. 冲洗结膜囊　　D. 全身治疗　　E. 手术

7. 角膜炎的治疗原则 （　　）

　A. 去除病因　　　　　　　　　　　B. 选用敏感的抗生素进行治疗

　C. 严格掌握应用糖皮质激素的适应证　　D. 扩瞳治疗

　E. 治疗性角膜移植术

8. 下列属于急性闭角性青光眼的临床分期的是 （　　）

　A. 临床前期　　B. 先兆期　　C. 急性发作期　　D. 间歇期　　E. 慢性期

9. 下列属于眼外伤的处理原则的是 （　　）

　A. 如同时有休克、大出血及重要脏器损伤时，应由有关科室首先抢救生命

　B. 如发生化学伤，不应用大量水冲洗眼部

　C. 对于开放性损伤，应注射抗破伤风血清

　D. 眼球穿通伤时，切忌挤压眼球。如合并眼睑裂伤，应先修复眼球后再缝合眼睑

　E. 合理应用抗生素，眼内感染时可采取玻璃体内注药，同时全身应用抗生素治疗

10. 下列哪几项特殊检查可用于眼内异物的诊断 （　　）

　A. 磁性实验法　　　　　　　　　　B. 超声波检查法

　C. X线摄片、CT、MRI等影像学检查法　　D. 化学分析法

　E. 荧光法

11. 下列属于白内障手术术中并发症的有 （　　）

　A. 浅前房或无前房　　　　　　　　B. 后囊膜破裂

　C. 玻璃体脱出　　　　　　　　　　D. 后发性内障

　E. 角膜散光

12. 下列哪项属于白塞病的四项指征 （　　）

　A. 反复发作的口腔黏膜溃疡

　B. 皮肤结节样红斑，皮下栓塞性静脉炎及皮肤刺激性过敏等

　C. 生殖器溃疡

　D. 复发性前房积脓性虹膜睫状体炎及脉络膜视网膜炎等

　E. 眼部屈光异常

13. 沙眼的防治措施有 （ ）
A. 大力开展卫生宣传教育
B. 提倡一人一巾,沙眼患者的洗脸用具与健康人分开使用
C. 局部滴药不宜持久
D. 对滤泡及乳头较重的患者可采用滤泡压榨术或乳头摩擦法
E. 局部可用0.5%四环素和0.1%利福平药水或药膏

14. 治疗青光眼的方法有 （ ）
A. 缩瞳剂   B. 扩瞳剂
C. 高渗脱水剂降眼压   D. 激光治疗
E. 手术治疗

三、判断题

1. 眼球纤维膜层是由角膜和虹膜组成。 （ ）
2. 虹膜的作用是通过瞳孔大小调节进入眼内的光量。 （ ）
3. 视网膜的主要作用是感光成像。 （ ）
4. 房水是由巩膜产生。 （ ）
5. 沙眼的分期为：Ⅰ期,进行活动期；Ⅱ期,退行期；Ⅲ期,完全瘢痕期。 （ ）
6. 结膜炎在治疗时,首先应去除病因。 （ ）
7. 急性结膜炎时一定要包扎患眼。 （ ）
8. 治疗眼球穿通伤的基本原则是及时修复伤口,恢复眼球结构完整性,防治伤后感染和并发症。 （ ）
9. 反复发作的口腔黏膜溃疡是白塞病的指征之一。 （ ）
10. 暴发性脉络膜出血是白内障手术的术后并发症之一。 （ ）
11. 葡萄膜层由虹膜、睫状体和巩膜组成。 （ ）
12. 结膜炎最基本的特征是结膜出血。 （ ）
13. 眼化学伤,应争分夺秒地用大量清水冲洗眼部。 （ ）
14. 磁性实验法不可以用来检验眼内异物。 （ ）
15. 眼球穿通伤时,切忌挤压眼球。 （ ）
16. 点眼药时同时滴上两种以上的药液应该间隔 2~3 min。 （ ）
17. 正常眼压为 1~2 kPa。 （ ）
18. 屈光不正分为近视、远视两种。 （ ）
19. 阿托品用于治疗虹膜睫状体炎,毛果芸香碱用于治疗青光眼。 （ ）

自测试题答案

一、单项选择题

1. C 2. C 3. A 4. B 5. E 6. D 7. B 8. D 9. E 10. A 11. C 12. A 13. B 14. E 15. D 16. C 17. A 18. D 19. C

二、多项选择题

1. ACD 2. ABD 3. BD 4. ABC 5. ABD 6. ABCD 7. ABCDE 8. ABCDE 9. ACDE 10. ABCD 11. ABC 12. ABCD 13. ABDE 14. ACDE

三、判断题

1. × 2. √ 3. √ 4. × 5. √ 6. √ 7. × 8. √ 9. √ 10. × 11. × 12. × 13. √ 14. × 15. √ 16. √ 17. × 18. × 19. √

第十二章 耳鼻喉科护理

基本知识问答

1. 简述急性化脓性中耳炎的临床表现及治疗原则。

(1)临床表现:①全身症状有畏寒、发热、倦怠、食欲减退等。②局部症状有耳痛,搏动性或刺痛,鼓膜穿孔后耳痛顿减;听力减退及耳鸣;耳漏,初起血性,以后变为黏脓或脓性。

(2)治疗原则:控制感染,通畅引流及病因治疗。

2. 试述慢性化脓性中耳炎及其临床分型。

慢性化脓性中耳炎是可累及中耳黏膜,甚至骨质的慢性化脓性炎症疾病。特点为鼓膜穿孔,反复流脓,听力损害,可引起危及生命的颅内外并发症。

临床分型:

(1)单纯型:病变主要在中鼓室及咽鼓管等处,易于引流;耳流脓多为间歇性,分泌物为黏脓性或黏液性,无臭;鼓膜穿孔多为紧张部中央穿孔,一般为轻度传导性耳聋,乳突CT无骨质破坏;一般无颅内外并发症。

(2)骨疡型:病变主要是存在不同程度的中耳区域骨质破坏;耳流脓多为持续性,分泌物呈脓性,有臭味,有时带血丝,经久不愈;鼓膜多发生边缘性大穿孔或紧张部中央性大穿孔,鼓室内可发生肉芽增生;较重的传导性耳聋,亦可为混合型;乳突CT可见鼓窦区边缘硬化或模糊的透亮区,中耳有软组织影;可引起颅内外并发症。

(3)胆脂瘤型:外耳、中耳脱落上皮逐渐堆积,形成胆脂瘤;流脓多为持续性,分泌物呈脓性,恶臭,有时带血丝;鼓膜松弛部或紧张部后上边缘性穿孔,可见灰白色豆渣样物;听力损失可轻可重,晚期可为混合性;乳突CT可见有边缘性整齐的圆形透光区;常引起严重的颅内外并发症。

3. 试述鼻咽侧壁的结构及意义。

鼻咽侧壁有咽鼓管咽口、咽隐窝、咽鼓管圆枕和咽鼓管扁桃体。咽隐窝是鼻咽癌的好发部位,其上方与颅底破裂孔邻接,鼻咽癌易经此孔侵入颅内,鼻咽部疾病或下鼻甲后端肥大阻塞咽鼓管咽口可造成分泌性中耳炎。

4. 试述小儿喉的解剖特点。

(1)小儿喉黏膜下组织较疏松,炎症时容易发生肿胀。

(2)小儿喉腔尤其是声门区较小,急性喉炎时容易发生喉阻塞。

(3)小儿喉的位置较成人高。

(4)小儿喉软骨尚未钙化,较成人软。

(5)儿童时期,会厌如卷叶状,间接喉镜较难窥见声带等喉内结构。

(6)儿童声带长度较成人短。

5.试述上颌窦癌的临床表现和治疗原则。

(1)上颌窦癌的临床表现:早期涕中带血或中鼻道有血排出。

(2)随肿瘤发展,可发生的变化有:①侵及前壁,面颊部疼痛、麻木感,晚期可见面颊部隆起、瘘管或溃烂。②侵及底壁,上列磨牙疼痛、松动,晚期可见硬腭下塌、牙槽变形。③侵及内侧壁,鼻塞、血性涕。④侵及后外侧壁,侵及颞下窝引起张口困难,侵及翼腭窝引起顽固性神经痛,侵及翼板到鼻咽部。⑤侵及顶壁,出现溢泪、眼球移位、眼肌麻痹、眼球运动受限和复视、眶下缘变钝或饱满。⑥侵及筛窦到前颅底,侵及颞下窝到中颅底。⑦颈淋巴结转移,同侧颌下淋巴结(15%~27%)。⑧全身转移症状占1.2%~10%。

(3)治疗原则:以手术为主的综合治疗。

6.试述变应性鼻炎的治疗原则。

(1)以鼻内皮质固醇和抗组胺药为主的综合治疗。

(2)适当使用减充血剂。

(3)避免与变应原接触。

(4)可试用免疫疗法。

(5)其他疗法:①降低鼻黏膜敏感性。对下鼻甲黏膜进行冷冻、激光、射频和微波等治疗。②鼻内选择性神经切断术。不首选,如翼管神经切断术等。

7.简述急性扁桃体炎的临床表现。

(1)全身症状:多见于急性化脓性扁桃体炎,起病急,可有畏寒、发热、头痛、食欲下降、乏力、全身不适、便秘等,小儿可因高热引起抽搐、呕吐及昏迷。

(2)局部症状:剧烈咽痛为主要症状,常放射到耳部,伴吞咽困难。

(3)下颌角淋巴结肿大,有时感到转头不便。

(4)葡萄球菌感染者,扁桃体肿大而显著,在幼儿可引起呼吸困难。

8.试述慢性扁桃体炎的诊断要点。

(1)有反复急性发作的病史。

(2)常有咽痛、咽内发干发痒、异物感、刺激性咳嗽等症状。

(3)检查见扁桃体和舌腭弓慢性充血。

(4)扁桃体隐窝口可见黄、白色干酪样物。

(5)扁桃体表面不平,可见瘢痕,与周围组织粘连。

9. 试述鼻出血的常见原因。

(1) 全身疾患：①凝血功能障碍，如血友病、血小板减少等。②动静脉压力增高及心脏疾患，如高血压动脉硬化、风湿性心脏病等。③营养障碍，如维生素K、维生素C、维生素B等缺乏。④内分泌疾患及汞、磷、砷中毒等。⑤急性发热性传染病，如流感、出血热、麻疹、疟疾等。⑥遗传性出血性毛细血管扩张症。

(2) 局部疾患：①鼻腔和鼻窦炎症、肿瘤、异物。②鼻外伤。③颅底骨折等。

10. 试述鼻出血的止血方法。

(1) 压迫法：①鼻腔可吸收性物填塞。②鼻腔纱条填塞。③后鼻孔填塞法。④鼻腔或鼻咽部水囊压迫。

(2) 烧灼法：①化学药物烧灼法。②高频电刀烧灼法。

(3) 血管栓塞法。

(4) 结扎止血法：经上述各种止血方法无效时，可采用此法。血管结扎前必须判断出血的来源，再决定结扎相应的血管。

11. 试述鼻咽癌的临床表现和治疗原则。

(1) 临床表现：①早期涕中带血。②鼻塞，早期单侧，晚期双侧。③耳鸣，耳闷，听力下降。④头痛。⑤颈淋巴结肿大。⑥脑神经症状。a.向侧壁—咽旁间隙或肿大淋巴结压迫→Ⅸ、Ⅹ、Ⅺ、Ⅻ→软腭麻痹、吞咽困难、声嘶、耸肩无力、伸舌偏斜；b.破裂孔→颅中窝→Ⅴ、Ⅵ、Ⅳ、Ⅲ、Ⅱ→面部麻木、眼外肌麻痹、复视、上睑下垂、视物模糊等。⑦咽后间隙→口咽→喉咽→吞咽及呼吸困难。⑧远处转移如肺、肝。

(2) 治疗原则：以放疗为主，挽救性手术为辅。

12. 试述阻塞性睡眠呼吸暂停低通气综合征的严重并发症。

并发症有高血压、心律失常、心绞痛、心肺功能衰竭、睡眠中猝死、智力减退、记忆力下降、性格改变、行为异常。

13. 外耳道异物与外耳道疖的处理有哪些？

(1) 外耳道异物的处理：①活动性异物，如昆虫等，应设法停止其活动，可用乙醇、油类滴入外耳道，再用器械取出。②植物性异物，已膨胀者可用器械取出，最好用耵聍钩、异物夹或耳匙，切不可用钳类夹取，以防异物被推入深处。已膨胀发生嵌顿者可用95%的乙醇滴耳，使其脱水，再行取出。③坚硬异物，深入外耳道，压迫鼓膜或嵌顿不能取出时，则应手术取异物。

(2) 外耳道疖的处理：外耳道疖系外耳道软骨部的毛囊或皮脂腺的局限性化脓性感染，肿胀时可用碘酒，每2~3小时涂1次。亦可用鱼石脂甘油滴耳，每日3次。疖肿成熟则切开引流。必要时选用抗生素或磺胺药物控制感染。

14. 何谓耳源性并发症？耳源性并发症的护理措施有哪些？

(1) 并发症：急性和慢性化脓性中耳炎、乳突炎向周围扩散引起的各种并发症，统称为耳源性并发症。根据其发病的位置,一般分为颅内、颅外并发症两大类,其中颅内并发症最严重也最危险。如处理不当,常可危及生命。

(2)护理措施:①严密观察患者的神志、意识、瞳孔、体温、呼吸、脉搏和血压等生命体征的变化。注意有无面瘫、偏瘫、头痛、恶心呕吐、眼球震颤及瞳孔散大的发生。一旦发生病情变化,立即通知医师。②密切观察患者精神状况,如出现表情淡漠、嗜睡、食欲不振、全身不适、神志不清等症状应绝对卧床休息,积极治疗。③注意头痛的部位及性质。④注意耳内流脓量的变化,若突然减少或停止应报告医师。⑤注意有无大、小便失禁情况。⑥需施行中耳乳突探查术时,按术前常规准备,并使患者或家属了解术前准备的目的和手术的意义,减轻思想顾虑,配合治疗和护理。疑有耳源性脑脓肿的患者,需将头发剃净,以备紧急钻颅术。⑦疑有耳源性并发症时,忌用镇静剂、镇痛剂,禁用阿托品类药物,以免掩盖症状,延误诊断。⑧遵医嘱给予足量、及时的抗生素全身治疗。⑨静脉输液量需适当控制,使患者处于轻微失水状态。必须保证输液畅通,以备急救。⑩便秘患者应给与缓泻剂。避免用力排便,二便失禁者应保持病床干燥,及时更换床单,防止发生压疮。⑪给予清淡、易消化、高蛋白和富含维生素的流质或半流质饮食。⑫昏迷的患者,按昏迷常规护理。

15. 气管切开的最佳部位?手术适应证及术后并发症有哪些?如何做好气管切开的护理?

(1)最佳部位:为第2~4气管环处。

(2)适应证:喉阻塞、下呼吸道分泌物或异物阻塞、某些手术的前置手术。

(3)并发症:皮下气肿、纵隔气肿、气胸、出血、拔管困难。

(4)护理措施:①患者体位取平卧或半卧位,去枕使颈部舒展以利呼吸和吸痰。督促并协助患者经常变换体位,尽可能早日下床活动,以防止发生肺部并发症。②病室管理,室内温度20~22℃,相对湿度80%~90%,有条件者置单人病室。病室每日用紫外线消毒,物品皆用消毒液擦拭,对探视人员予以限制。③管道管理,a.床边备吸引器、氧气和气管切开护理盘。b.气管套管固定牢靠,防脱落。经常调节外套管系带,其松紧以容一指为宜。c.用无菌湿纱布遮盖套管口,定时向套管内滴入抗生素,每日做雾化吸入。d.严格执行无菌操作技术,及时清除套管内的分泌物并每4~6小时清洗消毒内套管1次,保持内套管通畅。④伤口护理,气管切开处敷料每日更换,保持伤口敷料清洁干燥。⑤心理护理,术后患者暂时失去发声能力,应体谅患者心情,护理要周到,解释要耐心。患者可书面表达或用手指自行堵住套管口进行短时间简单交流。⑥拔管护理,呼吸困难已解除可予拔管,但必须先行试堵管,观察48小时后呼吸正常方可拔管。

16. 何谓牙本质过敏?

牙本质暴露区受到机械、温度或甜酸食物刺激后,引起牙齿敏感症状。主要表现为激惹性痛,刺激去除后症状立即消失。不痛时,用探针在牙面可找到过敏点。

17. 试述智齿冠周炎的发病机制及临床表现。

（1）发病机制：智齿即第三磨牙，当智齿萌出时，因没有足够的空隙让其正常萌出，发生阻生。阻生牙的牙冠与龈瓣间形成盲袋，使食物残渣遗留利于细菌的繁殖，又常因与对颌牙咬合时发生创伤而溃疡缺血，更易于感染，从而导致覆盖于牙冠周围的软组织发炎，称智齿冠周炎。

（2）临床表现：起病初期，仅感患侧磨牙区后肿痛不适，影响咀嚼。若病情继续发展，局部可有自发性跳痛，并向耳颞部放射，同时可有张口受限等症状，并伴有头痛、发热等全身症状。口腔检查可见第三磨牙阻生、龈瓣充血、水肿、溃烂、有触痛，龈袋内有脓性渗出物溢出，伴有口臭。盲袋内脓液积聚引流不畅时可出现冠周脓肿。发生在颌骨外的脓肿，脓液可流向前下方，在第一、第二磨牙处破溃形成瘘管，临床上易误认为是第一、第二磨牙病变，应注意鉴别。

18. 何谓龋齿？

龋齿是牙齿硬组织包括牙釉质及牙本质逐渐破坏消失的一种疾病。它能引起牙齿色、形、质的变化，甚至完全丧失咀嚼器官的功能及完整性，并能引起牙槽及颌骨的炎症，影响身体健康。

19. 为什么强调龋齿的早期治疗？

早期病变仅累及牙釉质，龋洞表浅，如及时去净龋洞内坏死组织进行充填治疗，方法简单，效果好，患者痛苦少。

20. 何谓复发性口腔溃疡和牙周病？其临床表现如何？

（1）复发性口腔溃疡：表现为口腔黏膜反复出现孤立的圆形或椭圆形浅层小溃疡，可单发或多发在口腔黏膜的任何部位，有剧烈的自发性疼痛，病程呈自限性，一般10日左右可自愈。

（2）牙周病：是指牙齿周围支持组织的原发性慢性进行性损害，以致牙齿松动、脱落，严重破坏咀嚼功能，是一种多发性口腔疾病。表现为牙周组织（包括牙龈、牙周膜、牙槽骨）的慢性进行性破坏。可发生牙龈肿胀、充血、出血，严重时出现牙周脓肿和发热及全身不适等。

21. 颞下颌关节脱位应如何处理？

无论什么原因引起的颞下颌关节脱位均应及时复位，复位后应限制下颌活动以防复发。

复位方法：通常是进行手法复位。患者端坐在椅上，头紧靠椅背或墙壁，位置宜低，使患者下颌面的位置低于术者前臂下垂时肘关节的水平；术者立于患者正前方，以两手拇指伸入患者口内，放在下颌磨牙面上（两拇指缠以纱布防止患者误伤）或磨牙区的牙槽嵴上，其余手指握住下颌体，拇指向下推压下颌骨，其余手指将颏部向上、后推。复位时，咀嚼肌必须放松，术者可设法分散患者注意力，并将下颌骨轻轻上下摇动，逐渐加大摇动动作,趁患者肌肉放松时立即复位。复位后可用颅颌绷带固定下颌2~3周。

22. 人体缺乏维生素 B_2 时,口腔黏膜有何表现?

人体缺乏维生素时,易发生口角炎,两侧口角对称性的湿白糜烂,亦可致唇炎,表现为唇色红、干燥、刺痛,可有垂直裂口或出血。

23. 急性扁桃体炎的并发症有哪些?

扁桃体周围脓肿为急性扁桃体炎的主要并发症,其次可引起咽旁脓肿,颈淋巴结炎、急性喉炎、支气管炎及急性中耳炎等。全身并发症有风湿热、脓毒血症、心内膜炎、心肌炎、关节炎、肾炎等。

24. 喉头梗阻常由哪些原因引起?

(1)急性喉炎。

(2)喉气管异物。

(3)喉外伤。

(4)喉部肿瘤。

(5)其他:如过敏性疾病、破伤风等。

25. 试述某些全身性疾病在口腔的表现。

(1)麻疹:初期在双侧颊黏膜上出现"科氏斑",其特点是中央带蓝白色的小点。

(2)猩红热:出现杨梅样舌,舌红、乳头增大。

(3)维生素 B_2 缺乏症:舌体增大,深红色,菌状乳头充血肿胀,丝状乳头萎缩而形成明显红点,后期菌状乳头亦萎缩、消失,舌背变为光滑。

(4)维生素 C 缺乏症:牙龈出血,龈紫红肿胀,黏膜及皮下可见瘀斑。

(5)糖尿病:牙龈红肿,牙龈缘常长出息肉状肉芽组织,牙石多,口渴,口臭,如烂苹果气味等。

(6)白血病:牙龈弥漫性增生,呈暗红色,极易出血。口腔黏膜易出现溃疡及坏疽,牙痛,牙齿松动。颌下、颏下淋巴结肿大。

(7)药物过敏性口炎:如磺胺、青霉素等可引起口腔红斑、水疱、糜烂和假膜。

自测试题

一、单项选择题

1. 急性化脓性中耳炎的临床表现不包括 （ ）

A. 耳痛　　　B. 耳漏　　　C. 耳聋　　　D. 发热　　　E. 畏寒

2. 慢性化脓性中耳炎单纯性的特点不包括 （ ）

A. 病变主要在中鼓室及咽鼓管等处,易于引流

B. 耳流脓多为间歇性,分泌物为黏脓性或黏液性,无臭

C. 鼓膜穿孔多为紧张部中央穿孔,一般为轻度传导性耳聋

D. 一般有颅内外并发症

E. 乳突 CT 无骨质破坏

3. 鼻咽侧壁的结构不包括 （ ）
   A. 咽鼓管咽口   B. 咽峡   C. 咽鼓管圆枕   D. 咽隐窝   E. 咽鼓管扁桃体

4. 鼻咽癌的好发部位 （ ）
   A. 咽隐窝   B. 咽鼓管咽口
   C. 咽鼓管圆枕   D. 咽峡
   E. 咽鼓管扁桃体

5. 变应性鼻炎的治疗原则最重要的是 （ ）
   A. 化学疗法   B. 可试用免疫疗法
   C. 避免与变应原接触   D. 适当使用减充血剂
   E. 以鼻内皮质固醇和抗组胺药为主的综合治疗

6. 阻塞性睡眠呼吸暂停低通气综合征的严重并发症不包括 （ ）
   A. 高血压   B. 心律失常   C. 急性肺水肿   D. 心肺功能衰竭   E. 心绞痛

7. 鼻咽癌的治疗原则以哪种方式为主 （ ）
   A. 手术为主   B. 放疗为主   C. 化疗为主   D. 激光治疗   E. 微波疗法

8. 鼻泪管开口于 （ ）
   A. 上鼻道   B. 中鼻道   C. 嗅沟   D. 总鼻道   E. 下鼻道

9. 下列关于咽隐窝的描述,错误的是 （ ）
   A. 位于鼻咽侧壁   B. 位于咽鼓管圆枕后上方
   C. 是鼻咽癌的好发部位   D. 是鼻咽纤维瘤的好发部位
   E. 咽隐窝上方为颅底破裂孔

10. 鼻咽部与颅底破裂孔相邻的结构是 （ ）
    A. 腺样体   B. 咽囊   C. 咽隐窝   D. 咽鼓管咽口   E. 咽鼓管圆枕

11. 鼻窦炎中发病率最高的是 （ ）
    A. 上颌窦炎   B. 额窦炎   C. 筛窦炎   D. 蝶窦炎   E. 全组鼻窦炎

12. 鼻腔良性肿瘤最常见的是 （ ）
    A. 乳头状瘤   B. 血管瘤   C. 骨瘤   D. 混合瘤   E. 纤维瘤

13. 一侧面部麻木伴持续性头痛或上列牙痛应考虑 （ ）
    A. 上颌窦囊肿   B. 面神经痛
    C. 三叉神经痛   D. 上颌窦癌
    E. 鼻腔异物

14. 下列不是急性咽炎的症状的是 （ ）

　　A. 咽部干燥　　B. 咽痛　　C. 耳痛　　D. 四肢酸痛　　E. 张口困难

15. 阻塞性睡眠呼吸暂停低通气综合征患者适合悬雍垂腭咽成形术的,其阻塞平面一般在 （ ）

　　A. 喉咽部　　B. 鼻咽　　C. 舌根　　D. 口咽　　E. 鼻腔

16. 气管切开术后护理方法不正确的是 （ ）

　　A. 术后取平卧或半卧位　　　　　　B. 保持室温 20～22℃

　　C. 保持相对湿度 80%～90%　　　　D. 气管切开处敷料每日更换

　　E. 拔管前试堵管 72 小时

17. 急性扁桃体炎的主要并发症有 （ ）

　　A. 急性中耳炎　　　　　　　　　　B. 急性喉炎

　　C. 咽旁脓肿　　　　　　　　　　　D. 支气管炎

　　E. 扁桃体周围脓肿

18. 急性化脓性中耳炎早期最有效的处理是 （ ）

　　A. 抗生素全身应用及滴耳　　　　　B. 抗生素溶液滴耳

　　C. 抗生素全身应用　　　　　　　　D.2% 酚甘油滴耳

　　E. 咽鼓管吹张

19. 关于急性鼻窦炎,下列哪项是错误的 （ ）

　　A. 常为多窦感染

　　B. 全身症状明显

　　C. 头痛重,有时间规律

　　D. 立即做上颌窦根治术及筛窦开放术

　　E. 处理以全身用抗生素为主

20. 急性喉梗阻的主要症状是 （ ）

　　A. 呼气性呼吸困难　　　　　　　　B. 喉痛

　　C. 吸气性呼吸困难　　　　　　　　D. 吞咽困难

　　E. 阵发性咳嗽和呕吐

21. 舌后坠引起的呼吸困难主要的抢救措施是 （ ）

　　A. 清除口腔分泌物　　　　　　　　B. 将舌牵向口外

　　C. 头低侧卧位　　　　　　　　　　D. 环甲膜穿刺

　　E. 气管切开

22. 青春期龈炎的主要病因是 （ ）

　　A. 刷牙习惯不良　　　　　　　　　B. 牙错合拥挤

　　C. 口呼吸习惯　　　　　　　　　　D. 戴各种正畸矫治器

E. 青春期内分泌特别是性激素的改变

23. 下列哪种维生素缺乏最易引起牙龈出血   (   )

A. 维生素 A   B. 维生素 B   C. 维生素 C   D. 维生素 D   E. 维生素 E

二、多项选择题

1. 慢性化脓性中耳炎骨疡型的特点包括   (   )

A. 病变主要是存在不同程度的中耳区域骨质破坏

B. 耳流脓为持续性,分泌物呈脓性,有臭味,有时带血丝,经久不愈

C. 鼓膜多发生边缘性大穿孔或紧张部中央性大穿孔,鼓室内可发生肉芽增生

D. 较重的传导性耳聋,亦可为混合型

E. 乳突 CT 可见鼓窦区边缘硬化或模糊的透亮区,中耳有软组织影

2. 急性化脓性中耳炎的临床表现包含   (   )

A. 耳痛,搏动性或刺痛,鼓膜穿孔后耳痛顿减

B. 听力减退及耳鸣

C. 耳漏,初起血性,以后变为黏脓或脓性

D. 全身症状:畏寒、发热、倦怠、食欲减退

E. 较重的传导性耳聋

3. 上颌窦癌侵及顶壁的表现   (   )

A. 溢泪   B. 眼球移位

C. 张口困难   D. 眼肌麻痹

E. 眼球运动受限和复视

4. 慢性扁桃体炎的诊断要点   (   )

A. 有反复急性发作的病史

B. 常有咽痛、咽内发干、发痒、异物感、刺激性咳嗽等症状

C. 检查见扁桃体和舌腭弓慢性充血

D. 扁桃体隐窝口可见黄、白色干酪物样

E. 扁桃体表面不平,可见瘢痕,与周围组织粘连

5. 阻塞性睡眠呼吸暂停低通气综合征的严重并发症有   (   )

A. 高血压   B. 心律失常   C. 心绞痛   D. 心肺功能衰竭   E. 睡眠中猝死

6. 鼻咽癌的临床表现包含   (   )

A. 出血:早期涕中带血   B. 鼻部:鼻塞,早期单侧,晚期双侧

C. 耳部:耳鸣、耳闷、听力下降   D. 远处转移:心、肺

E. 头痛

7. 慢性化脓性中耳炎单纯型的叙述正确的是   (   )

A. 病变主要在中鼓室及咽鼓管等处,易于引流

B. 耳流脓多为间歇性,分泌物为黏脓性或黏液性,无臭

C. 鼓膜穿孔多为紧张部中央穿孔,一般为轻度传导性耳聋

D. 乳突 CT 有骨质破坏

E. 无颅内外并发症

8. 下列耳源性并发症的护理措施中错误的是 （　　）

A. 严密观察生命体征变化

B. 注意头痛的部位及性质

C. 静脉输液量适当控制,使患者处于轻微失水状态

D. 疑有耳源性并发症时,可用镇静剂、镇痛剂

E. 耳内流脓量突然减少或停止说明病情好转

9. 气管切开术的并发症有 （　　）

A. 皮下气肿　　B. 纵隔气肿　　C. 气胸　　D. 出血　　E. 拔管困难

10. 引起喉头梗阻的常见原因有 （　　）

A. 急性喉炎　　B. 喉气管异物　　C. 喉部肿瘤　　D. 破伤风　　E. 喉外伤

11. 小儿气管异物发生呼吸困难一般表现为 （　　）

A. 呼气性呼吸困难　　　　　　　　B. 吸气性呼吸困难

C. 可出现喉鸣音　　　　　　　　　D. 有三凹征表现

E. 可出现潮式呼吸

12. 气管切开术后的护理应特别注意 （　　）

A. 保持气管套管通畅

B. 每 4～6 小时清洗消毒内套管一次

C. 严格无菌操作,吸痰导管一用一消毒

D. 痰液黏稠时可给予呼吸道雾化吸入

E. 储液瓶内应先放入 250 mL 消毒液

13. 喉头梗阻的常见原因有 （　　）

A. 急性喉炎　　B. 急性咽炎　　C. 喉外伤　　D. 喉气管异物　　E. 喉肿瘤

14. 耳源性颅内并发症有 （　　）

A. 脑膜炎　　B. 迷路炎　　C. 脑脓肿　　D. 面瘫　　E. Beseld 脓肿

15. 鼻出血主要局部原因包括 （　　）

A. 鼻和鼻窦外伤　B. 鼻中隔疾病　C. 鼻腔炎症　　D. 肿瘤　　E. 变应性鼻炎

16. 颞下颌关节紊乱病的发病因素包括 （　　）

A. 精神因素　　　　　　　　　　　B. 社会心理因素

C. 外伤及微小创伤　　　　　　　　D. 咬合因素

E. 免疫因素

三、判断题

1. 急性化脓性中耳炎治疗原则:控制感染、通畅引流及病因治疗。（ ）
2. 慢性化脓性中耳炎临床分型为单纯型、骨疡型、复合型。（ ）
3. 慢性化脓性中耳炎单纯型耳流脓多为间歇性,分泌物为黏脓性或黏液性,无臭。（ ）
4. 慢性化脓性中耳炎胆脂瘤型病变主要在中鼓室及咽鼓管等处,易于引流。（ ）
5. 鼻咽侧壁有咽鼓管咽口、咽隐窝、咽鼓管圆枕和咽鼓管扁桃体。（ ）
6. 上颌窦癌侵及前壁可致上列磨牙疼痛、松动,晚期可见硬腭下塌、牙槽变形。（ ）
7. 上颌窦癌颈淋巴结转移多为对侧颌下淋巴结。（ ）
8. 变应性鼻炎的治疗原则:以鼻内皮质固醇和抗组胺药为主的综合治疗。（ ）
9. 上颌窦癌的治疗原则:放疗为主,挽救性手术为辅。（ ）
10. 鼻咽癌治疗原则:以手术为主的综合治疗。（ ）
11. 慢性化脓性中耳炎是可累及中耳黏膜,甚至骨质的慢性化脓性炎症疾病。特点为鼓膜穿孔,反复流脓,听力损害,可引起危及生命的颅内外并发症。（ ）
12. 气管切开术后气管内套管每4~6小时清洗消毒一次。（ ）
13. 急性化脓性中耳炎常为急性上呼吸道感染或急性传染病的并发症。（ ）
14. 喉癌的病因可能与严重吸烟、饮酒、空气污染、病毒感染及癌前病变有关。（ ）

自测试题答案

一、单项选择题

1. C 2. D 3. B 4. A 5. E 6. C 7. B 8. E 9. D 10. C 11. A 12. B 13. D 14. E 15. D 16. E 17. E 18. C 19. D 20. C 21. B 22. E 23. D

二、多项选择题

1. ABCDE 2. ABCD 3. ABDE 4. ABCDE 5. ABCDE 6. ABCE 7. ABC 8. DE 9. ABCDE 10. ABCDE 11. BCD 12. ABCD 13. ACDE 14. AC 15. ABCD 16. ABCDE

三、判断题

1. √ 2. × 3. √ 4. × 5. √ 6. × 7. × 8. √ 9. × 10. × 11. √ 12. √ 13. √ 14. √

第十三章　急诊科护理

基本知识问答

1. 什么是急救护理学,简述急救护理学的范畴是什么?

(1)急救护理学:是研究各类急性病、急性创伤、慢性疾病急性发作及危重患者的抢救与护理的一门跨学科的综合性应用学科。

(2)急救护理的研究范畴:院外急救、危重病救护(ICU)、抢险救灾、战地救护、急救护理人才的培训和科学研究工作。

2. 院外急救的原则有哪些?

(1)立即使患者脱离险区。

(2)先复苏后固定,适用于心搏呼吸骤停又有骨折时。

(3)先止血后包扎,适用于大出血又有创口时。

(4)先重伤后轻伤,适用于既有垂危者又有较轻的伤员时。

(5)先救治后运送,适用于运送途中不停止抢救措施。

(6)急救呼救并重,适用于遇有成批伤员多人在场,分工合作。

(7)搬运与医护的一致性,适用于安全到达目的地、减少痛苦、减少死亡。

(8)争分夺秒,就地取材。

(9)保留离断的肢体或器官。

(10)加强途中监护并详细记录。

(11)搬运与监护急救相结合。

3. 危重患者应观察的内容有哪些?

包括营养、发育、意识状态、面容、表情、姿势、体位、饮食、排泄物、睡眠等情况,以及皮肤黏膜有无黄染、紫癜、出血、发绀、水肿、皮疹等,皮肤弹性是否正常。

4. 心搏骤停的临床表现有哪些?

(1)心音消失。

(2)脉搏摸不到,血压测不出。

(3)意识突然丧失或伴有短阵抽搐。

(4)呼吸断续,呈叹息样,后即停止,多发生于心搏骤停后30秒内。

(5)瞳孔散大。

(6)面色苍白兼有青紫。

5.简述脑复苏降温的方法、开始时间、深度和持续时间?

(1)脑复苏降温的方法有:可用物理和化学药物降温。

(2)开始时间:循环停止后最初5分钟,越早越好。

(3)深度:脑温降至28℃,体温降至32~35℃。

(4)持续时间:2、3天至一周,听觉恢复后可停止降温。

6.2010年心肺复苏CPR操作顺序是什么?

C 胸外按压→A 开放气道→B 人工呼吸。

7.2010年心肺复苏指南提高抢救成功率的主要因素有哪些?

(1)胸外按压频率"至少100次/分"。

(2)按压深度"至少5 cm"。

(3)维持ROSC的血氧饱和度在94%~98%。

(4)血糖超过10 mmol/L即应控制,但强调应避免低血糖。

(5)强化按压的重要性,按压间断时间不超过5 s。

8.心肺复苏的有效指征有哪些?

(1)按压时可扪及大动脉搏动。

(2)甲床、指端、口唇、颜面转为红润。

(3)患者可有神志方面的好转。

(4)自主呼吸恢复。

(5)瞳孔缩小,并有对光反射。

(6)大动脉搏动恢复,收缩压维持在60 mmHg。

(7)昏迷变浅,出现反射、挣扎或躁动。

(8)心电图有波形改变。

9.心肺复苏如何畅通气道?

先清理口咽部异物,再可依据情况选用仰面抬颈法、仰面举颏法或托下颌法开放气道。

10.简述休克轻重程度分类的特点有哪些?

表10 休克轻重程度分类的特点

程度	皮温	肤色	口渴	神志	血压	脉搏	CVP	尿量
轻	凉	白	轻	烦躁	正常或高	100~120	降低	略少
中	凉	苍白	渴	淡漠	60~90 mmHg	>120	显降	少尿
重	冷湿	至发绀	明显	至昏迷	<60 mmHg	>120或难触	0	无尿

11. 简述休克的主要临床表现有哪些,各可反映什么问题?

(1)意识不清,表情淡漠,或烦躁不安,但神志尚清楚,这是大脑缺氧的表现。严重休克时,意识逐渐模糊,乃至昏迷。

(2)皮肤和黏膜苍白、潮湿,有时可发绀。肢端发凉,末梢血管充盈不良。周围静脉收缩、塌陷,重者硬如索状。

(3)血压变化:血压只能反应心输出压力和周围阻力,不能代表组织的灌流情况。血压变化有重要的参考价值但不能以血压下降作为诊断休克的唯一标准。在代偿早期,由于周围血管阻力增加,还可能有短暂的血压升高,但舒张压升高更明显,因而脉压差小(2.7 kPa 以下),这是休克早期较为恒定的血压变化。只有失代偿时,才出现血压下降。

(4)脉搏细弱而快:由于血容量不足,回心血量下降,心脏代偿增快,以维持组织灌流,但每次心搏出量甚少。以后更由于心肌缺氧、收缩乏力,致脉搏无力细如线状,桡动脉、足背动脉等周围动脉摸不清。

(5)呼吸快而深:是缺氧和酸中毒的代偿表现。早期尚可有呼吸性碱中毒。除胸部损伤或并发心、肺功能衰竭外,呼吸困难者少见。

(6)尿量减少:早期为肾前性,反映血容量不足、肾血液灌流不良;后期还可能是肾实质性损害。

12. 休克指数的计算与临床意义是什么?

休克指数 = 脉率/收缩压。正常为 0.5 左右。如指数 ≈ 1,提示血容量丧失 20% ~ 30%;如指数 > 1 提示血容量丧失 30% ~ 50%。

13. 伤口初次处理应注意些什么?

①避免加重感染;②伤口表面禁用碘酊涂擦;③避免深部感染;④伤口有较长异物时要保持原状。

14. 骨折固定的原则有哪些?

①怀疑有骨折的按骨折处理;②尽量就地抢救;③大出血时先止血包扎,再固定骨折;④先抢救生命再处理骨折;⑤不能盲目复位及将露在伤口外的骨折送回伤口内;⑥包扎松紧适当;⑦夹板不与皮肤直接接触;⑧夹板长度超过上下两个关节。

15. 简述急性中毒的救治原则有哪些?

①立即终止接触毒物;②清除尚未吸收的毒物;③促进已吸收毒物的排出;④特殊解毒剂的应用。

16. 阿托品化与阿托品中毒有何区别?

(1)阿托品化:意识清楚或模糊;颜面潮红、干燥;瞳孔由小扩大后不再缩小;体温正常或轻度升高;心率增快≤120 次/分,脉搏快而有力。

(2)阿托品中毒:谵妄、幻觉、昏迷;皮肤紫红、干燥;瞳孔极度扩大;体温高热;心动过速。

17. 试述重症一氧化碳中毒的急救处理要点。

(1)脱离中毒现场:立即将患者移至空气新鲜、通风良好的地方。松开衣服,注意保暖。

(2)纠正缺氧:轻度或中度中毒者用面罩或鼻导管给氧,重度者进行高压氧治疗。高压氧治疗应在早期,最好在4小时内进行。高压氧治疗可使血中HbCO很快消失,形成HbO_2,增加血液中溶解氧,使血红蛋白恢复正常携氧功能。

(3)改善脑组织代谢:早期给腺苷三磷酸(ATP)、辅酶A、细胞色素C,可加入液体中静脉滴注。

(4)预防脑水肿:应用脱水药或利尿药。按医嘱给予200 g/L甘露醇快速静脉滴注,必要时可用肾上腺皮质激素如地塞米松10~20 mg静脉滴注。

(5)对症治疗:昏迷患者应注意保持呼吸道通畅,清除口腔内分泌物,防止舌后坠。高热抽搐时给予降温处理。休克时纠正休克。

18. 急性有机磷中毒的临床表现有哪些?

(1)毒蕈碱样症状:出现最早,主要表现为平滑肌痉挛和腺体分泌增加。如瞳孔缩小、恶心、呕吐、腹痛、腹泻、多汗、流泪、流涕、流涎、大小便失禁、心搏减慢、呼吸困难、肺水肿等。

(2)烟碱样症状:乙酰胆碱在横纹肌神经肌肉接头处过度蓄积和刺激,使面、眼睑、舌、四肢和全身横纹肌发生肌纤维颤动,甚至全身肌肉强直性痉挛。患者常有全身紧束和压迫感,而后发生肌力减退和瘫痪。呼吸肌麻痹引起周围性呼吸衰竭。

(3)中枢神经系统症状:中枢神经系统受乙酰胆碱刺激后有头晕、头痛、疲乏、共济失调、烦躁不安、谵妄、抽搐和昏迷等。

19. 试述有机磷农药中毒的紧急处理措施。

(1)清除毒物:①立即将患者撤离有毒环境,脱去污染衣服。污染的皮肤用肥皂水或1%~5%碳酸氢钠溶液彻底清洗后用清水冲洗。眼部污染时可立即用2%碳酸氢钠溶液或0.9%氯化钠注射液冲洗。②口服中毒者及早洗胃。可用温开水、0.9%氯化钠注射液、2%碳酸氢钠(敌百虫中毒忌用)或1:5 000高锰酸钾(对硫磷中毒忌用)洗胃,直到洗出的液体无气味并与清洗液的颜色相同时为止。然后注入30%硫酸镁600 mL(昏迷患者禁用),以清除肠内尚未吸收的毒物。

(2)使用特效解毒药:①阿托品为抗乙酰胆碱药,能解除平滑肌痉挛,抑制腺体分泌,保持呼吸道通畅,消除和减轻毒蕈碱样症状和中枢神经系统症状。用量应根据病情轻重而不同。阿托品的应用以早期、足量和维持足够的时间为原则。②胆碱酯酶复活剂,常用氯解磷定和解磷定,对解除烟碱样症状疗效显著。

(3)预防并发症:急性有机磷农药中毒,病情危急,常因肺水肿、脑水肿、呼吸衰竭三大并发症而死亡。因此,在抢救中应密切观察病情变化,及时对症处理。对有呼吸困难、发绀的患者给予吸氧。对意识障碍者取平卧位,头偏向一侧,防止误吸引起吸入性肺炎。有感染者给予抗生素治疗。

20. 有机磷农药中毒反复洗胃的原因是什么?

(1)首次洗胃不彻底,洗胃后的呕吐物仍有有机磷农药。

(2)有机磷毒物吸收后,血液中浓度高于洗胃后胃肠道的浓度,有机磷毒物仍可重新弥散到胃液中。

(3)胃皱襞内残留的毒物可随胃蠕动再次排入胃腔。

21. 简述瞳孔大小改变代表的含义是什么?

瞳孔缩小见于有机磷、巴比妥类、吗啡等药物中毒;瞳孔散大见于视神经衰弱、阿托品药物中毒及深昏迷患者;两侧瞳孔大小不等提示颅内病变。

22. 列表归纳不同伤情患者所采取的体位特点并说明原因是什么?

表11 不同伤情患者所采取的体位特点及原因

病情	体位	原因
颅脑、颌面部损伤	侧位或头偏一侧	防舌后坠或分泌物阻塞
胸部伤	半卧位或伤侧向下低斜坡卧	减轻呼吸困难
腹部伤	半卧位或屈膝仰卧位	减轻疼痛
休克	中凹位	利血液回心,利呼吸
颅脑创伤	头高足低位	防脑水肿
胸骨骨折	过伸仰卧位	防胸腔内脏器损伤
脊柱脊髓损伤	3~4人保持脊柱相对平直仰卧或俯卧	防脊髓损伤或加重损伤

23. 简述多发伤的临床特点?

(1)应激反应严重,伤情变化快,死亡率高。

(2)伤情重,休克发生率高。

(3)严重低氧血症。

(4)容易漏诊和误诊。

(5)伤后并发症和感染发生率高。

24. 简述多发伤的现场救护措施有哪些?

(1)脱离危险环境。

(2)解除呼吸道梗阻。

(3)处理活动性出血。

(4)解除气胸所致的呼吸困难。

(5)伤口处理。

(6)保存好离断肢体。

(7)抗休克。

(8)现场观察。

25.多发伤现场救护时活动性出血的处理有哪些?

控制明显的外出血是减少现场死亡最重要的措施。

(1)最有效的紧急止血法是加压于出血处,压住出血伤口或肢体近端的主要血管,然后在伤口处用敷料加压包扎,并将伤部抬高,以控制出血。

(2)慎用止血带,但对出血不止的四肢大血管破裂,则可用橡皮止血带或充气止血带,须衬以布料。

(3)记录上带时间,每1~2小时松解1次,每次5~10分钟。解开止血带时不可突然松开,同时应压住出血伤口以防大出血造成休克。

26.怎样预防中暑?

(1)对高温环境及露天作业者应改善劳动条件,加强隔热、通风、遮阴等降温措施,供给含盐的清凉饮料。合理调整夏季作息时间。

(2)注意个人防护,在烈日下劳动应戴草帽或其他防护帽,在湿热环境中工作宜穿宽松透气的衣服,配备防暑药品。老年人、孕妇、慢性病患者要特别注意加强休息和营养。保证膳食中有足够的蛋白质、维生素等。

27.简述重症中暑的救治原则?

治疗原则:迅速降温,有效纠正水、电解质和酸碱平衡紊乱,保护重要器官功能,积极给予支持疗法,预防并发症。

(1)降低体温:通常在1小时内使直肠温度降至37.8~38.9℃。①物理降温。将患者转移至通风良好的低温环境中,脱去衣服促进散热。应用冰袋冷敷头部、颈部、腋窝和腹股沟等大血管处;用冷水、乙醇擦浴,边擦边按摩皮肤,促进血液循环,加强散热,但以不引起寒战为宜。对日射病者,以头部降温为重点,应用冰袋、冰帽等。当肛温降至38~38.5℃时,暂停降温,密切观察体温变化,如体温再次上升,继续采取降温措施。②药物降温。物理降温的同时配合药物降温。常用氯丙嗪25~50 mg或地塞米松加入500 mL液体中静脉滴注。必要时与异丙嗪25~50 mg合用。地塞米松有降温、维持血压和防治休克的作用,应根据病情选用,病情危重时可加快滴速,年老体弱者和儿童要酌情减量。还可根据病情选用纳洛酮,该药有明显的降温、升压、促醒作用。在降温时,要严密观察生命体征和神志的变化。

(2)纠正水、电解质和酸碱平衡紊乱:对热痉挛者,在补足液体的情况下如仍出现阵发性肌肉痉挛和疼痛,则用10%葡萄糖酸钙10~20 mL,静脉缓注。对热衰竭者,应快速、大量补充5%葡萄糖生理盐水1 000~3 000 mL,适当补钾、补钙。

(3)治疗各种并发症:积极治疗昏迷、心律失常、低血压或休克、肝功能衰竭、DIC等并发症。

28. 试述溺水的抢救措施。

（1）现场急救：①保持呼吸道通畅,迅速清除呼吸道内的污泥、杂草、呕吐物及义齿,将舌拉出口外,以免堵塞呼吸道。②呼吸、心搏停止者,立即进行心肺复苏。③溺水患者有呼吸、心搏时,应迅速将患者俯卧,其腹部置于抢救者屈膝大腿上,使患者头部下垂,抢救者按压其背部,使口咽、气管及胃部水迅速倒流排出。也可抱住溺水者双腿,使其腹部置于术者肩上,术者快步走动,注意勿因溺水过久而耽误其他抢救措施。

（2）急诊救治：①吸氧,有条件者给予高压氧治疗。②建立静脉通道,纠正水电解质紊乱,淡水淹溺者,可静脉输入3%氯化钠注射液,纠正血液稀释;海水淹溺者静脉滴注5%葡萄糖注射液,以纠正血液浓缩。③预防脑水肿可用脱水药如甘露醇、高渗葡萄糖注射液等。高热时头部放置冰袋,降低头部温度,以减少脑灌注,降低脑细胞代谢。④应用抗生素,预防吸入性肺炎。

29. 试述电击伤患者的抢救措施。

（1）尽快切断电源,或用绝缘物推开患者。

（2）呼吸停止者,立即行口对口人工呼吸,或用呼吸机供氧。

（3）心脏停搏者,立即在心前区叩击数次,随即行胸外心脏按压术,持续到出现自主呼吸,心脏复跳。

（4）胸外心脏按压无效者,应立即准备开胸包、起搏器,协助医师进行开胸复苏抢救。

（5）建立静脉通道,维持水电解质平衡。

（6）对局部创面进行清创包扎,伤口有出血者给予止血。

（7）应用抗生素,预防感染。

（8）常规注射TAT。

30. 何谓心搏骤停？

心搏骤停是指心脏突然停止跳动,有效泵血功能消失,引起全身严重缺血、缺氧。若不及时抢救可导致死亡,若现场及时采取有效的复苏措施,则有可能恢复。

31. 试述心搏骤停的诊断要点。

（1）突然意识丧失,检查者轻拍并呼叫患者,若无反应即可诊断为意识丧失。

（2）大动脉搏动消失,心音消失。施救者以手指触摸患者喉结再滑向一侧,10秒钟内未扪及颈动脉搏动,即可认为心搏停止。

32. 试述胸外心脏按压时的注意事项。

（1）按压部位要准确,如部位太低,可能损伤腹部脏器或引起胃内容物反流;部位过高,可伤及大血管;严禁在胸前区、胸骨角、剑突下及左右胸腹部按压。

（2）按压姿势要正确,两臂不得弯曲,肘关节伸直,双肩位于双手的正上方。

（3）按压力要适度,成人按压深度要大于5 cm,过轻达不到效果,过重容易造成肋骨骨折、血气胸。

（4）心脏按压的频率至少为 100 次/分，同时最好配合人工呼吸。按压与通气比例是 30∶2。

（5）操作过程中，救护人员替换，可在完成一组按压、通气后的间隙中进行，勿使按压停歇时间超过 5~7 秒。

（6）有严重的胸廓畸形、广泛性肋骨骨折、血气胸、心脏压塞等不宜用胸外心脏按压法的情况时，应迅速开胸行胸内心脏按压。

（7）按压期间应密切观察病情，判断效果。

33．胸外心脏按压有效的指征有哪些？

胸外心脏按压有效的指征有：①能扪及大动脉搏动（腹、颈动脉）、血压收缩压维持在 8 kPa（60 mmHg）以上。②末梢循环改善，口唇、颜面、皮肤、指端由苍白发绀转为红润，肢体转温。③瞳孔缩小，并出现对光反射。④自主呼吸恢复。⑤昏迷变浅，出现反射、挣扎或躁动。

34．口对口人工呼吸的注意事项有哪些？

（1）吹气应有足够的气量，以使胸廓抬起，但一般不超过 1 200 mL，吹气过猛过大可造成咽部压超过食管开放压从而使气体吹入胃内引起胃胀气。

（2）吹气时间宜短，以约占 1 次呼吸周期的 1/3 为宜。

（3）操作前清除患者口腔及咽喉部的分泌物或堵塞物。以免影响人工呼吸效果或将分泌物吹入呼吸道深处。

（4）取下义齿。舌后坠的患者，应用舌钳将舌拉出口腔外。

（5）遇牙关紧闭者，可行口对鼻人工呼吸，吹气时将患者口唇紧闭，吹气时用力要大，吹气时间要长。

（6）若患者尚有微弱呼吸，人工呼吸应与患者的自主呼吸同步进行，即于患者吸气时，用力吹气以辅助进气，患者呼气时松开口鼻，便于排出气体。

（7）对婴幼儿，则对口鼻同时吹气。

（8）通气适宜的指征是看到患者胸部起伏并于呼气时听到及感到有气体逸出。

35．试述大咯血窒息的抢救措施。

（1）体位引流。立即将患者置于俯卧头低足高位（头部向下倾斜 45°~60°）引流，轻拍背部以利于血液流出。

（2）出现四肢抽搐、牙关紧闭、神志不清时，立即用开口器撬开闭合的牙关或先用金属汤匙撬开牙关，然后用开口器张开口腔，用舌钳将舌拉出，抽吸以清除口腔血凝块和血液。必要时做气管切开、保持呼吸道通畅。

（3）在解除呼吸道堵塞的同时，给予高浓度吸氧。适当应用呼吸中枢兴奋药，以改善缺氧。

(4)无自主呼吸时,可施行人工呼吸,或将气管插管行呼吸机辅助呼吸。

36. 试述急性肺水肿的紧急处理原则。

(1)将患者半卧于床,或坐在椅子上、双下肢下垂以减少回心血量,安慰患者,以减轻其焦虑不安。

(2)镇静。吗啡5~10 mg肌内注射可减轻烦躁不安和呼吸困难,减少耗氧量。但可抑制呼吸,昏迷、严重休克、痰多者忌用。

(3)给氧。间歇或面罩加压给氧效果好。泡沫多时可在湿化瓶内加50%乙醇,以减轻肺泡表面张力,减轻呼吸困难。

(4)血管扩张药的应用。可用硝酸甘油0.5 mg或硝酸异山梨酯(消心痛)5~10 mg舌下含服。也可用硝普钠5~10 mg加入5%葡萄糖注射液100 mL中静脉滴注,严格控制速度,滴速在8~30滴/分。

(5)利尿强心药的应用。可用毛花苷C 0.4 mg加入50%葡萄糖注射液60 mL中缓慢静脉推注。

(6)氨茶碱可解除支气管痉挛,减轻呼吸困难。

37. 电除颤的注意事项有哪些?

(1)除颤前应详细检查器械和设备,做好一切抢救准备。

(2)电极板放的位置要准确,并应与患者皮肤密切接触,保证导电良好。

(3)电击时,任何人不得接触患者及病床,以免触电。

(4)对于细颤型室颤者,应先进行心脏按压、氧疗及药物等处理,使之变为粗颤,再进行电击,以提高成功率。

(5)电击部位皮肤可有轻度红斑、疼痛,也可出现肌肉痛,3~5天后可自行缓解。

(6)开胸除颤时,电极直接放在心脏前后壁。除颤能量一般为5~10 Ws。

38. 叙述高热的概念及患者的饮食护理有哪些?

高热症是指外感或内伤时邪热毒引起的以体温升高在39℃以上的急性发热综合征。

(1)高热患者的饮食宜清淡、细软易消化,以流食、半流食为宜。

(2)患者口渴时应鼓励多饮水或果汁,如西瓜汁、梨汁、橘汁等。汗出较多时应注意补充水分,可用鲜芦根煎汤代茶饮或给淡盐水,不能饮水者,应用鼻饲法或静脉输液等方法补充津液的消耗,以免脱水。

(3)高热患者应忌食油腻、辛辣、厚味食品。热病初愈,饮食仍以清淡稀软为主,逐渐恢复正常饮食,但要注意补充营养,要少食多餐。可选择瘦肉、蛋类、新鲜蔬菜、水果等。

39. 阐述腹痛患者的病情观察内容?

腹部剧痛患者病情变化快,要密切观察患者生命体征的变化,并要认真辨明腹痛的性质和部位,尤其在诊断尚未明确时,更应详细观察病情发展的趋势,及时采取措施,防止病情恶化。观察的重点如下:

(1) 密切注意体温、脉搏、呼吸、血压变化。

(2) 观察腹痛的部位、性质、并发症状、诱发原因以及疼痛的持续时间,疼痛与寒暖、饮食、情绪、体力活动的关系等。如实证腹痛者拒按;虚证腹痛者喜按;气滞腹痛者走窜腹中,痛无定处;血瘀腹痛者痛如针刺,固定不移;虫积腹痛者脘腹剧痛,时发时止;食积腹痛者脘腹痞硬,腹满拒按。

40. 如何护理胃痛伴消化道大出血的患者?

胃痛见消化道大出血时,多起病急,变化快,应立即采取抢救措施,让患者去枕平卧,保持安静,少动患者,吐血时将头偏向一侧,及时清除排出物,必要时用吸痰器吸出,以保持气道通畅,防止排出物阻塞气道引起窒息,吐后予淡盐水漱口。临时可服三七粉1.5 g,白及粉1.5 g,温开水送服,每日2次,亦可配合针刺止血,取合谷、内关、足三里、涌泉等穴位。要密切观察病情变化,若胃痛剧烈拒按,出血量多,大汗淋漓,四肢厥冷,脉微欲绝,则为气随血脱的危重症候,应及时与医生联系,并做好抢救准备。

41. 机械通气的目的是什么?

(1) 为治疗原发病争取时间,改善患者的预后。

(2) 改善通气。

(3) 尽量减少和防止肺损伤。

42. 简述气管内插管术的适应证和禁忌证有哪些?

(1) 适应证有:①呼吸功能不全或呼吸困难综合征,需行人工加压给氧和辅助呼吸者;②呼吸、心搏骤停行心肺脑复苏者;③呼吸道分泌物不能自行咳出,需行气管内吸引者;④各种全麻或静脉复合麻醉手术者;⑤颌面部、颈部等部位大手术,呼吸道难以保持通畅者;⑥婴幼儿气管切开前需行气管插管定位者。

(2) 禁忌证有:①喉头水肿、急性喉炎、喉头黏膜下血肿、插管创伤引起的严重出血等,此类患者应在面罩给氧下行气管切开较安全;②咽喉部烧灼伤、肿瘤或异物存留者;③主动脉瘤压迫气管者,插管可导致主动脉瘤破裂;④下呼吸道分泌物潴留所致呼吸困难,难以从插管内清除者,应做气管切开;⑤颈椎骨折脱位者。

43. 安眠药中毒的抢救措施有哪些?

(1) 纠正致死性的症状:急性巴比妥中毒的重要并发症和致死原因是呼吸和循环衰竭,重点在于维持有效的气体交换及血容量,快速建立静脉通路,碱化尿液,维持尿量250 mL/h,吸氧,纠正低氧血症和酸中毒。

(2) 防止中毒药物吸收:①洗胃。用1:5 000 高锰酸钾溶液或清水洗胃,用量大者超过6小时仍需洗胃。②活性炭及泻剂应用。首次用活性炭 50~100 g 用2倍水制成悬浊液口服或胃管内注入,同时给予盐类泻剂,防止便秘,常用碳酸钠 250 μg/kg。③加速药物的排泄:利尿、腹膜透析、血液透析。

(3) 对症治疗:密切观察病情变化,注意保暖,有休克时按休克处理。

44.何谓基础生命支持技术(BLS)？BLS 技术主要包括哪些？实施的目的是什么？

(1)基础生命支持技术又称现场急救,是心肺脑复苏中的初始急救技术。主要是针对任何原因所致的心搏骤停和呼吸停止的急症患者加以施救。

(2)BLS 技术:胸外心脏按压(C)、开放气道(A)、人工呼吸(B)。

(3)其目的是:通过实施基础生命支持技术,建立患者的循环和呼吸功能,保证重要脏器的血液供应,尽快恢复心跳、呼吸,促进脑功能的恢复。

45.如何判断心搏、呼吸停止？

主要观察神志、瞳孔、大动脉搏动,呼吸情况。常见于:①突然面色死灰,意识丧失；②大动脉搏动消失；③呼吸停止；④瞳孔散大；⑤皮肤苍白或发绀；⑥心尖搏动及心音消失；⑦伤口不出血等。

46.试述电动洗胃机洗胃的注意事项。

(1)接妥地线,以防电击危险。

(2)使用过程中注意吸引管的通畅。

(3)向胃内注入洗胃液的同时观察正压表,压力不得超过 40 kPa(300 mmHg)。

(4)严禁灌入过多的洗胃液,以免超过胃容量,造成急性胃扩张。

(5)污水瓶内排出液应少于灌注量 100~200 mL,以防负压损伤胃黏膜。

(6)洗毕,认真清洗各部分管道。

自测试题

一、单项选择题

1.猝死患者抢救的最佳时间是　　　　　　　　　　　　　　　　　　　　　　(　)

A.1 分钟　　B.2 分钟　　C.3 分钟　　D.4 分钟　　E.5 分钟

2.当失血量达总血量的(　)以上时,可出现明显症状。

A.10%　　B.20%　　C.30%　　D.40%　　E.50%

3.为受伤患者脱衣物时正确的是　　　　　　　　　　　　　　　　　　　　　　(　)

A.先脱伤侧,后健侧

B.先重伤,后轻伤

C.两肢受伤时,禁止脱衣

D.脱除头盔时应将其向前上方托起去除

E.以上都不对

4.下列哪项不属于危重患者观察的内容　　　　　　　　　　　　　　　　　　　(　)

A.营养　　B.发育　　C.意识状态　　D.表情　　E.年龄

5. 下列哪项不属于心搏骤停　　　　　　　　　　　　　　　　　　　　（　）
　A. 房室传导阻滞　　　　　　　　　　　　B. 心室颤动
　C. 心脏停搏　　　　　　　　　　　　　　D. 心电机械分离
　E. 以上都是

6. 脑复苏患者脑组织温度应降到　　　　　　　　　　　　　　　　　（　）
　A. 25℃　　　B. 28℃　　　C. 30℃　　　D. 32℃　　　E. 35℃

7. 2010年心肺复苏CPR操作顺序是什么？　　　　　　　　　　　　（　）
　A. C胸外按压→A开放气道→B人工呼吸
　B. A开放气道→B人工呼吸→C胸外按压
　C. A开放气道→C胸外按压→B人工呼吸
　D. B人工呼吸→A开放气道→C胸外按压
　E. 以上都不对

8. 下列哪项不符合2010年心肺复苏指南　　　　　　　　　　　　　（　）
　A. 胸外按压频率"至少100次/分"
　B. 按压深度"4～5 cm"
　C. 维持ROSC的血氧饱和度在94%～98%
　D. 血糖超过10 mmol/L即应控制,但强调应避免低血糖
　E. 强化按压的重要性,按压间断时间不超过5 s

9. 休克患者失代偿期的主要表现　　　　　　　　　　　　　　　　　（　）
　A. 烦躁不安
　B. 血压下降,脉搏细速,尿量少于30 mL/h
　C. 血压升高,脉压增高
　D. 皮肤黏膜发绀,咯粉红色泡沫痰
　E. 血压升高,脉搏细速

10. 治疗与抢救休克首要的中心任务是　　　　　　　　　　　　　　（　）
　A. 用血管活性药　　　　　　　　　　　　B. 利尿
　C. 消除病因,补充血容量　　　　　　　　D. 用肾上腺皮质激素
　E. 应用纠酸药

11. 下列哪项目标更能反映血容量　　　　　　　　　　　　　　　　（　）
　A. 尿量　　　B. CVP　　　C. 心率　　　D. 尿比重　　　E. 血压

12. 下列哪项是休克缺氧和酸中毒的代偿表现　　　　　　　　　　　（　）
　A. 呼吸深快　　　　　　　　　　　　　　B. 意识浑浊
　C. 尿量减少　　　　　　　　　　　　　　D. 脉搏细速
　E. 血压下降

13. 休克体位的主要优点是 ( )
    A. 利于清洁床单　　　　　　　　　　B. 利于观察病情
    C. 满足家属需求　　　　　　　　　　D. 利于呼吸,增加回心血量
    E. 减轻痛苦
14. 患者大出血,表情淡漠,血压下降,尿少,不应采取下列哪项措施 ( )
    A. 建立液路　　　　　　　　　　　　B. 迅速止血同时给升压药
    C. 热水袋复温　　　　　　　　　　　D. 输液输血
    E. 给予镇痛剂止痛
15. 关于休克患者病情监护下列哪项认识是错误的 ( )
    A. 尿量少于 25 mL/h,比重高,表示血容量已补足
    B. 皮肤黏膜由苍白转青紫表示病情严重
    C. 脉压越小示血管收缩越严重
    D. 精神由兴奋转抑制示病情严重
    E. 尿量增多表示病情好转
16. 休克指数为 1 表示 ( )
    A. 血容量正常　　　　　　　　　　　B. 丢失血容量 10%～20%
    C. 丢失血容量 20%～30%　　　　　　D. 丢失血容量 30%～40%
    E. 丢失血容量 40%～50%
17. 下列哪项不是多发伤的临床特点 ( )
    A. 应激反应严重,伤情变化快,病死率高　B. 伤情重,休克发生率高
    C. 容易漏诊和误诊　　　　　　　　　D. 无明显低氧血症
    E. 伤后并发症和感染发生率高
18. 下列哪项不是重症中暑的并发症 ( )
    A. 昏迷　　　　　　　　　　　　　　B. 心律失常
    C. 高血压　　　　　　　　　　　　　D. 肝功能衰竭
    E. DIC
19. 男,12 岁,因溺水出现心脏骤停,心电监护示一直线,有双人参与抢救,除如下哪种抢救措施外,其余措施均可采取? ( )
    A. 胸外按压　　　　　　　　　　　　B. 人工呼吸
    C. 电除颤　　　　　　　　　　　　　D. 心脏起搏
    E. 气管插管
20. 对重症中暑的急救降温原则是 ( )
    A. 2 小时内使直肠温度降至 37～38℃
    B. 2 小时内使直肠温度降至 37.8～38.9℃

C. 4小时内使直肠温度降至37~38℃

D. 1小时内使直肠温度降至37.8~38.9℃

E. 1小时内使直肠温度降至37~38℃

21. 高热症是指体温超过 ( )

A. 38.5℃　　B. 39℃　　C. 40℃　　D. 41℃　　E. 42℃

22. 开放性气胸急救处理首先要 ( )

A. 清创缝合术　　　　　　　B. 胸腔闭式引流

C. 用厚敷料封闭伤口　　　　D. 胸腔穿刺

E. 吸氧

23. 引起瞳孔缩小的毒物是 ( )

A. 阿托品　　　　　　　　　B. 有机磷农药

C. 一氧化碳　　　　　　　　D. 乙醇

E. 麻黄碱

24. 氰化物中毒的特效解毒剂是 ( )

A. 解磷定　　　　　　　　　B. 氯解磷定

C. 二巯丙醇　　　　　　　　D. 亚硝酸钠

E. 亚甲蓝

25. 下列哪项不属于急性有机磷中毒的毒蕈碱样症状 ( )

A. 瞳孔散大　　　　　　　　B. 恶心呕吐

C. 腹痛腹泻　　　　　　　　D. 大小便失禁

E. 呼吸困难

26. 吸痰时间每次不超过( )秒。 ( )

A. 14　　B. 15　　C. 16　　D. 18　　E. 20

27. 厥脱患者宜采取什么卧位？ ( )

A. 平卧位　　　　　　　　　B. 半坐卧位

C. 头高脚低位　　　　　　　D. 仰卧中凹位,头偏向一侧

E. 侧卧位

28. 癃闭的主证无 ( )

A. 排尿困难　　　　　　　　B. 小便闭塞不通

C. 小腹胀痛　　　　　　　　D. 尿量正常

E. 小便点滴不畅

29. 下列除哪项外均是胸痹的护治法则 ( )

A. 通阳泄浊　　　　　　　　B. 辛温通阳

C. 滋阴润肺　　　　　　　　D. 活血化瘀

E. 益气通阳

30. 护理吐血患者时,下列哪项不适宜   (   )

   A. 静卧少动   B. 情绪安定   C. 忌辛辣食物   D. 食易消化食物   E. 多饮热水

31. 有一患者突然昏厥,喉间痰鸣,呕吐痰涎,呼吸气粗,舌苔厚腻,脉象滑实,其证属
                                                                (   )

   A. 气厥   B. 血厥   C. 痰厥   D. 食厥   E. 暑厥

32. 中风先兆常可见   (   )

   A. 头晕头痛,肢麻语涩   B. 神昏肢冷,醒后如常
   C. 神昏吐沫,醒后如常   D. 口眼㖞斜,半身不遂
   E. 神昏肢冷,两手握固

33. 一急诊创伤患者同时出现下列几种以上的病情,你首先抢救哪一种   (   )

   A. 伤口渗血   B. 休克   C. 内脏脱出   D. 窒息   E. 骨折

34. 判断心搏骤停的最可靠指征   (   )

   A. 心电图   B. 血压   C. 神志和呼吸 D. 瞳孔   E. 口唇发绀

35. 哪项不是痫证发作时的紧急处理   (   )

   A. 发作时应迅速将患者抬到床上   B. 指掐人中,使之迅速苏醒
   C. 有义齿将其义齿取掉   D. 抽搐时不可按压肢体
   E. 痰较多时应吸痰

36. 抢救口服有机磷农药中毒患者洗胃时最常用的洗胃液是   (   )

   A. 生理盐水、温开水   B. 热开水
   C. 2%碳酸氢钠溶液   D. 1:5 000 高锰酸钾溶液
   E. 以上均可

37. 现场急救电击伤最首要的措施是   (   )

   A. 切断电源   B. 胸外心脏按压
   C. 包扎创面   D. 预防感染
   E. 注射 TAT

38. 急性巴比妥类药中毒时最主要的并发症和致死原因是   (   )

   A. 呼吸和循环衰竭   B. 中毒性休克
   C. 大出血   D. 急性肾衰
   E. 以上均是

39. 抢救溺水患者的第一步是   (   )

   A. 倒出呼吸道内及胃内的积水   B. 迅速清除口鼻内泥沙污泥
   C. 胸外心脏按压   D. 立即进行口对口人工呼吸
   E. 应用抗生素预防感染

40. 误服敌百虫中毒时忌用哪种溶液洗胃 ( )
   A. 1:5 000 高锰酸钾　　　　　　　B. 温开水
   C. 蒸馏水　　　　　　　　　　　　D. 0.9%氯化钠注射液
   E. 4%碳酸氢钠

41. 预防中暑最首要的措施是 ( )
   A. 改善劳动条件　　　　　　　　　B. 加强高温适应
   C. 注意摄入水分　　　　　　　　　D. 补充营养
   E. 注意个人卫生

42. 单人做胸外心脏按压与人工呼吸次数的比例是 ( )
   A. 2:1　　　B. 5:1　　　C. 4:1　　　D. 30:2　　　E. 6:1

43. 急性巴比妥类药中毒时最主要的并发症和致死原因是 ( )
   A. 中毒性休克　　　　　　　　　　B. 呼吸和循环衰竭
   C. 大出血　　　　　　　　　　　　D. 急性肾衰竭
   E. 急性肝衰竭

44. 心搏骤停复苏抢救的有效指征不包括 ( )
   A. 触到大动脉搏动　　　　　　　　B. 上肢收缩压在 8 kPa 以上
   C. 自主呼吸恢复　　　　　　　　　D. 颜面、口唇转红润
   E. 瞳孔散大

45. 进行口对口人工呼吸时注意事项中不包括 ( )
   A. 吹气量应使胸廓抬起
   B. 吹气时间约占 1 次呼吸周期的 1/3
   C. 操作前取下义齿
   D. 牙关紧闭者可做口对鼻吹气
   E. 人工呼吸不应与自主呼吸同步

46. 抢救大咯血窒息时患者的体位是 ( )
   A. 仰卧位　　　　　　　　　　　　B. 俯卧位
   C. 头高足低位　　　　　　　　　　D. 平卧位
   E. 俯卧头低足高位

二、多项选择题

1. 属于急救护理的研究范畴的是 ( )
   A. 院外急救　　　　　　　　　　　B. 危重病救护（ICU）
   C. 抢险救灾　　　　　　　　　　　D. 战地救护
   E. 急救护理人才的培训

2. 院外救护的原则包括 （ ）

A. 立即使患者脱离危险区 B. 先救命后治病

C. 争分夺秒,就地取材 D. 保留离断肢体或器官

E. 加强途中监测并详细记录

3. 心肺复苏的有效指征有哪些 （ ）

A. 按压时可扪及大动脉搏动 B. 甲床、指端、口唇、颜面转为红润

C. 自主呼吸恢复 D. 瞳孔放大,并有对光反射

E. 大动脉搏动恢复,收缩压维持在 60 mmHg

4. 下列不宜催吐的有（ ）的患者。

A. 神志清醒者 B. 高血压

C. 冠心病者 D. 妊娠者

E. 胃底静脉曲张者

5. 下列中毒后洗胃操作中正确的有 （ ）

A. 昏迷患者取头低左侧卧位 B. 昏迷患者取头低右侧卧位

C. 洗胃毕,立即拔出胃管 D. 洗胃液温度为 35～37℃

E. 每次灌洗量为 300～500 mL

6. 强酸强碱中毒的救治原则是 （ ）

A. 立即为患者催吐

B. 强酸中毒后尽快口服弱碱中和

C. 禁为患者洗胃

D. 可给牛奶、蛋清、米汤等缓慢注入胃内,保护胃黏膜

E. 以上都正确

7. 下列属于阿托品化的表现有 （ ）

A. 意识清楚或模糊 B. 颜面潮红、干燥

C. 瞳孔由小扩大后不再缩小 D. 体温正常或轻度升高

E. 心率增快≤120 次/分,脉搏快而有力

8. 下列哪些是急性中毒的救治原则 （ ）

A. 立即终止接触毒物 B. 清除尚未吸收的毒物

C. 促进已吸收毒物的排出 D. 特殊解毒剂的应用

E. 以上都对

9. CO 中毒的急救原则有哪些 （ ）

A. 现场急救 B. 迅速纠正缺氧

C. 防治脑水肿 D. 治疗感染,控制高热

E. 促进脑细胞代谢

10. 属于多发伤的现场救护措施有 （　）

A. 脱离危险环境　　　　　　　　　　B. 解除呼吸道梗阻

C. 处理活动性出血　　　　　　　　　D. 解除气胸所致的呼吸困难

E. 保存好离断肢体

11. 中暑的诱因有 （　）

A. 肥胖及缺乏锻炼　　　　　　　　　B. 过度劳累,睡眠不足

C. 通风不良　　　　　　　　　　　　D. 湿度高

E. 以上都是

12. 重症中暑的救治原则有 （　）

A. 降温要缓慢

B. 有效纠正水、电解质和酸碱平衡紊乱

C. 保护重要器官功能

D. 积极给予支持疗法

E. 预防并发症

13. 心搏骤停的原因有 （　）

A. 酸中毒　　B. 高钾血症　　C. 张力性气胸　　D. 药物中毒　　E. 创伤

14. 清除尚未吸收的毒物措施包括 （　）

A. 血浆置换　　B. 导泻　　C. 利尿　　D. 催吐　　E. 洗胃

15. 呼吸支持方法有 （　）

A. 清除口腔及咽部分泌物　　　　　　B. 气管切开

C. 环甲膜穿刺和切开术　　　　　　　D. 气管插管

E. 放置胃管

16. 气管内插管术的适应证有哪些 （　）

A. 呼吸功能不全或呼吸困难综合征者

B. 呼吸、心搏骤停行心肺脑复苏者

C. 呼吸道分泌物不能自行咳出者

D. 各种全麻或静脉复合麻醉手术者

E. 颌面部、颈部等部位大手术,呼吸道难以保持通畅者

17. 机械通气常见并发症有 （　）

A. 气胸　　B. 胃扩张　　C. 低血压　　D. 心律失常　　E. 肺不张

18. 减轻心脏负荷的措施包括 （　）

A. 患者取坐位,双下肢下垂

B. 应用吗啡减轻患者的精神紧张和焦虑

C. 应用利尿药减轻心脏前负荷

D. 使用降压药

E. 应用甘露醇快速脱水

19. 内伤胸痛剧烈时可采取下列哪些措施　　　　　　　　　　　　　　　　（　）

　　A. 吸氧　　　　　　　　　　　　　　　　B. 硝酸甘油片舌下含服

　　C. 端坐卧位,双腿下垂　　　　　　　　　D. 针刺内关、神门等穴

　　E. 以上都是

20. 急症暴泻患者补液治疗原则有　　　　　　　　　　　　　　　　　　　（　）

　　A. 先快后慢　　B. 先糖后盐　　C. 先盐后糖　　D. 见尿补钾　　E. 先慢后快

21. 中暑患者出现哪些症状提示有并发脑水肿可能　　　　　　　　　　　　（　）

　　A. 惊厥　　　B. 血压升高　　C. 呼吸变慢　　D. 瞳孔散大　　E. 呼吸变快

22. 中风患者突然出现哪些症状是闭证向脱证转化的危象　　　　　　　　　（　）

　　A. 壮热　　　B. 烦躁不安　　C. 口开手撒　　D. 呼吸不规律　E. 大汗淋漓

23. 急救昏迷患者可指掐哪些穴位？　　　　　　　　　　　　　　　　　　（　）

　　A. 人中　　　B. 合谷　　　　C. 委中　　　　D. 关元　　　　E. 大椎

24. 气脱患者急救措施有　　　　　　　　　　　　　　　　　　　　　　　（　）

　　A. 针刺人中、百会　　　　　　　　　　　B. 独参汤立即热服

　　C. 迅速皮下注射0.1%肾上腺素　　　　　　D. 参麦注射液静脉推注

　　E. 艾灸关元、足三里

25. 眩晕证肝阳上亢型患者宜针灸哪些穴位　　　　　　　　　　　　　　　（　）

　　A. 风池　　　B. 太冲　　　　C. 合谷　　　　D. 三阴交　　　E. 涌泉

26. 院外急救的原则是　　　　　　　　　　　　　　　　　　　　　　　　（　）

　　A. 先复苏后固定　　　　　　　　　　　　B. 先止血后包扎

　　C. 先重伤后轻伤　　　　　　　　　　　　D. 先救治后运送

　　E. 急救与呼救并重,搬运与医护的一致性

27. 外伤患者在转送途中的体位有　　　　　　　　　　　　　　　　　　　（　）

　　A. 一般创伤伤员取仰卧位

　　B. 颅脑伤、颌面部伤应侧卧或头偏向一侧

　　C. 休克患者取仰卧中凹位

　　D. 腹部伤取仰卧位、膝下垫高

　　E. 胸部伤取半卧位或伤侧向下的低斜坡卧位

28. 创伤患者现场急救处理有　　　　　　　　　　　　　　　　　　　　　（　）

　　A. 立即清理口腔、保持呼吸道通畅和换气

　　B. 控制外出血用压迫法、肢体加压包扎止血

　　C. 迅速补充血容量,立即开放静脉通路

D. 包扎、封闭体腔伤口,监护生命体征

E. 立即运送患者,有效固定骨折、脱位

29. 为手术患者翻身时应注意的事项有　　　　　　　　　　　　　　　（　）

A. 先检查伤口敷料是否脱落、有无分泌物

B. 颅脑手术后翻身时应有人扶头部

C. 颈椎和颅骨牵引的患者翻身时不可放松牵引

D. 脊柱手术翻身时注意轴线翻身

E. 石膏固定或伤口较大的患者翻身后,将伤口放于适当位置

30. 机械通气患者吸痰时的注意事项有　　　　　　　　　　　　　　　（　）

A. 吸痰前应翻身、拍背、使痰液从周边肺野向中心集中

B. 吸痰前后适当提高吸入氧浓度

C. 吸痰时避免用吸引口腔的吸痰管再吸引气管

D. 调节吸引负压不要超过 19.6 kPa(200 cmH$_2$O)

E. 每次吸引时间不超过 15 s

31. 重症一氧化碳中毒患者纠正缺氧的急救措施是　　　　　　　　　　（　）

A. 立即将患者移至空气新鲜处　　　　B. 给予高流量吸氧

C. 有条件时给予高压氧治疗　　　　　D. 立即换血

E. 以上都是

32. 急性肺水肿紧急处理时的卧位,下列哪项不正确　　　　　　　　　（　）

A. 半卧位或坐在靠背椅上　　　　　　B. 平卧位

C. 头低足高位　　　　　　　　　　　D. 俯卧位

E. 右侧卧位

33. 使用电动洗胃机洗胃时应　　　　　　　　　　　　　　　　　　　（　）

A. 注意吸引管通畅　　　　　　　　　B. 严禁灌入过多的洗胃液

C. 接妥地线　　　　　　　　　　　　D. 洗胃时正压表不超过 40 kPa

E. 污水瓶内排出液量应与灌注量相等

34. 大咯血窒息抢救措施应包括　　　　　　　　　　　　　　　　　　（　）

A. 仰卧头低足高位　　　　　　　　　B. 清除口腔血凝块和血液

C. 防止舌后坠　　　　　　　　　　　D. 低浓度持续给氧

E. 适当用呼吸中枢兴奋剂

35. 溺水的抢救原则是　　　　　　　　　　　　　　　　　　　　　　（　）

A. 对呼吸、心搏停止者进行心肺复苏　　B. 保持呼吸道通畅

C. 注射破伤风抗毒素　　　　　　　　D. 预防脑水肿

E. 立即将患者移至空气新鲜、通风良好之处

36. 关于口对口人工呼吸的说法正确的是 （   ）

A. 适用于现场抢救　　　　　　　　　　B. 见到胸廓扩张方可有效

C. 对婴幼儿,则仅对鼻吹气　　　　　　D. 吹气时捏紧患者的鼻孔

E. 吹气时间以约占 1 次呼吸周期的 2/3 为宜

37. 有机磷中毒的抢救措施是 （   ）

A. 迅速清除毒物　　　　　　　　　　　B. 口服中毒者应洗胃

C. 应用解磷定、阿托品　　　　　　　　D. 预防肺部感染

E. 注射抗生素

38. 张力性气胸患者 （   ）

A. 胸腔抽气后压力不再上升　　　　　　B. 肺萎陷轻

C. 纵隔移位明显　　　　　　　　　　　D. 胸腔压力常呈正压

E. 常需采用胸腔闭式引流

39. 急性肾衰竭高钾血症最有效的处理方法是 （   ）

A. 限制入水量,使中心静脉压维持在 6～10 cmH$_2$O

B. 血液透析

C. 注意补镁

D. 静脉缓慢注射钙剂

E. 服用利尿药螺内酯

三、判断题

1. 受伤后,伤员的最佳急救期是伤后 12 小时内。 （   ）
2. 现场判断一个伤员应在 1～2 分钟内完成。 （   ）
3. 担架转运伤员头应在后。 （   ）
4. 运送休克伤员时,头应朝前。 （   ）
5. 急救伤员为争取时间应"抬起就跑"。 （   ）
6. 腹腔脏器脱出体表时要回纳腹腔。 （   ）
7. 伤员被外来异物刺入胸腹腔,在事故现场不要随意拔出异物,以免引起大出血而危及生命。 （   ）
8. 胸外心脏按压的部位在胸骨中下 1/3 交界处。 （   ）
9. 胸外心内注射不可将药液注入心肌内。 （   ）
10. 引起心源性休克最常见的原因是心肌梗死。 （   ）
11. 对休克患者最有利的体位是平卧位。 （   ）
12. 亚硝酸盐中毒皮肤黏膜可呈樱桃红色;CO 中毒呈紫色。 （   ）
13. 氰化物中毒时呼出的气味呈苦杏仁味;有机磷农药中毒呼出大蒜味。 （   ）
14. 胆碱酯酶复能剂应早期应用,持续时间不超过 72 小时。 （   ）

15. 对淹溺者应尽可能延长倒水时间,水倒尽后再做心肺复苏。( )
16. 昏迷患者初发病1~2天内可进流质饮食。( )
17. 中风患者躁动不安时可选用吗啡或哌替啶等镇静剂。( )
18. 高热表热证中药宜热服。( )
19. 痉证患者抽搐时应强加约束。( )
20. 胃脘痛发作时,可针刺中脘、内关、足三里穴止痛。( )
21. 敌百虫接触中毒时可用肥皂水清洗皮肤。( )
22. 附子、乌头中毒时可用阿托品治疗。( )
23. 腹痛患者未诊断明确前禁用或慎用麻醉性止痛剂。( )
24. 大量出血时可选用针刺止血。( )
25. 癃闭者可按摩膀胱区或热敷少腹部,并可针刺关元、三阴交等穴。( )
26. 病重时,汗出肢冷,汗黏如油者,为危象。( )
27. 中暑患者行刮痧疗法时应避免局部皮肤充血潮红。( )
28. 脑复苏降温越早越好。( )
29. 伤口有较长异物时要及时取出。( )
30. 骨折大出血时先止血包扎,再固定骨折。( )
31. 急性有机磷中毒瞳孔缩小。( )
32. 控制明显的外出血是减少现场死亡最重要的措施。( )
33. 止血带每半小时松解1次,每次5~10分钟。( )
34. 气滞腹痛脘腹痞硬,腹满拒按。( )
35. 受伤后,伤员的最佳急救期是伤后12小时内。( )
36. 现场判断一个伤员应在1~2分钟内完成。( )
37. 担架转运伤员头应在后。( )
38. 运送休克伤员时,头应朝前。( )
39. 抢救一氧化碳中毒时第一步是将患者脱离中毒现场,移至新鲜空气处。( )
40. 服用大量的安眠药中毒患者超过6小时即不必洗胃。( )
41. 抢救电击伤患者首先应尽快切断电源。( )
42. 做口对口人工呼吸时,通气适当的指标是看到患者胸廓起伏并于呼气时听到及感到有气体逸出。( )
43. 深昏迷是指对痛刺激反应完全丧失,双侧瞳孔散大,对光反应与角膜反射均消失,可有生命体征紊乱。( )
44. 抢救心搏骤停并有严重的血气胸者应立即做胸外心脏按压的复苏抢救。( )

自测试题答案

一、单项选择题

1. D 2. B 3. C 4. E 5. A 6. B 7. A 8. B 9. B 10. C 11. B 12. A 13. D
14. C 15. A 16. C 17. D 18. C 19. D 20. D 21. B 22. C 23. B 24. D 25. A
26. B 27. D 28. D 29. C 30. E 31. C 32. D 33. D 34. A 35. A 36. A 37. A
38. A 39. B 40. E 41. A 42. D 43. B 44. E 45. E 46. E

二、多项选择题

1. ABCDE 2. ABCDE 3. ABCE 4. BCDE 5. ADE 6. BCD 7. ABCDE
8. ABCDE 9. ABCDE 10. ABCDE 11. ABCDE 12. BCDE 13. ABCDE 14. BDE
15. ABCD 16. ABCDE 17. ABCDE 18. ABCDE 19. ABCDE 20. ACD 21. ABCD
22. ABCDE 23. ABC 24. ABCDE 25. ABCD 26. ABCDE 27. ABCDE 28. ABCD
29. ABCDE 30. ABCD 31. ABC 32. BCD 33. ABCD 34. BCE 35. ABD 36. ABD
37. ABCD 38. CDE 39. ABD

三、判断题

1. √ 2. √ 3. √ 4. × 5. × 6. × 7. √ 8. √ 9. √ 10. √ 11. ×
12. × 13. √ 14. √ 15. × 16. × 17. × 18. √ 19. × 20. √ 21. × 22. √
23. √ 24. × 25. √ 26. √ 27. × 28. √ 29. × 30. √ 31. √ 32. √ 33. ×
34. × 35. √ 36. √ 37. √ 38. × 39. √ 40. × 41. √ 42. √ 43. √ 44. ×

第十四章 传染病科护理

基本知识问答

1. 何谓传染病?

传染病是由各种病原体引起的能在人与人、动物与动物或人与动物之间相互传播的一类疾病。病原体中大部分是微生物,小部分为寄生虫,寄生虫引起者又称寄生虫病。有些传染病,防疫部门必须及时掌握其发病情况,及时采取对策,因此发现后应在规定时间及时向当地防疫部门报告,称法定传染病。中国目前的法定传染病有甲、乙、丙3类,共39种。

2. 传染病与感染性疾病的概念有何区别?

传染病是由病原微生物(病毒、立克次体、细菌、螺旋体等)和寄生虫(原虫或蠕虫)感染人体后产生的有传染性的疾病,属于感染性疾病。而感染性疾病亦由病原体引起,但不一定有传染性,在感染性疾病中有传染性的疾病才称传染病,它可在人群中传播并造成流行。

3. 试述传染病传播的必备条件。

病原体从已感染者排出,经过一定的传播途径,传入易感者而形成新的传染的全部过程。传染病得以在某一人群中发生和传播,必须具备传染源、传播途径和易感人群三个基本环节。

4. 何谓传染源?

在体内有病原体生长繁殖,并可将病原体排出的人和动物,即患传染病或携带病原体的人和动物。患传染病的患者是重要的传染源,其体内有大量的病原体。病程的各个时期,患者的传染源作用不同,这主要与病种、排出病原体的数量和患者与周围人群接触的程度及频率有关。如多数传染病患者在有临床症状时能排出大量病原体,威胁周围人群,是重要的传染源。但有些患者如百日咳患者,在卡他期排出病原体较多,具有很强的传染性,而在痉咳期排出病原体的数量明显减少,传染性也逐渐减退。又如,乙型肝炎患者在潜伏期末才具有传染性。

一般说来,患者在恢复期不再是传染源,但某些传染病(伤寒、白喉)的恢复期患者仍可在一定时间内排出病原体,继续起传染源的作用。

5. 何谓传播途径?

传播途径指病原体自传染源排出后,在传染给另一易感者之前,于外界环境中所行经的途径。一种传染病的传播途径可以是单一的,也可以是多个的。传播途径可分为水平传播和垂直传播两类。

由于生物性的致病源于人体外可存活的时间不一,存在人体内的位置、活动方式都有不同,都影响了一个感染症如何传染的过程。为了生存和繁衍,这类病原性的微生物必须具备可传染的性质,每一种传染性的病原通常都有特定的传播方式,例如透过呼吸的路径,某些细菌或病毒可以引起宿主呼吸道表面黏膜层的形态变化,刺激神经反射而引起咳嗽或喷嚏等症状,借此重回空气等待下一个宿主将其吸入,但也有部分微生物则是引起消化系统异常,像腹泻或呕吐,并随着排出物散布在各处。透过这些方式,复制的病原随患者的活动范围可大量散播。

6. 何谓易感人群?

易感人群是指人群对某种传染病病原体的易感程度或免疫水平。新生人口增加、易感者的集中或进入疫区,部队的新兵入伍,易引起传染病流行。病后获得免疫、人群隐性感染,人工免疫,均使人群易感性降低,不致传染病流行或终止其流行。

7. 试述传染病传播的具体途径。

(1)空气传染:有些病原体在空气中可以自由散布,直径通常为5 pm,能够长时间浮游于空气中,做长距离的移动,主要借由呼吸系统感染,有时亦与飞沫传染混称。

(2)飞沫传染:飞沫传染是许多感染原的主要传播途径,借由患者咳嗽、打喷嚏、说话时,喷出温暖而潮湿的液滴,病原附着其上,随空气扰动飘散短时间、短距离地在风中飘浮,由下一位宿主因呼吸、张口或偶然碰触到眼睛表面时黏附,造成新的宿主受到感染。例如:细菌性脑膜炎、水痘、普通感冒、流行性感冒、腮腺炎、结核、麻疹、百日咳等。由于飞沫质、量均小,难以承载较重之病原,因此寄生虫感染几乎不由此途径传染其他个体。

(3)粪—口传染:常见于发展中国家卫生系统尚未健全、教育倡导不周的情况下,未处理之废水或受病原沾染物,直接排放于环境中,可能污损饮水、食物或碰触口、鼻黏膜之器具,以及如厕后清洁不完全,借由饮食过程可导致食入者感染,主要病原可为病毒、细菌、寄生虫,如霍乱、甲型病毒性肝炎、小儿麻痹、轮状病毒、弓形虫感染症,于已开发国家也可能发生。有时,某些生物因体表组织构造不足以保护个体,可能因接触患者之排泄物而受到感染,正常情况下在人类族群中不会发生这种特例。

(4)接触传染:经由直接碰触而传染的方式称接触传染,这类疾病除了直接触摸、亲吻患者,也可以透过共享牙刷、毛巾、刮胡刀、餐具、衣物等贴身用物,或是因患者接触后,在环境留下病原达到传播的目的。因此,此类传染病较常发生在学校、军队等物品可能不慎共享的场所。例如:真菌感染的香港脚、细菌感染的脓疱症(impetigo)、病毒在表皮引起增生的疣,而梅毒的情况特殊,通常是健康个体接触感染者的硬性下疳(chancre)所致。

(5)性传播疾病:包含任何可以借由性行为传染的疾病,因此属于接触传染的一种,但因艾滋病在世界流行状况甚为严重,医学中有时会独立探讨。通常主要感染原为细菌或病毒,借由直接接触生殖器的黏膜组织、精液、阴道分泌物甚至直肠所携带之病原,传递至性伴侣导致感染。若这些部位存有伤口,则病原可能使血液感染带至全身各处。

(6)垂直传染:垂直传染专指胎儿由母体得到的疾病。拉丁文以"inutero"表示"在子宫"的一种传染形式,通常透过此种传染方式感染胎儿之疾病病原体,多以病毒和活动力高的小型寄生虫为主,可以经由血液输送,或是具备穿过组织或细胞的能力,因此可以透过胎盘在母子体内传染,例如 AIDS 和乙型病毒性肝炎。细菌虽较罕见于垂直感染,但是梅毒可在分娩过程,由于胎儿的黏膜部位或眼睛接触到母体阴道受感染之黏膜组织而染病;且有少数情况则是在哺乳时透过乳汁分泌感染新生儿。后两种路径也都属于垂直感染的范畴。

(7)血液传染:主要透过血液、伤口的感染方式,将疾病传递至另一个个体身上的过程。常见于医疗使用注射器材、输血技术之疏失,因此许多医疗院所要求相关医疗程序之施行,必须经过多重、多人的确认以免伤害患者,于献血、输血时,也针对捐赠者和接受者进一步检验相关生理状况,减低此类感染的风险,但由于毒品的使用,共享针头的情况可造成难以预防的感染,尤其对于艾滋病的防范更加困难。

8. 感染过程有哪些表现?

病原体通过各种途径进入人体,就开始了感染过程。感染过程可表现为下列5种形式:①病原体被清除;②隐性感染;③显性感染;④病原携带状态;⑤潜伏性感染。上述5种表现形式中,以隐性感染最为常见,显性感染最容易识别。

9. 试述在感染过程中免疫应答的作用。

机体的免疫应答对感染过程的表现和转归起着重要作用。免疫应答可分为有利于机体抵抗病原体入侵与破坏的保护性免疫应答和促进病理过程及组织损伤的变态反应两大类。保护性免疫应答又分为非特异性与特异性免疫应答两类:①非特异性免疫应答,是机体对进入体内异物的一种清除机制,包括天然屏障(如皮肤、黏膜及其分泌物的外部屏障,以及血-脑屏障、胎盘屏障等内部屏障)、吞噬作用、体液因子(如补体、溶菌酶、纤连蛋白、各种细胞因子,如白介素1~6、肿瘤坏死因子、干扰素粒细胞、吞噬细胞集落刺激因子)。②特异性免疫应答,是指由于对抗原特异性识别而产生的免疫,包括由T淋巴细胞介导的细胞免疫和由B淋巴细胞介导的体液免疫。

10. 特异性免疫在抗感染中有何作用?

特异性免疫(specific immunity)是指由于对抗原特异性识别而产生的免疫。由于不同病原体所具有的抗原绝大多数是不相同的,故特异性免疫通常只针对一种传染病。感染后的免疫都是特异性免疫,而且是主动免疫,通过细胞免疫(cell mediated immunity)和体液免疫(humoral immunity)的相互作用而产生免疫应答,分别由 T 淋巴细胞与 B 淋巴细胞来介导。

(1)细胞免疫:致敏 T 细胞与相应抗原再次相遇时,通过细胞毒性和淋巴因子来杀伤病原体及其所寄生的细胞。在细胞内寄生的细菌(如结核分枝杆菌、伤寒沙门菌)、病毒(如麻疹病毒、疱疹病毒)、真菌(如假丝酵母菌、隐球菌)和立克次体等感染中,细胞免疫起重要作用。T 细胞还具有调节体液免疫的功能。

(2)体液免疫:致敏 B 细胞受抗原刺激后,即转化为浆细胞并产生能与相应抗原结合的抗体,即免疫球蛋白(Ig)。由于不同抗原而产生不同免疫应答,抗体又可分为抗毒素、抗菌性抗体、中和(病毒的)抗体、调理素(opsonin 促进吞噬作用的抗体)、促进天然杀伤细胞的抗体、抑制黏附作用的抗体等。抗体主要作用于细胞外的微生物。

免疫球蛋白在化学结构上可分为 5 类:IgG、IgA、IgM、IgD、IgE,各具有不同功能。在感染过程中,IgM 首先出现,但持续时间不长,是近期感染的标志。IgG 在临床恢复期出现,并持续较长时间。IgA 主要是呼吸道和消化道黏膜上的局部抗体。IgE 则主要作用于原虫和蠕虫感染。

11. 试列举常用的免疫制剂及其作用。

常用的免疫制剂包括主动免疫制剂与被动免疫制剂。前者包括疫苗、菌苗、类毒素等;后者包括抗毒素、丙种球蛋白或高滴度免疫球蛋白。

12. 试述传染病流行过程的特征。

(1)流行性:按传染病流行的强度与广度可分为散发性发病、流行、大流行与暴发流行。

(2)季节性:不少传染病的发病有一定的季节性。主要是由于气温的变化与媒介昆虫的繁殖或传播方式易于实现有关。

(3)地方性:有些传染病与寄生虫病由于中间宿主的存在、地理条件、气温条件、人民生活习惯等原因,常具有地方性。

(4)外来性:某些传染病在国内或地区内原不存在,可由国外或外地而来的外来人口或物品从流行区带入。

(5)人群分布性:有的传染病在人群中的分布可与年龄、性别、职业密切相关。

13.《中华人民共和国传染病防治法》将法定传染病分为几类?各包括哪些病种?

《中华人民共和国传染病防治法》自 2004 年 12 月 1 日起施行,将法定传染病分为甲、乙、丙三类。

(1)甲类传染病:鼠疫和霍乱。

(2)乙类传染病:传染性非典型肺炎、艾滋病、病毒性肝炎、脊髓灰质炎、人感染高致病性禽流感、麻疹、流行性出血热、狂犬病、流行性乙型脑炎、登革热、炭疽、细菌性和阿米巴性痢疾、肺结核、伤寒和副伤寒、流行性脑脊髓膜炎、百日咳、白喉、新生儿破伤风、猩红热、布鲁菌病、淋病、梅毒、钩端螺旋体病、血吸虫病、疟疾。

（3）丙类传染病：流行性感冒、流行性腮腺炎、风疹、急性出血性结膜炎、麻风病、流行性和地方性斑疹伤寒、黑热病、棘球蚴病、丝虫病，以及除霍乱、细菌性和阿米巴性痢疾、伤寒和副伤寒以外的感染性腹泻病。自2008年5月2日起，手足口病纳入丙类传染病。

14. 何谓传染病的潜伏期？传染病的基本特征？

（1）从病原体侵入人体起，至开始出现临床症状为止的时间，成为潜伏期。

（2）传染病有四个基本特征：①有病原体；②有传染期；③有流行病学特征；④感染后有免疫力。

15. 传染病的预防原则有哪些？

（1）管理好传染源，做到早发现、早诊断、早报告、早隔离、早治疗。

（2）切断传播途径，根据传染病的不同传播途径，采取不同的措施。

（3）保护易感人群，提高人群免疫力。

16. 传染病患者常见症状、体征有哪些？

（1）发热：感染性发热是传染病患者所共有的最常见和突出的症状。常见热型有稽留热、弛张热、间歇热、回归热。

（2）皮疹：皮疹的形态可分为斑丘疹、出血疹、疱疹或脓疱疹、荨麻疹四大类。

（3）毒血症状：如乏力、全身不适、头痛、全身肌肉和关节疼痛等，严重者可有意识障碍、中毒性脑病、呼吸循环衰竭等，有时还可导致肝肾功能损害。

（4）肝、脾、淋巴结肿大。

17. 传染病常见的热型有哪些？

热型是传染病重要特征之一，具有鉴别诊断意义。

（1）稽留热（sustained fever）：24小时体温相差不超过1℃，见于伤寒、斑疹伤寒等。

（2）弛张热（remittent fever）：24小时体温相差超过1℃，但最低点未达正常，见于伤寒缓解期、流行性出血热等。

（3）间歇热（intermittent fever）：24小时内体温波动于高热与常温之下，见于疟疾、败血症等，又称败血症型热（septic fever）。

（4）回归热（relapsing fever）：骤起高热，持续数天，高热重复出现，见于回归热、布氏菌病等；在多次重复出现，并持续数月之久时，称波状热（undulant fever）。

（5）马鞍热（saddle type fever）：发热数日，退热一日，又再发热数日，见于登革热。

18. 被狂犬咬伤后伤口的处理要点是什么？

（1）应立即用20%的肥皂水或0.1%苯扎溴铵溶液反复冲洗至少30分钟，力求除去狗唾液并挤出污血，季胺类与肥皂不能合用。

（2）深部伤口要进行清创，可用注射器插入伤口进行冲洗，冲洗后用75%乙醇及碘酒或0.5%碘附反复擦拭伤口，暴露伤口，一般不缝合或包扎伤口，以便伤口引流。伤口如能及时彻底清洗、消毒,可明显降低发病率。

(3)若咬伤头颈部、手指或咬伤严重时,除用疫苗外,还需要用人或马源性抗狂犬病免疫血清,在伤口周围进行局部浸润皮下或肌内注射。切勿过量注射免疫血清,以免抑制疫苗的免疫作用。

(4)应用马抗血清时,应先行皮肤过敏试验,阳性者需进行脱敏注射。

(5)视受伤情况,注意预防破伤风及其他细菌感染。

19. 伤寒、痢疾患者的大便应如何处理?

用漂白粉消毒粪便。漂白粉用量与粪便量的比例是:稀便是1:5,干便是2:5,搅拌后放置2小时在倒入厕所。

20. 什么是非典型肺炎(SARS)？传播途径有哪些?

非典型肺炎泛指通过细菌以外的病原体所致的肺炎。现在主要是指肺炎支原体、肺炎衣原体、军团杆菌、立克次体、腺病毒以及其他一些不明微生物引起的肺炎,这些病原体亦称非典型病原体。WHO把这种非典型肺炎成为"严重急性呼吸综合征"。SARS的病原体是新型冠状病毒,它与已知的冠状病毒的3个群不同,是一种新的冠状病毒,被归为第4群。

可疑的传播途径:①呼吸道传播:如通过近距离空气飞沫、气溶胶传播。②密切接触传播:直接或间接接触患者的分泌物、排泄物以及其他被污染的物品,经口、鼻、眼黏膜传播。③尚不能排除经肠道传播的可能性。

21. 简述非典型肺炎的主要临床表现。

(1)潜伏期 SARS的潜伏期通常限于2周之内,一般2~10天。

(2)临床症状:急性起病,自发病之日起,2~3周内病情都可处于进展状态。

主要有以下三类症状:①发热及相关症状:常以发热为首发和主要症状,体温一般高于38℃常呈持续性高热,可伴有畏寒、肌肉酸痛、关节酸痛、头痛、乏力。在早期,使用退热药可有效;进入进展期,通常难以用退热药控制高热。使用糖皮质激素可对热型造成干扰。②呼吸系统症状:可有咳嗽,多为少痰,少部分患者出现咽痛。可有胸闷,严重者渐出现呼吸加速/气粗,甚至呼吸窘迫。常无上呼吸道卡他症状。呼吸困难和低氧血症多见于发病6~12天以后。③其他方面症状:部分患者出现腹泻、恶心、呕吐等消化道症状。

(3)体征 SARS患者的肺部体征常不明显,部分患者可闻少许湿啰音,或有肺实变体征。偶有局部叩浊、呼吸音减低等少量胸腔积液的体征。

22. 何谓埃博拉出血热?

埃博拉出血热又称埃博拉病毒病或中东呼吸综合征,是由埃博拉病毒(Ebola virus,EBOV)所引起的一种急性出血性传染病。主要通过患者的血液和排泄物传播,临床主要表现为急性起病,发热,肌痛,出血,皮疹和肝肾功能损害。

埃博拉出血热是一种严重的传染病,病死率最高可达90%。1976年,同时在刚果民主共和国和苏丹发生首发病例。此后该病主要在非洲地区传播,其他地区也有少量输入性病例发生。至今该病致死的病例已逾万人。

目前对埃博拉出血热尚无特效治疗方法,一些抗病毒药如干扰素和利巴韦林无效,主要是支持和对症治疗,包括注意水、电解质平衡,控制出血;肾衰竭时进行透析治疗等。使用恢复期患者的血浆治疗埃博拉出血热患者尚存在争议。近期已有疫苗试用于临床,效果有待进一步观察。

23. 何谓寨卡病毒?简述其流行现状。

寨卡病毒于1947在乌干达寨卡森林的恒河猴体内被发现,因此被称为"寨卡病毒"。它主要是通过蚊子传播,目前尚无有效治疗方法。本病在非洲、美洲、亚洲和太平洋均曾发生过人感染病例或疫情,但情况都不严重。近一年多来,本病在美洲呈暴发式流行,并漫延至世界许多国家。此次疫情之所以引起世界卫生组织的重视,是因为流行规模扩大,而且现在还高度怀疑这种病毒有可能引发新生儿小脑畸形或神经系统疾病。本轮寨卡病毒病第一例报告病例于2015年5月发生在巴西。世界卫生组织称,目前巴西国内共计报告4 000多例小头症疑似病例,其中确诊270例。目前,美洲地区已有25个国家和地区报告出现寨卡病毒病,并已采取了大规模灭蚊措施和疫苗研制工作。

24. 何谓艾滋病?

艾滋病(AIDS)是获得性免疫缺陷综合征,由人免疫缺陷病毒(HIV)所引起的致命性慢性传染病。本病主要通过接触和血液传播,病毒主要侵犯和破坏辅助性T淋巴细胞,使机体细胞免疫功能受损,最后并发各种严重的机会感染和肿瘤。

25. 试述艾滋病的传染源、传播途径及高危人群。

(1)传染源:是患者和无症状病毒携带者。

(2)传播途径:包括性接触传播、注射途径传播、母婴传播及其他途径如器官移植、人工授精等。

(3)高危人群:男同性恋者、性乱交者、静脉药瘾者、血友病和多次输血者为高危人群。

26. 艾滋病的预防措施有哪些?

目前在疫苗尚无法获得之前,健康教育和行为干预是唯一有效的预防措施。虽然我们人类还没有找到一种可以治疗艾滋病的方法,但可以通过以下措施预防艾滋病。

(1)洁身自爱,遵守性道德是预防艾滋病的根本方法。

(2)采取安全的性行为,正确使用安全套是阻止艾滋病传播最有效的措施,即每次发生性行为时都正确使用避孕套。

(3)及时、规范地治疗性病可大大降低感染HIV的可能。

(4)戒断毒品,不共用注射器注射毒品。

(5)避免不必要的输血和注射,进行穿皮皮肤的操作行为时保证用具均经过严格的消毒。避免与他人共用剃须刀、牙刷等。

27. 对流行性乙型脑炎高热患者,为什么降温是护理的重要环节?

流行性乙型脑炎(以下简称乙脑)是夏秋流行的虫媒急性传染病,引起中枢神经系统弥漫性炎症损害,临床以高热、昏迷、抽搐、呼吸衰竭及脑膜刺激征阳性为特征。起病急,体温多在发病后1～2日达39～40℃或以上,可持续7～10日,甚至延至3～4周。高热可加剧惊厥进而加剧呼吸衰竭,导致患者迅速死亡。乙脑的治疗主要是对症处理和加强护理。抓住高热中心环节,采取有效降温措施,就能缓解惊厥,减轻脑水肿,缓解呼吸衰竭,防治中枢神经系统严重损害,是降低病死率的关键。

28. 乙脑降温应注意哪些事项?

(1)首先采用物理降温,最好能住空调病房。因一般解热药对脑炎的降温疗效有限,且降温时间短,并可能因出汗过多而引起电解质紊乱或虚脱。用物理降温,如乙醇擦拭、冰敷、冰盐水灌肠时,应密切观察神志、面色、血压、四肢末梢循环等。如患者有寒战,可用少量镇静药。如高热仍不降可采用冬眠疗法。做深冬眠疗法时,需专人守护。

(2)应重视头部降温。脑耗氧量占全身耗氧量的1/5至1/4。乙脑患者高热、惊厥,全身耗氧量增高。乙脑患者脑水肿、颅内压增高妨碍脑供血,更加重脑缺氧,故头部降温极为重要。头部降温可提高脑细胞对缺氧的耐受性,减少脑组织的耗氧量,从而保护脑细胞。一般认为体温下降1℃,脑代谢可降低6.5%,颅内压可降低5.5%,故应设法给予冰帽、冰敷头部等降温。

(3)乙脑患者常有意识障碍,降温时要特别注意安全。冰袋外面要用冰袋套或布包裹,使用中要防止冻伤。置于头下冰袋中的冰块应砸成细小块,防止头部压疮。

(4)用电风扇吹风降温时,应避免让风直接吹向患者面部。

(5)定时测量体温,及时了解体温变化。

29. 乙型脑炎的高热护理有哪些?

(1)密切观察体温变化,每2小时测量1次,体温应尽量控制在38℃为宜,使用肛表测温。

(2)患者畏寒发热,其病邪在表,宜发散,故室温不宜过低。中药宜热服,药后鼓励患者多饮热汤热粥,并加盖被服以取微汗,助药力驱邪外出,不可使用热物理降温法。

(3)气血两燔、热陷营血所致高热,患者多喜凉畏热,故病室宜通风凉爽宁静。持续高热耗津伤液,应鼓励患者多饮料或甘润多汁的瓜果汁。大便燥结时可用缓泻通便药或温凉水灌肠,以通便泄热。高热不退可采取物理降温,如用冰帽、冰袋冷敷,或用石膏水、荆芥水、乙醇擦浴,必要时用冰水灌肠。

(4)高热伴有四肢厥冷者提示有阴损及阳,阴阳俱脱之危证(微循环障碍),故禁用冷敷和乙醇擦浴,以免加重病情,可采用低于体温2℃的温水擦浴。降温时注意观察体温和病情变化,防止因体温骤降而发生虚脱。

(5)药物降温,主要用于其他降温无效时应用。用药物降温时一定要遵医嘱给药,并应用小剂量退热物配合物理降温。常用药物有:吲哚美辛、阿司匹林,高热伴惊厥者可采用亚冬眠疗法,也可用中药柴胡、金银花、黄芩等煎汤代茶饮。用药物降温时应密切观察患者的神志、体温及汗出,谨防汗出过多发生虚脱。

30. 流行性出血热患者的"三大主征"及"三痛""三红""五期"是指什么?

(1)三大主征 发热、出血、肾衰竭、肾功能不全流行性出血热的主要特征,表现为突然出现的大量蛋白尿。

(2)三痛 为热期的中毒症状。由于颅内血管充血,眼球周围软组织水肿及肾组织充血,患者感头痛、眼眶痛及腰痛。其中以腰痛最为突出。

(3)三红 由于皮肤黏膜充血及出血,在发病后1~4天,患者的颜面、颈部及上胸部的皮肤潮红,结合膜充血、出血,即所谓"三红",患者常似醉酒貌。在腋下、前胸、软腭常发生出血点,这是流行性出血热较为典型的特征。

(4)五期 流行性出血热的病程可分下列五期:①发热期;②低血压期;③少尿期;④多尿期;⑤恢复期。

31. 麻疹、流脑、伤寒、猩红热的皮疹各有哪些特点?

(1)麻疹 发热第3~4天后出皮疹,开始为斑丘疹,淡红色及鲜红色。压之退色,重者压之不退色。皮疹常从后发际开始,渐及额、面颈、躯干及四肢,最后达手掌及足底,3~5天达高峰,经1~2周消失。出皮疹前,90%以上患者出现颊黏膜部位的麻疹黏膜疹。

(2)流脑 高热败血症期出现皮疹,少数患者先有玫瑰疹,但迅速转为瘀斑、瘀点。多数患者开始出现即为瘀点、瘀斑。病情严重者皮疹形状不一,颜色鲜红,后变紫红,但不高出皮肤,压之不退色,散布在腰臀、胸腹,下肢也可见。

(3)伤寒 发热后第5天出疹,为淡红色小斑丘疹,称玫瑰疹,压之退色,多在2~4天内消失。

(4)猩红热 发热后第2天出疹。皮疹常开始于耳后、颈部与上胸部,1日内迅速蔓延至全身。典型皮疹是在全身皮肤弥漫性充血、发红基础上密集均匀散布的充血性斑疹,少数患者可有带小脓头的"粟粒疹"。出疹同时皮肤瘙痒。皮疹多于48小时达高峰,2~3日退尽,重者可持续1周。

32. 中毒性痢疾患者护理中应注意观察什么?

中毒性痢疾表现以急性微循环障碍为主的病理生理变化,常有高热、惊厥、昏迷和感染性休克。早期肠道症状不明显,有的病例24小时后方出现典型的脓血便。且中毒性痢疾多发生于儿童,故观察难度更大,早期应密切注意。

(1)休克的观察:休克早期表现为面色苍白,四肢厥冷,脉细速,口唇发绀,皮肤出现花斑,呼吸急促,血压正常或偏低,此时应密切观察血压,包括收缩压、舒张压及脉压。收缩压若低于10 kPa,应每小时测压1次,若低于7 kPa,应每5~15分钟测量1次。细致观察尿量,详细记录。严重休克应留置尿管,每小时放尿。一次;测尿比重及尿量。如每小时尿量在 25 mL 以下,尿比重正常或稍低,为休克致肾血流量减少;若尿量少,尿比重高于 1.020,则说明少尿是由于血容量不中所致,可适当加快输液速度;如尿量少,比重又低于 1.016,则可能为肾衰竭,应立即减慢输液速度,并立即通知医生。

(2)呼吸衰竭及酸中毒:因脑循环障碍、脑水肿、缺氧,可引起中枢性呼吸衰竭。表现为面色灰暗,憋气,呼吸不规则,应立即给氧并通知医生,必要时用呼吸机辅助呼吸。遇呼吸深而快,应考虑有酸中毒的可能,及时抽血查电解质和血气分析。

(3)体温变化:体温过高或过低均说明了病情恶化。如体温持续在 39℃ 以上,有可能发生惊厥、抽搐,应迅速物理降温,并每 15~30 分钟测温 1 次。必要时用人工冬眠降温。

(4)惊厥与抽搐:惊厥、抽搐是脑组织缺氧的表现,高热及刺激发作时应观察有无窒息,谨防咬破舌头、摔伤、碰伤。

(5)胃肠道症状:细致观察大便量和性质。无大便时应用直肠拭子或生理盐水灌肠,除可采集大便做常规检查外,还可降温和减轻肠道内脓血便及细菌毒素的刺激和吸收。此外应对呕吐、腹胀、腹痛等亦应进行观察。

33.乙肝三大抗原抗体系统是什么?有何临床意义?

表面抗原(HBsAg)、表面抗体(抗-HBs)、核心抗原(HBcAg)、核心抗体(抗-HBc)、E 抗原(HBeAg)、E 抗体(抗-HBe)。表面抗原有抗原性,能激发人体产生抗体,是感染的标记;表面抗体是保护性抗体,阳性者,说明有免疫性;核心抗原有感染性也有抗原性,使人体产生核心抗体,此抗体无保护作用。如核心抗体中的乙肝病毒(HBV)的免疫球蛋白(IgM、IgG)中 IgM 阳性,表示感染正处于急性期,有病毒增殖,而 IgG 阳性则是既往感染的指标;E 抗原阳性者,说明病毒正在增殖且传染性很大;E 抗体阳性者,说明病毒增殖在下降,有传染性,但较小;也有人认为 E 抗原阳性者肝脏病变常较重预后也较差;E 抗体阳性者则相反。

34.试述乙型肝炎病毒(HBV)感染的临床分型。

根据"慢性乙型病毒性肝炎防治指南"(2005 年 12 月中国)将慢性 HBV 感染分为以下类型。

(1)慢性乙型病毒性肝炎:①HBeAg 阳性慢性乙型病毒性肝炎;②HBeAg 阴性慢性乙型病毒性肝炎。

(2)乙型病毒性肝炎肝硬化:①代偿期肝硬化;②失代偿期肝硬化。

(3)携带者:①慢性 HBV 携带者;②非活动性 HBsAg 携带者。

(4)隐匿性慢性乙型肝炎。

35.重症肝炎的临床表现及主要监护内容有哪些?

(1)重症肝炎的主要临床表现:①黄疸迅速加深,血清胆红素高于 171 mol/L;②肝脏进行性缩小,肝臭;③出血倾向,PTA 低于 40%;④迅速出现腹水,中毒性鼓肠;⑤精神神经系统症状:定向障碍,计算能力下降,烦躁不安,嗜睡、神志不清等,早期肝昏迷可出现扑翼样震颤;⑥肝肾综合征,出现尿少甚至无尿,血尿素氮升高等。

(2)主要监护内容:①对体温、脉搏、呼吸、血压等生命体征及肝性脑病早期的精神神经症状、肝功能、肾功能以及尿比重及尿的性状进行动态监测;②准确记录24小时出入水量;③清除肠道内积血,减少肠内血氨吸收,可用弱酸性溶液灌肠。严禁用大碱性溶液灌肠;④为减少肠道内细菌分解尿素产生氨,应口服抗生素或甲硝唑抑制肠菌。保持大便通畅,以便减少氨及其他毒性物质的潴留。

36. 何为慢性无症状乙肝病毒携带者?

是指HBV感染后无任何临床症状表现,肝功能功能正常,HbsAg持续阳性6个月以上者。

37. 人间禽流感的诊断确认有哪些内容?

(1)主要依据流行病学和临床表现诊断确认。曾到过疫区,或与家禽及禽流感有密切接触史,1周内出现流感临床表现者应警惕禽流感的可能。采用甲型流感病毒和H_5亚型特异性单克隆抗体直接免疫荧光法、酶联免疫法检测呼吸道标本(鼻咽或气管呼出物)阳性者,应列为疑似病例。从呼吸道标本(咽拭子、鼻咽或气管呼出物、痰或肺组织)分离$A(H_5N_1)$或血清微量中和试验检测$A(H_5N_1)$抗体阳性或采用$A(H_5N_1)$特异性血凝素基因反转录PCR检测呼吸道标本。

(2)疫情确认:①人间禽流感病例实验室检测结果的复核工作,由中国疾病预防控制中心病毒预防控制所流感实验室(国家流感中心)承担。②人间禽流感病例须由卫生组织部的人间禽流感防治专家组进行最终确认。

38. 列表鉴别诊断流行性脑脊髓膜炎(简称"流脑")、化脓性脑膜炎(简称"化脑")和流行性乙型脑炎(简称"乙脑")。

表12 流脑、化脑、乙脑的鉴别诊断

鉴别要点		流脑	乙脑	化脑
多发季节		冬春	夏秋	无季节性
潜伏期		2~4天	1~2周	
脑脊液	压力	↑	↑	↑
	外观	清或乳白	清亮	浑浊
	白细胞	>$1000×10^9$/L中性占多数	<$1000×10^9$/L中性占多数	>$1000×10^9$/L中性占多数
	蛋白	↑	↑	↑
	葡萄糖	↓	正常	↓
	氯化物	↓	正常	↓
病原学检查		脑膜炎奈瑟菌	病毒分离可呈阳性	化脓性细菌

39. 试述伤寒患者的饮食护理原则。

(1) 高热呕吐不能进食者应静脉补液,补液量成人每日不得少于 3 000 mL。

(2) 急性发热期应给易消化的无渣流质或半流质饮食,每日摄入的热量不应低于 2 000 J,并应补充各种维生素,如维生素 B、维生素 C 等。

(3) 体温下降后的缓解期,食欲逐渐好转,但需要特别警惕肠出血和肠穿孔的危险,可酌情进用细软无渣软食。

(4) 恢复期患者应少量多餐,不宜过饱。应吃易消化饮食,避免粗糙甚至带骨、带刺的食物,注意防止肠出血和肠穿孔等并发症。

40. 列表比较阿米巴痢疾与细菌性痢疾的粪便特征。

表 13　阿米巴痢疾与细菌性痢疾粪便比较

项目	细菌性痢疾	阿米巴痢疾
肉眼观察	量少,脓血黏液便,无臭	量多,暗红色,果酱样,有腐臭
镜检	大量脓细胞、红细胞,有巨噬细胞	白细胞较少,红细胞成堆,有夏科－雷登晶体可找到溶组织阿米巴滋养体
培养	痢疾杆菌阳性	痢疾杆菌阴性

41. 为什么阿米巴痢疾传染源不是急性期患者,而主要是慢性患者或排包囊者?

溶组织阿米巴有大滋养体、小滋养体和包囊三型,以包囊为感染体。急性期患者排出的大滋养体即使经口进入胃腔,也易被胃酸杀灭。而慢性期患者或包囊携带者,其大便中排出的包囊在大便中能存活 2 周以上,在水中能存活 5 周,能耐受常用化学消毒剂的作用。因此,慢性患者或排包囊者是主要传染源。

42. 巨大阿米巴肝脓肿患者护理应注意哪些事项?

(1) 绝对卧床休息,防止脓肿因剧烈活动或突然起坐等发生破裂。

(2) 如脓肿局部隆起接近膈肌,有反应性胸膜炎和右侧胸腔积液时,可引起血液循环和呼吸功能障碍,出现呼吸困难,此时宜取半坐位,降低膈肌位置。如脓肿局部疼痛,可取右侧卧位减少牵张。

(3) 应给患者高热量、高营养、易消化饮食,并补充铁剂和各种维生素。由于巨大肝脓肿常使胃受压移位,应掌握少食多餐原则。

(4) 积极给予护肝和全身支持治疗。应用抗阿米巴原虫药物时,应严密观察药物不良反应。

(5) 做好肝穿刺抽脓术准备,以备随时进行紧急肝穿刺抽脓减压。如病情允许,一般宜先用抗阿米巴及止血药 2~3 日后,再行抽脓术,以减少原虫迁移性感染和穿刺出血的机会。

(6) 密切观察病情变化,如发现有胸闷、心前区痛、呼吸困难加剧、咯巧克力色脓性痰、血痰或腹痛、腹肌紧张等,提示肝脓肿穿入心包、肺或腹腔内,应及时告知医师抢救,并做好急诊手术准备。

43. 伤寒、痢疾患者的大便应如何处理？

用漂白粉消毒粪便。漂白粉用量与粪便量的比是：稀便1∶5，干便2∶5，搅拌后放置2小时。

44. 试述突发公共卫生事件和传染病报告的内容。

主要报告内容有疫情发生基本情况（发生地点、波及范围、波及人数、可能传播途径等），疫情发生简要经过，当地卫生机构对疫情处理措施等。

45. 试述关于甲、乙类传染病报告的时限规定。

（1）对甲类传染病和按甲类管理的乙类传染病患者、疑似患者和病原携带者，中华人民共和国国家卫生健康委员会规定按甲类传染病管理的其他乙类传染病如突发原因不明的传染病，以及中华人民共和国国家卫生健康委员会规定的不明原因肺炎患者，应在2小时内完成网络直报。

（2）对其他乙类传染病患者、疑似患者，伤寒和副伤寒、痢疾、梅毒、淋病、白喉、疟疾的病原携带者，中华人民共和国国家卫生健康委员会列入乙类传染病管理的其他传染病患者、疑似患者，省级人民政府决定列入乙类传染病管理的其他地方性传染病患者、疑似患者，应在24小时内，通过网络进行信息的录入报告。

自测试题

一、单项选择题

1. 下列属于甲类传染病的是　　　　　　　　　　　　　　　　　　　　（　　）
   A. 狂犬病　　B. 麻疹　　C. 肺结核　　D. 麻风病　　E. 霍乱
2. 传染性肝炎患者排泄物的处理最好选用　　　　　　　　　　　　　　（　　）
   A. 来苏　　B. 新洁尔灭　　C. 漂白粉　　D. 石炭酸　　E. 乳酸
3. 急性病毒性肝炎患者的饮食原则为　　　　　　　　　　　　　　　　（　　）
   A. 高热量、高蛋白　　　　　　　　B. 高蛋白、低脂肪
   C. 低盐、高蛋白　　　　　　　　　D. 低盐、低蛋白
   E. 清淡易消化含维生素丰富饮食
4. 能引起伤寒不断流行的传染源是　　　　　　　　　　　　　　　　　（　　）
   A. 伤寒极期患者　　　　　　　　　B. 潜伏期末的患者
   C. 恢复期带菌者　　　　　　　　　D. 缓解期带菌者
   E. 慢性带菌者
5. 流行性乙型脑炎的主要传染源是　　　　　　　　　　　　　　　　　（　　）
   A. 猪　　B. 犬　　C. 鼠　　D. 耕牛　　E. 螨

6. 流行性乙型脑炎的传播途径是 （ ）
   A. 患者排泄物直接或间接传染　　　　　　　B. 伤口分泌物传染
   C. 昆虫传染　　　　　　　　　　　　　　　D. 飞沫或鼻咽分泌物传染
   E. 血液或注射器传染

7. 严格隔离的标志是 （ ）
   A. 棕色　　　B. 红色　　　C. 蓝色　　　D. 灰色　　　E. 黄色

8. 下列哪项不是阿米巴痢疾的传播途径 （ ）
   A. 食物　　　B. 水　　　C. 苍蝇　　　D. 蚊咬　　　E. 接触

9. 下列关于艾滋病的说法哪项是正确的 （ ）
   A. 是一种急性传染病
   B. 主要通过血液传播
   C. 患者是艾滋病的主要传染源
   D. 部分患者无症状感染期可达10年以上
   E. HIV主要侵犯和破坏单核-巨噬细胞

10. 流行性乙型脑炎的主要传播媒介是 （ ）
    A. 中华按蚊　　B. 淡色库蚊　　C. 三带喙库蚊　　D. 刺扰伊蚊　　E. 致乏库蚊

11. 以下关于麻疹患儿的护理不正确的是 （ ）
    A. 卧床休息,保持室内清洁、阳光充足
    B. 出疹前期及出疹期鼓励患者多饮水
    C. 高热时给温水擦浴,忌用乙醇擦浴
    D. 出疹期禁食辛辣刺激性食物
    E. 病室定时通风换气

12. 下列哪项不是水痘的传播途径 （ ）
    A. 直接接触水痘疱疹液传播　　　　　　　B. 空气飞沫传播
    C. 通过污染的用具传播　　　　　　　　　D. 孕妇分娩前患水痘可感染胎儿
    E. 蚊虫叮咬传播

13. 有关水痘-带状疱疹的流行病学特点,下述哪项是错误的 （ ）
    A. 患者是唯一的传染源
    B. 主要通过直接接触水痘疱疹液和空气传播
    C. 处于潜伏期的供血者可通过输血传播
    D. 人群普遍易感水痘,主要是儿童发病,20岁以后发病者<2%
    E. 病后免疫力持久,体内高效价抗体能清除潜伏的病毒

14. 标志为既往感染的免疫球蛋白是 （ ）
    A. IgD　　　B. IgA　　　C. IgG　　　D. IgE　　　E. IgM

15. 预防肠道传染病的综合措施中应以哪一环节为主 （ ）

　　A. 隔离患者　　　　　　　　　　　　B. 隔离治疗带菌者

　　C. 疫苗预防接种　　　　　　　　　　D. 切断传播途径

　　E. 接触者预防服药

16. 目前预防乙型肝炎的最佳措施是 （ ）

　　A. 隔离患者

　　B. 加强医院消毒隔离及献血员检查

　　C. 丙种球蛋白被动免疫

　　D. 搞好粪便管理及水源保护

　　E. 消灭蚊蝇

17. 确定一种传染病的隔离期是根据 （ ）

　　A. 该病传染性的大小　　　　　　　　B. 病程的长短

　　C. 病情严重程度　　　　　　　　　　D. 潜伏期的长短

　　E. 以上都不是

18. 被乙肝患者血液污染的针头刺破皮肤后，主要宜采取 （ ）

　　A. 碘酒消毒　　　　　　　　　　　　B. 应用干扰素

　　C. 立即注射乙肝疫苗　　　　　　　　D. 立即注射丙种球蛋白

　　E. 注射高价乙肝免疫球蛋白

19. 艾滋病属于哪种隔离？ （ ）

　　A. 肠道隔离　　B. 虫媒隔离　　C. 接触隔离　　D. 血液隔离　　E. 呼吸道隔离

20. 中毒性细菌性痢疾最严重的临床症状是 （ ）

　　A. 高热　　　　B. 惊厥　　　　C. 呼吸衰竭　　D. 循环衰竭　　E. 昏迷

二、多项选择题

1. 下列哪项属于乙类传染病 （ ）

　　A. 鼠疫　　　　　　　　　　　　　　B. 流行性出血热

　　C. 麻疹　　　　　　　　　　　　　　D. 流行性腮腺炎

　　E. 梅毒

2. 下列哪项传染病的病原治疗首选青霉素 （ ）

　　A. 流脑　　　B. 钩端螺旋体　　C. 炭疽　　D. 伤寒　　E. 痢疾

3. 传染病的预防原则有 （ ）

　　A. 做到早发现、早诊断、早报告、早隔离、早治疗　　B. 切断传播途径

　　C. 保护易感人群、提高人群免疫力　　　　　　　　　D. 勤洗手多淋浴

　　E. 口服预防药

4. 传染病患者感染性发热常见热型有 （ ）
   A. 稽留热　　　B. 弛张热　　　C. 间歇热　　　D. 回归热　　　E. 不规则热

5. 狂犬咬伤后伤口的处理要点是 （ ）
   A. 深部伤口要进行清创
   B. 暴露伤口一般不缝合或包扎伤口
   C. 伤口碘酒消毒后盖敷料防感染
   D. 季胺类与肥皂不能合用
   E. 立即用20%的肥皂水或0.1%苯扎溴铵溶液反复冲洗至少30分钟

6. 非典型肺炎的主要临床表现是 （ ）
   A. SARS的潜伏期通常限于2周之内，一般2~10天
   B. 常以发热为首要和主要症状
   C. 呼吸困难和低氧症多见于发病6~12天以后
   D. 部分患者出现腹泻、恶心、呕吐
   E. 呼吸系统症状多为干咳、少痰、少部分患者出现咽痛

7. 乙型脑炎的高热护理有 （ ）
   A. 每2小时测量一次体温，控制在38℃为宜
   B. 畏寒发热者中药宜热服
   C. 高热伴有四肢厥冷者禁用冷敷和乙醇擦浴
   D. 药物降温谨防汗出过多发生虚脱
   E. 气血两燔，热陷营血所致高热，病室宜通风凉爽宁静。

8. 巨大阿米巴肝脓肿患者饮食应 （ ）
   A. 高蛋白质　　　　　　　　　　B. 高热量
   C. 高营养　　　　　　　　　　　D. 易消化饮食
   E. 选用对阿米巴原虫有杀死或抑制作用的紫皮大蒜、马齿苋

9. 重症肝炎的主要临床表现有 （ ）
   A. 黄疸迅速加深　　　　　　　　B. 肝脏进行性缩小、肝臭
   C. 肝肾综合征　　　　　　　　　D. 迅速出现腹水
   E. 精神神经系统症状和出血倾向

10. 人间禽流感的临床表现有 （ ）
    A. 早期表现类似普通流感　　　　B. 半数患者有肺部实变体征
    C. 可有恶心、腹痛、腹泻稀水样便　D. 体温大多持续在39℃以上
    E. 主要为发热、流涕、鼻塞、咳嗽、咽痛、头痛、全身不适

11. 经血液传播的疾病有 （ ）
    A. 艾滋病　　　　　　　　　　　B. 百日咳

C. 肺结核 D. 乙型病毒性肝炎

E. 脊髓灰质炎

12. 下列哪项属高效消毒剂 （ ）

A. 环氧乙烷　　B. 过氧乙酸　　C. 戊二醛　　D. 氯己定　　E. 乙醇

13. 化学消毒方法有 （ ）

A. 喷雾　　B. 擦拭　　C. 浸泡　　D. 熏蒸　　E. 日晒

14. 可接种丙种球蛋白进行被动免疫预防的疾病是 （ ）

A. 甲型病毒性肝炎密切接触者　　　　B. 麻疹密切接触者

C. 丙型病毒性肝炎密切接触者　　　　D. 脊髓灰质炎密切接触者

E. 戊型病毒性肝炎密切接触者

15. 可用普通显微镜检查涂片来确定病原体而确诊的疾病是 （ ）

A. 血液涂片检查微丝蚴　　　　　　　B. 骨髓涂片检查疟原虫

C. 皮肤瘀斑涂片检查脑膜炎奈瑟菌　　D. 肝脏脓液涂片检查阿米巴原虫

E. 粪便涂片检查痢疾杆菌

三、判断题

1. 流行性出血热的传播媒介是螨。 （ ）
2. 传染病房的隔离衣、口罩、帽子应每天更换一次。 （ ）
3. 通用的隔离标志橙色代表接触隔离。 （ ）
4. 传染病房的走廊为清洁区。 （ ）
5. 鼠疫的鼠→蚤→人传播方式是腺鼠疫的主要传播方式。 （ ）
6. 四环素可抑制霍乱弧菌的生长，能缩短排菌时间、减少带菌现象，但对霍乱毒素所致的病理过程并无明显的治疗作用。 （ ）
7. 胸片 X 线检查符合传染性非典型性肺炎表现即可做出临床确诊诊断。 （ ）
8. 用于杀灭乙型肝炎病毒的消毒剂完全可以用于艾滋病病毒的消毒。 （ ）
9. 抗 HBs、抗 – HCV、抗 – HDV 均为保护性抗体。 （ ）
10. 医疗机构应当实行传染病预检、分诊制度。对疑似传染病患者，应当确诊后再隔离。 （ ）
11. 流行性出血热重点疫区的重点人群应接种流行性出血热双价疫苗。 （ ）
12. 狂犬病毒属弹状病毒科，为 RNA 病毒，有糖蛋白和核蛋白两种主要抗原。
 （ ）
13. 仅凭临床表现，难以对阿米巴痢疾做出确切的诊断，应及时进行粪便和其他检查。 （ ）
14. 流脑患者应自发病之日起隔离 10 天，或自发病之日起隔离至症状消失后 3 天。
 （ ）

15. 蜘蛛痣常见部位有肩部、颈部。（　）
16. 流行性出血热的传播媒介是蛾。（　）
17. 对 H_1N_1 流感全世界人口普遍易感。（　）
18. 埃博拉出血热目前尚未发现有效的治疗药物。（　）
19. 对消化道传染病起主导作用的预防措施是切断传播途径。（　）
20. 病原体入侵人体后是否引起疾病，主要取决于病原体的致病力和机体的免疫功能。（　）

自测试题答案

一、单项选择题
1. E 2. C 3. E 4. E 5. A 6. C 7. E 8. D 9. D 10. C 11. A 12. E 13. E 14. C 15. D 16. B 17. E 18. E 19. D 20. C

二、多项选择题
1. BCE 2. ABC 3. ABC 4. ABCD 5. ABDE 6. ABCDE 7. ABCDE 8. BCDE 9. ABCDE 10. ABCDE 11. AD 12. ABC 13. ABCD 14. ABD 15. ABCD

三、判断题
1. √ 2. √ 3. √ 4. × 5. √ 6. √ 7. × 8. √ 9. × 10. × 11. √ 12. √ 13. √ 14. √ 15. × 16. √ 17. √ 18. √ 19. √ 20. √

第十五章　养生康复科护理

基本知识问答

1. 养生的含义是什么？

"养生"一词，最早见于《庄子·内篇》，又称摄生、道生。所谓"生"，就是生命、生存、生长之意；所谓"养"，即保养、调养、培养、补养、护养之意。养生就是通过养精神、调饮食、练形体、慎房事、适寒温等各种方法，保持身心健康，防止各种疾病，从而能够延年益寿。"养生"的内涵，一是如何延长生命的时限，二是如何提高生活的质量。养生是中医"治未病"的基础工作和根本出发点。

2. 中医养生包括哪些内容？

中医养生包括形神共养、协调阴阳、顺应自然、饮食调养、谨慎起居、和调脏腑、通畅经络、节欲保精、益气调息、动静适宜等一系列养生原则，而协调平衡是其核心思想。当一个人身体达到平衡点的时候，是最健康的，是"治未病"。

（1）养生当中，最重要的是养心。"一生淡泊养心机"，这是一个很高的精神境界。人都有喜、怒、忧、思、悲、恐、惊，这是人的七种情志，过了头就是七情过激。《中外卫生要旨》有云："常观天下之人，凡气之温和者寿，质之慈良者寿，量之宽宏者寿，言之简默者寿。盖四者，仁之端也，故曰仁者寿。"仁就是要做到温和、善良、宽宏、幽默。仁心仁德、养心立德是一个人健康的内在要素。《黄帝内经》强调"恬淡虚无"，说："恬淡虚无，真气从之，精神内守，病安从来。"简言之，要做到"淡"字。

（2）饮食养生。关键要有合理的膳食结构。"五谷为养，五果为助，五畜为益，五菜为充。"南宋陆游的养生方法是喝粥。他有一首诗写道："世人个个学长年，不悟长年在目前；我得宛丘平易法，只将食粥致神仙。"《养生录》中谈到养生"六宜"，食宜早些、食宜暖些、食宜少些、食宜淡些、食宜缓些、食宜软些。中国人盐的摄入量超标，脑出血、高血压等疾病与此相关。上述观点也与目前营养学界提倡的"健康膳食金字塔"相一致。

（3）运动养生。所谓"流水不腐，户枢不蠹"。比如，八段锦"双手托天理三焦，左右开弓似射雕，调理脾胃单举手，五劳七伤往后瞧，摇头摆尾去心火，背后七颠百病消，攒拳怒目增气力，两手攀足固肾腰"。这个功，在办公室也可以做。

（4）房事养生。《洞玄子》《素女经》等是研究"房中术"的书籍，讲究阴阳和谐，并强调欲不可早,不可过度,又不可无的思想。

(5)气功养生。《庄子》讲:"吐故纳新,熊径鸟申,为寿而已矣;此导引之士,养形之人。""吐故纳新"指做气功,"熊径鸟申"讲人就像熊一样攀缘,像鸟一样左顾右盼。这两种方法就是导引,这样做的人就是养形人。养形要达到什么效果?要像彭祖那样"寿高八百"。气功养生在日本很流行,有人写了一本书《只需五分钟》。在这五分钟里,常呼吸。当头昏脑涨时,不妨这样做做,五分钟后会耳目清明,心情为之一爽。

(6)药物养生。如柏子仁,就是柏树的果子,也是一种养生长寿食物。植物里寿命最长的就是柏树和松树,我们常说"千年柏树"。柏子仁有养性、安神、润肠、通便、养颜的功效。

3. 简述"治未病"的渊源?

"不治已病治未病"是早在《黄帝内经》中就提出来的防病养生谋略,是至今为止我国卫生界所遵守的"预防为主"战略的最早思想,它包括未病先防、已病防变、已变防渐等多个方面的内容,这就要求人们不但要治病,而且要防病,不但要防病,而且要注意阻挡病变发生的趋势,并在病变未产生之前就想好能够采用的救急方法,这样才能掌握疾病的主动权,达到"治病十全"的"上工之术"。故朱震亨在《格致余论》中说:"与其求疗于有病之后,不若摄养于无疾之先;盖疾成而后药者,徒劳而已、是故已病而不治,所以为医家之怯;未病而先治,所以明摄生之理。夫:口是,则思患而预防之者,何患之有哉?此圣人不治已病治未病之意也。"

4. 治未病的概念及意义是什么?

治未病是采取预防或治疗手段,防止疾病发生、发展的方法。中医治则学说的基本法则。治未病包含三种意义:一是防病于未然,强调摄生,预防疾病的发生;二是既病之后防其传变,强调早期诊断和早期治疗,及时控制疾病的发展演变;三是预后防止疾病的复发及治愈后遗症。

5. 中医治未病是三大主题是什么?

中医治未病的三大主题包括"未病先防、即病防变、愈后防复"。

(1)未病先防,治在未病之先。也就是说人们在没有患病的时候,要积极预防疾病的发生。中医以"正气内存,邪不可干"的论述强调重视体质的内在因素,一方面提出"饮食有节,起居有常,不妄作劳"和"精神内守,病安从来"的养生之道。另一方面要求人们"顺应天时,天人合一",积极消除致病因素,避免或减少它对人体的侵害,就可保证不发病或虽病亦不重。未病先防正是与现代"预防为主"的新医学模式相吻合。它包含着调养精神、体格锻炼、合理饮食、适时养生、科学用药等丰富内容。

(2)既病防变,治在发病之初。也就是说在患病以后,要积极采取措施预防疾病加重。一般来说,疾病的转变是由表入里,由轻变重,由简单到复杂的过程,因此,在防治疾病的过程中必须掌握疾病的发生、发展规律及其转变途径,做到早期诊断,有效治疗,治在疾病发作加重之先。

(3)除邪务尽,使病愈防复。所谓"愈后防复",就是指在病愈或病情稳定之后,要注意预防复发,时刻掌握健康的"主动权"。一般患者初愈后,大多虚弱,这就要求在康复医疗中,做到除邪务尽。针对患者气血衰少,津液亏虚,脾肾不足,血瘀痰阻等病理特点,采取综合措施,促使脏腑组织功能尽快恢复正常,达到邪尽病愈,病不复发的目的。

6. 中医治未病的思想原则有哪些?

(1)道法自然,平衡阴阳。这是中医学"治未病"的出发点和归宿。

(2)精神内守,病安从来。由精神因素引起的身心疾病是当代社会的多发病。中医学的养生观脱胎于道儒等诸子百家养性的思想。因此,中医学历来重视心理保健在养生"治未病"中的作用。平素心情舒畅,精神愉快,有利于气血流通,阴阳和调,身体健康。

(3)饮食调理,以资气血。这是"治未病"的上策。人体的营养物质都来源于饮食五味,而饮食不节又易损伤脏腑。

(4)强身健体,动静相宜。平时经常进行体育锻炼,可以促使血脉流通,气机调畅,从而增强体质,预防疾病的发生。

(5)增强正气,规避邪气。因为疾病的发生涉及正气和邪气两方面的因素,正气不足是疾病发生的内在基础,邪气侵犯是疾病发生的重要条件,所以预防疾病的发生也必须从这两方面着手:一是培养正气,提高机体的抗邪能力;二是采取多种措施防止病邪的侵袭。

(6)早期诊治,防病传变。疾病发生后,各有自己的传变规律,应该根据其规律采取阻截措施。

7. 什么是未病状态?

未病状态是指人体在正常活动中,机体出现明显不适感觉,但可以不治而愈。通过西医临床医学检查无任何临床特征;但通过中医诊断为阴阳、脏腑不协调,肢体触诊有不舒适感觉。自我感觉整体功能水平下降,特别体现在脊柱、脏器、精神状态、性能力方面,其中一方面出现不舒适感觉或者自身感觉异常均称为未病状态。

8. 情志护理的基本方法有哪些?

说语开导、清静养神、移情易性、情志相胜、顺情解郁。

9. "说理开导"的含义是什么?

是指通过正面说理,使患者认识到情志对人体健康的影响,从而使患者能自觉地调和情志,提高战胜疾病的信心,积极配合治疗,使机体早日康复。

10. 简述维护和促进老年人心理健康的主要措施有哪些?

(1)帮助老年人树立正确的健康观。

(2)指导老年人做好离退休的心理调节。

(3)鼓励老年人勤用脑。

(4)妥善处理家庭关系。

(5)注重日常生活中的心理保健。

(6)营造良好的社会支持系统,提供心理咨询和心理治疗。

11. 老年人心理健康的标准有哪些?

智力正常、情绪健康、意志坚强、心理协调、反应适度、关系融洽。

12. 简述老年人运动应遵循的原则?

(1)因人而异,选择适宜。

(2)量力而行,循序渐进。

(3)贵在坚持,持之以恒。

(4)运动时间恰当。

(5)场地适宜。

(6)体检和自我监护:运动后最适宜心率(次/分)=170-年龄。

(7)家务劳动不能代替体育运动。

13. 怎样确定老年人运动量是否合适?

(1)运动后的心率达到最宜心率。

(2)运动结束后在3~5分钟心率恢复运动前水平,表明运动量适宜。

(3)3分钟内心率恢复运动前水平,表明运动量较小,应加大运动量;10分钟以上心率才恢复者,表明运动量太大,应适当减少运动量。

(4)结合自我感觉综合判断。

14. 食物与疾病的关系是什么?

食物有寒、热、温、凉之性和辛、甘、酸、苦、咸之味,疾病有阴阳、寒热、虚实、表里之分,因此,食物的性味必与疾病的属性相适宜,才能达到"虚则补之""实则泻之""寒则热之""热则寒之"的目的。

15. 食物与药物的关系是什么?

食物和药物同出一源,均来自自然界中的植物和动物,药物所具有的性味、归经、特性,食物也同样具有,因此,食物的性能也有协同作用和相生克制的作用。协同者则可以增强疗效,相克者,则会降低疗效,甚至有不良反应。

16. 试述食物的分类及其宜忌范围。

(1)辛辣类:主要有葱、蒜、韭、姜、胡椒、花椒、酒等食品。少食有通阳健胃作用,适宜于寒证疾病;多食则能散气伤阴,耗血损目,生痰动火,故阴虚阳亢之体及一切血证、咳嗽、目疾、温病、痔瘘、疮疡、痈疽等病均须禁忌。另妊娠前期禁忌。

(2)生冷类:包括大部分瓜果及生冷蔬菜。由于这些食物属性寒凉,能清热解渴,故适于热证疾病,如温病、便秘、喉痛、口渴等病症。但一切虚寒之体及脾胃功能不良者,如腹痛、胃病、呕吐、泄泻、水肿等患者应禁忌。

(3)油腻硬固类:包括动物的油脂及煎炒硬固食物。此类食物有损脾胃的健运,凡外感诸病、黄疸、大便滑泻的患者应禁忌。煎炒的硬固食物不易消化,凡肠胃有病者应禁忌。

(4)海腥类:包括黄鱼、带鱼、虾、蟹、蚌、淡菜等水产品。此类食物性味多咸寒而有浓烈腥气,多属发物之类。少食尚无妨碍,多食则容易伤害脾胃诱发痼疾,故脾肾有病、宿有痼疾及皮肤病患者均应禁忌。

(5)发物类:除海肿类食物外,还有香薷、蘑菇、竹笋、芥菜、雪里蕻、公鸡、鲤鱼、母猪肉、猪头肉以及一切疫死兽肉等均为动风生痰助火之品。它们能诱发旧病,加重新病,故疖、疮、痈、疡患者应禁忌。肝阳肝风患者则要禁吃公鸡、鹅、鲤鱼、猪头肉等。

17.饮食调护失当有哪些后果?

合理的饮食能起到积极的治疗作用,促进疾病早愈。反之,不仅达不到补养效果,而且还会促使病情恶化。

(1)影响疾病治疗:如黄疸本由湿热内酿、脾失健运而成,治疗期间又进油腻食物,进而使脾胃运化功能呆滞,湿热不能外泄,导致黄疸久久不能消退。

(2)引起疾病反复:如温热病在热退后,进米饭太早,可致体温再度升高。水肿刚刚消退,早吃咸味食物,可致水肿复发。

(3)产生后遗症:如小儿麻疹后期,吃盐或糖太多可致哮病,于疲劳、受凉、饮食过饱后发作。妇女于经期、产后吃生冷瓜果、醋、冰块等食物可造成痛经、月经不调等。

18.简述饮食调护的基本原则是什么?

食物有气味之偏,病有阴阳之偏盛,故饮食调护必须遵循以下原则。

(1)"三因制宜",灵活选食。①因时制宜,春季宜食用辛凉疏散的食物;夏季应多食寒凉、滋润属性的食物;秋季宜食用平补或温补的食物;冬季气候寒冷,阴寒偏盛,应多食温热属性的食物。②因地制宜,东南地区气温偏高,湿气重,宜食清淡、渗湿的食物;西北地区气温偏低,燥气盛,宜食温热、生津、润燥食物。③因人制宜,老人气血、阴阳虚弱,宜进补气助阳或养血滋阴之品。

(2)审证求因,协调配食。只有审证求因,协调配食,才能达到护病救本的目的。

19.临床常见病的饮食禁忌有哪些?

(1)高血压、冠心病:宜食清淡低盐、富含维生素B、维生素C及豆制品类食物,油脂以植物油如玉米油、豆油为宜。山楂、洋葱、大蒜有降脂作用,芹菜有降压作用,可以经常食用。忌食高脂肪、高胆固醇食物,忌烟酒。

(2)糖尿病(消渴):应根据病情、体重、体力活动情况制订出一套合理的食谱,蛋白、脂肪、糖有适当比例。患者应按规定量进食。有饥饿感可食蔬菜、瘦肉,或略加豆制品。

(3)脾胃病:宜食易消化、富有营养的食物,以定时、定量,不偏食为原则,而各种胃病饮食又有所不同。急性胃炎发作期必须禁食或流质;慢性胃炎应予易消化,富含维生素的食物;胃酸缺乏者可吃些醋制食品;胃下垂患者需食易消化而高营养的食品,量不宜多;十二指肠溃疡者宜少量多餐,忌辛辣寒冷硬固食品。

(4)水肿病:宜食低盐、高蛋白饮食。适当选择鱼、瘦肉、蛋类、豆类、新鲜蔬菜和水果。

(5)疮疡皮肤病:宜食清淡饮食,多食蔬菜水果及富含维生素食物。忌鱼虾、蟹、猪头肉等食物。

(6)老年便秘和腹泻:便秘患者宜食纤维素多的食物,如韭菜、芹菜、卷心菜、粗粮、水果等,并多喝水,以刺激肠蠕动,促进排便。腹泻患者宜食易消化的食物及少渣饮食,少食纤维素多的食物。

(7)肝病:宜食乳类、蛋类、鱼类及瘦肉,适当摄入葡萄糖、蜂蜜等食物,多食蔬菜和维生素B、维生素C,肝性脑病应限制蛋白质及盐的摄入。忌食辣椒、酒类刺激性食物,以及黄豆、土豆、白薯等易胀气的食物。

20.简述生活起居护理的目的是什么?

保养患者机体的元气;提高自身驱邪与修复机制;使体内阴阳达到平衡,祛病康复。

21.老年人年龄划分标准是什么?

欧美国家以年龄≥65岁为老年人,亚太地区则以≥60岁为老年人,我国则采用后一标准,并按年龄划分为4期:45～59岁为老年前期;60～89岁为老年期;≥90岁为长寿期;≥100岁者称为寿星。世界卫生组织将人发育成熟后分为5个年龄阶段:≤44岁为青年人,45～59岁为中年人,60～74岁为年轻老年人,75～89岁为老年人,≥90岁为长寿老年人。

22.老年人必需的营业素有哪些?

合理营养是指所有重要的营养成分,包括蛋白质、脂肪、糖类、维生素、无机盐和微量元素及水分,得到适当的供应以满足维持机体最佳状态的需要。老年人随着年龄的增长,身体内清除有害物质的能力降低,这些有害物质在身体内组织器官堆积,便可引起疾病。例如,氧自由基过多时,在脑组织堆积可引起老年痴呆,胆固醇在血管壁沉积可引起冠心病、心绞痛、脑血栓等疾病。如果从中年开始,注意在食物中增加β-胡萝卜素、维生素C、维生素E、牛磺酸和微量元素硒等,就可以预防、延缓或逆转上述疾病的发生和发展。

23.老年人的营养需要特点是什么?

(1)热能:热能消耗和需要量减少。

(2)蛋白质:质量高而数量少的蛋白质。

(3)糖类:果糖。

(4)脂肪:一定量的脂肪,维持营养平衡。

(5)无机盐:补钙、补维生素。

(6)维生素:B族维生素、维生素C。

(7)水分:每日2 000 mL。

24.老年人的健康状态特点是什么?

老年人所患疾病以慢性退行性疾病为主。通常以高血压、慢性支气管炎、冠心病、颈椎病、胆囊炎、胆石症、白内障多见。老年人常常同时感有多种疾病,同一个体甚至同一器官都可有不同疾病同时存在。由于老年人感受性降低,患病后自觉症状表现轻,甚至直觉无病、健康状况良好。老年人还较容易发生电解质紊乱和意识障碍。即使患同样疾病,老年人治愈的机会也较小,死亡概率较大。

25.简述睡眠障碍老人的护理?

(1)诱导睡眠:睡前喝牛奶、放松和深呼吸、背部按摩、自我催眠、镇静药。

(2)睡眠过多:增加有趣活动,限制白天睡眠时间。

(3)发作性睡眠:遵医嘱选用药物治疗,学会自我保护。

(4)睡眠性呼吸暂停:采取正确睡姿。

26.绝经后骨质疏松症的预防措施有哪些?

(1)摄取含钙丰富的食物:鸡、鱼、瘦肉、蛋、莴笋、西红柿、黄瓜、葱、大蒜、西芹、豆制品、虾皮、骨头汤、牛奶等。

(2)摄取足够的维生素D:如蛋黄、动物肝脏等。

(3)体育运动:散步、慢跑,多增加户外活动。

(4)防止跌倒。

(5)必要时进行性激素替代。

27.论述服用安眠药老人的护理?

(1)合理选择安眠药物:①不易入睡者选择作用快的司可巴比妥(速可眠)、甲丙氨酯(眠尔通);②多梦和易醒者选用长效作用的安定、格鲁米特(导眠能)等;③神经性失眠者以精神疗法为主,辅以药物治疗;④少用巴比妥类安眠药。

(2)品种要少,一种为宜,不宜同时使用多种。

(3)使用剂量要小,老年人年龄越大,药物敏感性越高。

(4)注意使用方法:长期使用者,应不断更换药物;服用时间为睡前15～30分钟。

(5)夜间醒来需服用时,选用短效安眠药,早睡时不宜服用。

(6)监测药物不良反应:长期应用安眠药时应定期检查肝、肾功能,智力下降者慎用。

(7)长期服用停药时应缓慢减量,突然停药可出现谵妄性失眠、厌食、焦虑等症状。

(8)不可在服用安眠药时饮酒。

28.老年人用药的基本原则有哪些?

(1)有针对性用药。

(2)选择合适的剂量与合理的疗程,使用最小的有效剂量,遵循"半量法规"。

(3)个体化用药。

(4)严密检测药物浓度及肝肾功能。

(5)验收医疗原则。

(6)选择最熟悉的药物品种,忌长期用一种药。

(7)尽量减少药物的种类,忌乱用秘方、偏方、验方。

(8)重视非药物治疗。

(注:《中华人民共和国药典》规定老年人用药量为成人量的3/4)

29. 论述如何预防或延缓老年性耳聋?

(1)注意饮食卫生:尽量少吃高脂肪食物,多吃含纤维素和蛋白质较多的蔬菜、水果、鱼肉和牛羊肉。

(2)戒除不良嗜好:特别是抽烟和饮酒的数量和频度要控制在最低程度。

(3)治疗和控制相应疾病:特别是心血管系统疾病。

(4)避免接触噪声:年龄越大越要避免到有明显噪声的环境中去。

(5)慎用耳毒药物:如必须使用,要随时监控用药时和用药后一段时间内听力的变化,同时注意是否有耳鸣、口唇麻木、面部蚁行感等,一旦发生要立刻停药并采取相应的措施。

(6)避免精神紧张:保持健康平和的心态。

(7)适当体育活动:可选用与自己体力相适应的气功、太极拳、健身操等项目。

30. 简述空巢综合征患者的护理?

(1)概念:所谓"老年期空巢综合征"是指一些离退休、丧偶、子女不在身边的老人,由于社会活动减少、生活空闲、孤寂,出现一系列心理上的压抑和情绪不稳定现象。

(2)空巢综合征护理措施:①首先鼓励老人的老伴要尽可能地关心体贴对方;②子女应理解与同情老人,经常回家看看,或经常与父母通过电话进行感情和思想交流,为父母解决实际问题;③鼓励老人发挥余热,或参加社区活动,比如晨练、跳舞、打门球、郊游等;④协助鳏寡老人找一个老伴,相互照应;⑤必要时接受心理医生指导和心理治疗;⑥在社区建立专业的老年人心理咨询场所和服务热线,完善网络呼叫系统,解决老人担心遇到突发事件的后顾之忧。

31. 简述三级预防的内容是什么?

(1)第一级预防:也称病因预防,是预防医学的最终奋斗目标。针对疾病发生的生物、物理、化学、心理、社会因素,提出综合性预防措施,改善生产、生活环境,消除致病因素,防止各种致病因素对人体的有害作用是一级预防的主要任务。

(2)第二级预防:也称临床前预防,即在疾病尚处于临床前期时早期发现、早期诊断和早期治疗的预防措施,对传染病的二级预防还应有早隔离、早报告措施。

(3)第三极预防:也称临床预防,着眼于康复,力求减轻疾病的不良后果,对患者采取及时有效的治疗措施。

32. 中国传统康复疗法有哪些？

传统康复疗法多采用药物、针灸、推拿、气功、太极拳、情志调摄等传统的医疗手段及社会、教育、执业的综合性措施，针对先天或后天因素所致的正气虚衰、形神功能障碍或身体形态异常进行治疗或训练，以保存或改善障碍的形神功能，并使之获得最大限度的恢复。传统康复的含义也包括职业及社会活动能力的恢复。

33. 中药外治康复法有哪些？

中药外治康复法是在辨证基础上，根据病情选用具有某种康复治疗效果的中草药，经过炮制、加工后通过外用途径对患者全身或局部病位、腧穴实施敷、洗、熏、熨、贴等治疗的方法，适用于残疾、老年病和痛症等慢性痼疾。

（1）药物敷贴法：根据中医辨证而选用不同药方，经研末，用醋或酒或葱、姜汁调糊或做成饼，贴在体表的特定部位。用于内脏诸症及肩背腰膝痛症。

（2）汤洗疗法：指将中草药煎汤，趁热淋洗全身或局部的方法，包括浸渍法、洗浴法、淋浴法。

（3）熏蒸疗法：指将药物煎汤利用热蒸汽熏蒸患处或利用热烟熏所产生的温热药气达到治疗康复目的的方法，包括烟熏法、蒸汽法。

34. 昏迷和无意识的康复护理有哪些？

（1）触觉刺激：多用相反刺激，如冷/热、粗糙/光滑、硬/软、深压觉/轻触觉，在身体不同部位给予刺激，鼓励其辨别和适当反应。

（2）听觉刺激：用熟悉的声音如说话、音乐或动物的叫声刺激患者。

（3）视觉刺激：用熟悉的物体，如照片和在视野范围内的身体各个部分，或通过不断变幻的彩光刺激视网膜，大脑皮层，2次/天，1小时/次。

（4）味觉和嗅觉刺激：可用香料，光亮油，食物等刺激嗅觉；用苦的、甜的、咸的和酸的食物刺激味觉前，必须保证患者吞咽和呕吐反射的存在。

（5）生活护理刺激如给患者梳头、洗脸、使用护肤霜、用毛巾擦汗等。提供各种感觉和运动感觉的传入。

（6）直流电刺激将电极分别置于脊柱上、下位行脊柱通电疗法；或置于额、枕下行额枕通电疗法。

（7）电兴奋刺激常用间断感应和直流电刺激有关穴位、神经兴奋或头皮上的脑功能定位区。可分别在双太阳、双翳风、双听宫、百会—印堂、人中—哑门、双风池—双神门、双睛上的神经体表，以及头皮的运动、感觉区、听区、视区和语言区等部位进行感应电刺激5~10秒，然后再用直流电刺激双内关穴，间断通电3次，每次1秒。

35. 试述康复医学的定义。

康复医学是一门促进病、伤、残患者康复的医学学科。具体说，康复医学是研究有关功能障碍的预防、诊断和评估、治疗、训练及处理,促进病、伤、残患者全面康复的一门医学。

36. 试述康复医学的对象。

康复诊疗的对象主要是由于病、损、先天性发育障碍和有各种功能障碍以致影响正常生活、学习和工作的慢性病患者和老年病患者。近年来,一些急性伤病的患者和手术前后的患者也被列为康复的对象,接受适当的康复治疗。骨科与神经系统的疾病是康复治疗最早的和最重要的适应证。近年来,心脏康复和肺科康复、儿童脑瘫康复、老年病康复、癌症康复也在逐步开展。

37. 试述康复医学的特点。

现代康复医学与保健、预防、临床医学比较,具有以下特点:其主要对象是残疾者、慢性病和老年病且有功能障碍者,应按照"功能训练、全面康复、重返社会"三项原则指导康复工作。康复医学大量使用有关功能方面的评估、训练、代替、补偿、增强和适应等技术和心理学、社会学的方法,并采用科际间康复协作的工作方法,对患者进行康复治疗。康复的最终目的是使有功能障碍者有能力参加社会生活,即意识清楚,有辨人、辨时、辨向的能力,个人生活能自理,可以行动(步行或乘坐交通工具或利用轮椅),可进行家务劳动或消遣性作业,可进行社交活动,有就业能力,以求经济上能自给。

38. 试述康复医学与临床医学的关系。

在现代医学体系中,保健、预防、医疗和康复都是必要的组成部分,它们相互联系组成统一体。在实践中,康复医学与临床医学相互渗透的形式是:①利用临床手段矫治或预防残疾(如小儿脊髓灰质炎后遗症矫治手术);②从临床处理的早期起就引入康复治疗。康复医师及治疗师参与临床治疗计划的制订和实施;③临床医师与康复医务人员组成"康复协作组"进行跨科协作;④把康复护理列为临床常规护理内容之一,以利于患者身心功能障碍的防治;⑤在临床专科设置康复医护人员或康复病床,开展专科康复治疗。

康复与临床医疗虽有着广泛联系和渗透,但又存在着明显的区别。它不是医疗的延续,也不是临床医疗的重复。在许多情况下,单纯的临床护理对功能恢复有很大的局限性,需要大量使用专门的康复技术,进行功能训练的补偿和代替。康复医学非常重视人的整体,包括躯体病变,并关心其心理、社会、经济等方面。因此,在综合医院中应建立和发展康复医学专科,配备专门的康复医疗技术人员和设施,提供专门的康复治疗服务。

39. 试述康复医学的内容。

康复医学主要内容包括康复诊断(包括对运动、感觉、知觉、言语、认知、职业、心理、社会生活等方面功能的评估)、物理疗法(包括运动疗法、物理因子治疗)、作业疗法、语言矫治、心理治疗、假肢及矫形器装配、康复工程、康复护理、文娱疗法、就业咨询及职业前训练、社会服务等,其他如矫形手术、药物治疗、气功、饮食疗法等也占有一定的地位。

40. 何谓康复护理?

康复护理是指在康复过程中,根据总的康复医疗计划,围绕全面康复的目标,紧密配合康复医师和其他康复专业人员的工作,对伤、残、病者和慢性病者进行护理。康复护理的内容包括护理评估、护理措施、健康教育。康复护理措施除一般基础护理内容外,还包括应用各种专门的护理技术,对患者进行残余功能的训练,预防继发性残疾,减轻残疾的影响,以达到最大限度的康复。因此,康复护理是康复医学的重要组成部分。

41. 试述康复护理的对象、目的和护理原则。

(1)护理对象:康复护理对象是残疾者、慢性病患者和有功能障碍者,他们存在着各种生理上、躯体上、心理上的残缺,造成生活、工作和社会交往等能力障碍。因此,给护理工作提出了特殊的任务。

(2)护理目的:一般护理的目的是使疾病减轻或痊愈,指导或帮助患者恢复健康,通常不包括解决患者的功能或能力的重建问题。而康复护理的最终目的是使残疾者或慢性病患者的残余功能和能力得到恢复,最大限度地恢复其生活活动能力,以社会平等一员的资格,重返社会。

(3)康复护理的原则:一般护理以"替代护理"为主,康复护理则更侧重于"自我护理"和"协同护理"。根据不同疾病、功能障碍程度,在康复护理评估后,即在病情允许的条件下,通过耐心地引导、鼓励、帮助和训练残疾患者,充分发挥其潜能,使他们部分或全部地照顾自己,同时鼓励家属参与,以适应新的生活,为重返社会创造条件。

42. 简述康复护理的措施。

(1)改善功能障碍时期的护理:观察患者,评价其残疾情况,包括失去的和残存的功能。对于恢复功能手术后的护理,要加强预防并发症的护理,如预防压疮、泌尿系统感染、肺部感染、关节挛缩和畸形、肌萎缩等。

(2)功能训练的护理:包括残疾者残存功能的强化训练,日常生活活动能力训练如饮食、更衣、移动、个人卫生等,使用辅助工具的训练如义肢、轮椅、餐具等的使用指导及训练。

(3)心理护理:针对残疾者复杂的心理特点,对已发生或可能发生的各种心理障碍和异常行为进行耐心细致的心理护理。护理人员要以和蔼、亲善的语言、态度、仪表、行为去影响他们,帮助患者改变异常的心理和行为,认识自我价值,激励起其重新安排生活的勇气和信心。

43. 试述康复护理的方法。

康复护理以"自我护理"方法为主,"替代护理"为辅。一般护理往往是采用"替代护理"的方法来照料患者,即患者在被动的状态下,接受护理人员喂饭、洗漱、更衣等生活护理。康复护理则侧重于"自我护理",通过耐心地引导、鼓励、帮助和训练,使他们部分或全部自己照顾自己,以利回归社会,适应新生活。要把功能训练贯穿于康复护理的始终。其方法是通过对残余功能的了解,结合护理工作进行康复功能训练,以促进功能的恢复。

44. 简述康复护理专业技术的内容。

(1)体位及体位转移技术：如良好姿位的摆放，不同体位的处理，轮椅移动、床上移动等。

(2)早期预防并发症的护理技术：如翻身，呼吸功能训练，排尿及排便能力训练，关节活动能力的训练，以及预防肌萎缩、压疮、呼吸道和泌尿道感染等。

(3)"自我护理"训练技术：如协助和指导患者进食。帮助和训练患者独立完成日常生活活动动作，如假肢、矫形器、辅助工具的使用指导及训练技术。帮助患者掌握康复的其他有关技术，如运动疗法、作业疗法、心理疗法、语言矫治等。

45. 何谓物理治疗？

物理治疗是康复医疗中重要的辅助手段，常用的物理疗法包括运动疗法和物理因子治疗法。物理因子治疗包括直流电疗法及直流电离子导入疗法，低、中频脉冲电流疗法，高频和超高频电疗法，超声波疗法，光疗，磁场疗法，以及蜡疗、湿热疗、水疗、冷疗、压力治疗等。

46. 何谓运动疗法？

运动疗法又称治疗性运动，分为主动运动、被动运动、等长运动、等张运动、等速运动、放松性运动、力量性运动、耐力运动、局部运动、整体运动、徒手运动和器械运动等。临床上常用的运动疗法治疗技术中有关节活动技术、关节松动技术、软组织牵拉技术、肌力训练技术、神经生理治疗技术等，根据不同疾病和治疗需要选择应用。各种牵引技术、医疗体操、医疗运动都是现代康复的重要手段。

47. 何谓直流电疗法及直流电离子导入疗法？

利用 50~100 V 的直流电治疗疾病的方法，称直流电疗法。临床应用于促进骨折愈合等。利用电荷"同性相斥，异性相吸"的原理，将各种药物离子经皮肤或黏膜导入体内，这种方法称直流电离子导入疗法，临床上应用广泛，如导入局部麻醉药物做浅表麻醉，中、西药物导入治疗关节炎、骨质增生等疾病。另外，利用直流电极下的化学反应治疗肿瘤的方法称电化学疗法。

48. 何谓低、中频脉冲电流疗法？

低、中频脉冲电流疗法具有兴奋神经肌肉组织，镇痛、镇静、解痉作用。临床用于下运动神经源性瘫痪的患者，促进病肢血液循环，改善肌营养，防止肌萎缩。对上运动神经源性瘫痪患者，有辅助垂足畸形患者步行，促进瘫痪肢体运动，减轻肌肉挛缩，增进关节活动等作用。有的低、中频脉冲电疗还有明显的镇痛作用，用于各种疼痛症的止痛。

49. 何谓高频和超高频电疗法？

利用频率在 100 kHz 以上的高频交流电进行治疗的方法。有中波透热、短波、超短波、分米波、厘米波、毫米波等，临床用于治疗急、慢性炎症和炎症引起的疼痛，以及解除四肢肌肉和消化道的痉挛。此外，还可治疗脉管炎、急性扭伤、急性肾衰竭等。高频与化疗、放疗配合治疗癌症近来也在开展。

50. 何谓超声波疗法?

医疗应用每秒振动频率 800~1 000 kHz、声强 3 W/cm² 进行治疗的方法,近年来有人采用 1~3 MHz 及 30~50 kHz、声强 0.5~1.5 W/cm² 以下的机械弹性振动超声波进行治疗。临床上用于松解结缔组织和镇痛,治疗瘢痕挛缩、神经炎、神经痛、肩周炎、椎源性症候群、血肿、脑血管意外后遗症等。

51. 何谓光疗?

光疗是利用各种光辐射能,包括天然的日光和人工光线(红外线、可见光、紫外线等)防治疾病的方法。它有消炎、促进组织再生、修复、镇痛、解痉、杀菌、脱敏和抗佝偻病等作用。临床用于治疗慢性肌纤维组织炎、关节炎、扭伤、挫伤、神经炎等。紫外线、频谱仪在治疗带状疱疹上具有独特功效。紫外线治疗各种表浅炎症和预防手术后伤口感染效果亦甚显著。此外常用的还有激光治疗。

52. 何谓磁场疗法?

医用磁场有静磁场、交变磁场、脉动磁场和脉冲磁场,磁场强度从 0.05~0.3 T。磁场具有镇痛、镇静、消炎、消肿、降压、排石等作用,常用于治疗高血压、关节炎、慢性结肠炎、急慢性扭挫伤、耳郭假性囊肿、婴儿腹泻、毛细血管瘤、盆腔炎等。

53. 试述物理治疗的禁忌证。

理疗中的声、光、电、磁、热等物理因素多数都可以引起局部或全身产生热量,促进血液循环和增强代谢,引起周围血管扩张,甚至血压下降,同时可产生心搏、呼吸加快等反应;许多物理因素对于核酸、酶、生物膜以及能量代谢,都有显著的影响或某种作用。基于上述情况,理疗亦存在一些相对禁忌证和绝对禁忌证。肿瘤、结核在没有使用足够量的抗癌、抗结核药物和其他治疗之前进行理疗,可能引起结核、癌肿的扩散,如果在积极地足够量的药物和其他有效处理下进行理疗,不但无害,相反可提高疗效。理疗对某些疾病或疾病的某一阶段是绝对禁忌的,如活动性出血疾病、出血倾向、高热、妇女月经期、体内金属存留部、安装了人工心脏起搏器的患者、极度衰弱者、皮肤感觉丧失者,对高频电疗、超声波治疗、热疗等均为绝对禁忌。患者对某些理疗过敏者也视为禁忌。

自测试题

一、单项选择题

1. "治未病"概念的提出首见于　　　　　　　　　　　　　　　　　　(　　)
   A.《易经》　　B.《黄帝内经》　　C.《道德经》　　D.《史记》　　E.《千金要方》
2. 下列哪项是治未病的出发点和归宿　　　　　　　　　　　　　　　　(　　)
   A. 增强正气,规避邪气　　　　　　　　B. 精神内守,病安从来

C. 饮食调理,以资气血　　　　　　　　　D. 道法自然,平衡阴阳

E. 强身健体,动静相宜

3. 下列哪项是治未病的上策　　　　　　　　　　　　　　　　　　　　（　　）

A. 道法自然,平衡阴阳　　　　　　　　　B. 精神内守,病安从来

C. 强身健体,动静相宜　　　　　　　　　D. 增强正气,规避邪气

E. 饮食调理,以资气血

4. 下列哪项是中医养生的核心　　　　　　　　　　　　　　　　　　　（　　）

A. 形神共养　　B. 饮食调养　　C. 顺应自然　　D. 协调阴阳　　E. 谨慎起居

5. 下列哪项不是七情致病的特点　　　　　　　　　　　　　　　　　　（　　）

A. 怒则气上　　B. 喜则气缓　　C. 悲则气结　　D. 恐则气下　　E. 惊则气乱

6. 老年人心理健康的标准不包括哪些　　　　　　　　　　　　　　　　（　　）

A. 智力正常　　B. 反应迟钝　　C. 意志坚强　　D. 心理协调　　E. 情绪健康

7. 维生素C的主要食物来源是　　　　　　　　　　　　　　　　　　　（　　）

A. 粮谷类　　　　　　　　　　　　　　　B. 肉类

C. 干果　　　　　　　　　　　　　　　　D. 新鲜蔬菜及水果

E. 蛋类

8. 忧伤肺,应以(　　)胜之。

A. 怒　　　　　B. 忧　　　　　C. 恐　　　　　D. 悲　　　　　E. 喜

9. 预防和控制医院内感染的首要措施是　　　　　　　　　　　　　　　（　　）

A. 消灭传染源　　　　　　　　　　　　　B. 切断传播途径

C. 保护易感人群　　　　　　　　　　　　D. 计划免疫

E. 以上都不是

10. 二级预防是指　　　　　　　　　　　　　　　　　　　　　　　　　（　　）

A. 临床期预防　　　　　　　　　　　　　B. 临床前期预防

C. 病残预防　　　　　　　　　　　　　　D. 病因预防

E. 临床后期预防

11. 发达国家对老年人年龄划分标准为　　　　　　　　　　　　　　　　（　　）

A. 55岁　　　　B. 60岁　　　　C. 65岁　　　　D. 70岁　　　　E. 75岁

12. WHO将人的年龄界限的新划分认为年轻老人的年龄为　　　　　　　（　　）

A. 44岁以下　　B. 45~59岁　　C. 60~74岁　　D. 75~89岁　　E. 90岁以上

13. 在春夏季节的护理中,要注意保护患者的(　　)不要消耗过分。

A. 阴气　　　　B. 阳气　　　　C. 营气　　　　D. 卫气　　　　E. 精气

14. 养生学中睡眠的姿势常人宜　　　　　　　　　　　　　　　　　　　（　　）

A. 仰卧位　　　B. 俯卧位　　　C. 右侧卧位　　D. 左侧卧位　　E. 自由卧位

15. 衰老的特点提法确切的是 （ ）

A. 适应性减退、抵抗力低下、自理能力下降

B. 全身性的、多方面的、渐进性的变化

C. 随着年龄的增加,各系统均发生退行性变化

D. 寒冷、疲劳等容易引起机体功能障碍

E. 体力减退、行动不便、反应迟钝,易外伤

16. 影响老年人心理健康水平的重要因素为 （ ）

A. 老年人的心理状况   B. 老年人的健康状况

C. 老年人的生活方式   D. 老年人的经济问题

E. 老年人的家庭问题

17. 对消化性溃疡患者做健康教育,下列哪项是错误的 （ ）

A. 生活要有规律   B. 避免刺激性食物

C. 抑酸药易在空腹时使用   D. 季节变换时注意保暖

E. 胃黏膜保护剂易在饭后服

18. 原卫生部1998年确定每年的全国高血压日为 （ ）

A. 8月8日   B. 9月8日   C. 10月8日   D. 11月8日   E. 12月8日

19. 冠心病最重要的也是最严重的危险因素是 （ ）

A. 性别、年龄、吸烟   B. 高血压、高血脂、吸烟

C. 高血压、高血脂、脑力劳动 D. 高血压、糖尿病、吸烟

E. 肥胖、饮食、遗传

20. 脑卒中的预防措施为 （ ）

A. 加强锻炼   B. 合理膳食

C. 戒烟忌酒   D. 早发现、早诊断、早治疗

E. 实施三级预防并用的综合性预防与控制措施

21. 糖尿病的防治策略强调 （ ）

A. 全人群策略   B. 高危人群策略

C. 三级预防   D. 双向策略

E. 健康促进

22. 一级预防是指 （ ）

A. 用常用的方法进行筛检,发现和防治高危人群,根治癌前病变

B. 要求对癌症患者提供规范化诊治方案和康复指导

C. 要加强对恶性肿瘤的流行病学研究,探索、鉴别恶性肿瘤的危险因素和病因,努力消除和防止其作用,防患于未然

D. 尽量提高癌症患者的治愈率、生存率和生存质量

E. 应用遗传易感基因寻找生物标志物,计算个体危险度

23. 关于老人服用安眠药的护理不正确的是　　　　　　　　　　　　　　(　　)

A. 不宜同时使用多种安眠药

B. 使用剂量要小

C. 早睡时宜服用安眠药

D. 老年人年龄越大,药物敏感性越高

E. 长期服用停药时应缓慢减量

24. 预防或延缓老年性耳聋饮食方面说法不正确的是　　　　　　　　　　(　　)

A. 尽量少吃高脂肪食物　　　　　　　B. 多吃含纤维素的食物

C. 多吃蛋白质较多的食物　　　　　　D. 少吃鱼肉和牛羊肉

E. 饮酒的数量和频度要控制在最低程度

25. 康复医学是一门　　　　　　　　　　　　　　　　　　　　　　　　(　　)

A. 研究残疾人和患者的行为学

B. 研究残疾人和患者的社会心理学

C. 是一门语言矫治学

D. 是一门有关促进残疾人恢复的特殊教育学

E. 是一门有关促进病、伤、残者恢复身体、精神和社会生活功能为目标的学科

26. 康复的对象是　　　　　　　　　　　　　　　　　　　　　　　　　(　　)

A. 截瘫、偏瘫患者　　　　　　　　　B. 智力低下、语言障碍的患者

C. 脊髓灰质炎、精神病患者　　　　　D. 心肺功能障碍的患者

E. 各种功能障碍的患者

27. 下列哪项不是康复护理的主要内容　　　　　　　　　　　　　　　　(　　)

A. 功能训练的护理　　　　　　　　　B. 改善功能障碍的护理

C. "替代护理"　　　　　　　　　　　D. 心理护理

E. 专业技术护理

28. 康复评估的特点是　　　　　　　　　　　　　　　　　　　　　　　(　　)

A. 重点是运动能力的评估是医学心理学的检查

B. 重点是与生活自理、学习、劳动有关的综合功能评估

C. 主要是医学心理学的检查

D. 职业能力的评估

E. 针对病因的评估

29. 矫形器的使用目的　　　　　　　　　　　　　　　　　　　　　　　(　　)

A. 主要是预防或矫正畸形,减轻疼痛,补偿功能活动,支承体重,稳定肢体

B. 主要是防止骨折和扭伤

C. 主要是为了加强肌力训练,发展肌肉

D. 主要是用于各种手术的保护

E. 主要是用于纠正足下垂

30. 运动疗法的禁忌证为 （　　）

A. 脑血管意外　　　　　　　　　　　B. 截瘫

C. 严重衰弱患者　　　　　　　　　　D. 颅脑外伤

E. 急性心肌梗死

31. 下列哪项不是超短波疗法的绝对禁忌证 （　　）

A. 月经期下腹部　　　　　　　　　　B. 高热患者

C. 带有人工心脏起搏器　　　　　　　D. 机体极度衰弱者

E. 使用足够剂量抗肿瘤药的癌症患者

二、多项选择题

1. 中医治未病的意义主要包括 （　　）

A. 辨证论治　　B. 未病先防　　C. 愈后防复　　D. 既病防变　　E. 以上都是

2. 下列关于未病状态的说法正确的有 （　　）

A. 可以不治而愈

B. 西医临床医学检查无任何临床特征

C. 中医诊断为阴阳、脏腑不协调

D. 自我感觉整体功能水平下降

E. 特别体现在脊柱、脏器、精神状态

3. 养生中"养"的含义有 （　　）

A. 保养　　　　B. 调养　　　　C. 培养　　　　D. 补养　　　　E. 护养

4. 下列关于饮食养生的说法,正确的有 （　　）

A. 食宜晚些　　B. 食宜暖些　　C. 食宜少些　　D. 食宜淡些　　E. 食宜软些

5. 柏子仁的功效有哪些 （　　）

A. 养性　　　　B. 安神　　　　C. 活血　　　　D. 通便　　　　E. 养颜

6. 预防七情致病的方法有 （　　）

A. 保持乐观情绪　　　　　　　　　　B. 避免七情过激

C. 经常发泄不满　　　　　　　　　　D. 锻炼身体

E. 注意饮食

7. 情志护理的基本方法有哪些 （　　）

A. 说语开导　　B. 清静养神　　C. 移情易性　　D. 情志相胜　　E. 顺情解郁

8. 情志护理的基本原则有 （　　）

A. 诚挚体贴,全面关心　　　　　　　B. 有的放矢,因人施护

C. 清静养神,宁心寡欲　　　　　　　　　D. 怡情畅志,乐观愉快

E. 以上都是

9. 下列哪些可确定老年人运动量是否合适　　　　　　　　　　　　　　（　）

A. 运动后的心率达到最宜心率

B. 运动结束后在 3~5 分钟心率恢复运动前水平,表明运动量适宜

C. 3 分钟内心率恢复运动前水平,表明运动量较小,应加大运动量

D. 5 分钟内心率恢复运动前水平,表明运动量较小,应加大运动量

E. 10 分钟以上心率才恢复者,表明运动量太大,应适当减少运动量

10. 维护和促进老年人心理健康的主要措施有哪几项　　　　　　　　（　）

A. 帮助老年人树立正确的健康观

B. 指导老年人做好离退休的心理调节

C. 告知老年人少用脑

D. 注重日常生活中的心理保健

E. 提供心理咨询和心理治疗

11. 老年人心理健康的标准有哪些　　　　　　　　　　　　　　　　　（　）

A. 智力正常　　B. 情绪健康　　C. 意志坚强　　D. 心理协调　　E. 反应迅速

12. 老年人运动应遵循的原则有哪些　　　　　　　　　　　　　　　　（　）

A. 因人而异,选择适宜　　　　　　　　　B. 量力而行,循序渐进

C. 贵在坚持,持之以恒　　　　　　　　　D. 运动时间恰当

E. 家务劳动可代替体育运动

13. 饮食调护的基本原则有哪些　　　　　　　　　　　　　　　　　　（　）

A. 因时制宜　　B. 因人制宜　　C. 因地制宜　　D. 因病制宜　　E. 以上都是

14. 2 型糖尿病的高危人群有　　　　　　　　　　　　　　　　　　　（　）

A. 年龄在 40 岁以上、有糖尿病家族史、肥胖者

B. 曾患妊娠糖尿病的妇女、娩出过巨大儿的妇女

C. 青少年、有病毒感染

D. 高血压者、高血脂者

E. 以上都是

15. 下列适合水肿患者的饮食有　　　　　　　　　　　　　　　　　　（　）

A. 鱼　　　　B. 瘦肉　　　　C. 蛋类　　　　D. 豆类　　　　E. 咸菜

16. 脾胃病的原则有　　　　　　　　　　　　　　　　　　　　　　　（　）

A. 易消化　　B. 富有营养的　　C. 定时　　D. 定量　　E. 不偏食

17. 属于诱导睡眠障碍的老人进入睡眠状态的方法的是　　　　　　　　（　）

A. 睡前喝牛奶　　　　　　　　　　　　　B. 放松和深呼吸

C. 背部按摩 D. 镇静药
E. 采用正确的睡姿

18. 绝经后骨质疏松症的预防措施有 (   )
A. 摄取含钙丰富的食物 B. 摄取足够的维生素 D
C. 进行体育运动 D. 防止跌倒
E. 必要时进行性激素替代

19. 含钙丰富的食物有 (   )
A. 鸡   B. 瘦肉   C. 西红柿   D. 豆制品   E. 虾皮

20. 中国传统康复疗法有 (   )
A. 药物 B. 针灸、推拿
C. 气功、太极拳 D. 情志调摄
E. 武术

21. 常用的康复治疗方法有 (   )
A. 物理疗法   B. 作业疗法   C. 言语疗法   D. 心理辅导   E. 药物治疗

22. 恶性肿瘤康复治疗的主要目的是 (   )
A. 增进食欲 B. 延长存活时间
C. 消除心理障碍 D. 改善功能
E. 提高生活质量

23. 磁场的主要治疗作用是 (   )
A. 消炎作用 B. 消肿作用
C. 镇痛、镇静作用 D. 止咳、平喘作用
E. 磁处理后的水有排石作用

三、判断题

1. 疾病的转变是由表入里，由轻变重，由简单到复杂的过程。 (   )
2. 中医学的养生观脱胎于道儒等诸子百家养性的思想。 (   )
3. 养生当中，最重要的是养心。 (   )
4. 情志活动不一定以五脏精气作为物质基础。 (   )
5. 高血压患者可食高脂肪、高胆固醇食物，忌烟酒。 (   )
6. 十二指肠溃疡者宜少量多餐，忌辛辣寒冷硬固食品。 (   )
7. 阳虚患者所住病室温湿度宜偏高。 (   )
8. 冬季起居宜早卧早起。 (   )
9. 春夏天人们都要注意养阳。 (   )
10. 虾、蟹、猪肉等属于发散类食物。 (   )
11. 世界卫生组织建议每人每天食盐用量以超过 6 克为宜。 (   )

12. 大枣、枸杞、阿胶既是食品又是药品。   (   )
13. "未病"状态的发生与不良的生活方式、行为习惯以及社会环境等息息相关。(   )
14. 情志过急是造成内伤病的主要致病因素之一。   (   )
15. 腹泻患者宜食易消化的食物及少渣饮食,少食纤维素多的食物。(   )
16. 糖尿病患者应按规定量进食,有饥饿感亦不可进食。   (   )
17. 长期应用安眠药时应定期检查肝、肾功能,智力下降者慎用。(   )
18. 年龄越大,热能消耗和需要量越大。   (   )
19. 疮疡皮肤病忌鱼虾、蟹、猪头肉等食物。   (   )
20. 情志活动必须以五脏精气作为物质基础。   (   )
21. 康复护理方法有"替代护理"和"自我护理",但应以用"替代护理"方法为主。(   )
22. 康复护理技术应包括基础护理技术和康复护理专业技术。康复护士只有康复护理的知识是不够的,还必须学习运动疗法、作业疗法、心理疗法等方面的知识。(   )
23. 康复护理程序包括收集资料,建立病案,制订计划、实施计划、评价再计划。(   )
24. 早期预防并发症的护理技术只包括体位处理、呼吸功能训练、排尿及排大便能力的训练以及预防发生压疮、呼吸道感染、泌尿道感染,不包括关节活动功能的训练和预防关节挛缩畸形及肌萎缩的训练。(   )
25. 女性患者月经期不是超短波的禁忌证。   (   )

自测试题答案

一、单项选择题

1. B 2. D 3. E 4. D 5. C 6. B 7. D 8. E 9. B 10. B 11. C 12. C 13. B
14. C 15. A 16. B 17. E 18. C 19. B 20. E 21. C 22. C 23. C 24. D 25. E
26. E 27. C 28. B 29. A 30. C 31. E

二、多项选择题

1. BCD 2. ABCDE 3. ABCDE 4. BCDE 5. ABDE 6. AB 7. ABCDE 8. ABCDE
9. ABCE 10. ABDE 11. ABCD 12. ABCD 13. ABC 14. ABD 15. ABCD 16. ABCDE
17. ABCD 18. ABCDE 19. ABCDE 20. ABCD 21. ABCD 22. BCDE 23. ABCDE

三、判断题

1. √ 2. √ 3. √ 4. × 5. × 6. √ 7. × 8. √ 9. √ 10. × 11. ×
12. √ 13. √ 14. √ 15. √ 16. × 17. √ 18. × 19. √ 20. √ 21. × 22. √
23. √ 24. × 25. ×

第十六章 放疗科护理

基本知识问答

1. 癌症患者的主要治疗方法有哪些?

癌症治疗方法有放射、手术、化学、生物、中医中药和其他扶正治疗。护理工作也应围绕着这些方面进行,护理人员直接和间接参与这些治疗。目前癌症均采用综合治疗方案,如手术与放射治疗的综合(术前放射治疗、术中放射治疗和术后放射治疗);手术与化学药物治疗的综合(术前辅助化学药物治疗、术中化学药物治疗和术后辅助化学药物治疗);放射治疗与化学药物治疗的综合;生物治疗和中医中药与上述三者的综合。癌症患者的护理范围是连贯的,无法截然分割的,有其共性,也有其特殊性。例如:癌症的放射治疗护理就有鲜明的特殊性。

2. 试述癌症患者护理的重要性。

在癌症治疗期间和以后的康复期间,都必须得到具有专业知识和高度责任感的护理工作者的医治、指导。通过特殊心理护理,使患者能正确认识癌症和对待癌症,树立战胜癌症的信心。通过护理人员的细心观察,及时了解癌症的消退或进展情况,使医师能及时调整治疗方案,达到癌症的根治或使癌症所致症状得到最大限度缓解。通过饮食护理和指导,改善患者的营养状况,提高机体的免疫功能,促进患者的康复。俗话说"三分治疗,七分护理"这对癌症患者更为重要。

3. 试述放射治疗护理职责的分类。

按放射治疗方式可分为:远距离治疗护理人员的职责和近距离治疗护理人员的职责。

按放射治疗的病种又可分为各种癌症护理人员的职责,如肺癌、鼻咽癌、食管癌的护理职责等。但肿瘤的护理,都有类同性,如心理护理和饮食护理等。

4. 试述放射治疗皮肤反应的分级和护理。

放射治疗皮肤反应分五级。0级:无反应。Ⅰ级:红斑。Ⅱ级:干性脱屑,水疱形成,瘙痒。Ⅲ级:湿性脱皮溃疡。Ⅳ级:剥脱性皮炎坏死,需外科治疗。在临床一般常规治疗不应出现皮肤坏死。在处理上,Ⅰ、Ⅱ级皮炎可局部外用地塞米松乳剂、四环素可的松软膏。Ⅲ级皮炎应停止放射治疗。双草油乳剂对各级放射皮炎有一定疗效。护理要点是注意维护放射野内皮肤清洁干燥,防止局部摩擦、搔抓。交代患者不用刺激性药物、化妆品及肥皂清洗。表面有脱屑者不要强行撕扯,以免加重皮肤损伤。

5. 试述放射治疗黏膜反应的护理。

黏膜反应,最初为黏膜充血水肿,局部疼痛,继而出现黏膜上皮细胞脱落糜烂,表面出现纤维素性渗出物,在原来肿瘤部位出现白膜。鼻腔、鼻咽、口腔、喉部黏膜反应可出现口干、鼻干及疼痛,护理宜保持口腔清洁,用 dobells 溶液或 4% 碳酸氢钠溶液漱口,用生理盐水行鼻腔和鼻咽部冲洗,用液状石蜡、复方薄荷油滴鼻,疼痛者可滴入 1% 丁卡因溶液。

6. 试述放射治疗时唾液腺反应的处理和护理。

放射治疗时由于腮腺和小唾液腺包括在照射野内,其功能受到抑制和严重损坏,使口涎分泌减少、黏稠,而致口干,牙齿易脱落和易产生牙病,严重影响食欲和消化功能。护理需保持口腔清洁,可进食水果、半流质饮食,或服用增液汤(玄参、生地黄、麦冬)、养津滋阴类中药(芦根、天花粉、玄参、麦冬、生地黄、枸杞子、赤芍等)。

7. 试述放射治疗时脑和脊髓损伤的处理。

脑和脊髓放射治疗剂量超过 45～50 Gy/(4.5～5)周,可出现放射性脊髓炎和放射性脑病。初期在低头时出现双下肢触电感和麻木感,进一步加重时出现双下肢或一侧肌无力,如再继续加重,则出现瘫痪和大小便失控。初期可给予泼尼松、地塞米松和血管扩张药(地巴唑、烟酸、复方丹参片),并可给予各种神经细胞营养药物(维生素 C、维生素 B_6、γ-氨酪酸等)。有放射性脊髓炎或脑病的患者,即使有残余癌灶或局部复发,亦应避免再次使用放射治疗。

8. 试述胸部放射治疗损伤的处理和护理。

肺组织 30 Gy 以上照射剂量时,可出现放射性肺炎,症状为干咳、活动后呼吸困难、发热、胸痛、白细胞升高。胸片见放射野小点状和网状阴影。预防措施为限制 2～3 周放射量在 18～20 Gy 以下,放射面积在放射量 55 Gy 时限制 150 cm^2 以下为宜。放疗时避免应用大剂量博来霉素或其他化学治疗药物。治疗和护理采用大剂量抗生素和肾上腺皮质激素,可进行输氧。

当 2 周内食管受量在 30 Gy 以上,常发生放射性食管炎,症状表现为吞咽疼痛,食管镜下可见食管黏膜充血水肿。处理和护理为口服 1% 普鲁卡因 10 mL,每日 3 次。暂停放射治疗,饮食宜清淡,以流质、半流质为主,严重时可使用抗生素预防细菌性食管炎和周围性食管炎。

9. 试述盆腔放射治疗损伤的处理和护理。

照射盆腔器官癌症时,易发生放射性膀胱炎,可出现尿急、尿频、血尿、排尿困难,常有泌尿道感染。处理和护理为暂停放射治疗,使用抗生素,口服碳酸氢钠使尿成碱性,多喝开水,一般几日后症状消失。

在直肠癌和宫颈癌放射治疗时,易发生放射性直肠炎,表现为直肠刺激症状,如大便次数增多、里急后重。镜检下肠壁充血水肿,浅表性和散在性溃疡、渗血。

如不适当处置和护理,易成慢性直肠炎。如长期不愈,可导致直肠狭窄,排便困难和慢性贫血。治疗使用大剂量抗生素,口服复方樟脑酊,以解除直肠刺激症状。局部可使用地塞米松乳剂。饮食以高蛋白、高维生素、少渣为宜,避免服用刺激性食物。如保守治疗无效,应手术治疗。

10. 试述放射治疗引起高热的处理和护理。

发热是机体对致病因素的全身性防御反应过程,肿瘤放射治疗过程中有五种因素可致发热:①并发细菌感染:因化学药物治疗、放射治疗后防御机制受损,免疫功能抑制,易并发感染;②肿瘤致器官腔道阻塞,引流不畅导致感染;③无菌性组织坏死:见于肿瘤坏死及广泛转移病例;④原发肿瘤向周围器官浸润形成瘘管,导致感染发热;⑤放射区域的皮肤、软组织因免疫功能下降,易发生局部疏松结缔组织炎,常见于鼻咽癌照射后头颈部出现红、肿,全身高热。

处理:一般护理包括卧床休息,给易消化流质或半流质,多饮开水。放射治疗前对感染病灶先行抗炎处理,急性炎症控制后再行放射治疗。体温在38℃以上者暂停放射治疗,并适当使用退热药。合理应用抗生素。

11. 试述特殊情况发热的处理和护理。

对由肿瘤扩散引起的发热可加用抗癌药和激素类药物。上颌窦癌发热做上颌窦开窗引流。宫颈癌因宫颈管阻塞发热,有宫腔积脓者,应及时做宫腔引流。肺癌发热经肺门断层照片有癌瘤阻塞支气管时,先做阻塞部放射治疗,以解除阻塞性肺炎,这样才有利于放射治疗的顺利进行。

12. 试述放射治疗时癌症患者昏迷的护理。

很多临床情况可致昏迷,如颅脑外伤、中毒、脑血管意外、传染病、内分泌和代谢性疾病、休克等。放射治疗患者昏迷的原因有脑肿瘤和脑转移性肿瘤;颅脑并发感染,如中耳癌鼓室向颅内破坏,鼻咽癌颅底骨破坏引起脑膜炎;急性和慢性脑辐射性损害。

此类昏迷患者,应定时测量体温、脉搏、呼吸、血压,观察瞳孔大小和对光反应,保持呼吸道通畅,拉出舌头吸出分泌物。进行吸氧,患者宜用侧卧低头体位,注意大小便护理,注意保暖;应用抗生素预防感染,昏迷者禁用放射治疗,脑水肿时采用脱水治疗,脑瘤所致昏迷多先行手术切除或减压术。

13. 试述放射治疗时鼻出血和鼻咽出血的护理。

鼻腔、鼻旁窦癌和鼻咽癌出血为放射治疗常见急诊,其处理方法如下:①根据出血量采取坐位、半坐卧位或平卧,安慰患者,缓和紧张情绪。②少量出血者,用2%麻黄碱滴鼻后加上棉花填塞,多可止血。③前鼻腔填塞和后鼻孔填塞。1%丁卡因做鼻腔、口咽黏膜表面麻醉,根据情况做一侧和双侧细纱条或细纱球填塞。④鼻出血在难以控制情况下需行颈外动脉结扎术。⑤急做血常规,出、凝血时间,血型检查,并进行合血,做好紧急输血的准备。⑥定时测量血压、呼吸、脉搏。

14. 试述放射治疗时咯血的处理和护理。

喉以下的气管、支气管及肺实质出血,经咳嗽由口腔排出,少量为痰中带血,亦可大量咯血。少量咯血为咯血量少于 100 mL,中量咯血为 100~300 mL,大量咯血为大于 300 mL。咯血的特点:咯血前胸闷喉痒,血鲜红混有泡沫或痰液,血液由咳嗽而出,血液呈碱性反应。处理措施为:绝对卧床休息,稳定情绪,给予镇静剂苯巴比妥;用沙袋或夏天用冰袋置于患侧胸部,减少活动,促进凝血;使用止血药,大量出血者需用垂体后叶素 10U 加 50% 葡萄糖注射液 20 mL,慢慢静脉注射或加入 5% 葡萄糖注射液 500 mL 静脉滴注。测量血压、脉搏和呼吸,保持大便通畅,给予润肠剂和痰剂。

15. 试述放射治疗患者喉源性呼吸困难的处理。

喉癌放射治疗时由于合并炎症、充血水肿及放射治疗反应,造成气管狭窄,加上肿瘤不同程度阻塞声门造成吸入性呼吸困难。按呼吸困难程度分为四度:Ⅰ度,安静时无呼吸困难表现,活动时有吸入性呼吸困难。Ⅱ度,安静时有轻度吸入性呼吸困难,活动时加重,尚无烦躁不安。Ⅲ度,呼吸困难明显,吸气时出现胸骨上窝、锁骨上窝、肋间隙及上腹凹陷,鼻翼扇动,出汗,烦躁不安、轻度发绀。Ⅳ度,症状更加重,发绀、面色苍白,最后昏迷,大小便失禁,窒息以致呼吸、心搏停止。处理:安静休息和吸氧;喉癌放射治疗以小剂量开始,逐日增大到治疗量。Ⅰ度呼吸困难应密切观察,注意病情变化;Ⅱ度者宜先进行气管切开再做放射治疗;Ⅲ度困难应紧急气管切开。

16. 试述近距离后装放射治疗情况。

近距离治疗包括腔内放射治疗、体表模放射治疗和组织间隙插植放射治疗。20 世纪 80 年代,随着原子和电脑工业的飞速发展,开始使用高剂量率(HDR)后装治疗机,解决了在较短时间内治疗大量患者的问题。由于全部操作过程和放射源运行由电脑自动控制,每次治疗只需 310 分钟,理想的剂量分布很容易保证。这样许多癌症如鼻咽癌、食管癌、肺癌、宫颈癌、直肠癌等通过外照射后,再辅加腔内后装放射治疗可起到提高疗效或达到根治效果。但这类工作必须有一组人员包括医师、护士、技术员等人员分工明确,配合默契地进行。护士工作是很重要的。

17. 试述近距离后装治疗肺癌患者的护理。

(1)患者首次来预约后装治疗日期时,做好解释工作,介绍腔内治疗方法、注意事项,以减少患者思想压力,达到积极配合治疗的目的。

(2)治疗当日空腹来院,插管前肌内注射苯巴比妥、阿托品各 1 支。2% 利多卡因雾化吸入麻醉口鼻部 15 分钟,协助医师气管镜下插置施源器,将施源器用胶布固定在鼻翼部。

(3)肺癌患者优先做治疗计划,优先治疗,减少等候时间。

(4)治疗完毕,在拔施源器时嘱患者咳嗽一下,快速取出施源器,可减少拔施源器时的刺激。清洗施源器,并泡入 0.1% 苯扎溴铵液中 30 分钟后取出。

(5)患者治疗 1 小时后方可进食,因此时麻醉药作用已消失。

18. 试述近距离后装治疗食管癌患者的护理。

(1) 食管癌患者治疗当天早晨禁食,治疗前先口含2%利多卡因5 mL,分3次将口含的药液慢慢咽下。

(2) 5分钟后协助医师放置施源器,嘱患者积极配合边插边做吞咽动作,置放到靶区后,将食管施源器上固定旋钮旋紧,让患者衔住咬口器。

(3) 治疗结束后取出施源器,患者2小时后进食,治疗后当日可食稀软半流质。

19. 试述近距离后装治疗鼻咽癌患者的护理。

(1) 治疗时协助医师给患者鼻腔和口腔喷入2%利多卡因,鼻腔插入含1%麻黄碱的棉棒,做局麻和起局部血管收缩作用。

(2) 施源器放置前涂一些液状石蜡,使鼻腔组织润滑,避免鼻腔组织受损伤而导致出血。

(3) 施源器放置后,用胶布牢固固定在鼻翼部,让患者双手托住导管,使施源器不至于滑动。

(4) 治疗完毕,将施源器轻轻拔出后清洗消毒,嘱患者不要用力擤鼻涕,以防局部出血。

20. 试述近距离后装治疗宫颈癌患者的护理。

(1) 剃除阴毛,清洁会阴部。

(2) 用0.1%苯扎溴铵液冲洗阴道。有宫颈癌出血,用无菌纱布填塞。

(3) 协助医师进行宫腔和穹隆的施源器操作,将施源器用固定架固定好。

(4) 送治疗室进行后装治疗,治疗完毕后,护送患者至操作室,取下施源器,检查是否有宫颈出血。

(5) 如有疼痛和不良反应,留观1~2小时,进行对症处理。

21. 试述近距离后装治疗直肠癌的护理。

(1) 治疗前两天嘱患者进半流质和少渣饮食。

(2) 放施源器前进行两次清洁洗肠,肌内注射阿托品0.5 mg,交代治疗时的注意事项,嘱治疗时放松腹肌,以防施源器下移。

(3) 扩张肛门后,将圆筒形施源器送进直肠病变部位,再用固定器进行固定。

(4) 治疗结束后轻轻取出施源器进行消毒处理,嘱患者卧床休息20~30分钟。

22. 试述电子加速器对于癌症治疗的特点。

加速器是采用微波电场把电子加速至高能状态,或直接引出电子进行治疗,或通过打靶产生高能量X线进行治疗。具有能量高,深度量大,皮肤反应低,定位准确,剂量分布均匀,安全可靠,适应证广泛等特点。临床常用于治疗不同部位、不同深度、不同形状、不同大小的全身各种肿瘤,亦适合大面积及全身照射。尤适宜于胸腹深部肿瘤、偏心性肿瘤的放射治疗。

自测试题

一、单项选择题

1. 以下哪项不属放射性皮炎的临床表现 (　　)

   A. 荨麻疹

   B. 干性脱屑、水疱、形成瘙痒

   C. 湿性脱皮溃疡

   D. 剥脱性皮炎、坏死

   E. 红斑

2. 近距离后装治疗直肠癌护理不当的有 (　　)

   A. 治疗前两天嘱患者进食半流质

   B. 嘱患者收缩腹部以防施源器下移

   C. 施源器放入病变部位后须固定好

   D. 放施源器前应两次清洁灌肠

   E. 治疗结束后嘱患者卧床休息20~30分钟

3. 避免放射性肺炎发生的重要措施是 (　　)

   A. 大剂量博来霉素

   B. 一般不用抗生素

   C. 大剂量联合化疗

   D. 防止癌细胞扩散,不用激素

   E. 大面积照射时,放射剂量应控制在40 Gy以下

4. 处理放射治疗鼻出血时,下列哪项是错误的 (　　)

   A. 因放射治疗引起的鼻出血不必做备血准备,输液即可

   B. 出血不多可用麻黄碱滴鼻或填入棉花块

   C. 出血较多者可做鼻腔、后鼻孔填塞

   D. 难以控制的鼻出血可做颈外动脉结扎

   E. 患者取坐位或卧位,为稳定情绪可用镇静药

5. 分析头颈肿瘤患者昏迷原因时,不应考虑 (　　)

   A. 脑肿瘤和脑转移性肿瘤

   B. 颅内并发感染

   C. 因天热蚊叮引起乙型脑炎

   D. 脑辐射损伤引起昏迷

   E. 脑底骨质破坏引起脑膜炎

6. 放射治疗价值不大的肿瘤为 （　　）
A. 恶性淋巴瘤　　　　　　　　　　　B. 脂肪肉瘤
C. 鼻咽癌　　　　　　　　　　　　　D. 宫颈癌
E. 神经母细胞瘤

二、多项选择题

1. 放射治疗中皮肤护理的要点为 （　　）
A. 维持放射野内皮肤清洁、干燥
B. 有脱屑应撕去，以防细菌生长
C. 不用刺激性药物及化妆品
D. 维持局部清洁可每天用肥皂水清洗
E. 局部皮肤防止衣物摩擦及搔抓

2. 电离辐射作用于身体后所引起的反应称放射反应，一般分为 （　　）
A. 黏膜反应　　B. 全身反应　　C. 辐射性白内障　　D. 局部反应　　E. 骨反应

3. 放射性肺炎的防治措施是 （　　）
A. 限制放射量　　　　　　　　　　　B. 限制放射面积
C. 避免用大剂量博来霉素　　　　　　D. 应用大剂量抗生素
E. 应用大剂量皮质激素

4. 放射性膀胱炎的处理措施为 （　　）
A. 多饮水　　　　　　　　　　　　　B. 使用抗生素
C. 口服苏打　　　　　　　　　　　　D. 口服复方樟脑酊
E. 使用局部地塞米松乳剂

三、判断题

1. 照射盆腔器官时，易发生放射性膀胱炎，症状可见尿急、尿频、血尿、排尿困难。
（　　）

2. 肺癌放射治疗 30 Gy 以上时可出现放射性肺炎，症状为干咳、活动后呼吸困难、发热、胸痛、白细胞升高。 （　　）

3. 放射性脊髓炎和脑病患者，如有残余癌灶或局部复发，应再次使用放射治疗。
（　　）

4. 放射治疗患者喉源性呼吸困难Ⅲ度以上者宜做紧急气管切开。 （　　）

5. 上颌窦癌放射治疗发热时，不应做上颌窦开窗引流；宫颈癌因宫颈管阻塞性发热，而宫腔积脓者，也不宜做宫腔引流，进行保守疗法即可。 （　　）

自测试题答案

一、单项选择题

1. A 2. B 3. E 4. A 5. C 6. B

二、多项选择题

1. ACE 2. BD 3. ABCDE 4. ABC

三、判断题

1. √ 2. √ 3. × 4. √ 5. ×

第三篇
临床护理基本知识与技能

第十七章 中医护理技术

第一节 针灸

基本知识问答

(一)针刺法

1. 何为针刺法?

针刺法是在中医基本理论指导下,将金属制成的针,运用各种手法刺入人体不同部位(穴位)的一种技术操作。此法广泛应用于临床各科,对痛证疗效尤为显著。

2. 毫针法的目的是什么?

遵照医嘱选择穴位,解除或缓解各种急、慢性疾病的临床症状。通过其疏通经络,调整脏腑气血功能,促进机体的阴阳平衡,以达到防病治病的目的。

3. 毫针法的禁忌证。

(1)疲乏、饥饿或精神高度紧张时。

(2)皮肤有感染、瘢痕或肿痛部位。

(3)出血倾向及高度水肿。

(4)小儿囟门未闭合时的头顶腧穴部位。

4. 毫针法的注意事项。

(1)针刺用的毫针,要经灭菌后方可使用。对有硬弯、锈蚀、有勾等不符合要求的针具应剔出不用。

(2)针刺前做好解释工作,使患者消除紧张恐惧心理。选择合适的体位,注意保暖。

(3)严格执行操作程序,准确取穴,正确掌握进针方法、针刺的角度和深度及行针的手法。针刺中,严密观察患者的反应,出现意外,应紧急处理。

(4)起针时要核对穴位及针数,防止将毫针遗留在患者身上,发生意外。

(5)患者在饥饿、疲劳、精神高度紧张时不宜针刺。体弱者不宜过强刺激,尽量采用卧位。

(6)对胸胁腰背部的腧穴,不宜直刺、深刺,以免刺伤内脏。

(7) 孕妇的下腹、腰骶部及合谷、三阴交、昆仑、至阴等通经活络的腧穴,禁止针刺。小儿囟门未闭合时,头顶部腧穴不宜针刺。

(8) 皮肤有感染、溃疡、瘢痕或肿瘤的部位及有出血倾向、高度水肿者,不宜针刺。

(9) 向患者及家属讲解毫针刺法的有关知识,让其了解毫针刺法的注意事项及针刺意外的预防,密切配合治疗。

(10) 做好针刺意外的处理。①晕针:指针刺过程中所发生的一种晕厥现象。处理:立即出针,使患者平卧,注意保暖,头稍放低,给饮热茶或糖水,闭目休息片刻,即可恢复。重症用指掐或针刺人中(水沟)、足三里、内关、灸百会、气海,也可以向鼻内吹入少许通关散,必要时配合其他急救措施。②弯针:指进针后所发生的一种针身弯曲的现象。处理:轻度弯针,可按一般起针法将针拔出。若弯曲的角度较大,可轻轻摇动针体,顺着弯曲的方向慢慢退出。若弯曲是由于患者体位改变所致,则要先矫正体位,使局部肌肉放松,再行起针。③滞针:指针体在体内异常紧涩,出现不能提插或捻转的现象。处理:嘱患者放松肌肉并稍留片刻,轻弹针柄,或按摩穴位四周,或在滞针附近再刺1~2针,以解除肌肉痉挛,然后起针;若滞针是由于同一方向捻动过度所致,则应向相反方向捻动,再进行起针。④折针:指针在体内发生折断的现象。处理:保持镇静,嘱患者保持原有体位,如折断处尚有部分露在皮肤外,可用手指或血管钳取出;若微露在皮肤表面,可用手按压四周皮肤,使残端露出皮肤外,再用血管钳取出;若残端全部陷入肌肉,用上述方法取针无效,应立即通知医生,在X线下定位,手术取出。⑤血肿:针刺部位出现皮下出血并肿痛,多因刺伤血管所致。处理:轻者可用无菌干棉球按压针孔即可,重者应立即按压并冷敷加压止血,必要时遵医嘱注射止血药。如刺伤腹腔内小血管引起腹痛者,休息数天即可痊愈,但需严密观察病情及血压变化;若误伤大血管引起严重出血而导致休克,应积极配合医师进行抢救。⑥气胸:针刺胸背部穴位过深,刺伤肺脏,空气进入胸腔,引起气胸。处理:应立即报告医生,可让患者取半卧位休息,严密观察病情变化,避免咳嗽,必要时遵医嘱给予抗感染治疗,重症者及时配合医师行胸腔穿刺减压术、给氧、抗休克等抢救处理。

附:针刺的角度和深度

针刺的角度和深度,主要是根据施术部位,病情需要以及患者的体质强弱,体型胖瘦等具体情况而定。

(1) 角度:针刺的角度,是指进针时针身与皮肤表面所构成的夹角。一般有直刺、斜刺和平刺三种。①直刺:针身与皮肤表面呈90°角左右,垂直刺入。此法适用于人体大部分穴位(四肢、腹部)的针刺。②斜刺:针身与皮肤表面呈45°角左右,倾斜刺入。此法适用于皮肉较浅薄处以及内有重要脏器的部位(如背部)的针刺。③平刺:又称"沿皮刺"。横刺针身与皮肤表面呈15°角左右,沿皮刺入。此法适用于皮肉特别浅薄处(如头部)的针刺。

(2) 深度:针刺的深度是指针身刺入皮肉的深浅。一般以既有针感又不伤重要脏器为原则。临床多根据患者的不同情况而定。①体质:一般年老气血虚弱,小儿娇嫩之体宜浅刺,年轻力壮,气血旺盛者可深刺。②体型:体形瘦弱者宜浅刺,体形肥胖者可深刺。③部位:头面及胸背宜浅刺,四肢及臀腹部可深刺。④病情:表证、阳证、虚证新病宜浅刺;里证、阴证、实证、久病可深刺。

5. 何为皮肤针?

皮肤针又称"梅花针""七星针",是用5~7枚不锈钢针,集束固定在针柄的一端而成,形如小锤。用此针在一定部位的皮肤或穴位上进行叩打的一种治疗方法,具有疏通经络、调节脏腑的作用。其目的:治疗疾病,减轻或改善高血压病、头痛、胁痛、斑秃、牛皮癣、近视眼、小儿麻痹后遗症等症状。

6. 梅花针的注意事项。

(1)叩击躯干时,应注意保暖,避免受凉。

(2)皮肤针针尖必须平齐、无钩、无锈,针柄与针尖连接处必须牢固,以防叩击时滑动。

(3)叩击时用力须均匀,针尖要垂直而上,垂直而下,避免慢、压、斜、拖,以减轻疼痛。

(4)循经叩击时,每隔1 cm左右叩击一下,一般可叩击8~16次。

(5)局部皮肤有破溃、瘢痕及有出血倾向者禁用。

(6)使用过的针具,先经浸泡消毒再清洗,检查针具,最后经灭菌处理后备用。

(7)向患者及家属介绍皮肤针疗法的知识,注意保暖。防止受凉,保持皮肤清洁,避免感染。

(二)耳针法

1. 何为耳针法?

耳针法是采用针刺或其他物品(如菜籽等)刺激耳郭上的穴位或反应点,通过经络传导,达到防治疾病目的的一种操作方法。

2. 耳针法的评估。

(1)当前主要症状、临床表现及既往史。

(2)耳针部位的皮肤情况。

(3)女性患者的生育史,有无流产史,当前是否妊娠。

(4)对疼痛的耐受程度。

(5)心理状况。

3. 耳针法的护理及注意事项。

(1)在针刺中及留针期间,患者感到局部热、麻、胀、痛或感觉循经络放射传导为"得气",应密切观察有无晕针等不适情况。

(2)执行无菌操作,预防感染。起针后如针孔发红,应及时处理。

(3)使用耳针法治疗扭伤及肢体活动障碍者,埋针后待耳郭充血具有发热感觉时,嘱患者适当活动患部,并配合患部按摩、艾条灸等,以提高疗效。

(三)电针法

1. 何为电针法?

电针是在针刺腧穴"得气"后,在针具上通导接近人体生物电的微量电流,以防治疾病的一种技术操作。

2. 电针法的评估。

(1)当前主要症状、临床表现及既往史。

(2)针刺取穴部位的局部皮肤情况。

(3)对疼痛的耐受程度。

(4)心理情况。

3. 电针法的护理及注意事项。

(1)参照毫针法的注意事项。

(2)电针仪在使用前须检查性能,导线接触是否良好。如电流输出时断时续,应检修后再用。干电池使用过一段时间后,如电流输出微弱,需更换电池。

(3)电针仪其最大电压在40伏以上者,其最大输出电流应控制在1毫安以内,避免发生触电事故。

(4)一组电针的两个穴位,应在同一侧,以避免电流通过心脏。一般以取同侧肢体1~3对穴位(即用1~3对导线)为宜。

(5)在延髓和脊髓附近使用电针时电流应小。

(6)颈项、脊柱两侧及心前部位,针刺时不能横贯通电,避免电流回路通过脊髓、心脏发生意外。

(7)心脏病患者慎用此法(安装起搏器者绝对禁止)。

(8)温针灸用过的毫针,针柄因烧黑氧化而不导电,应将电针仪输出线加在针体上。

(9)向患者介绍电针法的有关知识,让患者了解电针法的适应证、禁忌证和注意事项及电针治疗过程中可能出现的意外情况,注意避免并配合处理。

附:电针电流的波形、频率和作用

(1)密波:频率在每秒50~100次为密波(高频),能降低神经应激功能。常用于止痛、镇静、缓解肌肉和血管痉挛,针刺麻醉等。

(2)疏波:频率在每秒2~5次为疏波(低频),其刺激作用较强,能引起肌肉收缩,提高肌肉韧带的张力,对感觉和运动神经的抑制发生较慢。常用于治疗痿证和各种肌肉、韧带、关节、肌腱的损伤。

(3)疏密波:是疏波和密波自动交替出现的一种波形,疏密交替持续的时间各约1.5秒,能克服单一波形易产生适应的缺点。动力作用大,治疗时兴奋效应占优势。常用于止血、扭挫伤、关节周围炎、气血运行障碍、坐骨神经痛、面瘫、局部冻伤等。

(4)断续波:是有节奏的时断时续自动出现的一种波形。断时,有1.5秒时间无脉冲电输出;续时,是密波连续工作1.5秒。断续波形,机体不产生适应,其动力作用颇强。常用于痿证、瘫痪等。

(5)锯齿波:又称呼吸波,是脉冲波幅按锯齿形自动改变的起伏波。每分钟16~20次或20~25次,其频率接近人体的呼吸频率。用于刺激膈神经做人工电呼吸,抢救呼吸衰竭等。

(四)穴位注射法

1. 何为穴位注射法?

穴位注射又称水针法,是在穴位内进行药物注射的一种技术操作。将针刺及药物对穴位的渗透刺激作用和药物的药理作用结合在一起,发挥综合效能,达到治疗疾病的目的。

2. 穴位注射的评估及禁忌证。

(1)评估:①当前主要症状、临床表现、既往史及药物过敏史;②穴位注射部位的局部皮肤情况;③对疼痛的耐受程度;④心理状况。

(2)禁忌证:①疲乏、饥饿或精神高度紧张时慎用;②局部皮肤有感染、瘢痕或有出血倾向及高度水肿者禁用。

3. 穴位注射的护理及注意事项。

(1)严格执行查对制度和无菌操作规程,注意药物的配伍禁忌、不良反应和过敏反应,有不良反应和刺激性较强的药物不宜使用,凡引起过敏反应的药物,必须先做过敏试验,结果阴性,方可使用。

(2)按医嘱处方进行操作,每穴注入药量遵照医嘱而定一般为1~2 mL,头面等表浅处为0.3~0.5 mL。

(3)药液不可注入关节腔、脊髓腔及血管内。

(4)针进后如患者有触电感,必须退针更换角度后再推药,以免损伤神经。

(5)操作前应检查注射器是否漏气,针头是否有钩等情况。凡使用过的针具等物,应先浸泡后,再送供应室灭菌处理,一次性注射器用后,按消毒隔离规范要求处理。

(6)患者疲乏、饥饿或精神高度紧张时慎用,局部皮肤有感染瘢痕或出血倾向及高度水肿者禁用。

(7)向患者介绍穴位注射法的有关知识,让患者了解穴位注射法的适应证、禁忌证和注意事项。了解常用药物的作用,避免出现不良反应。

(五)灸法

1. 何为灸法?

灸法是以艾绒为主要原料,制成艾条或艾炷,点燃后在人体某穴位或患处熏灸的一种技术操作,包括艾条灸、艾炷灸和温针灸。

2. 何为艾条灸?

艾条灸是由艾绒或艾绒加药末均匀平铺于棉纸上搓卷成艾条,在穴位或患处施灸的一种治疗方法。具有温通经络,调和气血,消肿散结,祛湿散寒,回阳救逆,防病治病,保健强身的作用。其目的是解除或缓解各种虚寒性病症,如胃痛泄泻、风寒痹痛、疮疡久溃不愈、月经不调等临床症状;可保健强身,预防疾病。

3. 简述艾条灸的注意事项。

(1)施灸顺序,一般是先上后下,先灸头顶、胸背、后灸腹部、四肢,先灸阳经,后灸阴经。

(2)灸时注意弹去艾灰,防止皮肤烧伤或烧坏衣被。熄灭后的艾条应装入小瓶,防止复燃导致火灾。

(3)注意观察施灸部位的皮肤情况,对昏迷、肢体麻木及感觉迟钝的患者,尤应注意,以防烧伤。

(4)施灸部位皮肤多有微红灼热感,属正常现像,不须处理。如灸后出现小水疱,可自行吸收;如水疱较大,可用无菌注射器抽去疱中液体,覆盖无菌纱布,保持干燥,防止感染。

(5)对热证、实证、重要器官、大血管处、头面部、孕妇腹部及腰骶部不宜施灸。过劳、过饱、过饥、醉酒者不宜施灸。

(6)向患者及家属讲解艾灸的目的和相关疾病的预防保健知识,使其了解艾条灸的使用方法及注意事项。

4. 何为艾炷灸?

艾炷灸法是将艾绒制成大小不等的圆锥形小体(称为艾炷),直接放在穴位上施灸(直接灸)或以物(药物、姜片、蒜片、盐等)相隔(间接灸)后,点燃施灸的一种方法。具有温通经络,消肿散结,祛湿散寒,回阳救逆,防病治病,保健强身的作用。

5. 简述艾炷灸的注意事项。

(1)同艾条灸。

(2)对体弱患者,灸时艾炷不宜过大,刺激量不可过强,如果发生"晕灸"现象,要及时处理。

(3)腰、背、腹部施灸,壮数可多;胸部、四肢施灸,壮数应少;头颈部更少。青壮年施灸壮数宜多,时间较长;老年人、小儿施灸壮数宜少,时间较短。

(4)施灸时体位要平,防止艾炷或艾灰脱落灼伤皮肤及烧坏衣服。

(5)向患者及家属宣传艾炷灸的目的和相关疾病的预防保健知识,使其了解艾炷灸的使用方法和注意事项。

6. 何谓温针灸?

温针灸,又称"针上加灸"或针柄灸,是针刺与艾灸并用,利用温热及针刺的作用,使温热借针体传至组织深部,通过经络传导,以加强针刺疗效的一种治疗方法,具有温通经络,调和气血,消肿散结,祛湿散寒,回阳救逆,防病治病的作用。

7. 简述温针灸的注意事项。

同毫针刺法和艾条灸法。针柄上艾绒团须捻紧,艾绒、艾条应从下端点燃,易于温热向下传导。向患者及家属宣传温针灸的目的和注意事项,并嘱患者不要变动体位,防止艾灰脱落。

8. 艾条法与艾炷法的禁忌证及告知。

(1)禁忌证:①凡属湿热证或阴虚发热者,不宜施灸;②颜面部、大血管处、孕妇腹部及腰骶部不宜施灸。

(2)告知:①治疗过程中局部皮肤可能出现烫伤等情况;②艾绒点燃后可出现较淡的中药燃烧气味;③治疗过程中局部皮肤产生烧灼、烫伤的感觉,应立即停止治疗;④治疗过程中局部皮肤可能出现水疱。

自测试题

一、单项选择题

1. 针刺部位出现局部肿胀疼痛较剧、青紫面积较大时,止血方法是 （　　）
   A. 热敷　　　B. 冷敷　　　C. 压迫　　　D. 结扎　　　E. 填塞

2. 针刺后出现针下异常紧涩,不能提插或捻转的现象时,称 （　　）
   A. 晕针　　　B. 折针　　　C. 滞针　　　D. 留针　　　E. 弯针

3. 当针刺入一定深度时,患者局部产生酸、麻、胀、重等感觉或向远处传导,即为（　　）
   A. 血肿　　　B. 正常针感　　C. 晕针　　　D. 得气　　　E. 滞针

4. 为患者行毫针刺时,进针"得气"后,一般留针时间为 （　　）
   A. 5～8 分钟　B. 10～20 分钟　C. 25～30 分钟　D. 35～40 分钟　E. 45～50 分钟

5. 下列哪些患者或部位禁止应用针刺疗法 （　　）
   A. 头痛患者　　　　　　　　　　B. 下肢瘫痪患者
   C. 孕妇的下腹、腰骶部　　　　　D. 类风湿患者
   E. 中风患者

6. 运用皮肤针(梅花针)治疗疾病时,用较重的腕力进行叩刺,局部皮肤可见隐隐出血,患者有疼痛感觉,此成为 （　　）
   A. 较弱刺激　B. 弱刺激　　C. 中刺激　　D. 强刺激　　E. 超强刺激

7. 针刺时进针慢而浅,提插轻,捻转幅度小,留针后不捻转,出针后多揉按针孔,此针法为 （　　）
   A. 提插法　　B. 捻转法　　C. 泻法　　　D. 补法　　　E. 平补平泻法

8. 耳穴神门位于 （ ）

A. 三角窝前 1/3 的下部　　　　　　　　　B. 三角窝后 1/3 的下部

C. 三角窝中 1/3 处　　　　　　　　　　　D. 三角窝前 1/3 的上部

E. 三角窝后 1/3 的上部

9. 一手固定耳郭，另一手进针，其深度以（　　　）为度。

A. 刺入软骨，不透过对侧皮肤　　　　　　B. 刺入皮肤，不透过软骨

C. 刺入软骨，透过对侧皮肤　　　　　　　D. 刺入皮肤，透过软骨

E. 刚刚刺入软骨

10. 电针疗法的目标 （ ）

A. 通过医嘱选择穴位，减轻或缓解临床症状

B. 减轻慢性顽固性疾病和经常发作的疼痛性疾病的症状

C. 解除或缓解各种虚寒性病症的临床症状

D. 疏通经络，调节脏腑之气

E. 防病保健、治病强身

11. 使用电针时，患者有酸麻感，局部肌肉有抽动，即是 （ ）

A. 高于所需强度　　　　　　　　　　　　B. 低于所需强度

C. 所需强度　　　　　　　　　　　　　　D. 略高于所需强度

E. 略低于所需强度

12. 电针疗法采用有节率的时断时续自动出现的一种波形，此波形称为 （ ）

A. 密波　　　B. 疏波　　　C. 疏密波　　　D. 锯齿波　　　E. 断续波

13. 术者手持注射器（排除空气），另一手绷紧皮肤，针尖对准穴位迅速刺入（　　　），然后用针刺手法将针身刺入一定深度，并上下提插，得气后若回抽无血，即将药液缓慢注入。

A. 皮下　　　B. 真皮　　　C. 皮内　　　D. 表皮　　　E. 穴位

14. 患者有触电感，应 （ ）

A. 立即进行注射　　　　　　　　　　　　B. 前进少许进行注射

C. 后退少许进行注射　　　　　　　　　　D. 立即拔针

E. 立即退针，改换角度再进针

15. 为患者在穴位内进行药物注射时，药液不可注入 （ ）

A. 关节腔、骨髓腔　　B. 大肌群　　C. 头面部　　D. 背部　　E. 四肢下段

16. 艾条灸的禁忌证不包括 （ ）

A. 湿热证　　　　　　　　　　　　　　　B. 阴虚发热者

C. 颜面部　　　　　　　　　　　　　　　D. 孕妇腹部及腰骶部

E. 高热抽搐

17. 温针灸的禁忌证包括 （   ）
A. 湿热证或阴虚发热者　　　　　　　　B. 疲乏、饥饿或精神高度紧张时
C. 大血管处　　　　　　　　　　　　　D. 颜面部
E. 孕妇腹部及腰骶部

18. 将艾条燃端对准施灸腧穴2～3 cm高处,反复地旋转移动或做左右方向移动,此是 （   ）
A. 温和灸　　B. 回旋灸　　C. 雀啄灸　　D. 温针灸　　E. 艾炷灸

二、多项选择题

1. 晕针的表现 （   ）
A. 头晕　　B. 目眩　　C. 面色苍白　　D. 胸闷　　E. 欲吐

2. 针刺的意外有 （   ）
A. 晕针　　B. 血肿　　C. 弯针　　D. 滞针　　E. 折针　　F. 气胸

3. 针刺发生气胸时的护理 （   ）
A. 立即报告医生
B. 绝对卧床休息,通常采取半坐位,避免咳嗽
C. 绝对卧床休息,采取平卧位,注意保暖
D. 给氧、抗休克
E. 配合医生行胸腔穿刺减压术

4. 针刺时患者出现气胸应如何处理 （   ）
A. 立即报告医生,严密观察病情　　　　B. 患者取半卧位,避免咳嗽
C. 重症者给氧　　　　　　　　　　　　D. 配合医师行胸腔穿刺减压术
E. 遵医嘱给予抗感染、抗休克治疗

5. 为使局部达到持续刺激,临床多采用(　　)等物,附在耳穴部位,以小方块胶布固定,俗称"埋豆"。
A. 菜籽　　B. 王不留行籽　　C. 磁珠　　D. 红豆　　E. 麦粒

6. 耳针法的禁忌证 （   ）
A. 疲乏、饥饿或精神高度紧张时
B. 耳部皮肤有瘢痕、感染或肿痛部位
C. 出血倾向及高度水肿
D. 耳部炎症、冻伤的部位
E. 习惯性流产史的孕妇

7. 使用耳针法治疗扭伤及肢体活动障碍者,埋针后待耳郭充血具有发热感觉时,嘱患者 （   ）
A. 停止按摩患部　　　　　　　　　　　B. 适当活动患部

C. 配合患部按摩　　　　　　　　　　　　D. 艾条灸

E. 剧烈按摩患部

8. 通电过程中应观察　　　　　　　　　　　　　　　　　　　　　　（　　）

　　A. 导线是否脱落　　　　　　　　　　　B. 患者的反应

　　C. 有无晕针、弯针、折针等情况　　　　D. 通电时间

　　E. 由小到大调节电流量

9. 电针完毕,　　　　　　　　　　　　　　　　　　　　　　　　　（　　）

　　A. 将电位器拨到"0"位　　　　　　　　B. 关闭电源

　　C. 拆除输出导线　　　　　　　　　　　D. 将针慢慢提至皮下,迅速拔出

　　E. 用无菌乙醇棉球按压针孔片刻

10. 穴位注射法需告知患者　　　　　　　　　　　　　　　　　　　（　　）

　　A. 注射部位出现疼痛、酸胀的感觉　　　B. 避免着水

　　C. 以免感染　　　　　　　　　　　　　D. 会出现头晕、目眩、胸闷的情况

　　E. 有出血倾向及疼痛

11. 遵照医嘱选择穴位,解除或缓解各种急、慢性疾病的临床症状。通过其疏通经络,调整脏腑气血功能,促进机体的阴阳平衡,已达到防病治病的目的的中医技术操作有

　　　　　　　　　　　　　　　　　　　　　　　　　　　　　　　（　　）

　　A. 电针法　　B. 皮内针法　　C. 毫针法　　D. 穴位注射法　　E. 耳针法

12. 患者出现下列哪些情况时禁用水针法(穴位注射法)　　　　　　（　　）

　　A. 局部皮肤有感染、瘢痕　　　　　　　B. 有出血倾向者

　　C. 注射时回抽无血者　　　　　　　　　D. 高度水肿者

　　E. 阑尾手术后

13. 艾炷灸的操作程序　　　　　　　　　　　　　　　　　　　　　（　　）

　　A. 备齐用物,携至床旁,做好解释,核对医嘱

　　B. 取合理体位,暴露施灸部位,注意保暖

　　C. 艾炷燃烧时,应认真观察,防止艾灰脱落,以免灼伤皮肤或烧毁衣物

　　D. 施灸完毕,立即将艾炷或艾条放置熄火瓶内,熄灭艾火

　　E. 清洁局部皮肤,协助患者着衣。安置舒适体位,酌情通风

14. 温针法在施灸完毕,应　　　　　　　　　　　　　　　　　　　（　　）

　　A. 除去艾灰　　　　　　　　　　　　　B. 起出毫针

　　C. 干棉球轻压针孔　　　　　　　　　　D. 核对毫针数目

　　E. 清楚脱落的艾灰

15. 温针灸的作用有　　　　　　　　　　　　　　　　　　　　　　（　　）

　　A. 滑利关节　　　　　　　　　　　　　B. 温通经络,调和气血

C. 消肿散结,祛湿散寒　　　　　　　　D. 回阳救逆,防病治病
E. 吸毒排脓
16. 艾炷灸最常用的方法有　　　　　　　　　　　　　　　　　（　　）
A. 直接灸　　B. 温和灸　　C. 雀啄灸　　D. 回旋灸　　E. 间接灸
17. 艾条灸的施灸顺序一般是　　　　　　　　　　　　　　　　（　　）
A. 先下后上　　　　　　　　　　　　B. 先上后下
C. 先灸阳经,后灸阴经　　　　　　　　D. 先灸四肢、后灸胸腹部
E. 先灸头顶、胸背,后灸腹部、四肢

三、判断题

1. 针身轻度弯曲,可将针缓慢退出;若针身弯度较大,应顺着弯曲方向将针退出;若由体位改变引起弯针者,应协助患者恢复原来体位,使局部肌肉放松,再行退针,必要时可强行拔针。（　　）

2. 针刺强度因人而异,急性病、体质强者宜强刺激;慢性病、体质弱者宜弱刺激。（　　）

3. 对胸胁、腰背部位的腧穴,宜直刺、深刺。（　　）

4. 针体在体内异常紧涩,出现不能提插或捻转的现象,称为弯针。（　　）

5. 皮肤针法循经叩刺时,每隔1 cm左右叩刺一下,一般可叩刺8~16次。（　　）

6. 为患者惊醒穴位注射时,应评估患者局部皮肤情况及有无药物过敏史。（　　）

7. 用皮肤针叩刺时用力须均匀,针尖要垂直而下,垂直而上,避免慢、压、斜、拖,以减轻疼痛。（　　）

8. 耳针法起针后,无须按压针孔,涂以碘酒或乙醇消毒,预防感染。（　　）

9. 留埋期间嘱患者感到局部热、麻、胀、痛或感觉循经络放射传导即为"得气",无须过多观察。（　　）

10. 有得气感应后将电针仪输出电位器调至"0",再将电针仪的两根导线分别连接在对侧肢体的两根针柄上。（　　）

11. 电针法需告知患者,微量电流接通后局部有抽动感,肌肉有抽动的感觉。（　　）

12. 穴位注射时,如所用药量较多,可于推入部分药液后,将针头稍微提起后再注入余药。（　　）

13. 药液注射完毕后拔出针头,无须按压,注意观察用药反应。（　　）

14. 施灸部位,宜先下后上,先灸腹部、四肢,后灸头顶、胸背。（　　）

15. 温针灸时,当艾绒燃尽后不可换炷再灸,只可燃一炷。（　　）

16. 温针灸具有祛湿散寒,回阳救逆的作用。（　　）

自测试题答案

一、单项选择题

1. B 2. C 3. D 4. B 5. C 6. D 7. D 8. E 9. A 10. A 11. C 12. E 13. A 14. E 15. A 16. E 17. B 18. B

二、多项选择题

1. ABCDE 2. ABCDEF 3. ABDE 4. ABCDE 5. ABC 6. DE 7. BCD 8. ABCD 9. ABCD 10. ABC 11. CDE 12. ABD 13. ABCDE 14. ABCD 15. BCD 16. AE 17. BCE

三、判断题

1. × 2. √ 3. × 4. × 5. √ 6. √ 7. √ 8. × 9. × 10. × 11. √ 12. √ 13. × 14. × 15. × 16. √

第二节 拔罐法

基本知识问答

1. 何谓拔罐法？

拔罐法是以罐为工具，利用燃烧热力，排出罐内空气形成负压，使罐吸附在皮肤穴位上，造成局部瘀血现象，达到温通经络、祛风散寒、消肿止痛、吸毒排脓为目的的一种技术操作。

2. 简述拔罐法的目标及禁忌证。

(1)目标：缓解风寒湿痹而致的腰背酸痛、虚寒性咳喘等症状；用于疮疡及毒蛇咬伤的急救排毒等。

(2)禁忌证：高热抽搐及凝血机制障碍者；皮肤溃疡、水肿及大血管处、孕妇腹部、腰骶部均不宜拔罐。

3. 简述拔罐法的护理及注意事项。

(1)拔罐时应采取合适体位，选择肌肉较丰满的部位，骨骼凹凸不平和毛发多处不宜拔罐。

(2)操作前仔细检查罐口周围是否光滑，有无裂痕，如有破损，禁止使用。

(3)防止烫伤，拔罐时动作要稳、准、快，起罐不可强拉。患者感觉异常，立即停止拔罐。

(4)高热抽搐及凝血机制障碍的患者，皮肤过敏、溃疡、水肿及大血管处；孕妇腹部、腰骶部均不宜拔罐。

(5)使用后的罐具,均应消毒备用。

(6)向患者及家属介绍拔罐的方法及注意事项,注意保暖,防止烫伤和受凉。

4. 何谓拔药水罐法?

拔药水罐法是利用罐状器具用药水蒸煮后,借助热力排除罐内空气,使之形成负压,吸附在皮肤或穴位上,造成局部皮肤充血或瘀血现象的一种治疗方法。具有行气活血,温经散寒,吸毒排脓,消肿止痛,热力和药物的综合作用。具有行气活血,温经散寒,吸毒排脓,消肿止痛,热力和药物的综合作用。

自测试题

一、单项选择题

1. 拔火罐的物品准备不包括 （ ）
A. 治疗盘　　B. 止血钳　　C. 95%乙醇棉球　　D. 小口瓶　　E. 75%乙醇棉球

2. 拔火罐前的评估不包括 （ ）
A. 主要症状、临床表现及既往史　　B. 患者的体质
C. 实施拔罐处的皮肤情况　　D. 对疼痛的耐受程度
E. 患者的心理状况

3. 利用灌状器具,借助燃烧热力排出罐内空气,使之形成负压,吸附在皮肤或穴位上,造成局部皮肤充血或瘀血现象,此为 （ ）
A. 针刺法　　B. 艾灸法　　C. 推拿法　　D. 拔火罐法　　E. 拔药水罐法

二、多项选择题

1. 拔火罐的操作程序包括 （ ）
A. 点燃的火焰在火罐内转动,使罐内形成负压后迅速叩至已选的拔罐部位上
B. 待火罐稳定后方可离开,防止火罐脱落
C. 拔罐过程中随时观察火罐吸附情况和皮肤颜色
D. 暴露拔罐部位,注意保暖
E. 起罐后,如局部出现小水疱,可不必处理

2. 拔火罐的注意事项 （ ）
A. 选择肌肉较厚的部位
B. 拔罐时动作要稳、准、快
C. 起罐后,如局部出现小水疱,可不必处理
D. 水疱较大,消毒皮肤后,用注射器吸出液体,无须覆盖
E. 使用过的火罐,均应消毒后备用

三、判断题

1. 由于罐内空气负压收引的作用,局部皮肤会出现与罐口相当大小的紫红色瘀斑,可告知医生进行处理。（　　）

2. 起罐后,如局部出现水疱属于正常现象,无须处理。（　　）

3. 拔火罐的预期目标是,患者风寒湿痹所致的腰酸背痛、虚寒性咳嗽等症状缓解。

（　　）

自测试题答案

一、单项选择题

1. E 2. D 3. D

二、多项选择题

1. ABCD 2. ABCE

三、判断题

1. × 2. × 3. √

第三节　推拿疗法

基本知识问答

1. 何谓推拿疗法?

所谓推拿,是推拿师用自己的手或上肢协助患者进行被动运动的一种医疗方法。一般常用的有推、拿、按、摩、捏、滚、摇、揉、搓、抖等几个手法。在患者皮肤肌肉的点、线、面上进行推拿,创造积极的外因条件,以疏通患者经络,滑利关节,促使气血运行,调整脏腑功能,增强人体抗病能力,从而达到治愈病痛的目的。

2. 简述推拿疗法的禁忌证。

(1) 病程已久,患者体弱,受不住最轻微的推拿、按压,如不注意这些情况,太过大意地进行操作,就会出现眩晕、休克的症状。此时禁止使用推拿疗法。

(2) 烧烫伤患部不宜推拿,患部周围忌重推拿。

(3) 传染性或溃疡性的皮肤病如疥疮、无脓性疮疡和开放性创伤,不宜推拿,但轻症或局限性的皮肤病,可不受这种限制。

(4) 怀孕5个月以下,或有怀孕征兆者;经期、产后恶露未净时(子宫尚未复原),小腹部不可推拿,以免发生流产或大出血。

(5) 急性传染病(如伤寒、白喉等),各种肿瘤以及其他病情严重的患者,都不宜推拿。

(6)极度疲劳和酒醉的患者,不宜推拿。

3.简述推拿疗法的注意事项。

(1)保持诊室内空气新鲜,温度适宜。注意保暖,防止受凉。

(2)做好解释工作。消除患者的紧张情绪,安排舒适而便于操作的体位。

(3)操作前应剪指甲,取下手表,以防损伤患者皮肤。在行腹、腰部推拿前,嘱患者排空二便。

(4)操作时手法用力要均匀、柔和、有力、持久,禁用暴力、相反力,以防组织损伤。

(5)操作中仔细观察患者对治疗手法的反应,若有不适,应及时调整手法或停止操作并做相应处理。

(6)行小儿推拿时,要视患儿的病情、体质来决定力的大小,治疗后,应安静休息15~20分钟,避免吹风受凉,不要立即进食或哺乳。

(7)向患者及家属讲解推拿疗法的目的及相关疾病预防保健知识,让其了解推拿疗法的注意事项。

自测试题

一、单项选择题

1.推拿的基本治法中,温法的操作是 ( )

　　A.刚柔兼施　　　　　　　　　　　　B.手法要重,逐渐加强

　　C.轻快柔和　　　　　　　　　　　　D.较缓慢而柔和的节律性操作

　　E.自大椎至尾椎重推督脉

2.轻柔地按揉气海、关元、足三里,擦背部督脉和左侧背部,可用来治疗胃脘痛的证型是 ( )

　　A.寒邪犯胃　　B.食滞　　C.肝气犯胃　　D.瘀血内阻　　E.脾胃虚寒

3.抖法的操作要求是 ( )

　　A.颤动幅度要大,频率要快　　　　　　B.颤动幅度要大,频率要慢

　　C.颤动幅度要小,频率要快　　　　　　D.颤动幅度要小,频率要慢

　　E.以上都不是

二、多项选择题

1.一指禅推法的操作要求是 ( )

　　A.摆动幅度均匀　　　　　　　　　　　B.尺侧高于桡侧

　　C.手法频率120~160次/分　　　　　　D.动作协调有节律

　　E.压力均匀

2. 掌揉法的动作要领是 （   ）
　A. 大鱼际着力于施术部位　　　　　　B. 腕部放松
　C. 前臂主动摆动　　　　　　　　　　D. 以肩部为支点
　E. 可带动皮下组织揉动
3. 具有开窍醒神的操作是 （   ）
　A. 掐山根　　B. 掐不中　　C. 推囟门　　D. 十宣　　E. 掐老龙
4. 实施推拿疗法的目的是 （   ）
　A. 促进组织修
　B. 健脾和胃
　C. 保健强身，预防疾病
　D. 调整阴阳
　E. 缓解各种急慢性病患

三、判断题
1. 失眠推拿的总则是镇惊安神。 （   ）
2. 胃脘疼痛剧烈者可选缓解疼痛后辨证施治。 （   ）

自测试题答案

一、单项选择题
1. D　2. E　3. C

二、多项选择题
1. ACDE　2. ABCE　3. ABCDE　4. ACE

三、判断题
1. ×　2. √

第四节　刮痧疗法

基础知识问答

1. 何谓刮痧法？

　刮痧法是应用边缘钝滑的器具，如牛角刮板、瓷匙等物，在患者体表一定部位反复刮动，使局部皮下出现瘀斑，从而达到疏通腠理、逐邪外出为目的的一种技术操作。

2. 简述刮痧法的目标及禁忌证。

　（1）目标：缓解或解除外感时邪所致高热头痛、恶心呕吐、腹痛腹泻等症状；使脏腑秽浊之气通达于外，促使周身气血流畅，达到治疗疾病的目的。

　（2）禁忌证：体形过于消瘦、有出血倾向、皮肤病变处等禁用此法。

3. 简述刮痧法的护理及注意事项。

(1) 室内空气流通,忌对流风,以防复感风寒而加重病情。

(2) 操作前务必检查刮具,其边缘必须光滑无缺,防止划破皮肤。

(3) 刮痧时要取同一方向,不宜来回刮,要用力均匀、适中。轻重以患者忍受为度。

(4) 刮痧过程中要随时观察病情变化,发现异常,应立即停刮,并报告医生,配合处理。

(5) 向患者及家属讲解"痧证"的预防保健知识及注意事项,刮痧后注意保暖,防止复感风寒。嘱患者卧床休息,保持情绪安定,饮食宜清淡,忌食生冷油腻之品。

(6) 体弱消瘦、出血性疾病及皮肤病变处禁止刮痧。

(7) 使用过的刮具,应消毒后备用。

自测试题

一、单项选择题

1. 刮痧法所需的用物不包括　　　　　　　　　　　　　　　　　　　　　(　)

A. 治疗盘　　　　　　　　　　　　B. 牛角刮板、瓷匙等

C. 酒精　　　　　　　　　　　　　D. 治疗碗中少量清水或药液

E. 浴巾、屏风等

2. 刮痧的禁忌证不包括　　　　　　　　　　　　　　　　　　　　　　　(　)

A. 体形过于消瘦　　B. 有出血倾向　　C. 皮肤病　　D. 高热抽搐　　E. 以上均不对

二、多项选择题

1. 刮痧治疗肩周炎主要刮痧部位　　　　　　　　　　　　　　　　　　　(　)

A. 颈部　　　　B. 肩背部　　　　C. 胸部　　　　D. 上肢部　　　　E. 下肢部

2. 刮痧前的评估　　　　　　　　　　　　　　　　　　　　　　　　　　(　)

A. 当前的主要症状、临床表现　　　　　B. 体质及刮痧部位的皮肤状况

C. 对疼痛的耐受程度　　　　　　　　　D. 患者的心理状况

E. 患者的既往史

三、判断题

1. 手持刮板,蘸水或专用刮痧油,在刮痧部位从下至上、单一方向刮擦皮肤,不要来回刮。(　)

2. 刮痧过程中,应保持刮痧板的湿润。刮动数次干涩时,要及时蘸湿再刮,直至皮下呈现红色或紫红色,一般一个部位刮20次左右。(　)

3. 刮痧过程中发现患者出现异常,应继续刮痧,并报告医生,配合处理。(　)

自测试题答案

一、单项选择题
1. C 2. D

二、多项选择题
1. ABCDE 2. ABCDE

三、判断题
1. × 2. √ 3. ×

第五节　发疱疗法

基本知识问答

1. 何谓发疱疗法？

天灸，是中医灸治疗法中非火热灸法中的主要方法，又称发疱疗法。天灸疗法是中医传统的外治疗法，是借助药物对穴位的刺激，使局部皮肤发红充血，甚至起疱，以激发经络、调整气血而防治疾病的一种方法。通过将特殊调配的药物贴敷于特定的穴位，可使药物持续刺激穴位，通经入络，达到温经散寒、疏通经络、活血通脉、调节脏腑功能的效果，既可改善临床症状，又可提高机体免疫力。

2. 简述发疱疗法的注意事项。

贴药处避免挤压，贴药后局部皮肤有轻度灼热感，这是正常现象，一般3~4小时后可将药物自行除去，切忌贴药时间过长。如贴药后，局部灼热难受，可提前除去。贴药后局部起水疱可涂万花油。贴药当日禁食生冷、寒凉、辛辣之物，忌食海鲜、鹅肉、鸭肉等。并用温水洗澡，忌入冰室。

自测试题

一、单项选择题

1. 白芥子灸的适用病症不包括　　　　　　　　　　　　　　　　　　　　　（　　）
A. 风寒湿痹痛　B. 肺结核　　C. 哮喘　　D. 口眼㖞斜　　E. 关节痛

2. 砂仁30 g，白糖50 g，明矾10 g，青背鲫鱼1条，混合一起捣烂成膏状分成3份，每次1份，分别敷贴于神阙、至阳穴上，盖纱布，以胶布固定，治黄疸的阳黄。换药频次是（　　）
A. 1日　　B. 2日　　C. 3日　　D. 4日　　E. 5日

二、多项选择题

1. 发疱疗法的种类很多,临床常用的方法有以下几种 （　）
   A. 蒜泥灸　　B. 斑蝥灸　　C. 白芥子灸　　D. 热灸　　E. 冷灸
2. 三伏天灸对以下哪些疾病有效 （　）
   A. 哮喘　　　　　　　　　　　　B. 小儿痉挛性支气管炎
   C. 慢性气管炎　　　　　　　　　D. 肺气肿
   E. 肺心病

三、判断题

1. 天灸原则上是一个疗程贴3次药,为了加强和巩固疗效,可以适当增加1~2次,连续做5年,如果因为特殊情况不能坚持,疗效则会打折扣。 （　）
2. 贴药处避免挤压,贴药后局部皮肤有轻度灼热感,这是正常现象,一般3~4小时后可将药物自行除去,可继续贴服。 （　）

自测试题答案

一、单项选择题

1. E　2. A

二、多项选择题

1. ABC　2. ABCDE

三、判断题

1. ×　2. ×

第六节　换药法

基础知识问答

1. 何谓换药法?

换药法是对疮疡、跌打损伤、虫咬伤、烫伤、烧伤、痔瘘等病症的伤面进行清洗、上药、包扎等,以达到清热解毒、提脓祛腐、生肌收口、镇痛止痒等目的的一种处理方法。

2. 简述换药前应告知患者的内容。

局部可能出现敷布过敏(粘贴胶布过敏)现象;在去除伤口敷布时,局部可出现疼痛、少量出血现象;遇有深部或疮面较大情况时,应增强心理承受能力。

3. 简述换药法的操作程序。

(1)备齐用物至床前,做好解释,再次核对医嘱。

(2)取合理体位,暴露伤口,垫橡胶单,治疗巾,必要时屏风遮挡。

(3)置弯盘于治疗巾上,揭去外层敷料,用镊子取下内层敷料及引流条。如分泌物干结粘着敷料,可用盐水浸润后再揭下,以免损伤肉芽组织和新上皮。脓液多时用弯盘接取,并擦净脓液。

(4)观察疮面,用镊子夹取75%乙醇棉球消毒疮口周围皮肤,用生理盐水棉球清洗疮面,去除脓腐。窦道深的瘘管可用药液或盐水冲洗,疮面较深者还要用探针试探深浅。

(5)根据疮面的性质选择用药,覆盖伤口,胶布固定,酌情包扎。

(6)协助患者取舒适体位,整理用物。

(7)污染敷料焚烧销毁,污染器械应先浸泡消毒后清洗干净,再灭菌后备用。

(8)洗手,记录。

4.简述换药的注意事项。

(1)保持换药室的清洁,室内每日空气消毒一次。

(2)严格执行无菌技术操作,所有物品每人一套,先处理无菌伤口、再处理感染伤口,防止交叉感染。持物钳不能接触伤口和与伤口直接接触的钳镊。

(3)严格遵守操作规程,疮面要清洗干净,勿损伤新肉芽组织。

(4)药粉需均匀撒在疮面或膏药上,散剂调敷干湿适宜。敷布范围要大于病变部位1~2 cm。

(5)对汞剂过敏者禁用丹药;眼部、唇部、大血管附近的溃疡以及通向内脏的瘘管均不用腐蚀性强的丹药,上丹药时需保护周围组织,不使丹药撒于疮面外。

(6)外敷药必须贴紧疮面,包扎固定要注意松紧适度,固定关节时要注意保持功能位置。

(7)向患者及家属宣讲换药的重要性及注意事项;颜面部的疔疮勿挤压,以防脓毒扩散;痔瘘患者每次便后均需清洗肛门并换药。

(8)对破伤风、气性坏疽等特殊感染疮口用过的敷料一律焚烧,用过的器械首先要单独严密消毒,再送高压灭菌处理。

(9)一般伤口应每日换药1次,脓腐较多的伤口每日换药1~2次。

自测试题

一、单项选择题

1.换药法的注意事项不包括　　　　　　　　　　　　　　　　　　　　(　　)

A.持换药室的清洁,室内隔日消毒

B.所有物品每人一套

C.疮面清洗干净,勿损伤新生肉芽组织

D. 一般伤口定时换药,脓腐较多的伤口随时换药

E. 颜面部的疔疖勿挤压,以防脓毒扩散

2. 换药法的目标　　　　　　　　　　　　　　　　　　　　　(　　)

A. 保持伤口清洁干燥　　　　　　　B. 镇痛止痒

C. 提脓祛腐　　　　　　　　　　　D. 清热解毒

E. 生肌收口

3. 为患者换药时应注意,对汞剂过敏者禁用　　　　　　　　　(　　)

A. 丹药　　　B. 油剂　　　C. 水剂　　　D. 散剂　　　E. 注射剂

二、多项选择题

1. 换药前的评估包括　　　　　　　　　　　　　　　　　　　(　　)

A. 当前主要症状、临床表现、既往史

B. 患者体质及换药部位的皮肤情况

C. 对疼痛的耐受程度

D. 患者的心理状况

E. 药物过敏史

2. 换药法的适应证　　　　　　　　　　　　　　　　　　　　(　　)

A. 疮疡　　　B. 虫咬伤　　　C. 痔瘘　　　D. 烧伤　　　E. 烫伤

三、判断题

1. 执行无菌技术操作,所有物品每人一套,先处理感染伤口,再处理无菌伤口,防止交叉感染。　　　　　　　　　　　　　　　　　　　　　　　(　　)

2. 药粉需均匀撒在疮面或膏药上,散剂调敷干湿适宜,敷布范围要与病变部位大小相同。　　　　　　　　　　　　　　　　　　　　　　　　　(　　)

自测试题答案

一、单项选择题

1. A　2. A　3. A

二、多项选择题

1. ABCDE　2. ABCDE

三、判断题

1. ×　2. ×

第七节 熏洗疗法

基本知识问答

1. 何谓熏洗疗法？

熏洗法是将药物煎汤,趁热在患处熏蒸、淋洗,已达到疏通腠理、祛风除湿、清热解毒、杀虫止痒目的的一种外治方法。其目的是:①缓解关节疼痛、肿胀、屈伸不利、皮肤瘙痒等症状;②减轻眼结膜红肿、溃疡及妇科外阴疾病症状;③促进肛肠疾患及伤口的愈合;④美肤、美容。

2. 简述熏洗法前的评估。

当前主要症状、临床表现、既往史及药物过敏史;患者体质及熏洗部位皮肤情况;女性患者评估胎、产、经、带情况;患者心理状况。

3. 简述熏洗疗法的操作程序。

遵医嘱配制药液;备齐用物,携至床旁,做好解释;根据熏洗部位安排患者体位,暴露熏洗部位,必要时用屏风遮挡,注意保暖;熏洗过程中,观察患者的反应,了解其生理和心理感受,若感到不适应立即停止,协助患者卧床休息;熏洗完毕,清洁局部皮肤,协助衣着,安置舒适卧位;清理用物,做好记录并签字。

4. 简述熏洗法的注意事项。

(1)冬季注意保暖,暴露部位尽量加盖衣被。

(2)根据熏洗部位,选用合适物品,如眼部,用治疗碗内盛药液,上盖有也纱布,患眼对准小孔进行熏洗,外阴部取坐浴盆,上盖有孔木盖,坐在木盖上熏,必要时可在浴室内进行。

(3)熏洗药温不宜过热,一般为50~70℃,以防烫伤。

(4)在伤口部位进行熏洗时,按无菌技术操作进行。

(5)包扎部位熏洗时,应揭去敷料,熏洗完毕后,更换消毒敷料。

(6)熏蒸一般每日一次,每次20~30分钟,视病情也可以1日2次。

(7)患者不宜空腹洗浴,餐前后半小时内不宜熏洗,年老、心、肺、脑病,体质虚弱,水肿患者不可单独洗浴且熏洗时间不宜过长,以防虚脱。

(8)孕妇及妇女经期不宜坐浴和阴部熏洗。

(9)向患者及家属讲解预防疾病及熏洗法的有关知识,熏洗过程中,防止烫伤。

(10)冬季注意保暖,避免受凉,颜面部熏蒸者,操作后半小时才能外出,以防感冒。

(11)所用物品需清洁消毒,每人1份,避免交叉感染。

自测试题

一、单项选择题

1. 熏洗完毕后,用干毛巾轻轻擦干眼部,然后闭目休息时间是　　　　　　　　(　　)
   A. 3～5 分钟　　B. 5～8 分钟　　C. 5～10 分钟　　D. 10～15 分钟　　E. 10～13 分钟

2. 坐浴熏洗法一般每天熏洗 1～3 次,每次熏洗时间是　　　　　　　　　　　(　　)
   A. 10～15 分钟　B. 10～13 分钟　C. 15～20 分钟　D. 20～30 分钟　E. 25～30 分钟

3. 熏洗药温不宜过热,其温度一般为　　　　　　　　　　　　　　　　　　(　　)
   A. 10～20℃　　B. 20～30℃　　C. 30～40℃　　D. 50～70℃　　E. 80～90℃

二、多项选择题

1. 熏洗法的适用范围　　　　　　　　　　　　　　　　　　　　　　　　　(　　)
   A. 痔核的脱垂、嵌顿、血栓
   B. 肛周组织的水肿、红肿发炎的辅助治疗
   C. 冻疮
   D. 脚气
   E. 踝关节扭伤

2. 熏洗疗法的主要具有(　　)等作用。
   A. 活血化瘀　　　　　　　　　　　　B. 通络止痛
   C. 清热解毒　　　　　　　　　　　　D. 利湿消肿
   E. 改善肢体微循环等

3. 为患者行熏洗治疗时应注意　　　　　　　　　　　　　　　　　　　　　(　　)
   A. 药温为 50～70℃　　　　　　　　　B. 一般每日一次
   C. 所用物品每人 1 份　　　　　　　　D. 孕妇宜坐浴
   E. 每次 20～30 分钟

4. 熏洗法的作用有　　　　　　　　　　　　　　　　　　　　　　　　　　(　　)
   A. 缓解关节疼痛　　　　　　　　　　B. 疏通腠理
   C. 祛风除湿　　　　　　　　　　　　D. 清热解毒
   E. 杀虫止痒

三、判断题

1. 有过敏性哮喘病的患者可用香包熏法。　　　　　　　　　　　　　　　　(　　)

2. 眼熏洗法中,患者可用洗眼杯盛温热药汤(约为全杯容积的 2/3),患者先低头,使洗眼杯口紧叩在患眼上,接着紧持洗眼杯随同抬头,不可开合眼睑,转动眼球。(　　)

自测试题答案

一、单项选择题

1. C 2. D 3. D

二、多项选择题

1. ABCDE 2. ABCDE 3. ABCE 4. BCDE

三、判断题

1. × 2. ×

第八节 全身药浴法

基础知识问答

1. 何谓全身药浴法？

全身药浴法是将药物煎汤进行全身性熏洗、浸渍，以促进经络疏通、气血调和，从而达到防病治病、强身健体目的的一种外治方法。

2. 全身药浴法前应告知患者什么？

注意药液温度，防止烫伤；全身药浴的水位应在膈肌以下，避免胸闷心慌；不宜空腹及饱腹状态下全身药浴；药浴后可出现汗出、面赤、心慌等表现。

3. 简述全身药浴法的操作程序。

遵医嘱配制药业与浴盆内；浴室内温度适宜，待药液温度适宜时，协助脱去外衣，将躯体四肢浸泡于药液中；药浴过程中，随时调节药温或停止洗浴；药浴完毕后，用温水冲去药液，擦干，协助患者衣着，卧床休息；清理用物，做好记录并签字。

4. 简述全身药浴法的注意事项。

(1) 饭后 1 小时方可入浴。

(2) 浴前 4 小时内没有进食一定要准备好牛奶、糖水或其他流食，以备顾客感到不适时食用。

(3) 浸泡药浴前、中、后应适当补充水分。

(4) 浸泡场地应注意通风良好，但不可受寒。

(5) 起浴后皮肤表面发红，并持续 30 分钟至 1 个小时的发汗均属正常的药效作用，但注意不可蓄意吹风，以免受寒。

(6) 泡过药浴以后，在皮肤发红、发热状况没有消退之前，请勿使用任何护肤品和化妆品。

(7)有轻度高低血压病史、心脏功能稍差者应在家人陪伴下使用,并注意场地通风,每次浸泡时间不宜太长(3~6分钟),如在浸泡过程中感到心搏加快或呼吸过于急促时,应起身于通风良好处稍事休息,待恢复后再次浸泡,一般分2~3次浸泡即可。

(8)部分使用者(尤其是较为肥胖的使用者)浴后皮肤出现轻微刺痛感或出现小丘疹,均属排毒自然现象,可继续使用。

(9)产妇在分娩时如有手术行为,须拆线后再进行泡浴;若无手术行为,可于产后7天开始泡浴。

(10)先淋浴、后泡浴,或先洗头和脸再进入木桶泡浴,浴后无须再冲洗,直接擦干即可。

(11)身体虚弱者在浸泡过程中会出现:头晕、心搏加快、恶心、全身酸软无力等症状,属于正常现象,随着泡浴对体质的调整会逐渐消失。

(12)体虚、受风寒、湿气重的人群在泡浴后会出现风疹、湿疹、关节疼痛并伴有瘙痒等症状,一般在2小时以后逐渐消失,属于好转反应。

(13)中度以上高、低血压病史、心脏功能不良者慎用。

(14)有严重哮喘病者应避免使用,或遵医嘱。

(15)皮肤有较大面积创口时应慎用。

(16)孕妇及女士月经期间避免使用。

(17)具有严重过敏史的患者慎用。

自测试题

一、单项选择题

1. 全身药浴法适用于 ( )
A. 能自行活动者 B. 饥饿 C. 体弱 D. 年老、儿童 E. 精神欠佳者

2. 全身药浴法物品准备不包括 ( )
A. 药液 B. 浴巾 C. 拖鞋 D. 坐架 E. 乙醇棉球

二、多项选择题

1. 全身药浴法的注意事项 ( )
A. 尽量在浴室内进行,药液置于能加温的浴缸内
B. 此法一般适用于能自行活动者,饥饿、体弱、年老、儿童、精神欠佳者慎用
C. 室温、水温均应适宜,防止烫伤或受凉
D. 观察患者面色、脉搏、呼吸,以防虚脱或休克的发生
E. 患者有不适现象时,停止药浴并报告医师,配合处理

2. 全身药浴法前的评估包括 ( )
A. 当前主要症状、临床表现、既往史及药物过敏史

B. 体质及熏洗部位皮肤情况

C. 女性患者评估胎、产、经、带情况

D. 心理状况

E. 对疼痛的耐受力

三、判断题

1. 全身药浴的水位应在颈部以下,避免胸闷心慌。　　　　　　　　　　　(　　)

2. 药浴后可出现汗出、面赤、心慌等表现。　　　　　　　　　　　　　　(　　)

自测试题答案

一、单项选择题

1. A　2. E

二、多项选择题

1. ABCDE　2. ABCD

三、判断题

1. ×　2. √

第九节　溻渍法

基本知识问答

1. 何谓溻渍法?

溻是将饱含药液的纱布或棉絮敷于患处,渍是将患处浸泡于药液之中,前者相当于现代常用的湿敷法,因两法往往同时进行;故两法合称之溻渍法。

2. 简述溻渍法的注意事项。

(1) 药液温度要适中,不可过热,以免烫伤皮肤;若药液已冷,可再加热后浸泡。

(2) 本法对四肢远端能浸泡着的病变部位,应用渍法,不能浸着的部位用溻法。

(3) 冬季应注意保暖,浸泡后要立即拭干,盖被保暖。

自测试题

一、单项选择题

1. 硬皮病应用溻渍法溻渍患处,每次(　　)分钟。

A. 0~20　　B. 15~20　　C. 20~30　　D. 30~45　　E. 30~60

2. 骨刺消:米醋 1 000 g。将米醋适当加热后渍渍患足,每次 1 小时,每日 1 次,( )次为 1 个疗程。功能活血散结。主治足跟骨刺。

A. 10～20　　B. 15～20　　C. 20～30　　D. 30～45　　E. 0～60

二、多项选择题

1. 渍渍法的主治病症　　　　　　　　　　　　　　　　　　　　　　　　　(　)

A. 外伤疼痛　　B. 雷诺病　　C. 斑秃　　D. 足跟骨刺　　E. 化脓性骨髓炎

2. 芫花椒柏汤主治　　　　　　　　　　　　　　　　　　　　　　　　　　(　)

A. 疖　　　　B. 疔痈肿　　C. 毛囊炎　　D. 雷诺病　　E. 斑秃

三、判断题

1. 药液温度要适中,不可过热,以免烫伤皮肤;若药液已冷,可再加热后浸泡。(　)

2. 对四肢远端能浸泡着的病变部位,应用渍法,不能浸着的部位用渍法。(　)

自测试题答案

一、单项选择题

1. E　2. B

二、多项选择题

1. ABCDE　2. ABC

三、判断题

1. √　2. ×

第十节　涂药法

基本知识问答

1. 何谓涂药法?

涂药法是将各种外用药物直接涂于患处的一种外治方法。其剂型有水剂、酊剂、油剂、膏剂等。

2. 简述涂药法的操作程序。

备齐用物,携至床旁,做好解释,核对医嘱;根据涂药部位取合理体位,暴露涂药部位,注意保暖,必要时屏风遮挡,患处酌情铺橡胶中单;清洁皮肤,将配制的药物用棉签均匀地涂于患处;必要时用纱布覆盖,胶布固定;涂药完毕,协助患者衣着,安排舒适体位,整理床单位;清理物品,做好记录并签字。

自测试题

一、单项选择题

1. 涂药法的目标不包括 ( )
   A. 祛风除湿　　　　　　　　B. 解毒消肿
   C. 止痒阵痛　　　　　　　　D. 保持伤口清洁
   E. 以上均不是 ( )

2. 涂药法的禁忌证 ( )
   A. 婴幼儿颜面部　　　　　　B. 月经期、孕妇
   C. 血性疾病　　　　　　　　D. 皮肤破损
   E. 高热抽搐

二、多项选择题

涂药法的注意事项 ( )
A. 涂药前需清洁局部皮肤
B. 混悬液先摇匀后再涂药
C. 霜剂不应用手掌或手指反复擦抹
D. 刺激性较强的药物不可用于面部
E. 局部皮肤如有丘疹、奇痒或局部肿胀等现象,停止用药

三、判断题

1. 局部皮肤如有丘疹、奇痒或局部肿胀等现象,属正常现象,无须处理。 ( )
2. 霜剂应用手掌或手指反复擦抹,使之渗入肌肤。 ( )

自测试题答案

一、单项选择题

1. D　2. A

二、多项选择题

ABDE

三、判断题

1. ×　2. √

第十一节　敷药法

基本知识问答

1. 何谓敷药法?

敷药法,古代又称贴,是将所需药物研成粉,加适量赋形剂制成糊状(新鲜中草药则洗净后置乳钵内捣烂),敷布于患处或穴位的一种治疗方法,具有通经活络、清热解毒、活血化瘀、消肿止痛的作用。主要用于缓解疮疡、跌打损伤、慢性腰腿疾患等病症引起的局部红、肿、热、痛等症状;减轻呼吸道、消化道等慢性病症的临床症状;冬病夏治,防止疾病。

2. 简述敷药法在护理中的应用。

(1)本法应用广泛,根据医嘱为软组织损伤敷活血化瘀类中药如活血散调敷。

(2)疮疡疖肿丹毒等可外敷四黄膏、玉露膏等清热解毒、拔毒消肿的中药膏。

(3)二度压疮可外敷生肌玉红膏,三度压疮可外敷象皮生肌膏,以拔毒生肌。

(4)乳痈、腮腺炎可根据医嘱外敷如意金黄膏。

(5)慢性气管炎、哮喘可根据医嘱在肺俞、心俞、膈俞、天突、膻中等穴外敷。

3. 简述敷药法的注意事项。

(1)皮肤过敏者慎用。

(2)敷药摊制厚薄要均匀,固定要松紧适宜。

(3)对初起有头或成脓阶段的痈疡,以中间留空隙,围敷四周为宜,不宜完全涂布,以免阻止脓毒外泄。特殊部位如乳痈敷药时,可在敷料上剪孔或剪一缺口,使乳头露出,以免乳汁溢出,污染敷料。

(4)敷药面积须大于患处,并应保持一定的湿度;如药物较干时,应用所需的调和剂进行湿润。

(5)观察局部及全身情况,敷药后,若出现红疹、瘙痒、水疱等过敏现象,应暂停使用,并报告医师,配合处理。

(6)所用器械应消毒处理后备用。

自测试题

一、单项选择题

1. 调制的药物须干湿适中,厚薄均匀,根据药物作用,决定敷药厚薄,如消散药膏宜厚,创面生肌药膏宜薄,一般以(　　)cm 为宜,大小须超出病变处 1~2 cm 为度,对皮肤有腐蚀的药物应限于病变部位以内。

  A.0.1~0.2 B.0.2~0.3 C.0.1~0.3 D.0.2~0.4 E.0.1~0.4

 2.敷药法的功效不包括   （ ）

  A.舒筋活络   B.祛瘀生新

  C.消肿止痛   D.拔毒

  E.祛风除湿

二、多项选择题

1.敷药法的操作方法   （ ）

  A.敷药局部作清洁处理

  B.新鲜中草药须切碎、捣烂，平摊于棉垫上

  C.将药物敷于患处，用胶布或绷带固定 D.药末经清水或醋、蜜等调制成糊状，平摊于棉垫或纱布上，并在药物上面加一大小相等的棉纸或纱布

  E.调制的药物须干湿适中，厚薄均匀

2.敷药法调制药物的调制剂包括   （ ）

  A.茶水   B.醋   C.蜜   D.麻油   E.饴糖

3.敷药法的作用有   （ ）

  A.通经活络   B.清热解毒

  C.活血化瘀   D.消肿止痛

  E.冬病夏治

三、判断题

1.对皮肤有腐蚀的药物应大小超出病变处1~2 cm为度。   （ ）

2.用水或醋调制的药物，容易干燥，干燥时可取下敷料加水或醋湿润后再敷，亦可将药物刮下，加水或醋重新调制再敷，一般2~3天后更换一次，亦有敷数小时即取下。

                          （ ）

自测试题答案

一、单项选择题

1.B 2.E

二、多项选择题

1.ABCD 2.ABCDE 3.ABCD

三、判断题

1.× 2.√

第十二节 吹药法

基本知识问答

1. 何谓吹药法？

吹药法是指将研制成极细粉末的药物，用喷吹的方法直接喷布于患处的一种治疗方法。主要用于口腔、咽喉、耳道、鼻腔等疾患，尤以咽喉疾病最为常用。常用制剂有锡类散、珠黄散、冰硼散、通关散、西瓜霜等。

2. 简述吹药法的适应证与禁忌证。

适应证：适用于口腔、咽喉、牙龈、鼻腔、耳道等部位急慢性黏膜炎症、肿痛、溃烂，亦可用于中暑、晕厥、热盛神昏等闭证。

禁忌证：①神志不清及婴幼儿禁用；②对某种药物有皮肤、黏膜过敏者禁用各种吹药法；③鼓膜穿孔者禁用吹耳法。

3. 简述吹药法的注意事项。

(1) 吹药部位应清洗干净，无分泌物，吹药时动作应敏捷轻快，药粉喷布应均匀，为了促使病灶局限，患处周围也应喷及。

(2) 小儿吹药时禁用玻璃器具，以防咬碎伤及口腔。

(3) 吹药时气流不宜过大，以防药末吹入气管引起咳呛。

(4) 用通关散吹鼻取嚏时，药末不宜过多，以取嚏为度。吹药后若患者无反应，可再次吹入，以得嚏为止。

(5) 喷粉器头每次用后均需清洁后灭菌处理，以防交叉感染。

自测试题

一、单项选择题

1. 吹药法前的评估不包括　　　　　　　　　　　　　　　　　　　　　　（　　）

A. 患者的临床诊断、发病部位、主要症状

B. 患者吹药部位的腔道有无堵塞及黏膜的情况

C. 患者对疼痛的耐受力

D. 患者既往是否接受过相同的治疗，治疗效果如何

E. 患者对吹药法的认识、心理状态及配合程度

2. 口腔、咽喉喷药，令患者张口，左手用压舌板压低舌根部，嘱患者暂屏气，右手持喷药器迅速均匀喷药于患处。嘱其闭嘴（　　）分钟后再进食或饮水。

A. 10　　　B. 20　　　C. 30　　　D. 40　　　E. 50

二、多项选择题

1. 通过药物对鼻黏膜的刺激,促使患者打喷嚏以治病,如　　　　　　　　　　（　　）

　A. 中暑　　　B. 晕厥　　　C. 热盛神昏　　　D. 肿痛　　　E. 糜烂

2. 吹药法的适应部位　　　　　　　　　　　　　　　　　　　　　　　（　　）

　A. 口腔　　　B. 咽喉　　　C. 牙龈　　　D. 鼻腔　　　E. 耳道

三、判断题

1. 用通关散吹鼻取嚏时,药末不宜过多,以取嚏为度。吹药后若患者无反应,不可再次吹入。（　　）

2. 根据吹药部位,帮助患者取合适体位,如口腔、咽喉喷药取仰卧位,耳、鼻喷药取卧位。（　　）

自测试题答案

一、单项选择题

1. C　2. C

二、多项选择题

1. ABC　2. ABCDE

三、判断题

1. ×　2. ×

第十三节　药熨法

基本知识问答

1. 何谓药熨法?

药熨疗法是将药物或其他物品加热处理,敷于患处或一定腧穴,来回移动或回旋运转,借助温热之力,将药性由表达里,通过皮毛腠理透入经络、血脉,内达脏腑的一种治疗方法,具有疏通经络、温中散寒、行气活血、镇痛消肿、调整脏腑阴阳的作用。

2. 简述药熨法的适应证与禁忌证。

适应证:①缓解脾胃虚寒引起的胃脘疼痛、腹冷泄泻、呕吐等症状;②减轻跌打损伤等引起的局部瘀血、肿痛等。缓解扭伤引起的腰背不适、行动不便等,以及风湿痹证引起的关节冷痛、麻木、沉重、酸胀等。

禁忌证:①各种实热证或麻醉未清醒者禁用;②腹部疼痛或包块性质不明及孕妇腹

部、身体大血管处,皮肤有破损处及局部无知觉处忌用。

3. 简述药熨法的注意事项。

(1)药熨前嘱患者排空小便,注意保暖。

(2)药熨温度不宜超过70℃,老年人、婴幼儿不宜超过50℃,皮肤感觉迟钝或嫩薄者可涂油脂,以保护皮肤。

(3)药熨时应随时听取患者对热感的反应,及时观察病情及皮肤颜色变化,如患者感觉疼痛或出现水疱应马上停止操作,报告医师并配合适当处理。

(4)对高热、急性炎症等实热证者禁用热熨法,肿瘤、局部皮肤溃烂、急性出血性疾病,以及孕妇的腹部和腰骶部,麻醉未清醒或局部无知觉、反应迟钝者禁用本法。

(5)向患者及家属讲解有关药熨法的知识,注意配合,防止烫伤。

(6)布袋用后应清洗消毒备用,中药可连续使用一周。

自测试题

一、单项选择题

1. 药熨前的评估不包括 （　　）

A. 当前主要症状、临床表现、既往史及药物过敏史

B. 患者体质及热熨部位的皮肤情况

C. 对疼痛的耐受程度

D. 女性患者的经期

E. 心理状况

2. 药熨配置药物所用的配制剂有 （　　）

A. 白酒或食醋　　　B. 茶水　　　C. 清水　　　D. 香油　　　E. 蜜

3. 药熨温度不宜超过多少,老年人、婴幼儿不宜超过多少 （　　）

A. 50~30℃　　B. 60~40℃　　C. 70~50℃　　D. 80~60℃　　E. 40~20℃

4. 将药物置入阴道内的治疗方法称为 （　　）

A. 熏洗法　　B. 药熨法　　C. 敷药法　　D. 换药法　　E. 坐药法

二、多项选择题

1. 药熨法的目标包括 （　　）

A. 减轻或消除脘腹疼痛　　　　　　　　B. 减轻或消除腰背酸痛

C. 减轻或消除肢体麻木、酸胀　　　　　D. 缓解或消除呕吐、腹泻

E. 缓解或消除跌打损伤引起的局部瘀血、肿痛

2. 药熨之前所需告知患者的事项包括 （　　）

A. 注意药熨温度,防止烫伤

B. 局部有无红肿、丘疹、奇痒、水疱等

C. 不同药物的气味也将产生刺激

D. 有污染衣物的可能

E. 可出现过敏现象

三、判断题

1. 先于患处涂少量凡士林,将药袋置于患处或相应穴位处,用力均匀,来回推熨或回旋运转,开始时用力重,而速度稍快;随着药袋温度的降低,用力减轻,同时速度减慢。
(　　)

2. 药熨过程中要及时观察病情变化,若患者感到疼痛或出现水疱时,是正常现象,不用处理。(　　)

3. 对高热、急性炎症等实热证者禁用热熨法。(　　)

自测试题答案

一、单项选择题

1. D　2. A　3. C　4. E

二、多项选择题

1. ABCDE　2. AB

三、判断题

1. ×　2. ×　3. √

第十四节　保留灌肠法

基本知识问答

1. 何谓中药保留灌肠法?

中药灌肠疗法是指应用中药煎汤取汁,待药汁冷到一定温度后灌入直肠,通过黏膜吸收来治疗疾病的一种外治方法。本法广泛运用于临床各科,可辨病与辨证相结合运用中药组方。

2. 简述中药保留灌肠法的注意事项。

(1) 操作前先了解患者的病变部位,掌握灌肠的卧位和肛管插入深度,一般视病情而定。如慢性痢疾,病变多在直肠和乙状结肠,宜采取左侧卧位,插入的深度以 15~20 cm 为宜;溃疡性结肠炎病变多在乙状结肠或降结肠,插入深度应达 18~25 cm;阿米巴痢疾病变多在回盲部,应采取右侧卧位。

(2)为减轻肛门刺激,宜选用小号肛管,压力宜低,药量宜小;为促进药物吸收,插入不能太浅,操作前须嘱排空大便,必要时先做不保留灌肠。

(3)一般用量200 mL以内,小剂量药液灌肠时应加倍稀释,以增加吸收率。

(4)慢性肠道疾病患者应在晚间睡前灌入,灌肠后药液保留时间越长越好,并减少活动。

(5)灌肠液应温度适宜:一般为39~40℃。可根据药性、年龄及季节做适当调整。清热解毒药温宜偏低,以10~20℃为宜;清热利湿药则稍低于体温,以20~30℃为宜;补气温阳,温中散寒之药温度以38~40℃为宜。老年人药温宜稍偏高。冬季药温宜偏高,夏季可偏低。

(6)肛门、直肠和结肠等手术后或大便失禁患者,不宜保留灌肠。

(7)向患者及家属宣讲中药保留灌肠的注意事项及肠道疾病的预防保健知识,以取得患者的配合。

(8)灌肠筒、注洗器,用后应消毒灭菌。肛管尽量采用一次性用品。用后按《消毒技术规范》要求处理

自测试题

一、单项选择题

1. 根据病情让患者采取不同的侧卧位,两膝屈曲臀部置床边,臀下放中单及治疗巾,臀部抬高 （　　）

　　A. 8 cm　　　B. 10 cm　　　C. 2 cm　　　D. 13 cm　　　E. 15 cm

2. 可用灌肠器灌注,液面应低于(　　)cm,使药液缓缓流入肠内。

　　A. 10　　　B. 15　　　C. 20　　　D. 25　　　E. 30

3. 中药保留灌肠时,慢性痢疾患者肛管插入的深度为 （　　）

　　A. 5~8 cm　　B. 9~14 cm　　C. 15~20 cm　　D. 18~25 cm　　E. 28~35 cm

4. 中药保留灌肠时,溃疡性结肠炎患者肛管插入的深度为 （　　）

　　A. 5~8 cm　　B. ~14 cm　　C. 15~20 cm　　D. 18~25 cm　　E. 28~35 cm

二、多项选择题

1. 中药保留灌肠治疗的病症包括 （　　）

　　A. 慢性结肠炎　　　　　　　　　　　B. 慢性盆腔炎

　　C. 急慢性肠道感染　　　　　　　　　D. 痢疾

　　E. 慢性胃炎

2. 中药保留灌肠的目的是 （　　）

　　A. 清热解毒　　　　　　　　　　　　B. 镇静、催眠

C. 降低血液中的含氮物质　　　　　　D. 控制肠道感染

E. 控制慢性炎症的临床症状

三、判断题

1. 若患者感到腹胀,或有便意,可告知患者是正常现象,嘱患者张口深慢呼吸,放松腹肌减轻腹压,尽量忍耐,保留药液在 2 h 以上。　　　　　　　　　　(　　)

2. 灌肠量为 150～250 mL 为宜,小儿酌减,温度 35～40℃ 为宜。　　(　　)

自测试题答案

一、单项选择题

1. B　2. E　3. C　4. D

二、多项选择题

1. ABCD　2. BCDE

三、判断题

1. ×　2. ×

第十五节　中药离子导入法

基本知识问答

1. 何谓中药离子导入法?

中药离子导入法是利用直流电场的作用,使药物离子经过皮肤或黏膜进入人体到达组织间隙,使药物直接作用于病变部位,达到治疗疾病的目的,又称为直流电离子导入法。离子导入是利用直流电场作用和电荷同性相斥、异性相吸的特性,使无机化合物或有机化合物药物离子、带电微粒子进入人体。

2. 简述中药离子导入法的注意事项。

(1) 衬垫上药物浓度一般为 1%～10%,眼结膜及体腔内导入浓度宜稍低,同时应注意药物溶液的 pH 酸碱度,以减少刺激性。

(2) 衬垫须有标识,正负极分工;要求一个衬垫供一种药使用,用后以清水(不含任何洗涤剂)洗净,备消毒,防止寄生残留离子互相沾染。

(3) 开机时注意电流应由小逐渐增至所需量,以免患者有电击感,电极板不能直接接触皮肤,必须安放在衬垫上。治疗时要防止电极板滑出衬垫灼伤皮肤。

(4) 治疗过程中不能离开患者,随时观察患者反应,及时调节合适电流量,防止电灼伤。

(5)向患者及家属宣传中药离子导入的作用机制,让其了解中药离子导入的治疗过程及注意事项。如冬天做完治疗后,应注意保暖;局部皮肤出现瘙痒等皮肤过敏情况,可用皮炎平霜等抗过敏外用药涂擦或暂不使用本法等。

(6)高热、恶病质、心力衰竭、湿疹、妊娠、有出血倾向者,治疗部位有金属异物者,带有心脏起搏器者,对直流电不能耐受者,禁用本法。

(7)多次治疗后,局部皮肤可出现瘙痒、脱屑、皮疹、皲裂等反应,可用青黛膏或皮炎平膏外涂,禁止搔抓。如有电灼伤,可按烧伤处理,预防感染。

自测试题

一、单项选择题

1. 中药离子导入法的适应范围不包括　　　　　　　　　　　　　　　(　　)
   A. 风寒湿痹　　B. 关节肿痛　　C. 骨质增生　　D. 神经炎　　E. 结肠炎
2. 治疗时间:每天一次,每次15~20分钟,小儿:10~15分钟;(　　)次为一个疗程。
   A. 5~10　　B. 7~10　　C. 10~12　　D. 10~15　　E. 15~20
3. 治疗部位有金属异物者,禁用　　　　　　　　　　　　　　　　　(　　)
   A. 药浴法　　　　　　　　　　B. 中药离子导入法
   C. 熏洗法　　　　　　　　　　D. 换药法
   E. 坐药法

二、多项选择题

1. 中药离子导入法的注意事项包括　　　　　　　　　　　　　　　　(　　)
   A. 操作前检查设备是否处于使用状态
   B. 检查治疗部位皮肤感觉有无异常、破损;如有破损,可加盖小块塑料薄膜
   C. 治疗过程中要注意观察患者的反应和机器的运行情况,及时调节电流量以免灼伤
   D. 高热、出血性疾病、活动性结核、妊娠、严重心功能不全或带有心脏起搏器的患者禁用此法
   E. 衬垫要专用
2. 中药离子导入法的用物准备包括　　　　　　　　　　　　　　　　(　　)
   A. 沙包　　　　B. 塑料薄膜　　C. 棉球　　　　D. 镊子　　　　E. 绷带

三、判断题

1. 衬垫要专用,一个衬垫只供一种药物使用,可用洗涤剂清洗,最好使用一次性衬垫。(　　)
2. 治疗结束时,可直接关闭电源开关。　　　　　　　　　　　　　　(　　)

自测试题答案

一、单项选择题

1. E   2. D   3. B

二、多项选择题

1. ABCDE   2. ABDE

三、判断题

1. ×   2. ×

第十六节　超声雾化吸入法

基本知识问答

1. 何谓超声雾化吸入法？

是应用超声波声能,使药液变成细微的气雾,再由呼吸道吸入的方法。

2. 超声雾化吸入过程中的注意事项。

(1)使用前检查各部件是否完好。

(2)水槽和雾化罐内切忌加温水或热水。

(3)不要损坏晶体换能器和透声膜。

(4)严格执行查对制度。

(5)水槽内须保持足够的冷水。

(6)每次定时 15~20 min,连续使用中间须间隔 30 min。

自测试题

一、单项选择题

1. 超声雾化吸入法每次使用的时间(　　)分钟。

A. 5~10　　B. 7~10　　C. 10~12　　D. 10~15　　E. 15~20

2. 雾化罐、口含嘴和螺纹管浸泡消毒(　　)小时,再清洗擦干备用。

A. 1　　B. 2　　C. 3　　D. 4　　E. 5

二、多项选择题

1. 超声雾化吸入操作步骤包括　　　　　　　　　　　　　　　　　　　(　　)

A. 检查并连接雾化器各部件

B. 协助患者取舒适体位,颌下铺治疗巾

C. 指导患者闭口深呼吸,以使药液达呼吸道深部,更好发挥药效

D. 治疗毕,将口含嘴或面罩取下;先关雾化开关,再关电源开关

E. 每次使用时间为10~20分钟

2. 超声雾化吸入的目的   (   )

A. 稀释痰液,促进排痰   B. 抗感染治疗

C. 解除支气管痉挛   D. 解痉止痛

E. 预防呼吸道感染

三、判断题

1. 水槽内水温达到50℃时应停机并更换冷蒸馏水。   (   )

2. 每次治疗完毕应间隔一天后再用超声雾化吸入器。   (   )

自测试题答案

一、单项选择题

1. D   2. A

二、多项选择题

1. ABCD   2. ABCE

三、判断题

1. ×   2. ×

第十七节　坐药法

基本知识问答

1. 何谓坐药法?

坐药法又称坐导法,是用药物煮汤置盆中,让患者坐浴,使药液直接浸入肛门或阴道,以治疗某些疾病的方法,属洗浴法范畴。它可使药液较长时间的直接作用于病变部位,并借助热力,促使皮肤黏膜吸收,从而发挥清热除湿,活血行气,收涩固脱等疗效。用于解除或缓解妇科慢性疾病如带下、宫颈糜烂、阴痒、痛经的临床症状。

2. 简述坐浴法的护理及注意事项。

(1) 执行无菌操作,防止交叉感染。

(2) 药物棉球要放置在阴道深处,以防脱出。

(3) 遵医嘱定时换药,取出时可轻轻牵拉线头。

(4)如患者自行取出,取下蹲位,轻拉线头即可。片、丸、栓剂可直接置入,不再取出。

(5)月经期停止坐药,待月经干净4天后继续治疗。治疗期间,需注意外阴及内裤的清洁。

(6)坐药治疗期间,禁止性生活。

自测试题

一、单项选择题

1. 坐浴法每日可用( )次。

A. 1　　　B. 2　　　C. 3　　　D. 1~2　　　E. 2~3

2. 坐浴法治疗尿潴留时,可每次坐浴( )分钟。

A. 10~20　　B. 20~30　　C. 30~40　　D. 15~30　　E. 20~40

二、多项选择题

1. 坐浴法的主治证包括 ( )

A. 尿潴留　　B. 痔疮、脱肛　　C. 前列腺炎　　D. 阴部湿疹　　E. 子宫脱垂

2. 坐浴法的目标为 ( )

A. 清热解毒　　　　　　　　　　　B. 杀虫止痒

C. 行气活血　　　　　　　　　　　D. 消除缓解妇科疾病

E. 消肿镇痛

三、判断题

1. 中药煎汤取汁倒入盆内,待水温降至40℃左右时坐浴。 ( )

2. 萆薢汤(《内病外治》)萆薢、白芷各30 g,甘草5 g。上药煎汤1盆,坐盆内水渍至小腹,用手按小腹至外阴部,以有温热感为度,水凉加温,每次坐盆1小时,每日1次,1月1疗程。 ( )

自测试题答案

一、多项选择题

1. D　　2. C

二、多项选择题

1. ABCDE　　2. ABCD

三、判断题

1. √　　2. ×

第十八节　中药煎煮法

基本知识问答

1. 何谓中药煎煮法?

是将一种或数种中药加水煎煮后去渣取汁的一种操作方法,煎出的汤剂多用于内服或外治疗法。

2. 简述中药煎煮法的操作程序。

(1)核对医嘱,明确用药途径。

(2)将药物倒入砂锅或瓦锅内,加入清水浸泡30分钟。一般第一煎加水量以高于药物3~5 cm为度,第二煎的加水量为第一煎的1/3~1/2。煎出的药汁量,每次150~200 mL,小儿减半。

(3)煎药时间和火力,应根据药物的性能及功用而定。

(4)煎好的药汁用过滤器去渣倒出后,再放入凉水煎煮第二煎,第一煎与第二煎混合后倒入药瓶中。

(5)将药液倒入药瓶或药杯中,加标签注明患者病区、床号、姓名、用法,注意保暖。

(6)倒掉药渣,清洗用物,归还原处。

(7)煎药时,容器宜加盖,有专人看守,防止药液溢出。

3. 中药煎煮法的注意事项。

见第一篇第四章方剂学知识问答。

自测试题

一、单项选择题

1. 头煎结束后,将药汁滤出,重新加入冷水至高出药平面(　　)cm。

A. 0.5~1　　B. 1~2　　C. 1~3　　D. 0.5~2　　E. 2~3

2. 如果方中花叶类药物较多,吸水量较大,煎煮前应补充加水,使水高出药平面(　　)

A. 0.5~1 cm　　B. 1~2 cm　　C. 1~3 cm　　D. 0.5~2 cm　　E. 2~3 cm

二、多项选择题

1. 特殊的煎药方法包括　　　　　　　　　　　　　　　　　　　　　　　　(　　)

A. 先煎　　B. 后下　　C. 包煎　　D. 冲服　　E. 烊化

2. 需先煎的药物包括　　　　　　　　　　　　　　　　　　　　　　　　　(　　)

A. 豆蔻　　B. 乌头　　C. 附子　　D. 天竺黄　　E. 火麻仁

三、判断题

1. 冬天若用20~30度的温水浸泡可缩短煎煮时间,也可能用开水浸。　　　　(　　)

2. 解表药头煎煮10~15分钟,二煎煮10分钟。滋补头煎煮30~40分钟,二煎煮25~30分钟。　　　　(　　)

自测试题答案

一、单项选择题

1. A 2. B

二、多项选择题

1. ABCDE 2. BCDE

三、判断题

1. × 2. √

第十八章　基础护理知识与技能

第一节　铺床法

基本知识问答

1. 铺床法的原则是什么？

病床的铺法要求舒适、平整、紧扎、安全、实用。

2. 备用床的目的是什么？

保持病室整洁,准备接受新患者。

3. 铺暂空床的目的是什么？

保持病室整洁;供新入院患者或暂时离床患者使用。

4. 铺麻醉床的操作目的是什么？

便于接受和护理手术后的患者;使患者安全、舒适,预防并发症;避免床上用物被污染,便于更换。

5. 简述铺备用床的注意事项。

(1)患者进餐或做治疗时暂停铺床。

(2)操作中应用节力的原理。铺床前应将用物备齐,按使用顺序放置。铺床时,身体应靠近床边,上身保持直立,两腿前后分开稍屈膝,有助于扩大支持面,增加身体稳定性,即省力,又能适应不同方向操作;同时手和臂的动作要协调,尽量用连续动作,避免过多地抬起、放下、停止等动作,以节省体力消耗,缩短铺床时间。

自测试题

一、单项选择题

1. 以下关于各种铺床法的说明,正确的是　　　　　　　　　　　　　　　　(　　)

A. 患者床单位的设备和管理应以美观为前提

B. 备用床可供新入院的患者使用

C. 麻醉床可保持床铺不受血液和呕吐物污染

D. 暂空床用于准备接受新入院的患者

E. 麻醉床是为了术后患者避免压疮

2. 铺麻醉床的目的不包括　　　　　　　　　　　　　　　　　　　（　　）

   A. 便于接受和护理手术后的患者

   B. 使患者安全,舒适

   C. 预防并发症

   D. 避免床上用物被污染,便于更换

   E. 准备接受新患者

3. 铺罩单时上端反折多少与床头平齐　　　　　　　　　　　　　　（　　）

   A. 10 cm　　　B. 15 cm　　　C. 20 cm　　　D. 25 cm　　　E. 30 cm

4. 麻醉床上铺橡胶单和中单的上端应距床头　　　　　　　　　　　（　　）

   A. 15～25 cm　　　　　　　　　　　　B. 25～35 cm

   C. 35～45 cm　　　　　　　　　　　　D. 45～55 cm

   E. 55～65 cm

5. 铺备用床时下述哪项不必要　　　　　　　　　　　　　　　　　（　　）

   A. 评估同室病友有无进餐、治疗或换药

   B. 按便于操作的原则折叠好各被单

   C. 按使用先后摆放好各单

   D. 扫净床上渣屑

   E. 核对床号、姓名

6. 床单位的设备不包括　　　　　　　　　　　　　　　　　　　　（　　）

   A. 床　　　B. 床上用品　　　C. 床旁桌　　　D. 输液架　　　E. 椅子

7. 铺暂空床的目的是　　　　　　　　　　　　　　　　　　　　　（　　）

   A. 保持病室整洁,准备患者住院

   B. 便于接收和管理麻醉后未清醒患者

   C. 保持床单位整洁、舒适

   D. 供暂时离床活动的患者或新入院的患者使用

   E. 保护被褥不被污染

8. 麻醉护理盘内不需准备的物品是　　　　　　　　　　　　　　　（　　）

   A. 输氧导管　　　B. 导尿管　　　C. 通气导管　　　D. 吸痰导管　　　E. 牙垫

9. 床上铺橡胶单,其上端距床头相当于　　　　　　　　　　　　　（　　）

   A. 一手掌宽　　　　　　　　　　　　B. 3 横指

   C. 肘至指端　　　　　　　　　　　　D. 腕至指端

   E. 肘关节至腕关节

二、多项选择题

1. 铺暂空床的目的包括 （　）
   A. 保持病室整洁
   B. 准备接受新患者
   C. 供新入院患者或暂时离床患者使用
   D. 接受手术后的患者
   E. 避免床上用物被污染

2. 下列关于铺大单的说法正确的是 （　）
   A. 大单的中缝对齐床中线
   B. 先铺近侧床头大单
   C. 距床头 30 cm 处提起大单边缘使大单头端呈等边三角形
   D. 铺大单的顺序是先床头后床尾
   E. 铺大单的顺序是先近侧后远侧

3. 关于铺备用床的评价标准正确的是 （　）
   A. 病床符合实用、耐用、舒适、安全的原则
   B. 大单中缝对齐，四角平整、紧扎
   C. 被头充实，盖被平整，两边内折对称
   D. 枕头平整充实，开口背门
   E. 操作流畅，注意节力

4. 对铺麻醉床的注意事项描述正确的是 （　）
   A. 患者进餐时或进行无菌性治疗时应暂停铺床
   B. 操作中要用节力原则
   C. 根据病情和手术部位的需要，铺橡胶单和中单
   D. 操作姿势正确，层次分明，动作轻巧迅速
   E. 铺床完毕，整理床单和周围环境，保持病室整洁

三、判断题

1. 铺床时应移开床旁桌至离床 20 cm。 （　）
2. 铺床要求舒适、平整、紧扎、安全、实用。 （　）
3. 铺床的顺序是先床头后床尾，先远侧后近侧。 （　）
4. 颈胸部手术可将中单铺在床头。 （　）
5. 铺橡胶单和中单的目的是防止术后呕吐物污染床上用物。 （　）
6. 麻醉床的枕头应平放于床头，开口背门。 （　）

自测试题答案

一、单项选择题

1. C   2. E   3. B   4. D   5. E   6. D   7. D   8. B   9. C

二、多项选择题

1. AC   2. ABCDE   3. ABCDE   4. ABCDE

三、判断题

1. √   2. √   3. ×   4. √   5. √   6. ×

第二节　卧床患者更换床单法

基本知识问答

1. 卧床患者更换床单的目的。

保持患者的清洁,使患者感觉舒适;预防压疮等并发症。

2. 卧床患者更换床单的护理评估。

患者的病情,有无活动限制、心理反应及合作程度;患者是否需要便器;床单位的清洁程度,环境是否安全,以及室内的温度。

3. 卧床患者更换床单的注意事项。

(1)操作时动作轻稳,注意节力,两人配合操作应协调。

(2)保证患者安全、舒适,必要时可用床档,防止患者翻身时坠床,维护患者隐私,保护患者避免受凉。

(3)保护管道,为多管道患者更换床单时,应注意维持各导管的效能,操作时动作轻稳,防止导管折叠、脱出,保持各种导管通畅。

(4)在操作过程中,应密切观察患者病情变化和保证患者的安全,如有异常,暂时更换,配合医师处理。

(5)病房应适时打扫,一床一巾,床头柜应一桌一抹。用后需消毒。禁止在病房、走廊堆放更换下来的衣物。

(6)患者的衣服、床单、被套每周更换1~2次,被血液、体液污染时,及时更换。

自测试题

一、单项选择题

1. 为卧床患者更换中单时应将　　　　　　　　　　　　　　　　　　(　)

   A. 中单污染面向内翻卷　　　　　　　B. 中单污染面向外翻卷

   C. 中单污染面向下翻卷　　　　　　　D. 中单污染面向上翻卷

   E. 随意翻卷

2. 为卧床患者更换床单的注意事项描述不正确的是　　　　　　　(　)

   A. 操作应注意节省时间和体力　　　　B. 注意扫净枕下及身下的渣屑

   C. 大单中线与床中线垂直　　　　　　D. 近侧大单污染面向内卷

   E. 注意保护患者，避免受凉

二、多项选择题

对给卧床患者更换床单的描述正确的是　　　　　　　　　　　　(　)

A. 移开床旁桌椅，便于操作

B. 松开床尾盖被，把枕头移向对侧，并协助患者移向对侧

C. 人应背向护士

D. 铺清洁大单时将对侧一半大单塞入患者身下

E. 清洁中单正面向内翻卷，再塞于患者身下

三、判断题

1. 铺清洁中单于橡胶单上，清洁中单反面向内翻卷，再塞于患者身下。(　)

2. 铺清洁大单时，大单中线与床中线对齐。　　　　　　　　　　　(　)

自测试题答案

一、单项选择题

1. A　2. C

二、多项选择题

ABCDE

三、判断题

1. ×　2. √

第三节　患者清洁卫生法

基本知识问答

试述患者清洁卫生护理的内容及护理注意事项。

患者的清洁卫生护理内容包括口腔护理、头发护理、皮肤护理、会阴护理及晨晚间护理。护士在为患者提供卫生护理时,通过与患者密切接触,有助于建立治疗性的护患关系;同时,护理时应尽可能确保患者的独立性,保护患者隐私,尊重患者并促进患者身心舒适。

(一) 口腔护理

1. 试述义齿的作用及其护理。

牙齿缺失者通过佩戴义齿可促进食物咀嚼,便于交谈,维持良好的口腔外形和个人外观。日间佩戴义齿,餐后取下义齿进行清洗,其清洗方法与刷牙法相同。夜间休息时,应将义齿取下,使牙龈得到充分休息,防止细菌繁殖,并按摩牙龈。当患者不能自行清洁口腔时,护士应协助患者完成义齿的清洁护理。取下的义齿应浸没于冷水杯中,每日换水一次。注意勿将义齿浸于热水或乙醇中,以免变色、变形及老化。

2. 口腔护理的目的是什么?

保持口腔清洁、湿润,预防口腔感染等并发症;去除口臭、牙垢,增进食欲,保证患者舒适;观察口腔内的变化,提供病情变化的信息。

3. 口腔护理常用溶液及作用是什么?

表 14　常用口腔护理溶液及作用

溶液名称	浓　度	作　用
生理盐水		清洁口腔,预防感染
过氧化氢溶液	1%～3%	防腐、防臭,适用于口腔感染有溃烂、坏死组织者
碳酸氢钠溶液	1%～4%	属碱性溶液,适用于真菌感染
氯己定溶液	0.02%	清洁口腔,广谱抗菌
呋喃西林溶液	0.02%	清洁口腔,广谱抗菌
醋酸溶液	0.1%	适用于绿脓杆菌感染
硼酸溶液	2%～3%	酸性防腐溶液,有抑制细菌作用
甲硝唑溶液	0.08%	适用于厌氧菌感染

4. 口腔护理的注意事项有哪些?

①擦洗时动作要轻,特别对凝血功能差的,要防止碰伤黏膜及牙龈。②昏迷患者禁忌漱口,用开口器时,应从臼齿处放入,擦洗时须用止血钳夹紧棉球,每次一个,防止棉球

遗留在口腔内,棉球不可过湿,防止患者将溶液吸入呼吸道;发现痰多时及时抽出。③对长期使用抗生素者,应观察口腔黏膜有无霉菌感染。④假牙不可泡在乙醇或热水中,以免变色、变形或老化。⑤传染患者的用物按消毒隔离原则处理。

5. 对于患者每日的口腔护理应给予什么指导?

①清洁用具使用的指导。②刷牙方法的指导。③牙线剔牙法。④口腔卫生习惯。

(二)头发的护理

1. 床上洗发的目的是什么?

①去除头皮屑及污物,使头发清洁,减少感染机会。②按摩头皮,刺激头部血液循环,促进头发的生长和代谢。③使患者舒适,促进身心健康,建立良好的护患关系。

2. 身体虚弱不宜床上洗头者怎么处理?

可用乙醇擦洗头发除去头屑和汗酸味,并有止痒和使患者舒适的作用。

3. 发现患者有头虱怎么处理?

应及时杀灭头虱,若为男患者或病儿,应动员剃去头发,女患者应将头发剪短后再行灭虱(剪下的头发,应用纸包好烧毁,以预防传染病的传播)。

4. 床上洗头的注意事项是什么?

(1)随时观察病情变化,如面色、脉搏、呼吸有异常应停止操作。

(2)注意室温和水温,冬季关好门窗,调节室温,及时擦干或吹干头发,防止患者受凉。

(3)防止水流入眼及耳内,避免沾湿衣服和床铺,防受凉。

(4)衰弱患者不宜洗头。

(三)床上擦浴

1. 床上擦浴的目的是什么?

(1)去除皮肤污垢,保持皮肤清洁,增加患者舒适。

(2)刺激皮肤的血液循环,增强皮肤的排泄功能,预防感染和压疮等并发症。

(3)观察患者的一般情况,活动肢体,防止肌肉挛缩和关节僵硬等并发症。

2. 床上擦浴的注意事项是什么?

(1)动作要轻稳、敏捷,操作时要关心患者,保护患者自尊,减少翻动次数和暴露,防止受凉。

(2)掌握用毛巾擦洗的步骤:先用涂肥皂的湿毛巾擦洗,再用湿毛巾擦净肥皂液,清洗拧干毛巾后再擦洗,最后用大浴巾擦干,注意擦净腋窝等皮肤皱褶处。

(3)注意观察病情及全身皮肤情况,如出现寒战、面色苍白等,应立即停止操作。

(4)根据患者情况,增加擦洗次数。

(5)护士操作时,要站在擦浴的一边,洗完一侧再转至另一侧,应掌握节力原则。

3.床上酒精擦浴的注意事项是什么?

(1)操作过程中随时观察病情变化,发现异常应立即停止,对症处理。

(2)擦腋窝、肘部、掌心、腹股沟、腘窝等处时,应稍用力。

(3)禁止擦心前区、腹部、后颈及足底。

(四)压疮的发生及预防

1.何谓压疮?

压疮最早称为"压疮",引起压疮最基本、最重要的原因是压力造成局部组织缺血、缺氧,故称"压力性溃疡"更为妥当。随着对压疮发生力学因素的深入研究,认为压力并非形成压疮的唯一原因,还可由摩擦力和剪切力的联合作用引起,将压疮的定义更新为:"压疮是皮肤或皮下组织由于压力、剪切力和摩擦力而导致的皮肤、肌肉和皮下组织的局限性损伤,常发生于骨隆突处。"

2.如何将压疮的发病率降低到最低程度?

(1)绝大多数压疮是可以预防的,但某些患者由于特殊的自身条件使压疮的发生在所难免,难以预防。

(2)有效地评估压疮发生的高危人群、危险因素及易患部位对压疮的预防有积极作用,尤其对压疮高危人群采取针对性的护理措施是有效预防压疮发生的关键。

(3)要求护士在工作中做到"六勤",即勤观察、勤翻身、勤按摩、勤擦洗、勤整理及勤更换。交接班时,护士应严格、细致地交接患者的局部皮肤情况和护理措施的执行情况。

3.压疮发生的原因有哪些?

造成压疮发生的因素有内在因素和外在因素。内在因素包括年龄、营养不良、活动障碍等;外在因素包括压力、摩擦力、剪切力及潮湿。

4.压疮多发生在哪些部位?

多发生在缺乏脂肪组织保护、无肌肉包裹或肌层较薄的骨隆突处及受压部位。根据卧位不同,受压点不同,好发部位亦不同。①仰卧位好发于:枕骨粗隆、肩胛部、肘、脊椎体隆突处、骶尾部、足跟。②侧卧位好发于:耳部、肩峰、肘部、膝关节的内外侧、内外踝。③俯卧位好发于:耳、颊部、肩部、女性乳房、男性生殖器、髂嵴、膝部、脚趾。④坐位好发于:坐骨结节。

5.压疮好发于哪些人群?

患神经系统疾病者;老年人;肥胖者;身体衰弱、营养不佳者;水肿患者;疼痛患者;石膏固定患者;大、小便失禁患者;发热患者;使用镇静剂的患者。

6.试述压疮的预防措施。

(1)避免局部组织长期受压:间歇性解除压力是有效预防压疮的关键。经常翻身是卧床患者最简单而有效地解除压力的方法。一般每2小时翻身一次,必要时每半小时翻身一次。

（2）避免摩擦力和剪切力：摩擦易损害皮肤角质层，所以应防止患者身体滑动。

（3）保护患者的皮肤：保护患者的皮肤和床单的清洁干燥是预防压疮的重要措施。

（4）背部按摩护理：促进皮肤血液循环，预防压疮等并发症的发生。

（5）增进患者营养：对易出现压疮的患者应给予高蛋白、高热量、高维生素饮食，保证正氮平衡，促进创面愈合。

（6）鼓励患者活动：鼓励患者在不影响疾病治疗的情况下，积极活动，防止因长期卧床不动而导致的各种并发症。

7. 压疮的分期？

①瘀血红润期；②炎性浸润期；③浅度溃疡期；④坏死溃疡期。

8. 压疮的瘀血红润期有什么临床表现？

此期为压疮的初期，局部皮肤受压或潮湿刺激后，出现红、肿、热、痛或麻木，短时间内不见消退。此期皮肤的完整性未破坏，为可逆性改变，如及时去除致病原因，则可阻止压疮的发展。

9. 压疮的瘀血红润期有什么护理措施？

此期应加强护理措施，护士应尽力治疗压疮，使之不再继续发展，除去致病原因，增加翻身次数，保持床铺平整、干燥、无碎屑，避免摩擦、潮湿和排泄物对皮肤的刺激，改善局部血液循环，加强营养的摄取以增强机体的抵抗力。

10. 压疮炎性浸润期有什么临床表现？

红肿部位继续受压，血液循环仍得不到改善，静脉回流受阻，局部静脉瘀血。受压部位呈紫红色，皮下产生硬结，皮肤因水肿而变薄，可出现水疱，此时极易破溃。破溃后，可显露出潮湿红润的疮面。此期如不采取积极措施，压疮则继续发展。此期患者有痛感。

11. 压疮炎性浸润期有什么护理措施？

此期应保护皮肤，避免感染。除继续加强翻身次数，营养外，有水疱时，未破的小水疱要减少摩擦，防止破裂感染，使其自行吸收。大水疱可在无菌操作下用注射器抽出疱内液体，不必剪去表皮，然后涂以消毒液，用无菌敷料包扎。可用红外线或紫外线照射。紫外线照射有消炎和干燥作用，对一、二期压疮疗效明显。遵医嘱每日照射或隔日一次，每次15~20分钟。红外线照射有消炎、促进血液循环、增强细胞功能等作用，同时可使疮面干燥，减少渗出，有利于组织的再生和修复。

12. 压疮浅度溃疡期有什么临床表现？

表皮水疱逐渐扩大、破溃，真皮层疮面有黄色渗出液，感染后表面有脓液覆盖，致使浅层组织坏死，形成溃疡，患者感觉疼痛加重。

13. 压疮浅度溃疡期有什么护理措施？

保持疮面清洁，促进愈合。可用物理疗法，如用鹅颈灯照射疮面，距离25 cm，每日1~2次，每次10~15分钟，照射后以外科无菌换药法处理疮面。对无感染的创面也可采用新鲜鸡蛋内膜、纤维蛋白膜、骨胶原膜等贴于疮面治疗。将鸡蛋内膜剪成邮票大小，平整紧贴于创面上，如内膜下有气泡，应以无菌棉球轻轻挤压排出，加红外线灯照射10分钟，再用无菌敷料覆盖，每日更换一次，直到疮面愈合。

14. 压疮坏死溃疡期有什么护理措施？

此期应清洁疮面，去除坏死组织，保持引流通畅，促进愈合。采用清热解毒、活血化瘀、去腐生肌收敛的中草药治疗是目前最有效的方法之一。如疮面有感染时，轻者可用无菌等渗液，还可采用甲硝唑湿敷或用生理盐水清洗疮面后涂以磺胺嘧啶银、呋喃西林治疗。对于溃疡较深、引流不畅者，应用3%过氧化氢溶液冲洗，以抑制厌氧菌。目前，还有采用氧疗法的，利用纯氧抑制创面厌氧菌的生长，提高创面组织中氧的供应量，改善局部组织代谢。

(五) 会阴护理

1. 为女患者会阴护理的顺序是什么？

尿道口、阴道口、大小阴唇、会阴、肛门。

2. 会阴护理的目的是什么？

去除异味，预防或减少感染；防止皮肤破损，促进伤口愈合；增进舒适，教导患者清洁的原则。

自测试题

一、单项选择题

1. 发生压疮最主要的原因是 （ ）
   A. 全身营养缺乏　　　　　　　　B. 局部组织长期受压
   C. 皮肤破溃　　　　　　　　　　D. 皮肤受潮湿、摩擦的刺激
   E. 病原菌侵入皮肤

2. 患者坐位时，最易发生压疮的部位是 （ ）
   A. 髋部　　B. 骶尾部　　C. 髂前上棘处　　D. 坐骨结节处　　E. 脊椎棘突处

3. 患者，男，体温升高，神志不清，最容易发生压疮的部位是 （ ）
   A. 枕后　　B. 骶尾部　　C. 踝关节　　D. 膝关节　　E. 足跟部

4. 76岁，卧床3周，近日骶尾部皮肤破溃，护士仔细观察后认为是压疮溃疡期。患者发生压疮最主要的原因是 （ ）
   A. 局部组织长期受压　　　　　　B. 营养不良
   C. 皮肤破溃　　　　　　　　　　D. 皮肤受潮湿、摩擦的刺激脑
   E. 病原菌侵入皮肤

5. 女性，67岁，脑血管意外，经过抢救治疗，生命体征趋于平稳，但处于昏迷状态，护

士交接班时发现患者骶尾部皮肤 2 cm×3 cm 呈紫红色,并有小水疱,此患者压疮的临床分期是 ( )

 A. 瘀血红润期   B. 炎性浸润期

 C. 炎性红润期   D. 浅度溃疡期

 E. 坏死溃疡期

6. 对防止炎性浸润期进一步发展的护理措施描述正确的是 ( )

 A. 给患者 3 小时翻身一次

 B. 给患者垫气圈

 C. 保持皮肤清洁干燥,避免潮湿等刺激

 D. 局部按摩时护士手掌紧贴患者患处

 E. 定期用乙醇按摩

7. 炎性浸润期压疮,不正确的是 ( )

 A. 皮肤呈紫红色   B. 皮下硬结

 C. 有大、小水疱   D. 患者有明显痛感

 E. 疮面上有脓性分泌物

8. 口腔铜绿假单胞菌感染时,漱口液首选 ( )

 A. 2%~3% 硼酸   B. 1%~3% 过氧化氢

 C. 1%~4% 碳酸氢钠   D. 0.1% 醋酸

 E. 0.02% 呋喃西林

9. 床上擦浴适宜的水温是 ( )

 A. 32~34℃   B. 36~40℃   C. 41~45℃   D. 47~50℃   E. 55~60℃

10. 床上擦浴时应将室温调节在 ( )

 A. 18±2℃   B. 20±2℃   C. 22±2℃   D. 26±2℃   E. 28±2℃

11. 患者沐浴的最佳时间 ( )

 A. 饭前 30 分钟   B. 饭后 30 分钟

 C. 饭前 60 分钟   D. 饭后 60 分钟

 E. 活动 15 分钟后

12. 患者,诊断为再生障碍性贫血,检查发现唇及口腔黏膜有散在瘀点,轻触牙龈出血,护士为其口腔护理应特别注意 ( )

 A. 应取下义齿   B. 夹紧棉球   C. 动作轻柔   D. 禁忌漱口   E. 患处撒冰硼散

13. 用 50% 乙醇按摩局部皮肤的目的是 ( )

 A. 消毒皮肤   B. 润滑皮肤

 C. 降低体温   D. 去除污垢

 E. 促进血液循环

14. 口唇干裂患者口腔护理后可涂 （   ）

A. 西瓜霜   B. 锡类散

C. 冰硼散   D. 金霉素软膏

E. 液状石蜡

15. 乙醇擦浴禁擦足底是为了防止 （   ）

A. 发生寒战   B. 呼吸不畅

C. 反射性地引起一过性冠状动脉收缩   D. 体温骤降

E. 血压下降

16. 昏迷患者放开口器应从 （   ）

A. 门牙   B. 臼齿处   C. 左侧   D. 后侧   E. 暴力张口

17. 清洁口腔、预防感染应选择的漱口液是 （   ）

A. 2%～3%硼酸溶液   B. 1%～3%过氧化氢溶液

C. 0.1%醋酸溶液   D. 1%～4%碳酸氢钠溶液

E. 复方硼砂溶液

18. 口臭患者应选择的漱口液是 （   ）

A. 4%碳酸氢钠溶液   B. 1%～3%过氧化氢溶液

C. 0.1%醋酸溶液   D. 2%～3%硼酸溶液

E. 0.02%呋喃西林溶液

19. 对需要进行床上擦浴的患者进行心理状态评估的重点是 （   ）

A. 对疾病的态度   B. 住院后的心理反应

C. 对床上擦浴的心理顾虑和心理反应   D. 住院后的情绪状态

E. 对床上擦浴是否感到紧张、恐惧

20. 为右上臂受伤的患者穿脱衣服时正确的是 （   ）

A. 先脱左侧,先穿左侧   B. 先脱患侧,后穿患侧

C. 先脱右侧,先穿右侧   D. 先脱右侧,先穿左侧

E. 先脱左侧,先穿右侧

21. 患者淋浴时水温不可过高,以免产生 （   ）

A. 眩晕   B. 虚脱   C. 昏迷   D. 疲劳   E. 休克

二、多项选择题

1. 俯卧位时压疮的好发部位包括 （   ）

A. 耳   B. 女性乳房   C. 肩部   D. 膝部   E. 脚趾

2. 压疮的分期包括 （   ）

A. 瘀血红润期   B. 炎性浸润期

C. 浅表溃疡期   D. 坏死溃疡期

E. 炎性红润期

3. 口腔护理的目的包括 （　）

A. 清洁口腔　　　　　　　　　　B. 去除口臭

C. 观察舌苔和口腔黏膜　　　　　D. 治疗口腔溃疡

E. 清除口腔内一切细菌

4. 下列头虱患者护理方法不正确的是 （　）

A. 百部浸于90%乙醇中制得百部酊

B. 护士须戴手套、帽子

C. 患者剪下的头发要用纸包后焚烧

D. 药水浸湿头发后用毛巾包裹4 h

E. 灭虱后,应为患者更换衣裤被服

5. 为保持卧床患者皮肤清洁干燥,应做到 （　）

A. 大小便失禁的患者,用橡胶单保护床单位

B. 出汗多的患者应及时擦洗干净

C. 分泌物多的患者应用无菌纱布包裹

D. 随时更换污染的被服

E. 小儿尿床可用透气尿不湿垫于臀下

6. 下列体位与压疮好发部位正确的是 （　）

A. 仰卧—骶尾部　　　　　　　　B. 侧卧—髂部

C. 俯卧—内踝　　　　　　　　　D. 坐位—坐骨结节

E. 侧卧—肩峰部

7. 对长期卧床患者应注意局部皮肤受压情况,评估要点包括 （　）

A. 皮肤颜色　　　　　　　　　　B. 皮肤的温度

C. 皮肤的完整性与病灶情况　　　D. 皮肤感觉

E. 皮肤的清洁度

8. 下列哪些情况不宜进行热水坐浴 （　）

A. 月经期　　　　　　　　　　　B. 产后10日

C. 妇科手术前　　　　　　　　　D. 急性盆腔炎

E. 会阴部充血水肿

三、判断题

1. 碳酸氢钠溶液适用于真菌感染。 （　）

2. 甲硝唑溶液适用于绿脓杆菌感染。 （　）

3. 昏迷患者放开口器应从臼齿处放入。 （　）

4. 可用30%乙醇湿润打结的头发,然后慢慢梳开。 （　）

5. 患者在浴盆中坐浴的时间不可超过 10 分钟。（ ）

6. 床上擦浴的时间应在 15～30 分钟内。（ ）

7. 床上擦浴应先擦远侧肢体后擦近侧肢体。（ ）

8. 六勤是勤观察、勤翻身、勤按摩、勤擦洗、勤整理、勤更换。（ ）

9. 为患者做会阴擦洗时,应每擦一处更换一个棉球。（ ）

10. 为女患者会阴擦洗的顺序是尿道口、会阴、阴道口、大小阴唇、肛门。（ ）

11. 为上臂有伤的患者脱衣服时,应先脱伤侧,后脱对侧。（ ）

自测试题答案

一、单项选择题

1. B 2. D 3. B 4. A 5. B 6. C 7. E 8. D 9. D 10. C 11. D 12. C 13. E 14. E 15. C 16. B 17. A 18. B 19. C 20. E 21. A

二、多项选择题

1. ABCDE 2. ABCD 3. ABCDE 4. AD 5. ABCDE 6. ABDE 7. ABCDE 8. ABD

三、判断题

1. √ 2. × 3. √ 4. √ 5. × 6. √ 7. × 8. √ 9. √ 10. × 11. ×

第四节　患者保护性约束法

基本知识问答

1. 什么是保护具?

保护具是用来限制患者身体或身体某部位的活动,以达到维护患者安全与治疗效果的各种器具。

2. 常用的保护具有哪些?

床档、约束带、支被架。

3. 使用保护具的注意事项有哪些?

(1)严格掌握保护具应用的适应证,维护患者自尊。

(2)保护具只能短期使用,用时使患者肢体处于功能位置,并协助患者翻身,保证患者安全、舒适。

(3)使用约束带时,带下应垫衬垫,固定须松紧适宜。注意观察受约束部位的血液循环,约每 15 分钟 1 次,定时松解,约 2 小时 1 次,必要时进行局部按摩,促进血液循环。

(4)记录使用保护具的原因、时间、每次观察结果、相应的护理措施、解除约束的时间。

4.什么是辅助器？常用的辅助器有哪些？

辅助器是为患者提供保持身体平衡与身体支持物的器材,是维护患者安全的护理措施之一。常用的辅助器有拐杖、手杖。

自测试题

一、单项选择题

1. 患者使用拐杖走路的方法不包括 （ ）
   A. 一点式　　B. 两点式　　C. 三点式　　D. 四点时　　E. 跳跃式
2. 下列关于手杖的选择原则不正确的是 （ ）
   A. 肘部在负重时能直立
   B. 手柄适于抓握
   C. 手柄弯曲部与髋部同高
   D. 手杖底端的橡胶垫应有吸力、弹性好
   E. 使用手杖前检查螺钉及橡胶垫
3. 用约束带时应重点观察 （ ）
   A. 体位是否舒适　　　　　　　　　B. 约束带是否结实
   C. 局部皮肤颜色及温度　　　　　　D. 神志是否清楚
   E. 衬垫是否垫好
4. 以下需要使用保护具的患者是 （ ）
   A. 晕厥　　B. 休克　　C. 腹痛　　D. 咯血　　E. 谵妄
5. 用于限制患者坐起的约束方法是 （ ）
   A. 加床档　　B. 约束腕部　　C. 约束踝部　　D. 固定肩部　　E. 固定双膝
6. 使用约束带时,错误的是 （ ）
   A. 使用约束带前应向家属解释目的和意义,取得配合
   B. 严格掌握约束带的适应证
   C. 为便于松解,宽绷带应打活结
   D. 带下应垫衬垫,固定时松紧适宜
   E. 注意观察约束部位的血液循环

二、多项选择题

1. 以下关于使用保护具的目的正确的是 （ ）
   A. 防止小儿、高热、躁动患者发生坠床　　　B. 确保患者安全
   C. 确保治疗、护理的顺利进行　　　　　　　D. 防止患者自伤
   E. 保持身体平衡

2. 以下关于约束带的使用描述正确的是 （   ）

A. 用于保护躁动患者,限制身体或肢体活动

B. 宽绷带常用于固定手腕及踝部

C. 使用肩部约束带时将袖筒套于患者两侧肩部,腋窝衬棉垫

D. 使用膝部约束带时两膝之间衬棉垫

E. 使用尼龙扣约束带时松紧要适宜

3. 下列关于使用辅助器的注意事项描述正确的是 （   ）

A. 不合适的辅助器与错误使用姿势可导致腋下受压造成神经损伤

B. 使用者意识清楚,身体状态良好、稳定

C. 使用辅助器时患者的鞋要合脚,衣服要宽松

D. 经常检查确定橡皮垫的凹槽能否产生足够的吸引力和摩擦力

E. 选择较大的场地练习,避免拥挤和注意力分散

三、判断题

1. 保护具可长期使用。 （   ）

2. 患者使用拐杖最安全的步法是四点式。 （   ）

3. 患者使用拐杖时腋窝与拐杖顶垫间相距 2～3 cm。 （   ）

4. 对于意识障碍的患者约束带应尽量使用以保证安全。 （   ）

自测试题答案

一、单项选择题

1. A　2. A　3. C　4. E　5. D　6. C

二、多项选择题

1. ABCD　2. ABCDE　3. ABCDE

三、判断题

1. ×　2. √　3. √　4. ×

第五节　运送患者方法

基本知识问答

1. 轮椅运送法的操作目的是什么？

(1) 护送不能行走但能坐起的患者入院、出院、检查、治疗或室外活动。

(2) 帮助患者下床活动,促进血液循环和体力恢复。

2.轮椅运送法的基本理论是什么？

在此操作中正确运用人体力学的原理,方法正确,符合节力原则。

3.轮椅运送法的患者评估是什么？

(1)全身情况:患者的一般情况,意识状态、病情与躯体活动能力等。

(2)局部情况:肢体损伤部位的情况。

(3)心理状况:对坐轮椅有无思想顾虑和心理负担,理解合作程度。

(4)健康知识:对疾病或坐轮椅的认识情况。

4.轮椅运送法的护理评价是什么？

(1)搬运是否安全、顺利,患者有无病情改变。

(2)患者坐于轮椅上是否舒适,有无疲劳、不适,患者能否配合。

5.轮椅运送法的注意事项有哪些？

(1)经常检查轮椅,保持良好的性能。

(2)推轮椅速度要慢,以免患者不适或发生意外。

(3)推车过门槛时翘起前轮,使患者的头、背后倾,并嘱握住扶手,以防发生意外。

(4)如患者不能保持身体平衡时,应系安全带,以免发生意外。

(5)患者如有下肢浮肿、溃疡或关节疼痛,可将脚踏板抬起,垫以软枕,双脚踏于软枕上。

6.平车运送法的目的是什么？

为运送不能起床的患者去手术室、特殊检查、治疗等。

7.简述平车运送法有几种具体操作方法及适用范围？

(1)挪运法:病情许可,能在床上配合动作者,可用此法。

(2)单人搬运法:适用于患儿及病情许可,体重较轻者。

(3)二人、三人搬运法:用于还不能自己活动、体重较重者。

(4)四人搬运法:用于危重或颈椎、腰椎骨折患者。

8.简述平车运送法的注意事项。

注意安全与舒适,一人一车;躺卧中间,头在大轮端,推车勿快;上坡下坡,头在高处;神昏烦躁,车旁守护;推车进室,勿撞门墙;注意保暖,勿使受凉;注意观察病情及治疗的连续性;急重患者,注意观察;骨折患者,车上垫板;输液者保持瓶高度,固定穿刺部位;带导管者防扭曲、受压、脱出。

9.担架运送法的患者评估是什么？

(1)全身情况:患者的一般情况,体重,意识状态,病情与躯体活动能力等。

(2)局部情况:肢体损伤部位的情况。

(3)心理状况:对应用担架有无思想顾虑和心理负担,理解合作程度。

(4)健康知识:对疾病或应用担架的认识情况。

10. 担架运送法有几种操作方法?

(1) 三人搬运法:适用比较广泛。

(2) 滚动搬运法:适用于胸、腰椎损伤者。

(3) 平托法:适用于颈椎损伤的患者。

11. 担架运送法的注意事项有哪些?

(1) 在搬运过程中,三人须配合协调,正确运用人体力学原理。

(2) 患者四肢不可靠近担架边缘,以免碰撞造成损伤。

(3) 颅脑损伤、颌面部外伤及昏迷患者应头偏向一侧,保持呼吸道通畅。

(4) 胸腰椎患者应使用硬板担架。

(5) 在搬运过程中应随时观察患者的病情变化。

12. 简述搬运患者过程中的注意事项。

(1) 动作轻稳、准确,确保患者安全舒适,并应注意保暖。

(2) 搬运过程中,注意观察患者的病情变化,避免造成损伤等并发症。

(3) 保证患者的持续治疗不受影响。

(4) 向患者及家属解释搬运的过程、配合方法及注意事项。

(5) 告知患者在搬运过程中,如感不适立刻向护理人员说明,防止意外发生。

13. 简述转诊运送的注意事项。

(1) 转送既要快速,又要平稳安全,避免颠簸。一般伤者的头部应与车辆行驶的方向相反以保持脑部血供。

(2) 伤患者的体位和担架应很好固定,以免紧急刹车时加重病情。

(3) 伤患者在车内的体位要根据病情放置,如平卧位、坐位等。

(4) 腹腔内脏脱出的伤员,应保持仰卧位,屈曲下肢,腹部保温。

(5) 骨盆损伤的伤员,应仰卧于硬板担架上,双膝略弯曲,其下加垫。

(6) 疑有脊柱骨折的伤员,应由4人同侧托住伤员的头、肩背、腰臀部及下肢,放置于硬板上。

(7) 疑有颈椎骨折及脱位者,搬运时应由一人扶持、固定头颈部,保持颈椎和胸椎线一致,切勿过屈、过伸或旋转。伤者应躺在硬板担架上,颈部两侧各放置一沙袋,使颈椎在运送过程中位于较固定的状态。

(8) 昏迷、呕吐患者应取头低位且偏向一侧,防止呕吐物吸入呼吸道引起窒息。

(9) 鼻腔异物者,应保持低头姿势,以免异物掉入气管中。

自测试题

一、单项选择题

1. 对可自行活动者采取的搬运法是 （ ）
   A. 挪动法　　B. 一人搬运法　　C. 二人搬运法　　D. 三人搬运法　　E. 四人搬运法

2. 对颈椎骨折患者采取的搬运法是 （ ）
   A. 挪动法　　B. 一人搬运法　　C. 二人搬运法　　D. 三人搬运法　　E. 四人搬运法

3. 护士采用挪动法协助患者从平车向床上移动时顺序为 （ ）
   A. 下肢、臀部、上身　　　　　　　　　　B. 上身、下肢、臀部
   C. 上身、臀部、下肢　　　　　　　　　　D. 臀部、下肢、上身
   E. 臀部、上身、下肢

4. 用轮椅运送患者时,说法错误的是 （ ）
   A. 推轮椅至床旁　　　　　　　　　　　　B. 使椅背和床头平齐
   C. 翻起轮椅的脚踏板　　　　　　　　　　D. 护士在轮椅背后固定轮椅
   E. 嘱患者靠后坐,手握扶手

二、多项选择题

1. 平车运送法有几种 （ ）
   A. 挪动法　　B. 单人搬运法　　C. 二人搬运法　　D. 三人搬运法　　E. 四人搬运法

2. 轮椅运送法的描述正确的有 （ ）
   A. 将轮椅推至床旁,使椅背与床尾平齐
   B. 将脚踏板翻起,拉起车闸以固定车轮
   C. 推轮椅时,嘱患者手扶轮椅扶手,尽量靠后坐
   D. 嘱患者身体勿向前倾或自行下车
   E. 下坡时要减慢速度并注意观察病情

3. 担架运送法有几种方法 （ ）
   A. 二人搬运法　　B. 三人搬运法　　C. 四人搬运法　　D. 滚动搬运法　　E. 平托法

三、判断题

1. 滚动搬运法中搬运者位于患者的两侧。 （ ）
2. 胸腰椎患者应使用硬板担架。 （ ）
3. 单人搬运法适用于患儿及病情许可,体重较轻者。 （ ）
4. 平车运送回床时,应先助其移动上肢,再移动下半身。 （ ）
5. 三人搬运时,甲托住患者头颈、肩背部,乙托住腰、臀部,丙托住腘窝、腿部。 （ ）

自测试题答案

一、单项选择题

1. A 2. E 3. A 4. B

二、多项选择题

1. ABCDE 2. ABCDE 3. BDE

三、判断题

1. × 2. √ 3. √ 4. × 5. √

第六节 卧位的变换

基本知识问答

1. 试述舒适卧位的基本要求。

(1)卧床姿势:应尽量符合人体力学的要求,体重平均分布于身体的各个部位,关节维持正常的功能位置,体内脏器在体腔内拥有最大的空间。

(2)体位变换:应经常变换体位,至少每2小时变换一次。

(3)身体活动:在无禁忌证的情况下,患者身体各部位每天均应活动,改变卧位时应进行全范围关节运动练习。

(4)保护受压部位:应加强皮肤护理,预防压疮的发生。

(5)保护隐私:进行各项护理操作时,均应注意保护患者隐私,根据需要适当地遮盖患者的身体,促进患者身心舒适。

2. 简述卧位的分类。

(1)主动卧位:患者根据自己的意愿和习惯采取最舒适、最随意的卧位,称主动卧位。见于轻症患者、术前及恢复期患者。

(2)被动卧位:患者自身无力变换卧位,躺卧于他人安置的卧位,称被动卧位。常见于昏迷、极度衰弱的患者。

(3)被迫卧位:患者意识清晰,也有变换卧位的能力,但为了减轻疾病所致的痛苦或因治疗需要而被迫采取的卧位,称被迫卧位。如肺心病患者由于呼吸困难而被迫采取端坐卧位。

3. 常用的卧位有哪几种?

①仰卧位;②侧卧位;③半坐卧位;④端坐位;⑤俯卧位;⑥头低脚高位;⑦头高脚低位;⑧膝胸卧位;⑨截石位。

4.去枕仰卧位的适用范围有哪些?

全身麻醉未清醒或昏迷患者,去枕仰卧,头偏向一侧,可防止呕吐物流入气管,引起窒息或肺部感染;椎管内麻醉或脊髓腔穿刺后的患者,可防止颅内压降低引起的头痛。

5.半坐卧位的适用范围有哪些?

(1)心肺疾病引起呼吸困难的患者。

(2)急性左心衰的患者。

(3)腹腔、盆腔手术后或有炎症的患者,可以使渗出液流入盆腔,使感染局限。

(4)腹部手术后的患者,可减轻腹部切口的张力。

(5)某些面部及颈部手术后患者,可减少局部出血。

(6)疾病恢复期体质衰弱患者,有利于逐渐向站立过渡。

自测试题

一、单项选择题

1.适合取中凹卧位的患者是 (　　)

　A.心包积液　　B.脑出血　　C.休克　　D.支气管哮喘　　E.呼吸困难

2.侧卧位时 (　　)

　A.两腿弯曲　　　　　　　　　　　　B.两腿伸直

　C.上腿伸直,下腿弯曲　　　　　　　D.上腿弯曲,下腿伸直

　E.两腿前后分开

3.中凹卧位时 (　　)

　A.抬高头胸部5°~10°,抬高下肢10°~20°

　B.抬高头胸部10°~20°,抬高下肢20°~30°

　C.抬高头胸部10°~20°,抬高下肢10°~20°

　D.抬高头胸部5°~10°,抬高下肢20°~30°

　E.抬高头胸部20°~30°,抬高下肢10°~20°

4.产妇胎膜早破时采用 (　　)

　A.中凹位　　B.半坐卧位　　C.头低脚高位　　D.头高脚低位　　E.膝胸位

5.颈椎骨折患者行颅骨牵引时采用 (　　)

　A.中凹位　　B.半坐卧位　　C.头低脚高位　　D.头高脚低位　　E.膝胸位

6.矫正胎位不正时采用 (　　)

　A.中凹位　　　　　　　　　　　　　B.半坐卧位

　C.头低脚高位　　　　　　　　　　　D.头高脚低位

　E.膝胸位

7. 去枕仰卧位适用于 （ ）

A. 全身麻醉未清醒者　　　　　　　　　B. 腹部检查

C. 导尿时　　　　　　　　　　　　　　D. 休克患者

E. 肛门检查时

8. 椎管内麻醉后的患者去枕平卧6小时,目的是 （ ）

A. 预防脑压升高　　　　　　　　　　　B. 预防颅内压降低引起头痛

C. 预防脑缺血　　　　　　　　　　　　D. 预防脑部感染

E. 有利于脑部血液循环

9. 哮喘患者可给予 （ ）

A. 中凹位　　　　　　　　　　　　　　B. 端坐位

C. 头低脚高位　　　　　　　　　　　　D. 头高脚低位

E. 膝胸位

二、多项选择题

1. 腹部手术后患者取半坐卧位的目的不包括 （ ）

A. 减少静脉回心血量,减轻心脏负担　　B. 改善局部血液循环

C. 增加肺活量,改善呼吸困难　　　　　D. 减轻腹部缝合处张力

E. 减少局部出血

2. 头低脚高位的适用范围包括 （ ）

A. 肺部分泌物引流,使痰易于排出　　　B. 十二指肠引流,有利于胆汁引流

C. 妊娠时胎膜早破　　　　　　　　　　D. 跟骨或胫骨结节牵引

E. 矫正胎位不正

3. 俯卧位适用于 （ ）

A. 脊椎手术后,腰、背、臀部检查或有伤口的患者　　B. 配合胰、胆管造影检查时

C. 胃肠胀气　　　　　　　　　　　　　D. 支气管哮喘

E. 心包积液

4. 仰卧位包括 （ ）

A. 去枕仰卧位　　　　　　　　　　　　B. 屈膝仰卧位

C. 中凹卧位　　　　　　　　　　　　　D. 膝胸位

E. 截石位

三、判断题

1. 昏迷患者可采用主动卧位。 （ ）

2. 稳定性卧位身体支撑面大,重心低,平稳。 （ ）

3. 甲状腺切除术后患者取半坐卧位目的是减轻局部出血。 （ ）

4. 下肢骨折患者需采取头高脚低位。 （ ）

5. 颅内压升高采取中凹位。   (   )
6. 颈椎骨折行颅骨牵引的患者翻身时应先放松牵引。   (   )

自测试题

一、单项选择题

1. C 2. D 3. B 4. C 5. D 6. E 7. A 8. B 9. B

二、多项选择题

1. ABCE 2. ABCD 3. ABC 4. ABC

三、判断题

1. × 2. √ 3. √ 4. × 5. × 6. ×

第七节　生命体征的测量

基本知识问答

1. 试述生命体征的指标与含义。

生命体征是体温、脉搏、呼吸及血压的总称。生命体征受大脑皮质控制,是机体内在活动的一种客观反映,是衡量机体身心状况的可靠指标。正常人生命体征在一定范围内相对稳定,变化很小。而在病理情况下,其变化极其敏感。护理人员通过认真仔细地观察生命体征,可以获得患者生理状态的基本资料,为预防、诊断、治疗及护理提供依据。因此,正确掌握生命体征的观察技能与护理是临床护理中极为重要的内容之一。

2. 什么是体温?

体温也称体核温度,是指身体内部胸腔、腹腔和中枢神经的温度。

3. 简述体温的调节机制。

包括自主性(生理性)体温调节和行为性体温调节两种方式。

(1)自主性体温调节:由下丘脑体温调节中枢控制,机体受内、外环境温度刺激,通过一系列生理反应,调节机体的产热和散热,使体温保持相对恒定的体温调节方式。通常意义上的体温调节即指自主性体温调节。

(2)行为性体温调节:是人类有意识的行为活动,通过机体在不同环境中的姿势和行为改变而达到调节体温的目的。

4. 人体散热的方式?

物理方式散热包括辐射、传导、对流、蒸发。

5. 简述人体的正常体温状况。

成人正常体温的范围及平均值见表15。由于体核温度不易测试,临床上常以口腔、直肠、腋窝等处的温度来代表体温。其中,直肠温度接近人体深部温度。而日常工作中,采用口腔、腋下温度测量更为常见、方便。温度可用摄氏温度(℃)和华氏温度(℉)来表示。摄氏温度与华氏温度的换算公式为:①℉ = ℃ ×9/5 +32。②℃ = (℉ –32) ×5/9。

表15 测量体温部位及正常范围

部位	平均温度	正常范围
口温	37℃(98.6℉)	36.3~37.2℃(97.3~99.0℉)
肛温	37.5℃(99.5℉)	36.5~37.7℃(97.7~99.0℉)
腋温	36.5℃(97.7℉)	36.0~37.0℃(96.8~98.6℉)

6. 体温的生理性变化受哪些因素影响?

(1)昼夜差异:正常体温在24小时内呈周期性波动,清晨2~6时最低,午后2~8时最高。

(2)年龄差异:婴幼儿体温略高于成人,老年人又略低于成人。新生儿由于体温调节功能尚未发育完善,因而体温易受环境温度的影响而变化,应做好防寒保暖护理。

(3)性别差异:女性体温平均比男性高0.3℃。

(4)肌肉活动:剧烈肌肉活动可使骨骼肌紧张并强烈收缩,产热增加,导致体温升高。

(5)药物影响:麻醉药物可抑制体温调节中枢或影响传入路径的活动并能扩张血管,增加散热,降低机体对寒冷环境的适应能力。

此外,情绪激动、紧张、进食、环境温度的变化等都会对体温有影响,在测量体温时,应加以考虑。

7. 简述测量体温注意事项。

(1)测量体温前后,应清点体温计的数量,并检查有无破损。定期检查体温计的准确性。

(2)精神异常、昏迷及小儿不可测口腔温度,以防体温计失落或折断。对不合作者、口鼻手术后或呼吸困难者,不宜测口腔温度。进食、沐浴或面颊部做冷、热敷者,应间隔30分钟后方可测口腔温度。

(3)腹泻,直肠或肛门手术患者不宜直肠测温。坐浴或灌肠后,须间隔30分钟方可直肠测温。

(4)发现体温与病情不相符合时,要寻找原因,予以复查。

(5)若患者不慎咬破体温计误吞水银时,可立即口服大量蛋白水或牛奶,使蛋白与汞结合,延缓汞的吸收,直至排出体外。另外,蛋白水可黏附于胃黏膜上,起到保护作用;在病情许可的情况下,可服大量粗纤维食物,使水银被包裹而减少吸收。同时粗纤维食物能增加肠蠕动,加速汞的排出。

8. 试述体温过高(发热)的定义及引起发热的原因。

体温过高又称发热,是指任何原因引起产热过多、散热减少、体温调节障碍、致热原作用于体温调节中枢使调定点上移而引起的体温升高,并超过正常范围。一般而言,当腋下温度超过37℃或口腔温度超过37.5℃,一昼夜体温波动在1℃以上称为体温过高。

引起体温过高的原因甚多,根据致热原的性质和来源不同,可以分为感染性发热和非感染性发热两大类。感染性发热较多见,主要由病原体引起。非感染性发热由病原体以外的各种物质引起,目前越来越引起人们的重视。

9. 发热程度如何划分?

以口腔温度为例,低热:37.3~38.0℃,中等热:38.1~39℃,高热:39.1~41.0℃,超高热:41.0℃以上。

10. 发热包括哪几个时期?

体温上升期、高热持续期、体温下降期。

11. 常见的热型有哪几种?

(1)稽留热:体温持续在39~40℃,达数天或数月,24小时波动范围不超过1℃。多见于肺炎球菌肺炎、伤寒等。

(2)弛张热:体温在39℃以上,24小时内温差达1℃以上,体温最低时仍高于正常水平。多见于败血症。

(3)间歇热:体温骤然升高至39℃以上,持续数小时或更长,然后下降至正常或正常以下,经过一个间歇,又反复发作。即高热期和无热期交替出现。见于疟疾。

(4)不规则热:发热无一定规律,且持续时间不定。见于流行性感冒、癌症发热。

12. 对体温过高的患者如何护理?

(1)降低体温:可选用物理降温或药物降温。物理降温有局部和全身冷疗两种。局部冷疗采用冷毛巾、冰袋;全身冷疗可采用温水擦浴、乙醇擦浴。药物降温时通过机体的蒸发散热而达到降温目的,使用时应注意药物的剂量,尤其对年老体弱及心血管疾病者应防止出现虚脱或休克现象。行降温措施30分钟后应测量体温。

(2)加强病情观察:定时测体温,注意发热类型、程度及经过,及时注意呼吸、脉搏和血压的变化。

(3)补充营养和水分:给予高热量、高蛋白、高维生素、易消化的流质。注意食物的色、香、味,鼓励少量多餐,以补充高热的消耗,提高机体的抵抗力。

(4)休息:休息可减少能量的消耗,有利于机体康复。高热者绝对卧床休息,低热者酌情减少活动,适当休息。

(5)口腔护理:应在晨起、餐后、睡前协助患者漱口,保持口腔清洁。

(6)皮肤护理:退热期,往往大量出汗,应随时擦干汗液,更换衣服和床单,防止受凉,保持皮肤的清洁、干燥。

(7)心理护理:应经常探视患者,耐心解答各种问题,尽量满足患者的需要,给予精神安慰。

13. 什么是体温过低?

体温低于正常称为体温过低。

14. 体温过低的程度划分？

轻度:32~35℃;中度:30~32℃;重度:小于30℃;致死温度:23~25℃。

15. 什么是脉搏？

在每个心动周期中,由于心脏的收缩和舒张,动脉内的压力也发生周期性的变化,导致动脉管壁产生有节律的搏动,称为动脉脉搏,简称脉搏。

16. 脉搏的生理变化是什么？

(1)年龄:儿童脉率平均约90次/分,随年龄的增长而逐渐减低。老年较慢,平均55~60次/分,到高龄时轻度增加。

(2)性别:女性比男性稍快,通常每分钟相差7~8次。

(3)体形:身材细高者常比矮壮者的脉率慢。因体表面积越大,脉搏越慢。

(4)活动、情绪:运动、兴奋、焦虑使脉率增快;休息、睡眠则使脉率减慢。

(5)饮食、药物:进食、咖啡能使脉率增快;禁食、使用镇静剂能使脉率减慢。

正常情况下,脉率和心率是一致的,脉率是心率的指示,当脉率微弱得难以测定时,应测心率。

17. 简述测量脉搏注意事项。

(1)测量前应使患者保持安静,如有剧烈活动,应先休息20分钟后再测。

(2)不可用拇指诊脉,因拇指小动脉搏动易与患者的脉搏相混淆。

(3)如发现有脉搏短绌,应由两人同时测量脉率及心率1分钟。

18. 何谓脉率？列表说明各年龄段脉率的正常范围。

脉率是每分钟脉搏搏动的次数。正常成人在安静状态下脉率为60~100次/分。表16显示各年龄段脉率的正常范围。需要注意的是,脉率可受体温、运动、情绪、饮食、药物和性别等多种因素的影响而发生变化。

表16　脉率的正常范围与平均脉率

年龄	正常范围(次/分)	平均脉率(次/分)
出生~1个月	70~170	120
1~12个月	80~160	120
1~3岁	80~120	100
3~6岁	75~115	100
6~12岁	75~110	90
12~14岁	男65~105,女70~110	男85,女90
14~16岁	男60~100,女65~105	男80,女85
16~18岁	男55~95,女70~100	男75,女80
18~65岁	60~100	72
65岁以上	70~100	75

19.何谓脉搏异常？简述脉搏异常患者的护理要点。

脉搏异常包括脉率的异常，如心动过速和心动过缓等，脉搏异常还包括脉搏节律异常，如间歇脉、短绌脉、各类心律失常等。对脉搏异常患者的护理要点如下。

(1)休息与活动：指导患者增加卧床休息的时间，适当活动，以减少心肌耗氧量。必要时给予氧疗。

(2)加强观察：观察脉搏的脉率、节律、强弱等。观察药物的治疗效果和不良反应。有起搏器者应做好相应的护理。

(3)准备急救物品和急救仪器：备抗心律失常的药物，除颤器应处于完好状态。

(4)心理护理：稳定情绪，消除紧张、恐惧情绪。

(5)健康教育：指导患者进食清淡易消化的饮食，戒烟限酒，控制情绪，勿用力排便等知识。教会患者自我监测脉搏及观察药物的不良反应。

20.脉搏频率异常有几种情况？

(1)速脉：成人脉率每分钟超过100次。

(2)缓脉：成人脉率每分钟少于60次。

21.节律异常脉搏有几种情况？

(1)间歇脉：在一系列正常均匀的脉搏中，出现一次提前而较弱的搏动，其后有一较正常延长的间歇(即代偿性间歇)，亦称过早搏动或期前收缩。

(2)脉搏短绌：即在同一单位时间内，脉率少于心率。

22.强弱异常的脉搏有几种？

洪脉、细脉、交替脉、水冲脉、重搏脉、奇脉。

23.何谓血压、收缩压、舒张压和脉压？

(1)血压：是指血管内流动着的血液对单位面积血管壁的侧压力(压强)。在不同血管内，血压被分别称为动脉血压、毛细血管和静脉血压，而一般所说的血压是指动脉血压。

(2)收缩压：在一个心动周期中，动脉血压随着心室的收缩和舒张而发生规律性波动。在心室收缩时，动脉血压上升达到的最高值称收缩压。

(3)舒张压：在心室舒张末期，动脉血压下降达到的最低值称舒张压。

(4)脉压：收缩压与舒张压的差值称脉压。

24.什么是平均动脉压？

在一个心动周期中，动脉血压的平均值称为平均动脉压，约等于舒张压 + 1/3 脉压或 1/3 收缩压 + 2/3 舒张压。

25.测血压的注意事项是什么？

(1)血压计要定期进行检查，如水银是否充足，玻璃管有无裂缝，防止自身造成的误差。

(2)排除影响血压测量值的外界因素：袖带过宽、袖带缠得过紧、放气太快等。

(3)严密观察血压者应做到四定:定时间、定部位、定体位、定血压计,以保证测量的准确性和可比性。

(4)偏瘫、一侧肢体外伤应选择健侧肢体。

(5)发现血压听不清或异常,要重复测量,先驱尽袖带内的气体,使水银柱下降至"0"点,休息片刻后重测。

(6)WHO规定,以动脉消失音为舒张压。当变音与消失音之间有差异时,或危重患者应记录两个读数。

(7)某些高血压患者,于收缩期搏动声开始后,可有一短暂的无声期称听诊间歇,此时应以第一次出现音响之汞柱高度为收缩压。

(8)若上肢因故不能测量血压或病情需要,可测量下肢血压,但在记录时应在测量舒张压后注明"下肢",以免发生误会。

(9)保持测量者视线与血压计刻度平行。

26.什么是呼吸?

机体在新陈代谢过程中,需要不断地从外界吸收氧气排出二氧化碳,这种机体和环境之间的气体交换,称为呼吸。

27.简述异常呼吸的类型。

(1)频率异常:如呼吸过速(大于24次/分)或呼吸过缓(小于10次/分)。

(2)深度异常:如深度呼吸(一种深而规则的大呼吸,常见于糖尿病酮症酸中毒和尿毒症酸中毒)和浅快呼吸。

(3)节律异常:如潮式呼吸和间断呼吸。

(4)呼吸音异常:如蝉鸣音呼吸和鼾声呼吸,以及呼吸啰音等。

(5)呼吸困难:如吸气性呼吸困难、呼气性呼吸困难和混合性呼吸困难等。

28.常见的节律异常的表现有哪些?

(1)潮式呼吸:又称陈-施呼吸,是一种呼吸由浅慢逐渐变为深快,然后再由深快转为浅慢,再经一段呼吸暂停(5~30秒)后,又开始重复以上的周期性变化,其形体就如潮水起伏。

(2)间断呼吸:又称毕奥呼吸,表现为有规律的呼吸几次后,突然停止呼吸,间隔一个短时间后又开始呼吸,如此反复交替。即呼吸和呼吸暂停现象交替出现。其产生机制同潮式呼吸,但比潮式呼吸更严重,预后更为不良,常在临终前发生。

(3)点头呼吸:又称胸锁乳突肌呼吸。在呼吸时,头随着呼吸上下移动,是呼吸中枢衰竭的表现。

(4)叹气式呼吸:是指在间断一段时间后做一次大呼吸,伴叹气声。偶然的一次叹气是正常的。如反复发作叹气式呼吸,是临终前的发现。

29. 试述异常呼吸患者的护理要点。

(1)提供舒适的环境:整洁、安静、舒适,室内空气流通、清新,温度、湿度适宜。

(2)心理护理:消除患者紧张、恐惧心理。

(3)保持呼吸道通畅:及时清除呼吸道分泌物,必要时吸痰。

(4)改善呼吸困难:必要时吸氧或使用人工呼吸机。

(5)密切观察病情:观察有无咳嗽、咯血、发绀、呼吸困难等症状和体征。

30. 试述测量呼吸的正确方法及注意事项。

(1)测量方法:由于呼吸受意识控制,所以测呼吸时应不使患者察觉。通常于测量脉搏后,护士仍保持诊脉手势,避免引起患者注意和紧张。

(2)观察与计数:一般通过观察患者的胸部起伏,计数呼吸次数。正常呼吸测30秒,×2次,异常呼吸或婴儿应测1分钟。

(3)呼吸微弱或危重患者,可用少许棉花置于患者鼻孔前,观察棉花被吹动的次数,计数1分钟。

自测试题

一、单项选择题

1. 以口腔温度为标准划分低热范围是 ( )

A. 36.0℃以下
B. 36.8~37.3℃
C. 37.3~38.0℃
D. 38.0~38.5℃
E. 38.5~39.0℃

2. 下列有关体温的描述正确的是 ( )

A. 长时间从事夜间工作者,在24小时内其体温一般在下午2~8时最高

B. 老年人体温有下降趋势,高龄者体温会更低

C. 女性在月经前期,体温轻度降低

D. 婴幼儿体温较稳定

E. 女性体温较男性体温稍高

3. 细脉常见于 ( )

A. 发热患者
B. 房室传导阻滞患者
C. 洋地黄中毒患者
D. 心房纤维颤动患者
E. 甲亢患者

4. 代谢性酸中毒患者的呼吸表现为 ( )

A. 费力呼吸
B. 深而规则的大呼吸
C. 叹息样
D. 蝉鸣样

E. 鼾声呼吸

5. 男,65岁。病危,呼吸微弱不规则,不易观察,护士应采取的测量方法是 （　）

A. 手按患者胸腹部,以计数胸壁起伏次数

B. 取脉率的1/4为呼吸值

C. 仔细听呼吸音响计数

D. 手置患者鼻孔前,以气流通过的感觉计数

E. 用少许棉花置患者鼻孔前观察棉花飘动次数计呼吸频率

6. 装氧气表前打开总开关的目的是 （　）

A. 检查筒内是否有氧气　　　　　　　B. 测筒内氧气压力

C. 清洁气门,保护氧气表　　　　　　D. 估计筒内氧气流量

E. 了解氧气流出是否通畅

7. 用氧过程中,需要调节氧流量,正确的方法是 （　）

A. 先关总开关,再调节流量　　　　　B. 先关流量表,再调节流量

C. 先分离接管,再调节流量　　　　　D. 直接调节流量

E. 拔出鼻导管,再调节流量

8. 吸氧浓度为33%,每分钟氧流量为 （　）

A. 1 L　　　　B. 2 L　　　　C. 3 L　　　　D. 4 L　　　　E. 5 L

9. 物理降温后30分钟,所测体温的绘制符号是 （　）

A. 蓝虚线、蓝点　　　　　　　　　　B. 蓝虚线、蓝圈

C. 红虚线、红点　　　　　　　　　　D. 红虚线、红圈

E. 红虚线、蓝圈

10. 患者因脑出血右侧肢体偏瘫,医嘱测血压,每日3次,以下措施哪项不妥 （　）

A. 固定血压计

B. 固定时间

C. 侧左上肢血压

D. 测血压时间安排为晚上20时、24时、4时

E. 卧位测量,肱动脉平腋中线

11. 间歇热常见于 （　）

A. 流行性感冒　B. 伤寒　　　C. 败血症　　　D. 肿瘤　　　E. 疟疾

12. 休克患者的脉搏特征是 （　）

A. 强大有力　　　　　　　　　　　　B. 细弱无力

C. 动脉管壁变硬,失去弹性　　　　　D. 单位时间内脉率少于心率

E. 每隔一个正常搏动后出现一次早搏(期前收缩)

13. 某患者血压持续在 162/98 mmHg,考虑属于 ( )

A. 收缩压偏高,舒张压偏低 B. 收缩压偏低,舒张压偏高

C. 正常血压 D. 高血压

E. 临界高血压

14. 氧气筒内氧气不要用尽,其目的是 ( )

A. 便于再次充气 B. 防止再充气时引起爆炸

C. 便于检查氧气装置有无漏气 D. 便于调节氧流量

E. 使流量平稳,便于使用

15. 鼻导管给氧时导管插入的长度为 ( )

A. 鼻尖到耳垂 B. 发髻到鼻尖

C. 发髻到耳垂 D. 鼻尖到耳垂的 2/3

E. 鼻尖到耳垂的 1/3

16. 为脉搏短绌患者测量脉搏的方法正确的是 ( )

A. 1 人测脉率,1 人测心率,各测 1 分钟

B. 2 人不同时间,反复测量,分别记录

C. 2 人均测心率和脉率,然后互相核对

D. 先测心率,再测脉率,可 1 人完成

E. 1 人测心率,1 人测脉率,2 人同时开始测 1 分钟

17. 吸气时脉搏明显减弱或消失称为 ( )

A. 脉搏短绌 B. 交替脉 C. 水冲脉 D. 细脉 E. 奇脉

18. 测量血压,被测者坐位或仰卧位时,肱动脉应分别平 ( )

A. 第 3 肋软骨,腋中线 B. 第 4 肋软骨,腋中线

C. 第 5 肋软骨,腋前线 D. 第 6 肋软骨腋后线

E. 第 6 肋软骨,腋前线

19. 对体温过低的老年患者,下列护理措施哪项不妥 ( )

A. 提高室温 B. 保暖

C. 饮热饮料 D. 持续监测体温变化

E. 增加患者活动量

20. 临床上须同时测心率和脉率的患者是 ( )

A. 心动过速患者 B. 心动过缓患者

C. 心房颤动患者 D. 心律失常患者

E. 阵发性心动过速患者

21. 呼吸和呼吸暂停现象交替出现,称为 ( )

A. 比奥呼吸 B. 陈-施呼吸 C. 库斯莫呼吸 D. 浮浅性呼吸 E. 鼾声呼吸

22. 体温骤降时,患者最易出现 （ ）
   A. 头痛　　　B. 虚脱　　　C. 谵妄　　　D. 昏迷　　　E. 寒战
23. 肺炎链球菌性肺炎患者发热的热型为 （ ）
   A. 间歇热　　B. 弛张热　　C. 不规则热　D. 稽留热　　E. 波状热
24. 一位 70 岁老年人,测得血压为 150/90 mmHg,应考虑为 （ ）
   A. 正常血压　B. 临界高血压　C. 高血压　　D. 低血压　　E. 脉压减小

二、多项选择题

1. 关于血压测量的方法,下列符合要求的是 （ ）
   A. 测血压应做到定时间、定部位、定体位、定血压计
   B. 袖带缠在上臂中部
   C. 被测者坐位时,肱动脉平第 7 肋间
   D. 缠袖带的松紧以能放入一指为宜
   E. 重测时汞柱需降至"0"点
2. 关于体温生理性变化的叙述不正确的是 （ ）
   A. 清晨 2~6 时体温最高　　　　　　　B. 下午 2~8 时体温最低
   C. 昼夜体温变动范围不超过 1℃　　　　D. 与人体活动无关
   E. 与机体代谢的相应周期变化有关
3. 对血压生理性变化的描述正确的是 （ ）
   A. 小儿血压比成年人低　　　　　　　B. 中年以前女子血压比男子低
   C. 清晨高于傍晚　　　　　　　　　　D. 右上肢高于左上肢
   E. 下肢高于上肢
4. 人体有哪几种物理散热方式 （ ）
   A. 辐射　　　B. 传导　　　C. 对流　　　D. 蒸发　　　E. 排泄
5. 发热程度可分为 （ ）
   A. 低热　　　B. 中等热　　C. 高热　　　D. 极度热　　E. 超高热
6. 口温测量不适合于 （ ）
   A. 婴幼儿　　B. 精神异常　C. 昏迷　　　D. 口腔疾病　E. 张口呼吸
7. 下列哪些情况不宜选用直肠测体温 （ ）
   A. 腹泻患者　　　　　　　　　　　　B. 直肠癌手术后
   C. 昏迷患者　　　　　　　　　　　　D. 婴幼儿
   E. 清洁灌肠后 10 分钟
8. 发热程度的划分正确的是 （ ）
   A. 低热:口温 37.3~38.0℃　　　　　　B. 中等热:口温 38.1~39.0℃
   C. 高热:口温 39.1~41.0℃　　　　　　D. 超高热:口温 42.0℃以上

E. 超高热：口温在41.0℃以上

9. 弛张热常见于下列哪些患者　　　　　　　　　　　　　　　　　　　　（　）

A. 伤寒　　　B. 败血症　　　C. 疟疾　　　D. 化脓性疾病　　E. 风湿热

10. 导致测得的血压高于实际值的因素有　　　　　　　　　　　　　　　（　）

A. 手臂肱动脉位置低于心脏水平　　　　B. 手臂肱动脉位置高于心脏水平

C. 袖带缠得太松　　　　　　　　　　　D. 袖带缠得太紧

E. 视线低于水银柱的弯月面

11. 测量呼吸正确的是　　　　　　　　　　　　　　　　　　　　　　　（　）

A. 评估有无影响呼吸的因素

B. 测脉搏后手仍似诊脉状按在诊脉部位

C. 观察患者胸腹起伏

D. 一般成人默数半分钟乘以2

E. 呼吸不规则者及婴幼儿默数1分钟

三、判断题

1. 体温调节中枢位于下丘脑。　　　　　　　　　　　　　　　　　　　（　）
2. 超高热是指体温在40℃以上。　　　　　　　　　　　　　　　　　　（　）
3. 稽留热常见于败血症。　　　　　　　　　　　　　　　　　　　　　（　）
4. 奇脉是心包填塞的重要体征之一。　　　　　　　　　　　　　　　　（　）
5. 脉搏短绌的记录方式为心率/脉率。　　　　　　　　　　　　　　　　（　）
6. 袖带太窄测得数值偏低；袖带太宽，测得数值偏高。　　　　　　　　（　）
7. 测血压时坐位肱动脉平第4肋。　　　　　　　　　　　　　　　　　　（　）
8. 呼吸过缓指呼吸频率低于10次/分。　　　　　　　　　　　　　　　　（　）
9. 吸痰的手法为左右旋转，向上提拉。　　　　　　　　　　　　　　　（　）
10. 每次吸痰时间不能超过15秒，以免造成缺氧。　　　　　　　　　　　（　）
11. 正常女性较男性体温略高，但在月经期和孕期体温下降。　　　　　　（　）
12. 一般双侧上肢血压差别为5~10 mmHg。　　　　　　　　　　　　　　（　）

自测试题答案

一、单项选择题

1. C　2. B　3. D　4. B　5. E　6. C　7. E　8. C　9. D　10. D　11. E　12. B　13. D
14. B　15. D　16. E　17. E　18. B　19. E　20. C　21. A　22. B　23. D　24. A

二、多项选择题

1. ABDE　2. ABCD　3. ABDE　4. ABCD　5. ABCE　6. ABCDE　7. ABE　8. ABCE

9. ABE 10. ACE 11. ABCDE

三、判断题

1. √ 2. × 3. × 4. √ 5. √ 6. × 7. √ 8. × 9. √ 10. √ 11. × 12. √

第八节　冷疗和热疗的应用

基本知识问答

1. 冷疗法的目的是什么？

(1)减轻局部出血：冷可使局部血管收缩，血流减慢，血液的黏稠度增加，有利于血液凝固而控制出血。适用于扁桃体摘除术后、鼻出血、部软组织损伤的初期。

(2)减轻组织的肿胀和疼痛：冷可以抑制细菌的活动，减慢神经冲动的传导，降低神经末梢的敏感性而减轻疼痛；适用于急性损伤初期。头部用冷疗可降低脑细胞的代谢，提高脑的耐受性，减少脑细胞损害。

(3)控制炎症的扩散：冷疗使局部血流减少，降低细胞的新陈代谢和细菌的活力，限制炎症的扩散。适用于炎症的早期。

(4)降低体温：冷直接与皮肤接触，通过传导与蒸发的物理作用，使体温降低。头部使用可降低头部温度，防治脑水肿。适用于高热、中暑。

2. 冷疗法的禁忌是什么？

(1)局部血液循环不良：冷疗会加重血液循环障碍，可出现组织坏死。如大面积受损、休克、微循环障碍患者。

(2)慢性炎症或深部有化脓病灶时用冷疗法可使局部血流量减少，妨碍炎症的吸收。

(3)对冷过敏、心脏病及体质虚弱者均应慎用冷疗。

(4)冷疗的禁忌部位枕后、耳郭、阴囊处用冷疗易引起冻伤；心前区用冷疗易引起反射性心率减慢、心律失常；腹部用冷易引起腹痛、腹泻。

3. 什么是冷疗法？

冷疗法是指用比人体温度低的物体(固体、液体、气体)，使皮肤的温度降低，以达到治疗的目的。

4. 冷的治疗作用有哪些？

(1)减轻局部充血或出血：冷可使毛细血管收缩，减轻局部充血、出血，常用于扁桃体手术后、牙科手术后、鼻衄、头部外伤及扭伤、挫伤早期。施行短时间的冷敷，可防止皮下出血和肿胀。

(2)减轻疼痛：冷可抑制细胞活动，使神经末梢敏感性降低而减轻疼痛。由于充血压迫神经末梢而致疼痛者,也可因冷使血管收缩解除压迫而止痛。临床上常用于牙痛、急性损伤和外科小手术的局部麻醉。

(3)制止炎症扩散和化脓:冷可使皮肤血管收缩,减少局部血流,使细胞代谢降低,同时也降低了细菌的活力,抑制了炎症和化脓的扩散。

(4)降低体温:当冷直接作用于皮肤大血管处,通过物理作用,可将体内的热传导散发于体外,全身用冷后,先是毛细血管收缩,继而皮肤血管扩张,增加散热,来降低体温。临床上常用于高热、中暑患者。对脑外伤、脑缺氧患者,利用局部或全身降温,减少脑细胞需氧量,有利于脑细胞的康复。

5. 影响冷疗的因素有哪些?

(1)冷疗的部位和方法:部位方法不同,效果也不同。如高热患者的降温应在较大的动脉处置冷,或用全身冷疗法,方可收到良好的效果。为减轻局部充血和出血,为制止炎症和化脓,可局部置冷以达到冷的效果。

(2)冷疗面积:用冷面积大小与冷的效果有关,如全身用冷,冷疗面积大反应则强;局部用冷,冷疗面积小,反应则弱。

(3)冷疗时间:应根据应用目的、机体状态和局部组织情况而定,一般用冷时间为15~20分钟。时间过长或反复用冷可导致不良反应,如出现寒战、面色苍白,以致影响脉搏和呼吸。局部用冷时间过长,则可引起营养、细胞代谢、生理功能障碍,甚至组织细胞死亡。

(4)病情和个体差异:由于不同的年龄、疾病和机体状况,对冷的反应也不相同。正确用冷,才能发挥冷疗效果,如中暑、高热患者可用冷疗降温;麻疹高热则不可用冷疗降温。对老幼患者,冷疗要慎重;对末梢循环不良者,则应忌用冷疗。

6. 用冷的禁忌有哪些?

(1)大片组织受损、局部血液循环不良或感染性休克,微循环明显障碍、皮肤颜色青紫时,不宜用冷敷,以免加重微循环障碍,促进组织坏死。

(2)慢性炎症或深部有化脓病灶时,不宜冷疗,以免使局部血流量减少。

(3)忌用冷的部位。枕后、耳郭、阴囊处忌用冷疗,以防冻伤。心前区忌冷,以防反射性心率减慢,心房、心室纤颤及传导阻滞。腹部忌冷,以防腹泻。足底忌冷,以防放射性末梢血管收缩,影响散热或引起一过性冠状动脉收缩。出血热、麻疹、高血压、风湿性关节炎和体质很差的患者忌用冷疗,以防周围血管收缩,血压升高。

7. 局部用冷法有哪些?

(1)冰袋、冰囊的应用:多用于降温、减少出血及局部止痛。

(2)冰帽或冰槽的应用:为防止脑水肿,采用以头部降温为主,体表降温为辅的方法,使体温(肛温)降至33℃,以降低脑组织的代谢率,减少耗氧量,提高脑细胞对缺氧的耐受性,减慢或制止其损害的进展,有利于脑细胞的恢复。

(3)冷湿敷法：多用于止血。

8. 全身用冷法有哪些？

有乙醇擦浴、温水擦浴法和冷水灌肠法，多用于高热患者的降温，但体弱、高热恶寒、对冷敏感以及风湿患者不宜采用。

9. 什么是乙醇擦浴？

乙醇是一种挥发性的液体，擦浴时在皮肤上迅速蒸发，吸收和带走机体大量的热，又因乙醇具有刺激皮肤血管扩张的作用，所以，其散热效果较强。

10. 什么是温水擦浴？

用低于患者皮肤温度的温水（一般为34～32℃）进行擦浴，可以很快将皮肤温度通过水传导散发。皮肤接受冷刺激后，初期可使毛细血管收缩，继而扩张，擦浴时加用按摩手法刺激血管被动扩张，加倍促进热的散发。

11. 冷疗的健康教育是什么？

(1)使用冷疗前，向患者介绍使用目的、方法及治疗作用，说明冷疗的影响因素和禁忌，使用冷疗的部位及原因，使患者配合进行冷疗。

(2)向患者介绍家中可使用的冷疗方法，特别在进行温水或乙醇擦浴时应注意的问题。

12. 什么是热疗法？

热疗法是指用高于人体温度的物体（固体、液体、气体）作用于局部或全身的皮肤、黏膜而产生效应的一种治疗方法。

13. 热疗法的目的是什么？

(1)促进炎症的消散：热疗法使局部血管扩张，血液循环速度加快，促进组织中毒素的排出；血流量增多，白细胞数量增加，吞噬能力增强和新陈代谢加快。因而炎症早期用热，可促进炎性渗出物吸收与消散；炎症后期用热可促进炎症的吸收。

(2)解除疼痛：温热的刺激能降低痛觉神经的兴奋性，改善血液循环，减轻炎性水肿及组织缺氧，加速致痛物质（组胺等）的排出；又由于渗出物被逐渐吸收，从而解除对局部神经末梢的压力。温热能使肌肉、肌腱、韧带等组织松弛，可解除因肌肉痉挛、强直而引起的疼痛，临床上常用于腰肌劳损、胃肠痉挛、肾绞痛等。

(3)减轻深部充血：热疗使皮肤血管扩张，使平时大量处于闭锁状态的动静脉吻合支开放，全身的循环血量重新分布，减轻深部组织的充血。

(4)保暖与舒适：热疗可使局部血管扩张，促进血液循环，将热传至全身，使体温升高，并舒适。适用于年老体弱、危重、末梢循环不良的患者及早产儿。

14. 热疗的禁忌有哪些？

(1)急性炎症反应：如牙龈炎、中耳炎、结膜炎、面部肿胀等，用热可使局部温度升高，有利于细菌繁殖，加重病情。

(2)未明确诊断的急腹症:用热可减轻疼痛,但容易掩盖病情真相,而贻误诊断和治疗。

(3)危险三角区感染:因该处血管丰富,且面部静脉无静脉瓣,又与颅内海绵窦相通,热疗可使该处血管扩张,血流量增多,易造成严重的颅内感染和败血症。

(4)各种出血性疾病:因为用热可使局部血管扩张而加重出血倾向。

(5)软组织损伤早期:软组织损伤24~48小时内用热可加重出血和肿胀,加重疼痛。

(6)治疗部位有恶性肿瘤:因为用热会加速细胞新陈代谢,加速肿胀,加快血液循环,从而加速恶性肿瘤转移。

(7)人体有金属移植物部位:因为金属是热的良导体,易造成烫伤。

(8)皮肤疾病:如湿疹、开放性引流伤口处,用热会加重皮肤受损,增加患者不适。非炎症性水肿时不用热,因用热可加重水肿。

15. 干热法有哪些?

①热水袋热敷;②化学加热袋;③烤灯;④电热毯或电热垫。

16. 热水袋热敷有哪些注意事项?

(1)必须加强责任心,严格交接班制度,严防烫伤。皮肤内的神经容易麻木(感觉麻痹),患者可能感觉不到烫痛。尤其是小儿、老年人、昏迷及局部知觉麻痹者使用热水袋时,除水温不超过50℃外,热水袋应用大毛巾包裹,以免直接接触患者的皮肤引起烫伤,并经常观察皮肤的颜色。

(2)发现局部皮肤潮红时,应立即停止使用,并在局部涂凡士林或温敷95%乙醇,有止痛和限制渗出的作用。

17. 湿热法有哪些?

(1)湿布热敷:常用于消炎镇痛。

(2)硫酸镁湿热敷:常用于局部肿胀或肌注所致的硬结治疗。

(3)松节油热敷:用于促进肠蠕动,减轻肠胀气。

(4)局部浸泡:用于消炎、镇痛、清洁创口等。

(5)热水坐浴:可减轻盆腔、直肠器官的充血,达到镇痛、消肿和清洁作用,常用于肛门手术前后、直肠瘘管及会阴伤口炎症等。

18. 湿布热敷的注意事项有哪些?

(1)面部热敷者,敷后半小时方能外出,以防受凉。

(2)注意观察热敷部位皮肤状况,尤其对老幼和危重患者使用时需严防烫伤。

(3)对有伤口的部位做热敷时,应按无菌操作进行,热敷前擦净伤口,敷后按换药法处理伤口。

19. 如何进行硫酸镁湿热敷?

同湿布热敷,将浸泡在温热的25%~50%硫酸镁溶液中的敷布,拧至不滴水为度,抖开敷于患处,再用热水袋保持温度,5分钟后更换一次敷布,一般敷20分钟。

自测试题

一、单项选择题

1. 软组织损伤初期用冷的目的是 （   ）
   A. 减轻深部组织充血　　　　　　　　　　B. 促进炎症局限
   C. 促进末梢血液循环　　　　　　　　　　D. 减轻局部出血
   E. 使血管扩张减轻充血

2. 在有创面的部位热敷时应特别注意 （   ）
   A. 受敷部位涂凡士林　　　　　　　　　　B. 受敷部位下垫橡胶单
   C. 水温为50～60℃　　　　　　　　　　　D. 防止烫伤
   E. 严格执行无菌操作

3. 冷疗减轻疼痛的作用机制是 （   ）
   A. 降低了神经末梢的敏感性　　　　　　　B. 降低痛觉神经的兴奋性
   C. 降低细胞的新陈代谢　　　　　　　　　D. 降低了细菌活力
   E. 减慢血液速度

4. 腹部禁止用冷是为了防止 （   ）
   A. 体温骤降　　B. 引起腹泻　　C. 心律失常　　D. 冻伤　　E. 心率减慢

5. 某患者今晨小腿关节扭伤,局部青紫,为防止皮下出血与肿胀,早期应选用（   ）
   A. 局部按摩　　B. 红外线照射　　C. 冷湿敷　　D. 热湿敷　　E. 热水袋热敷

6. 高热患者应用冰袋降温时,冰袋不能放置在 （   ）
   A. 前额　　B. 头顶　　C. 腋下　　D. 心前区　　E. 腹股沟

7. 乙醇拭浴时足下置热水袋的主要目的是 （   ）
   A. 防止感冒　　　　　　　　　　　　　　B. 促进舒适并减少头部充血
   C. 保暖　　　　　　　　　　　　　　　　D. 防止体温过低
   E. 防止腹泻

8. 昏迷患者用热水袋时要求水温不超过50℃的原因是 （   ）
   A. 机体对热敏感度增加　　　　　　　　　B. 局部感觉迟钝
   C. 皮肤抵抗力下降　　　　　　　　　　　D. 血管对热反应过敏
   E. 可加深患者昏迷程度

9. 给婴幼儿用热水袋保暖时,水温应不超过 （   ）
   A. 70℃　　B. 60℃　　C. 50℃　　D. 40℃　　E. 30℃

10. 乙醇拭浴时头部置冰袋的目的是 （   ）
    A. 防止感冒　　　　　　　　　　　　　　B. 防止腹泻

C. 防止血管扩张引起出血   D. 防止表皮血管收缩、头部充血

E. 预防血压下降

二、多项选择题

1. 关于冷、热疗影响因素的描述,正确的是 （　　）

A. 湿冷、湿热的效果优于干冷、干热

B. 冷、热疗的效果与面积大小有关

C. 冷、热疗的效果与时间成正比

D. 冷环境用冷,效果会增强

E. 老年人对冷、热刺激的敏感性降低

2. 冷疗的目的包括 （　　）

A. 控制炎症扩散   B. 减轻深部组织充血

C. 减轻疼痛   D. 减低体温

E. 减轻局部充血

3. 热疗的目的包括 （　　）

A. 促进炎症的消散和局限   B. 减轻深部组织充血

C. 缓解疼痛   D. 控制炎症扩散

E. 保暖

4. 禁忌用冷疗的部位包括 （　　）

A. 耳郭   B. 心前区   C. 腹部   D. 足底   E. 腹股沟

三、判断题

1. 冷热疗法的时间为 20~30 分钟,时间过长会产生继发效应。 （　　）

2. 冷、热疗法的效果与面积大小无关。 （　　）

3. 每 3~5 分钟更换一次敷布,维持热疗适当温度。 （　　）

4. 热湿敷不能超过 5 分钟。 （　　）

5. 利用热疗法缓解疼痛的机制是温热能使神经末梢的敏感性降低。 （　　）

6. 慢性炎症使用冷疗可促进炎症的消散。 （　　）

7. 软组织损伤初期用热敷可制止皮下出血和血肿形成。 （　　）

自测试题答案

一、单项选择题

1. D   2. E   3. A   4. B   5. C   6. D   7. B   8. B   9. C   10. D

二、多项选择题

1. ABDE   2. ACDE   3. ABCE   4. ABCD

三、判断题

1. √ 2. × 3. √ 4. × 5. × 6. × 7. ×

第九节　无菌技术基本知识

基本知识问答

1. 什么是无菌技术？

无菌技术是指在执行医疗、护理技术过程中，防止一切微生物侵入机体和保持无菌物品及无菌区域不被污染的操作技术和管理方法。

2. 什么是无菌物品？

无菌物品是经过物理或化学方法灭菌后，未被污染的物品。

3. 什么是无菌区域？

无菌区域是经过灭菌处理而未被污染的区域。

4. 什么是非无菌区域？

未经过灭菌或经灭菌后被污染的物品或区域。

5. 无菌技术操作原则是什么？

(1) 环境要清洁，进行无菌操作前半小时，须停止清扫地面等工作。治疗室应每天用紫外线消毒一次。

(2) 进行无菌操作时，衣帽穿戴要整洁，口罩须遮住口鼻，并修剪指甲，洗手。

(3) 无菌物品与非无菌物品应分别放置。无菌物品不可暴露在空气中，必须放于无菌包或无菌容器内，无菌物品一经使用后，必须再经灭菌处理后方可使用。

(4) 无菌包应注明物品的名称、消毒灭菌的日期，并按日期先后顺序排放，以便取用。无菌包在未污染的情况下，可保存7~14天，过期应重新灭菌。

(5) 取无菌物品时，必须用无菌持物钳。未经消毒的用物不可触及无菌物或跨越无菌区。

(6) 进行无菌操作时，如器械已被污染，不可使用，应更换或重新灭菌。

(7) 一份无菌物品，只能供一位患者使用，以免发生交叉感染。

6. 简述穿无菌手术衣注意事项。

(1) 穿无菌手术衣必须在手术间内比较空旷的地方进行。一旦接触未消毒的对象，立即更换。

(2) 若发现手术衣有破洞，应立即更换。

(3) 穿好手术衣后，如手术不能立即开始，应将双手插入胸前特制的衣袋中，并选择手术间内较空旷处站立等待。

7.简述戴无菌手套注意事项。

(1)手术人员应根据自己手的大小选择合适的手套。

(2)一定要掌握戴无菌手套的原则,即未戴手套的手,只允许接触手套内面,不可触及手套的外面;已戴手套的手则不可触及未戴手套的手或另一手套的内面。

(3)手套破损须及时更换,更换时应以手套完整的手脱去应更换的手套,但勿触及该手的皮肤。

8.简述洗手的注意事项。

(1)洗手操作应使用洗手液在流动水下进行。最好用感应水龙头和抗菌洗手液。避免用手关闭水门,防止再次污染。

(2)摩擦后双手下垂充分清洗。

(3)每个步骤最少进行10次,时间不少于15秒。

9.简述穿脱隔离衣的注意事项。

(1)已使用过的隔离衣的正面是污染区,衣里及衣领是清洁区。穿脱时应避免污染区与清洁区互相碰触,以保持清洁区不受污染。

(2)已穿过的隔离衣如挂在污染区,应将污染面折叠在外;若挂在清洁区,则清洁面在外。

(3)隔离衣只能在隔离区域内使用,不同病种的传染病患者不能共享隔离衣。

(4)隔离衣应每天更换,如有溅湿或清洁面受污染时,应立即更换。

(5)依照不同隔离分区正确挂放。

自测试题

一、单项选择题

1.无菌持物钳的正确使用方法是 ( )

A.可夹取任何物品　　　　　　　　　　B.取放无菌持物钳时,钳端应闭合

C.到远处取物时应速去速回　　　　　　D.门诊换药室每周消毒一次

E.持物钳钳端始终向上,不可跨越无菌区

2.无菌物品在为被污染的情况下有效期为 ( )

A.4 小时　　　B.24 小时　　　C.3 天　　　D.7 天　　　E.14 天

3.无菌包内无菌物品一次未使用完,包内其他物品有效期限为 ( )

A.4 小时　　　B.24 小时　　　C.3 天　　　D.7 天　　　E.14 天

4.无菌盘的有效期不超过 ( )

A.4 小时　　　B.24 小时　　　C.3 天　　　D.7 天　　　E.14 天

5. 不符合无菌技术原则的是 （   ）

A. 无菌包要有标记和消毒日期　　　B. 无菌持物钳可以进行无菌换药

C. 无菌操作时手臂位于腰部水平以上　D. 无菌物品与非无菌物品分别放置

E. 操作环境要清洁

6. 无菌包被无菌等渗盐水浸湿应 （   ）

A. 立即使用完　B. 4 小时用完　C. 24 小时用完　D. 烘干后使用　E. 重新灭菌

7. 在无菌技术操作中，启封的无菌溶液在未被污染的情况下限用 （   ）

A. 2 小时　　　B. 4 小时　　　C. 12 小时　　　D. 24 小时　　　E. 36 小时

8. 戴无菌手套过程中，错误的是 （   ）

A. 戴手套前先将手洗净擦干

B. 核对手套袋外所注明的手套号码，灭菌日期

C. 戴好手套后，两手置腰部水平以上

D. 取出滑石粉，用后放回袋内

E. 脱手套时，将手套口翻转脱下

9. 无菌包被无菌等渗盐水浸湿后应 （   ）

A. 晾干后再使用　　　　　　　　　B. 烘干后使用

C. 停止使用，重新灭菌　　　　　　D. 4 小时内用完

E. 立即使用完

10. 无菌操作中取无菌溶液时不必 （   ）

A. 核对瓶签上溶液名称、浓度、有效期

B. 注意有无配伍禁忌

C. 检查瓶口有无裂缝

D. 检查无菌溶液有无沉淀、浑浊或变色

E. 检查瓶盖有无松动

11. 取用无菌溶液时，先倒出少量溶液的目的是 （   ）

A. 检查瓶口有无裂缝　　　　　　　B. 察看溶液的颜色

C. 冲洗瓶口　　　　　　　　　　　D. 嗅查溶液有无异味淀

E. 检查溶液有无沉

二、多项选择题

1. 下列符合无菌技术操作原则的是 （   ）

A. 无菌包须有标记和消毒日期

B. 无菌操作时手臂位于腰部水平以上

C. 无菌物品与非无菌物品分别放置

D. 无菌持物钳可夹取所有无菌物品

E. 一份无菌物品仅供一位患者使用

2. 关于无菌技术操作原则的描述正确的是　　　　　　　　　　　　　　（　　）

A. 环境保持清洁,操作前半小时停止清扫

B. 操作者面向无菌区,身体与无菌区保持一定距离

C. 无菌物品一经取出,即使没有使用也不得放回无菌容器

D. 一套无菌物品仅供一位患者使用

E. 无菌物品在未被污染的情况下,有效期为14天

3. 无菌持物钳的使用方法,正确的是　　　　　　　　　　　　　　　　（　　）

A. 无菌持物钳的前端不可倒转向上

B. 无菌持物钳的前端不可触及容器口的边缘

C. 无菌持物钳的前端应保持在胸腹部水平

D. 无菌持物钳只能夹取无菌物品

E. 无菌持物钳可直接夹取远处无菌物品

4. 下列关于取无菌溶液的操作正确的是　　　　　　　　　　　　　　　（　　）

A. 首先应核对标签

B. 倒取溶液时先倒少量溶液以冲洗瓶口

C. 倒无菌溶液时,溶液瓶不可触及无菌容器

D. 可将无菌棉签伸入无菌瓶内蘸取溶液

E. 无菌溶液一次未用完,24小时可再使用

5. 取用无菌溶液的操作方法,错误的是　　　　　　　　　　　　　　　（　　）

A. 取用前首先检查溶液性质

B. 手指可少量触及无菌容器

C. 倒溶液时可将瓶口触及无菌溶液以防滴漏

D. 将无菌敷料直接伸入瓶内蘸溶液

E. 溶液未用完时应注明开瓶日期和时间并签名

6. 戴无菌手套的操作方法,正确的是　　　　　　　　　　　　　　　　（　　）

A. 手套外面为无菌区,应保持无菌

B. 戴好手套的手不可接触手套的内面

C. 未戴手套的手可触及手套的外面

D. 发现手套破损应立即更换

E. 不可强拉手套边缘,以免破损

7. 无菌包外标签应注明　　　　　　　　　　　　　　　　　　　　　　（　　）

A. 物品名称　　B. 灭菌日期　　C. 打包者姓名　　D. 灭菌效果　　E. 失效时间

三、判断题

1. 无菌操作时手臂位于腰部水平以上。 （ ）
2. 一份无菌物品供一位患者使用一次。 （ ）
3. 未打开的无菌包有效期为 14 天。 （ ）
4. 打开的无菌包剩余物品应在 24 小时用完。 （ ）
5. 铺好的无菌盘有效期为 4 小时。 （ ）
6. 倒取无菌溶液时瓶签朝向掌心。 （ ）
7. 进行无菌操作时必须戴无菌手套,手套外面为无菌面,内面为有菌面,不可相互接触。 （ ）
8. 从无菌容器中取出的物品如未使用,可放回无菌容器中,以避免浪费。 （ ）
9. 无菌操作中所有物品必须用无菌持物钳夹取。 （ ）

自测试题答案

一、单项选择题

1. B 2. D 3. B 4. A 5. B 6. E 7. D 8. D 9. C 10. B 11. C

二、多项选择题

1. ABCE 2. ABCD 3. ABCD 4. ABCE 5. ABCD 6. ABDE 7. ABC

三、判断题

1. √ 2. √ 3. × 4. √ 5. √ 6. √ 7. √ 8. × 9. ×

第十节　鼻饲法

基本知识问答

1. 管饲饮食分几类？

管饲饮食根据其导管插入的途径可分为口鼻—胃肠管和造瘘管两类，其中鼻胃管是导管经一侧鼻腔插入胃内，为管饲饮食中最常见的一种方法；口胃管，导管由口插入胃内，适用于短时间留置，鼻中隔偏曲等无法通过鼻孔的患者；还有导管由鼻腔插入小肠的鼻肠管。根据造瘘部位的不同有食管造瘘、胃造瘘和空肠造瘘。

2. 什么是鼻饲技术？

鼻饲法是将导管经鼻腔插入胃内，从管内灌注流质食物、水分和药物的方法。

3. 鼻饲技术的目的是什么？

各种原因不能由口进食的患者，通过鼻胃管供给食物、水分和药物，以维持患者营养和治疗的需要。

4. 鼻饲技术的适用范围是什么？

（1）不能由口进食者，如昏迷、口腔疾患、口腔手术后。

（2）拒绝进食的患者，如精神病患者。

（3）早产婴儿和病情危重的患者。

5. 管饲饮食前的评估内容是什么？

（1）检查胃管是否在胃内，胃管是否通畅。

（2）患者胃内是否有潴留。

（3）患者生命体征变化，有无腹泻，出入量是否平衡等。

6. 鼻饲技术的注意事项是什么？

（1）操作前，与患者及家属进行有效沟通，解释操作的目的和过程，取得患者的理解与配合，消除不必要的紧张、恐惧心理。

（2）插胃管前应先检查鼻、口腔、食管有无阻塞，有假牙者应先取出，插管时动作要轻，以防损伤鼻腔和食管黏膜，食管静脉曲张及梗阻者不宜插管。

（3）每次鼻饲前应判定胃管确在胃内及无胃液潴留时，方可注食。如患者同时吸氧，慎勿将氧气管与胃管混淆。鼻饲速度不宜过快，每次鼻饲量不超过 200 mL。间隔时间不少于 2 小时，如要注入药物时应将药片碾碎溶于开水中方可注入。

（4）长期鼻饲者应每天进行口腔护理二次并给予蒸汽吸入或雾化吸入，胃管一般每周更换一次，夜间拔管，次晨再从另一侧鼻孔插入。

（5）注食后尽量不搬动患者，以免引起呕吐，观察患者有无呕吐、窒息发生。

(6)每当放入、取出胃管,或每当取下注射器抽吸流食或药物时,均须夹闭管外口,以免胃内容物流出或空气进入胃。

7.什么是要素饮食?

要素饮食又称元素膳或化学配制膳,是由人工配制的符合机体生理需要的各种营养素合成,不需消化或很小消化就可被吸收的无渣饮食。

8.要素饮食的目的是什么?

要素饮食所含各种营养素齐全,配比恰当,可供给机体以高热量、高氮等人体必需的营养成分,故临床上主要用于营养治疗,适用于严重烧伤、低蛋白血症、大手术后肠胃功能紊乱、胃肠道瘘、急性胰腺炎、消化吸收不良、晚期癌症、短肠综合征及营养不良等患者。

9.要素饮食使用中的主要事项有哪些?

(1)根据患者的具体病情,配制合适的要素饮食浓度和剂量。一般原则是由低、少、慢开始,逐步增加,待患者耐受后,再稳定配餐标准、用量和速度。

(2)配制要素饮食,应严格执行无菌操作,所有配置用具均需消毒灭菌。配制好的溶液应放在4℃的冰箱中保存,并在24小时内用完,防止放置时间过长,被细菌污染而变质。

(3)要素饮食的口服温度一般为37℃,鼻饲、经造瘘孔注入的温度为41~42℃。

(4)要素饮食滴注前后应用温开水冲净管腔,以防食物积滞在管腔中而腐败变质。

(5)滴注过程中应经常巡视观察患者,如出现恶心、呕吐、腹胀、腹泻等症状,应及时查明原因并做相应处理。

(6)停用要素饮食需逐渐减量,防止骤停引起低血糖反应。

(7)应用要素饮食期间,要密切观察病情变化及治疗,并做详细记录。

自测试题

一、单项选择题

1.鼻饲法的插管长度为 ( )
A.30~35 cm　B.35~40 cm　C.40~45 cm　D.45~55 cm　E.55~65 cm

2.应给予鼻饲饮食的患者是 ( )
A.婴幼儿　B.经常呕吐者　C.食欲低下者　D.拔牙者　E.拒绝进食者

3.插管时患者出现呛咳、发绀,护士应 ( )
A.立即拔出胃管　　　　　　　　　　B.嘱患者深呼吸
C.指导患者做吞咽动作　　　　　　　D.稍停片刻重新插入
E.继续插入

4. 禁忌使用鼻饲法的患者是 ( )

A. 口腔手术后患者　　　　　　　B. 破伤风患者

C. 食管静脉曲张出血者　　　　　D. 人工冬眠患者

E. 昏迷患者

5. 下列各类患者不需鼻饲法进食的是 ( )

A. 休克患者　　　　　　　　　　B. 口腔手术后患者

C. 早产儿　　　　　　　　　　　D. 破伤风患者

E. 昏迷患者

二、多项选择题

1. 为昏迷患者插胃管时,插至 15 cm 时,托起患者头部靠近胸骨柄,目的不包括

( )

A. 避免恶心、呕吐　　　　　　　B. 减少患者痛苦

C. 以免损伤食管黏膜　　　　　　D. 增大咽喉部通道的弧度

E. 使咽部肌肉放松

2. 关于鼻饲的操作方法,正确的是 ( )

A. 每次鼻饲量不超过 200 mL

B. 每次灌注前应检查胃管是否通畅

C. 每次鼻饲前注入少量温开水,证实胃管是否在胃内

D. 药品研碎溶解后灌入

E. 拔管时应夹紧胃管末端快速拔出

三、判断题

1. 经鼻腔插管插入咽喉部时,嘱患者做吞咽动作。 ( )
2. 每次鼻饲量不超过 200 mL,间隔时间不少于 2 小时。 ( )
3. 鼻饲液的温度为 35~38℃。 ( )
4. 长期鼻饲的患者每次喂食前必须证实胃管在胃内方可喂食。 ( )

自测试题答案

一、单项选择题

1. D　2. E　3. A　4. C　5. A

二、多项选择题

1. ABCE　2. ABDE

三、判断题

1. √　2. √　3. ×　4. √

第十一节　灌肠法

基本知识问答

1. 什么是灌肠法？

灌肠是将一定量的溶液通过肛管,由肛门经直肠灌入结肠,以帮助患者排便、排气。也可借输入的药物,达到确定诊断和进行治疗的目的。

2. 大量不保留灌肠的目的是什么？

(1)软化和清除粪便,排除肠内积气。

(2)清洁床罩,为手术、检查和分娩做准备。

(3)稀释和清除肠道内有害物质,减轻中毒。

(4)为高热患者。

3. 简述大量不保留灌肠的注意事项。

(1)掌握灌肠液的温度(一般溶液39~40℃,降温28~32℃,中暑4℃等渗盐水)、浓度、流速压力(液面高于肛门40~60 cm)和液量(成人500~1 000 mL,小儿按年龄每次200~500 mL),为伤寒患者灌肠时,溶液不得超过500 mL,压力要低(液面距肛门不得超过30 cm)。

(2)降温灌肠,可用28~32℃等渗盐水,或用4℃等渗盐水,保留30分钟后再排出,排便后半小时再测量体温并记录。

(3)灌肠过程中注意观察患者的反应,若出现面色苍白、出冷汗、剧烈腹痛、脉速、心慌气急,应立即停止灌肠,通知医生处理。

(4)肝昏迷患者禁用肥皂水,以减少氨的产生和吸收。

(5)妊娠、急腹症,消化道出血患者不宜灌肠。

(6)伤寒病灌肠液不得超过500 mL,液面距肛门不得超过30 cm。

(7)插管动作轻稳,以防损伤直肠黏膜,注意保暖。

4. 清洁灌肠的目的是什么？

(1)彻底清除滞留在结肠内的粪便,为直肠结肠检查和术前做准备。

(2)稀释肠内毒素,促其排出。

(3)物理降温。

5. 大量不保留灌肠的液量及温度是什么？

成人每次用量为500~1 000 mL,老人用量为500~800 mL,小儿用量为200~500 mL,灌肠液温度39~41℃;用于降低体温时灌肠液温度为28~32℃;用于中暑患者降温时灌肠液温度可用4℃等渗冰盐水。

6.保留灌肠的注意事项是什么?

(1)灌肠前了解病变部位,以便选用适当的卧位和插入钢管的深度。

(2)为提高疗效,灌肠前嘱患者先排便,掌握"细、深、少、慢、温、静"的操作原则,即肛管细、插入深、液量少、流速慢、温度适宜、灌后静卧。

(3)肛门、直肠、结肠等手术后的患者,排便失禁者均不宜做保留灌肠。

7.什么是肛管排气法?

将肛管由肛门插入直肠,排除肠腔内积气,减轻腹胀。

自测试题

一、单项选择题

1.胆道完全阻塞时粪便呈 ( )
 A.暗红色便　　B.果酱样便　　C.柏油样便　　D.陶土色便　　E.鲜红色便

2.0.1%~0.2%肥皂水灌肠液禁用与 ( )
 A.高热者
 B.便秘
 C.心衰患者
 D.肝性脑病患者
 E.肾炎患者

3.小量不保留灌肠适用于 ( )
 A.镇静催眠
 B.肠道感染
 C.消化道出血
 D.降温
 E.腹部手术后肠胀气

4.保留灌肠的溶液量不宜超过 ( )
 A.50 mL　　B.100 mL　　C.150 mL　　D.200 mL　　E.500 mL

5.灌肠筒内液面距离肛门 ( )
 A.10~20 cm　　B.20~30 cm　　C.30~40 cm　　D.40~60 cm　　E.60~80 cm

6.灌肠过程中患者出现脉速、出冷汗,剧烈腹痛,护士 ( )
 A.停止灌肠
 B.转动肛管
 C.嘱患者张口深呼吸
 D.减低灌肠筒的高度
 E.协助患者平卧

7.不保留灌肠时肛管插入的长度为 ( )
 A.2~3 cm　　B.4~6 cm　　C.7~10 cm　　D.10~12 cm　　E.10~15 cm

8.关于灌肠的注意事项,下列哪项不正确 ( )
 A.为患者解除便秘时,液体应保留5~10分钟
 B.为患者降温时,液体的温度宜为4℃

C. 保留灌肠宜保留 1 小时以上

D. 大量不保留灌肠的压力宜为 40～60 cmH$_2$O

E. 肝性脑病患者不能用肥皂水灌肠

二、多项选择题

1. 关于便秘患者健康教育,正确的是 (   )

A. 定时排便   B. 多吃蔬菜

C. 每天摄入液体 1500 mL   D. 卧床患者少活动

E. 适当食用油脂类食物

2. 腹泻患者护理正确的是 (   )

A. 卧床休息,减少体力消耗   B. 少饮水,减少腹泻次数

C. 遵医嘱补液   D. 观察排便情况

E. 做好健康教育

3. 大量不保留灌肠的目的包括 (   )

A. 解除便秘   B. 高热者降温

C. 肠道手术前准备   D. 分娩前准备

E. 治疗肠道感染

4. 肛管排气操作恰当的是 (   )

A. 肛管插入 15～18 cm

B. 与肛管连接的橡胶管插入盛水瓶中

C. 帮助患者更换体位

D. 在患者腹部做离心按摩

E. 保留肛管 1 小时

5. "1、2、3" 灌肠溶液的组成是 (   )

A. 50% 硫酸镁 30 mL   B. 甘油 60 mL

C. 新霉素溶液 30 mL   D. 生理盐水 90 mL

E. 温开水 90 mL

6. 下列哪些情况不宜灌肠 (   )

A. 急腹症患者   B. 消化道出血

C. 严重心血管疾病   D. 初产妇宫口开大 2 cm

E. 肠道手术前

三、判断题

1. 上消化道出血的患者粪便呈柏油样便。 (   )

2. 阿米巴痢疾粪便呈果酱样便。 (   )

3. 保留灌肠液应保留 20 分钟。 (   )

4. 肛管插入直肠的深度为 7~10 cm。 (　　)
5. 大量不保留灌肠时,嘱患者保留 30 分钟。 (　　)
6. 保留灌肠时,嘱患者保留 60 分钟。 (　　)

自测试题答案

一、单项选择题

1. D　2. D　3. E　4. D　5. D　6. A　7. C　8. B

二、多项选择题

1. ABCE　2. ACDE　3. ABCD　4. ABCD　5. ABE　6. ABC

三、判断题

1. √　2. √　3. ×　4. √　5. ×　6. √

第十二节　导尿术

基本知识问答

1. 什么是导尿术?

导尿术是用无菌导尿管自尿道插入膀胱引出尿液的方法。

2. 导尿术的目的是什么?

(1) 为尿潴留患者解除痛苦,使尿失禁患者保持会阴清洁干燥。

(2) 收集无菌尿标本,做细菌培养。

(3) 避免盆腔手术时误伤膀胱,为危重、休克患者正确记录尿量,测尿比重提供依据。

(4) 检查膀胱功能,测膀胱容量、压力及残余尿量。

(5) 鉴别尿闭和尿潴留,以明确肾功能不全或排尿功能障碍。

(6) 诊断及治疗膀胱和尿道的疾病,如进行膀胱造影或对膀胱肿瘤患者进行化疗等。

3. 导尿术的注意事项有哪些?

(1) 严格执行无菌技术及消毒制度,防止医源性感染。导尿管一经污染或拔出均不得再使用。

(2) 保护患者自尊,环境遮挡,耐心解释。

(3) 插入、拔出导尿管时导尿管应该光滑,粗细适宜,动作要轻、慢、稳,切勿用力过重,避免损伤尿道黏膜。

(4) 为女性患者导尿时,应仔细辨认尿道口。如导尿管误入阴道,应换管重插。

(5) 对膀胱高度膨胀且又极度虚弱的患者,第一次导尿量不可超过 1 000 mL,以防大量放尿导致腹腔内压突然降低,大量血液滞留于腹腔血管内,造成血压下降,产生虚脱,亦可因膀胱突然减压导致膀胱黏膜充血引起血尿。

4. 什么是导尿管留置法?

导尿后将尿管留在膀胱内,以引流尿液,可避免反复插管引起的传染。

5. 简述导尿管留置法的护理。

(1)保持引流通畅:避免导管受压、扭曲、堵塞。

(2)防止逆行感染:保持尿道口清洁,每日用0.5%碘附溶液清洁尿道口2次,每日定时更换集体尿袋,记录尿量,根据尿管材质不同定时更换导尿管,无论何时,引流管及尿袋均不可高于耻骨联合,切忌尿液逆流。

(3)鼓励患者多饮水,常更换卧位若发现尿液浑浊,沉淀或出现结晶,应及时进行膀胱冲洗,每周查尿常规一次。

(4)训练膀胱功能:可采取间歇性阻断引流,每3~4小时开放一次,使膀胱定时充盈、排空、促进膀胱功能的恢复。

(5)患者离床活动或做检查时,可携带尿袋前往。其方法:将导尿管固定于下腹部;保持集尿袋低于耻骨联合。亦可将导尿管与集尿袋分离,用无菌纱布包裹导尿管末端反折后以胶布扎紧,固定于下腹部;集尿袋开口端用无菌纱布包裹或套入无菌试管内,固定于床单上。患者卧床时,常规消毒两管开口端后接上。

6. 什么是膀胱冲洗术?

是利用三通的导尿管,将溶液灌入膀胱内,再借虹吸原理将灌入的液体引流出来的一种操作方法。

7. 膀胱冲洗术的目的是什么?

(1)对留置导尿管的患者,保持尿液的引流通畅。

(2)清洁膀胱,清除膀胱内的细菌、黏液等异物,预防感染。

(3)治疗某些膀胱疾病,如膀胱炎等。

8. 简述膀胱冲洗术的注意事项。

(1)注意无菌操作,防止导尿管和引流管接头污染。

(2)滴速一般为60~80滴/分,不宜过快,以防患者尿意强烈,膀胱收缩,迫使冲洗液从尿管侧溢出尿道外。每天冲洗3~4次,每次冲洗量500~1 000 mL。

(3)记录冲洗液名称、冲洗量、引流量、引流液性质、冲洗过程中患者反应,若患者出现不适或有出血情况。立即停止冲洗,并与医生联系。

(4)滴入治疗药物,须在膀胱保留30分钟后再引流出体外。

(5)告知患者及家属膀胱冲洗的目的和护理方法,鼓励其主动配合。向患者说明摄取足够水分的重要性,每天饮水量应维持在2 000 mL左右,产生足够的尿量冲洗尿道,以预防感染的发生。

自测试题

一、单项选择题

1. 对尿液颜色的描述正确的是　　　　　　　　　　　　　　　　　　　　　（　）
   A. 胆红素尿呈棕红色　　　　　　　　　B. 乳糜尿呈乳白色
   C. 溶血反应的尿液呈红色　　　　　　　D. 脓尿呈酱油色
   E. 正常尿液呈黄褐色

2. 泌尿系感染时新鲜尿液呈　　　　　　　　　　　　　　　　　　　　　　　（　）
   A. 烂苹果味　　B. 氨臭味　　C. 酸味　　D. 大蒜味　　E. 苦味

3. 为休克患者留置导尿的目的是　　　　　　　　　　　　　　　　　　　　　（　）
   A. 引流尿液,减轻痛苦　　　　　　　　 B. 保持会阴部清洁干燥
   C. 协助诊断　　　　　　　　　　　　　D. 记录尿量,观察病情变化
   E. 训练膀胱功能

4. 男性患者导尿管插入的长度　　　　　　　　　　　　　　　　　　　　　　（　）
   A. 12～14 cm　　　　　　　　　　　　 B. 14～16 cm
   C. 16～18 cm　　　　　　　　　　　　 D. 18～20 cm
   E. 20～22 cm

5. 膀胱高度膨胀又极度虚弱的患者,首次导尿量不得超过　　　　　　　　　　（　）
   A. 100 mL　　B. 500 mL　　C. 1 000 mL　　D. 2 000 mL　　E. 3 000 mL

6. 盆腔手术前留置导尿管的主要目的是　　　　　　　　　　　　　　　　　　（　）
   A. 解除尿潴留　　　　　　　　　　　　B. 防止尿失禁
   C. 保持外阴清洁干燥　　　　　　　　　D. 避免术中误伤膀胱
   E. 促进膀胱功能

二、多项选择题

1. 关于尿失禁患者的护理措施,正确的是　　　　　　　　　　　　　　　　　（　）
   A. 理解与尊重患者
   B. 保持会阴部清洁干燥
   C. 控制饮水,减少尿量
   D. 长期尿失禁的患者应间歇夹闭尿管
   E. 指导患者锻炼盆底部肌

2. 为尿潴留患者导尿的目的不包括　　　　　　　　　　　　　　　　　　　　（　）
   A. 放出尿液,减轻痛苦
   B. 取不受污染的尿标本做细菌培养

C. 测量膀胱容量

D. 检查残余尿

E. 进行膀胱腔内化疗

3. 关于女性患者导尿的操作,正确的是 （　）

A. 患者取仰卧屈膝位

B. 脱下近侧裤腿盖到对侧腿上

C. 初次消毒外阴的顺序为自上而下,由外向内

D. 第二次消毒顺序自上而下,由内向外

E. 导尿管插入尿道 4~6 cm,见尿液流出后再插入 1~2 cm

三、判断题

1. 正常尿液的比重为 1.010~1.020。 （　）

2. 正常尿液的 pH 为 4.5~7.5。 （　）

3. 女患者导尿管插入的长度为 4~6 cm。 （　）

4. 为男性患者导尿提起阴茎与腹壁呈 60°目的是使耻骨前弯消失。 （　）

5. 长期留置导尿管者,在拔管前做间歇引流夹管的目的是锻炼膀胱的反射功能。（　）

6. 为女性患者导尿时,如误插入阴道应拔出消毒导尿管后再插。 （　）

自测试题答案

一、单项选择题

1. B　2. B　3. D　4. D　5. C　6. D

二、多项选择题

1. ABDE　2. BCDE　3. ACDE

三、判断题

1. ×　2. √　3. √　4. √　5. √　6. ×

第十三节　给药法

基本知识问答

1. 给药途径有哪些?

根据药物的性质、剂型、组织对药物的吸收情况及治疗需要而决定。给药途径有口服、舌下含化、吸入、外敷、直肠给药、注射(皮内、皮下、肌肉、静脉、动脉注射)等。机体对药物吸收速度由快至慢的顺序:静脉注射→吸入→舌下含化→肌内注射→皮下注射→直

肠给药→口服→外敷。

2.药疗的原则是什么？

(1)应根据医嘱给药。用药时应注意观察药物的疗效及其病情变化。

(2)严格执行查对制度,杜绝差错,做到"三查八对"。

(3)准确掌握给药剂量、浓度、方法和时间。备好的药品应及时分发或使用,避免放置过久药效降低或污染。

(4)注意用药后反应。某些药物易引起过敏或不良反应较大的应加强观察,做好记录。

3.什么是"三查、八对"？

三查：操作前、操作中、操作后查。

八对：对床号、姓名、药名、浓度、剂量、方法、服药时间、药物的有效期。

4.什么是口服给药法？

口服是一种最常用的给药方法。它既方便又经济且较安全,药物经口服,通过胃肠黏膜吸收进入血液循环,起到局部或全身的治疗作用。

5.试述口服给药的注意事项。

(1)需吞服的药物通常用40~60℃温开水送下,不要用茶水服药。

(2)对牙齿有腐蚀作用的药物,如酸类和铁剂,应用吸管吸服后漱口,保护牙齿。

(3)缓释片、肠溶片、胶囊吞服时不可嚼碎。

(4)舌下含片应放于舌下或两颊黏膜与牙齿之间待其溶化。

(5)在一般情况下,健胃药宜在饭前服,助消化药及对胃黏膜有刺激性的药物应在饭后服,催眠药在睡前服,驱虫药宜在空腹或半空腹时服用。

(6)抗生素及磺胺类药物应准时服药,以保证有效的血药浓度。

(7)服用磺胺类药和发汗药后宜多饮水。前者由肾脏排出,若尿量不足易致磺胺结晶析出,引起肾小管堵塞；后者起发汗降温、增强药物疗效的作用。

(8)服强心苷类药物时需加强对心率、心律的监测,脉率低于每分钟60次或节律不齐时应暂停服用,并告知医师。

(9)止咳糖浆对呼吸道黏膜起安抚作用,服后不宜立即饮水,以免冲淡药液,降低疗效。若同时服用多种药物,应最后服用止咳糖浆。

6.什么是皮下注射法？

皮下注射法是将小量药液注入皮下组织的方法。

7.皮下注射法的目的是什么？

(1)需迅速达到药效、不能或不宜经口服给药时采用。如胰岛素口服在胃肠道内易被消化酶破坏,失去作用,而皮下注射迅速被吸收。

(2)局部麻醉用药或术前供药。

(3)预防接种。

8. 皮下注射法的部位有哪些?

上臂三角肌下缘、上臂外侧、腹部、后背及大腿外侧方。

9. 皮下注射法的注意事项有哪些?

(1)严格执行查对制度和无菌操作原则。

(2)尽量避免应用对皮肤有刺激作用的药液做皮下注射。

(3)对需经常注射的患者,应更换注射部位,建立轮流交替注射部位的计划,以增加药液吸收。

(4)针头刺入角度不宜超过45°,以免刺入肌肉层。注射药液少于1 mL时,必须用1 mL注射器抽吸药液,以保证剂量准确。

10. 皮下注射原则有哪些?

(1)严格遵守无菌操作原则。

(2)严格执行查对制度。

(3)选择合适的注射器和针头。

(4)选择合适的注射部位。

(5)注射药液现配现用。

(6)排空气、查回血。

(7)掌握无痛注射技术。

11. 如何选择合适的注射部位?

注射部位应避开神经、血管处。不可在炎症、硬结、瘢痕及患皮肤病处。

12. 什么是肌内注射法?

是将无菌药液注入肌肉组织内的一种操作方法。

13. 肌内注射法的目的是什么?

(1)需迅速发挥药效或不能经口服的药物。

(2)不宜或不能做静脉注射的,要求比皮下注射更迅速发生药效者。

(3)注射刺激性较强,药量较大药物。

14. 肌内注射法的注意事项是什么?

(1)严格执行查对制度和无菌操作规程。

(2)切勿把针梗全部刺入,以防针梗从根部衔接处折断。

(3)需长期做肌内注射的患者,注射部位应交替更换,避免或减少硬结发生。

(4)同时注射两种药物时,要注意配伍禁忌。

(5)2岁以下婴幼儿不宜选择臀大肌部位注射,因其臀大肌尚未发育好,易损伤坐骨神经,引起并发症,可选用臀中肌、臀小肌部位注射。

(6)告知患者有关注射药物知识及注射的注意事项,如有不适立即报告。

(7)掌握肌内注射部位的选择、臀大肌定位方法和体位的准备。

15. 简述肌内注射部位的选择。

一般选择肌肉较厚,离大神经及大血管较远的部位。以臀大肌为常用,其次为臀中肌、臀小肌、股外侧肌及上臂三角肌。

(1)臀大肌定位方法。①十字法:从臀裂顶点向左侧或向右侧画一水平线,再从髂嵴最高点做一垂直平分线,将臀部分为四个象限,其外上象限并避开内角即为注射区。②连线法:去髂前上棘和尾骨连线的外上1/3处为注射部位。

(2)体位的准备。①侧卧位:上腿伸直,放松,下腿稍弯曲。②俯卧位:足尖相对,足跟分开,头偏向一侧。③仰卧位:自然仰卧,放松,常用于危重患者及不能翻身的患者,以采用臀中肌、臀小肌注射法较为方便。

16. 静脉注射的目的是什么?

(1)需迅速发挥药效,尤其在治疗急重症时。

(2)药物不宜口服、皮下或肌内注射,只适宜经静脉给药。

(3)注入药物做某些诊断性检查。

17. 静脉注射的注意事项是什么?

(1)严格执行查对制度和无菌操作规程。

(2)注射时,应选择粗直、弹性好,不易滑动的静脉。如需长期静脉给药者,为保护血管,应远端到近端有次序地进行注射。

(3)根据病情及药物性质掌握注入药物的速度,并随时听取患者的主诉和观察病情变化。

(4)对组织有强烈刺激性的药物,可先用等渗盐水做穿刺注射,证实针头确实在血管内,用手固定针头取下注射器,接上吸有药物的注射器进行注射,可防药液溢于组织内发生组织损伤。

18. 什么是静脉输液法?

静脉输液法是将一定量的无菌溶液或药液直接输入静脉的一种操作方法。

19. 静脉输液的目的是什么?

(1)补充水和电解质,维持酸碱平衡。

(2)补充营养,供给热量,促进组织修复,获得正氮平衡。

(3)输入药物,控制感染,治疗疾病。

(4)增加血容量,维持血压,改善微循环。

(5)留置输液还可保护静脉,减少血管损伤、保持输液通道通畅。

(6)输液泵的使用控制输液速度,用于危重患者,心血管疾病及小儿等患者的治疗和抢救。

20. 静脉输液的注意事项有哪些?

(1)严格执行查对制度和无菌操作。需长期输液者应注意保护和合理使用静脉,一般从远端小静脉开始。

(2)注意药物的配伍禁忌,刺激性强的药物应确保针头在血管内再加药。

(3)根据病情有计划地安排输液顺序,如需加入药物,应合理安排,使其尽快达到治疗效果。

(4)药液滴尽前及时更换输液瓶或拔针,严防造成空气栓塞。

(5)输液中应加强巡视,耐心听取患者的主诉,严密观察,及时处理输液故障。

(6)持续输液24小时以上者,需每天更换输液器。

(7)昏迷、小儿及不合作的患者输液时可选择头皮静脉,四肢输液时需用夹板固定。

(8)开放式输液倒入液体时,溶液瓶不得触及输液器口;加药时,用注射器抽吸药液,取下针头,在距离输液器瓶口1 cm处注入,并摇匀药液。

(9)向患者解释静脉输液的目的及原理,让患者了解输液反应的症状及防治方法。

21. 静脉留置输液的注意事项是什么?

(1)使用静脉留置针时应严格无菌技术操作。固定要牢固,避免过松与过紧。

(2)注意保护有留置针的肢体。不进行输液时,也尽量避免肢体下垂姿势,以免由于重力作用造成回血堵塞导管,对能下地活动的患者,避免在下肢留置。

(3)加强巡视,输液过程中密切观察穿刺部位,每次输液前、后,均应检查穿刺部位及静脉走向有无红、肿;并询问患者有无疼痛与不适。如有异常情况,可立即拔除导管。对仍需输液者应更换肢体,另行穿刺。

(4)穿刺部位专用敷贴污染时,应及时更换。

22. 试述输血的目的。

(1)补充血容量:增加有效循环血量,改善全身血液灌流,提升血压,增加心排血量,促进循环。用于失血、失液引起的血容量减少或休克患者。

(2)纠正贫血:增加血红蛋白含量,改善携氧功能。用于血液系统疾病引起的严重贫血和某些慢性消耗性疾病的患者。

(3)补充血浆蛋白:增加蛋白质,改善营养状态,维持血浆胶体渗透压,减少组织渗出和水肿,保持有效循环血量。用于低蛋白血症以及大出血、大手术的患者。

(4)补充各种凝血因子和血小板:改善凝血功能,有助于止血。用于凝血功能障碍及大出血的患者。

(5)补充抗体、补体等血液的成分:增强机体免疫力,提高机体抗感染的能力。用于严重感染的患者。

(6)排除有害物质:改善组织器官的缺氧组织,用于一氧化碳、苯酚等化学物质中毒。

(7)换血治疗:溶血性输血反应及重症新生儿溶血病时,可采用换血法。采用换血浆法可以达到排出血浆中的自身抗体的目的。

23. 静脉输血的注意事项是什么?

(1)严格执行无菌技术操作原则和查对制度,坚持三查八对(即对姓名、床号、住院号、血瓶或血袋号、血型、交叉配血试验结果、血液种类和剂量)。

(2)静脉输血开始速度宜慢,每分钟滴速 15~20 滴,10~15 分钟后无不良反应,再根据病情调整所需滴数。一般成人每分钟滴入 40~60 滴,儿童酌减。

(3)输入两个以上血液时,每两个血之间须加用生理盐水,以防止发生不良反应。

(4)给大量出血患者做加压输血时,护士不能离开患者,必须在场观察并及时换瓶或拔针。

(5)血液中不得加入任何药物,输血后 24 小时才处理输血瓶,以备检查。

(6)输血过程中严密观察患者情况,注意有无输血反应,发现异常,及时处理,并保留余血以供查找原因。

自测试题

一、单项选择题

1. 应存放在有色瓶中保存的药物是 ( )
   A. 易氧化的药物　　　　　　　　　B. 易潮解的药物
   C. 易燃烧的药物　　　　　　　　　D. 易风化的药物
   E. 易挥发的药物

2. 服磺胺类药物多饮水的目的是 ( )
   A. 减少刺激　　　　　　　　　　　B. 增强药物疗效
   C. 增加尿量,避免结晶　　　　　　D. 避免损害肾脏
   E. 增加吸收

3. 注射时防止感染的主要措施是 ( )
   A. 选择无沟、无弯曲的锐利针头
   B. 注意药物配伍禁忌
   C. 注射前洗手、戴口罩,注射时皮肤消毒直径在 5 cm 以上
   D. 不可在硬结、瘢痕处进针
   E. 不可使用变色、浑浊的药

4. 皮内注射时 ( )
   A. 针头与皮肤成 5°　　　　　　　　B. 针头与皮肤成 20°
   C. 针头与皮肤成 30°~40°　　　　　D. 针头与皮肤成 45°
   E. 针头与皮肤成 90°

5. 皮下注射时 （　　）
   A. 针头与皮肤成 5°　　　　　　　　B. 针头与皮肤成 20°
   C. 针头与皮肤成 30°~40°　　　　　D. 针头与皮肤成 45°
   E. 针头与皮肤成 90°

6. 肌内注射时 （　　）
   A. 针头与皮肤成 5°　　　　　　　　B. 针头与皮肤成 20°
   C. 针头与皮肤成 30°~40°　　　　　D. 针头与皮肤成 45°
   E. 针头与皮肤成 90°

7. 口服给药的注意事项下列哪项正确 （　　）
   A. 铁剂、阿司匹林宜饭前服
   B. 止咳糖浆服后宜多饮水
   C. 磺胺类药服后应多饮水
   D. 强心苷类药物服药前要先测血压
   E. 镇静安神药宜清晨空腹服用

8. 药效发挥最快的给药途径是 （　　）
   A. 肌内注射　　B. 皮下注射　　C. 吸入法　　D. 静脉注射　　E. 口服给药

9. 使用超声雾化器时,水槽中的水温不应超过 （　　）
   A. 40℃　　　B. 50℃　　　C. 60℃　　　D. 70℃　　　E. 80℃

10. 王某,静脉补液 1 000 mL,50 滴/分,从上午 8 时 20 分开始,估计何时可滴完
    （　　）
    A. 上午 11 时　　　　　　　　　　B. 中午 12 时 20 分
    C. 下午 1 时 20 分　　　　　　　　D. 下午 2 时
    E. 下午 2 时 20 分

11. 进行青霉素皮肤试验前应重点评估的内容是 （　　）
    A. 意识状态与合作能力　　　　　　B. 用药史和过敏史
    C. 目前诊断与病情　　　　　　　　D. 注射局部有无红肿硬结
    E. 目前心理状态与家庭经济状况

12. 李某,进行青霉素皮肤试验 5 分钟后突然晕倒在地,面色苍白,呼吸微弱,脉搏细弱,意识丧失。护士首先应 （　　）
    A. 立即通知医师　　　　　　　　　B. 立即给予氧气吸入
    C. 立即皮下注射盐酸肾上腺素　　　D. 立即皮下注射异丙肾上腺素
    E. 立即肌内注射洛贝林

13. 抢救青霉素过敏性休克的首选药物是 （　　）
    A. 盐酸肾上腺素　　　　　　　　　B. 去甲肾上腺素

C. 异丙肾上腺素 D. 盐酸异丙嗪

E. 多巴胺

14. 对破伤风抗毒素皮肤试验阳性患者采用脱敏注射的原理是 （ ）

A. 促进吞噬细胞对 IgE 的灭活作用 B. 抑制肥大细胞吸附 IgE

C. 与体内的 IgE 竞争受体 D. 逐步结合消耗体内的 IgE

E. 封闭 IgE,阻断与抗原结合

15. 张某,在输液过程中突然感到胸部异常不适,随后出现呼吸困难,严重发绀,其最大可能及首要处理是 （ ）

A. 肺水肿,停止输液

B. 低血容量性休克,立即补充血容量

C. 过敏,皮下注射地塞米松

D. 心脏病发作,立即遵医嘱用强心药

E. 空气栓塞,立即左侧卧位

16. 静脉输液过程中患者感觉胸部不适,随即发生呼吸困难、严重发绀,心前区听诊闻及持续响亮的"水泡音",你认为是 （ ）

A. 急性肺水肿 B. 空气栓塞 C. 超敏反应 D. 发热反应 E. 溶血反应

17. 某患者颅内压增高症状明显,医嘱静脉滴注甘露醇 250 mL,30 分钟滴完,每分钟应滴 （ ）

A. 60 滴 B. 80 滴 C. 100 滴 D. 125 滴 E. 140 滴

18. 某患者于输血过程中出现畏寒、寒战,体温 40℃,伴头痛、恶心、呕吐,首先考虑是 （ ）

A. 超敏反应 B. 发热反应

C. 溶血反应 D. 急性肺水肿

E. 枸橼酸钠中毒反应

19. 下列注射进针的角度错误的是 （ ）

A. 皮内注射针头与皮肤成 5°角

B. 皮下注射针头与皮肤成 30°～40°角

C. 肌内注射针头与皮肤成 50°～60°角

D. 静脉注射针头与皮肤成 20°～25°角

E. 动脉注射针头与动脉走向成 40°角

20. 下列皮试液的剂量哪项不正确 （ ）

A. 青霉素皮试剂量 20～50 U/0.1 mL

B. 细胞色素 C 皮试剂量 0.075 mg/0.1 mL

C. TAT 皮试剂量 15 U/0.1 mL

D. 链霉素皮试剂量 25 U/0.1 mL

E. 普鲁卡因皮试剂量 0.25 mg/0.1 mL

21. 下列哪项不是大量快速输血的反应　　　　　　　　　　　　（　　）

　　A. 高血钙　　　　　　　　　　　　　B. 出血倾向

　　C. 心脏负荷过重　　　　　　　　　　D. 枸橼酸中毒

　　E. 酸碱平衡失调

22. 赵某,输血 15 分钟后感觉头胀、四肢麻木、腰背部剧痛,脉细弱,血压下降,下列护理措施错误的是（　　）

　　A. 观察血压、尿量　　　　　　　　　B. 立即通知医师

　　C. 热水袋敷腰部　　　　　　　　　　D. 减慢输血速度

　　E. 取血标本和余血送检血型鉴定和交叉试验

23. 输入血制品前不需要进行血型鉴定和交叉配血试验的是　　　（　　）

　　A. 浓集红细胞　　　　　　　　　　　B. 红细胞悬液

　　C. 洗涤红细胞　　　　　　　　　　　D. 全血

　　E. 血浆

24. 某失血性休克患者快速输入全血 1 200 mL 后出现手足搐搦、皮肤黏膜出血、血压下降、心率减慢,你认为可能是（　　）

　　A. 急性心力衰竭　　　　　　　　　　B. 血清病型反应

　　C. 枸橼酸中毒　　　　　　　　　　　D. 溶血反应

　　E. 超敏反应

25. 需要同时服用下列药物时,应最后服用的是　　　　　　　　　（　　）

　　A. 止咳糖浆　　B. 维生素　　C. 维生素 C　　D. 头孢拉定　　E. 复方阿司匹林

二、多项选择题

1. 关于药物的保管原则,描述正确的是　　　　　　　　　　　　（　　）

　　A. 药柜应放在干燥、阳光直射的地方　　B. 按有效期先后顺序排放

　　C. 剧毒药、麻醉药应加锁保管　　　　　D. 药瓶应有明显的标签

　　E. 药品应定期检查

2. "三查""八对"的内容是　　　　　　　　　　　　　　　　　（　　）

　　A. 床号、姓名　　　　　　　　　　　B. 药名、浓度、剂量

　　C. 给药方法、时间及有效期　　　　　D. 操作前、操作中查

　　E. 查用药后反应

3. 下列外文缩写中文译意,正确的是　　　　　　　　　　　　　（　　）

　　A. qod,隔日一次　　　　　　　　　　B. qd,每日 1 次

　　C. hs,每晚 1 次　　　　　　　　　　 D. qid,每日 4 次

E. Biw,每周 2 次
4. 服药后不宜饮水的口服药是 （ ）
   A. 川贝枇杷露　　　　　　　　　　B. 磺胺噻唑
   C. 硝酸甘油片　　　　　　　　　　D. 甘草合剂
   E. 阿司匹林
5. 患者,女,34 岁,风湿性心脏病史 16 年,因感冒、发热住院。医嘱静脉输液,上午 8 时开始输液,每分钟滴速 40 滴,但患者自己嫌滴得太慢,自行调节滴速达 100 滴/分,半小时后患者出现呼吸急促,剧烈咳嗽,痰液呈泡沫血性,不能平卧。护士应采取的正确护理措施是 （ ）
   A. 立即停止输液　　　　　　　　　B. 患者端坐,双腿下垂
   C. 必要时进行四肢轮扎　　　　　　D. 给予高流量氧气吸入
   E. 遵医嘱给予强心、利尿、扩血管的药物
6. 应用青霉素过程中需要重做过敏试验的是 （ ）
   A. 曾使用青霉素,但已停药 12 小时以上
   B. 曾使用青霉素,但已停药 24 小时以上
   C. 曾使用青霉素,但已停药 3 日
   D. 使用过程中改用不同生产批号的制剂
   E. 使用过程中出现皮肤瘙痒等症状
7. 输液过程中溶液不滴的原因有 （ ）
   A. 针头阻塞　　　　　　　　　　　B. 静脉痉挛
   C. 针头滑出血管外　　　　　　　　D. 针头斜面紧贴血管壁
   E. 压力过低

三、判断题
1. 药物过敏试验的部位取前臂掌侧下端。（ ）
2. 2 岁以下婴幼儿肌内注射的最佳部位是臀大肌。（ ）
3. 静脉注射的外文缩写是 IVdrip。（ ）
4. 给药次数和间隔时间取决于药物的半衰期。（ ）
5. 需要长期进行静脉给药者,为保护静脉应从远端至近端选择血管进行注射。（ ）
6. 为患者进行超声雾化时,应在水槽中加温水或热水,以缩短雾化器的预热时间。（ ）
7. 皮下注射时应于针头刺入 2/3 后迅速推药。（ ）
8. 股静脉穿刺点位于腹股沟股动脉的内侧 0.5 cm 处。（ ）
9. 使用静脉切开持续输液一般不超过 3 日,以免发生静脉炎。（ ）
10. 输血潜在并发症溶血反应的主要相关因素是输入异型血。（ ）

11. 需要注射几种药物时,应先注射刺激性大的药物。　　　　　　　(　)

12. 皮内注射进针后回抽无血才能注入药液。　　　　　　　　　　(　)

13. 急性肺水肿是由于在短时间内输入了大量液体,引起了循环血量急剧增加,心脏负担过重所致。　　　　　　　　　　　　　　　　　　　　　(　)

自测试题答案

一、单项选择题

1. A　2. C　3. C　4. A　5. C　6. E　7. C　8. D　9. C　10. C　11. B　12. C　13. A　14. D　15. E　16. B　17. D　18. B　19. C　20. D　21. A　22. D　23. E　24. C　25. A

二、多项选择题

1. BCDE　2. ABCD　3. ABDE　4. ACD　5. ABCDE　6. CD　7. ABCDE

三、判断题

1. √　2. ×　3. √　4. √　5. √　6. ×　7. ×　8. √　9. √　10. √　11. ×　12. ×　13. √

第十四节　吸氧法

基本知识问答

1. 什么是鼻导管给氧法?

是一种将一根细氧气鼻导管插入一侧鼻孔,经鼻腔到达鼻咽部,末端连接氧气的供氧方法。

2. 氧疗的不良反应是什么?

氧中毒、肺不张、呼吸道分泌物干燥、晶状体后纤维组织增生、呼吸抑制。

3. 缺氧的分类是什么?

低张性缺氧、血液性缺氧、循环性缺氧、组织性缺氧。

4. 氧疗的目的是什么?

纠正各种原因造成的缺氧状态,提高动脉血氧分压和动脉血氧饱和度,增加动脉血氧含量,促进组织的新陈代谢,维持机体生命活动。

5. 简述氧疗的注意事项。

(1)密切观察氧疗效果,如呼吸困难等症状减轻或缓解,心跳正常或接近正常,则表明氧疗有效。否则应寻找原因,及时进行处理。

(2)高浓度供氧不宜时间过长,一般认为吸氧浓度>60%,持续24小时以上,则可能发生氧中毒。

（3）对慢性阻塞性肺疾病急性加重患者给予高浓度吸氧可能导致呼吸抑制使病情恶化，一般应给予控制性（即低浓度持续）吸氧为妥。

（4）氧疗注意加温和湿化，呼吸道内保持37℃温度和95%~100%湿度是黏液纤毛系统正常清除功能的必要条件，故吸入氧应通过湿化瓶和必要的加温装置，以防止吸入干冷的氧气刺激损伤气道黏膜，致痰干结和影响纤毛的"清道夫"功能。

（5）防止污染和导管堵塞，对鼻塞、输氧导管、湿化加温装置，呼吸机管道系统等应经常定时更换和清洗消毒，以防止交叉感染。吸氧导管、鼻塞应随时注意检查有无分泌物堵塞，并及时更换。以保证有效和安全的氧疗。

6. 简述常用的吸氧方法。

（1）鼻塞和鼻导管吸氧法：这种吸氧方法设备简单，使用方便。鼻塞法有单塞和双塞两种：单塞法选用适宜的型号塞于一侧鼻前庭内，并与鼻腔紧密接触（另一侧鼻孔开放），吸气时只进氧气，故吸氧浓度较稳定。双塞法为两个较细小的鼻塞同时置于双侧鼻孔，鼻塞周围尚留有空隙，能同时呼吸空气，患者较舒适，但吸氧浓度不够稳定。鼻导管法是将一导管（常用导尿管）经鼻孔插入鼻腔顶端软腭后部，吸氧浓度恒定，但时间长了会有不适感且易被分泌物堵塞。鼻塞、鼻导管吸氧法一般只适宜低流量供氧，若流量比较大就会因流速和冲击力很大让人无法耐受，同时容易导致气道黏膜干燥。

（2）面罩吸氧法：可分为开放式和密闭面罩法。开放式是将面罩置于距患者口鼻1~3 cm处，适宜小儿，可无任何不适感。密闭面罩法是将面罩紧密罩于口鼻部并用松紧带固定，适宜较严重缺氧者，吸氧浓度可达40%~50%，感觉较舒适，无黏膜刺激及干吹感觉。但氧耗量较大，存在进食和排痰不便的缺点。

（3）经气管导管氧疗法：是用一较细导管经鼻腔插入气管内的供氧方法，也称气管内氧疗。主要适宜慢性阻塞性肺疾病及肺间质纤维化等所致慢性呼吸衰竭需长期吸氧而一般氧疗效果不佳者，由于用导管直接向气管内供氧，故可显著提高疗效，只需较低流量的供氧即可达到较高的效果，且耗氧量很小。

（4）电子脉冲氧疗法：是近年开展的一种新方法，它通过电子脉冲装置可使在吸气期自动送氧，而呼气期又自动停止送氧。这比较符合呼吸的生理状态，又大大节省了氧气。适宜鼻塞、鼻导管和气管内氧疗。

（5）机械通气给氧法：即用各种人工呼吸机进行机械通气时，利用呼吸机上的供氧装置进行氧疗。可根据病情需要调节供氧浓度（21%~100%）。氧疗的氧源一般多用氧气钢瓶，并安装有压力表标明瓶内的储氧量，供氧时安装流量表，根据需要调节氧流量。大多数大医院现在采用中心供氧，开关设在墙壁上，更为方便。

自测试题

一、单项选择题

1. 装氧气表前打开总开关的目的是 ( )
   A. 检查筒内是否有氧气　　B. 测筒内氧气压力
   C. 清洁气门,保护氧气表　　D. 估计筒内氧气流量
   E. 了解氧气流出是否通畅

2. 用氧过程中,需要调节氧流量,正确的方法是 ( )
   A. 先关总开关,再调节流量　　B. 先关流量表,再调节流量
   C. 先分离接管,再调节流量　　D. 直接调节流量
   E. 拔出鼻导管,再调节流量

3. 吸氧浓度为33%,每分钟氧流量为 ( )
   A. 1 L　　B. 2 L　　C. 3 L　　D. 4 L　　E. 5 L

4. 氧疗对哪型缺氧效果最好 ( )
   A. 血液性缺氧　B. 低张性缺氧　C. 循环性缺氧　D. 组织性缺氧　E. 混合性缺氧

二、多项选择题

1. 氧疗的不良反应有 ( )
   A. 氧中毒　　B. 肺不张
   C. 呼吸道分泌物干燥　　D. 晶状体后纤维组织增生
   E. 呼吸抑制

2. 氧疗方法包括 ( )
   A. 鼻导管给氧　B. 鼻塞法　C. 面罩法　D. 氧气头罩法　E. 氧气枕法

三、判断题

1. 氧气筒内氧气勿用尽,压力表至少要保留0.5 MPa。 ( )
2. 鼻导管插入的长度为鼻尖至耳垂的1/3。 ( )

自测试题答案

一、单项选择题

1. C　2. E　3. C　4. B

二、多项选择题

1. ABCDE　2. ABCDE

三、判断题

1. √ 2. ×

第十五节　高压氧疗法

基本知识问答

1. 简述高压氧的发展史。

高压氧疗法已有 100 年的历史,20 世纪 90 年代以后获得快速发展,应用领域不断扩大,已成为临床不可缺少的治疗手段之一。自 1963 年起,至今已召开了十六届国际高气压医学会议,第十一届和第十六届会议在我国举行。我国第一个高压氧治疗舱建于 1964 年,至今全国已有多种类型的高压氧舱近 10 000 台座,从业医务人员达数万人。中华高压氧医学会于 1992 年成立。

2. 何谓高压氧与高压氧疗法?

机体处于高气压环境中所呼吸的与环境压相等的纯氧或高浓度氧,称高压氧。利用吸入高压氧治疗疾病的方法称高压氧疗法。

3. 何谓标准大气压?

标准大气压值的规定,是随着科学技术的发展,经过几次变化的。最初规定在摄氏温度 0℃、纬度 45°、晴天时海平面上的大气压强为标准大气压,其值大约相当于 760 mmHg 高。后来发现,在这个条件下的大气压强值并不稳定,它受风力、温度等条件的影响而变化。于是就规定 760 mmHg 高为标准大气压值。但是后来又发现 760 mmHg 高的压强值也是不稳定的,汞的密度大小受温度的影响而发生变化。

为了确保标准大气压是一个定值,1954 年第十届国际计量大会决议声明,规定标准大气压值为:1 标准大气压 = 101 325 N/m^2

一个标准大气压 = 760 mmHg = 101 293 Pa = 0.101 MPa

在高压氧治疗中,一般将标准大气压(常压)定为 0.10 Mpa。此压力略相当于 10 m 水深处的压力。

4. 何谓常压、附加压、绝对压、地方大气压?

(1) 常压(标准大气压强):地球纬度 45°的海平面上,温度 0℃时,测出每平方厘米面积所承受的压强为 760 mmHg,称为 1 个标准大气压强,也就是常压。

(2) 附加压(表压):常压以外增加的压强为附加压。其大小可通过压力表显示出来,又称表压。常压时表压显示为"0"。测血压时血压计所显示的压力就是附加压。

(3) 绝对压(ATA):单位面积上所承受的压强谓之绝对压,临床应用高压氧治疗时,常用绝对压作为治疗压力。绝对压 = 常压 + 附加压(表压)。

(4)地方大气压:不同地区大气压强并不一致,因为不同纬度、温度、不同海拔高度下的大气压是不同的,例如拉萨地区大气压强仅为标准大气压的65%左右。地球上每个不同的大气压强称为地方大气压。确切说,高压氧治疗应以地方大气压为基准。

5. 试述高压氧的治疗方法。

高压氧治疗包括治疗前准备、加压、稳压吸氧和减压等程序。

高压氧治疗的压力单位是绝对压(大气压+附加压),可以用 ATA 表示(2ATA 即为2个大气压),也可用 MPa 表示(2ATA = 0.2 MPa)。

6. 试述高压氧治疗原理。

(1)增加血氧含量,提高血氧分压:人体血液中的血红蛋白(Hb)含量是相对固定的,且常压下吸空气时氧合血红蛋白(HbO_2)的饱和度已达97%左右,此时并无多大增加运氧能力的空间。高压氧下,随着治疗压力的不断增高,溶解在血浆中的氧量也会成正比例增加。因此,高压氧治疗主要是增加血浆中的物理溶解氧。在 0.3 MPa 氧下溶解氧量比常压吸空气时增加21倍,可以实现无血生存。也就是说,此时去除全部血液中的血红蛋白,机体也可依靠溶解在血浆中的氧气保证生存需要。

(2)提高血氧弥散能力:高压氧下氧分子数量增加,血氧分压升高,氧从毛细血管向组织的弥散能力增强,弥散距离增加,有利于改善组织缺氧。

(3)机体储氧量增加:常温常压下,每千克组织储氧 13 mL,耗氧量为 3~4 mL/(kg·min),因此循环阻断安全时限为 3~4 分钟。在 0.3 MPa 氧下,储氧量可增至 53 mL/kg,循环阻断时间可增至 12~17 分钟。

(4)抑制厌氧菌生长:这是治疗气性坏疽等厌氧菌感染的基础。

(5)抗微生物作用:高压氧可以抑制某些革兰阳性菌和革兰阴性菌,可增强白细胞的吞噬能力,并可增强某些抗菌剂(如磺胺药、抗结核药等)的药效。

(6)高压氧对气泡的作用:高压氧可使血液和组织中的气泡压缩和溶解在体液中,再经呼吸排出,因此高压氧对减压病、气栓症疗效显著。

(7)增强放疗和化疗对肿瘤的疗效。

7. 高压氧舱有哪几种类型? 各有何特点?

高压氧舱是高压氧疗法的专用设备,它大多是用钢材制成的。由于应用范围不同,加压舱有各种不同形式,但基本是相同的。主要有以下两种类型。

(1)氧气加压舱:包括成人用的单人舱以及专供婴儿用的婴幼儿氧舱。这类氧舱体积小,只容纳一个患者,舱内直接充满高压氧气,患者在舱内吸纯氧。因此也可称纯氧舱。纯氧舱的特点是:造价低,运输方便,用于一般治疗,不利于危重患者的抢救。

(2)空气加压舱:舱的体积大,整个舱体为 2~3 个舱室连在一起,分别称手术舱、治疗舱和过渡舱。用压缩空气加压,患者在舱内戴面罩吸氧。可在舱内进行手术、治疗、抢救等医疗工作。这种大型舱有利于一批患者同时进行治疗,允许医护人员进入舱内护理患者,有利于抢救及治疗垂危患者,但造价比较高。近年来,部分单人舱也改用空气加压,以求降低舱内氧浓度,提高治疗安全性。

8. 高压氧治疗的急症适应证有哪些?

高压氧治疗的急症适应证:急性一氧化碳中毒及其中毒性脑病、急性气栓症、急性减压病、有害气体(硫化氢、液化石油气、汽油等)中毒、厌氧菌感染(气体坏疽、破伤风等)、休克、视网膜动脉栓塞、心肺复苏后急性脑功能障碍(电击伤、溺水、缢伤、窒息、麻醉意外等)、脑水肿、肺水肿、挤压伤及挤压综合征、急性末梢循环障碍、急性脊髓损伤、断肢(指、趾)再植术后等。

9. 列表简示高压氧治疗的非急症适应证。

表17 高压氧治疗的非急症适应证

内科疾病	外科疾病	其他
冠心病(心绞痛、心肌梗死等)	脑外伤(脑震荡、脑挫伤、颅内血肿清除术后)	突发性聋
快速性心律失常(心房颤动、期前收缩、心动过速)	周围神经损伤	视网膜静脉血栓形成
心肌炎	颅内良性肿瘤术后	中心性浆液性脉络膜视网膜病变
支气管哮喘、喘息性支气管炎	脑血管疾病术后	视网膜震荡
缺血性脑血管性疾病(脑动脉硬化症、脑血栓、脑梗死等)	骨髓炎	视神经损伤
血管神经性头痛	骨折及愈合不良	病毒性脑炎
面神经炎(贝尔面瘫)	无菌性骨坏死	放射性损伤(骨、软组织损伤、膀胱炎等)
高原病	慢性皮肤溃疡(动脉供血障碍、静脉淤血、压疮、糖尿病及慢性骨髓炎等所致)	玫瑰糠疹
持续性植物状态	麻痹性肠梗阻	带状疱疹
多发性硬化	周围血管疾病(脉管炎、雷诺病、深静脉血栓形成等)	牙周病(炎)
癫痫(非原发性)	冻伤	
梅尼埃病	烧伤	
糖尿病及其并发症	整形术后	
消化性溃疡	植皮术后	
溃疡性结肠炎药物及化学物中毒	运动性损伤	

10. 试述高压氧治疗的禁忌证。

(1)绝对禁忌证:①未经处理的气胸、纵隔气肿。②活动性内出血及出血性疾病。③有氧中毒史。④结核性空洞形成并咯血。

(2)相对禁忌证:①重症上呼吸道感染。②重度肺气肿、肺大泡、支气管扩张症。③重度鼻窦炎。④高碳酸血症。⑤Ⅱ度以上心脏传导阻滞。⑥脑血管瘤、畸形。⑦未经处理的恶性肿瘤。⑧视网膜脱离。⑨病态窦房结综合征。心动过缓(<50次/分)。化脓性中耳炎(鼓膜未穿孔者)。咽鼓管阻塞。血压过高者。

11. 高压氧治疗患者在入舱前要做哪些准备?

(1)在每次进舱前主动向高压氧舱医务人员反映病情变化,进行必要的观察、检查或治疗。

(2)了解高压氧舱内注意事项,严禁将火柴、打火机和汽油等易燃物品以及电动、闪光玩具、爆竹等带入舱内,有以上物品者,入舱前必须交给工作人员保管。另外,机械手表、钢笔、助听器等也不宜带入舱内,以免加压后损坏。

(3)单人纯氧舱严禁穿易产生静电火花的服装(氯纶、腈纶、尼龙、膨体等化学纤维织物)入舱。

(4)服从医务人员指导,掌握适应高压环境的配合动作,如咽鼓管咽口开张动作及如何有效吸氧等。

(5)除非紧急情况,一般不宜在饱餐后、酒后及疲劳状态下立即入舱。入舱前解好大、小便。

12. 试述不同压力下吸氧的安全时限。

常压下连续吸氧不得超过12~24小时。0.2 MPa氧压下,连续吸纯氧不得超过150分钟。0.25 MPa下,不得超过120分钟。0.3 MPa下,不得超过40分钟。

13. 试述高压氧治疗的主要并发症。

(1)减压病:是治疗中减压方法不当所致,高压氧治疗中发生率很低。

(2)气压伤:是治疗中加压或减压操作不当,致使体内腔窦器官产生不均匀受压所致,包括中耳气压伤、鼻旁窦气压伤、肺气压伤等。

(3)氧中毒。

14. 何谓氧中毒?

高压氧环境下,长时间吸入高浓度的氧或纯氧,可以造成人体组织和功能的损害,称为氧中毒。

15. 试述氧中毒的分型和临床表现。

氧中毒可累及机体任何细胞,根据临床主要损害可分为三型。

(1)肺型氧中毒:在常压下长时间吸入高于40%~60%浓度的氧,即有发生肺氧中毒的可能。在0.2 MPa下连续吸纯氧3~6小时,即可出现肺氧中毒的早期改变,患者开始表现为胸骨后不适,吸气时疼痛、咳嗽等,继而出现肺活量减少、脉率减慢、血压下降等症状,最后可致呼吸困难甚至窒息。检查肺部可有散在啰音和实变体征。X线检查显示肺纹理明显增加或出现片状阴影。病理检查显示增生性肺炎改变。

(2) 神经型中毒:典型症状是伴有意识丧失的全身性抽搐,酷似癫痫大发作,脑电变化亦与癫痫大发作相同。抽搐发生前常有短时间的前驱症状,如苍白、出汗、心悸、胸闷、烦躁,以及面、手等处小肌肉颤动。少数患者可有视觉障碍、幻听、情绪异常等反应。抽搐症状一般于停止吸氧5~10分钟内消失。神经型氧中毒多于0.25 MPa以上吸氧时发生,但在较低压力下亦偶有发生。

(3) 高压氧对眼的不良反应:高压氧一般可引起视网膜血管收缩,在过高的压力下长时间吸氧,可能引起视敏度下降、屈光和视野等改变,亦有报告发生白内障和视网膜电流图消失或视网膜脱离者。

16. 高压氧治疗时对患者体内的导管应如何护理?

患者带导管入舱时,在舱内要注意保持管道通畅,妥善固定导管,使之既不移位,又不掉入体内或脱出。搞清各种管道的通向及作用,切勿弄错。注意观察引流物的性质、颜色及量,防止逆流。在减压开始时,开放所有引流管,如吸引管、胃管、脑室引流管、胸腹腔引流管、导流管、导尿管等,并及时吸出分泌物,保持引流通畅,以免因减压时空气膨胀而造成对软组织的压迫损伤或坏死。对有气管插管(带气囊)患者,加压时应适当加注空气,保证起密闭作用,减压时应开放气囊,以免空气膨胀造成气囊破裂或压迫气管造成损伤。最好在入舱前注入0.9%氯化钠注射液使气囊鼓,由于水的不可压缩性,加减压时无压缩或膨胀之虑。

17. 高压氧下静脉输液有何特点?

高压氧治疗时,加压阶段和稳压阶段静脉输液过程与舱外输液过程相同,但随着减压的进行,静脉输液瓶内及莫菲滴管内的气体膨胀,瓶内压力增高,使液体滴速加快,气体有进入静脉造成气栓的危险,故减压开始时输液瓶内应插入足够长的针头(通常采用长的血众分离针头)至液平面以上,以保证排气,并夹住原通气管,防止液体从通气管内喷射而出。同时尽量将莫菲滴管内的液平面调到较高的水平,控制滴速,警惕皮管爆胀或发生气栓危险。尤其是锁骨下腔静脉穿刺补液者更应严密注意。舱内静脉输液最好采用开放式输液。

18. 试述氧舱火灾应急处理原则。

当舱内发生火灾意外事故时,操作人员应沉着果断地做出如下处理。

(1) 迅速关闭供氧、供气阀门,切断总电源开关。

(2) 迅速打开排气阀、操作安全阀手柄及舱外紧急排气阀应急排气,力争2分钟内快速减至常压。

(3) 设法迅速打开舱门,救出舱内人员。

(4) 打开灭火器,将余火熄灭。

(5) 通知医院相关科室进行抢救。如发生减压病应设法加压救治。

(6) 立即如实报告上级。

(7) 保护现场。

(8) 查清起火事故原因。

(9) 及时总结并向有关单位报告。

19. 试述气性坏疽的高压氧治疗方案。

治疗压力为 0.25~0.30 MPa。采用"3 天 7 次疗法",即第 1 日治疗 3 次,第 2 和第 3 日各 2 次,以后改为常规治疗方案。

20. 简述一氧化碳中毒的主要机制。

一氧化碳中毒是以全身缺氧为特征的疾病。在人体内氧气靠血液运输,其主要运输特点是氧与血红蛋白结合,形成氧合血红蛋白(HbO_2)。由于一氧化碳(CO)与血红蛋白的亲和力大于氧与血红蛋白的亲和力,故当人体大量吸入 CO 时会形成大量碳氧血红蛋白(HbCO),导致大部分 Hb 失去了运氧能力,造成机体缺氧,形成 CO 中毒。

自测试题

一、单项选择题

1. 高压氧治疗一氧化碳中毒的主要机制是 ( )

　　A. 氧和血红蛋白的亲和力增加　　　　B. 血液中结合氧量增加

　　C. 血液中血红蛋白增加　　　　　　　D. 血液中物理溶解氧量增加

　　E. 机体的摄氧能力增强

2. 高压氧的绝对禁忌证之一是 ( )

　　A. 急性鼻窦炎患者　　　　　　　　　B. 有颅骨缺损者

　　C. 妇女月经期与妊娠期　　　　　　　D. 活动性肺结核

　　E. 未经处理的气胸

3. 标准大气压是指下列哪种条件下物体在单位面积上所承受的压力 ( )

　　A. 在海平面上温度为 4℃ 时

　　B. 在纬度为 45° 的海平面上,温度为 0℃ 时

　　C. 在赤道海平面上,温度为 4℃ 时

　　D. 在赤道海平面上,温度为 0℃ 时

　　E. 在纬度为 45° 的海平面上,温度为 4℃ 时

4. 在高压氧舱内输液有发生气栓症的危险,主要发生在 ( )

　　A. 减压过程中　　　　　　　　　　　B. 加压过程中

C. 高压氧治疗整个过程中均可发生　　　　D. 0.3 MPa 以上的高压氧治疗中

E. 0.2 MPa 以下的高压氧治疗中

5. 氧气加压舱急排放应能使最高工作压到降至表压 0.01 MPa 的时间不超过（　　）

A. 3 分钟　　B. 2.5 分钟　　C. 2 分钟　　D. 1.5 分钟　　E. 1 分钟

6. 高压氧治疗的含义是　　　　　　　　　　　　　　　　　　　　　　　　（　　）

A. 在常压下呼吸纯氧

B. 在超过常压的环境下吸 30% 以下浓度的氧气

C. 在超过一个绝对压的环境下吸氧与 CO_2 的混合气体

D. 在超过一个大气压的密闭的环境下呼吸纯氧或高浓度的氧气

E. 在高压环境下吸空气

7. 每次治疗完毕，舱内的紫外线空气消毒时间是　　　　　　　　　　　　（　　）

A. 10 分钟　　B. 20 分钟　　C. 30 分钟　　D. 1 小时　　E. 1.5 小时

8. 高压氧治疗时临床上常用的压力单位是　　　　　　　　　　　　　　　（　　）

A. 大气压　　B. 绝对压　　C. 表压　　D. 附加压　　E. 氧压

9. 常压下连续吸纯氧的安全时限为　　　　　　　　　　　　　　　　　　（　　）

A. 4~6 小时　　　　　　　　　　　B. 8~12 小时

C. 48 小时以上　　　　　　　　　　D. 24~48 小时

E. 12~24 小时

10. 外界气压降低时，机体中氮的脱饱和最慢的组织是　　　　　　　　　（　　）

A. 脂肪　　B. 淋巴　　C. 血液　　D. 肌肉　　E. 脑灰质

二、多项选择题

1. 高压氧治疗气性坏疽的作用是　　　　　　　　　　　　　　　　　　　（　　）

A. 抑制梭状芽孢杆菌的生长　　　　　B. 抑制 α-外毒素的产生

C. 阻止组织坏死，促进伤口愈合　　　D. 增强抗毒血清的作用

E. 增强抗生素的效力

2. 惊厥型氧中毒发生的原因可能是　　　　　　　　　　　　　　　　　　（　　）

A. 吸入氧压在 0.25 MPa 以上　　　　B. 脑内酪氨酸生成减少

C. 脑内 H_2O_2 浓度升高　　　　　　　D. 常压下持续吸氧超过 8 小时

E. 乙酰胆碱酯酶活性降低

3. 医用氧气的质量标准应达到　　　　　　　　　　　　　　　　　　　　（　　）

A. 无杂质，无有害气体　　　　　　　B. 氧浓度不少于 99.5%

C. 水汽不高于 5 mL/瓶　　　　　　　D. 温度不高于 22℃

E. 二氧化碳浓度不高于 0.05%

4. 高压氧对循环系统的影响包括　　　　　　　　　　　　　　　　　　　　（　　）

　　A. 心率减慢　　　　　　　　　　　　B. 心排血量减少

　　C. 血流减慢　　　　　　　　　　　　D. 心脏负荷加重

　　E. 血循环时间缩短

5. 高压氧治疗气性坏疽的指征是　　　　　　　　　　　　　　　　　　　　（　　）

　　A. 一经确诊,简单清创,立即行高压氧

　　B. 对疑似气性坏疽患者也应做预防治疗

　　C. 应同时使用广谱抗生素及注射抗毒血清

　　D. 待截肢后再行高压氧治疗

　　E. 患者体温应控制在39℃以下

6. 人在高气压环境下并不会被"压扁",这是因为　　　　　　　　　　　　（　　）

　　A. 人体是有弹性的　　　　　　　　　B. 水的不可压缩性

　　C. 人体有强大骨架的支持　　　　　　D. 人体各部位均匀受压

　　E. 人的适应性强

7. 在高压氧下哪些细菌生长会受抑制　　　　　　　　　　　　　　　　　　（　　）

　　A. 厌氧菌　　　　　　　　　　　　　B. 某些兼性厌氧菌

　　C. 某些需氧菌　　　　　　　　　　　D. 各种细菌

　　E. 各种耐药菌

8. 氧瓶使用后,瓶内应保留 1 kg/cm^2 的剩余压力,目的在于　　　　　　（　　）

　　A. 表明瓶未用作其他用途　　　　　　B. 外界杂质不易进入瓶内

　　C. 再充气时,瓶无须清洗　　　　　　D. 保护减压器不易损坏

　　E. 备核查

9. 影响减压病发生的因素包括　　　　　　　　　　　　　　　　　　　　　（　　）

　　A. 机体所受压力的大小　　　　　　　B. 高压下暴露时间

　　C. 减压速度　　　　　　　　　　　　D. 环境温度

　　E. 患者体质

10. 惊厥型氧中毒可能发生在　　　　　　　　　　　　　　　　　　　　　（　　）

　　A. 0.15 MPa 高压氧治疗吸氧过程中

　　B. 常压下持续吸氧8小时以上时

　　C. 0.25 MPa 以上高压氧治疗过程中

　　D. 在 0.3 MPa 高压氧治疗吸氧停止后

　　E. 0.23 MPa 以上的高压氧治疗过程中

三、判断题

1. 高压氧下心率增快,心排血量增加。　　　　　　　　　　　　　　　　　（　　）

2. 高压氧治疗时,采用间歇吸氧是为了防止减压病。   (   )
3. 高压氧舱内禁用二氧化碳灭火器。   (   )
4. 减压时,舱内患者身上的引流管都要关闭。   (   )
5. 妊娠者发生中度以上一氧化碳中毒时,原则上应做高压氧治疗。   (   )

自测试题答案

一、单项选择题
1. D 2. E 3. B 4. A 5. E 6. D 7. C 8. B 9. E 10. A

二、多项选择题
1. ABC 2. ABCE 3. ABCE 4. ABC 5. ABC 6. BD 7. ABC 8. ABCE 9. ABCD 10. CDE

三、判断题
1. × 2. × 3. √ 4. × 5. √

第十六节　标本采集

基本知识问答

1. 标本采集的意义是什么?

①协助明确疾病诊断;②推测病程进展;③制订治疗措施;④观察病情。

2. 标本采集的原则是什么?

①遵照医嘱;②充分准备;③严格查对;④正确采集;⑤及时送检。

3. 痰标本分哪几种?

常规痰标本,痰培养标本和24小时标本。

4. 血标本分哪几种?

全血标本、血清标本、血培养标本。

5. 采集血标本的注意事项?

(1)抽血清标本须用干燥注射器、针头和干燥试管。

(2)采全血标本时,需注意抗凝,血液注入容器后,立即轻轻旋转摇动试管8~10次,使血液和抗凝剂混匀,避免血液凝固,从而影响检查结果。

(3)如果做二氧化碳结合力测定,抽取血液后,应立即注入有液状石蜡的抗凝试管。

(4)采集血培养标本时,应防污染。除严格执行无菌技术操作外,抽血前应检查培养基是否符合要求,瓶塞是否干燥,培养液不宜太少。

(5) 若同时需抽取不同种类的血标本,应先注入血培养瓶,再注入抗凝管,最后注入干燥试管,动作应迅速准确。

(6) 严禁在输液、输血的针头或皮管处采集血标本,最好在对侧肢体采集。

(7) 采血用的注射器应经消毒液浸泡消毒后,再清洁处理。最好选用一次性注射器。

(8) 采集血标本后,应将注射器活塞略向后抽,以免血液凝固使注射器粘连和针头阻塞。

6. 标本分几种?

常规标本、培养标本及12小时或24小时标本。

7. 粪便标本分几种?

常规标本、细菌培养标本、隐血标本和寄生虫或虫卵标本。

自测试题

一、单项选择题

1. 尿糖定量检查的尿标本中应加入的防腐剂是 ( )

   A. 甲苯　　B. 醋酸　　C. 甲醛　　D. 浓硫酸　　E. 浓盐酸

2. 查找痰中癌细胞,固定痰标本的溶液是 ( )

   A. 3%来苏儿　B. 5%苯酚　C. 95%乙醇　D. 0.2%漂白粉　E. 0.2%苯扎溴铵

3. 为了测定患者血糖,适合的标本及试管是 ( )

   A. 全血标本,干燥试管　　　　　　B. 血清标本,抗凝试管

   C. 血培养标本,血培养瓶　　　　　D. 全血标本,抗凝试管

   E. 血清标本,干燥试管

4. 查阿米巴原虫,留取粪便标本的正确方法是 ( )

   A. 留取新鲜粪便,立即送检,注意保暖　　B. 取不同部位的粪便

   C. 取新鲜粪便最上部少许　　　　　　　D. 清晨留便少许

   E. 留少许异常粪便

5. 尿常规标本应留取的尿量为 ( )

   A. 30 mL　　B. 50 mL　　C. 60 mL　　D. 80 mL　　E. 100 mL

6. 男,42岁,发热2周,伴进行性贫血,全身乏力,急诊入院。体温39.2℃,脉搏98次/分,B超检查提示脾大,初诊为亚急性心内膜炎,需做血培养进一步明确诊断。该患者应取血 ( )

   A. 2～3 mL　B. 4～5 mL　C. 6～8 mL　D. 10～15 mL　E. 18～20 mL

7.尿蛋白定量测定,尿标本中应加入何种防腐剂 （   ）
A.甲醛   B.浓盐酸   C.甲苯   D.碳酸   E.高锰酸钾
8.大便隐血试验,检查前3日内禁食 （   ）
A.牛奶   B.豆腐   C.淀粉类食物   D.高热量饮食   E.猪肝
9.实验室检查需采集全血标本的是 （   ）
A. HBsAg   B.血细胞比容测定
C.肝功能检查   D.血清蛋白酶
E. ALT
10.毛细血管采血法常用于 （   ）
A.血常规检查   B.血培养
C.血中电解质检查   D.肝肾功能检查
E.血糖测定

二、多项选择题

1.采集血清标本做肝功检查,下列正确的是 （   ）
A.空腹采血   B.用干燥试管
C.采血后取下针头将血液缓慢注入试管   D.血液泡沫不能注入试管
E.血液注入试管后要摇匀
2.痰标本有 （   ）
A.常规痰标本 B.痰培养标本 C.24小时标本 D.48小时标本 E.血标本

三、判断题

1.全血标本可测定尿素氮。 （   ）
2.全血标本可测定血液中的致病菌。 （   ）
3.尿常规标本检查应留取新鲜尿液50 mL。 （   ）
4.亚急性细菌性心内膜炎患者做血培养时,为提高阳性率,采血量应为5～8 mL。
（   ）
5.采集咽拭子标本进行真菌培养时,须在口腔溃疡面上采集分泌物。 （   ）
6.做隐血检查的患者,采集标本前3日只能吃绿叶蔬菜和米饭,以免出现假阳性。
（   ）
7.腹腔穿刺放液时,初次放液一般不超过2 000 mL。 （   ）

自测试题答案

一、单项选择题

1. C 2. C 3. D 4. A 5. A 6. D 7. C 8. E 9. B 10. A

二、多项选择题

1. ABDE　2. ABC

三、判断题

1. √　2. √　3. ×　4. ×　5. √　6. ×　7. ×

第十七节　尸体护理

基本知识问答

1. 尸体护理的目的是什么？

尊重生命价值,保持容貌端详,肢体舒展,清洁无臭、无渗液,易于辨认,以安慰亲人。

2. 尸体护理有哪些注意事项？

(1)患者经抢救无效,由医生证明,确已死亡,方可进行尸体护理。

(2)患者死亡后,应立即护理其尸体,以防僵硬。

(3)尸体识别卡要填写清楚,便于辨认。

(4)若系传染病者,死后料理应按隔离技术进行。

3. 尸体护理后病室及用物怎么处理？

(1)患者病故后,其所住的病室及用物,须经终末消毒处理后方可再用。

(2)关闭室内门窗,打开壁柜、床头柜抽屉、柜门,用乳酸熏蒸或用1%过氧乙酸溶液喷雾消毒,1~2小时后开门窗通风。

(3)被褥类曝晒6小时(每面晒3小时),布单类洗涤消毒。

(4)其他用物用消毒液浸泡、擦拭或刷洗后煮沸消毒。如器械类浸泡消毒,门、窗、病床、桌椅等用0.2%~0.5%过氧乙酸溶液擦拭,茶杯、痰杯、碗与汤匙等刷洗后煮沸消毒,地板用3%氯胺溶液(或消毒液)擦洗。

自测试题

一、单项选择题

1. 死亡后,尸绿首先出现的部位是　　　　　　　　　　　　　　　(　　)

　　A. 脐周　　　　　B. 左上腹　　　　C. 右上腹　　　　D. 左下腹　　　　E. 右下腹

2. 尸体腐败出现于　　　　　　　　　　　　　　　　　　　　　　(　　)

　　A. 死亡后1~3小时　　　　　　　　　B. 死亡后2~4小时

　　C. 死亡后4~6小时　　　　　　　　　D. 死亡后12~16小时

　　E. 死亡后24小时

3. 尸斑出现于 ( )

A. 死亡后 1~3 小时　　　　　　　　B. 死亡后 2~4 小时

C. 死亡后 4~6 小时　　　　　　　　D. 死亡后 12~16 小时

E. 死亡后 24 小时

4. 尸僵出现于 ( )

A. 死亡后 1~3 小时　　　　　　　　B. 死亡后 2~4 小时

C. 死亡后 4~6 小时　　　　　　　　D. 死亡后 12~16 小时

E. 死亡后 24 小时

5. 尸体护理在何时进行 ( )

A. 心搏停止后　　　　　　　　　　B. 呼吸停止后

C. 医生开具死亡诊断书后　　　　　D. 出现尸冷后

E. 出现尸僵后

6. 尸体护理中,错误的是 ( )

A. 根据医师的死亡诊断进行尸体护理　　B. 劝慰家属暂时离开病房

C. 撤去治疗用物,使尸体去枕仰卧　　　D. 全身抹洗,穿好衣裤,梳理头发

E. 包裹好尸体,系好尸体识别卡

7. 尸冷至与环境温度相同时,一般是在死亡后 ( )

A. 10 小时　　　B. 14 小时　　　C. 18 小时　　　D. 20 小时　　　E. 24 小时

二、多项选择题

1. 死亡的过程分为 ( )

A. 濒死期　　　　　　　　　　　　B. 临床死亡期

C. 死亡期　　　　　　　　　　　　D. 生物学死亡期

E. 生理性死亡期

2. 对尸体进行护理时其内容正确的是 ( )

A. 诊断与治疗　　　　　　　　　　B. 尸体清洁程度死

C. 亡原因、时间　　　　　　　　　D. 有无伤口及管道

E. 家属准备情况

三、判断题

1. 尸体头下垫枕头防止面部淤血变色。 ( )

2. 尸僵出现在死亡后 6 小时。 ( )

自测试题答案

一、单项选择题

1. E 2. E 3. B 4. A 5. C 6. E 7. C

二、多项选择题

1. ABD 2. ABCD

三、判断题

1. √ 2. ×

第十九章　手术室护理

基本知识问答

1. 何谓洁净手术部？

洁净手术部是指由洁净手术室及辅助用房组成的自成体系的功能区域。洁净手术室是指采用一定空气洁净措施、达到一定细菌浓度和空气洁净度级别的手术室。

2. 洁净手术室的温度及湿度。

室内应有冷暖空调，温度保持在20~25℃，相对湿度为50%~60%。

3. 各等级洁净手术（室/间）适用于哪些手术？

Ⅰ级特别洁净手术室，适用于关节置换、器官移植及脑外科、心脏外科和眼科等手术中的无菌手术。

Ⅱ级标准洁净手术室，适用于胸外科、整形外科、泌尿科、肝胆胰外科、骨外科和普通外科中的一类切口无菌手术。

Ⅲ级一般洁净手术室，适用于普通外科、妇产科等手术。

Ⅳ级标准洁净手术室，适用于肛肠外科及污染类手术。

4. 何谓无菌技术？

无菌技术是在执行医疗、护理技术操作过程中，使已灭菌的物品，保持无菌状态不再受污染，防止任何微生物进入机体的一种方法。

5. 简述手术室无菌技术常规内容。

(1) 物品灭菌技术。

(2) 外科刷手方法。

(3) 穿无菌手术衣、戴无菌手套。

(4) 铺无菌器械车及铺无菌巾。

(5) 使用无菌持物钳。

(6) 术中无菌技术操作。

6. 简述无菌台铺置的要求。

(1) 无菌包必须在灭菌有效期内，按外包装上的化学灭菌指示胶带及包内的灭菌指示卡显示符合灭菌要求，方可使用。

(2) 操作时操作者距无菌台始终保持一定距离。

(3)敷料包第一层,直接用手按无菌技术要求打开,第二层用无菌持物钳打开(或穿手术衣戴无菌手套后打开)。

(4)无菌台(桌)应铺置4层以上,台上的夹层包布向四周下垂30 cm以上。

(5)刷手护士整理无菌台(桌)上物品应在刷完手、穿上无菌手术衣并戴好无菌手套后进行。

(6)手臂不可穿过无菌区操作,无菌器具、敷料摆放在无菌台以内。湿纱布、敷料应放于无菌弯盘内。

(7)手术开始后,无菌台上一切物品只能用于此台手术。

7. 简述无菌台推移的要求。

刷手护士移动无菌台时,应将双手平放于无菌桌内侧,缓慢平移,防止水盆中的液体溅出。巡回护士移动无菌台时,应手握车腿,避开下垂包布的无菌面。

8. 简述无菌台上物品保持无菌的原则。

(1)已铺置未用的无菌台保留时间为4小时。

(2)无菌台上物品一旦被污染或怀疑被污染应立即更换。

(3)无菌巾单被污染或被无菌液倾倒浸湿,应立即以4层以上的无菌巾遮盖或更换。

(4)潮湿的无菌器械应放于无菌台上的水盆或弯盘内,或加铺4层以上的无菌巾上。

9. 简述外科刷手的方法及要求(参考消毒剂要求)。

(1)刷手前,剪短指甲,使指甲平整光滑,将袖口挽至肘上1/3以上。

(2)用消毒液、流动水将双手和前臂清洗一遍。

(3)取无菌毛刷淋上消毒液,自指尖至上臂1/3,彻底无遗漏刷洗手指、指间、手掌和手背,双手交替用时2分钟;刷手臂时手保持高于手臂,用时1分钟,指甲及皮肤皱褶处应反复刷洗。

(4)流动水冲洗手和手臂,从指尖到肘部,向一个方向移动冲洗,注意防止肘部水反流到手部。

(5)流动水冲洗手刷,再用此刷按上述步骤继续刷洗双手及手臂2分钟,不再冲洗,将手刷弃入洗手池内或专用收集容器内。

(6)手及前臂呈上举姿势,保持在胸腰段进手术间,将手、手臂用无菌擦手巾擦干,无菌巾擦拭应在刷手范围以内。

(7)刷手期间若被污染,应重新刷手。

10. 简述感染手术实施无菌技术的原因。

任何一种感染性病变,根据其病原选择适当的手术方法和敏感的抗菌药物,就可以取得疗效。但如果手术中不注意无菌操作,会增加病原菌种的感染或扩大感染的范围,从而使治疗复杂化。所以,感染手术也需要实施无菌技术。

11. 简述穿无菌手术衣的注意事项。

(1)穿无菌手术衣时,需有足够的空间,以免手术衣抖开过程中被污染。

(2)擦手完毕,双手提起衣领两端,轻轻向前上方抖开,并检查手术衣有无破洞。

(3)未戴手套的手不可拉衣袖或触及其他部位。

(4)穿好无菌手术衣,戴好无菌手套后,手臂应保持在胸前,高不过肩,低不过腰,双手不可交叉放于腋下。

12. 简述刷手护士应遵守的无菌技术原则。

(1)避开术野在医生胸前传递器械,隔人传递时在主刀手臂下传递。

(2)术中及时擦净回台器械上的血迹。

(3)掉落到手术台平面以下的器械、物品即视为污染。

(4)同侧手术人员调换位置时,先退后一步转身,背靠背或面对面换至另一位置。

(5)手术中如手套破损或触及有菌区,应更换手套。衣袖触及有菌区则套无菌套袖或更换手术衣。

(6)无菌区被浸湿,应加盖4层以上无菌单。

(7)切开污染脏器前,用纱垫保护周围组织,以防污染。

(8)皮肤切开及缝合前后,要用消毒液涂擦切口皮肤一次。

(9)接触有腔器官的器械与物品均视为污染。

(10)污染与非污染的器械、敷料应分别放置。

13. 简述巡回护士应遵守的无菌技术原则。

(1)患者进入手术间后即关闭手术间的正门,以减少外走廊污染空气流入。

(2)手术前物品准备齐全,手术中减少不必要的走动,减少或不避免巾单及敷料的抖动。

(3)给手术人员擦汗时,请术者将头转向侧方远离手术野,用湿毛巾擦拭。

(4)控制参观人员数量,督促其与术者保持一定距离,并减少室内走动。

(5)随时监督手术人员的无菌操作。

14. 手术部位常见的致病菌有哪些?

常见致病菌有金黄色葡萄球菌、大肠埃希菌、链球菌、铜绿假单胞菌、凝固酶阴性葡萄球菌等。

15. 简述血源性传播疾病手术的安排及处理原则。

(1)房间外挂隔离标志。

(2)参加手术人员,穿保护性鞋套、眼罩及隔离衣。

(3)原则上禁止参观。

(4)术后处理。①器械及物品:含氯消毒液浸泡30分钟后(或消毒剂说明书)送器械房,再清洗消毒处理。②被服类:所有污染被服放入固定的有标记的污衣袋内,如有特殊感染按相关原则处理。③手术间地面或物品表面:血迹及分泌物污染处应立即用含氯消毒液擦拭处理。④吸引器瓶:根据瓶中液体量放入含氯消毒剂。

16.简述感染手术的安排及处理原则。

(1)房间外挂隔离标志,手术间安排在手术室的一端,严密隔离。

(2)进入隔离手术间人员应穿隔离衣、戴手套、穿保护性鞋套。皮肤有破损者不得参加手术。

(3)严禁参观手术。

(4)巡回护士设室内、室外各一名。

(5)术后严格处理。①器械:根据感染细菌选择合适的消毒液浸泡,清洗后双层包裹,高压灭菌,也可用环氧乙烷气体灭菌。②敷料:尽可能使用一次性敷料,用后焚烧。非一次性敷料双层包扎,标识后送洗衣房处理。③其他物品:可用高压灭菌或环氧乙烷灭菌。④手术间地面、墙壁用消毒液擦拭。⑤吸引瓶根据瓶中液体量放入含氯消毒剂。

(6)空气:消毒后密闭24小时,经细菌培养合格后方可使用。洁净手术室,应选择在正负压切换的手术间内进行。

17.简述接送手术患者的注意事项。

(1)患者应由受过专业训练的人员接送,有较强的责任心。

(2)到病房接患者时,应根据手术通知单核对病室、床号、患者姓名、年龄、住院号、手术名称、手术时间、术前用药、是否禁食等。

(3)接患者时还应检查术前皮肤准备及患者卫生情况,按手术需要嘱其排空膀胱,同时携带病历、X线片、药物等。

(4)患者个人物品如假牙、手表、戒指、耳环等应在病房内完全摘除,并交由家属保管。

(5)接送患者时,一次只允许接送一位患者。

(6)患者接到手术室后送到指定的手术间,交由手术间巡回护士再次核对患者姓名、床号、住院号、实施手术名称等。

(7)麻醉前由麻醉医师、手术医师再次核对。

(8)神志不清的患者、儿童,应有医师或护士送。等待手术时,应有专人守护,平车应加护栏。

18.简述常用手术体位的种类及用途。

(1)仰卧位:包括水平仰卧位、侧头仰卧位和仰头仰卧位。①水平仰卧位适用于前胸壁、腹部、四肢、前额等手术;②侧头仰卧位适用于乳突根治、颌下腺、腮腺以及一侧颈部等手术。③仰头仰卧位适用于甲状腺、气管切开、喉咽、唇裂、腭裂等手术。

(2)侧卧位:适用于颅脑、胸腔、肾脏等部位的手术。

(3)半侧卧位:患者半侧位30°~45°,适用于胸前肋间切口手术,如二尖瓣分离术等。

(4)俯卧位:适用于背部、脊柱畸形矫正及椎体骨折固定等手术。

(5)坐位:适用于鼻咽部手术,如鼻息肉摘除、鼻中隔矫正、局麻扁桃体摘除等手术。

(6)膀胱截石位:适用于直肠会阴部、妇科阴道及尿道等手术。

19.简述手术体位安置的原则。

(1)舒适安全:因某些较大手术操作时间长,患者固定在一个姿势不能活动,非常不适,故应尽量采用柔软的枕垫等加以衬托。

(2)固定牢靠:在保证患者卧位舒适的前提下,用各种固定器或约束带将患者固定稳妥,术中应注意观察、及时调整、避免手术时体位不合适、不稳定或操作不方便。

(3)暴露充分:根据解剖位置将手术的相应部位垫高,让手术部位充分暴露。胸腔、腹腔内各种脏器手术,如暴露不良、施术者不能看清,可能造成操作困难,伤及邻近组织,甚至造成意外事故。

(4)呼吸、循环通畅:安置体位时首先应考虑不得影响生理功能。如取俯卧位时应使胸廓、腹壁保持正常活动。侧卧位时应注意受压侧肢体的血液循环,勿因受压而使循环受阻。

(5)避免损伤:多见于肢体神经的损伤,如上臂过度外展或受压易损伤桡神经,下肢受压易损伤腓总神经。术中皮肤损伤也应引起高度重视。

(6)操作方便:护理人员在安置体位时,对以上几个方面均须考虑周密,使患者姿势稳妥,有利于手术中的操作。

20.简述手术中皮肤护理的措施。

手术中的皮肤护理是确保患者安全舒适减少并发症的重要一环,可参考采取以下措施:①术前评估及压疮预报。②局部垫软垫或使用气垫床以防骨突处皮肤受压。③在不影响手术野显露的情况下,调整手术床角度,分散着力点。④消毒剂使用时,注意严格脱碘,防止化学性烧伤。⑤保持皮肤及床单干燥平整。⑥加强体温保护。⑦术中应定时对特殊着力点部位予以按摩。⑧与病房做好交接班,保证持续、恰当的护理。

21.简述手术用物清点及管理的注意事项。

(1)手术开始前,刷手护士与巡回护士共同唱点器械、纱布、纱垫、缝针等并记录,同时应注意检查器械上的螺丝有无松动、脱落。

(2)手术进行中,刷手护士应及时收回伤口周围不用的器械,并掌握已使用器械和敷料的数目。

(3)术中所增添的器械、纱布等,巡回护士应及时记录。

(4)腹腔或胸腔深部填塞纱布垫或留置止血夹或钳时,术者应与护士相互提醒,防止遗漏。

(5)手术台上掉下的器械及纱布等,及时捡起放于器械车下层,任何人不得带出室外。

(6)关闭胸、腹腔前,刷手护士与巡回护士再次核对所有物品,无误后方可缝合。缝合后如需再次使用纱布时,必须经刷手护士传递。

(7)缝皮前再次清点无误后,在清点单上签字。如有疑问,术者必须认真检查伤口,必要时借助X线设备查找,并记录备案。

22.简述手术引流管的种类及使用范围。

(1)菌头状导尿管:用于膀胱造瘘、胆囊造瘘手术等。

(2)T型管:用于胆道手术后引流,或者妇科阴道引流。

(3)气囊导尿管:手术后及留置导尿。

(4)橡胶引流管:用于各种伤口引流。

(5)硅胶引流管:用于胸腔及颅脑等引流。

(6)香烟引流管:用于组织引流。

23.手术中出血的分类及处理方法。

(1)手术出血分类。①创面渗血:创面弥漫的毛细血管出血,看不到明显的出血点;②活动性出血:有肉眼可见的动静脉的出血,静脉呈涌出状,动脉呈喷射状;③大量出血:较大的血管出血或较多的血管同时出血,势猛量多,止血不便,很快导致血压变化。

(2)手术出血处理方法。①化学方法:包括血管收缩剂、凝血酶、苯酚与乙醇(阑尾残段处理)、可吸收明胶、可吸收胶原、微纤维胶原止血剂、氧化纤维素、速即纱、高分子黏合胶等;②机械方法:包括指或掌压迫、纱布或敷料压迫填塞、止血钳夹闭、结扎、缝扎、闭合夹、头皮夹、银夹、钛夹、动脉瘤夹、骨蜡、垫片、引流管、血带等;③热学及其物理学方法:包括冷冻、降低体温、热盐水、电烙、高频电刀、双极电凝、氩气刀、超声刀、微波等。

24.简述手术失血量的测定方法。

(1)估计失血量:一般30 cm^{2}大小的干纱布饱含量约有30 mL,再加上吸引瓶内的血量及手术切口周围敷料上的血量,以此来估计失血量。

(2)称纱布法:用干纱布较为标准,在使用前后分别称纱布重量,两者之差即为纱布上的血量,再加上切口周围敷料上的血量、吸引瓶内的血量,即为总失血量。

(3)血红蛋白比色法:术前测定患者正常的血红蛋白值,术后将洗纱布的血水测定血红蛋白值与正常血红蛋白值相比。

25.简述电动止血带的使用方法及注意事项。

(1)确认压力表指针位于"0",接通电源,按电源开关至"I"位。

(2)根据手术部位选择合适的止血带。止血带过窄,压强大,易损伤神经和肌肉;止血带过宽,占用手术区域。

(3)捆扎止血带的部位要加软垫防止压伤,另外可加一层软塑料布,将止血带完全包裹,以免血迹及消毒液色染止血带。捆扎松紧适度,以不滑脱为宜。止血带上的蓝色连接管留向近端,与主机连接管的螺旋接口拧紧。避免接触无菌区。

(4)止血带充气前一般先使用驱血带驱血(用橡皮带将远端的血液驱至近端,以减少出血),但当肢体有感染或恶性肿瘤时,不宜使用驱血带或用手挤压排血,以免将细菌或肿瘤细胞挤入血液循环中使之扩散到身体其他部位。可将肢体抬高 2 分钟,利用地心引力使远端的血液流入近端,然后充气至所需压力。

(5)充气及压力:根据所需的压力,旋转压力调节钮给止血带充气。一般情况下下肢止血带压力<500 mmHg,上肢止血带压力<350 mmHg。智能化的止血带压力高出患者收缩压 100~150 mmHg 即可达安全理想的止血效果。如果脂肪厚度影响止血效果,可视不同情况适当增加压力。

(6)时限:一般设定 1 小时,如 1.5 小时内手术完毕,可持续到缝合完毕再松止血带。如预计手术超过 1.5 小时以上,则应 1 小时后放气 10 分钟。

(7)如报警灯亮显示为红色,应检查止血带是否漏气,压力表是否上升,上止血带的时限是否已到等,酌情处理后报警灯熄灭方可使用。

(8)放气及观察:松止血带前,先对切口局部填塞加压,然后放气,将压力调节钮缓慢调回"0"位。放气的速度波及血压,因此应密切观察患者反应,特别是血压变化。

(9)专人管理,定期检查维修。止血带可水洗,可低温灭菌,不可压力蒸汽灭菌。

26.简述高频电刀的使用方法及注意事项。

(1)使用方法:①接好电源及地线,检查机器性能;②检查负极是否完整,有无腐蚀或沾染污垢;③将负极板完全贴附于患者大腿或其他肌肉丰满处(负极板面积不得小于 65 cm^2),固定牢靠,以防发生松脱;④检查患者有无接触导电物体,如手术床、输液架、体位架等金属部分,以防高频电流烧伤;⑤打开机器电源开关,选择适当的输出功率,由小到大逐步增加到合适的功率;⑥用手柄或脚踏开关控制操作电极;⑦使用完毕,关闭电源,收好线路,擦净后备用。

(2)注意事项:①在手术野内使用可燃的麻醉剂、氧化剂、易燃气体要防止引起火灾;②在使用过程中,应将机器蜂鸣打开,并间断使用刀笔止血或切割。暂时不用时,应妥善放置,避免烧伤患者,必要时可暂关机;③保持各部件清洁。手术结束后,单极刀笔忌用水冲洗,可用纱布擦拭;④手术台上使用的电机线必须是无菌的。

27.简述常用的缝合方法及适用部位。

常用缝合方法有单纯缝合、内翻缝合和外翻缝合。

(1)单纯缝合:①间断缝合适用于皮肤、皮下组织、筋膜、肌肉的缝合;②8 字缝合适用于肌肉、肌腱的缝合;③连续缝合适用于血管的缝合;④套索缝合适用于胃肠全层缝合。

(2)内翻缝合:①全层内翻缝合适用于胃肠吻合缝合;②浆肌层内翻缝合适用于胃肠吻合;③荷包缝合适用于阑尾残端的包埋。

(3)外翻缝合:①间断外翻直褥式缝合用于老年松弛皮肤的缝合;②连续外翻横褥式

缝合适用于血管吻合、腹膜缝合。

28. 简述设备管理的质量考评内容。

①五防:防尘、防潮、防腐、防高温、防震;②四有:用专人保管、有操作规程、有维修保养记录、有使用登记;③三定:定人使用(确认使用资格)、定位放置、定期保养;④两严:严格操作规程、严格交接班制度;⑤一高:使用频率高(保养和协调)。

29. 何谓标准预防?

标准预防是指认为患者的血液、体液、分泌物、排泄物均具有传染性,须进行隔离;不论是否有明显的血迹污染或是否接触非完整的皮肤与黏膜,接触上述物质者,必须采取防护措施。

基本特点:①既要防止血源性疾病的传播,也要防止非血源性疾病的传播;②强调双向防护,既防止疾病从患者传至医务人员,又防止疾病从医务人员传至患者;③根据疾病的主要传播途径,采取相应的隔离措施,包括接触隔离、空气隔离和微粒隔离。

30. 简述无菌物品储存的要求。

无菌物品应存放在无菌区内,无菌柜应每日进行清洁,无菌物品按灭菌日期依次放入柜中,不应有过期物品。一次性无菌用品应去除外包装,分别码放在防尘良好的柜、架内。无菌物品柜、架应距地面≥20~25 cm;距天花板≥50 cm;据墙壁≥5 cm。

31. 简述无菌物品转运的注意事项。

(1) 转运过程中,无菌包掉落在地、误放于不洁之处或沾有水渍,均视为污染,不可作为无菌包使用。

(2) 运送无菌物品的工具应每日清洗并保持清洁干燥。

(3) 物品按日期顺序摆放,并加防尘罩,以防再次污染。

32. 简述内镜的消毒、灭菌方法及注意事项。

(1) 软式内镜:用2%碱性戊二醛浸泡消毒或灭菌。①胃镜、肠镜、十二指肠镜浸泡要符合消毒剂说明书中的规定;②支气管镜浸泡不少于20分钟;③结核患者、分枝杆菌等特殊感染患者使用后的内镜浸泡不少于45分钟;④当日不再继续使用的内镜,应当延长消毒时间至30分钟;⑤需要灭菌的内镜必须浸泡10小时;⑥非全浸式内镜的操作部分,必须用清水擦拭后再用75%乙醇擦拭消毒;⑦用其他消毒剂消毒器械必须符合国家卫生健康委员会《消毒管理办法》的规定,具体操作方法按使用说明。

(2) 硬式内镜:①适于压力蒸汽灭菌的内镜或内镜部件应采用压力蒸汽灭菌,注意按说明书要求选择温度和时间;②环氧乙烷灭菌适于各种内镜及附件的灭;③不能采用压力蒸汽灭菌的内镜及附件可以使用2%戊二醛浸泡10小时灭菌;④不需要达到灭菌的硬式内镜,如喉镜、阴道镜等可采用2%戊二醛浸泡消毒方法;⑤采用其他消毒剂消毒器械必须符合国家卫生健康委员会《消毒管理办法》的规定,具体操作方法按使用说明。

33. 试述麻醉前的一般准备与护理内容。

(1) 精神状态的准备：麻醉与手术会使患者产生顾虑或紧张恐惧心理，因此应了解患者的心理状态，关心、安慰和鼓励患者，对患者做一些必要的解释，取得患者的信任与合作。对于十分紧张的患者，手术前晚可用适量镇静安定药。

(2) 改善营养状况：营养不良可降低麻醉与手术的耐受力，术前应经口或其他途径补充营养，提高耐受力。

(3) 进行适应术中和术后需要的训练：有关术中体位、语言问答等的配合与术后饮食、体位、大小便、切口疼痛、长时间输液、吸氧、留置导尿管及各种引流管等，应让患者了解，争取配合。对于术后咳嗽、咯痰、排尿方法等，在术前进行训练。术前2周应停止吸烟。

(4) 胃肠道准备：择期手术时成人一般麻醉前禁食12小时，禁饮4小时；小儿术前至少禁食8小时。禁食、禁饮的目的在于防止麻醉中和术后反流、呕吐，避免误吸致肺部感染甚至窒息等意外，其重要性应向患者及家属交代清楚。

(5) 膀胱的准备：患者入手术室前应嘱其排空膀胱，防止术中尿潴留。对于危重患者或大手术，术前留置导尿管，以利麻醉中观察尿量。

(6) 口腔准备：麻醉前应清洁口腔，有活动义齿的患者进手术室前应将活动义齿摘下，以防麻醉时脱落误吸、误吞。

(7) 中等以上手术，麻醉前应检查血型和交叉配血，准备足量全血或血液成分。皮肤准备方面，如行腋路臂丛阻滞，麻醉前应剃除腋毛。

(8) 麻醉前应称患者体重，因为全身麻醉大多根据千克体重给药。

(9) 手术前晚应巡视患者，发现患者感冒、发热、妇女月经来潮等情况时，除非急症，应推迟麻醉手术。

34. 简述麻醉前禁食的目的及注意事项。

麻醉前禁食的目的：防止术中或术后呕吐物反流，避免误吸而造成肺部感染或窒息等意外。

注意事项：①须在麻醉前8~12小时禁食禁饮，以保证胃内容物彻底排空；②应向患者及家属解释清楚术前禁食禁饮的原因，以取得合作。

35. 简述麻醉前用药的目的及注意事项。

(1) 目的：①使患者意识松懈，情绪稳定，消除术前紧张情绪，提高大脑皮质对局麻药的耐受阈；②提高痛阈，以增强麻醉作用；③减少随意肌活动，减少氧需要，降低基础代谢，使麻醉药用量减少，毒性或不良反应减轻；④使应激反应降低，稳定心肺系统功能，减少呼吸道的黏液分泌，保证呼吸道通畅，对心率减慢术前可适当提高心率。

(2) 注意事项：①为使麻醉达到预期效果，须根据不同麻醉方法、患者病情、年龄及体质的不同以确定麻醉前用药的种类和剂量；②对高热、甲亢或心动过速的患者禁用阿托品,而对心率减慢的患者则阿托品用量应相应加大;③吸入麻醉前,颠茄类药物应常规使用,以减少呼吸道分泌,防止误吸,保证呼吸道通畅。

36. 试述麻醉方法的分类。

麻醉方法主要分为全身麻醉、椎管内麻醉和局部麻醉三大类。全身麻醉又分为吸入麻醉、静脉麻醉和肌内注射麻醉、直肠麻醉等。全身麻醉是可控和可逆的,患者清醒后不留下任何后遗症。椎管内麻醉分为蛛网膜下腔阻滞和硬膜外阻滞。局部麻醉是指表面麻醉、局部浸润麻醉、区域阻滞、神经丛阻滞、神经节阻滞和神经阻滞。

37. 试述手术体位安置的原则和要点及体位安置不当的并发症。

手术体位的安置以既符合手术操作需要,又不过分妨碍患者生理功能为原则。其要点:①安置体位的操作务必轻柔缓慢,协调一致,注意负重点和支点是否正确。②已安置的体位是否能保持固定不移位。③对呼吸和循环是否产生不良影响。④禁忌将患者任意安置在超过忍受限度的强迫体位上,否则易发生意外。

手术体位不当可引起生理和解剖两类并发症。①生理并发症可有呼吸、循环等系统的并发症,如肺通气不足、上呼吸道阻塞、血压下降、产妇仰卧低血压综合征、肢体动脉搏动消失、头面部充血水肿等;②解剖并发症主要是因受压旋转、牵拉等引起,如周围神经损伤、肢体坏死、颈髓损伤、眼部损伤、皮肤等浅表组织损伤、腰背痛等。

38. 何谓表面麻醉和局部浸润麻醉?

(1)表面麻醉:将穿透力强的局部麻醉药施用于黏膜表面,使其透过黏膜而阻滞位于黏膜下神经末梢,使黏膜产生麻醉现象,称表面麻醉。如眼、鼻、咽喉、气管、尿道等处的浅表手术和内镜检查常用此法。根据情况采用滴入法或喷雾法等。常用药物为1%~2%丁卡因溶液或2%~4%利多卡因溶液。眼部组织柔嫩,滴眼需用0.5%~1%丁卡因,尿道用0.1%~0.5%丁卡因,成人丁卡因1次限量为40~60 mg。

(2)局部浸润麻醉:是将局部麻醉药逐层注射于手术区的组织内,通过阻滞神经末梢达到麻醉作用。最常用的药物是0.5%普鲁卡因,用量大时可改用0.25%的溶液,1次最大剂量为14 mg/kg体重。其次,也可用0.25%~0.5%的利多卡因,一次最大剂量为7 mg/kg体重。局部麻醉药液中一般内含1:40万的肾上腺素,也就是40 mL局部麻醉药液中加0.1 mg肾上腺素。

39. 试述局部麻醉药中加入少量血管收缩药的目的及应用注意点。

局部麻醉药中加入少量血管收缩药(如肾上腺素)的目的:①减少局部麻醉药中毒的发生。②延长局部麻醉药的作用时效。③减少创面出血。

应用注意:①肾上腺素要现用现加。打开安瓿后,搁置太久或色泽变黄的不能用。②肾上腺素的用量要确切,应用小注射器抽吸后点滴加入。③肾上腺素用量须严格限制,一次用量应小于0.25 mg。④对末梢动脉部位,如手指、足趾及阴茎等处,局部麻醉药中不应加肾上腺素,以防引起组织坏死。对甲亢、冠心病、高血压、周围血管疾病患者,是否加肾上腺素应慎重考虑。

40.试述局部麻醉药毒性反应的临床表现及预防措施。

(1)主要临床表现:轻度毒性反应时,常有嗜睡、寒战、多言和血压升高等表现,进而可发生头昏头痛、烦躁不安、四肢肌肉震颤等,重者可出现全身抽搐和惊厥,甚至导致呼吸循环衰竭而致死。

(2)预防措施:①一次用药量不超过限量。②使用最低有效浓度。③注药前先回抽有无血液,避免误入血管。④根据用药部位和患者情况酌情减量。⑤如无禁忌,药液中加入少量肾上腺素。⑥麻醉前可适量使用地西泮或巴比妥类药物。⑦严格执行麻醉药物管理制度和查对制度,药名、浓度的标签字迹要清楚,配制要准确。

41.试述麻醉后苏醒期间的护理。

(1)保持呼吸道通畅:未苏醒的患者应置于侧卧位或去枕仰卧,设法使呼吸道通畅,必要时可置入口咽导气管,密切观察呼吸道的通畅度、呼吸幅度和呼吸频率。

(2)维持循环系统的稳定:监测循环系统的变化,如观察血压、脉搏、尿量、皮肤颜色、静脉输液速度及心电图等。

(3)疼痛的处理:可给予麻醉性镇痛药,手术后可应用神经阻滞或硬膜外腔注射镇痛药物及患者自控镇痛。

(4)体温的观察:术后应注意患者体温变化,夏天尤应注意防止高热,冬天注意保温。

(5)一般处理:长时间未醒或苏醒后患者自己不能翻身者,应定时帮助患者翻身,注意膀胱充盈情况,设法使患者排尿,如不能自行排尿,应予导尿。

42.试述有关小儿麻醉的护理内容。

(1)应了解不同年龄小儿麻醉手术前的心理,最好是在有家长在场时看小儿,对年长儿做仔细的解释,对年幼儿则要亲切,使他感到放心。

(2)应向父母强调术前禁食的重要性,并争取小儿的理解与合作。小儿禁食时间一般为8小时,乳幼儿4小时前可喂1次蔗糖水。

(3)小儿体重是麻醉给药、术中输液的重要依据,术前称体重要准确,最好在晨起、空腹和排尿后测量,再减去所穿衣服的重量。

(4)1岁以下小儿术前用药仅用阿托品,剂量为0.02 mg/kg。1岁以上可加用镇静药。

(5)应待麻醉诱导准备完善后再让小儿进入手术室,不要使小儿在手术室内长时间等待。

(6)妥当安置小儿手术体位,并加以固定。注意不要影响循环呼吸及使肢体压伤。

(7)选择合适的静脉进行穿刺,通常可选手背、踝内侧、足外侧、头皮静脉(婴儿)、腕外侧(年长儿)等处的静脉。估计术中出血多时,应留置静脉套管针输液输血。

(8)术中应认真计数血纱布,估计出血量。

(9)麻醉期间手术室温度是决定小儿体温的重要因素。应保持手术间温度在24～26℃,患儿常能保持正常体温。如环境温度过高,身体覆盖物过厚,手术灯光照射等均可使体温升高。

(10)加强术后护理,患儿清醒前应有专人看护,监测呼吸循环等情况,防止呕吐误吸及躁动而发生意外。未完全清醒前,不要给小儿喂食。

43. 使用过的麻醉器械应如何进行消毒?

(1)高压蒸汽灭菌法:适用于不致透热损坏的麻醉器械,如硬膜外穿刺包等。

(2)2%戊二醛浸泡消毒:如硬膜外导管、各种塑料导管、三通接头、穿刺针等。

(3)10%甲醛溶液浸泡消毒:适用于硬膜外导管等。

(4)甲醛蒸汽消毒法:常用于消毒气管导管、麻醉咽喉镜、螺纹管及钠石灰罐等。

(5)环氧乙烷气体消毒法:适用于麻醉机、电子仪器及橡胶类等。

44. 简述腰麻或硬膜外麻醉时常规静脉输液的意义。

腰麻和硬膜外麻醉后常常会导致感觉神经纤维受阻,使小动脉扩张,血管周围阻力下降,静脉回心血量减少而血压下降。建立静脉通路可及时经静脉给药或补充血容量,所以在腰麻和硬膜外麻醉时要常规静脉输液,且一定要在麻醉前建立静脉通路,以确保安全。

45. 简述中心静脉压的正常值及意义。

中心静脉压的正常值:8~12 cmH_2O

意义:低于5 cmH_2O,提示有效循环血量不足,应快速补充血容量;高于15～20 cmH_2O,提示血容量过多或心排血量明显减少,又发生肺水肿的危险,应减少输液量,酌情快速给予洋地黄制剂等措施。

46. 简述术中输血的注意事项。

(1)取血时认真核对配血单上患者的床号、姓名、院号,核对患者与供血者的血型及采血日期、血袋号等。

(2)输血前认真检查血袋是否严密,有无破损,检查血液颜色,有无溶血,有无凝块、絮状物等,如有疑问要亲自与血库联系,及时处理。

(3)输血前巡回护士和麻醉医师再次共同核对上述项目,并在输血单上签名。

(4)输血中密切观察输血反应,如有反应及时与血库联系。

(5)输血中注意观察输血速度,保持通畅。

(6)输入两袋血之间,用生理盐水冲净输血器。

(7)用过的血袋,放在固定位置,患者离开手术室方可处理,可随患者一起带回病房,或放入4℃冰箱保留24小时,然后毁形弃之。

47. 何谓基础麻醉?

麻醉前使用药物使患儿神志消失的方法叫基础麻醉。基础麻醉多用于小儿,它仅使患儿处于深睡状态,而不具有镇痛作用,故需追加其他麻醉药或镇痛方法方能实施手术。

48. 甲状腺手术的体位是什么?

手术体位为颈仰卧位,将患者的肩部垫起,头部后仰,充分暴露颈部。

49. 简述甲状腺手术中与患者交谈的意义。

甲状腺手术中有可能误伤喉返神经,与患者交谈时注意听对方说话时的声音有无嘶哑,判断是否损伤喉返神经。

50. 简述甲状腺术后,患者回病室路途中应注意的要点。

(1)移动患者时,应双手保护患者的头部,保持头颈一致,减少因活动造成患者伤口疼痛。

(2)运送过程中,注意患者有无呼吸困难及面部青紫现象,观察是否有出血。

(3)推车时,工作人员应站在患者头部位置,利于观察。

51. 简述乳癌根治术的切除范围。

应切除整个乳房,包括癌肿周围直径 5 cm 的皮肤及脂肪组织;切除胸大肌、胸小肌及其筋膜;切除同侧腋窝淋巴结和锁骨下淋巴结及脂肪组织。

52. 简述胃大部切除术的手术切除范围。

切除胃远端的 2/3～3/4,包括胃体的远侧部分、胃窦部、幽门和十二指肠壶腹部的近侧。

53. 简述胃大部切除后胃肠重建术的方法。

Billroth Ⅰ 式:胃与十二指肠吻合术(端端吻合)。

Billroth Ⅱ 式:闭合十二指肠残端,胃与空肠吻合术(段侧吻合)。

54. 简述胃肠手术术中隔离要点。

切开胃肠时,应用干纱垫保护周围组织;并准备络合碘水,及时清洁沾染胃肠内容物的器械;胃肠吻合过程中所用的器械应及时隔离放置;吻合完毕后,被污染的器械及用于保护的纱布垫不能继续使用。因为胃肠道内有大量细菌生存,切开胃、肠腔时,胃肠内容物溢出并污染器械,如果继续使用这些器械,易造成腹腔及切口感染。

55. 简述阑尾切除术的切口。

麦氏点(MCBurnEy):脐与右髂前上棘连线的中、外 1/3 交点。

兰氏点(LAnz):左、右髂前上棘连线的右、中 1/3 交点。

56. 简述麦氏点切口的解剖层次。

由浅入深依次为皮肤、皮下组织、腹外斜肌腱膜、腹内斜肌和腹横肌、腹膜。

57. 简述阑尾切除术中的隔离要点。

慢性阑尾炎手术时,应在切断阑尾根部时进行术中隔离;急性阑尾炎手术时,应在进入腹腔后即开始进行术中隔离。

58. 简述洗手护士在配合阑尾切除手术时的注意要点。
(1)在手术开始前及关闭腹腔时,注意清点纱布、纱垫、缝针。
(2)在切断阑尾根部之前,递纱布保护阑尾周围避免污染伤口。
(3)递苯酚及乙醇棉签擦抹消毒阑尾断端。
(4)荷包缝合残端埋入后,将保护伤口的纱布及污染的器械放在弯盘内不再使用。

59. 何谓分流性手术?
即将门静脉系和腔静脉系连通起来,使压力较高的门静脉系血液直接分流到腔静脉系中,以降低门脉系压力,如脾肾静脉分流、门腔静脉分流术(现在少见)。

60. 何谓断流性手术?
即脾切除,同时减少或阻断门静脉系统与奇静脉及半奇静脉系统间的反常血流,以达到止血目的的手术统称为段流性手术,如贲门周围血管离断术、食管下段胃底切除术。

61. 简述门腔分流术中测量门脉压力的时机。
分别为打开腹腔后、切除脾脏后、静脉与腔静脉吻合后。共测3次。

62. 简述脾切除手术护理注意事项。
脾切除时,由于分离粘连,术中出血多,护士要观察患者血压、脉搏,及时输血,并准备热盐水,当脾脏切下后用热盐水纱垫填塞脾床,压迫止住横膈和后腹膜的渗血。必要时回收脾脏内血液,重新输入患者体内。

63. 麻醉后苏醒期间如何护理?
(1)保持呼吸道通畅:未苏醒的患者应置于侧卧位或去枕仰卧,设法使呼吸道通畅,必要时可置入口咽导气管,密切观察呼吸道的通畅度、呼吸幅度和呼吸频率。
(2)维持循环系统的稳定:监测循环系统的变化,如观察血压、脉搏、尿量、皮肤颜色、静脉输液速度及心电图等。
(3)疼痛的处理:可给予麻醉性镇痛药,手术后可应用神经阻滞或硬膜外腔注射镇痛药物及患者自控镇痛。
(4)体温的观察:术后应注意患者的体温变化,夏天尤应注意防止高热,冬天注意保温。
(5)一般处理长时间未醒或苏醒后患者自己不能翻身者,应定时帮助患者翻身,注意膀胱充盈情况,设法使患者排尿,如不能自行排尿,应予导尿。有留置导尿管的应保持尿管通畅。

64. 患者术后回普通病房的条件有哪些?
(1)神经系统:①意识恢复;②肌力恢复;③可根据指令睁眼、开口、握手。
(2)呼吸系统:①已拔除气管内插管;②通气量足够;③呼吸频率正常;④无呼吸道梗阻(如舌后坠、分泌物等);⑤肺听诊无异常;⑥根据指令可以深呼吸、咳嗽。
(3)循环系统:①血压、心率正常、稳定;②心电图示无心肌缺血、心律失常表现。

(4)其他:①无明显血容量不足的表现;②血气分析结果正常;③体温在正常范围。

65. 手术时常用的无菌技术有哪些?

①物品灭菌法;②外科刷手法;③穿无菌手术衣、戴无菌手套;④铺无菌器械车及无菌洞巾;⑤无菌持物钳的使用;⑥术中无菌技术操作等。

66. 手术人员在术中被染有肝炎病毒等血液的锐器刺伤后应如何处理?

手术人员在被染有肝炎病毒等血液的锐器刺伤后,应立即从伤口挤出尽可能多的血液,并立即进行消毒,情况允许时可停止操作,及时报告感染管理部门,采取相应的临床治疗措施,如尽快肌内注射乙肝免疫球蛋白等。

67. 术中如何处理被胃肠道污染的器械?

接触胃肠道的器械应视为污染器械,不能反复使用,若需要使用时应用大量的乙醇棉球反复消毒3遍后再用,如刀片、吸引器头、蚊钳等,否则应重新更换器械使用。

68. 试述术前准备和术后护理的意义。

手术前的准备,就是要采取各种措施,尽可能使患者接近生理状态,以便更好地耐受手术。手术后的护理,是要求尽快地恢复生理功能,防止各种并发症,促使患者早日恢复健康。

69. 手术前准备主要应做哪两方面的工作?

(1)心理准备:对患者做好解说工作,使之自愿接受手术,并能很好地配合治疗。

(2)提高手术耐受力:应对患者全身情况有足够的了解并对手术耐受力做出充分的估计。特别要注意各重要器官系统的功能状态,营养和代谢状况,内分泌、血液和免疫系统的功能状态等。

70. 胃肠道手术应做哪些手术前准备?

手术前1~2日开始进流质饮食,术前12小时禁食,术前4小时禁止饮水。结肠或直肠手术前应口服肠道抗菌药物和泻药,术前清理肠道。具体做法:术前口服链霉素0.5 g,每日4次,共3日。或口服新霉素1 g,每日4次,共2日。服用或注射维生素K 2~3日。术前口服蓖麻油10 mL,每日1次,共2日。手术前晚清洁灌肠,排空肠道,减少肠腔内细菌的数量,预防手术后感染。

71. 呼吸功能障碍的患者,手术前准备应注意什么?

(1)停止吸烟2周,鼓励多练习深呼吸和咳嗽,以增加肺通气量和改善引流。

(2)应用麻黄碱、氨茶碱等支气管扩张药及异丙基肾上腺素雾化吸入等,对阻塞性肺功能不全有较好作用,可增加肺活量。痰液稠厚的患者,采用蒸汽吸入,口服氯化铵或碘化钾,使痰液稀薄。经常咯脓痰者,术前3~5日应使用抗生素,并做体位引流,促使脓性分泌物排出。

(3)经常发作哮喘的患者,可予口服地塞米松0.75 mg,每日3次,以减轻支气管黏膜水肿。

(4)麻醉前给药量要少,以免呼吸抑制和咳痰困难。使用哌替啶比吗啡好,因其具有支气管解痉作用。阿托品要适量,以免增加痰的黏稠度。

72. 试述腹部手术后患者的饮食护理。

一般术后禁食1~2日。肛门排气后,可进少量流质饮食,逐渐增加到全量流质,第5~6日进半流质,一般在第7~9日可恢复普通饮食。

注意事项:①禁食期间,应用静脉输液来供给水、电解质和营养。大手术后,如禁食时间长,还需静脉提供高价营养液。②开始进食时,水分和热量往往不够,仍应从静脉途径做适当补充。

73. 试述手术切口缝线拆除的时间和切口分类及愈合分级。

(1)拆线时间:应根据切口部位、局部血液供应情况、患者年龄以及有无感染等来确定。一般头、面、颈部切口在术后4~5日拆线;下腹、会阴部6~7日;胸、上腹、背、臀部7~9日;四肢10~12日;近关节处可延长一些,减张缝线14日。有时可采用间隔拆线,青少年可适当缩短拆线时间,年老或营养不良者可延迟些。

(2)切口分类:①清洁切口用"Ⅰ"代表,指缝合的无菌切口,如甲状腺部分切除术。②可能污染切口,用"Ⅱ"代表,指术时可能带有污染的缝合切口,如胃大部切除术。皮肤不易彻底灭菌部位,6小时内的伤口经清创缝合,新缝合的切口又再度切开者,都属此类。③污染切口,用"Ⅲ"代表,指邻近感染区或组织直接暴露于感染物的切口,如阑尾穿孔的切除术。

(3)切口愈合分级:①甲级愈合用"甲"字代表,指愈合优良,无不良反应的初期愈合。②乙级愈合用"乙"字代表,指愈合欠佳,愈合处有炎症反应,如红、肿、硬结、血肿、积液,但未化脓。③丙级愈合用"丙"字代表,指切口化脓需切开引流。

(4)切口愈合记录:如甲状腺部分切除术后愈合优良,则记以"Ⅰ—甲",胃大部分切除术后切口发生血肿,则记以"Ⅱ—乙",余类推。

74. 预防手术后肺不张的措施有哪些?

预防手术后肺不张的措施包括:①手术前练习深呼吸,腹部手术前须练习胸式深呼吸,胸部手术前练习腹式深呼吸,以增进吸气功能。②减少肺泡和支气管内的分泌液,如有吸烟习惯,术前两周应停止吸烟,并注意口腔卫生。③手术后避免限制呼吸的固定或绑扎。④协助排出支气管内分泌物,如鼓励咳嗽,体位引流等。⑤防止手术后呕吐物的吸入。

75. 简述手术后的主要并发症。

(1)术后出血:出血可发生在手术切口、空腔器官及体腔内。出血的主要原因是止血不彻底和凝血机制障碍。

(2)术后发热:可分为非感染性发热和感染性发热。术后早期38℃以下的发热多为非感染性发热,39℃以上的发热则需考虑感染性发热。

(3)术后低体温:人工低体温手术、术中输入大量的冷液体、手术创面扩大等均可造成术后低体温。

(4)术后感染:常见的有伤口感染、肺部感染、腹腔脓肿、尿路感染和真菌感染等。

(5)切口裂开:组织愈合能力差、切口缝合缺陷、腹腔压力突然增高等是切口裂开的常见原因。

自测试题

一、单项选择题

1.一般手术后100级手术间进行接台手术时,空气洁净系统应再持续净化时间（　　）
   A.10分钟　　B.15分钟　　C.20分钟　　D.30分钟　　E.40分钟

2.手术间通常保持的温度（　　）
   A.16~18℃　B.20~22℃　C.22~25℃　D.22~26℃　E.25~27℃

3.外科刷手法刷手至肘上（　　）
   A.1/2　　B.1/3　　C.1/4　　D.1/5　　E.1/6

4.无菌持物钳打开后使用的时间为（　　）
   A.4 h　　B.6 h　　C.8 h　　D.12 h

5.手术间通常保持的湿度为（　　）
   A.30%~40%　B.30%~50%　C.40%~50%　D.40%~60%　E.50%~70%

6.铺无菌台时无菌包布应下垂器械车（　　）
   A.20cm以上　B.30cm以上　C.40cm以上　D.50cm以上　E.60cm以上

7.洁净手术间做空气培养,培养皿暴露时间（　　）
   A.15分钟　　B.20分钟　　C.30分钟　　D.40分钟　　E.50分钟

8.保持手术室空气净化的最关键措施是（　　）
   A.行动迅速　　　　　　　　　　B.延长消毒时间
   C.减少人员流动　　　　　　　　D.手术开始禁止出入

9.下列哪种手术属于相对无菌手术（　　）
   A.甲状腺手术　B.阑尾手术　C.关节置换　D.肾切除

10.铺无菌器械车需要几层无菌单,无菌单应该垂过车缘多少厘米以下（　　）
   A.4~6 cm,20 cm　　　　　　　B.2~4 cm,20 cm
   C.4~6 cm,30 cm　　　　　　　D.6~8 cm,30 cm

11.下列哪项不属于特异性感染（　　）
   A.结核病　　B.流感　　C.破伤风　　D.气性坏疽

12. 层流手术间空气采样时,将 9 cm 直径的普通营养琼脂平板暴露多长时间（　　）
    A.15 分钟　　　　B.20 分钟　　　　C.30 分钟　　　　D.5 分钟
13. 术前手术患者手术区域剃毛最佳时间是（　　）
    A. 手术前 24 小时前　　　　　　　　B. 手术前 8 小时
    C. 刚好手术前　　　　　　　　　　　D. 手术前 24 小时以内
14. 裸消物品存放于无菌盒内,不得超过多长时间（　　）
    A.4 小时　　　　B.2 小时　　　　C.0.5 小时　　　　D.8 小时
15. 粉剂、水剂、油剂都不能采用下列灭菌方式,哪种方式除外（　　）
    A. 过氧乙酸　　　　　　　　　　　　B. 低温等离子
    C. 高压蒸汽灭菌　　　　　　　　　　D. 紫外线
16. 手术中失血量的估计根据纱布的血液饱含量估算,一般 30 平方厘米大小的干纱布约含血（　　）
    A.20 mL　　　　B.15 mL　　　　C.30 mL　　　　D.35 mL
17. 手术室内应保持适宜的温湿度,最佳是（　　）
    A.22～26℃,40%～50%　　　　　　　B.20～25℃,50%～60%
    C.20～22℃,50%～60%　　　　　　　D.24～26℃,40%～50%
18. 局部浸润麻醉选用普鲁卡因时,其常用浓度为（　　）
    A.0.5%　　B.1%　　C.1.5%　　D.2%　　E.2.5%
19. 表面麻醉常用局部麻醉药为（　　）
    A.1% 普鲁卡因　　　　　　　　　　B.0.5% 利多卡因
    C.1% 利多卡因　　　　　　　　　　D.0.1% 丁卡因
    E.1% 丁卡因
20. 为预防局麻药毒性反应,常用的术前药是（　　）
    A. 巴比妥类药物　　B. 吗啡　　C. 哌替啶　　D. 阿托品　　E. 氯丙嗪
21. 下列哪项不是预防局部麻醉药中毒的措施（　　）
    A. 一次用药量不超过限量　　　　　　B. 避免麻醉药误入血管
    C. 局部麻醉药中加少量肾上腺素　　　D. 麻醉前适量用苯妥英钠
    E. 根据患者情况酌情减量
22. 局部麻醉药中加入少量肾上腺素的目的是（　　）
    A. 对抗局部麻醉药的过敏反应　　　　B. 延长局部麻醉药的作用时效
    C. 升高血压　　　　　　　　　　　　D. 减少麻醉药用量
    E. 使患者情绪安定

二、多项选择题
1. 麻醉前的一般准备与护理有（　　）

A. 术前晚可用适量镇静安定药

B. 麻醉前应称患者体重

C. 患者入手术室前应嘱其排空膀胱

D. 危重患者或大手术者,术前留置导尿管

E. 择期手术成人一般麻醉前禁食 12 小时,禁饮 4 小时

2. 局麻药毒性反应的临床表现有   （   ）

A. 常有嗜睡、寒战、多言和惊恐不安

B. 头昏头痛、烦躁不安和肌肉震颤

C. 腰部胀痛

D. 甚至导致呼吸循环衰竭而致死

E. 重者可出现全身抽搐和惊厥,心率加快、血压上升

3. 手术室无菌区包括   （   ）

A. 手术间   B. 洗手间

C. 无菌物品贮存间   D. 内走廊

E. 消毒间

4. 以下消毒剂哪几种是高效消毒剂   （   ）

A. 乙醇   B. 碘剂   C. 环氧乙烷   D. 臭氧   E. 醛类

5. 常见的麻醉意外有   （   ）

A. 呼吸道梗阻   B. 呼吸抑制

C. 缺氧和二氧化碳蓄积   D. 低血压和高血压

E. 心律失常或心搏骤停

6. 手术室护士应具备哪些素质   （   ）

A. 审慎与慎独   B. 业务精通,善于学习

C. 应变能力   D. 奉献精神

E. 身体强健,良好的耐力

7. 碘附可用于哪些方面的消毒   （   ）

A. 手术区皮肤   B. 黏膜消毒

C. 外科洗手   D. 创面冲洗

E. 植入器械浸泡消毒

8. 为防止手术中物品遗漏,应严格执行清点核对制度,清点物品应在   （   ）

A. 手术前   B. 手术切皮后   C. 手术关腹前   D. 手术结束后   E. 手术结束后

9. 腿外伤清创缝合原则是   （   ）

A. 清洁创面   B. 复位撕裂组织

C. 早期应用抗生素   D. 开放伤口

E. 缝合伤口

10. 关于装有净化空调的手术房间的管理,正确的描述是 （   ）。

A. 术前 1 小时运行净化空调系统

B. 每月应对手术室内温度、湿度检测

C. 每半年对送风量、噪声、室内正压等检测一次

D. 定期对净化系统实施维护保养

E. 设备有故障时及时修复

11. 以下哪些属于无菌伤口 （   ）

A. 脾切除　　　　　　　　　　　　B. 甲状腺结节切除术

C. 烧伤手术　　　　　　　　　　　D. 闭合性骨折

E. 疝修补

12. 手术皮肤消毒时应做到 （   ）

A. 除感染手术,一般由中心向四周涂擦

B. 接触污染部位的药液纱布应丢弃,不得再用

C. 消毒范围达到切口周围 5 cm 的皮肤即可

D. 肛门手术应从周围向中心消毒

E. 手术切口如有延长的可能,消毒范围应适当扩大

13. 环氧乙烷灭菌器使用过程中应注意 （   ）

A. 远离静电

B. 工作环境定期安全检测

C. 定期清洁维修

D. 工作人员应进行专业知识培训和事故处理培训

E. 皮肤接触后不可水洗

14. 常见的手术室差错事故发生环节有 （   ）

A. 接错患者　　　　　　　　　　　B. 安置不当体位

C. 开错手术部位　　　　　　　　　D. 传错手术器械

E. 弄错或遗失标本

15. 手术切口感染的易感人群包括 （   ）

A. 糖尿病患者　　　　　　　　　　B. 放疗患者

C. 营养不良者　　　　　　　　　　D. 腹腔镜手术患者

E. 门诊手术患者

16. 选择医用缝线一般遵循 （   ）

A. 愈合迅速的组织一般选择可吸收缝线

B. 泌尿道的内部缝合一般选择不可吸收缝线

C. 固定移植物一般选择不可吸收缝线

D. 可能污染的伤口应选择多纤维缝线

E. 对注重整容效果的伤口应选用组织反应性小的缝线

17. 使用胸外电除颤器抢救患者时要注意 （ ）

   A. 连接心电监护,正确判断指征

   B. 导线连接正确,避开电击位置

   C. 电极板与皮肤保持适当空隙,避免灼伤皮肤

   D. 周围人员不接触患者或连接患者的导电物体

   E. 除颤功率由小到大不断增加,直到复律

18. 以下哪些手术室护士常见的感染危害可通过疫苗防范 （ ）

   A. HIV　　　B. HBV　　　C. HCV　　　D. 破伤风　　　E. 梅毒

19. 手术体位不当可引起的并发症有 （ ）

   A. 肺通气不足　　　　　　　　B. 上呼吸道阻塞

   C. 血压下降　　　　　　　　　D. 肢体动脉搏动消失

   E. 头面部充血水肿

20. 手术后非感染性发热的主要原因包括 （ ）

   A. 手术时间长(>2小时)　　　B. 广泛组织损伤

   C. 术后疼痛　　　　　　　　　D. 药物过敏

   E. 麻醉剂引起的肝中毒

21. 手术切口裂开的主要原因有 （ ）

   A. 组织愈合能力差　　　　　　B. 下床太早

   C. 缝合技术缺陷　　　　　　　D. 伤口感染

   E. 腹内压突然增高

三、判断题

1. 对于心动过速和甲亢患者,麻醉前用药选择抗胆碱药时,应选用东莨菪碱。（ ）

2. 硬膜外导管消毒时,常选用甲醛蒸汽消毒法。（ ）

3. 手术室环境温度过高,身体覆盖物过厚,可使小儿体温升高。（ ）

4. 移动手术桌时,应两手抓住桌缘外侧,移动至合适位置。（ ）

5. 使用无菌持物钳时不能低于腰部。（ ）

6. 静脉炎的症状是沿着静脉的走向出现放射状红肿。（ ）

7. 患者出现心力衰竭时肺水肿,必要时进行四肢轮扎止血带,需每隔30分钟轮流放松肢体。（ ）

8. 55%浓度的甲醛水溶液用于固定手术标本。（ ）

9. 倾倒溶液时只许瓶口进入无菌区的边缘。（ ）

10. 穿好手术衣后,双手置于胸前或腋下,靠近手术台等待手术开始。　　(　)
11. 摆放体位后应观察下肢皮肤颜色5分钟,防止静脉血栓的形成。　　(　)
12. 合理摆放手术体位的原则是手术体位的安置要以既符合手术操作需要,又不过分妨碍患者生理功能。　　(　)
13. 皮肤经过消毒后达到完全无菌。　　(　)
14. 老年性白内障的最佳手术期是成熟期。　　(　)
15. 仰卧位上肢外展于托手架上时,外展不得超过90°,以免损伤臂丛神经。(　)
16. 疼痛可引起免疫功能下降,不利于防治感染和控制肿瘤扩散。　　(　)
17. 血压在160/100 mmHg以下的患者,手术前不必做特殊的降压处理。　(　)

自测试题答案

一、单项选择题
1. B　2. C　3. B　4. A　5. D　6. B　7. C　8. C　9. D　10. C　11. B　12. C　13. C　14. A　15. C　16. C　17. B　18. A　19. E　20. A　21. D　22. B

二、多项选择题
1. ABCDE　2. ABDE　3. ABCD　4. CDE　5. ABCDE　6. ABCDE　7. ABCD　8. ACDE　9. ABCE　10. ACDE　11. ABDE　12. ABDE　13. ABCD　14. ABCE　15. ABC　16. ACE　17. ABD　18. BD　19. ABCDE　20. ABDE　21. ACE

三、判断题
1. √　2. ×　3. √　4. ×　5. √　6. √　7. √　8. ×　9. √　10. ×　11. √　12. √　13. ×　14. √　15. √　16. √　17. √

第二十章　医院消毒供应

基本知识问答

1. 消毒供应中心"物理屏障"的含义是什么？

在消毒供应中心各工作区域之间,使用设备、实体墙等间隔称为"物理屏障"。"物理屏障"的作用是确保各区的人流、物品相对固定,不得随意跨区流动,同时也阻隔空气的流通,以利于保持无菌物品储存区、包装区与去污染区间空气的压差,达到对各区隔离控制。

2. 消毒供应中心(CSSD)的工作人员应掌握哪些知识与技能？

(1)各类诊疗器械、器具和物品的清洗、消毒、灭菌的知识与技能。

(2)相关清洗、消毒、灭菌设备的操作规程。

(3)职业安全防护原则和方法。

(4)医院感染预防与控制的相关知识。

3. 器械清洗后如何干燥？

器械清洗后,宜首选干燥设备进行干燥处理。根据器械的材质选择适宜的干燥温度,金属类干燥温度为70~90℃;塑胶类干燥温度为65~75℃。对不耐热器械、器具和物品在最后漂洗时尽量使用热水冲洗,再使用消毒的清洁低纤维絮擦布进行擦干处理。穿刺针、手术吸引头等管腔类器械,应使用压力气枪或95%乙醇进行干燥处理。尽量不使用自然干燥方法进行干燥。

4. CSSD的辅助区域与工作区域分别包括哪些区域？

(1)辅助区域包括工作人员更衣室、值班室、办公室、休息室、卫生间等。

(2)工作区域包括去污区、检查、包装及灭菌区(含独立的敷料制备或包装间)和无菌物品存放区。

5. 干热灭菌方法应注意哪些问题？

干热灭菌适用于以下物品的灭菌:高温下不损坏、不变质、不蒸发的物品。不耐湿热的器械;蒸汽或气体不能穿透的物品,如玻璃、油脂、粉剂和金属等制品。待灭菌的物品干热灭菌前应洗净,防止造成灭菌失败或污物炭化;玻璃器皿灭菌前应洗净并干燥;灭菌时勿与烤箱底部及四壁接触。灭菌后要待温度降到40℃以下再开箱。

6. CSSD的工作区域划分应遵循哪些基本原则？

(1)物品由污到洁,不交叉、不逆流。

(2)空气流向由洁到污;去污区保持相对负压,检查、包装及灭菌区保持相对正压。

7. CSSD 的无菌物品的卸载要求有哪些?

(1)从灭菌器卸载取出的物品,待温度降至室温时方可移动,冷却时间应 >30 分钟。

(2)每批次应确认灭菌过程合格,包外、包内化学指示物合格;检查有无湿包现象,防止无菌物品损坏和污染。无菌包掉落地上或误放到不洁处应视为被污染。

8. 气性坏疽污染器械的处理流程是什么?

应符合《消毒技术规范》的规定和要求。应先采用含氯或含溴消毒剂 1 000 ~ 2 000 mg/L 浸泡 30 ~ 45 分钟后,有明显污染物时应采用含氯消毒剂 5 000 ~ 10 000 mg/L 浸泡至少 60 分钟后,再按照本标准进行处理。

9. 压力蒸汽灭菌的生物监测结果应如何判断?

阳性对照组培养阳性,阴性对照组培养阴性,试验组培养阴性,判定为灭菌合格。阳性对照组培养阳性,阴性对照组培养阴性,试验组培养阳性,则灭菌不合格;同时应进一步鉴定试验组阳性的细菌是否为指示菌或是污染所致。

10. 压力蒸汽灭菌前的准备有哪些?

(1)每天设备运行前应进行安全检查,包括灭菌器压力表处在"0"的位置;记录打印装置处于备用状态;灭菌器柜门密封圈平整无损坏,柜门安全锁扣灵活、安全有效;灭菌柜内冷凝水排出口通畅,柜内壁清洁;电源、水源、蒸汽、压缩空气等运行条件符合设备要求。

(2)进行灭菌器的预热。

(3)预真空灭菌器应在每日开始灭菌运行前空载进行 B – D 试验。

11. 医院消毒供应中心管理规范对防护用品的配备要求有哪些?

(1)根据工作岗位的不同需要,应配备相应的个人防护用品,包括圆帽、口罩、隔离衣或防水围裙、手套、专用鞋、护目镜、面罩等。

(2)去污区应配置洗眼装置。

12. 集中式消毒供应中心有哪些特点?

(1)全院复用的医疗器械集中处置。全院复用型医疗器械的回收、清洗、消毒、包装、灭菌及配送均由消毒供应中心负责,包括手术室、口腔科、外科小手术、人流室、产房及各临床科室等使用的医疗器械。

(2)建筑面积较大,应与手术室有专用的污染/无菌手术器械运送通道。

(3)清洗污染器械自动化程度较高。污染器械的清洗及热力消毒均由清洗消毒机全程处理降低职业安全暴露的风险。

(4)高效率物流配送系统。全院设备资源、人力资源合理使用,提高医疗器械使用率和降低物品成本。

(5)良好的工作流程质量控制系统,建立全程的质量监控和追溯,确保无菌物品质量。

13. 简述诊疗器械、器具和物品处理的操作流程？

回收、分类、清洗、消毒、干燥、器械检查与保养、包装、灭菌、储存、发放。

14. 消毒供应中心的建筑设计有哪些基本要求？

消毒供应中心的建筑设计以提高工作质量和工作效率，保障医院感染控制为前提，主要涉及建筑环境（地理环境、通风、日照条件、空气质量及温湿度控制）、建筑面积、设备种类与数量、正确的三区（去污间、包装间、无菌物品存放间及各区辅助用房）设置及工作人员的工作环境和条件等基本要求。

15. 快速生物监测应由供应室人员做，还是必须由检验部门做？

快速生物监测无论是由供应室人员，还是由检验部门做都可以。从方便工作、控制干扰影响因素的角度来看，由供应室设定专职人员，结果更为准确。供应室专职人员应接受过相关的培训，全面掌握灭菌过程的物理监测和化学监测的有关知识；并具有对物理监测、化学监测和生物三大监测结果进行综合分析的判断能力。

同时供应室应定期用快速生物监测培养锅的生物监测结果与常规检验室培养结果进行对照，及时发现误差。一旦出现生物监测培养结果阳性时，应认真发分析原因，排除干扰因素。

16. 污染的医疗器械是先清洗再消毒，还是先消毒再清洗？

一般器械是先清洗再消毒，因为先使用消毒剂会导致污染蛋白凝固而致清洁困难，同时也可减少高浓度消毒液对器械的损伤。特殊感染的器械如朊毒感染的器械需先针对性地进行有效的消毒再进行清洗。

机械清洗一般的污染器械可直接进机清洗，在机器内完成清洗与消毒的程序。有明显污垢、结构复杂、血液干涸的器械应先进行手工清洗，再放入机器内完成清洗消毒过程。

在清洗过程中，要严格遵循标准预防的原则，正确使用预防技术，落实职业安全措施。

17. 压力蒸汽灭菌器灭菌需多长时间？

下排气灭菌器在121℃条件下需30分钟；预真空或脉动真空灭菌器在132℃条件下需4~6分钟。灭菌时间太长可能造成以下影响：①能源消耗浪费，即水电气消耗，这有悖节约医疗成本；②灭菌物品在灭菌锅内高温氧化，造成器材损伤，物品使用寿命缩短；③时间太长，可能影响无菌物品周转。

18. 名词解释

（1）去污区：CSSD内重复使用的诊疗器械，器具和物品，进行回收、分类、清洗、消毒（包括运送器具的清洗消毒等）的区域，为污染区域。

（2）检查、包装及灭菌区：CSSD内对去污后的诊疗器械、器具和物品，进行检查、装配、包装及灭菌(包括敷料制作等)的区域,为清洁区域。

(3)去污:去除被处理物品上的有机物、无机物和微生物的过程。

(4)外来医疗器械:由医疗器械生产厂家、公司租借或免费提供给医院可重复使用的医疗器械。

(5)清洗:去除医疗器械、器具和物品上污物的全过程,流程包括冲洗、洗涤、漂洗和终末漂洗。

(6)冲洗:使用流动水去除器械、器具和物品表面污物的过程。

(7)洗涤:使用含有化学清洗剂的清洗用水,去除器械、器具和物品污染物的过程。

(8)漂洗:用流动水冲洗洗涤后器械、器具和物品上残留物的过程。

(9)终末漂洗:用软水、纯化水或蒸馏水对漂洗后的器械、器具和物品进行最后的处理过程。

(10)超声波清洗器:利用超声波在水中振荡产生"空化效应"进行清洗的设备。

(11)清洗消毒器:具有清洗与消毒功能的机器。

(12)闭合:用于关闭包装而没有形成密封方法。例如反复折叠,以形成一弯曲路径。

(13)碱性清洗剂:pH≥7.5,应对各种有机物有较好的去除作用,对金属腐蚀性小,不会加快返锈的现象。

(14)中性清洗剂:pH6.5~7.5,对金属无腐蚀。

(15)酸性清洗剂:pH≤6.5,对无机固体粒子有较好的溶解去除作用,对金属物品的腐蚀小。

(16)酶性清洗剂:含酶的清洗剂,有较强的去污能力,能快速分解蛋白质等多种有机污染物。

(17)润滑剂:应为水溶性,与人体组织有较好的相容性。不破坏金属材料的透气性、机械性及其他性能。

(18)脉动真空灭菌器灭菌:利用饱和蒸汽在冷凝时释放大量潜热的物理特性,使带灭菌的物品处于高温和潮湿的状态,经过一段时间的保温从而到达灭菌。

(19)可追溯:对影响灭菌过程和结果的关键要素进行记录,保存备查,实现可追踪。

(20)灭菌过程实验装置:对灭菌过程有预定抗力的模拟装置,用于评价灭菌过程的有效性,其内部放置化学指示物时称化学PCD,放置生物指示物时称生物PCD。

(21)A0值:评价湿热消毒效果的指标,指当以Z值表示的微生物杀灭效果为10 k时,温度相当于80℃的时间(秒)。

(22)小型压力蒸汽灭菌:体积小于60 L的压力蒸汽灭菌器。

(23)快速压力蒸汽灭菌:专门用于处理立即使用物品的压力蒸汽灭菌过程。

(24)管腔器械:含有管腔内直径≥2 mm,且其腔体中的任何一点距其与外界相通的开口处的距离≤其内直径的1 500倍的器械。

(25)清洗效果测试指示物:用于测试清洗消毒剂清洗效果的指示物。

(26)消毒:是指杀死病原微生物、但不一定能杀死细菌芽孢的方法。用于消毒的化学药物叫消毒剂。

(27)灭菌:将物体上的所有微生物包括细菌芽孢全部杀死或除去的措施。灭菌的方法有加压灭菌、紫外线照射灭菌、过滤除菌和化学药剂灭菌。

(28)消毒供应中心:医院内承担各科室所有重复使用诊疗器械、器具和物品清洗消毒、灭菌以及无菌物品供应的部门。

(29)无菌物品存放区:CSSD 内存放、保管、发放无细菌物品的区域,为清洁区域。

19. 试述医疗物品消毒效果的监测标准。

医疗物品消毒效果的监测标准要求:进入人体无菌组织、器官或直接接触破损皮肤、黏膜的医疗用品必须无菌,不得检出任何微生物;接触黏膜的医疗用品细菌菌落总数应 $\leqslant 20 \text{ CFu}/100 \text{ cm}^2$,不得检出致病性微生物;接触皮肤的医疗用品细菌菌落总数应 $\leqslant 200 \text{ CFu}/100 \text{ cm}^2$,不得检出致病性微生物。

自测试题

一、单项选择题

1. 植入型器械的灭菌方法首选,正确的是 （   ）
   A. 高压蒸汽灭菌　　　　　　　　　B. 快速灭菌
   C. 等离子灭菌　　　　　　　　　　D. 戊二醛浸泡
   E. 环氧乙烷

2. CSSD 灭菌敷料包的重量采用下排式压力蒸汽灭菌不宜超过 （   ）
   A. 5 kg　　　B. 6 kg　　　C. 7 kg　　　D. 8 kg　　　E. 9 kg

3. 器械润滑时应使用 （   ）
   A. 凡士林　　　　　　　　　　　　B. 水溶性润滑剂
   C. 机油　　　　　　　　　　　　　D. 液状石蜡
   E. 甘油

4. 等离子灭菌可用的包装材料为 （   ）
   A. 棉质包布　　　　　　　　　　　B. 一次性皱纹纸
   C. 等离子专用包装材料　　　　　　D. 纸塑包装
   E. 医用无纺布

5. 消毒后直接使用的诊疗器械、器具和物品,湿热消毒温度及时间应为 （   ）
   A. T≥90℃;时间≥2 分钟　　　　　B. T≥90℃;时间≥3 分钟
   C. T≥90℃;时间≥4 分钟　　　　　D. T≥90℃;时间≥5 分钟

E. T≥90℃;时间≥6 分钟

6. 对污染的诊疗器械、器具和物品进行清点的场所是 ( )
　　A. 诊疗场所　　B. 去污区　　C. 换药室　　D. 清洁区　　E. 治疗室

7. 不适用干热灭菌的是 ( )
　　A. 塑料制品　　　　　　　　　　　　　　B. 粉剂
　　C. 玻璃制品　　　　　　　　　　　　　　D. 凡士林纱布条
　　E. 油剂

8. 快速压力蒸汽灭菌后的物品存放不能超过 ( )
　　A. 2 小时　　B. 4 小时　　C. 6 小时　　D. 12 小时　　E. 24 小时

9. 从灭菌器卸载取出的物品冷却时间应超过 ( )
　　A. 10 分钟　　B. 15 分钟　　C. 20 分钟　　D. 25 分钟　　E. 30 分钟

10. 接触皮肤、黏膜的诊疗器械、器具和物品应进行 ( )
　　A. 灭菌　　B. 消毒　　C. 清洁　　D. 刷洗　　E. 干燥

11. 消毒供应中心的建筑布局应分为 ( )
　　A. 辅助区域和工作区域　　　　　　　　B. 去污区和检查包装区
　　C. 检查包装区和无菌物品存放区　　　　D. 去污区和无菌物品存放区
　　E. 去污区和办公区

12. 按照规范要求,消毒供应中心检查、包装及灭菌区温度和相对湿度应维持在 ( )
　　A. 16～21℃　30%～60%　　　　　　　B. 20～23℃　30%～60%
　　C. 20～23℃　40%～60%　　　　　　　D. 20～23℃　50%～60%
　　E. 16～21℃　40%～60%

13. 纯化水电导率应符合 ( )
　　A. ≤10 μS/cm　　　　　　　　　　　　B. ≤15 μS/cm
　　C. ≥10 μS/cm　　　　　　　　　　　　D. ≥15 μS/cm
　　E. ≤20 μS/cm

14. 冲洗是使用( )去除器械、器具和物品表面污物的过程。
　　A. 流动水　　B. 软水　　C. 纯化水　　D. 蒸馏水　　E. 矿泉水

15. 植入物是放置于外科操作造成的或者生理存在的体腔中,留存时间为( )或者以上的可植入型物品。
　　A. 10 天　　B. 20 天　　C. 30 天　　D. 40 天　　E. 50 天

16. CSSD 灭菌器械包重量采用预真空压力蒸汽灭菌不宜超过 ( )
　　A. 5 kg　　B. 6 kg　　C. 7 kg　　D. 8 kg　　E. 9 kg

17. 脉动预真空压力蒸汽灭菌器灭菌包体积不宜超过 ( )
　　A. 20 cm×20 cm×25 cm　　　　　　　B. 20 cm×20 cm×50 cm

C. 30 cm×30 cm×25 cm D. 30 cm×25 cm×25 cm

E. 30 cm×30 cm×50 cm

18. 下列哪种包装材料不应用于灭菌物品的包装 （ ）

    A. 纸袋   B. 医用皱纹纸   C. 开放式储槽   D. 纸塑袋   E. 医用无纺布

19. 纸塑袋、纸袋等密封包装其密封宽度应 （ ）

    A. ≥5 mm   B. ≥6 mm   C. ≥7 mm   D. ≥8 mm   E. ≥9 mm

20. B-D 试验的条件是 （ ）

    A. 空载条件下进行   B. 装载50%灭菌物品条件下进行

    C. 满载条件下进行   D. 装载80%灭菌物品条件下进行

    E. 无限定

21. 预真空和脉动真空压力蒸汽灭菌器灭菌时,为避免"小装量效应"物品装载不得小于柜室容积的 （ ）

    A. 5%和10%   B. 10%和5%   C. 5%和15%   D. 10%和15%   E. 15%和10%

22. 使用干热灭菌器灭菌有机物品时,温度应 （ ）

    A. ≤150℃   B. ≤160℃   C. ≤170℃   D. ≤180℃   E. ≤190℃

23. 压力蒸汽灭菌器生物监测使用的指示菌是 （ ）

    A. 枯草杆菌黑色变种芽孢   B. 嗜热脂肪杆菌芽孢

    C. 结核杆菌芽孢   D. 短小杆菌芽孢 E601

    E. 金黄色葡萄球菌

24. 供应室灭菌合格率应达到 （ ）

    A. 85%   B. 90%   C. 95%   D. 98%   E. 100%

25. 消毒供应中心应建立持续质量改进及措施,并建立灭菌物品的 （ ）

    A. 考核制度   B. 召回制度   C. 改进制度   D. 应急制度   E. 反馈制度

26. 干热灭菌时温度高于可造成有机物炭化 （ ）

    A. 150℃   B. 160℃   C. 170℃   D. 180℃   E. 190℃

27. 灭菌质量监测资料和记录保留的期限应为下列哪项 （ ）

    A. ≥6 个月   B. ≥12 个月   C. ≥18 个月   D. ≥24 个月   E. ≥36 个月

28. 消毒供应中心的英文代码是 （ ）

    A. CSSD   B. TSSD   C. GSSD   D. XSSD   E. FSSD

29. 下列哪项是造成预真空压力蒸汽灭菌失败的主要原因之一 （ ）

    A. 冷凝水   B. 冷空气

    C. 装载不当   D. 干燥时间不足

    E. 不同的材质过多

30. B-D 试验用于常规监测的时间是　　　　　　　　　　　　　　　　（　）
    A. 每天第一锅灭菌前　　　　　　　　　B. 每天第一锅灭菌后
    C. 新安装的灭菌器　　　　　　　　　　D. 灭菌器维修后
    E. 灭菌器移位后
31. 清洗、消毒监测资料和记录的保存期限　　　　　　　　　　　　　（　）
    A. ≥6 个月　　B. ≥12 个月　　C. ≥18 个月　　D. ≥24 个月　　E. ≥36 个月
32. 压力蒸汽灭菌时,包装材料不可采用　　　　　　　　　　　　　　（　）
    A. 棉布　　　　B. 铝制盒　　　C. 抗湿皱纹纸　　D. 纸塑包装袋　　E. 医用无纺布
33. 一次性无菌医疗用品的储存下列哪项是不正确的　　　　　　　　　（　）
    A. 存放于阴凉干燥、通风良好的物架上　　B. 距地面 20~25 cm
    C. 距墙壁 5~10 cm　　　　　　　　　　　D. 距地面 ≥5 cm
    E. 距天花板 50 cm
34. 能准确判断灭菌包裹内微生物是否被杀灭的监测方法是　　　　　（　）
    A. 化学监测　　B. B-D 试验　　C. 生物监测　　D. 无菌实验　　E. 物理监测
35. 医用一次性皱纹纸包装的无菌物品,有效期宜为　　　　　　　　　（　）
    A. 1 个月　　　B. 3 个月　　　C. 6 个月　　　D. 9 个月　　　E. 12 个月
36. 清洗后物品质量的检查下列哪种方法最简单易行　　　　　　　　（　）
    A. 目测　　　　　　　　　　　　　　　B. 生物污染蓝光显像系统
    C. 镜检　　　　　　　　　　　　　　　D. 杰力试纸测试
    E. 隐血试验
37. 手工清洗时水温宜为　　　　　　　　　　　　　　　　　　　　（　）
    A. 15~20℃　　B. 15~30℃　　C. 30~45℃　　D. 30~40℃　　E. 20~30℃
38. 清洗消毒器的清洗效果可每　　检测一次　　　　　　　　　　　（　）
    A. 6 个月　　　B. 9 个月　　　C. 12 个月　　　D. 18 个月　　E. 24 个月
39. 消毒后直接使用的物品应　　监测一次　　　　　　　　　　　　（　）
    A. 每周　　　　B. 每月　　　　C. 每季度　　　D. 每半年　　　E. 每年
40. 灭菌包内放置化学指示物的部位应为　　　　　　　　　　　　　（　）
    A. 中心部位　　　　　　　　　　　　　B. 边缘
    C. 最难灭菌部位　　　　　　　　　　　D. 最上层
    E. 最下层

二、多项选择题

1. 消毒供应中心是医院内承担各科室所有重复使用诊疗器械、器具和物品以及无菌物品供的部门　　　　　　　　　　　　　　　　　　　　　　　　　（　）
    A. 回收　　　　B. 清洗　　　　C. 消毒　　　　D. 灭菌　　　　E. 分类

2. 消毒供应中心工作区域包括 （ ）

A. 去污区　　　　　　　　　　　　　B. 检查包装及灭菌区

C. 无菌物品存放区　　　　　　　　　D. 办公室

E. 休息室

3. 消毒供应中心工作区域设计与材料要求符合要求的是 （ ）

A. 各区域间应设实际屏障

B. 缓冲间应设洗手设施，采用非手触式水龙头开关。无菌物品存放区内应设洗手池

C. 工作区域的天花板、墙壁应无裂隙，不落尘，便于清洗和消毒

D. 地面与墙面踢脚及所有阴角均应为弧形设计

E. 检查包装及灭菌区的专用洁具间应采用封闭式设计

4. 环氧乙烷灭菌效果取决于下列哪几项因素 （ ）

A. 环氧乙烷的浓度　　　　　　　　　B. 灭菌温度

C. 相对湿度　　　　　　　　　　　　D. 物品的厚度

E. 灭菌时间

5. 消毒供应中心污染器材去污清洗流程包括下列哪些步骤 （ ）

A. 回收　　B. 冲洗　　C. 洗涤　　D. 漂洗　　E. 终末漂洗

6. 管腔类器械进行干燥处理应使用 （ ）

A. 压力气枪　　B. 75%乙醇　　C. 95%乙醇　　D. 干燥柜　　E. 自然干燥

7. 包装材料的选用具有以下哪几种要求 （ ）

A. 具有良好的穿透性　　　　　　　　B. 能阻止外界微生物的侵袭

C. 具有足够的牢固度　　　　　　　　D. 能保证打包的完整性

E. 以上都不正确

8. 压力蒸汽灭菌器物理监测的含义是 （ ）

A. 又叫工艺监测、程序监测

B. 对灭菌工艺有关参数进行检查

C. 判断灭菌是否按规定的条件进行

D. 可显示灭菌器的运转情况

E. 判断灭菌是否达到灭菌合格要求

9. 关于待灭菌物品的摆放，下列正确的是 （ ）

A. 金属物品放上层

B. 下排气压力蒸汽灭菌中，大包放于上层

C. 下排气压力蒸汽灭菌中，小包放于下层

D. 玻璃瓶等底部无孔的器皿类物品应倒立或侧放

E. 灭菌包之间应留有空隙，利于灭菌介质的穿透

10. 湿包的危害有 （   ）

A. 破坏防护屏障　　　　　　　　　　　B. 有潜在医院感染的危险

C. 返工造成工作负荷加大　　　　　　　D. 增加成本消耗

E. 有助细菌生长

11. 化学指示胶带的用途 （   ）

A. 主要用于每个包裹的包外　　　　　　B. 区分已灭菌和待灭菌物品

C. 可作为记录和封包之用　　　　　　　D. 可指示包裹内的灭菌技术参数

E. 合格可作为提前放行的标志

12. 压力蒸汽灭菌中冷空气的存在 （   ）

A. 有利于温度的升高　　　　　　　　　B. 不利于温度的升高

C. 不利于热的穿透　　　　　　　　　　D. 不利于蛋白质的变性

E. 利于灭菌介质的穿透

13. 使用化学消毒剂的注意事项 （   ）

A. 注意安全防护,戴口罩、手套、眼罩

B. 消毒剂现用现配

C. 正确选用和配制消毒剂

D. 特殊感染物品需提高浓度和延长消毒时间

E. 盛放容器加盖

14. 纺织品类包装材料应符合以下哪几个条件 （   ）

A. 为非漂白织物

B. 包布除四边外不应有缝线,不应缝补

C. 初次使用前应高温洗涤、脱脂去浆去色

D. 应有使用次数的记录

E. 应符和国标的要求

15. 下面哪些物品必须达到灭菌处理水平 （   ）

A. 手术器械　　B. 关节镜　　C. 腹腔镜　　D. 胃镜　　E. 体温计

16. 脉动真空灭菌用水应为 （   ）

A. 自来水　　　B. 软水　　　C. 纯化水　　D. 蒸馏水　　E. 以上都正确

17. 消毒供应中心纺织品包装材料应 （   ）

A. 一用一清洗　　　　　　　　　　　　B. 无污渍

C. 灯光检查无破损　　　　　　　　　　D. 使用次数无限制

E. 记录使用次数

18. 生物监测不合格时,应采取以下哪些措施 （   ）

A. 立即通知使用部门停止使用

B. 尽快召回上次生物监测合格以来所有尚未使用的灭菌物品,重新处理,同时分析不合格的原因

C. 通知使用部门对已使用该期间无菌物品的患者进行密切观察

D. 检查灭菌过程的各个环节查找灭菌失败的可能原因

E. 改进后生物监测连续三次合格后方可使用

19. 在下列哪些情况下,灭菌器在通过物理监测、化学监测后,生物监测应空载连续监测三次合格后方可使用 （ ）

    A. 新安装的灭菌器   B. 移位后的灭菌器

    C. 维修后的灭菌器   D. 大修后的灭菌器

    E. 断电后的灭菌器

20. 以下属于低温灭菌的是 （ ）

    A. 环氧乙烷灭菌法   B. 过氧化氢等离子灭菌法

    C. 低温甲醛蒸汽灭菌法   D. 干热灭菌法

    E. 以上都对

21. 灭菌包外的标识内容包括以下哪几项 （ ）

    A. 物品名称   B. 检查打包者姓名

    C. 灭菌器编号、批次号   D. 灭菌日期

    E. 失效日期

22. 在消毒供应中心以下哪些属于供应室辅助区域的范围 （ ）

    A. 更衣室   B. 办公室   C. 卫生间   D. 敷料制备间   E. 休息室

23. 关于消毒供应中心工作区域划分应遵循的基本原则正确的是 （ ）

    A. 物品由污到洁,不交叉、不逆流

    B. 空气流向由洁到污

    C. 去污区保持相对正压

    D. 检查、包装及灭菌区保持相对正压

    E. 去污区保持相对负压

24. 无菌物品发放要求正确的是 （ ）

    A. 遵循先进先出的原则   B. 确认其有效性

    C. 发放记录具有可追溯性   D. 运送无菌物品的器具保持清洁

    E. 植入物及植入性手术器械应在生物监测合格后方可发放

25. 压力蒸汽灭菌器监测包括下列哪些 （ ）

    A. 物理监测   B. 化学监测   C. 生物监测   D. B－D 试验   E. 以上都对

26. 压力蒸汽灭菌物理监测参数有下列哪些 （ ）

    A. 温度   B. 压力   C. 时间   D. 强度   E. 体积

27. 不耐高温医疗器械的灭菌方法有 （   ）
   A. 等离子低温灭菌   B. 低温甲醛蒸汽灭菌
   C. 环氧乙烷灭菌   D. 压力蒸汽灭菌
   E. 干热灭菌法
28. 无菌物品存放区防护着装必备的是 （   ）
   A. 圆帽   B. 口罩   C. 专用鞋   D. 隔离衣   E. 手套
29.《山东省医院消毒供应中心考核评估标准（试行）》对环境卫生学监测的要求有
 （   ）
   A. 定期进行空气培养
   B. 定期进行物体表面培养
   C. 定期进行工作人员手培养
   D. 定期进行去污区清洗槽表面监测
   E. 以上都不对

三、判断题
1. 打包包布破损后允许缝补后继续使用。（   ）
2. 消毒供应中心人员应在诊疗场所对使用后的器械、器具和物品进行清点无误后方可收回器械包。（   ）
3. 进入人体无菌组织、器官腔隙，或接触人体破损的皮肤、黏膜、组织的诊疗器械、器具和物品应进行灭菌。（   ）
4. 去污区缓冲间应设洗手设施，应用手触式手水龙头开关。（   ）
5. 清洗消毒器是具有消毒与灭菌功能的机器。（   ）
6. 植入物是放置于外科操作造成的或者生理存在的体腔中，留存时间为30天或者以上的可植入型物品。（   ）
7. 被朊毒体气性坏疽及突发原因不明的传染病病原体污染的诊疗器械、器具和物品，使用者应双层封闭包装并标明感染性疾病名称，由CSSD单独回收处理。（   ）
8. 灭菌包装材料应符合要求，开放式的储槽可用于灭菌物品的包装。（   ）
9. 手术器械采用闭合式包装方法，应由2层包装材料一次包装。（   ）
10. 高度危险性物品灭菌包内应放置包内化学指示物，如果透过包装材料可直接观察包内灭菌化学指示物的颜色变化，则不放置包外灭菌化学指示物。（   ）
11. 快速压力蒸汽灭菌方法可不包括干燥程序，运输时避免污染，2小时内使用，不能储存。（   ）
12. 环氧乙烷灭菌器及气瓶或气罐应远离火源和静电，气罐可以存放在冰箱中。（   ）
13. 发放时应确认无菌物品的有效性，植入物及植入性手术器械应在生物监测合格

后才可以放行。 （　）
14. 无菌物品存放区工作人员上岗时必须戴圆帽、口罩、专用鞋、隔离衣。 （　）
15. 去除干固的污渍应先用含氯消毒剂浸泡,再刷洗或擦洗。 （　）
16. 刷洗操作应在水面上进行,防止产生气溶胶。 （　）
17. 管腔类器械应用压力水枪冲洗,可拆卸部分可以不用拆开清洗。 （　）
18. 可以使用钢丝球类用具去除锈迹较多的器具,不应使用去污粉。 （　）
19. 金属器械在终末漂洗过程中应使用润滑剂,塑胶类和软质金属材料器械,不应使用酸性清洁剂和润滑剂。 （　）
20. 清洗后的器械可以采用自然干燥的方法进行干燥。 （　）
21. 器械润滑可采用液状石蜡。 （　）

自测试题答案

一、单项选择题

1. A　2. A　3. B　4. C　5. D　6. B　7. A　8. B　9. E　10. B　11. A　12. B　13. B　14. A　15. C　16. C　17. E　18. C　19. B　20. A　21. B　22. C　23. B　24. E　25. B　26. C　27. E　28. A　29. B　30. A　31. A　32. B　33. D　34. C　35. C　36. A　37. B　38. C　39. C　40. C

二、多项选择题

1. ABCDE　2. ABC　3. ACED　4. ABCE　5. BCDE　6. AC　7. ABCD　8. ABCD　9. BCDE　10. ABCDE　11. ABC　12. BCD　13. ABCDE　14. ABCD　15. ABC　16. BC　17. ABCE　18. ABCDE　19. ABD　20. ABC　21. ABCDE　22. ABCE　23. ABDE　24. ABCDE　25. ABCDE　26. ABC　27. ABC　28. AC　29. ABC

三、判断题

1. ×　2. ×　3. √　4. ×　5. ×　6. √　7. √　8. ×　9. ×　10. √　11. ×　12. ×　13. √　14. ×　15. ×　16. ×　17. ×　18. ×　19. √　20. ×　21. ×

第二十一章 护理学基础理论

第一节 护理学导论

基本知识问答

1. 何为整体？整体观念强调了什么？

所谓整体是指按一定方式、目的、有秩序的各个个体(要素)的有机集合体。整体的概念强调两点：第一，组成整体的各要素是相互作用、相互影响的，任何一个要素发生变化，都将引发其他要素的相应变化；第二，整体所产生的行为结果大于各要素单独行为的简单相加。

2. "人的基本需要"指的是什么？大致分为哪些方面？

指的是个体为了维持身心平衡并求得生长、成长与发展，在生理和心理上最低限度的需要。大致分为生理、社会、情感、认知、精神等方面的需要。

3. 人的成长与发展过程的基本原则是怎样的？

(1) 人的成长与发展是按持续的、有顺序的、有规律的和可预测的方式进行的。

(2) 每个人都要经过相同的发展过程。

(3) 每个人的发展都是按自己独特的方式和速度通过各发展阶段的(由遗传基因与环境互动所决定)。

(4) 每个发展阶段各具特征，并都有一定的发展任务，每个人都是在完成一个阶段任务后才进入下一阶段。

(5) 每个人的态度、气质、生活方式和行为等都会受到婴幼儿期发展的影响。

(6) 发展是通过逐步的成熟和不断的学习而获得的。

4. 马斯洛需要层次理论的一般规律是什么，对护理工作有什么意义？

(1) 马斯洛需要层次论的一般规律：①生理、安全、爱与归属、自尊、自我实现等需要是人类普遍存在的；②一般情况下，生理需要是最重要的；③有些需要需立即和持续予以满足(如空气)，而有些需要可以暂缓(如食物、睡眠)，但它们最终是需要得到满足的；④通常是低层次需要被满足后，高一层次的需要才出现；⑤各层次需要间可相互影响；

⑥随着需要层次的向上移动,各种需要的意义受个人愿望、社会文化影响,因人而异;
⑦层次越高的需要,满足的方式越有差异。

(2)马斯洛需要层次论对护理的意义在于帮助护士:①识别服务对象未满足的需要,这些满足的需要就是需要护士提供帮助和解决的护理问题。②能更好地领悟和理解患者的言行。③预测患者尚未表达的需要,或对可能出现的问题采取预防性措施。④系统地收集和评估患者的基本资料,以避免资料的遗漏;亦可以作为评估患者资料的理论框架。⑤按照基本需要的层次,识别护理问题的轻、重、缓、急,以在制订护理计划时妥善地排列先后次序。

5.影响人类健康状况的主要因素有哪些?

(1)环境因素:①自然因素;②社会因素包括政治制度、社会经济因素、文化教育等因素。

(2)机体的生物学因素:①遗传因素;②心理因素。

(3)生活方式。

(4)获得保健设施的可能性。

6.护士的任务是什么?

1978年WHO指出:"护士作为护理的专业工作者,其唯一任务就是帮助患者恢复健康,帮助健康人促进健康。"国际护士会规定护士的权利与义务为:"保持生命,减轻痛苦,促进健康"。

7.何谓健康、疾病?

WHO给健康的定义:不但是没有疾病和身体缺陷,还要有完整的生理、心理状况与良好的社会适应能力。

疾病:指的是机体在一定内外因素作用下出现的一定部位的功能、代谢或形态结构的改变,表现为机体内部及机体与环境间的平衡的破坏或偏离正常状态。

8.影响人的成长与发展的因素有哪些?

(1)遗传因素;

(2)环境因素:①家庭;②学校;③宗教、社会、文化、生活经验等。

9.什么叫治疗性环境?治疗性环境主要需要考虑些什么?

治疗性环境指的是专业人员在以治疗为目的的前提下创造的适合患者恢复身心健康的环境。

治疗性环境主要考虑两方面的因素。①安全:要求医院建筑设计、设施配套以及治疗护理过程等都有安全防护意思和行为;②舒适:包括温度、湿度、光线、声响、清洁以及良好的服务态度和人文环境等。

10.护理概念的演变经过哪几个阶段?各有何特点?

现代护理发展经历了三个阶段:

(1)以疾病为中心。此期特点:①护理成为一项专门的职业,其从业人员需经过特殊的培训;②逐步形成了一套规范的疾病护理常规与护理技术操作规程;③只见病不见人,轻视对人的全面照顾;④束缚了护理人员的思维,局限了护理学的研究领域。

(2)以患者为中心。此期特点:①逐步形成护理学知识体系;②实施整体护理;③应用科学的工作方法——护理程序;④护士工作场所局限在医院,服务对象是患者。

(3)以人的健康为中心。此期特点:①护理学发展为现代科学体系中综合人文、社会、自然科学知识的、独立地为人类健康服务的应用科学;②任务范围扩展至对所有人、人的生命周期的所有阶段的护理,场所扩大到社会、社区、家庭等;③仍以护理程序为工作方法。

11."中华护理学会"成立于何时,名称有何变化?

1909年成立于江西牯岭,名为"中国护士会";1923年改为"中华护士会";1937年改名"中华护士学会",在南京建立永久会所;1964年定名为"中华护理学会"。

12.在医疗服务中实施的三级预防指的是什么?

第一级预防:采用自我保健或预防措施,预防疾病的发生,又称病因预防。

第二级预防:早期发现、早期诊断、早期治疗,以预止疾病的发展。又称为三早预防。

第三级预防:积极治疗、预防并发症并采用各种促进身心健康的措施,以防止疾病进一步恶化和各种伤残,以达到最大可能的恢复健康,又称临床预防。

13.何谓整体护理?其包括有哪些内涵?

整体护理是在以患者为中心的护理思想影响下出现的护理观点和护理方式。它是以现代护理观为指导,以护理程序为框架,将临床护理与护理管理各个环节系统化的工作方式,是根据患者的身心、社会、文化需要,提供适合个体的最佳护理。其基本内涵包括:①人是一个整体,其健康可受各因素影响,护理应满足其生理、心理社会等方面的整体需求;②人生各阶段都有不同的健康需求,护理必须针对个体给予相应的照顾和健康指导;③个体生病影响到家庭乃至社会,护理必须延伸到家庭社区。

14.何谓护理程序,有何特点?

(1)护理程序是一种系统地、科学地为护理对象确认问题和解决问题的工作方法。是一个持续的、循环的、动态的过程。

(2)护理程序具有以下特点:①以护理对象为中心;②有特定目标;③是一个循环的、动态的过程;④有组织性和计划性;⑤具有互动性和协作性;⑥适用范围广泛;⑦具创造性;⑧有理论依据。

15.何谓护理诊断?

护理诊断是护士对服务对象个人、家庭或社区对存在的和潜在的健康问题以及生命过程的反应的临床诊断。是护士为达到预期目标选择护理措施的基础,这些目标应是由护士负责的。(北美护理诊断协会1990第九次会议通过)

16. 护理诊断由哪几部分组成,书写格式如何?

由四个部分组成:即诊断的名称、定义、诊断依据和相关因素。

护理诊断的基本书写格式有:①一部分陈述(P),只用护理诊断名称;②两部分陈述(PE),问题+原因;③三部分陈述(PES),问题+原因+症状和体征。

17. 护理措施的实施过程应注意什么?

(1)护理活动应以科学知识、护理科研和护理标准为基础,具有科学依据。

(2)护理活动应以患者为中心,尽可能适应患者的需要。

(3)护士在执行医嘱和护嘱时,应明白其意义,对于不明白之处应提出质疑。

(4)护理措施必须安全,严防并发症发生。

(5)应鼓励患者积极主动地参与护理。

(6)实施过程中注意与患者交流,给予教育、支持和安慰。

(7)护士在实施计划时,不要机械地完成任务,而要把病情观察和收集资料贯穿在实施过程中,酌情灵活实施。

18. "人际关系"指的是什么?

指人与人之间在心理上的吸引与排斥关系,反映人与人之间在心理上的亲疏远近距离。

19. 什么叫角色,患者角色有何特点?

角色是社会心理学中的一个专门的术语。指的是对某特定位置的行为期待与行为要求,是一个人在多层面、多方位的人际关系中的身份及地位。

患者角色特点:①患者对于其陷入疾病的状态是没有责任的,他们有权利接受帮助;②患者可以免除或部分免除正常的社会责任,即免除其平日的角色行为所承担的社会责任;③患者有配合医疗和护理的义务;④患者有恢复健康的义务。

20. 患者在适应患者角色或从患者角色过渡到其他角色时常出现许多心理和行为上的改变的,大致可分为哪几类?

(1)患者角色行为冲突:主要发生于由常态下的社会角色转向患者角色时。因病前角色所形成的心理过程、状态及个性特征和患者对某种需要的迫切要求等强烈的干扰着患者对角色的适应,以致产生心理冲突和行为矛盾。表现为焦虑不安、烦恼、茫然或悲伤。

(2)患者角色行为的强化:是患者角色适应中的一种变态现象。即当一个人由患者角色转向常态角色时,仍然"安于"患者角色,产生退缩及依赖心理,表现为依赖性增强,害怕出院,害怕离开医务人员,对正常生活缺乏信心等。

(3)患者角色行为的消退:是指一个人已经适应了患者角色。但由于某种原因,使他又重新承担起原扮演的其他角色,而不能履行患者角色的义务。

(4)患者角色行为缺如:是指没有进入患者角色,不愿意承认自己是患者,这是一种心理防御的表现。常发生于由健康角色转向患者角色及疾病突然加重或恶化时。

(5)患者角色的行为异常：久病或重病患者对患者角色常有悲观、厌倦、绝望甚至自杀等行为表现。

21. 一个完整的沟通过程需包括哪些基本要素？

①沟通当时的背景；②信息的发出者；③信息；④信息的接收者；⑤途径；⑥反馈。

22. 鲍威尔(Powell)将沟通大致分为五个层次，请简述其各自沟通效果？

(1)一般性交谈，也称为陈词滥调式沟通。这是参与程度最差的沟通交流方式，彼此分享感觉最差。

(2)陈述事实的沟通。这是一种只罗列客观事实的说话方式，不加入个人意见或牵涉人与人之间的关系。是护士评估了解患者时非常重要的一种沟通方式，此时不要用语言或非语言行为去阻止对方的诉说。

(3)分享个人的想法和判断。将自己的一些想法和判断说出来并希望与对方分享。发生在建立相互关系的过程中有了信任感时。

(4)分享感觉。很愿意告诉对方自己的信念或对事的反应，只有在相互信任的基础上，有了安全感时才能做到。

(5)沟通的高峰。指互动双方达到了一种短暂的、"一致性"的感觉，或者不用对方说话就知道他的体验和感受，谓之"心有灵犀一点通"。

23. 何谓语言性沟通？包括哪些技巧？

使用语言或文字进行的沟通称为语言性沟通交流。其技巧可包括这么几个方面：①合适的话题和词汇；②适当的语速；③调整情绪，适当的语调、声调；④恰当的幽默。

24. 非语言性沟通交流是一个人真实感情更准确地流露，故需注意哪些方面？

(1)仪表和身体的外观：着装和修饰可以提供其社会地位、身体健康状况、婚姻状况、职业、文化、自我概念及宗教信仰等。

(2)身体的姿势和步态：身体的姿势和步态可以反映一个人的情绪状态、身体健康情况和自我概念。

(3)面部表情：面部表情是人类的一种共同的语言，可以展示六种主要的情绪：惊奇、害怕、生气、高兴、悲哀和厌恶。

(4)目光的接触：一方面表示尊重对方并愿意去听对方的讲述，另一方面可以密切地观察对方的一些非语言表示。

(5)手势：可以用来强调、加强或澄清语言信息。

(6)触摸：可以表达关心、体贴、理解、安慰和支持。但常受家庭、宗教信仰、社会阶层、文化等多方面因素的影响。需在专业范围内，审慎的、有选择地使用。

25. 影响沟通交流的因素有哪些？

(1)个人方面的因素：①情绪；②身体；③感知；④价值观；⑤生长发育；⑥性别；⑦知

识水平。

(2)环境方面的因素:①物理环境包括噪声、缺乏隐秘性、交流者的距离、建筑设计等;②社会因素包括期望他人的存在或不期望他人的存在。

26.何谓健康信念、健康行为?

(1)所谓健康信念是指一个人对健康问题的认识和看法。而这些认识和看法又往往受到个人的文化背景的影响。

(2)健康行为指的是个体为保持或恢复健康所采取的一切受思想支配而表现出来的活动。

社会心理学家贝克认为"信念"是产生希望的最重要的成分。

27.实施健康教育时,影响患者学习的因素有哪些?

影响患者学习的因素可分为内在因素和外在因素。

(1)内在因素:指来自患者自身的因素。包括患者的学习动机(即学习的欲望)、健康信念、文化背景(语言和价值观、所受教育及经历)、支持系统(对患者有重要影响的人的态度)、经济条件和学习的准备程度(指在体能、智能、心理等身心的准备)等。

(2)外在因素:包括学习的环境、进行健康教育选择的时间、护士的语言表达情况。

28.护士引导患者学习健康知识应遵从哪些原则?

(1)与患者之间必须建立融洽的关系。

(2)必须具备与患者清楚、准确交流的能力,交流时必须使用恰当的词句。

(3)在制订教学计划前必须了解影响患者学习的因素,使教学计划个案化,即更适合个人的具体情况。

(4)教学活动由护患双方共同来确定学习目标,以能使患者达到该学习的目标。一般患者的预期行为改变以其生活方式和生活条件为基础。

(5)设法鼓励和促进患者在新的学习环境中以过去所学的知识与技能为基础,学习新的技能,并积极主动的参与制订学习计划。

(6)选用教学方法时需考虑患者喜欢的学习方式,使用多感官的教学活动将提高和将强化其学习的效果。

29.护理伦理学主要研究的对象是什么?

护理伦理学是研究护理学在为患者、为社会服务中应遵循的道德原则的科学,其主要研究的对象是:①护理人员与服务对象的关系;②护理人员与其他医务工作者的关系;③护理人员与护理学、医学的关系;④护理人员与社会之间的关系。

30.护理道德的基本规范有哪些?

(1)救死扶伤、实行人道主义原则。

(2)热爱护理专业,首先做到自尊、自强。

(3)尊重患者的尊严及权利,注意保守其隐私和秘密。

(4)廉洁奉公,维护患者的利益和安全。

(5)同情、体贴患者,满足患者的心理需要。

(6)工作认真负责、任劳任怨。

(7)与其他人员团结协作、互尊互助。

(8)不断更新知识,勤学不辍。

31. 患者有哪些权利与义务?

(1)患者的权利:①医疗、护理、保健、康复的享有权;②疾病认知权和知情同意权;③自由选择权包括有权根据医疗条件或自己的经济条件选择医院、医护人员、医疗及护理方案的权利;④享有个人隐私的保密权;⑤免除部分社会责任和义务的权利;⑥监督自己的医疗及护理权益实现的权利。

(2)患者在享有权利的同时,也应尽以下义务:①自我保健义务即改变不良的生活习惯、发挥自身在预防疾病和增进健康中的能动作用,掌握自身健康的主动权;②主动求医、积极配合治疗、护理的义务;③支持医学科学发展的义务。

32. 现代医学模式的特点是什么?

现代医学模式是生物—心理—社会医学模式。其特点:把生物因素、心理因素、社会因素三者结合起来考虑的基本的发生、发展和转归。在此过程中,或者某个因素起主要作用,但三者总是互相联系、相互依存。

33. 奥瑞姆的自理模式的基本内容是什么?

奥瑞姆是美国著名护理理论家,曾任临床护士、带教老师、护理教育咨询专家等。她与1991年与同事一道提出了自理模式。认为护理是为了维护生命和健康,帮助人们从疾病的损伤中尽快得到恢复。Orem 的自理模式基本内容分成以下三个理论结构。

(1)自理理论结构:自理是个人为维持生命和健康而需要自己进行的自我照顾活动。包括一般自理需要、发展的自理需要、健康不佳时自理需要。

(2)自理缺陷理论结构:指个人在迎合其治疗性自理需要方面,无论是质或量上出现问题时,即为自理缺陷,亦称治疗性自理需要。治疗性自理需要主要侧重于健康偏差性的自理需要,指需要进行护理活动的自理需要即为一个人不能或不完全能进行连续有效的自我护理时,就需要护理照顾和帮助。如在人体结构改变,身体功能改变和日常生活习惯改变是所导致的需要。

(3)护理系统理论结构:根据患者自理需要和自理能力,护理系统分为三种。①完全补偿系统:护理人员对没有能力进行自我照顾的患者提供全面帮助,如昏迷患者的护理。②部分补偿系统:护理人员对患者无法执行自理的部分需要给予协助,如术后患者的下床活动。③辅助教育系统:指一些治疗性自理需要必须经过护士的辅导和教育,才能实现自理,如糖尿病患者的饮食指导及自行注射胰岛素技术。

Orem 在阐述上述三个理论结构的基础上,其呼气缺陷理论是自理模式的核心,他明确了护理人员的工作任务就是在于帮助患者克服影响实现自理活动的阻力。帮助、教育或引导那些无法维持自理的人逐渐走向自理,到达自我照顾的目的。

34. 罗伊适应模式的基本内容是什么?

罗伊是美国护理理论家,先后获得过护理学学士和硕士学位、社会学硕士、博士学位。她注意到儿童对自身生理和心理变化的适应能力和潜能,认识到用适应学说是说明护理问题的好方法。既而产生了适应模式。罗伊适应模式的内容包括五个方面:护理对象、护理目标、护理活动、健康概念、环境概念。她强调护理人员的首要任务是改善护理对象的适应方式,促进患者生理、自我概念、角色功能和相互依赖这四个方面的适应性反应,而且对作用于人的各种刺激加以控制,以护理活动有意识地使所有刺激在患者的适应区,支持患者创造性地运用自身的适应机制,保持健康。

35. 纽曼系统模式的基本内容是什么?

纽曼是美国的护理理论家,曾获得过护理学学士学位,精神保健硕士学位,临床心理学博士学位,是精神卫生保健护理的开创者,在精神护理领域开创了独特的护理教育和实践方法,1972年公开发表自己的护理学说,1989年再版。纽曼的系统模式主要包括四个部分:与环境互动的人、压力源、集体防御、护理的预防措施。她将个体(可以是个人或家庭或社区)设定为四个部分:核心、弹性防线、正常防线、抵抗线;将所有改变系统稳定的环境因素(包括集体内环境、人际关系、机体外环境)称之为压力源;她认为压力源的综合作用可破坏人的三种防线,甚至损害机体的简本结构(核心),引起整个系统失调;并针对特定压力源及其影响程度制订了三个不同级别的预防措施,这些预防措施是护理人员的主要工作内容之一。

36. 何谓临床路径?

临床路径是20世纪80年代美国医疗机构为顺应当时医院内部和外部环境的改变未产生的一种心的医疗服务模式,是用来控制医疗费用和保证医疗服务质量的一种成功的手段,它运用医学、管理学、社会学、经济学、成本学等现在科学知识,研究如何对患者采取最有效的康复路径,缩短患者的治疗过程,让医疗服务产生事半功倍的效果。通过初级医疗筛选、个案管理和资源利用评鉴等多种方法来控制医疗服务的资源利用和费用支出,并为患者提供价格合理的高品质的健康服务。

37. 何谓循证医学?

循证医学是近年来国际上提出的医学概念,其核心是运用最新最好的科学证据为服务对象提供服务,是包括当前所能获得的最先进的研究证据,临床医生个人的专业技能和临床经验,患者的价值观和愿望三者的完美结合,制订出患者治疗措施的一种医学模式。

38. 何谓循证护理?

循证护理又称"实证护理""证据本位护理",是受循证医学思想影响而产生的,可简单理解为遵循证据的护理,也即护理人员在护理实践中运用现有的最新最好的科学证据对患者实施护理。包含三个基本要素:①科研得出的最适宜的护理研究成果。②护士的个人技能和临床经验。③患者的实际情况、价值观和愿望。

39. 何谓多元化护理?

又称"泛文化护理""跨文化护理",指针对各种民族的文化所进行的护理。护理本质是满足患者身心、社会、精神、文化的需要,将民族文化、传统文化、饮食文化、现代文化等各种文化渗透到护理过程中,以缓解文化对患者的冲击。

40. 何谓文化休克?

当一个人从自己熟悉的文化区域来到一个完全陌生的文化区域后,短时间内产生的一种精神紧张综合征,被称为文化休克,又称"文化冲击"。

自测试题

一、单项选择题

1. 以工作任务及活动为中心进行岗位分工的一种集权式的护理方式是指　　(　　)
   A. 个案护理　　B. 功能制护理　　C. 小组护理　　D. 责任制护理　　E. 整体护理
2. 护理计划中目标的制订应该是　　(　　)
   A. 从患者出发且可以测量　　　　B. 以护士为中心
   C. 标准要高　　　　　　　　　　D. 由护士决定,不考虑患者的意见
3. 满足患者自尊的需要,下列方法中最恰当的是　　(　　)
   A. 入院介绍及健康教育　　　　　B. 提供良好的住院环境
   C. 关心、重视患者的特性及个人习惯　　D. 过硬的护理技术
   E. 提供安全的环境
4. 临终关怀所关注的是　　(　　)
   A. 生存质量　　B. 药物治疗　　C. 延长生命　　D. 手术治疗　　E. 亲属的情绪
5. 保健教育过程模式是由谁提出的　　(　　)
   A. 霍克巴姆　　B. 格林及克鲁特　　C. 潘德　　D. 贝克　　E. 马斯洛
6. 沟通交流的最高层次是　　(　　)
   A. 事务性沟通　　　　　　　　　B. 分享性沟通
   C. 共鸣性沟通　　　　　　　　　D. 情感性沟通
   E. 非语言性沟通
7. 指导过度肥胖的人群合理安排饮食属于　　(　　)
   A. 临床前期预防　　　　　　　　B. 一级预防
   C. 二级预防　　　　　　　　　　D. 三级预防

E. 过度预防

8. 伦理学的基本问题是 （　　）

A. 精神和物质的问题　　　　　　　　B. 精神和道德的问题

C. 道德和利益的问题　　　　　　　　D. 物质和利益的问题

E. 利益和享受的问题

二、多项选择题

1. 发生医疗事故后,责任人应承担的法律责任包括 （　　）

A. 行政责任　　B. 民事责任　　C. 刑事责任　　D. 赔偿责任　　E. 违宪责任

2. 护理诊断的组成部分有 （　　）

A. 名称　　　　B. 症状　　　　C. 诊断依据　　D. 相关因素　　E. 定义

3. 引起文化休克的原因包括 （　　）

A. 悲观失望　　B. 孤独　　　　C. 恐惧　　　　D. 焦虑　　　　E. 信仰不同

4. 护理学的基本概念包括 （　　）

A. 人　　　　　B. 环境　　　　C. 文化　　　　D. 护理　　　　E. 健康

5. ROY 认为,刺激分为 （　　）

A. 表面刺激　　B. 主要刺激　　C. 内在刺激　　D. 相关刺激　　E. 固有刺激

6. 以下说法正确的是 （　　）

A. 所有的适应反应都力图最大限度地维持机体的内稳态

B. 适应是一种被动的动态过程

C. 适应是有限度的

D. 适应能力因人而异

E. 个体在适应过程中会丧失自己的个性及行为特征

7. 全补偿系统适用于 （　　）

A. 昏迷患者　　　　　　　　　　　　B. 活动完全受限者

C. 严重精神障碍患者　　　　　　　　D. 婴儿

E. 术后麻醉未醒者

8. 满足患者安全的需要可以采取的措施有 （　　）

A. 入院介绍、术前教育

B. 病室走廊设有扶杆

C. 病室定期空气消费

D. 耐心解答各项检查和治疗的目的与注意事项

E. 创造良好的睡眠环境

9. 非语言性沟通的表现形式有 （　　）

A. 面部表情　　B. 仪表　　　　C. 手势　　　　D. 沉默　　　　E. 倾听

10. 现在常见的生命伦理学难题包括 （   ）

A. 生殖技术与生育控制　　　　　　　B. 安乐死

C. 器官移植　　　　　　　　　　　　D. 医疗保密问题

E. 人体实验

11. 马斯洛需要层次理论对护理工作有下列哪些意义 （   ）

A. 识别服务对象为满足的需要

B. 能更好地领悟和理解患者的言行

C. 预测患者尚未表达的需求

D. 系统地收集和评估患者的基本资料

E. 识别护理问题的轻重缓急

12. 影响人类健康状况的主要因素有哪些 （   ）

A. 环境因素　　　　　　　　　　　　B. 机体的生物学因素

C. 生活方式　　　　　　　　　　　　D. 获得保健设施的可能性

E. 遗传因素

三、判断题

1. 护士的任务就是为患者做治疗。 （   ）

2. 非语言性沟通中仪表最重要。 （   ）

3. 发生医疗事故后,护士只承担行政责任。 （   ）

自测试题答案

一、单项选择题

1. C　2. A　3. C　4. A　5. B　6. C　7. C　8. C

二、多项选择题

1. ABCD　2. ACDE　3. BE　4. ABDE　5. BDE　6. CD　7. ABCDE　8. ABCDE
9. ABC　10. ABCE　11. ABCDE　12. ABCDE

三、判断题

1. ×　2. ×　3. ×

第二节　护理学基础

基本知识问答

1. 简述环境的含义。

环境是人类进行生产和生活活动的场所,是人类生存和发展的基础。环境对支持人类生命、生存及其活动十分重要,人与环境之间的辩证统一关系,表现在机体的新陈代谢上,即机体与环境不断进行着物质、能量和信息的交换和转移,使机体与周围环境之间保持着动态平衡。

换言之,所谓环境是相对某一中心事物而言,与该中心事物有关的周围事物就是这个事物的环境。护理学研究的环境其中心是人类,主要是患者。

2. 简述环境的分类。

人类的环境分为内环境和外环境,它们都将对人们的健康产生正面或负面的影响。

(1)内环境包括生理环境和心理环境。①生理环境:为了维持健康状态,机体各系统之间不断地相互作用,并与外环境进行物质、能量和信息交换。②心理环境:疾病对人的心理活动一般会产生负面影响,同时一些心理因素也是多种疾病(如高血压、溃疡病等)的致病诱因。此外,心理因素对患者疾病的进程、配合治疗的程度和疗效、预后等诸多方面均会产生影响。

(2)外环境包括自然环境和社会环境。①自然环境:包括生活环境(如大气、水、食品、居住条件、交通状况等)和生态环境(如土壤、地形、气候、地理、生物条件等),两者对人体健康均有重要影响。②社会环境:包括家庭状况、社会交往、文化教育及宗教等方面的情况。

3. 哪些自然环境会对人体健康造成影响?

(1)气候的影响:如台风、干旱、洪水、沙尘暴、酷暑、严寒等不仅可直接威胁人类健康,还与流行病的产生密切相关。

(2)地形地质的影响:常因不同地形地质条件下地壳物质成分不同,从而引起各种地方性疾病,如地方性甲状腺肿、克山病、高原病等。

(3)环境污染的影响:大气污染、水污染、土壤污染、噪声污染、吸烟污染、辐射污染等均可能对人体健康造成严重影响。

4. 为什么说日光是维持人类健康的要素之一?

太阳辐射的各种光线,根据其不同波长,排成光谱,其中包括可见光、红外线、紫外线,各种射线都有很强的生物学作用。可见光照射到机体,能通过视觉分析器及皮肤感受器作用于中枢神经系统,经复杂的反射作用调整人体各组织器官的功能,促进身体健康。红外线能被皮肤吸收,使皮肤及深部组织受到温热作用,因此,适量的日光照射,能使照射部位温度升高、血管扩张、血流增快,改善皮肤和组织的营养状况,使人食欲增加,舒适愉快。另外,紫外线有强大的杀菌作用,并可促进机体内部生成维生素D,因此,病室内经常开启门窗,让阳光直接射入,或协助患者到户外接受阳光照射,对辅助治疗颇有裨益,但应避免光线直接照射患者的脸部。

5. 试述护理专业与环境的关系及护士在环境保护中的职责。

1975年,国际护士会在其政策声明中,概述了护理专业与环境的关系。保护和改善人类环境,已成为人类为生存和健康而奋斗的一个主要目标。该目标要求每一个人和每一个专业团体都要承担以下责任:保护人类环境,保护世界资源,研究它们的应用对人类的影响及如何避免人类受影响。同时,也明确规定了护士的职责。

(1) 帮助发现环境中对人类积极的和消极的影响因素。

(2) 护士在与个体、家庭、社区和社会接触的日常工作中,应告知他们如何防护具有潜在危害的化学制品及有放射线的废物等,并应用环境知识指导其预防和减轻潜在性危害。

(3) 采取措施预防环境因素对健康所造成的威胁。同时加强宣传,教育个体、家庭、社区及社会对环境资源进行保护的方法。

(4) 与卫生部(现国家卫健委)共同协作,找出住宅区对环境及健康的威胁因素。

(5) 帮助社区处理环境卫生问题。

(6) 参与研究和提供措施,早期预防各种有害于环境的因素;研究如何改善生活和工作条件。

6. 简述环境中的影响健康的因素。

(1) 物理因素:①大气污染;②水污染;③土壤污染;④噪声污染;⑤吸烟污染;⑥温度过高或过低;⑦辐射;⑧废料;⑨室内空气污染。

(2) 社会因素:①社会经济;②社会阶层;③文化因素;④生活方式;⑤社会关系;⑥卫生情况。

7. 简述创建医院物理环境应考虑的因素。

(1) 空间:为方便操作和护理,以及为了保证患者有适当的空间,病床之间的距离不得少于1米。

(2) 温度:一般室温保持在18~22℃较为适宜。新生儿及老年患者,室温以保持在22~24℃为佳。

(3) 湿度:病室湿度以50%~60%为宜。

(4) 通风:一般通风30分钟即可达到置换室内空气的目的。

(5) 噪声:工作人员应做到四轻。说话轻、走路轻、操作轻、关门轻。

(6) 光线:应避免光线直接照射患者的脸部。为了夜间照明及保证特殊检查及治疗护理需要,病室必须备妥人工光源,如地灯装置、立式鹅颈灯等。

(7)装饰:患者应布置简单,整洁美观,并注意优美与悦目。

8. 简述运用人体力学的原则。

①利用杠杆作用;②大支撑面;③降低重心;④减少身体重力线的偏移;⑤尽量使用大肌肉或多肌群;⑥用最小量地肌力做功。

9. 简述入院护理的目的。

入院护理的目的包括以下几方面:①协助患者了解和熟悉环境,使患者尽快熟悉和适应医院生活,消除紧张、焦虑等不良心理情绪。②满足患者的各种合理需求,以调动患者配合治疗护理的积极性。③做好健康教育,满足患者对疾病知识的需求。

10. 简述一般患者的入院护理内容。

(1)迎接新患者:护理人员应以热情的态度迎接新患者至指定的病室床位,并妥善安置患者。

(2)通知负责医师诊查患者:必要时,协助医师为患者进行体检、治疗。

(3)为患者测量体温、脉搏、呼吸、血压和体重,必要时测量身高。

(4)通知营养室为患者准备膳食。

(5)填写住院病历和有关护理表格:①用蓝黑钢笔逐项填写住院病历及各种表格眉栏项目。②用红钢笔将患者入院或转入时间纵行填写在当天体温单相应时间的40~42℃横线上。③记录首次体温、脉搏、呼吸、血压、体重和身高值。④填写患者入院登记本、诊断卡(一览表卡)、床头(尾)卡。

(6)介绍与指导:向患者及家属介绍病区环境、有关规章制度、床单位及相关设备的使用方法,指导常规标本的留取方法、时间及注意事项。

(7)执行入院医嘱及给予紧急护理措施。

(8)入院护理评估:按护理程序收集患者的健康资料。对患者的健康状况进行评估,了解患者的身体情况、心理需要及健康问题,为制订护理计划提供依据。

11. 简述急诊者的入院护理。

(1)准备床单位:接到住院处电话通知后,护士应该立即准备好床单位,将患者安置在危重病室或急救室,并在床上加铺橡胶单和中单。若为急诊手术患者应铺好麻醉床。

(2)准备好急诊器材及药品:如氧气、吸引器、输液器具、急救车等。通知有关医生做好抢救准备。

(3)密切观察病情变化,积极配合医生进行抢救,并做好护理记录。

(4)不能正确叙述病情和要求的患者(语言障碍、听力障碍等),意识不清患者,或婴幼儿等,需暂留配送人员,以便询问病史。

12. 试述分级护理的适用对象和护理要点。

分级护理服务标准见表18。

表 18　分级护理标准及服务要点

护理级别	分级依据	护理服务要点
特级护理	1.病情危重,随时可能发生病情变化需要进行抢救的患者； 2.重症监护患者； 3.各种复杂或者大手术后的患者； 4.严重创伤或大面积烧伤的患者； 5.使用呼吸机辅助呼吸,并需要严密监护病情的患者； 6.实施连续性肾脏替代治疗(CRRT),并需要严密监护生命体征的患者； 7.其他有生命危险,需要严密监护生命体征的患者	1.严密观察患者病情变化,监测生命体征； 2.根据医嘱,正确实施治疗、给药措施； 3.根据医嘱,准确测量出入量； 4.根据患者病情,正确实施基础护理和专科护理,如口腔护理、压疮护理、气道护理及管路护理等,实施安全措施； 5.保持患者的舒适和功能体位； 6.实施床旁交接班
一级护理	1.病情趋向稳定的重症患者； 2.手术后或者治疗期间需要严格卧床的患者； 3.生活完全不能自理且病情不稳定的患者； 4.生活部分自理,病情随时可能发生变化的患者	1.每小时巡视患者,观察患者病情变化； 2.根据患者病情,测量生命体征； 3.根据医嘱,正确实施治疗、给药措施； 4.根据患者病情,正确实施基础护理和专科护理,如口腔护理、压疮护理、气道护理及管路护理等,实施安全措施； 5.提供护理相关的健康指导
二级护理	1.病情稳定,仍需卧床的患者； 2.生活部分自理的患者	1.每 2 小时巡视患者,观察患者病情变化； 2.根据患者病情,测量生命体征； 3.根据医嘱,正确实施治疗、给药措施； 4.根据患者病情,正确实施护理措施和安全措施； 5.提供护理相关的健康指导
三级护理	1.生活完全自理且病情稳定的患者； 2.生活完全自理且处于康复期的患者	1.每 3 小时巡视患者,观察患者病情变化； 2.根据患者病情,测量生命体征； 3.根据医嘱,正确实施治疗、给药措施； 4.提供护理相关的健康指导

护士在工作中应当关心和爱护患者,发现患者病情变化,应当及时与医师沟通

13. 简述患者的出院护理。

患者的出院护理包括患者出院前地护理、出院当日的护理以及出院后的护理。

(1)出院前的护理：①医生开出院医嘱,护士据医嘱协助患者及家属做好出院准备；

②进行健康教育,指导出院后的需注意的事项;③注意患者的情绪变化;④征求患者对医院医疗护理等各项工作的意见。

(2)出院当日的护理:①执行出院医嘱;②填写患者出院护理记录;③协助患者清理用物,归还寄存的物品,收回患者住院期间所借的物品并消毒处理;④协助患者或家属办理完出院手续,护士在接到通知单后,护送患者出院。

(3)出院后的护理:①患者离开病床出院后方可整理床单位;②处理出院患者的床单位;③按要求整理病历,交病案室保存;④铺好备用床,准备迎接新的患者。

14.试述"患者单位"及设备。

"患者单位"是指医疗机构提供给患者使用的家具与设备,它是患者住院时用以休息、睡眠、饮食、排泄、活动与治疗的最基本的生活单位。患者单位的固定设备包括床、床垫、床褥、枕芯、棉胎和毛毯、大单、被套、枕套、橡胶单和中单(需要时)、床旁桌、床旁椅、过床桌(需要时),墙上有照明灯、呼叫装置、供氧和负压吸引管道等设施。

15.试述舒适的概念。

舒适,是指个体身心处于轻松自在、满意、无焦虑、无疼痛的健康、安宁状态时的一种自我感觉。舒适包括生理舒适,心理、精神舒适,环境舒适和社会舒适。这4个方面相互联系、互为因果,如果某一方面出现问题,个体即会感到不舒适。

当个体身心健康,各种生理、心理需要得到基本满足时,常能体验到舒适的感觉。最高水平的舒适表现为情绪稳定、心情舒畅、精力充沛、感到安全和完全放松,身心需要均能得到满足。

16.试述不舒适的概念。

不舒适是指个体身心不健全或有缺陷,生理、心理需求不能全部满足或周围环境有不良刺激,身体出现病理改变,身心负荷过重的一种自我感觉。不舒适通常表现为烦躁不安、紧张、精神不振、消极失望、失眠、疼痛、乏力,难以坚持日常工作和生活。疼痛通常是不舒适中最为严重的表现形式。

17.试述引起患者不舒适的原因。

(1)身体方面:①个人卫生;②姿势和体位不当;③压力和摩擦;④机体内部原因。

(2)社会方面:①缺乏支持系统;②角色适应不良。

(3)心理精神方面:①焦虑、恐惧;②不受关心与尊重。

(4)环境方面:①通风不良;②陌生环境;③异味;④噪声及干扰。

18.简述影响疼痛的因素。

①年龄;②社会文化背景;③个人经历;④注意力;⑤情绪;⑥疲乏;⑦个体差异;⑧患者的支持系统;⑨治疗及护理因素。

19.试述世界卫生组织对疼痛程度的分级。

0级:无痛。

1级(轻度疼痛):有疼痛但不严重,可忍受、睡眠不受影响。
2级(中度疼痛):疼痛明显,不能忍受,睡眠受干扰,要求用镇痛药。
3级(重度疼痛):疼痛剧烈,不能忍受,睡眠严重受干扰,需要用镇痛药。

20. 试述国际上常用的疼痛程度评分法。

目前国际上常用的疼痛程度评分法有三类:

(1)数字评分法:用数字代替文字表示疼痛的程度。在一条直线上分段,按0~10分次序评估疼痛程度。0分时表示无痛,10分时表示剧痛,中间次序表示疼痛的程度,请患者自己评分。此评分法宜用于疼痛治疗前后效果测定对比。

(2)文字描述评分法:把一直线等分成五份,每个点表示不同的疼痛程度,0 = 无痛,2 = 中度疼痛,3 = 重度疼痛,4 = 剧痛,不能忍受。请患者按照自身疼痛的程度选择合适的描述。

(3)视觉模拟评分法:用一条直线不做任何划分仅在直线的两端分别注明不痛和剧痛,请患者根据评估时自己对疼痛的实际感觉在线上标记疼痛的程度。这种分法使用灵活方便,患者有很大的选择自由,不需要仅选择特点的数字或文字。

21. 简述疼痛患者的护理措施。

①止痛措施:减少或消除引起疼痛的原因,解除疼痛刺激原。如:药物止痛、物理止痛、针灸止痛。②心理护理:促进舒适,如取用正确的姿势;舒适整洁的床单位;良好的采光和通风设备;适宜的室内温度等。

22. 简述影响患者安全的因素。

(1)感觉功能障碍:感觉功能障碍易导致对环境的判断错误,并引发不安全事件。

(2)年龄:新生儿与婴幼儿不能自理,需依赖他人保护。儿童好动,易致意外伤害。老年人功能衰退,也容易受到伤害。

(3)健康状况:体质虚弱和意识障碍均可使患者失去自我保护能力,从而导致伤害。

(4)医疗环境:医院环境不佳和患者对环境不熟悉。

(5)诊疗手段:如各种侵入性的检查和治疗以及外科手术等,有时也会对患者的安全造成影响。

23. 简述医院常见的不安全因素。

(1)物理性损伤:①机械性损伤,如跌倒、创伤等。②温度性损伤,如烫伤、烧伤、电灼烧、冻伤等。③压力性损伤,如压疮、气压伤等。④放射性损伤,主要由放射性诊断和治疗处理不当所致。

(2)化学性损伤:通常是由于药物使用不当引起。

(3)生物性损伤:包括微生物及昆虫对人体的伤害。

(4)心理性损伤:患者对疾病的认识和态度及医护人员的行为和态度均可影响患者的心理,甚至会导致患者生理损害的发生。

(5)医院性损伤:①由于医务人员言谈或行为的不慎而造成的患者心理或生理损伤。②各种医疗、护理差错事故给患者造成的损伤。③医院内感染对患者的伤害。

24.简述医院感染的概念。

医院感染又称医院获得性感染,是指住院患者在医院内获得的感染,包括在住院期间发生的感染和在医院内获得而出院后发生的感染;但不包括入院前已开始或入院时处于潜伏期的感染。医院工作人员在医院获得感染也属于医院感染。

25.简述医院感染主要感染源。

(1)已感染的患者及病原携带者。

(2)患者自身正常菌群。

(3)动物感染源。

(4)医院环境。

26.简述医院感染的主要传播途径。

(1)接触传播:①直接接触;②间接接触。

(2)空气传播:①飞沫传播;②飞沫核传播;③菌尘传播。

(3)饮水、饮食传播。

(4)注射、输液、输血传播。

(5)生物媒介传播。

27.简述医院感染的类型。

医院感染的类型按其感染源分为内源性感染和外源性感染。

(1)内源性感染又称自身感染,感染源是患者自己,只有当患者的免疫功能受损,健康状况不佳或抵抗力下降时才会发生感染。

(2)外源性感染又称交叉感染,感染源不是患者自己,病原微生物通过医院内其他人员或环境传播给患者而引起的感染。

28.简述清洁、消毒、灭菌的概念。

清洁:是指用物理方法清除物体表面的污垢、尘埃和有机物,其目的是去除和减少微生物,并非杀灭微生物。常用的清洁方法有水洗、机械去污和去污剂去污。

消毒:是用物理或化学方法清除或杀灭除芽孢以外的所有病原微生物,使其达到无害程度的过程。

灭菌:是指用物理或化学方法去除或消灭全部微生物的过程。包括致病微生物和非致病微生物,也包括细菌芽孢和真菌芽孢。

29.简述紫外线灭菌的注意事项。

紫外线灭菌的注意事项包括:①由于紫外线辐射能量低,穿透力弱,紫外线灯管消毒主要用于空气消毒和物品消毒。用于空气消毒,每10 m² 安装30 W 紫外线灯一支,有效距离不超过2 m,消毒时间为30~60分钟;用于物品表面消毒,有效距离25~60 cm,消毒时将物品摊开或挂起,使其表面受到直接照射,消毒时间20~30分钟。②经常保持灯管清洁,灯管表面常用乙醇棉球轻轻擦拭,以除去灰尘和污垢。③紫外线对人的眼睛和皮肤有刺激作用,直接照射30秒就会引起眼炎或皮炎,照射过程中产生的臭氧对人也不利,故照射时,人应离开房间,必要时戴防护镜、穿防护衣。④紫外线消毒的适宜温度为20~40℃,适宜湿度为40%~60%。⑤紫外线灯使用过程中由于其辐射强度逐渐降低,故应定时检测以保证灯管照射强度不低于70 μW/cm² 或记录使用时间,凡使用时间超过1 000 h,需更换灯管;⑥消毒时间需从灯亮5~7分钟开始计时。消毒时间 = 杀灭目标微生物所需的照射剂量/紫外线灯管的辐射强度,关灯后,如需再开起,应间歇3~4分钟,照射后应开窗通风。⑦定期检测灭菌结果。

30. 简述化学消毒灭菌法的原理。

化学消毒灭菌法是利用化学药物杀灭病原微生物的方法。化学消毒灭菌的原理是使菌体蛋白凝固变性,酶蛋白失去活性,抑制细菌代谢和生长,或破坏细菌细胞膜的结构,改变其通透性,使细菌破裂、溶解,从而到达消毒灭菌的作用。

31. 简述化学消毒剂的使用原则。

(1)根据物品的性能和各种病原微生物的特性,选择合适的消毒剂。

(2)严格掌握消毒剂的有效浓度、消毒时间及使用方法。

(3)消毒剂应定期更换,易挥发的要加盖,并定期检测,调整浓度。

(4)待消毒的物品必须先洗净、擦干。

(5)消毒液中不能置放纱布、棉花等物,因这类物品可吸附消毒剂降低消毒效力。

(6)消毒后的物品在使用前用无菌生理盐水冲洗,以避免消毒剂刺激人体组织。

32. 简述化学消毒剂的使用方法。

(1)浸泡法是将被消毒的物品洗净,擦干后浸没在消毒液内的方法。

(2)擦拭法是用化学消毒剂擦拭被污染物体的表面或进行皮肤消毒的方法。

(3)喷雾法是用喷雾器将化学消毒剂均匀地喷洒在空气或物体表面进行消毒的方法。

(4)熏蒸法是将消毒剂加热或加入氧化剂,是其产生其气体进行消毒的方法。

33. 简述医院用品的危险性分类。

(1)高度危险性物品:是穿过皮肤、黏膜进入无菌的组织或器官内部的器械或与破损的组织、皮肤黏膜密切接触的器材和用品,如手术器械注射器、血液和血液制品、脏器移植物等。

(2)中度危险性物品:仅和皮肤、黏膜相接触,而不进入无菌组织内,如体温表、血压计袖带、压舌板、胃肠道内镜、便器等。

(3)低度危险性物品:不进入人体组织、不接触黏膜,仅直接或间接得和健康无损的皮肤相接触。如果没有足够数量的病原微生物污染,一般并无危害。如口罩、衣被、毛巾等。

34.简述医院消毒中选择消毒、灭菌方法的原则。

(1)根据物品污染后的危害程度选择消毒灭菌的方法 凡是高度危险性物品必须选用灭菌法灭菌以杀灭一切微生物。凡是中度危险性物品一般情况下达到消毒即可,可选择中效消毒或高效消毒法。凡是低度危险性物品,一般可用消毒法或只做一般的清洁处理即可。

(2)根据污染微生物的种类和数量选择消毒,灭菌的方法以及使用剂量 对受到致病性芽孢、真菌孢子和抵抗力强、危险程度大的病毒污染物品,选用灭菌法或消毒法 对受到致病性细菌、真菌、亲水病毒、螺旋体、支原体、衣原体污染的物品,选用中效以上的消毒法;对受到一般细菌和亲脂病毒污染的物品,可选用中效或低效消毒法。消毒物品上的微生物污染特别严重时,应加大处理剂量并延长消毒时间。

(3)根据消毒物品的性质选择消毒方法 耐高温、耐湿物品和器材应首选压力蒸汽灭菌法;怕热、忌湿的物品和贵重物品,应选择甲醛或环氧乙烷气体消毒、灭菌;金属器械的浸泡灭菌,应选择腐蚀性小的灭菌剂;在选择表面消毒时,应考虑到表面性质,光滑表面可选择紫外线消毒或液体消毒剂擦拭,多孔材料表面可选择喷雾消毒法。

(4)严格遵守消毒程序。凡是受到感染症患者的排泄物、分泌物、血液,污染的器械和物品,应先预消毒,再清洗,再按物品污染后危险性的种类,选择合理的消毒、灭菌方法进行消毒或灭菌。

35.简述各类环境、空气、物体表面、医务人员手的消毒卫生标准。

各类环境、空气、物体表面、医务人员手的消毒卫生标准,见表19。

表19 环境、空气、物体表面、医务人员手的消毒卫生标准

环境类别	范围	标准(单位 cfu/m³)空气	物品表面	医务人员手
Ⅰ类	层流洁净手术室、层流洁净病房	≤10	≤5	≤5
Ⅱ类	普通手术室、产房、婴儿室、早产儿室、普通保护隔离室、供应室无菌区病区治疗室、烧伤病房、重症监护病房	≤200	≤5	≤5
Ⅲ类	妇产科检查室、注射室、换药室、普通治疗室、供应室清洁区、急诊室、化验室、儿科病区、各类普通病区和诊室	≤500	≤10	≤10
Ⅳ类	传染病科及病区	—	≤15	≤15

另外:不得检出乙型溶血性链球菌、金黄色葡萄球菌及其他致病性微生物。母婴同室、早产儿室、婴儿室、新生儿室及儿科病房的物品表面和医务人员的手上,不得检出沙门氏菌。

36.试述紫外线消毒效果的监测标准。

紫外线肉眼不可见,其照射强度和杀菌效能主要用物理、化学、微生物方法测定。将

紫外线强度计置于所测紫外线灯管的正中垂直 1 m 处,开灯照射 5 分钟后判断结果;普通 30 W 新灯辐照强度 $\geq 90~\mu W/cm^2$ 为合格;使用中的紫外线颈管辐照强度 $\geq 70~\mu W/cm^2$ 为合格。应用紫外线强度消毒剂量指示卡来测定紫外线灯管是否合格,并可判断对水、空气、物体表面消毒的效果和测定消毒所需照射剂量。应用标准菌片,在紫外线消毒后计算杀菌率来评价紫外线消毒效果。

37. 试述医务人员手消毒的评估要求。

医务人员在下列情况下必须进行手的消毒:①实施插入性操作前。②护理免疫力低下的患者或新生儿前。③接触血液、体液和分泌物后。④接触致病性微生物污染的物品后。⑤护理传染患者后。

38. 简述隔离的概念。

隔离是将传染病患者。高度易感人群安置在指定的地方,暂时避免和周围的人群接触。对传染患者采取传染源隔离,其目的是控制传染源,切断传染途径;对易感人群采取保护性隔离。

39. 试述隔离工作区域的划分及隔离要求。

(1)清洁区:未被病原微生物污染的区域,如医护办公室、治疗室、配餐室、更衣室、值班室等场所以及病区以外的地区,如食堂、药房、营养室。隔离要求:患者以及患者接触过的物品不得进入清洁区;工作人员在接触患者后需刷手,脱去隔离衣及鞋方可进入清洁区。

(2)半污染区:有可能被病原微生物污染的区域,如走廊、检验室、消毒室等。隔离要求:患者或穿了隔离衣的工作人员通过走廊时,不得接触墙壁、家具等;各类检验标本存放盘和架,检验完的标本及容器等应严格按要求分别处理。

(3)污染区:患者直接或间接接触的区域,如病房、患者的洗手间等。隔离要求:污染区的物品未经消毒处理,不得带到他处;工作人员进入污染区时,务必穿隔离衣、戴口罩和帽子,必要时换隔离鞋;离开前脱隔离衣、鞋,并消毒双手。

40. 试述隔离的原则。

(1)病房和病房门前悬挂隔离标志,门口放用消毒液浸湿的脚垫,门外设立隔离衣悬挂架(柜或壁橱)、备消毒液、清水各一盆及手刷、毛巾、避污纸。

(2)工作人员要进入隔离室应按规定戴口罩、帽子,穿隔离衣,只能在规定的范围内活动。一切操作要严格遵守隔离的规程。接触患者或污染的物品后必须消毒双手。

(3)穿隔离衣前,必须将所需的物品备齐,各种护理操作应有计划并集中执行以减少穿脱隔离衣的次数和刷手的频率。

(4)患者接触过的物品或落地的物品应视为污染,消毒后方可给他人使用;患者的衣服、信件、钱币等经熏蒸消毒后才能交给家人带回;患者的排泄物、分泌物、呕吐物须消毒处理后方可排放;需送出病区处理的物品,置污染袋内,袋外有明显的标记。

(5)病室每日进行空气消毒,可用紫外线照射或消毒液喷雾;每日晨检护理后,用消毒液擦拭床及床旁桌椅。

(6)了解患者的心理情况,尽量解除患者因隔离产生的恐惧、孤独、自卑等心理反应。

(7)传染性分泌物三次培养均为阴性或已度过隔离期,医生开出医嘱后,方可解除隔离。

(8)终末消毒处理是指对出院、转科或者死亡患者及其所住病室、用物、医疗器械等进行的消毒处理。①患者的终末处理:患者出院或转科前应沐浴、换上清洁的衣服、个人用物须消毒后一并带出。如患者死亡,须用消毒液做尸体护理,并用浸透消毒液的棉球塞口、鼻、耳、阴道、肛门等孔窍,然后用一次性尸单包裹尸体。②病室的终末处理:关闭病室门窗,打开窗旁桌,摊开棉被,竖起床垫,用消毒液熏蒸或用紫外线照射,然后打开门窗,用消毒液擦拭家具、地面;体温计用消毒液浸泡;血压计及听诊器送熏蒸箱消毒;被服类消毒处理后再清洗;床垫、棉被和枕芯可用日光曝晒处理或用紫外线消毒。

41.试述隔离的种类,常用隔离标志有哪些?

(1)隔离种类按传播途径不同分为以下几种:①严密隔离;②呼吸道隔离;③肠道隔离;④接触隔离;⑤血液—体液隔离;⑥昆虫隔离;⑦保护性隔离。

(2)隔离标志:①黄色—严重隔离;②棕色—肠道隔离;③橙色—接触隔离;④绿色—引流物/分泌物隔离;⑤蓝色—呼吸道隔离;⑥粉红色—血液/体液隔离;⑦灰色—抗酸杆菌隔离。

42.试述严密隔离的主要措施。

(1)患者应住单间病室,通向过道的门窗须关闭。室内用具力求简单、耐消毒,室外挂有明显标志、禁止患者出病室,并禁止探视与陪护。

(2)接触患者时,必须戴好帽子和口罩,穿隔离衣和隔离鞋,必要时戴手套,消毒措施必须严格。

(3)患者的分泌物、呕吐物和排泄物应严格消毒处理。

(4)污染敷料装袋标记后送焚烧处理。

(5)室内空气及地面用消毒液喷洒或紫外线照射消毒,每天一次。

43.试述呼吸道隔离的主要措施。

(1)同一病原菌感染者可住一室,有条件时尽量使隔离病室远离其他病室。

(2)通向走道的门窗须关闭,患者离开病室需戴口罩。

(3)工作人员进入病室需戴口罩,并且保持口罩干燥,必要时穿隔离衣。

(4)为患者准备专用的痰杯,口鼻分泌物须经消毒处理后方可丢弃。

(5)室内空气用紫外线照射或消毒液喷洒,每天一次。

44.试述肠道隔离的措施。

(1)不同病种的患者最好能分室居住,如同住一室,需做好床边隔离,每一病床应加隔离标记,患者不得相互交换物品。

(2)接触不同病种的患者时,须分别穿隔离衣,接触污染物时戴手套。

(3)病室应有防蝇设备,并做到无蟑螂、无鼠。

(4)患者的食具、便器各自专用,严格消毒,剩余的食物或排泄物均应消毒处理后才能倒掉。

(5)被粪便污染的物品要随时装袋,做好标记后送消毒或焚烧处理。

45. 试述接触隔离的措施。

(1)患者应住单间病室,不许接触他人。

(2)接触患者时需戴口罩、帽子、手套,穿隔离衣;工作人员的手或皮肤有破损者应避免接触患者,必要时戴手套。

(3)凡是患者接触过的一切物品,如被单、衣物、换药器械均应先灭菌然后再进行清洁、消毒、灭菌。

(4)被患者污染的敷料应装袋标记后送焚烧处理。

46. 试述血液—体液隔离的措施。

(1)同种病原体感染者可同室隔离,必要时单独隔离。

(2)若血液或体液可能污染工作服时需穿隔离衣。

(3)接触血液或体液时应戴手套。

(4)注意洗手,严防被注射器针头等利器刺破,如手被血液、体液感染或可能污染,应立即用消毒液洗手,护理另一位患者前也应洗手。

(5)被血液或体液污染的物品,应装袋标记后送消毒或焚烧;患者用过的针头应放入防水防刺破并有标记的容器内,直接送焚烧处理。

(6)被血液或体液污染的室内表面物品,立即用消毒液擦拭或喷洒。

(7)探陪人员应采取相应的隔离措施。

47. 试述保护性隔离的措施。

保护性隔离也称反向隔离,适用于抵抗力低或极易感染的患者,如严重烧伤、早产儿、白血病、脏器移植及免疫缺陷患者等。其隔离主要措施如下。

(1)设专用隔离室,患者住单间病室隔离。

(2)凡进入病室内应穿戴灭菌后的隔离衣、帽子、口罩、手套及拖鞋。

(3)接触患者前、后及护理另一位患者前均应洗手。

(4)凡患呼吸道疾病者或咽部带菌者,包括工作人员均应避免解除患者。

(5)未经消毒处理的物品不可带入隔离区。

(6)病室内空气、地面、家具等均应严格消毒并通风换气。

(7)探视者应采取相应的隔离措施。

48. 试述皮肤护理的目的。

(1)去除皮肤污垢,保持皮肤清洁,促进身心舒适,增进健康。

(2)促进皮肤血液循环,增强皮肤排泄功能,预防感染和压疮等并发症发生。

(3)促进患者身体放松,增加患者活动机会。

(4)为护士提供观察患者并与其建立良好护患关系的机会。

49. 试述睡眠失调的类型。

(1)原发性失眠症:包括难以入睡、睡眠中多醒或早醒。

(2)药物依赖性失眠症:因原发性失眠症滥用药物而导致。

(3)发作性睡眠:控制不住的短时间的嗜睡。

(4)睡眠过度:过度睡眠,可持续几小时到几天,难以唤醒及处于混乱状态。

(5)睡眠性呼吸暂停:是在睡眠间发生自我抑制、没有呼吸的现象,可分为中枢性和阻塞性呼吸暂停两种类型。

(6)其他:梦游症,主要见于儿童。

50. 患者睡眠资料的收集包括哪些方面?

①每晚习惯睡多少小时。②通常什么时间就寝。③一天中通常小睡几次,都在什么时间。④睡眠前的习惯,如吃点心或饮料;洗漱活动;阅读或看电视;放松活动的形式;是否使用安眠药;失眠时有无陪伴;床的种类;是否需要留灯;声响情况。⑤入眠需要多少时间。⑥睡着后是否容易被惊醒,是否会打鼾。⑦夜里醒来的次数和原因。⑧睡眠过程中有无异常情况,如失眠、梦游、说梦话等。⑨晨起后是否会觉得睡眠很好。

51. 简述影响睡眠的因素。

(1)生理因素:①年龄。人类睡眠需要量与年龄成反比,如新生儿24小时都处于睡眠状态,婴儿期需要16~20小时,幼儿期需要10~14小时,学龄前期儿童需11~12小时,青少年期需9~10小时,成年期需7~8小时,老年期需6~7小时即可。②性别。女性在月经前和月经期常会出现嗜睡。③昼夜节律。每个人的睡眠都具有生物钟的节律,如果节律被破坏会影响睡眠。④疲劳。适度的疲劳有利于睡眠,过度疲劳反而会难以入睡。

(2)病理因素:疾病及机体不适会影响睡眠,如抑郁症的患者会出现睡眠过多的现象,甲亢的患者常常失眠多梦,疼痛、饥饿、呼吸困难等都会使患者难以入睡。

(3)心理因素:过于激烈的情绪变化,如恐惧、焦虑、悲哀、喜悦等对患者造成压力,妨碍睡眠。

(4)环境因素:陌生的环境,不适宜的温度、湿度、噪声等使人入睡困难,觉醒的次数增加。

(5)饮食与药物:饥饿和过饱可以干扰睡眠,睡前饮用适量牛奶或进食少量豆类食品,可以促进睡眠。浓茶、咖啡等会影响患者入睡。安眠药可帮助入睡,但应慎重使用。

52.试述促进患者睡眠的护理措施。

(1)创造良好的物理环境。①室内温、湿度适宜:一般冬季为18~22℃,夏季为25℃左右,湿度为50%~60%为宜。②保持安静:夜间将各种噪声降到最低限度。③尿、便、呕吐物等应及时除去,避免异味,保持清洁。④床铺应铺设安全、舒适。⑤多人同住病室应用布帘或屏风等分隔,以保证个人的空间。

(2)满足患者的睡眠习惯,做好就寝前的准备工作。①护理人员应尽可能地满足患者在就寝前的一些常规习惯。②最好晚间护理。③注意检查身体各部位的引流管。④对于机体有疼痛的患者,护士应根据医嘱给予镇痛药。

(3)合理安排护理措施。①常规的护理措施应安排在白天,特殊情况下则将活动尽量安排间隔90分钟。②四轻:走路轻、说话轻、操作轻、关门轻。

(4)加强心理护理。护理人员通过观察了解关系和体贴患者,多与患者交谈达到良好的信任关系。

(5)健康教育。

(6)合理使用药物。对于失眠患者可适当使用安眠药,但要参考其性能及对睡眠的影响。

(7)合理护理睡眠失调。

53.试述机体肌力程度的分级。

0级:完全瘫痪,肌力完全丧失。

1级:可见肌肉轻微收缩但无肢体运动。

2级:肢体可移动位置但不能被抬起。

3级:肢体能抬离床面但不能对抗阻力。

4级:能做对抗阻力的运动,但肌力减弱。

5级:肌力正常。

54.试述机体活动功能的分度。

0度:完全能独立,可自由活动。

1度:需要使用设备或器械(如拐杖、轮椅)。

2度:需要他人的帮助、监护和教育。

3度:既需要有人的帮助,也需要设备和器械。

4度:完全不能独立,不能参与活动。

55.试述肌肉锻炼的注意事项。

(1)根据肌肉练习的基本原则,掌握运动量及频度,使每次练习达到肌肉适度疲劳,每次练习后有适当间歇,让肌肉充分复原,一般每日或隔日练习一次。

(2)肌肉练习效果与练习者的主观努力密切相关,须使患者充分理解,合作并使其掌握练习要领。要经常进行鼓励,及时显示练习效果以增强其信心。

(3)肌力练习不应引起明显疼痛。疼痛常为损伤信号,且反射性地引起前角细胞抑制,妨碍肌肉收缩,无法达到练习效果。

(4)强力肌力练习前后应做准备及放松运动。

(5)注意肌肉等长收缩引起的升压反应及增加心血管负荷的作用。有轻度高血压、冠心病或其他心血管病变时慎用肌力练习,有较严重心血管病变者忌做肌力练习。

56. 简述机体(以肱动脉为标准)的正常血压值。

正常成人安静状态下肱动脉的正常血压值为:收缩压 90~140 mmHg(12~18.6 kPa);舒张压 60~90 mmHg(8~12 kPa);脉压 30~40 mmHg(4~5.3 kPa)。

57. 试述影响血压生理变化的因素。

(1)年龄:血压随年龄的增长,收缩压和舒张压均有逐渐增高的趋势,但收缩压升高比舒张压升高更为显著。

(2)性别:女性在更年期前,血压低于男性,更年期后血压升高,差别较小。

(3)昼夜和睡眠:清晨血压最低,傍晚血压最高。睡眠不佳血压可稍升高。

(4)环境:高温环境血压可略下降;寒冷环境血压可略升高。

(5)体形:高大、肥胖者血压较高。

(6)体位:立位血压高于坐位血压,坐位血压高于卧位血压。

(7)身体不同部位:一般右上肢高于左上肢;下肢血压高于上肢 20~40 mmHg (2.67~5.33 kPa)。此外情绪激动、紧张、兴奋、吸烟等可使血压升高;饮酒、摄盐过多、药物对血压也有影响。

58. 试述世界卫生组织和国际高血压联盟(WHO/ISH)的高血压标准。

WHO/ISH 的高血压标准分级,见表 20。

表 20 WHO/ISH 高血压标准分级

分级	收缩压(mmHg)	舒张压(mmHg)
理想血压	<120	<80
正常血压	<130	<85
正常高值	130~139	85~89
1 级高血压(轻度)	140~159	90~99
亚组:临界高血压	140~149	90~94
2 级高血压(中度)	160~179	100~109
3 级高血压(重度)	≥180	≥110
单纯收缩期高血压	>140	<90
亚组:临界收缩期高血压	140~149	<90

59. 试述呼吸困难的分类及特点。

(1)吸气性呼吸困难其特点是吸气显著困难,吸气时间延长,有明显的三凹征。

(2)呼气性呼吸困难其特点是呼气费力,呼气时间延长。

(3)混合性呼吸困难其特点是呼气、吸气均感费力,呼吸频率增加。

60.试述缺氧分类及氧疗适应证。

(1)低张性缺氧:由于吸入气体中氧分压降低,外呼吸功能障碍,静脉血分流入动脉引起。常见于高山病、慢性阻塞性肺疾病、先天性心脏病等。

(2)血液型缺氧:由于血红蛋白数量减少或性质改变,造成血氧含量减低或血红蛋白结合的氧不易释放所致。常见于贫血、一氧化碳中毒、高铁血红蛋白症等。

(3)循环性缺氧:由于组织血流量减少使组织供氧量减少所致。常见于休克、心力衰竭等。

(4)组织性缺氧:由于组织细胞利用氧异常所致。常见于氰化物中毒、大量放射线照射等。

61.试述缺氧程度的判断。

(1)轻度低氧血症:$PaO_2 > 6.67$ kPa(50 mmHg),$SaO_2 > 80\%$,无发绀,一般不需要氧疗。如呼吸困难,可给予低流量、低浓度(氧流量1~2 L/min)氧气。

(2)中毒低氧血症:PaO_2 4~6.67 kPa(30~50 mmHg),SaO_2 60%~80%,有发绀、呼吸困难,需氧疗。

(3)重度低氧血症:$PaO_2 < 4$ kPa(30 mmHg),$SaO_2 < 60\%$,显著发绀、呼吸极度困难、出现三凹征,是氧疗的绝对适应证。

62.试述氧疗的不良反应及预防措施。

氧疗的不良反应:当氧疗浓度高于60%、持续时间超过24小时,可出现氧疗的不良反应。常见的有:①氧中毒。其特点是肺实质改变,主要症状是胸骨下不适、疼痛、灼热感、呼吸增快、恶心、呕吐等。应避免长时间、高浓度氧疗及经常做血气分析,动态观察效果。②肺不张。主要症状是烦躁、呼吸、心率增快,血压上升,出现呼吸困难、发绀、昏迷等。应鼓励患者做深呼吸,多咳嗽和经常变换体位,防止分泌物阻塞。③呼吸道分泌物干燥。应加强湿化和雾化吸入。④晶状体后纤维组织增生。仅见于新生儿、早产儿。应控制氧浓度和吸氧时间。⑤呼吸抑制。见于Ⅱ型呼吸衰竭者,应对这类患者给予低浓度、低流量(1~2 L/min)给氧,维持 PaO_2 在 8 kPa 即可。

63.简述冷热疗法的继发效应。

是机体为了组织免受损伤而产生的防御作用,动物实验可见持续用冷1小时后,即出现10~15分钟的小动脉扩张,持续用药1小时后,扩张的小动脉会发生收缩,这种转换机体对冷或热刺激所产生的生理作用而出现短暂的相反的作用称为继发效应。

64.何谓治疗饮食?

在基本饮食的基础上,根据病情的需要,适当调整总热能和某些营养素,已达到辅助治疗或治疗目的的一种饮食。

65. 哪些患者应注意蛋白质饮食？

高蛋白饮食：长期消耗性疾病，如结核、恶性肿瘤、甲状腺功能亢进、营养不良、贫血、大面积烧伤、肾病综合征、低蛋白血症、孕妇、乳母等。

低蛋白饮食：限制蛋白质摄入者，如急性肾炎、尿毒症、肝性昏迷等。

66. 合理的成人饮食要求三大营养素摄入比例占总热量的多少？

成人的合理饮食要求三大营养素之间有适当的比例，一般蛋白质供应热量占总热量的10%~14%，脂肪占20%~25%，糖类占60%~70%。

67. 尿量异常有哪几种情况？简述其发生的原因。

(1) 多尿：多尿指24小时尿量超过2 500 mL者。正常情况下见于饮用大量液体和妊娠。病理情况下多由内分泌代谢障碍或肾小管浓缩功能不全引起，见于糖尿病、尿崩症、急性肾功能不全(多尿期)等患者。

(2) 少尿：少尿指24小时尿量少于400 mL或每小时尿量少于17 mL者。见于发热、液体摄入过少、休克等患者以及心脏、肾脏、肝功能衰竭患者。

(3) 无尿或尿闭：无尿或尿闭指24小时尿量少于100 mL或12小时内无尿液产生者。见于严重休克、急性肾衰竭、药物中毒等患者。

68. 何谓膀胱刺激征？

膀胱刺激征的主要表现为尿频、尿急、尿痛，有膀胱刺激征时还常伴有血尿。产生膀胱刺激征的原因主要有膀胱及尿道感染和机械性刺激。

(1) 尿频：单位时间内排尿次数增多称尿频，是由膀胱炎症或机械性刺激引起。

(2) 尿急：患者突然有强烈尿意，不能控制需立即排尿称尿急，是由于膀胱三角或后尿道的刺激，造成排尿反射活动特别强烈。

(3) 尿痛：排尿时膀胱区及尿道有疼痛感为尿痛，为病损处受刺激所致。

69. 何谓尿潴留？常见的原因有哪些？

尿液大量存留在膀胱内而不能自主排出，称为尿潴留。常见原因有：①机械性梗阻。膀胱颈部或尿道有梗阻性病变，如前列腺肥大或肿瘤压迫尿道造成排尿受阻。②动力性梗阻。由于排尿功能障碍引起，而膀胱和尿道并无器质性梗阻病变，如外伤，某些疾病或使用麻醉剂所致脊髓初级中枢活动障碍或抑制，不能形成排尿反射。③其他原因引起的不能用力排尿或不习惯卧床排尿，包括某些心理因素，如焦虑、窘迫使得排尿不能及时进行。

70. 何谓真性尿失禁、假性尿失禁、压力性尿失禁？

(1) 真性尿失禁：膀胱稍有尿液便会不自主的流出，膀胱处于空虚状态。

(2) 假性尿失禁(充溢性尿失禁)：即膀胱内的充盈达到一定的压力时即可不自主溢出少量尿液。当膀胱内的尿液压力降低时，排尿立即停止，膀胱仍呈胀满状态尿液不能排空。

(3)压力性尿失禁:因咳嗽、喷嚏、运动等致腹内压升高时少量尿液不自主流出。

71.如何护理尿潴留患者?

(1)做好心理护理,使其消除焦虑和紧张情绪。

(2)提供隐藏的排尿环境。

(3)酌情协助患者取适当体位。

(4)诱导排尿,如听流水声、温水冲淋会阴等。

(5)热按摩或采用针刺中极、曲骨、三阴交,灸关元等。

(6)指导患者养成定时排尿的习惯。

(7)必要时根据医嘱肌内注射药物等。

(8)非机械性尿潴留经上述处理仍不能解除时,可采用导尿术。若为机械性尿潴留需及时行导尿术。

72.如何帮助尿失禁患者重建正常排尿功能?

(1)尊重患者,给予安慰、鼓励,使其建立信心,积极配合治疗护理。

(2)安排排尿时间表,初始白天每隔 1~2 小时使用便器一次,夜间每 4 小时一次,以后逐渐延长时间间隔。或采用保留导尿,定时放尿。

(3)指导每日白天摄入液体 2 000~3 000 mL,(肾衰竭、心肺疾患等除外)睡前限制饮水,以保证睡眠。

(4)骨盆底部肌肉训练。(缓慢收紧盆底肌肉,再缓慢放松,每次 10 秒,连续 10 次,每日数次。)

73.试述便秘患者的护理要点。

(1)提供排便的环境:保证环境隐蔽,时间充裕,让患者安心排便。

(2)安置适当的体位:协助患者采取坐位或蹲位排便,床旁置椅子或厕所装扶手以便撑扶。

(3)腹部按摩:用手自右沿结肠解剖位置向左环形按摩,并在左下腹乙状结肠部适当加压,以刺激肠蠕动,增加腹内压,促进排便。

(4)按医嘱给口服缓泻剂。

(5)使用简易通便剂:常用开塞露、甘油栓、肥皂栓等,通过软化粪便、润滑肠壁、刺激肠蠕动而促进排便。

(6)必要时给予灌肠。

74.试述粪便嵌塞患者的护理。

粪便嵌塞多发生在年老体弱或长期便秘的患者中,有时亦可发生于手术后患者,其护理要点如下:

(1)早期可使用栓剂、口服缓泻剂来润肠通便。

(2)必要时先行油类保留灌肠,2~3 小时后再做清洁灌肠。

(3)人工取便:在清洁灌肠无效后,术者戴上手套,将涂润滑剂的示指慢慢插入患者直肠内,触到硬物时机械地破碎粪块,一块一块地取出。

(4)健康教育:向患者及家属讲解有关排便的知识,协助患者建立合理的膳食结构,维持正常的排便习惯,防止便秘的发生。

75.试述常用药物的种类。

常用药物种类依据给药的不同途径可分为如下类型。

(1)内服药:包括片剂、丸剂、散剂、胶囊、溶液、酊剂和合剂等。

(2)注射药:包括水溶液、混悬液、油剂、结晶和粉剂等。

(3)外用药:包括软膏、搽剂、酊剂、洗剂、滴剂、粉剂、栓剂、涂膜剂等。

(4)新型制剂:粘贴敷片、胰岛素泵、植入慢溶药片等。

76.试述各类药品的保管方法。

(1)对易挥发、潮解和风化的药物,应装瓶、盖紧,如乙醇、过氧乙酸、糖衣片等。

(2)对易氧化和遇光易变质的药物应装在有色密闭瓶中,或放在黑纸遮光的纸盒内,放于阴凉处,如维生素C、氨茶碱、盐酸肾上腺素等。

(3)对易被热破坏的某些生物制品和抗生素等,如抗毒血清、疫苗、胎盘球蛋白、青霉素皮肤试验等根据其性质和对储藏条件的要求,分别置于干燥阴凉(约20℃)处或冷藏于2~10℃处保存。

(4)对有使用期限的药物,如各种抗生素、胰岛素等,应视有效期先后,有计划地使用,以免因药物过期造成浪费。

(5)对易燃易爆的药物,如乙醇、乙醚、环氧乙烷等,应单独存放,密闭瓶盖置于阴凉处,并远离明火。

77."安全给药的原则"是什么?

(1)按医嘱要求准确给药,有疑问需及时提出。

(2)严格执行查对制度。

(3)按需要进行过敏试验。

(4)征得患者同意后使用。

(5)了解所用药物的作用和不良反应,密切观察用药情况。

78.药疗护士的主要职责有哪些?

(1)严格遵守安全给药的原则。

(2)熟练掌握正确的给药方法与技术。

(3)采取措施促进疗效及减轻药物不良反应。

(4)指导患者合理用药。

(5)参与药物管理。

79. 试述无痛注射技术的要领。

（1）解除患者思想顾虑,分散其注意力,取合适部位,使肌肉放松,易于进针。

（2）注射时做到"二快一慢",即进针、拔针快,推药慢。推药速度要均匀。

（3）注射刺激性较强的药物时,应另备抽有生理盐水的注射器和头皮针,穿刺成功后应先注入少量生理盐水,证实针头确在静脉内,再换上抽有药液的注射器进行推药,以免药液外溢而致组织坏死。如需同时注射多种药物,一般先注射刺激性弱的药物,再注射刺激性强的药物,同时注意药物配伍禁忌。

80. 注射给药的原则包括哪些?

（1）认真执行查对制度,要求:①严格执行"三查七对";②仔细检查药物质量;③同时注射几种药物时,需查实确无配伍禁忌。

（2）严格遵守无菌操作原则:①注射前必须洗手,戴口罩并衣帽整齐;②保持注射器的活塞、针头与针梗无菌;③按要求消毒注射部位皮肤;④药液现抽现用。

（3）选择合适的注射器和针头:注射器需完整无裂缝,不漏气;针头锐利、无钩、无弯曲;注射器与针头的衔接紧密;一次性注射器的包装密封并在有效期内使用。

（4）选择合适的注射部位:①避开大的血管神经处,不可在局部皮肤肌肉有炎症、损伤、硬结或瘢痕处进针;②对需长期进行注射的患者应经常更换注射部位。

（5）注射前应排出注射器内的空气,掌握合适的进针深度,进针后检查有无回血,再根据需要注射药物。

（6）减轻患者的不适与痛苦:①做好解释,消除不安;②取适当的姿势;③注射时"两快一慢";④多种药物注射时,先注射刺激性小的;⑤刺激性强的做深部注射。

81. 何谓雾化吸入疗法?

雾化吸入法是应用雾化装置将药液分散成细小的雾滴以气雾状喷出,使其悬浮在气体中经鼻或口由呼吸道吸入的方法。吸入药物除了对呼吸道局部产生作用外,还可通过肺组织吸收而产生全身性疗效。雾化吸入用药具有奏效快、药物用量较小、不良反应较轻的优点,临床应用广泛。

82. 试述雾化吸入疗法的主要适应证。

（1）治疗呼吸道感染:消除炎症,减轻咳嗽,稀释痰液,帮助祛痰。

（2）改善通气功能:解除支气管痉挛,使呼吸道通畅,治疗哮喘等疾病。

（3）预防呼吸道感染:常用在胸部手术前后。

（4）湿化呼吸道:配合人工呼吸器使呼吸道湿化。

（5）治疗肺癌:应用抗肿瘤药物治疗肺癌。

83. 试述雾化吸入疗法的常用药物。

（1）控制呼吸道感染,消除炎症常用庆大霉素、卡那霉素等抗生素。

（2）解除支气管痉挛常用氨茶碱、沙丁胺醇(舒喘灵)等。

(3)稀释痰液,帮助祛痰常用糜蛋白酶、乙酰半胱氨酸(易咳净)等。

(4)减轻呼吸道黏膜水肿常用地塞米松等。

84.简述局部给药方法。

(1)滴药法:滴药法包括滴眼药法、滴耳药法和滴鼻药法3种局部用药法。

(2)插入法:常用药物为栓剂,包括直肠栓剂和阴道栓剂。栓剂是药物与适宜基质制成的供腔道给药的固体制剂,其熔点为37℃左右,插入体腔后慢慢融化而产生药效。

(3)皮肤给药:皮肤给药是将药物直接涂于皮肤,以起到局部治疗的作用。皮肤用药有溶液、油膏、粉剂、糊剂等多种剂型。

(4)舌下用药:药物通过舌下口腔黏膜丰富的毛细血管吸收,可避免胃肠刺激、吸收不全和首过消除作用,而且生效快。如睡眠前常用的硝酸甘油剂,舌下含服一般2~5分钟即可发挥作用,用药后患者心前区压迫感或疼痛感可减轻或消除。指导患者此类药物应放在舌下,让其自然溶解吸收,不可嚼碎吞下,否则会影响药效。

85.股静脉穿刺如何定位?

腹股沟中1/3与内1/3交界点,距股动脉内侧约0.5 cm处。

86.动脉穿刺用于什么情况?

(1)抢救重度休克,尤其是创伤性休克患者。

(2)施行某些特殊检查,如脑血管造影、下肢动脉造影等。

(3)区域性化疗,经动脉注射抗癌药物做区域性化疗,如头面部疾患采用颈总动脉;上肢疾患采用锁骨下动脉;下肢疾患采用股动脉。

87.药物过敏有何特点,如何防止过敏反应的发生?

(1)药物过敏反应是异常的免疫反应,其特点:①仅发生于少数人;②与所用药物的药理作用和用药的剂量无关。

(2)为防止过敏反应,在使用致敏性高的药物前需:①询问患者用药史、过敏史;②做药物过敏试验,结果阴性才可用药。

88.颈外静脉穿刺点如何定位?

取下颌角和锁骨上缘中点连线之上1/3处,颈外静脉外缘为穿刺点。

89.输液引起发热反应的原因是什么?有何症状?应怎样护理?

(1)原因:由于输液瓶清洁灭菌不彻底,输入的溶液或药物制品不纯、消毒保存不良、输液器消毒不严或被污染,输液过程中未能严格执行无菌操作等输入致热物质所致。

(2)症状:患者表现为发冷、寒战和高热,轻者体温在38℃左右,停止输液后数小时可自行恢复正常;严重者初起寒战,继之高热,体温可达41℃,并伴有头痛、恶心、呕吐、脉速等全身症状。

(3)护理措施:①输液前认真检查药液质量,输液器包装及灭菌日期,有效期,严格无菌技术操作;②通知医生,反应轻者,可减慢滴速,高热者需停止输液,给以物理降温,必要时遵医嘱给予抗过敏药物或激素治疗;③观察生命体征,尤其体温的变化;④剩余溶液和输液器进行检测,查找反应原因。

90. 列表说明静脉输液常用的溶液及作用。

表21 静脉输液常用的溶液及作用

溶液种类	常用制剂	主要作用
葡萄糖溶液	5%或10%葡萄糖注射液	补充水分、热量
等渗电解质溶液	0.9%氯化钠注射液 复方氯化钠注射液(林格液) 5%葡萄糖氯化钠注射液	补充水分和电解质 维持体液和渗透压平衡
碱性溶液	4%或1.4%碳酸氢钠($NaHCO_3$)溶液 乳酸钠溶液	纠正酸中毒,调节酸碱失衡
高渗溶液	20%甘露醇 25%山梨醇 25%~50%葡萄糖	利尿脱水,消除水肿,降低颅内压
右旋糖酐溶液	右旋糖酐70 右旋糖酐40	扩充血容量 扩充血容量
羧甲淀粉	羟乙基淀粉(706代血浆) 氧化聚明胶 聚维酮	维持肢体渗透压,扩充血容量,改善微循环,提高血压
血液制品	5%白蛋白 血浆球蛋白 复方氨基酸 脂肪乳	纠正低蛋白血症,增强免疫力 提供热量,补充蛋白质、脂肪酸、维生素、矿物质、葡萄糖及水分

91. 试述常用的静脉输液方法及其特点。

(1)周围静脉输液法:是用于常规的输液、输血、静脉内持续给药,以及静脉采集血标本等。周围静脉输液可分为单次性输液和静脉切开插管留置输液。

(2)颈外静脉穿刺置管输液法:该法除具有周围静脉输液的功能外,尚可测量中心静脉压,并可长期静脉内输注高浓度或刺激性强的药物,同时还适用于静脉内高营养治疗的患者。

(3)锁骨下静脉穿刺置管输液法:除具备颈外静脉置管输液的各项功能外,尚可紧急放置心内起搏导管。

92. 简述输液速度和输液时间的计算方法。

在输液过程中,每毫升溶液的滴数称为输液器的点滴系数。目前常用静脉输液器的点滴系数有10、15、20三种。静脉滴注的速度和时间可按下列公式计算。

已知每分钟滴数与输液总量,计算输液所需用的时间。

$$输液时间(小时) = \frac{液体总量(mL) \times 点滴系数}{每分钟滴数 \times 60(分钟)}$$

已知输入液体总量与计划所用的输液时间,计算每分钟滴数。

$$每分钟滴数 = \frac{液体总量(mL) \times 点滴系数}{输液时间(分钟)}$$

93. 输液导致急性肺水肿的原因是什么?

(1)由于输液速度过快,短时间内输入过多液体,使循环血容量急剧增加,心脏负荷过重引起。

(2)患者原有心肺功能不良,急性左心功能不全者尤多见。

94. 如何处理输液所致急性肺水肿?

(1)立即停止输液,并通知医生。

(2)病情允许时,使患者取端坐位,以减少下肢静脉回流,减轻心脏负担。

(3)必要时进行四肢轮扎,每5~10分钟轮流放松一个肢体上的止血带,以减少静脉回心血量。

(4)给予30%乙醇湿化的高流量氧气吸入,以提高肺泡内氧分压,增加氧的弥散。

(5)遵医嘱给予镇静、平喘、强心、利尿和扩血管等药物。

(6)解除患者的紧张情绪,密切观察。

95. 输液引起静脉炎是何因所致?有何表现?如何处理?

(1)原因:①长期输注高浓度强刺激的药液;②静脉留置内放置时间过长;③输液过程中未严格执行无菌操作。

(2)症状:沿静脉走向出现条索状红线,局部组织红、肿、热、痛,或伴畏寒、发热等全身症状。

(3)处理:停止此部位的输液,抬高患肢并制动;②局部湿敷50%硫酸镁溶液;③超短波理疗;④中药如意金黄散加醋调成糊状外敷局部;⑤遵医嘱给予抗生素治疗。

96. 输液时发生空气栓塞有何表现?如何处理?

(1)表现:①异常不适或有胸骨后疼痛,继而呼吸困难和发绀,有濒死感;②听诊心前区可闻及响亮的、持续的"水泡声";③心电图呈现心肌缺血和畸形肺源性心脏病的改变。

(2)处理措施:①立即取头低脚高左侧卧位;②同时高流量氧气吸入;③酌情行中心静脉导管插管抽出空气;④严密观察病情变化,对症处理。

97. 何谓输液微粒污染?如何防止?

(1)输液微粒污染:指在输液过程中将非代谢性颗粒杂质(直径为1~15 μm)人体,对人体造成严重危害的过程。

(2)防护措施:加强制剂生产方面的管理;规范输液操作:采用密闭式一次性医用输液器注意空气净化;严格无菌操作;认真检查输入液体质量,瓶身瓶盖有无异常,瓶签是否清晰及有效期等;输入药液应现用现配。

98.试述静脉输血必须遵守的基本原则。

(1)输血前必须做血型鉴定及交叉配血试验。

(2)无论是输全血还是输成分血,均应选用同型血液输注。但在紧急情况下,如无同型血,可选用 O 型血输给患者。AB 型血的患者除可接受 O 型血外,还可以接受其他异型血型的血(A 型血和 B 型血),但要求直接交叉配血试验阴性(不凝集),而间接交叉试验可以阳性(凝集),但只宜少量输入。一般最多不超过 400 mL,且要放慢输入速度。

(3)患者如果需要再次输血,则必须重新做交叉配血试验,以排除机体已产生抗体的情况。

99.简述血液制品的种类。

(1)全血:包括新鲜血和库存血。库存血一般可保存 2~3 周,大量输注库存血可以导致酸中毒和高血钾的发生。

(2)成分血:①血浆,包括新鲜血浆、保存血浆、冰冻血浆和干燥血浆。②红细胞,包括浓缩红细胞、洗涤红细胞和红细胞悬液。③白细胞浓缩悬液,用于粒细胞缺乏伴严重感染的患者。④血小板浓缩悬液,用于血小板减少或功能障碍性出血的患者。⑤凝血因子制剂,用于某些凝血因子缺乏的出血性疾病。

(3)其他血液制品:①清蛋白,用于各种原因引起的低蛋白血症。②纤维蛋白原,用于弥散性血管内凝血。③抗血友病球蛋白浓缩剂,用于血友病。

100.试述静脉输血的适应证。

(1)各种原因引起的大出血:为静脉输血的主要适应证。一次失血量 < 500 mL 时,机体可自我代偿,不必输血。失血量在 500~800 mL 时,需要立即输血,一般首选晶体溶液、胶体溶液或少量血浆增量剂输注。失血量 > 1 000 mL 时,应及时补充全血或血液成分。值得注意的是,血或血浆不宜用作扩容剂,晶体结合胶体液扩容是治疗失血性休克的主要方案。血容量补足之后,输血目的是提高血液的携氧能力,此时应首选红细胞制品。

(2)贫血或低蛋白血症:输注浓缩红细胞、血浆、清蛋白。

(3)严重感染:输入新鲜血以补充抗体和补体,切忌使用库存血。

(4)凝血功能障碍:输注相关血液成分。

101.试述静脉输血的禁忌证。

静脉输血的禁忌证包括急性肺水肿、充血性心力衰竭、肺栓塞、恶性高血压、真性红细胞增多症、肾衰竭及对输血有变态反应者。

102. 何谓成分输血?

成分输血是指向人体输入血液的某种成分。成分输血是根据患者的需要,使用血液分离技术,将新鲜血液快速分离成各种成分,然后根据患者需要,输入一种或多种成分。由于患者很少需要输入血液的所有成分,因此只输入其身体所需要的血液成分是十分有意义的。这种疗法又称"血液成分疗法",起到一血多用、减少输血反应的作用。

103. 试述成分输血的注意事项。

(1)某些成分血,如白细胞、血小板等(红细胞除外),存活期短,为确保成分输血的效果,以新鲜血为宜,且必须在24小时内输入体内(从采集开始计时)。

(2)除血浆和清蛋白制剂外,其他各种成分血在输入前均需进行交叉配血试验。

(3)成分输血时,由于一次输入多个供血者的成分血,因此在输血前应根据医嘱给予患者抗过敏药物,以减少过敏反应的发生。

(4)由于一袋成分血液只有25 mL,几分钟即可输完,故成分输血时,护士应全程守护在患者身边,进行严密的监护,不能擅自离开患者,以免发生危险。

(5)如患者在输成分血的同时,还需输全血,则应先输成分血,后输全血,以保证成分血能发挥最好的效果。

104. 何谓自体输血?

自体输血是指术前采集患者体内血液或手术中收集自体失血,经过洗涤、加工,在术后或需要时再输回给患者本人的方法,即回输自体血。自体输血是最安全的输血方法。

105. 试述自体输血的适应证。

(1)胸腔或腹腔内出血,如脾破裂、异位妊娠破裂出血者。

(2)估计出血量在1 000 mL以上的大手术,如肝叶切除术。

(3)手术后引流血回输,一般仅能回输术后6小时内的引流血液。

(4)体外循环或深低温下进行心内直视手术。

(5)患者血型特殊,难以找到供血者时。

106. 试述自体输血的禁忌证。

(1)胸腹腔开放性损伤达4小时以上者。

(2)凝血因子缺乏者。

(3)合并心脏病、阻塞性肺疾病或原有贫血的患者。

(4)血液在术中受胃肠道内容物污染者。

(5)血液可能受癌细胞污染者。

(6)有脓毒血症和菌血症者。

107. 输同型血为什么要做交叉配血实验?

目的在于检查供血者与受血者之间的血液有无不相容的抗体。

108. 为什么大量输血要补钙?

大量输血同时也输入大量枸橼酸钠。枸橼酸钠中的枸橼酸根离子和血中游离钙结合形成络合物而使血钙下降,致使凝血功能障碍,毛细血管张力减低,血管收缩不良和心肌收缩无力等,为防止低血钙应予补钙。

109. 何谓溶血反应,导致溶血反应的原因有哪些?

(1)溶血反应是指输入的红细胞或受血者的红细胞发生异常破坏,大量血红蛋白散布到血浆和组织中,导致机体出现一系列病理改变和临床症状,是输血中最严重的反应。

(2)引起溶血的原因有:①输入异型血;②输入变质血;③血中加入高渗或低渗溶液或能影响血液 pH 变化的药物。

110. 血管内溶血反应有哪些主要症状?

第一阶段:由于红细胞凝集成团,阻塞部分小血管,引起头胀痛,四肢麻木,腰背部剧烈疼痛和胸闷、心悸等症状。

第二阶段:由于凝集的红细胞发生溶解,大量血红蛋白散布到血浆中,出现黄疸和血红蛋白尿。同时伴有寒战、高热、呼吸急促和血压变化等症状。

第三阶段:由于大量血红蛋白从血浆中进入肾小管,遇酸性物质形成结晶而阻塞肾小管。表现为少尿、无尿等肾衰竭症状,严重者可导致死亡。

111. 如何处理输血时发生的溶血反应?

(1)停止输血并通知医生,保留余血,采集患者血标本重做血型鉴定和交叉配血实验。

(2)维持静脉输液通道,供给升压药和其他药物。

(3)静脉注射碳酸氢钠碱化尿液,防止血红蛋白结晶阻塞肾小管。

(4)双侧腰部封闭,并用热水袋敷双侧肾区,解除肾血管痉挛,保护肾脏。

(5)严密观察生命体征和尿量,并做好记录,对少尿、尿闭者,按急性肾衰竭处理。

(6)出现休克症状,即配合抗休克治疗。

112. 简述病情观察的概念及意义。

病情观察,即医务人员在诊疗和护理工作中运用视觉、听觉、嗅觉、触觉等感觉器官及辅助工具来获得患者信息的过程。医务人员对患者的病情观察是一种有意识的、审慎的、连续化的过程,因此应进行相关的专业性的培训,以保证病情观察及时、全面、系统、准确,为患者的诊疗及护理提供科学依据,促进患者尽快康复。临床工作中对患者病情观察的主要意义包括以下几个方面:①为疾病的诊断、治疗和护理提供科学依据。②有助于判断疾病的发展趋向和转归,在患者的诊疗和护理过程中做到心中有数。③可以及时了解治疗效果和用药反应。④及时发现危重症患者病情变化的征象,以便采取有效措施及时处理,防止病情恶化,挽救患者生命。

113. 简述病情观察的主要方法。

护理人员可以通过感觉器官和相应的辅助仪器对患者的病情变化进行观察。主要方法包括视诊、触诊、叩诊、听诊、嗅诊,以及某些鉴别观察方法。

(1)视诊:视诊可以观察患者全身的状态,如年龄、性别、营养状况、意识状态、面部表情、姿势体位、肢体活动情况,还可观察皮肤、呼吸、循环状况,分泌物、排泄物的性状,数量,以及患者的症状、体征等。

(2)听诊:通过耳可以直接听到患者发出的声音,如听到咳嗽,可以通过咳嗽的声音、声调,持续时间、剧烈的程度等分析患者疾病的状态。借助听诊器可以听到患者心音、心率、呼吸音、肠鸣音等。

(3)触诊:用触觉来了解体表的温度、湿度、弹性、光滑度、柔软度及脏器的外形、大小、软硬度、移动度和波动感等。

(4)叩诊:通过手指叩击或手掌拍击被检查部位体表,可了解被检查部位脏器的大小、形状、位置及密度,如确定肺下界、心界大小,有无腹水及腹水的量等。

(5)嗅诊:利用嗅闻来自皮肤、黏膜、呼吸道、胃肠道的分泌物、排泄物等各种异常气味,可以协助判断患者的疾病状况。

(6)间接观察法:通过与患者及其亲属的交谈和阅读病历资料及检验报告等了解患者的病情。

114. 简述病情观察的内容。

(1)一般情况的观察。

(2)生命体征的观察。

(3)意识状态的观察。

(4)瞳孔的观察。

(5)心理状态的观察。

(6)特殊检查或药物治疗的观察。

115. 试述患者一般情况观察的主要内容。

(1)发育与体型:成人发育正常状态的判断指标常包括:头部的长度为身高的1/7~1/8,胸围约为身高的1/2,双上肢展开的长度约等于身高,坐高约等于下肢的长度。临床上把成人的体型分为3种,即匀称型、瘦长型和矮胖型。

(2)饮食和营养状态:应注意观察患者的食欲、食量、进食后反应及饮食习惯,有无特殊嗜好或偏食等情况。营养状态通常可根据皮肤的光泽度、弹性、毛发、指甲的润泽程度,皮下脂肪的丰满程度,肌肉的发育状况等综合判断。临床上一般分为良好、中等和不良3个等级。

(3)面容与表情:疾病及情绪变化可引起面容与表情的变化,通常可表现为痛苦、忧虑、疲惫或烦躁等面容与表情。某些疾病发展到一定程度时,可出现特征性的面容与表情。临床上常见的典型面容包括急性病容、慢性病容、二尖瓣面容、贫血面容,以及甲状腺功能亢进面容、满月面容、脱水面容、面具面容等。

(4)体位:临床常见体位有自主体位、被动体位、强迫体位等。

(5)姿势与步态:姿势即指一个人的举止状态,健康成人躯干端正,肢体活动灵活自如。患病时可以出现特殊的姿势,如腹痛时患者常捧腹而行,腰部扭伤时身体的活动度受限,患者保持特定的姿势。步态是指一个人走动时所表现的状态,常见的异常步态有蹒跚步态、醉酒步态、共济失调步态、剪刀步态、间歇性跛行、保护性跛行等。

(6)皮肤与黏膜:主要应观察其颜色、温度、湿度、弹性及有无出血、水肿、皮疹、皮下结节、囊肿等情况。

116.简述临床常见的意识障碍及其特点。

(1)嗜睡:患者处于持续睡眠状态,但能被言语或刺激唤醒,醒后能正确、简单而缓慢地回答问题,但反应迟钝,刺激停止又很快入睡,是轻度意识障碍。

(2)意识障碍:表现定向力障碍,语言、思维不连续,可有错觉、幻觉、躁动不安、谵妄或精神错乱。

(3)昏睡:患者处于熟睡状态,不易唤醒,接近不省人事状态,强烈刺激可唤醒。但答非所问,且很快又入睡。

(4)昏迷:是病危的信号,是最重的一种意识障碍,其程度可分为浅昏迷、深昏迷。

(5)谵妄状态:在意识清晰度降低的同时,常出现大量的错觉、幻觉,有的内容具有恐怖性,患者常产生紧张、恐惧情绪反应,出现不协调性精神运动性兴奋。思维不连贯,理解困难,有时出现片段妄想。患者的定向力全部或部分丧失,多数患者表现自我定向力保存而周围环境定向丧失。谵妄状态往往夜间加重,昼轻夜重。

117.简述瞳孔的观察要点及其临床意义。

当患者患有颅内疾病,处于药物中毒、昏迷等状态时,其病情变化的一个重要指征就是瞳孔的变化。观察瞳孔时,主要注意两侧瞳孔的形状、对称性、边缘、大小及对光反应的情况。

(1)瞳孔的形状、大小和对称性:正常情况下,瞳孔呈圆形,位置居中,边缘整齐,两侧等大等圆。在自然光线下,瞳孔的直径一般为2~5 mm,调节反射两侧相等,如果瞳孔直径小于1 mm称为针尖样瞳孔。①瞳孔缩小:单侧瞳孔缩小常可提示同侧小脑幕裂孔疝早期。双侧瞳孔缩小,见于有机磷农药、氯丙嗪、吗啡等中毒。②瞳孔散大:瞳孔直径大于5 mm称瞳孔散大。一侧瞳孔扩大、固定,常提示同侧颅内血肿或脑肿瘤等颅内病变所致的小脑幕裂孔疝的发生。双侧瞳孔散大,常见于颅内压增高、颅脑损伤、颠茄类药物中毒及濒死状态。

(2)对光反应:正常情况下,瞳孔对光反应灵敏,在光亮处瞳孔收缩,昏暗处瞳孔扩大。如果瞳孔大小不随光线刺激的变化而变化时,称瞳孔对光反应消失,一般见于危险或深昏迷患者。

118. 试述危重患者的护理要点。

(1)严密观察病情:根据需要每15~30分钟观察并记录1次,内容主要有生命体征、意识、瞳孔的变化等。

(2)保持呼吸道通畅:鼓励患者进行有效的深呼吸或轻拍背部,以助痰液咳出,昏迷患者应头偏向一侧,用吸引器吸出痰液,定时进行雾化吸入预防肺不张、坠积性肺炎等并发症。

(3)保证患者安全:对昏迷、谵妄患者应注意安全,需要用床档或保护用具。对于牙关紧闭者,可用张口器、舌饼保护舌不被咬伤。

(4)加强基础护理:应加强对口腔、皮肤、眼睛的护理。①眼睛的保护:为了防止角膜干燥、溃疡及结膜炎发生,可涂抗生素眼药膏或盖凡士林油纱布。②口腔护理:为避免口腔炎症、口腔溃疡、腮腺炎、中耳炎、口臭的发生,每天2~3次口腔护理,以保证口腔卫生。③皮肤护理:加强皮肤护理,做到"六个勤",即勤观察、勤翻身、勤擦洗、勤按摩、勤更换、勤整理。④肢体被动活动:病情允许,每天2~3次为患者做肢体屈伸、旋、展的运动。

(5)补充营养及水分:为保证危重患者营养及水分的摄入,维持体液平衡,应设法增进患者的饮食,不能进食者,可采用鼻饲法或完全胃肠外营养。

(6)维持二便通畅:如有尿潴留可用无菌法导尿,防止泌尿系统感染。如有便秘应帮助解除。

(7)保持各种导管通畅:应妥善固定,安全放置,防止出现扭曲、阻塞、受压、脱落等现象。有些导管不得有逆流,以防感染。

(8)保持患者的最佳心理状态:危重患者会出现各种各样的心理问题,如恐惧、焦虑、悲伤、消极、多疑、绝望等。因此,必须采取有效护理措施,保证患者有较好的心理状态。

119. 为什么对危重病患者要加强一般性的基础护理?

加强基础护理的目的是满足患者的基本生理功能和基本生活需要,保证舒适与安全的需求,预防压疮、坠积性肺炎、失用性萎缩及静脉血栓形成等并发症的发生。

120. 试述器官移植术后的护理措施。

(1)设专人护理。术后1周内监护仪连续监测生命体征,做好各项护理记录。

(2)注意伤口有无渗液及渗液颜色、性质、气味及量。及时更换敷料,保持干燥,预防感染。渗血多时应报告医师。

(3)保持引流管通畅,记录引流量及引流液性质、颜色。引流(袋)瓶应贴有标记,以免混淆。每天更换引流瓶(袋),并定期做细菌培养。

(4)根据中心静脉压的情况及时补充血容量及调节输液速度,准确记录24小时出入水量,每班总结一次,保证出入量的平衡。

(5)做好基础护理及各项生活护理,保持床铺干燥、平整,预防压疮。进餐前后做好口腔护理。禁食者每天4次定时进行口腔护理。随时观察有无口腔黏膜白斑、溃疡等。

(6)严格消毒隔离,定时开窗通风,保持室内干燥。每8小时用0.5%过氧乙酸擦拭病室内墙壁及用物,每天用紫外线灯或电子消毒器(臭氧)3次照射,每次40分钟。照射前患者需遮眼以免刺激。每周做病室空气培养1~2次。患者所用被服需高压灭菌。工作人员应穿隔离衣、戴口罩、帽子、换鞋。工作人员如有感冒等,不得进入病室。患者外出治疗时需戴口罩,并注意保暖。

(7)应用大剂量激素治疗时,要密切观察有无应急性溃疡的发生。

(8)术后饮食需根据病情而定。长期用激素时,热量消耗大,食欲好,但消化功能差,应给高蛋白、高糖类、高维生素的少渣饮食。必要时消毒后方可食用。

(9)保持大便通畅,防止用力排便。

(10)注意排斥反应及继发感染征兆。要按时按量给免疫抑制剂和抗生素。

(11)做好各种检查和检验标本的收集工作。

121. 试述完全胃肠外营养的护理措施。

(1)注意观察穿刺点局部皮肤有无红、肿、热、痛、渗血及脓性分泌物等炎性反应,观察导管有无脱出,每日消毒皮肤穿刺点并更换敷料2次。

(2)全身情况观察:有无脱水、水肿、发热、黄疸等。

(3)24~48小时更换输液管及终端过滤器一次。

(4)不能使用作中心静脉测压的导管进行静脉输液及注射。

(5)导管入口处每周2次做棉拭子培养。

(6)每日留取24小时尿查钾、钠、氯的含量。

122. 试述重症监测治疗的护理要点。

(1)呼吸系统监测:①持续监测血氧饱和度,定时做血气分析,以了解体内缺氧及酸碱平衡情况,指导治疗。②保持呼吸道通畅,合理供给氧气,定时拍背、吸痰。必要时进行体位引流。缺氧患者应先加大流量充分给氧后再行吸痰,痰黏稠时,可用ex-糜蛋白酶+庆大霉素,或2%碳酸氢钠1~2 mL气管滴入或行超声雾化吸入,使痰液稀释易于排出。吸痰管一用一换,预防感染。使用呼吸机的患者,应根据血气分析结果调节各种参数,以维持正常呼吸。③行气管切开者定期行气管内套管消毒,气管内套管每日消毒3次,套管周围皮肤用75%乙醇消毒,每日3次。定时更换切口处纱布垫,保持切口清洁。④每日消毒更换氧气湿化瓶及输氧管道,同时更换湿化瓶内液体。⑤定时测听双肺呼吸音,以了解肺部情况。⑥呼吸衰竭或自主呼吸停止时,应立即采用机械通气,辅助呼吸或控制呼吸。

(2)循环系统监测:①随时观察生命体征变化及周围循环情况,并记录。②严密监测心电图变化、血流动力学各项指标及电解质、酶的情况,以了解心脏功能和循环情况。③积极纠正各种心律失常,尤其是室性心律失常。防止阿-斯综合征的发生。④准确记录 24 小时出入水量,根据病情和药物的性能,调节好输液速度,防止急性左心衰及血容量不足等。

(3)中枢神经系统监测:注意观察患者的意识、瞳孔及神经反射,及时发现脑水肿、颅内压增高及脑疝的前驱症状,密切观察全身感觉及肢体活动情况。

(4)肾功能监测:观察患者每小时尿量、颜色、相对密度。尿、血中肌酐,尿素氮、电解质的含量和变化,如遇大量血红蛋白、肌红蛋白破坏入血时,要碱化稀释尿液,防止急性肾衰竭,必要时做肾透析治疗。

(5)各种体内插管的护理:①心导管,动、静脉切开管,血滤管等每日消毒,每日清洁创面 1 次,并更换消毒敷料。②各类胸、腹、胃、膀胱等引流瓶及引流袋每日更换消毒。③每日更换胸腔负压瓶内液体,保持胸内负压。④每日更换静脉输液管。⑤严密观察病情,详细做好护理记录:记录病情变化及处理措施。记录临床及化验检查结果。记录常规治疗、用药及护理。各班交班应写护理小结,突出病情变化及护理重点。⑥做好床旁交班。交接班重点:患者生命体征变化。特殊治疗、特殊用药、用物及医师处理意见。各类精密仪器的使用情况。各类管道是否通畅及引流液体颜色、量。皮肤有无受压、红肿、破溃等。

123.简述冠心病监护室的管理要点。

设立冠心病监护室,目的是通过对患者的心电图及血流动力学等方面的不间断监测,及时发现心律失常和心功能不全,从而采取有效措施,防止心搏骤停和提高心力衰竭治疗效果。特别适用于急性心肌梗死,严重、反复发作心绞痛,严重心律失常,反复发作的心力衰竭,以及药物或电复律需要密切观察的患者。冠心病监护室的管理要点如下。

(1)监护室须建立完整的工作制度,如岗位责任制度、交接班制度、仪器检查使用保管制度、消毒隔离制度及探视陪人制度等。

(2)室内设备:心电监护仪、除颤器、人工呼吸机、起搏器、输液泵、心电图机、床旁 X 线机、氧气、静脉切开包、抢救药品、抢救物品等。

(3)监护室室温应保持在 20～22℃。室内要安静,光线要柔和,并定期进行空气消毒,平时注意通风,控制探视人员,预防交叉感染。

(4)做好基础护理及饮食护理,保证患者充分休息和睡眠。及时做血气、电解质及酶学检查,以了解体内电解质和酸碱平衡情况,以及心肌损伤程度。预防急性左心衰和心搏骤停的发生。

(5)各班应认真交接病情及各种仪器的灵敏度和准确性。特别是报警装置,如发现失灵,应立即检修。

(6)通过心电监护仪密切观察患者的心率和心律等,必要时做心电图以供分析和对照。定时记录心率、心律、血压、呼吸、体温和各种病情变化。进行血流动力学监测时,应及时测定和记录各项指标,如肺毛细血管楔嵌压、心排血量和周围血管阻力等,为医师诊治提供依据。

(7)各种仪器要定期进行检查。物品用后归还原处,并保证完好,以备急用。

124.试述血液透析前的护理要点。

(1)入透析室应更衣、换鞋、戴口罩及帽子。

(2)室温适宜,冬季注意保暖。空气和室内物品应定时消毒。及时更换患者用品。

(3)做好患者思想工作。提高患者对血液透析的认识,保证透析的充分性。

(4)测体重、体温、血压、脉搏、呼吸等,并记录。

(5)检查动、静脉临时血路及内瘘管是否通畅。造瘘侧肢体严禁受压,该肢体禁行静脉穿刺、输液输血及测血压,嘱患者不穿紧袖口的衣服。

(6)严格执行核对制度。

(7)对长期透析患者,在透析时应进行心脏及全身监护。

125.试述血液透析患者内瘘手术后的早期护理要点。

(1)术后应保持伤口无菌,观察有无渗血,定期更换敷料。

(2)避免包扎过紧,防止受压。造瘘肢体不能过度弯曲。严禁在造瘘侧肢体抽血、输液输血或测量血压。

(3)抬高肢体,促进静脉回流,以防肿胀。

(4)注意瘘管震颤及杂音,应每1~2小时听瘘管杂音一次。

126.试述血液透析中的护理要点。

(1)严格执行无菌操作,防止感染。

(2)密切观察病情变化,按时测血压、脉搏、呼吸并记录,同时记录血流量,透析负压及静脉压数据。

(3)防止血管插管和连接处扭曲、脱落、受压。保证管道连接紧密,防止空气进入。

(4)观察主机和血泵运转是否正常及液温、液流量、透析负压、静脉压、血流量、动脉压是否稳定,观察透析器静脉端的空气除泡器内血液水平及有无漏血等现象。

(5)每半小时补充肝素稀释液。

(6)保持动、静脉瘘的通畅,动、静脉瘘口创面如发现渗血,及时报告医师。

(7)透析时血流速度从慢(50 mL/min)逐渐增快,15分钟后才使血流量达到200 mL/min以上。

127.试述血液透析后的护理要点。

(1)动、静脉内瘘患者透析结束时,用无菌纱布压迫穿刺点20分钟左右,穿刺点周围用乙醇棉签消毒,并用无菌纱布覆盖。

(2)注意内瘘并发症的发生,注意有无肢体肿胀、疼痛、麻木无力及感染现象,以便及时通知医师进行处理。

(3)对临时建立的血路,要密切观察插管处有无出血、血肿和脱落。对躁动不安的患者可适当给予约束。

（4）患者情况稳定后测体重，及时了解脱水效果并记录。

（5）嘱患者勿使造瘘侧肢体过度弯曲及受压。

（6）饮食管理：①术后应给予高热量、高维生素的易消化食物。蛋白质的供给应以动物蛋白为主，如奶、蛋、瘦肉、鱼等。②水分的控制应根据尿量、水肿程度、高血压情况而定，两次透析之间体重变化不能超过 2 kg。钠、钾的摄入：如无浮肿或高血压，可适量给钠，不必过多限制。如果尿量满意，血钾不高，可进食含钾稍高的食物。

128. 试述显微外科手术的基本护理原则。

（1）病室温度和环境：小血管易受室温降低影响而出现痉挛，也易因疼痛、情绪不佳而导致收缩，因而术后至少需要 1 周的严密观察和重点护理。要求室内温度控制在25℃左右，安静、舒适。如用红外线灯局部照射，一般采用 40～60 W、30～45 cm 距离，以免造成烫伤。睡眠不足、疼痛刺激、吸烟等都可使患者精神紧张，血管痉挛，不利于手术后的血运重建，必要时要镇静止痛。室内定期消毒，患者未入病室前，用乳酸 10 g（每100 m³）熏蒸室内空气及用物、紧闭门窗 1 小时，通风后使用。入室后每天用紫外线灯或电子消毒器照射，每个方向照射 40 分钟，照射时患者戴好防护眼镜，或纱布遮眼，并遮盖好皮肤暴露处，控制家属及亲友探望，以防交叉感染。

（2）严密观察患者全身情况及体温、脉搏、血压、呼吸的变化，注意调节出入水量及维持水、电解质平衡。

（3）适当体位：术后体位要有利于移植游离组织的动脉充盈及静脉回流通畅，并随时注意防止受压、扭曲和张力增加。一般使手术部位略高于心脏15°左右，以利于静脉回流，减少组织水肿，但勿过高，以免影响血液供应。

（4）严密观察游离皮瓣的血运：①定时定位测量皮肤温度。术后 3 日内每小时测量皮瓣温度并与健侧对照。第 3～5 日，每 2 小时测量 1 次；5～7 日后每 4 小时 1 次；如情况正常，7 日后停止测量。如皮瓣出现血液循环障碍，则应每小时测量。若发现皮瓣温度低于健侧2℃以上，则是局部动脉血流不畅的表现，必须采取解除血管痉挛措施，促进血液循环恢复。如果皮瓣温度低于健侧3℃以上，并随室温而波动，且有色泽改变，则是血运明显障碍，或血流已中断的表现。②观察皮肤的颜色和毛细血管反应。移植的皮肤颜色微红和鲜红表示血运良好，如呈紫红色说明静脉回流不良，灰白或苍白表示动脉供血不足、血管痉挛或阻塞。毛细血管的反应：用细玻璃棒或小指指腹压迫移植皮肤使呈苍白，移去压迫后皮肤由苍白转为红润，从苍白转为红润的时间称为毛细血管充盈时间，正常为 1～2 秒。如果延长 5 秒以上表示有血运障碍。毛细血管反应不存在，则表示血运中断。③观察移植皮瓣有无动脉搏动。这一指标临床上不易观察到。在移植皮瓣表面上，能扪及动脉搏动的往往只限于皮瓣的皮下组织薄、缝合血管较粗的病例。在动脉搏动明显部位用颜色标识，不用敷料包扎，可以按时检查动脉搏动存在与否。④为了预防吻合血管的痉挛或血栓形成,常用扩张血管和抗凝药物及抗生素等治疗,应按医嘱及时正确完成输液,并注意滴速及药物在血液中维持量,同时保证患者的充分休息。

(5)对于各项观察指标,应详细记录,应设特殊护理记录单。

(6)严格执行消毒隔离制度,防止交叉感染,渗出物常规做细菌培养及药敏试验,选用有效抗生素。

(7)制订功能锻炼计划,以促进功能恢复。

129. 试述放射介入治疗的护理要点。

放射介入技术是采用医学影像设备、技术和 Seldinger 方法进行经皮穿刺插管,选择性达到所需检查或治疗部位,以达到临床诊断或治疗目的的一种诊疗技术。

(1)常用介入方法:①栓塞疗法是将某种物质通过导管注入血管内,以达到止血,阻断肿瘤的血供、抑制肿瘤生长、治疗某些血管疾病的目的。②区域性灌注疗法是经造影找到靶血管,选择性地灌注药物达到治疗目的。③血管成形术是将球囊导管送至血管狭窄段,通过注入造影剂,使球囊膨胀以达到扩张狭窄的目的。

(2)介入治疗前护理:①向患者说明治疗目的,说明该治疗对机体有一定的创伤,交代可能发生的并发症,需要征得患者或家属的同意和理解。②治疗前患者的准备。治疗前1～2日,进食易消化的少渣食物,以防术后便秘引起穿刺处出血。治疗前4～6小时禁水,防止术中呕吐。做好普鲁卡因及碘过敏试验、出凝血时间测定,停用延长出血时间或显影效果的药物。穿刺处备皮。

130. 咽拭子标本应在何处采集?

采集腭弓两侧、咽、扁桃体处的分泌物。

131. 抽取血标本时怎样防止溶血?

(1)注射器、针头和试管必须干燥。

(2)选择稍粗的针头。

(3)抽血用力不过猛过快。

(4)止血带缚扎时间不能太久。

(5)抽血后取下针头沿试管壁缓缓注入血液。

(6)尽快送检。

132. 洗胃的适应证、禁忌证有哪些?

(1)适应证:非腐蚀性毒物中毒,如有机磷、安眠药、重金属类与生物碱等及食物中毒的患者。

(2)禁忌证:强腐蚀性毒物(如强酸、强碱)中毒,肝硬化伴食管胃底静脉曲张,胸主动脉瘤,近期内有上消化道出血及胃穿孔患者禁忌洗胃。上消化道溃疡、癌症患者不宜洗胃。

133.使用呼吸机时应观察什么？

使用呼吸机应观察一下几个方面：①神志、脉搏、呼吸、血压等变化及面色口唇等缺氧症状有无改善。定期进行血气分析和电解质测定；②两侧胸廓动作是否对称，呼吸音是否一致，机器与患者是否同步呼吸；③有无并发症现象；④注意观察呼吸机工作是否正常，有无漏气，各接头连接处有无脱落；⑤撤离指标：神志清楚，引起呼吸困难的原因解除，缺氧完全纠正，内循环正常，肺功能良好，吸入氧分数<0.4，氧分压为100 mmHg，呼吸频率<30次/分，血气分析基本正常；心功能良好，循环稳定，无严重心律失常发生；无威胁生命的并发症。

134.试述死亡概念的演进。

将心跳、呼吸的永久性停止作为判断死亡的标准在医学上已经沿袭了数千年，但心跳、呼吸停止的人并非必死无疑，在临床上可以通过及时有效的心脏起搏、心内注射药物和心肺复苏等技术使部分人恢复心跳而使其生命得到挽救。心脏移植术的开展使得心脏死亡理论不再对整体死亡构成威胁；人工呼吸机的应用，使停止呼吸的人也可能再度恢复呼吸，由此可见，心跳和呼吸的停止已失去作为死亡标准的权威性。目前一般认为死亡是指机体作为一个整体的功能的永久停止，用脑死亡作为判断死亡的标准已被世界各国医学界、社会伦理学界认可。但脑死亡的判断是一个严肃、细致和专业技术性很强的过程，必须依靠具有专业特长的医师根据病情及辅助检查结果，并依据法律规定来作出。

135.试述我国的脑死亡标准（草案）。

20世纪90年代末，中华医学会提出了脑死亡的判断标准（草案）。近年来，一般均以枕骨大孔以上全脑死亡为脑死亡的标准。只有脑死亡才是人的实质性死亡。脑死亡应符合以下6条标准。

（1）自主呼吸停止，需要不停地进行人工呼吸：由于脑干是心搏、呼吸的中枢，脑干死亡以心搏、呼吸停止为标准。但脑干死亡后的一段时间里还有微弱的心跳，而呼吸必须依靠人工维持。

（2）不可逆性深昏迷：无自主性的肌肉活动，对外界刺激毫无反应，但此时脊髓反射仍可存在。

（3）脑干神经反射消失：包括瞳孔对光放射、角膜反射、咳嗽反射及吞咽反射等均消失。

（4）脑电图呈平直线。

（5）脑血液循环完全停止：经脑血管造影或经颅脑多普勒超声诊断呈脑死亡图形。

（6）脑死亡的诊断必须持续12小时以上：如果符合以上各条标准，而且这种状态经过12小时的反复检查都相同，就可以诊断脑死亡。

136. 试述死亡过程的分期。

医学上一般将死亡分为三期：濒死期、临床死亡期及生物学死亡期。

(1)濒死期：又称临终期,是临床死亡前主要生命器官功能极度衰弱,逐渐趋向停止的时期。表现为意识模糊或丧失,各种反射减弱或逐渐消失,肌张力减退或消失,循环系统功能减退,心搏减弱,血压下降,患者表现为四肢发绀,皮肤湿冷,呼吸系统功能进行性减退,表现为呼吸微弱,出现潮式呼吸或间断呼吸,代谢障碍,肠蠕动逐渐停止,感觉消失,视力下降。各种迹象表明生命即将终结,是死亡过程的开始阶段。

(2)临床死亡期：此期中枢神经系统的抑制过程已由大脑皮质扩散到皮质以下部位,延髓处于极度抑制状态。表现为心搏、呼吸完全停止,各种反射消失,瞳孔散大,但各种组织细胞仍有微弱而短暂的代谢活动。此期一般持续5~6分钟,在低温条件下,临床死亡期可延长至1小时或更久。若得到及时有效的抢救治疗,生命有复苏的可能。

(3)生物学死亡期：是指全身器官、组织、细胞生命活动停止,又称细胞死亡。此期从大脑皮质开始,整个中枢神经系统及各器官新陈代谢完全停止,并出现不可逆变化,整个机体无任何复苏的可能。随着生物学死亡期的进展,相继出现尸冷、尸斑、尸僵及尸体腐败等现象。

137. 何谓临终关怀?

临终关怀又称善终服务、安宁照顾、安息所等,是向临终患者及其家属提供一种全面的包括生理、心理、社会等方面照料,使临终患者的生命得到尊重,症状得到控制,生命质量得到提高,家属的身心健康得到维护和增强,使患者在临终时能够无痛苦、安宁、舒适地走完人生的最后旅程。

138. 临终关怀的理念是怎样的?

(1)以治愈为主的治疗转变为以对症为主的照料。

(2)以延长患者的生存时间转变为提高患者的生命质量。

(3)尊重临终患者的尊严和权利。

(4)注重临终患者家属的心理支持。

139. 何谓濒死、死亡、脑死亡?

(1)濒死即临终,指患者已接受治疗性和姑息性的治疗后,虽然意识清楚,但病情加速恶化,各种迹象显示生命即将终结。濒死是生命活动的最后阶段。

(2)死亡即指个体的生命功能永远终止。

(3)脑死亡即全脑死亡,包括大脑、中脑、小脑和脑干的不可逆死亡。1968年美国哈佛大学提出脑死亡标准：①无感受性及反应性;②无运动、无呼吸;③无反射;④脑电波平坦。上述标准24小时内反复复查无改变,并排除体温过低(低于32℃)及中枢神经抑制剂的影响,即可做出脑死亡的诊断。

140. 试述临终关怀的主要内容。

(1)临终患者及家属的需求：临终患者的需求包括生理、心理及社会方面的需求。临终患者家属的需求包括家属对临终患者的治疗和护理要求、心理需求及为其提供殡葬服务等。

(2)临终患者的全面照护：包括患者医疗护理、生活护理、心理护理。安宁疗护的核心是控制疼痛及其他主要的不适，如恶心、呕吐、便秘、食欲减退、口腔炎、吞咽困难、焦虑、抑郁、意识障碍、惊厥及呼吸困难等。

(3)临终患者家属的照护：主要是为其提供情感支持。

(4)对临终患者进行死亡教育：目的是帮助临终患者消除对死亡的恐惧，对临终患者家属进行死亡教育的目的是帮助他们适应患者病情的变化和死亡，帮助他们缩短哀伤过程，认识自身继续生存的社会意义和价值。

141. 试述实施临终关怀应遵循的基本原则。

(1)以照护为主的原则：对临终患者的护理，不以治愈患者的疾病为目的。安宁疗护是使以治愈为主的治疗转变为以对症为主的照护。

(2)适度治疗的原则：临终患者适度治疗的目的是保存生命、解除痛苦、无痛苦地死去。

(3)满足心理需要的原则：临终患者经历着复杂而痛苦的心理过程。心理治疗和心理护理应使其正视现实，并同情、安抚、关心、体贴患者，使其心理获得平衡。

(4)整体服务的原则：整体服务包括对临终患者生理、心理、社会等方面全面的照护、关心与24小时服务，既关心患者自身，又关心患者家属。

(5)人道主义的原则：要充满爱心和同情心，理解患者，尊重患者，维护患者的尊严，使其在最少痛苦的情况下，安详地、有尊严地告别人世。

142. 试述观察临终患者病情变化的主要内容。

(1)密切观察患者的生命体征、瞳孔、意识状态等。

(2)监测心、肺、脑、肝、肾等重要脏器的功能。

(3)观察治疗反应与效果。

143. 试述临终患者的心理反应过程及其护理要点。

身患绝症的患者从获知病情到临终整个阶段的心理反应过程大体上可分为5个阶段，即否认期、愤怒期、协议期、忧郁期和接受期。以上各期的深度和持续时间有着较大的个体差异，各期的护理要点如下。

(1)否认期：护理人员应坦诚回答患者对病情的询问，注意维持患者适当的希望，实施正确的人生观、死亡观教育，使患者逐步面对现实。

(2)愤怒期：护理人员应允许患者以发怒、抱怨、不合作行为来宣泄其内心的不满和恐惧，同时应给予关心、诱导和防止意外事件发生。

(3)协议期:应争取与患者坦诚交流、相互合作,较好地配合治疗和护理工作,以减轻痛苦和控制症状。

(4)忧郁期:应给予患者同情、鼓励与支持,使其增强信心。要加强心理疏导和死亡教育,预防患者的自杀倾向。

(5)接受期:积极帮助患者了却未完成的心愿。为患者创造安静舒适的环境,减少外界干扰。加强基础护理,使患者舒适、平静、安详、有尊严地离开人间。

144. 何谓安乐死?

现代意义上的安乐死通常是指身患绝症的患者,于治愈无望、生命垂危而又极度痛苦的情形下,自愿要求尽早结束生命,在此前提下所实施的保持人的尊严与安详的死亡处置方式。

145. 简述安乐死的分类。

(1)根据采取安乐死的方式不同,将其分为主动安乐死和被动安乐死。①主动安乐死是指采取某种人为的措施,主动结束病痛者生命的死亡方式;②被动安乐死是指终止维持濒死患者生命的措施,导致其自然死亡。

(2)根据患者意愿的表达情况,安乐死还分为自愿安乐死和非自愿安乐死。①自愿安乐死指遵照患者意愿或要求实施的安乐死;②非自愿安乐死指对无法表达个人意愿的患者实施的安乐死。

146. 尸冷、尸斑、尸僵、尸体腐败发生的时间是怎样的?

(1)尸冷:尸体最先出现的现象,随室温发生改变。一般死亡后10小时下降速度为每小时1度,10小时后0.5度,24小时左右与环境温度相同。

(2)尸斑:出现时间是死亡后2~4小时。

(3)尸僵:死后1~3小时出现,4~6小时扩展全身,12~16小时发展到高峰。

(4)尸体腐败:一般在死亡24小时后出现。

147. 试述护理职业防护的意义。

(1)提高护士职业生命质量:通过职业防护可以维护护士的身体健康,减轻心理压力,增强社会适应能力,从而提高护士的职业生命质量。

(2)有效地规避护理职业风险:通过职业防护知识的学习及规范化培训,提高护士对职业性损伤的防范意识,有效控制职业性有害因素和规避护理职业风险。

(3)营造和谐的工作氛围:良好安全的护理职业环境,使护士产生愉悦的心情,增加其职业满意度、安全感及成就感,使之形成对职业选择的认同感,缓解护士的心理压力,改善其精神卫生状况,提高其职业适应能力。

148. 简述护士职业损伤的有害因素。

(1)生物性因素:①细菌。护理工作环境中常见的致病菌有葡萄球菌、链球菌、肺炎链球菌及大肠埃希菌等,通过呼吸道、消化道、血液及皮肤等途径感染护士。②病毒。护理工作环境中常见的病毒有肝炎病毒、人类免疫缺陷病毒(HIV)及冠状病毒等,护士因职业性损伤感染的疾病中,最常见、最危险的乙型肝炎、丙型肝炎及艾滋病均由病毒引起。

(2)化学性因素:①各类消毒剂,如甲醛、过氧乙酸、戊二醛及含氯消毒剂等。②化疗药物,长期接触化疗药物,可通过皮肤接触、吸入或食入等途径给护士带来一些潜在危害,不但引起白细胞下降和自然流产率增高,而且还有致癌、致畸、致突变及脏器损伤等危险。③其他,如体温计、血压计、水温计中的汞是医院常见的有毒因素,可对人体产生神经毒性和肾毒性。

(3)物理性因素:在日常护理工作中,常见的物理性因素有锐器伤、负重伤、放射性损伤及温度性损伤等。

(4)心理—社会因素:护理工作责任重、劳动强度较大、护患关系复杂,使护士容易发生机体疲劳性疾病,并易产生心理疲劳,引发一系列心理健康问题。

149.简述护理职业防护管理工作的要点。

(1)完善组织管理:职业安全组织管理分为三级管理,即医院职业安全管理委员会、职业安全管理办公室、科室职业安全管理小组三级管理。

(2)建立健康规章制度:包括职业防护管理制度、职业暴露上报制度、处理程序、风险评估标准、消毒制度、隔离制度、转诊制度、各种有害因素监测制度及医疗废弃物处理制度等。

(3)规范护理操作行为:严格执行各种预防职业损伤的工作指南并完善操作规程,使护理职业防护工作有章可循、依法办事。

(4)加强职业安全教育:对护士实施职业安全教育和规范化培训是减少职业暴露的主要措施。加强职业安全防护教育,使护士从思想上和行动上重视职业防护,以进一步强化护士的职业防护意识。

(5)改进护理防护设备:如建立层流手术室、感应式洗手设施,推广一次性护理用品和安全注射装置,以及建立静脉药物配制中心等。

(6)强化和推进标准预防。

150.试述护理工作中锐器伤的应急处理原则。

(1)受伤护士应保持镇静,戴手套者按规范迅速脱去手套,并对伤口的深度、范围及暴露时间进行评估。

(2)处理伤口。①立即用手从伤口的近心端向远心端挤出伤口的血液,但禁止在伤口局部挤压或按压,以免产生虹吸现象,将污染血液吸入血管,增加感染机会。②用肥皂水清洗伤口,并在流动水下反复冲洗。用生理盐水反复冲洗皮肤或暴露的黏膜处。③用75%乙醇或0.5%聚维酮碘(碘附)消毒伤口,并包扎。

(3)及时填写锐器伤登记表,并尽早报告部门负责人、预防保健科及医院感染管理科。

(4)进行必要的血清学检测及处理。

151. 试述锐器伤后的血清学检测结果与处理原则。

(1)患者 HbsAg 阳性,受伤护士 HbsAg 阳性或抗－HBs 阳性或抗－HBc 阳性者:不需要注射疫苗或乙肝免疫球蛋白(HBIG)。

(2)受伤护士 HbsAg 阴性或抗－HBs 阴性且未注射疫苗者:24 小时内注射 HBIG 并注射疫苗。于受伤当天、第 3 个月、6 个月、12 个月随访和监测。

(3)患者抗－HCV（抗丙肝抗体）阳性,受伤护士抗－HCV 阴性者:于受伤当天、第 3 周、3 个月、6 个月随访和监测。

(4)患者 HIV（人类免疫缺陷病毒）阳性,受伤护士 HIV 抗体阴性:①经过专家评估后立即预防性用药,并进行医学观察 1 年。②于受伤当天、4 周、8 周、12 周、6 个月时检查 HIV 抗体。③预防性用药的原则:若被 HIV 污染的针头刺伤,应在 4 小时内,最迟不超过 24 小时进行预防用药。可选用逆转录酶抑制剂、蛋白酶抑制剂。即使超过 24 小时,也应实施预防性用药。

152. 医疗和护理文件的管理要求有哪些?

(1)各种医疗与护理文件按规定放置,记录和使用后必须放回原处。

(2)必须保持医疗与护理文件的清洁、整齐、完整、防止污染、破损、拆散、丢失。

(3)患者及家属不得随意翻阅医疗和护理文件的记录资料,不得擅自将医疗护理文件带出病区。

(4)医疗与护理文件应妥善保存。各种记录保存期限为:①体温单、医嘱单、特别护理记录单作为病例的一部分随病历放置,患者出院后送病案室长期保存;②病区交班报告本保存 1 年,医嘱保存 2 年。

153. 简述护理文件书写基本要求。

护理文书是指护理人员在护理活动过程中形成的文字、符号、图表等资料的总和。包括入院告知书、入院患者护理评估、三测单、护理记录、手术护理记录、长期医嘱单、长期医嘱执行单、临时医嘱单等。根据《医疗事故处理条例》规定,三测单、医嘱单、护理记录属于患者可以复印或复制资料的范围。护理文件书写应达到以下要求。

(1)护理文书书写应当客观、真实、准确、及时、完整,签全名,盖章无效。

(2)护理文书应当使用蓝黑墨水或碳素墨水笔书写,有特殊要求者除外。

(3)每种表格的眉栏内容包括姓名、科室、床号、住院病历号、页码,页码设置于各表格底部居中。

(4)护理文书书写应当文字工整,字迹清晰,表述准确,语句通顺,标点正确。书写过程中出现错字时,应当用双横线画在错字上,在画线的错字上方用同色笔更正并签全名,并保持原记录清晰可辨。不得采用刮、粘、涂等方法掩盖或去除原来的字迹。

(5)护理文书应当使用中文或医学术语,通用的外文缩写和无正式译名的症状、体征、疾病名称等可以使用外文。

（6）护理文书应当按照规定的内容书写。实习护士、试用期护士书写的内容,应当经过本科室执业护士审阅、修改并签全名。

（7）因抢救危重患者未能及时书写记录时,当班护士应在抢救后6小时内据实补记,并加以注明。

（8）日期用公历年、北京时间、24小时制记录,文书中使用的计量单位一律采用中华人民共和国法定计量单位。

（9）保持医疗护理记录的一致性。

154. 简述入院告知书书写要求。

入院告知书是患者入院时,护理人员对患者或患者亲属进行病室环境、入院须知及相关制度的告知文件。

（1）患者入院后,护士应及时发放入院告知书并口头介绍。遇急症手术、抢救等特殊情况,应在24小时内完成。

（2）入院告知书由告知人和被告知人双方签名后,放入病历中归档保存。精神疾病患者入院告知书应一式两份,另一份交患者亲属。

（3）专科医院可参照本告知书并结合本院的特点,制订患者入院告知书。

155. 简述入院患者护理评估书写要求。

入院患者护理评估是指护士对患者入院时基本护理信息收集后的记录。

（1）入院患者护理评估应由护士在本班内完成,遇急症手术、抢救等特殊情况不能及时评估时,须由下一班护士在患者入院后24小时内完成。

（2）入院患者护理评估填写要求无漏项,评估后应在所选项目的方格内打"√"表示。

（3）有过敏史者,应详细填写过敏药物或食物名称及过敏反应的症状。

（4）有既往病史者,应写明过去所患疾病的医疗诊断。

（5）饮食异常者,应注明吞咽困难、咀嚼困难、管饲等。有特殊嗜好者应注明,如嗜烟、嗜酒、喜酸、喜辣等。

（6）睡眠使用药物时,应详细写明药名、剂量。

（7）安置各种引流管者,应注明管道名称、部位、通畅情况。

（8）皮肤有破损或压疮时,应注明部位,详细情况记入护理记录。

（9）视力、听力有障碍者应具体描述。

（10）表中未涉及但对患者护理有需要的评估内容,如专科护理情况、特殊需求等,应在备注栏内加以描述。

156. 简述体温单书写要求。

体温单用于记录患者体温、脉搏、呼吸及其他情况,内容包括患者姓名、科室、入院日期、住院病历号（或病案号）、手术后天数、体温、脉搏、呼吸、血压、大便次数、出入液量、体重、住院周数等,有条件的医院亦可将疼痛评估结果记入体温单。

(1)体温单书写的基本要求

1)体温单应以表格的形式呈现。

2)体温单的眉栏项目、日期及页数均用蓝黑或碳素墨水笔填写。各眉栏项目应填写齐全,字迹清晰。数字除特殊说明外,均使用阿拉伯数字表述,不书写计量单位。

3)在体温单40~42℃的相应格内用红色笔纵式填写入院、分娩、手术、转入、出院、死亡等项目。除手术不写具体时间外,其余均按24小时制,精确到分钟。转入时间由转入科室填写。

4)体温单的每页第1日应填写年、月、日,其余6天不填年、月,只填日。如在本页当中跨越月或年度,则应填写月、日或年、月、日。

5)体温单34℃以下各栏目,用蓝黑或碳素墨水笔填写。

6)住院天数:自入院当日开始计数,直至出院。

7)手术当日写0,次日开始计数,连续填写14天。如在14天内又做手术,则第二次手术日数作为分子,第一次手术日数作为分母填写。例:第一次手术10天又做第二次手术,即写10(2),1/11,2/12,3/13,4/14,第一次手术写到14天止。如在第一次、第二次14天内又做第三次手术,则将第一次、第二次手术天数作为第三次手术天数的分母进行填写。例:在第一次手术第12天、第二次手术第2天又做第三次手术,即写2/12(3),1/3/13,2/4/14……体温单换页后只记录最近一次手术天数,其他手术天数可以不再记录。

8)患者因做特殊检查或其他原因而未测量体温、脉搏、呼吸时,应补测并填入体温单相应栏内。患者如特殊情况必须外出者,其外出期间,在体温单40~42℃的相应格内用红色笔纵式填写"不在"两字,护士不测量和绘制体温、脉搏、呼吸,返院后的体温、脉搏与外出前不相连。

9)体温在35℃(含35℃)以下者,可在35℃横线下用蓝黑或碳素墨水笔写上"不升"两字,不与相邻两次测量的体温相连。

10)年龄:填写具体岁数,不足1岁写月数,不足1月龄写出生天数。

11)患儿年龄不足3岁,一般免测脉搏、呼吸、血压

(2)体温的记录

1)体温曲线用蓝色笔或碳素墨水笔绘制,以"×"表示腋温,以"○"表示肛温,以"●"表示口温。

2)降温30分钟后测量的体温是以红圈"○"表示,再用红色笔画虚线连接降温前体温,下次所测体温应与降温前体温相连。

3)与上次测量记录的体温相比,体温骤然上升(≥1.5℃)或突然下降(≥2.0℃)者要进行复测,在体温右上角用红笔划复测标号"v"。

4)常规体温每日15:00测量1次。当日手术患者7:00、19:00各加测1次;手术后3天内每天常规测量2次(7:00、15:00)。新入院患者,即时测量体温1次,记录在相应的时间栏内。

5)发热患者(体温≥37.5℃)每4小时测量1次。如患者体温在38℃以下者,夜间体温酌情免测。体温正常后连测3次,再改常规测量。

(3)脉搏的记录

1)脉搏以红点"●"表示,连接曲线用红色笔绘制。

2)脉搏如与体温相遇时,在体温标志外画一红圈。如"○×""◎""⊙"。

3)短绌脉的测量为二人同时进行,一人用听诊器听心率,一人测脉搏。心率以红圈"○"表示,脉搏以红点"●"表示,并以红线分别将"○"与"●"连接。在心率和脉搏两曲线之间用红色笔画斜线构成图像。

4)脉搏过快,其数字不能在体温单上呈现时,可在180次/分横线下面用蓝黑或碳素笔写"过快"两字,不与相邻两次测量的脉搏相连,并将具体数字记录到护理记录单上。

(4)呼吸的记录

1)呼吸的绘制以数字表示,相邻的两次呼吸数用蓝黑或碳素墨水笔,上下错开填写在"呼吸数"项的相应时间纵列内,每一页第1次呼吸应当记录在上方。

2)使用呼吸机患者的呼吸以 ® 表示,在"呼吸数"项的相应时间纵列内上下错开用蓝黑笔或碳素笔画 ®。

(5)血压的记录

1)血压应当按医嘱或者护理常规测量。

2)入院时应测量血压并记录。住院期间每周至少1次。手术前后均应测量血压,记录于体温单相应栏内。持续监测血压,每日在体温单上记录2次,根据病情需要确定记录的时间。

3)如为下肢血压应当标注,如140/80(下)。

(6)大便的记录

1)应在每日常规测量体温时询问患者24小时内大便次数,并用蓝黑或碳素墨水笔填写。

2)用"*"表示大便失禁,用"☆"表示人工肛门。

3)服用导泻剂或灌肠后大便1次,应在当日大便次数栏内记1/E,大便2次记2/E,无大便记0/E,12/E表示自行排便1次灌肠或服用导泻剂后又排便2次,依此类推。当大便次数无法或无须记数时,记录为*/E。

(7)尿量的记录:可根据病情需要和医嘱要求进行测量并记录。

(8)体重的记录:①体重应当按医嘱或者护理常规测量;②入院当天测量体重并记

录,住院期间每周至少1次;③入院时或住院期间因病情不能测体重的,分别用"平车""轮椅"或"卧床"表示。

(9)身高的记录:可根据病情需要和医嘱要求进行测量并记录。

(10)其他内容的记录:如腹围、24小时痰量、呕吐量、引流量等项目,可根据病情需要和医嘱要求进行测量,并记录。

157.简述临时医嘱单书写要求。

临时医嘱是指医师根据患者病情需要开立的,有效时间在24小时之内,一般仅执行1次的书面医嘱。有的医嘱需立即执行,部分医嘱有限定执行的时间,如手术、检查、X线摄片等。

(1)医嘱由医师直接书写到医嘱单上。

(2)"护士签名"栏由处理医嘱的护士签名,以对处理医嘱的正确性负责。

(3)输血需两人核对后方可执行,执行人与核对人均应在"执行签名"栏内签名。

(4)医嘱取消时,医师在需要取消的医嘱上用红笔写"取消",并在该医嘱的右下角用红笔签全名。

(5)"今晚、明晨禁食"等一类医嘱由负责护士通知患者并签全名,执行时间为通知患者的时间。

(6)要求立即执行的"st"医嘱需在15分钟内执行。

(7)临时备用的"sos"医嘱,仅在12小时内有效,若在12小时内未使用,则由护士用红笔在执行时间栏内写明"未执行",并在护理记录单内说明原因,在签名栏内签名。

(8)各种药物过敏试验,如青霉素、链霉素过敏试验,其结果记录在该医嘱的末端,用圆括号内加标示符号表示,阳性结果用红笔记录为"(+)"。在执行时间栏内填写做皮试时间。

(9)因故(如缺药、拒绝执行等)未执行的医嘱,应在执行时间栏内用红笔标明"未执行",并用蓝笔或黑笔在签名栏内签名,其原因应在护理记录单中注明。

(10)需要将医嘱转抄执行卡的医院,在临时医嘱单内可增设"核对人签名"栏。

158.简述长期医嘱单书写要求。

长期医嘱是医师根据患者病情需要开立的按时间反复执行的书面医嘱,长期医嘱有效时间一般在24小时以上,如果未停止则一直有效。其内容包括医嘱日期、时间、内容及停止医嘱日期、时间、医师和护士签名。

(1)长期医嘱的内容及起始、停止时间由医师书写在长期医嘱单上。

(2)开立分娩、手术、转科等医嘱后,以前所有的医嘱自动停止,处理该类医嘱时,护士应签全名。

(3)使用序号式长期医嘱执行单时,应选用有序号的长期医嘱单,护士处理有序号的长期医嘱时,对需要在长期医嘱执行单上签执行时间和签名的医嘱进行依次编号。

(4)需要将医嘱转抄执行卡的医院,可在长期医嘱单内增设"核对人签名栏"。

159.简述长期医嘱执行单和执行卡书写要求。

长期医嘱执行单是指护士执行长期注射给药后的记录,分为序号式、表格式和粘贴式。序号式和表格式长期医嘱执行单用于护士执行长期医嘱后直接书写执行时间和签名,粘贴式长期医嘱执行单用于粘贴执行卡等原始记录。

(1)长期医嘱执行单眉栏填写完整,包括姓名、科室、床号、住院病历号、页码。

(2)使用序号式长期医嘱执行单,护士在执行医嘱上签执行时间和签名时,务必保证执行单的序号与长期医嘱序号对应,与执行医嘱的内容相一致。

(3)执行卡用于静脉输液、静脉注射、肌内注射、皮下注射等的执行记录。其书写要求为:①执行卡眉栏包括姓名、科室、床号等。其内容包括医嘱内容、执行时间、执行签名等。②护士执行医嘱卡上的医嘱后,及时签执行时间和执行人姓名。③执行卡用完后(签名栏用完或停止医嘱等),应及时粘贴于长期医嘱执行单上。④因故未执行的医嘱,护士用蓝笔在执行卡"备注"栏中注明"未执行"并签名。⑤执行卡的书写及签名均用蓝笔或黑笔。

160.简述手术护理记录书写要求。

手术护理记录是指手术室巡回护士对手术患者术中护理情况及所用器械、敷料以及术毕离开手术室护理交班要点等的记录,应当在手术结束后及时完成。

(1)记录应逐项填写,不漏项。对于需要说明的内容应简单明了。

(2)与麻醉记录重叠的内容均以麻醉记录为据,如麻醉方式、脉搏、呼吸、血压、尿量、出血量、输液量、输血量等,不在此记录中重复。对于局部麻醉的患者应在备注栏内说明。

(3)敷料、器械的清点应由巡回护士和器械护士在手术前开始,关闭腹腔、胸腔及深部切口前(关前)和切口皮肤缝合前(关后)3次清点。术中追加敷料、器械应及时记录在加数栏内。术前清点、术中加数及关闭前清点,写明具体数量。关后清点与关前清点对数时,用打"√"形式即可,巡回护士和器械护士签名。

(4)手术所用的无菌包灭菌效果监测指示卡及术中体内植入物(如人工关节、人工瓣膜、股骨头等)的标示,经查验后粘贴于手术护理记录单栏内。

(5)术毕时如静脉输液仍在继续,"静脉输液"栏内应记录穿刺部位、局部有无肿胀、输液是否通畅及特殊药物等。

(6)手术结束后,巡回护士及时将手术护理记录归入患者住院病历中,与病室护士交接并签名。

(7)对于表格中所列的手术器械和敷料名称,各医院可根据具体情况而定。

(8)无器械护士参加的手术,由巡回护士和主刀医师共同清点并签名。

161.简述护理记录单书写要求。

护理记录是指护士根据医嘱和病情对患者住院期间护理过程的客观记录,记录内容包括眉栏、记录日期和时间、病情观察情况、护理措施和效果、护士签名等。

(1)眉栏内容包括姓名、科室、床号、住院病历号、页码。

(2)日期记录为"年 月 日",时间具体到分钟。首次记录和跨年的第1次记录应写"年、月、日",另起一行记录具体内容。

(3)记录具体内容包括病情观察、护理措施及效果、健康教育、心理护理以及需要说明的特殊情况等。记录应及时,依日期顺序记录,体现病情的动态变化和记录的连续性、完整性。记录完毕,在记录内容的最后一行的最右边签名。

(4)一般患者每周记录1~2次,入院当天、手术当天及出院前应有记录,患者病情变化随时记录。入院当天护理记录包括患者入院的原因,针对患者的主要护理问题和护理需求所拟定的护理措施及注意事项。出院前护理记录包括患者的一般情况、出院指导(如活动、休息、用药、饮食、伤口护理、管道护理)等。

(5)医嘱病危或病重时,应在病情栏内分别注明:"危"或"重",以后每班第1次记录时标志。医嘱病危的患者至少每班记录1次,病情发生变化时随时记录。医嘱病重的患者至少每2天记录1次,病情发生变化时随时记录。

(6)记录内容:①体温、脉搏、呼吸、血压。②神志记录为清醒、嗜睡、意识模糊、昏睡、浅昏迷、深昏迷等。③瞳孔的观察包括大小和对光反射,记录以患者的解剖学位置的方向为准,大小用数字记录,单位为"mm",记录于瞳孔标志的正下方。对光反射存在用"+",对光反射消失用"-",对光反射迟钝用"±"表示,记录于瞳孔标志的正上方。两侧瞳孔不等大时,在瞳孔标志之间用">"或"<"表示,如"○>○"表示右侧瞳孔大于左侧瞳孔。④入量包括输液、输血、饮食含水量及饮水量等,如为输液应注明液体加入药物后的总量。⑤出量包括大便、小便、呕吐量、出血量、各种引流量等,同时应及时观察其颜色及性质并记录于病情栏内。大便的单位为"mL"。⑥卧位可填写左侧、右侧、平卧、坐位、俯卧等。⑦皮肤记录可用完好、破损、压疮等。后两项应在护理措施栏内记录部位、范围、深度、局部处理及效果。

(7)记录应体现专科护理特点。手术患者应重点记录麻醉方式、手术名称、患者返回病房时间、生命体征、伤口情况、引流情况等。

(8)出入液量总结:在入量的项目栏内注明"日间小结"或"24小时总结"。前者为7:00~19:00的出入液量,后者为7:00至次日7:00的出入液量,总出量记入出量栏中最后一个空格内,在其总数下用红笔标识双横线(如"800"),同时将24小时总出入量记录于三测单的相应栏内。因故停止或更换液体时,护士应在记录入量栏内注明丢弃量,在数字前加"-"(如"-100"),并在病情观察栏内说明原因。

(9)SPO_2的记录用数字表示,计量符号为中心静脉压(CVP)的记录以数字表示,计量单位为"cmH_2O"。血糖以数字表示,计量单位为"mmol/L"。

(10)对于记录表中具体措施已实施的项目,如吸痰、口腔护理等以"√"表示。需具体描述的项目,可在"其他"栏内记录,如"吸出脓痰5 mL"。

(11)呼吸道护理主要是指气管插管或气管切开的护理,包括呼吸道内滴药、更换内套管等。记录时,以"滴药""换药""消毒内管""更换内管"等表示。

(12)皮肤栏内记录可用完好、破损、压疮等,后两项应在其他栏内记录部位、范围、深度、局部处理及效果和皮肤护理的实施情况。

自测试题

一、单项选择题

1. 病室内适宜的温湿度应为 (　　)

   A. 18～22℃　50%～60%　　　　B. 16～20℃　30%～40%

   C. 18～22℃　60%～70%　　　　D. 22～24℃　30%～40%

   E. 20～24℃　60%～80%

2. 能造成高频率听力损害的噪声强度是 (　　)

   A. 40～50 dB　　B. 50～60 dB　　C. 90 dB　　D. 100 dB　　E. 120 dB

3. 一级护理巡视患者的时间是 (　　)

   A. 每1小时一次　　　　　　　　B. 每1～2小时一次

   C. 每2～3小时一次　　　　　　D. 每3～4小时一次

   E. 每4～6小时一次

4. 不宜使用头高足低位是 (　　)

   A. 妊娠胎膜早破　　　　　　　B. 颈椎骨折行牵引术

   C. 颅内压增高　　　　　　　　D. 子宫后倾

   E. 颅脑手术后

5. "疼痛明显、不能忍受、要求用镇痛药"的WHO疼痛程度分级是 (　　)

   A. 0级　　　　B. 1级　　　　C. 2级　　　　D. 3级　　　　E. 4级

6. 医院内物品灭菌首选方法的是 (　　)

   A. 焚烧　　　　　　　　　　　B. 煮沸

   C. 压力蒸汽灭菌　　　　　　　D. 紫外线照射

   E. 电离辐射

7. 采用预真空式压力蒸汽灭菌,所需要的温度、压力及灭菌的时间是 (　　)

   A. 102.97 kPa　121℃　15～30 min　　B. 205.8 kPa　132℃　5～10 min

   C. 127.30 kPa　123℃　15～30 min　　D. 137.95 kPa　128℃　5～10 min

   E. 123.33 kPa　126℃　15～30 min

8. 紫外线消毒计时需从   (   )
   A. 开灯起   B. 灯亮以后 3~4 分钟起
   C. 灯亮以后 5~7 分钟起   D. 灯亮以后 15 分钟起
   E. 擦拭灯管后

9. 2% 戊二醛达灭菌效果的时间是   (   )
   A. 20 分钟   B. 50 分钟   C. 1~2 小时   D. 3 小时   E. 4~10 小时

10. 化学消毒过程中细菌含量监测，每毫升消毒液的细菌含量不超过   (   )
    A. 50 Cfu   B. 100 Cfu   C. 150 Cfu   D. 200 Cfu   E. 250 Cfu

11. "呼吸道隔离"不适于下列哪种疾病   (   )
    A. 肺结核   B. 伤寒   C. 流脑   D. 流感   E. 百日咳

12. 患者日常活动需要使用轮椅、拐杖时，其肌体活动功能应评估为   (   )
    A. 0 度   B. 1 度   C. 2 度   D. 3 度   E. 4 度

13. 等长练习的优点是   (   )
    A. 不引起明显的关节运动   B. 增加静态肌力
    C. 有关节角度特异性   D. 有利于肌肉的神经控制
    E. 动态运动

14. "细脉"常见于下列除哪项外的疾病   (   )
    A. 甲亢   B. 心功能不全   C. 休克   D. 主动脉瓣狭窄   E. 大出血

15. 临床上须同时测量心率和脉率的患者是   (   )
    A. 心动过速   B. 心房纤颤   C. 心动过缓   D. 心律不齐   E. 甲亢

16. 间断呼吸常发生于   (   )
    A. 临终前   B. 高热时   C. 甲亢   D. 胸膜疾患   E. 喉头异物

17. 测量呼吸时，护士的手仍放在诊脉部位是为了   (   )
    A. 表示对患者的关心   B. 看表计时
    C. 转移患者注意力   D. 脉率与呼吸做对照
    E. 测脉率估计呼吸频率

18. 不是吸气性呼吸困难特点的是   (   )
    A. 吸气显著困难   B. 吸气时间延长
    C. 呼气费力   D. 有明显的三凹征
    E. 吸气、呼气均费力

19. 下列有关血压的叙述，错误的是   (   )
    A. 运动或恐惧时血压升高   B. 冬季血压比夏季偏低
    C. 下肢血压一般比上肢高   D. 右上肢血压比左上肢高
    E. 血压在傍晚时较高

20. 为女性患者导尿,尿管插入尿道 4~6 cm,见尿后再插深度是 （ ）

   A. 1 cm   B. 3 cm   C. 5 cm   D. 7 cm   E. 9 cm

21. 膀胱高度充盈的患者,首次导尿量不得超过 （ ）

   A. 500 mL   B. 100 mL   C. 1 000 mL   D. 3 000 mL   E. 1 500 mL

22. 新生儿的氧疗不良反应为 （ ）

   A. 氧中毒   B. 呼吸道分泌物干燥

   C. 肺不张   D. 晶状体后纤维组织增生

   E. 呼吸抑制

23. 服用时应避免与牙齿接触的药物是 （ ）

   A. 止咳糖浆   B. 棕色合剂

   C. 颠茄合剂硫酸亚铁   D. 碳酸氢钠

   E. 硫酸亚铁

24. 从上午 10:00 开始输液,液体总量为 1500 mL,输液速度为 60 滴/分,其输液结束的时间应是 （ ）

   A. 16:00   B. 16:15   C. 16:30   D. 16:45   E. 17:00

25. 下列哪项是输液反应中急性肺水肿的特征性症状 （ ）

   A. 心悸、呕吐   B. 咳嗽、气促、呼吸困难

   C. 发绀、躁动不安   D. 胸闷、心悸、气促

   E. 咳嗽、咯粉红色泡沫样痰、气促、胸闷

26. 某脑外伤患者呼吸由浅慢逐渐加快加深,后又逐渐变浅变慢,然后暂停数秒,如此周而复始,这属于哪种呼吸 （ ）

   A. 间断呼吸   B. 浮浅性呼吸

   C. 深大呼吸   D. 潮式呼吸

   E. 吸气性呼吸困难

27. 帮助留置导尿管患者锻炼膀胱反射功能,护理措施是 （ ）

   A. 每周更换导尿管   B. 间隙性夹管

   C. 温水冲洗外阴 2 次/d   D. 定时给患者翻身

   E. 鼓励患者多饮水

28. 肥皂水灌肠溶液的浓度是 （ ）

   A. 0.5%~1%   B. 0.1%~0.2%

   C. 1%~2%   D. 0.3%~0.4%

   E. 3%~4%

29. 行大量不保留灌肠时,成人每次液体用量为 （ ）

   A. 50~100 mL   B. 100~200 mL

C. 200～500 mL D. 500～1 000 mL

E. 1 000～1 500 mL

30. 护士在护理服用洋地黄药物的患者时,下列哪项不妥　　　　　　　　　(　　)

　　A. 询问患者不适主诉　　　　　　　　　B. 给药前先数心率

　　C. 观察洋地黄药物浓度　　　　　　　　D. 心率<60 次/分,不能给药

　　E. 嘱患者如果一次漏服,下一次要加量补服

31. 从上午8:00开始输液,要求5小时内输入1 000 mL液体,此时,每分钟滴数应调节为　　　　　　　　　　　　　　　　　　　　　　　　　　　　　(　　)

　　A. 40 滴　　　B. 50 滴　　　C. 60 滴　　　D. 70 滴　　　E. 80 滴

32. 输液中发现溶液不滴,经检查为针头阻塞,其正确的处理方法是　　　(　　)

　　A. 调整针头位置　　　　　　　　　　　B. 静脉内推注等渗盐水冲开

　　C. 用手挤压胶管　　　　　　　　　　　D. 输液局部热敷

　　E. 更换针头重新穿刺

33. 输血前后及两袋血之间应输入下列哪种溶液　　　　　　　　　　　　(　　)

　　A. 5% 葡萄糖注射液　　　　　　　　　　B. 5% 葡萄糖氯化钠注射液

　　C. 0.9% 氯化钠注射液　　　　　　　　　D. 复方氯化钠注射液

　　E. 碳酸氢钠等渗盐水

34. 鼻导管给氧,下列哪项步骤不妥　　　　　　　　　　　　　　　　　　(　　)

　　A. 氧气筒放置距暖气1 m　　　　　　　B. 导管用液状石蜡润滑

　　C. 导管插入长度为鼻尖至耳垂长度的2/3　D. 导管每天更换1～2次

　　E. 停用时先取下鼻导管,再关氧气开关

35. 吞服强酸、强碱类腐蚀性物质的患者,切忌　　　　　　　　　　　　　(　　)

　　A. 含漱　　　B. 洗胃　　　C. 导泻　　　D. 灌肠　　　E. 输液

36. 对缺氧和二氧化碳潴留同时并存者应　　　　　　　　　　　　　　　　(　　)

　　A. 高浓度给氧为宜　　　　　　　　　　B. 大流量给氧为宜

　　C. 低浓度持续给氧为宜　　　　　　　　D. 低流量间断给氧为宜

　　E. 高浓度间断给氧为宜

37. 下列使用要素饮食的注意事项哪项是错误的　　　　　　　　　　　　(　　)

　　A. 配置要素饮食需严格执行无菌操作原则

　　B. 有高浓度、大量,快速度开始

　　C. 配置好的溶液保存在4℃以下并应于当日完成

　　D. 经鼻饲注入的温度41～42℃

　　E. 停用要素饮食时应逐渐减量

38. 下列注射部位定位哪项是错误的 （ ）

A. 前臂掌侧下 1/3 处做皮内注射

B. 上臂外侧,三角肌下缘做肌内注射

C. 腹壁除正中线外做皮下注射

D. 股三角股动脉内侧 0.5 cm 处做股静脉穿刺

E. 髋关节下 10 cm,膝关节上 10 cm 的股外侧处做肌内注射

39. 使用青霉素时,下列哪项是错误的 （ ）

A. 皮试阴性者方可注射

B. 同类药物更换批号可不做过敏试验

C. 注射时备有盐酸肾上腺素

D. 注射后,观察 30 分钟

E. 停用 3 天后要重做皮试

40. 给口服敌百虫患者用碱性药物洗胃可导致 （ ）

A. 增加毒物的溶解度　　　　　　B. 损伤胃黏膜

C. 生成毒性更强的敌敌畏　　　　D. 易制毒物排出

E. 减低毒性

41. "入睡后很难唤醒,可出现梦境和遗尿,全身松弛无任何活动,体内分泌大量激素"应属于不动眼睡眠的 （ ）

A. 第一期　　B. 第二期　　C. 第三期　　D. 第四期　　E. 睡眠早期

42. 下列执行医嘱哪项是正确的 （ ）

A. 一般情况下可执行口头医嘱　　B. 医嘱需医生签字方有效

C. 每隔日核对一次　　　　　　　D. 已执行过的口头医嘱不须记录

E. 临时备用医嘱也应立即转抄

43. 下列胸外心脏按压操作哪项不正确 （ ）

A. 患者仰卧,头下置枕　　　　　B. 朝脊柱方向做垂直按压

C. 使胸骨下压 5 cm　　　　　　 D. 频率为至少 100 次/分

E. 与人工呼吸交替进行

44. 硝酸甘油片舌下含服生效时间一般是 （ ）

A. 5 秒　　B. 30 秒　　C. 1 分钟　　D. 2~3 分钟　　E. 5 分钟

45. 更适应于输入血浆是下列哪类患者 （ ）

A. 血液病　　B. 大出血　　C. 低蛋白血症　　D. 大手术　　E. 新生儿溶血

46. 茂非式滴管内液面自行下降的原因是 （ ）

A. 茂非式滴管有裂缝　　　　　　B. 患者肢体位置不当

C. 输液管径过粗　　　　　　　　D. 输液速度过快

E. 压力过大

47. 高蛋白膳食每天的蛋白质供应量是 （　　）

A. 20 g　　B. 40~60 g　　C. 100~200 g　　D. 150~180 g　　E. 200 g

48. 下列哪项违反了隔离原则 （　　）

A. 隔离单位标记鲜明　　　　　　　　B. 进入隔离室前做好一切准备

C. 脚垫用消毒液浸湿　　　　　　　　D. 用过的物品冲洗后消毒

E. 严格洗手

49. 对使用超声雾化吸入器的叙述下列哪项不合适 （　　）

A. 水槽内水应浸没雾化罐底部的透声膜　　B. 水槽内水温超过80℃应关机

C. 螺纹管及面罩用后浸泡于消毒液内1小时　　D. 每次使用时间约为20分钟

E. 连续使用时，中间应间隔30分钟

50. 下列外文缩写译意错误的是 （　　）

A. Qd：每天1次　　　　　　　　B. Bid：每天2次

C. q4h：每4小时1次　　　　　　D. Qid：每天3次

E. Qn：每晚1次

51. 书写交班报告时，白班使用的记录笔是 （　　）

A. 蓝钢笔　　B. 红钢笔　　C. 黑钢笔　　D. 圆珠笔　　E. 铅笔

52. 书写护理记录单时，晚夜班使用的记录笔是 （　　）

A. 蓝钢笔　　B. 红钢笔　　C. 黑钢笔　　D. 圆珠笔　　E. 铅笔

53. 由护士书写的文件不包括 （　　）

A. 体温单　　B. 医嘱记录单　　C. 护理记录单　　D. 病室交班报告　　E. 医嘱本

54. 患者的出入水量除记录在护理记录单上以外，还应记录于 （　　）

A. 入院评估单　　　　　　　　B. 护理计划单

C. 护理措施实施单　　　　　　D. 医嘱记录单

E. 三测单

55. 书写危重患者交班报告时，要用红笔在"诊断"的下一行居中标记 （　　）

A. "#"　　B. "△"　　C. "○"　　D. "□"　　E. "※"

56. 转抄医嘱时如为免试药物，护士应用蓝钢笔在医嘱单上该条医嘱后标志 （　　）

A. "续用"　　B. "阴性"　　C. "免试"　　D. "不试"　　E. 可不做标志

57. 护理记录单上记录24小时总出入水量用 （　　）

A. 红钢笔　　B. 蓝钢笔　　C. 黑钢笔　　D. 圆珠笔　　E. 铅笔

58. 表示药物过敏试验阴性用 （　　）

A. 红色"√"　　B. 蓝色"√"　　C. 红色"※"　　D. 红色"（+）"　　E. 红色"（-）"

59. 书写交班报告时,首先书写的是 ( )
  A. 危重患者　　　　　　　　　　B. 新进入病室的患者
  C. 离开病室的患者　　　　　　　D. 分娩患者
  E. 手术患者

60. 必须立即执行的医嘱是 ( )
  A. 肠溶阿司匹林 0.6 tid　　　　　B. 低盐饮食
  C. 哌替啶 50 mg im q6h pm　　　D. 索米痛片
  E. 地高辛 0.25 mg st

61. 立即执行的医嘱,在处方开出后多少时间内执行 ( )
  A. 5 分钟内　　B. 15 分钟内　　C. 30 分钟内　　D. 60 分钟内　　E. 12 小时内

62. 危重患者用护理记录单时,不必使用的记录单是 ( )
  A. 三测单　　　　　　　　　　　B. 入院评估单
  C. 护理计划单　　　　　　　　　D. 医嘱单
  E. 护理措施实施单

63. 下列哪一项不属于生命体征观察的内容 ( )
  A. 体温　　　B. 脉搏　　　C. 血压　　　D. 呼吸　　　E. 神志

64. 做完青霉素皮试后,其皮试结果除记录在医嘱本上外,还应记录于 ( )
  A. 入院评估单　　B. 医嘱单　　C. 护理计划单　　D. 护理记录单　　E. 三测单

65. 夜间备用医嘱的失效时间是 ( )
  A. 12 pm　　　B. 7 pm　　　C. 次日 7 am　　　D. 次日 7 pm　　　E. 12 am

66. 日间备用医嘱的失效时间为 ( )
  A. 当日 7 pm　　B. 次日 7 pm　　C. 7 am　　D. 7 pm　　E. 12 am

67. 书写手术患者交班报告时,不要求书写的内容是 ( )
  A. 手术名称　　B. 麻醉方式　　C. 手术者姓名　　D. 生命体征　　E. 伤口情况

68. 下列医嘱属于临时备用医嘱的是 ( )
  A. 索米痛　0.5 g　sos
  B. 哌替啶　50 mg　肌注　q6h　Prn
  C. 肥皂水灌肠　8 Pm
  D. 安宁　0.4 hs
  E. 青霉素过敏试验　st

69. 给血液病患者输血最好用 ( )
  A. 库血　　　B. 新鲜血　　　C. 红细胞　　　D. 血小板　　　E. 血浆

70. 蒸汽吸入器吸入疗法是利用下列的 ( )
  A. 空吸原理　　B. 虹吸原理　　C. 声能振动原理　　D. 负压原理

71. 已知输 200 mL 液体需 1 小时,输液的每分钟速度是多少　　　　　　　( )

　　A. 50 滴　　　B. 60 滴　　　C. 65 滴　　　D. 70 滴　　　E. 80 滴

72. 受压局部水疱破溃,潮湿红润,是哪一期　　　　　　　　　　　　　　( )

　　A. 淤血红润期　　　　　　　　　　　B. 炎性浸润期

　　C. 浅度溃疡期　　　　　　　　　　　D. 深度溃疡期

　　E. 坏死期

73. 患者淋浴时间不可过长,以免产生　　　　　　　　　　　　　　　　　( )

　　A. 疲倦　　　B. 虚脱　　　C. 眩晕　　　D. 昏迷　　　E. 着凉

74. 服用对呼吸道黏膜起安抚作用的药物后应　　　　　　　　　　　　　　( )

　　A. 应准时服药　B. 饭前服　　C. 不宜立即饮水　D. 要多饮水　E. 监测心率、节律

75. 洗胃的适应证是　　　　　　　　　　　　　　　　　　　　　　　　　( )

　　A. 有机磷农药中毒　　　　　　　　　B. 腹胀

　　C. 胃酸过多　　　　　　　　　　　　D. 强酸、强碱中毒

　　E. 便秘

二、多项选择题

1. 接获急诊患者将要入院的通知后,应完成下列哪些护理工作　　　　　　( )

　　A. 通知医师　　　　　　　　　　　　B. 准确急救器材及药物

　　C. 安置患者　　　　　　　　　　　　D. 配合抢救

　　E. 询问病史

2. 协助患者翻身侧卧应先评估　　　　　　　　　　　　　　　　　　　　( )

　　A. 体重及肢体活动情况　　　　　　　B. 有无创伤

　　C. 皮肤情况　　　　　　　　　　　　D. 病情

　　E. 治疗需求

3. 平车运送患者的要求是　　　　　　　　　　　　　　　　　　　　　　( )

　　A. 患者头置于大轮端　　　　　　　　B. 推送时,小轮在前

　　C. 推车速度不能太快　　　　　　　　D. 上下坡时将患者头置于高处

　　E. 昏迷者头应偏向一侧

4. 半坐卧位可应用于　　　　　　　　　　　　　　　　　　　　　　　　( )

　　A. 面部手术者　　　　　　　　　　　B. 急性心力衰竭者

　　C. 盆腔手术后　　　　　　　　　　　D. 行胃镜检查者

　　E. 孕妇胎膜早破

5. 腹腔、盆腔手术后的患者应给半坐卧位的目的是　　　　　　　　　　　( )

　　A. 可减少出血　　　　　　　　　　　B. 减轻心肺压力

　　C. 促使感染局限　　　　　　　　　　D. 减轻中毒反应

E. 减轻腹部切口缝合处的张力,利于愈合

6. 端坐位适用于 ( )

   A. 心力衰竭者 B. 心包积液者 C. 哮喘发作者 D. 腹部手术者 E. 头颈手术者

7. 评估患者身体疼痛的身体动作包括 ( )

   A. 静止不动 B. 无目的乱动 C. 保护性动作 D. 规律性动作 E. 按摩动作

8. 医院感染的外源性感染源可来自 ( )

   A. 血液制品 B. 工作人员 C. 患者家属 D. 医院环境 E. 医疗器械

9. 洗手后必须再进行手消毒是 ( )

   A. 接触血液后   B. 实施插入性操作前

   C. 护理新生儿前   D. 护理免疫力底下的患者前

   E. 解除被致病微生物污染的物品后

10. 属于高效消毒剂的为 ( )

    A. 过氧乙酸 B. 环氧乙烷 C. 氯己定 D. 乙醇 E. 碘附

11. 手的消毒常选用的消毒剂有 ( )

    A. 0.2%过氧乙酸   B. 0.5%碘附

    C. 0.02%~0.1%氯己定   D. 2%戊二醛

    E. 0.02%含氯消毒剂

12. 根据微生物种类和数量选择化学消毒剂和消毒时间正确的是 ( )

    A. 对受致病性芽孢、真菌孢子污染的污染物等选择高效消毒剂

    B. 对受一般细菌和亲脂病毒污染的物品选用中效或低效消毒剂

    C. 对受致病性细菌、真菌等污染的物品选用中效以上的消毒剂

    D. 污染特别严重时,延长消毒时间

    E. 对受支原体、衣原体污染的物品选用中效以上消毒剂

13. 严密隔离的主要措施是 ( )

    A. 患者住单间

    B. 室内陈设力求简单、耐消毒,室外有明显标志

    C. 污染敷料装袋标记后送焚烧

    D. 接触患者必须戴口罩帽子,穿隔离衣、鞋等

    E. 患者的排泄物、呕吐物、分泌物应严格消毒处理

14. 下列哪些疾病应行血液、体液隔离 ( )

    A. 乙型肝炎 B. 艾滋病 C. 梅毒 D. 甲型肝炎 E. 乙型脑炎

15. 医院感染管理委员会成员包括 ( )

    A. 医院感染科   B. 护理部主任、医务科长

C. 临床相关科室、辅助科室主任　　　　　　　　D. 后勤科主任

E. 抗感染药物临床应用专家

16. 慢波睡眠中第Ⅵ时相临床生理表现为　　　　　　　　　　　　　　　　　　（　　）

A. 全身松弛,无任何活动　　　　　　　　　　B. 脉搏、体温继续下降

C. 呼吸缓慢均匀　　　　　　　　　　　　　　D. 分泌大量激素

E. 很难唤醒

17. 肌肉等长练习的"tens 法则"是指　　　　　　　　　　　　　　　　　　　（　　）

A. 收缩 10 秒　　　　　　　　　　　　　　　B. 休息 10 秒

C. 收缩 10 次为一组　　　　　　　　　　　　D. 重复 10 组

E. 连续 10 天

18. 若患者不慎咬破体温计,正确的做法是　　　　　　　　　　　　　　　　（　　）

A. 立即洗胃　　　　　　　　　　　　　　　　B. 饮大量清水

C. 立即清除口腔玻璃碎屑　　　　　　　　　　D. 饮大量蛋清水或牛奶

E. 病情允许时服用高纤维素食物

19. 关于排尿的影响因素,正确的选项是　　　　　　　　　　　　　　　　　　（　　）

A. 饮酒、饮茶后尿量增多　　　　　　　　　　B. 气温高尿量增多

C. 前列腺增生引起排尿困难　　　　　　　　　D. 情绪紧张,引起尿频、尿急

E. 含钠多的食物可导致尿量减少

20. 正确的取药方法是　　　　　　　　　　　　　　　　　　　　　　　　　（　　）

A. 取固体药物时用药匙取　　　　　　　　　　B. 水剂药摇匀后用量杯取

C. 液体药物药量不足 1 mL 时用滴管吸取　　　D. 油剂用温开水稀释后取

E. 专用药单独存放单独取用

21. 输液时如药物溢出血管外可以引起组织坏死的药物是　　　　　　　　　　（　　）

A. 能量合剂　　　　　　　　　　　　　　　　B. 25% 山梨醇溶液

C. 5% 葡萄糖氯化钠注射液　　　　　　　　　D. 青霉素

E. 去甲肾上腺素

22. 患者因咳嗽无力而造成排痰不畅,易导致　　　　　　　　　　　　　　　（　　）

A. 心力衰竭　　B. 肺水肿　　C. 肺不张　　D. 呼吸困难　　E. 窒息

23. 不宜测口温的患者是　　　　　　　　　　　　　　　　　　　　　　　　（　　）

A. 口鼻手术　　B. 昏迷　　　C. 婴幼儿　　D. 脱水　　　　E. 循环衰竭

24. 测量血压的注意事项包括　　　　　　　　　　　　　　　　　　　　　　（　　）

A. 测量前血压计汞柱在零点　　　　　　　　　B. 袖带宽度适宜

C. 血压计零点和心脏位置在同一水平　　　　　D. 血压计定期检查和校对

E. 卧位时肱动脉平腋中线

25. 保留灌肠的目的是 ( )

A. 使用肠道抗菌药,抗感染治疗　　　　B. 清洁肠道

C. 镇静、催眠　　　　　　　　　　　　D. 稀释肠道内有毒物质

E. 排出积气

26. 雾化吸入疗法的目的是 ( )

A. 消炎、镇咳、祛痰　　　　　　　　　B. 解除支气管痉挛

C. 预防呼吸道感染　　　　　　　　　　D. 湿化呼吸道

E. 治疗肺癌

27. 发生溶血反应可能的原因是 ( )

A. 血液储存过久　　　　　　　　　　　B. 血液内加入高渗或低渗的溶液

C. 血液被细菌污染　　　　　　　　　　D. Rh 因子不合

E. 输入异型血液

28. 影响舒张压的主要因素是 ( )

A. 心率　　　　　　　　　　　　　　　B. 外周阻力

C. 每搏输出量　　　　　　　　　　　　D. 主动脉管壁弹性

E. 循环血量

29. 可使测出的血压值偏高的是 ( )

A. 袖带太窄　　　　　　　　　　　　　B. 袖带缠得太松

C. 放气速度太慢　　　　　　　　　　　D. 视线低于水银柱弯月面

E. 手臂肱动脉位置低于心脏

30. 下列哪些疾病患者可以使用高蛋白饮食 ( )

A. 恶性肿瘤　　　　　　　　　　　　　B. 甲状腺功能亢进

C. 大面积烧伤　　　　　　　　　　　　D. 孕妇

E. 贫血

31. 要完成静脉输液应具备下列的什么条件 ( )

A. 悬挂输液体瓶,必须有一定的高度　　B. 液体上方必须与大气相通

C. 管道通畅,无扭曲受压,针头不堵塞　 D. 保证在静脉血管内

E. 液体充分稀释

32. 处理输液引起的静脉炎的措施有下列的 ( )

A. 停止此部位的输液,抬高患肢并制动

B. 局部湿敷 50% 硫酸镁溶液

C. 超短波理疗

D. 中药如意金黄散加醋调成糊状外敷局部

E. 遵医嘱给予抗生素治疗

33. 患者的出院指导包括下列的那些方面　　　　　　　　　　（　　）

　　A. 出院后的活动强度　　　　　　　　B. 饮食宜忌

　　C. 服药方法　　　　　　　　　　　　D. 伤口观察及处理

　　E. 随访时间

34. 下列哪些因素引起输液发热反应　　　　　　　　　　　（　　）

　　A. 输液瓶清洁灭菌不彻底　　　　　　B. 输入的溶液消毒保存不良

　　C. 药物制品不纯　　　　　　　　　　D. 输液器消毒不严格或被污染

　　E. 输液过程中未能严格执行无菌操作

35. 输液时发生空气栓塞的处理措施包括有　　　　　　　　（　　）

　　A. 立即取头高脚低左侧卧位　　　　　B. 同时高流量氧气吸入

　　C. 酌情行中心静脉导管插管抽出空气　D. 严密观察病情变化

　　E. 及时对症处理

36. 咽拭子标本不在下列何处采集分泌物　　　　　　　　　（　　）

　　A. 腭弓两侧　　B. 咽　　C. 扁桃体　　D. 舌下　　E. 硬腭

37. 使用吸引器吸痰时,操作者应注意　　　　　　　　　　　（　　）

　　A. 检查电压、管道连接和吸引性能　　B. 吸痰管每天更换一次

　　C. 为小儿吸痰时负压要小　　　　　　D. 储液瓶内的吸出液要及时倾倒

　　E. 每个部位吸痰不得超过15秒

38. 临床死亡期的特征为　　　　　　　　　　　　　　　　（　　）

　　A. 神志不清　　　　　　　　　　　　B. 心搏、呼吸停止

　　C. 体温异常　　　　　　　　　　　　D. 反射性反应消失

　　E. 大、小便失禁

39. 濒死期患者可出现　　　　　　　　　　　　　　　　　（　　）

　　A. 潮式呼吸　　　　　　　　　　　　B. 张口呼吸

　　C. 点头呼吸　　　　　　　　　　　　D. 蝉鸣音呼吸

　　E. 浅表呼吸

40. 书写死亡患者交班报告时,要报告的内容有　　　　　　（　　）

　　A. 床号　　　　　　　　　　　　　　B. 姓名

　　C. 诊断　　　　　　　　　　　　　　D. 简要抢救经过

　　E. 死亡时间

41. 护士处理医嘱时要注意　　　　　　　　　　　　　　　（　　）

　　A. 必须严格遵守三查七对,确认无疑问后方可执行

　　B. 先执行临时医嘱,再执行长期医嘱

　　C. 先执行,再转抄

D. 红勾表示已执行,蓝勾表示已转抄
E. 按医嘱的性质分别转抄在病历的长期和临时医嘱单上

42. 书写危重患者交班报告时应报告   (   )
    A. 生命体征   B. 呕吐   C. 神志   D. 瞳孔   E. 抢救和护理情况
43. 记录患者的出入水量时,其出量包括   (   )
    A. 呕吐物   B. 出汗   C. 大小便   D. 引流液   E. 渗出液
44. 书写产科患者交班报告时,应报告婴儿的情况,包括   (   )
    A. 性别   B. 体重   C. 哭声   D. 胎盘   E. 特殊情况

三、判断题

1. 患者单位的设备中应设置床旁桌,但不应设置床旁椅。   (   )
2. 给药的次数和时间取决于人体的生理节奏。   (   )
3. 医院手术室床单和护士服可选用暖色。   (   )
4. 取拿位置低的物体时,双下肢应随身体动作方向前后或左右分开,同时屈膝屈髋。
                                                                         (   )
5. 推轮椅下坡时速度应减慢,嘱咐患者将头及上身稍前倾并抓紧扶手。   (   )
6. 能自行挪动的患者从床上移至平车时,护士应给予的帮助是站在床头进行协助。
                                                                         (   )
7. 对于慢性疼痛的患者,最好在其疼痛发作时立即给予止痛药。   (   )
8. 拐杖的长度应是使用者的身高减去 40 cm,顶端与腋窝相距 2~3 cm。   (   )
9. 重症监护病房的空气中细菌总数不得超过 200 cfu/m³。   (   )
10. 从感染源排出的飞沫在空气中悬浮时间不长,易感宿主在 1 m 内就可能发生感染。
                                                                         (   )
11. 无菌持物钳的干燥保存法,使用的时限是 24 小时。   (   )
12. 已开瓶但未被污染的无菌溶液可以保持 6 小时。   (   )
13. 乙醇的杀菌作用是使菌体蛋白凝固变性。   (   )
14. 过氧乙酸的杀菌作用是通过产生新生态氧,将菌体蛋白氧化,使之死亡。   (   )
15. 微波消毒的原理是利用在电磁场的高频交流电中,物品中极性分子发生极化进行高速运动,并频繁改变运动方向,互相摩擦,使温度迅速上升,达到消毒灭菌的目的。
                                                                         (   )
16. 已使用过的隔离衣挂在走廊时,其清洁面应朝内。   (   )
17. 患者的传染性分泌物经培养三次结果为阴性,有医生开写遗嘱可解除隔离。
                                                                         (   )
18. 慢波睡眠的第Ⅲ、Ⅳ时相,机体可以分泌大量的生长激素,以促进受损组织的愈合。
                                                                         (   )

19. 肌肉等长练习,要求大负荷、少重复次数,有利于发展肌肉耐力。（ ）
20. 当外界温度等于人体皮肤温度时,辐射是人体唯一的散热方式。（ ）
21. 物理降温通常以 30%~50% 乙醇在腋窝、肘窝、腹股沟等处停留较长时间。（ ）
22. 给脉搏短绌者诊脉,应分别听心率和测脉率 1 分钟。（ ）
23. 低张性缺氧的主要特点为 PaO_2 降低,CaO_2 减少,组织供氧不足。（ ）
24. 大量输血要注意补钙,一般每输血 1 000 mL 即通过输血管补钙 1 g。（ ）
25. 服用酸类和铁剂,用吸管吸服并服后漱口,以避免药物与牙齿直接接触。（ ）
26. 避开血管神经以及局部皮肤有炎症、损伤、硬结或瘢痕处进针是静脉注射的原则之一。（ ）
27. 膀胱内的充盈达到一定压力时,即可不自主溢出少量尿液。当膀胱内的尿液压力降低时,排尿立即停止,膀胱仍呈胀满状态,尿液不能排空谓之假性尿失禁。（ ）
28. 静脉炎的表现是沿静脉走向出现条索状红线,局部组织红肿热痛,或伴畏寒、发热等全身症状。（ ）
29. 哌替啶 50 mg im P6h Prn,属制订执行时间的临时医嘱。（ ）
30. 生物制品应盒装冷藏于 2~10℃ 处。（ ）
31. 发给强心苷类药物前应先测心率脉率,注意节律变化,脉率低于 60 次/分或节律不齐时不可发药。（ ）
32. 每一个睡眠周期都含有从 60~120 分钟不等的有顺序的慢波和快波睡眠时相。（ ）
33. 测量肱动脉血压时应将肱动脉与心脏置于同一水平。（ ）
34. 输同型血做交叉合血试验的目的在于检查供血者与受血者之间的血液有无不相容的抗体。（ ）
35. 血浆是全血分离后所得的液体部分,主要成分是血浆蛋白,不含血细胞,无凝集原,所以输血浆不要做交叉合血。（ ）
36. 进行小儿头皮静脉注射时,针头应沿静脉离心方向平行刺入。（ ）
37. 最理想的扩容剂是全血或血架。（ ）
38. 在成分输血中,输注血浆和清蛋白时,不必进行交叉配合实验。（ ）
39. 嗜睡是一种重度的意识障碍。（ ）
40. 体温低于 35℃ 称为体温过低。（ ）
41. 服用铁剂药物时,禁忌饮茶。（ ）
42. 无痛注射技术要求注射时做到"两快一慢",即进针快、推药快、拔针慢。（ ）
43. 静脉输血仅指将全血通过静脉输入体内。（ ）
44. 晶体结合胶体液扩容是治疗失血性休克的主要选择。（ ）

45. 安乐死已为多数国家立法认可。（　）

46. 现代医学观点认为,只有脑死亡才是人的实质性死亡。（　）

47. 凡手术、分娩、转科、重整的医嘱,均应在最后一次医嘱下画两条蓝线,以示前面的医嘱一律作废。（　）

48. 长期医嘱单另起一页时,则将前一页空白处用红笔画一直线,表示空白处已注销。（　）

49. 重整医嘱应按原来的日期顺序书写未停止的医嘱,在两条红线内用红笔写明重整日期、时间即可。（　）

50. 凡两种以上药物组成一项医嘱时,应在第一和最后一种药物之间画一整齐直线,写明用法、时间。（　）

51. 对患者进行入院评估时,针对"疼痛"应描述其性质和部位。（　）

52. 使用三联交班报告本,晚夜班如果病情变化大,交班内容多,估计在白班所留空格内不够书写时,可按本班新患者方法书写,不要将上一个患者的交班内容写在下一个患者的格内。（　）

53. 针对某一护理问题采取护理措施后,其护理问题可能出现的结果是解决、改善、存在。（　）

54. 负责护士针对患者的某一护理问题在护理计划单的标准栏内打一"√"时,则表示护士将对此患者执行标准护理计划中的护理记录。（　）

55. 如果患者的生命体征已记录在护理记录单上,则不需要再记录在三测单上。（　）

56. 总结出入水量时,应用红钢笔画两条红线,再用红钢笔写明"××"小时,具体总数记录在该单的相应栏目内并签全名。（　）

自测试题答案

一、单项选择题

1. A　2. E　3. A　4. A　5. C　6. C　7. B　8. B　9. E　10. B　11. B　12. B　13. A　14. A　15. B　16. A　17. C　18. C　19. B　20. A　21. C　22. D　23. E　24. B　25. E　26. D　27. B　28. E　29. B　30. E　31. B　32. E　33. C　34. B　35. B　36. C　37. B　38. B　39. B　40. C　41. D　42. B　43. A　44. D　45. C　46. A　47. C　48. D　49. B　50. D　51. A　52. B　53. E　54. E　55. E　56. C　57. A　58. E　59. C　60. E　61. B　62. E　63. E　64. B　65. C　66. A　67. C　68. A　69. B　70. A　71. A　72. B　73. B　74. C　75. A

二、多项选择题

1. ABCDE 2. ABCDE 3. ABCDE 4. ABC 5. CDE 6. ABC 7. ABCDE
8. ABCDE 9. ABCDE 10. AB 11. ABC 12. ABCDE 13. ABCDE 14. ABC
15. ABCDE 16. ABCDE 17. ABCD 18. CDE 19. CDE 20. ABCE 21. BE 22. ACDE
23. ABC 24. ABCDE 25. AC 26. ABCDE 27. ABDE 28. AB 29. ABCDE
30. ABCDE 31. ABCD 32. ABCD 33. ABCDE 34. ABCDE 35. ABCDE 36. DE
37. ACDE 38. BD 39. ABCE 40. ABCDE 41. ABCDE 42. ABCDE 43. ABCDE
44. ABCE

三、判断题

1. × 2. × 3. × 4. × 5. √ 6. × 7. × 8. × 9. √ 10. √ 11. ×
12. × 13. √ 14. √ 15. √ 16. × 17. √ 18. √ 19. √ 20. √ 21. √ 22. ×
23. √ 24. × 25. √ 26. × 27. √ 28. × 29. × 30. √ 31. √ 32. √ 33. ×
34. √ 35. √ 36. × 37. × 38. √ 39. × 40. × 41. × 42. × 43. × 44. √
45. × 46. √ 47. × 48. × 49. × 50. √ 51. √ 52. √ 53. × 54. × 55. ×
56. √

第三节　护理法律法规

基本知识问答

1.何为医疗事故？具有哪些特征？

(1)医疗事故是指医疗机构及其医务人员在医疗活动中,违反医疗卫生管理法律、行政法规、部门规章和诊疗护理规范、常规,过失造成患者人身损害的事故。

(2)医疗事故特征有如下:①医疗事故的责任主体必须是医务人员,包括医生、护士、护理员等各类医疗卫生技术人员。②主观上必须有过失,主要表现在不负责任、违反操作规程等。③必须对患者造成严重的危害结果,包括患者死亡、残疾、组织器官损伤导致功能障碍等。④危害行为和危害结果之间必须是直接的因果关系。⑤必须是发生在诊疗护理工作中,包括为此服务的后勤及管理。

2.《医疗事故处理条例》执行时间是什么时候？将医疗事故分为哪几类？

(1)执行时间为2002年9月1日起施行。

(2)医疗事故分为四级。一级医疗事故:造成患者死亡、重度残疾的;二类医疗事故:造成患者中度残疾、器官组织损伤导致严重功能障碍的;三类医疗事故:造成患者轻度残疾、器官组织损伤导致一般功能障碍的;四类医疗事故:造成患者明显人身损害的其他后果的。

3.医疗事故的法律责任包括哪些?

(1)执行责任:造成事故的直接责任人员,医疗单位应根据事故的等级、情节严重程度、本人态度和一贯表现,给予不同的行政处分。

(2)民事责任:处理时多以经济补偿为主,暂停6个月以上执业活动,吊销执业证书。

(3)刑事责任:1997年10月1日起颁布施行的新《刑法》,增加了医疗事故罪的规定,医务人员由于严重不负责任,造成患者健康严重损害或死亡的,即构成此罪。判处3年以下有期徒刑。

4.何谓医疗纠纷?

医疗纠纷是指医患双方对疾病诊疗后果及其原因的认定存在分歧,患者及其亲属对诊疗工作不满,认为患者诊疗时间延长、增加额外痛苦,甚至出现死亡、伤残等情况是由于医务人员诊疗失误造成,患者或其亲属要求追究当事方责任或赔偿损失,需经过直接商议、行政调解、技术鉴定或法律裁决书方可结案的医疗事件。

5.医院应如何防范医疗纠纷的发生?

建立符合现代医学模式和适应法律规范要求的医院管理体系,提升医院管理的现代化和法制化水平。强化以医疗安全为核心的医疗质量评价体系,使医务人员的医德、技术与个人利益相关联。注重患者合法利益的保护。

(1)病历书写及医学资料的保管要规范、严谨。病历记录要详细,不要随意涂改。需要修正时,严格按照行政规章的规定进行。需要对诊断和治疗方案进行重大调整时应当告知患者或者家属并由其签字。患者或者家属要求复印病历资料,应当按照行政法规和规章的要求办理,不要拖延或者拒绝。

(2)严格遵照法律规定履行告知义务,充分保护患者的知情权。遵守诊疗护理常规和操作规程,谨慎实施医疗行为。

(3)加强法律学习,提高保护患者合法权益和运用法律自我保护的意识。提升医院管理的法制水平。

6.护理立法的意义?护理立法概况是怎样的?

(1)护理法是关于护理教育和护理服务的法律。包括国家立法机关颁布的护理法规,也包括地方政府的有关法令。护理法制定受国家宪法制约。

(2)其立法的意义在于:①使护理管理法制化,保障护理安全及护理质量。②促进护理教育及护理学科的法杖。③促进护理人员不断学习和接受培训。④明确护士的基本权益,使护士的执业权利受到法律的保护。⑤有利于维护患者及所有服务对象的正当权益。

7.护理工作中的法律范围包括哪些?

(1)护理质量标准一般来源于:①护理法规。②专业团体的规范标准。③工作机构的有关要求,政策及制度。

(2)业考试与执业注册制度。

8. 护士在护理工作中的法律责任有哪些？

(1)处理及执行医嘱：医嘱是护士对患者实施治疗及护理的法律依据。在执行医嘱时，应准确及时地加以执行，随意篡改或无故不执行医嘱均属违法行为。如果对医嘱有疑问，需核查无误后才能执行；如果发现医嘱有明显的错误时，有权拒绝执行；如果明知医嘱有错，却不提出质疑，或护士由于疏忽大意而忽视了医嘱中的错误，由此造成的严重后果，护士与医生共同承担法律责任。

为了保护患者和自己，护士在执行医嘱是还应该注意以下几点：①如果患者对医嘱提出疑问，应核实医嘱的准确性；②如果患者病情发生变化，应及时通知医生，与医生协商是否暂停医嘱；③一般不执行口头或电话医嘱。在急症等特殊情况下，必须执行口头医嘱时，护士应向医生重复一遍医嘱，确认无误后方可执行。在执行完医嘱后，应让医生及时补上书面医嘱。慎重对待"必要时"等形式的医嘱。

(2)完成独立进行的护理活动时，需明确自己的职责范围、工作单位的政策及工作要求，超出自己职责范围或没有遵照规范要求，对患者产生了伤害，护士负有不可推卸的法律责任。

(3)委托别人实施护理时，应做到心中有数，即须明确被委托人有胜任此项工作的资格、能力及知识，否则，由此产生的后果委托者负有不可推卸的责任。

(4)书写临床护理记录时，应及时准确无误、完整。丢失、涂改、隐匿、伪造或销毁，都是法律所不允许的。在诉讼之前对原始记录进行添删或随意篡改都是非法的。

(5)有关入院与出院：①护士接收患者入院的唯一标准是病情的需要。护士没有任何权利将患者拒之门外。②患者出院时，护士需根据自己的职权范围，严格按照医院的规章制度办事。患者自动要求出院，不能说服时应让患者或其法定监护人在自动出院一栏签字，同时做好护理记录。不允许非法侵权扣留患者。

(6)患者死亡及有关问题的处理：患者死亡前可能请护士作为遗嘱见证人，护士做见证人时必须明确以下程序：①应有2~3个见证人参与；②见证人必须听到或看到，并记录患者的遗嘱的内容；③见证人应当场签名，证实遗嘱是该患者的；④患者的遗嘱是在其完全清醒、有良好的判断及决策能力的情况下所立的；⑤遗嘱应有公正机关的公正。如果护士是医嘱的受惠者，应在患者立遗嘱时回避，且不能作为见证人，防止产生法律及道德上的争端。

患者死亡，需详细记录患者的死亡时间及填写有关卡片，如患者生前同意尸检或者捐献自己的遗体或组织器官，应有患者或家属签字的书面文件；其遗物清点需有两人在场的情况。

(7)麻醉药品及其他物品的管理：①麻醉药品主要指鸦片、哌替啶及吗啡等，不能随意窃取、盗卖或自己使用这些药物。②如果利用职务之便将被服、医疗办公用品以及患者贵重物品等物品据为己有,情节严重者,将触犯刑律。

9. 护生在临床学习中的法律责任由哪些?

护生是学生,护生只能在专业教师或执业护士的指导或监督下,才能对患者实施护理。在执业护士的指导下,护生因操作不当给患者造成损害,可以不负法律责任,但如果脱离专业护士或教师的监督指导,擅自行事并损害了患者的利益,护生应对自己的行为负法律责任。

10. 简述护理工作中潜在的法律问题。

(1)侵权与犯罪:①损害护理对象的生活利益和恢复的健康过程,为侵权。譬如随意拆看别人的书信、谈论患者隐私,应视为侵犯了患者的隐私权;因为病情需要限制其饮水、进食或活动范围,不属侵权,但必须向患者做好耐心细致的解释工作。②因失职而致人死亡,属渎职罪,如没有给患者做过过敏试验而注射青霉素,导致的患者死亡。

(2)疏忽大意与玩忽职守罪:①可预见自己的行为能发生危害社会的后果,但因疏忽大意而没有预见,以致发生危害社会的后果。如给药错误,热水袋过热而烫伤患者。这种过失给患者带来一定程度的损失和痛苦,但未构成法律上的损害,属于失职;②玩忽职守罪是指国家工作人员严重不负责任,以致公共财产、国家和人民利益遭受重大损失的行为。其特征是主观方面有疏忽大意或过于自信的过失,客观方面必须有玩忽职守,以致造成不可挽回的损害。如护士因疏忽大意而使患者自床上坠地而致残或伤亡,即属玩忽职守罪。

(3)受贿:主动或示意并收取法律规定的额度则构成索贿、受贿罪。

11. 什么是职业保险?与法律判决有何关系?

职业保险是指从业者通过定期向保险公司缴纳保险费,使其一旦在职业保险范围内突然发生责任事故时,由保险公司承担对受损害者的赔偿。目前世界上大多数国家的护士几乎都参加这种职业责任保险。她们认为:①保险公司可在政策范围内为其提供法定代理人,以避免其受法庭审判的影响或减轻法庭的判决。②保险公司可在败诉以后为其支付巨额赔偿金,使其不致因此而造成经济上过大的损失。③因受损害者能得到及时合适的经济补偿,而减轻自己在道义上的负罪感,较快达到心理平衡。

12. 我国1994年1月1日执行的《中华人民共和国护士管理办法》中为保证护理质量有何规定?

护士首先必须取得《中华人民共和国护士执业证书》,然后每两年按规定条款进行注册,且每年必须取得一定的继续教育学分才给予注册:中断注册五年以上者,必须按省卫生厅等有关行政部门的规定参加临床实践3个月,并向注册机关提交有关证明方可再次注册。

13. 患者有权复印或者复制病历的资料有哪些?

门诊病历、住院志、体温单、医嘱单、化验单(化验报告)、医学影像检查资料、特殊检查同意书、手术同意书、手术及麻醉记录单、病理资料、护理记录以及国务院卫生行政部门规定的其他病历资料。

14. 疑似输液、输血、注射、药物等引起不良后果的如何处理?

医患双方共同对现场实物进行封存和启封,封存的现场实物由医疗机构保管;需要检验的,应由双方共同指定的、依法具有检验资格的检验机构进行检验;双方无法共同指定时,由卫生行政部门指定。疑似输血引起不良后果,需要对血液进行封存保留的,医疗机构应当通知提供该血液的采供血机构派员到场。

15. 哪些情形不属于医疗事故?

(1)在紧急情况下为抢救垂危患者生命而采取紧急医学措施造成不良后果。

(2)在医疗活动中由于患者病情异样或患者体质特殊而发生医疗意外的。

(3)在现有医学科学技术条件下,发生无法预料或者不能防范的不良后果的。

(4)无过错输血感染造成不良后果的。

(5)因患者原因延误诊疗导致不良后果的。

(6)因不可抗力造成不良后果的。

16. 以医疗事故为由,寻衅滋事、抢夺病历资料,扰乱医疗机构正常医疗秩序和医疗事故技术鉴定工作的应如何处理?

由法律部门依照刑法关于扰乱社会秩序罪的规定,依照追究刑事责任;尚不构成刑事处罚的,依照给予治安管理处罚。

17. 护士如何进行自我保护?

(1)高度的责任意识。

(2)遵守规章制度,严格执行各项技术操作规程。

(3)不断学习,有扎实的护理专业知识。

(4)精湛而娴熟的技术操作。

(5)写好临床护理记录。

(6)明确自己的职业功能范围,对疑难问题,及时请教、汇报、不擅自盲目处理,不感情用事。

(7)忠诚老实、实事求是,一旦发生失误,不论问题大小、轻重,立即报告,把不良后果缩小到最低程度。

(8)严格遵守科学的方法,具有科学的工作态度。

18.《护士伦理学国际法》的基本内容是什么?

国际护士协会在1953年7月召开的国际护士会议上通过了护士伦理国际法,于1956年6月,在德国法兰克福大议会予以修订并被采纳,本法典固有的基本概念是:护士相信人类的本质的自由和人类生命的保存。

(1)护士的基本职责有三个方面:保护生命、减轻痛苦、增进健康。

(2)护士必须始终坚持高标准的护理工作和职业作风。

(3)护士对工作不仅要有充分的准备,而且必须保持高水平的知识和技能。

（4）尊重患者的宗教信仰。

（5）护士应对信托给他们的个人情况保守秘密。

（6）护士不仅要认识到职责，而且要认识到他们职业功能限制。若无医嘱，不予推荐或给予医疗处理，护士在紧急的情况下可以给予医疗处理，但应将这些行动尽快地报告给医生。

（7）护士有理智地、忠诚地执行医嘱的义务，并应拒绝参与非道德的行动。

（8）护士受到保健小组中的医生和其他成员的信任，对同事中的不适当的和不道德的行为应当向主管当局揭发。

（9）护士接受正当的薪金和接受，例如契约中实际的或包含的供应补贴。

（10）护士不允许将他们的名字用于商品广告中或做其他形式的自我广告。

（11）护士与其他事业的成员和同行合作并维持和睦的关系。

（12）护士坚持个人道德标准，因为这反映了对职业的信誉。

（13）在个人行为方面，护士不应有意识地轻视在她所居住和工作的居民中所做的行为方式。

（14）护士应参与其他卫生行业所分担的责任，以促进满足公共卫生需求的努力，无论是地区的、州的、国家的和国际的。

自测试题

一、单项选择题

1. 根据我国目前的法律，如医生开医嘱给患者实行安乐死，护士应该　　（　　）

A. 执行医嘱

B. 拒绝执行医嘱

C. 在患者及家属签字同意的前提下执行医嘱

D. 在有关上级行政部门批准下执行医嘱

E. 按照患者的意愿进行

2. 对于医疗病历的书写，因抢救急危患者未能及时书写病历的，有关医务人员应在抢救结束后多少时间内据实补记并加以注明　　（　　）

A. 4 小时　　B. 6 小时　　C. 8 小时　　D. 10 小时　　E. 12 小时

3. 护士在执业中，不正确的做法是　　（　　）

A. 正确执行医嘱

B. 观察患者的身心状态

C. 对患者进行科学护理

D. 遇紧急情况，医生不在场时，不能采取任何的急救措施

E. 对患者进行认真护理

4. 护士在执业中,不正确的做法是 （   ）

A. 正确执行医嘱

B. 观察患者的身心状态

C. 对患者进行科学护理

D. 遇紧急情况,医生不在场时,不能采取任何的急救措施

E. 对患者进行认真护理

5. 不属于护士义务的是 （   ）

A. 承担预防保健工作

B. 宣传防病、治病知识

C. 开展健康教育,提供卫生咨询

D. 依法履行职责的权利受法律保护

E. 开展健康教育

6. 下列哪种说法是错误的 （   ）

A. 护士在执业中必须遵守职业道德

B. 护士必须遵守医疗护理工作的规章制度

C. 可以泄露就医者的隐私

D. 遇有自然灾害等紧急情况,必须服从卫生行政部门的调遣,参加医疗救助工作

E. 对患者进行科学护理

7. 下列哪种说法是错误的 （   ）

A. 未经护士执业注册从事护士工作的,由卫生行政部门予以取缔

B. 非法取得《护士执业证书》的,由卫生行政部门予以注销

C. 非法阻挠护士依法执业的,由护士所在单位进行处罚

D. 非法阻挠护士依法执业的,由护士所在单位提请公安机关予以治安行政处罚

E. 护士必须遵守医疗护理工作的规章制度

8. 现行的《医疗事故处理条例》将医疗事故分为 （   ）

A. 三级　　　B. 五级　　　C. 四级　　　D. 六级　　　E. 三级三等

9. 以下哪项属于严重医疗差错 （   ）

A. 护士给患者多服了 3 片维生素 C

B. 未做皮试,给患者注射了青霉素,但未引起不良反应

C. 输液时给某成年患者多输了 100 mL 生理盐水

D. 医师误将甲患者的止咳药给乙患者服用

E. 医务人员不慎丢失了患者做尿常规化验的标本

二、多项选择题

1. 申请首次护士注册,必须 （   ）
   A. 填写《护士注册申请表》 B. 缴纳注册费
   C. 缴验《护士执业证书》 D. 缴验身份证明、健康检查证明
   E. 有时不缴验《护士执业证书》

2. 有下列情形之一的护士,不予注册 （   ）
   A. 法定传染病的发病期
   B. 服刑期间
   C. 违反《护士管理办法》被中止或取消注册
   D. 有盲、聋、哑、肢体残疾不能或不宜执行护理业务
   E. 聋、哑、不宜执行护理业务

3. 以下哪种情况必须在护士的指导下进行 （   ）
   A. 护理专业在校生进行专业实习
   B. 护理专业毕业生进行专业实习
   C. 护理员从事临床生活护理工作
   D. 连续 5 年以上未经注册者在注册前进行临床实践
   E. 注册期满不到一年

4. 护士的义务有 （   ）
   A. 承担预防保健工作 B. 宣传防病治病知识
   C. 进行康复指导 D. 提供卫生咨询
   E. 自身保护

5. 非法阻挠护士依法执业或侵犯护士人身权利的,应 （   ）
   A. 由护士所在单位提请司法机关予以治安行政处罚
   B. 由护士所在单位提请公安机关予以治安行政处罚
   C. 情节严重,触犯刑律的,提交司法机关依法追究刑事责任
   D. 情节严重,触犯刑律的,提交卫生行政机关依法追究刑事责任
   E. 由护士所在单位提请司法机关予以治安处罚

6. 护士执业违反医疗护理规章制度的,由卫生行政部门视情节予以 （   ）
   A. 警告 B. 责令改正 C. 中止注册 D. 取消注册 E. 注册

7. 应按劣药论处的有 （   ）
   A. 未标明有效期或更改有效期的
   B. 直接接触药品的包装材料和容器未经批准的
   C. 超过有效期的
   D. 不注明生产批号的

E. 药品所含成分的含量与国家药品标准符合的

8. 为防止产生法律及道德上的争端,护士作为遗嘱的见证人必须明确程序包括以下
（　　）

A. 应有 2~3 个见证人参与

B. 见证人必须看到或听到,并记录患者的遗嘱内容

C. 见证人应当场签名

D. 遗嘱是在其完全清醒有良好的判断及决策能力的情况下所立

E. 遗嘱应该有公证机关的公证

9. 卫生法规的基本原则包括（　　）

A. 卫生保护原则　　　　　　　　B. 预防为主原则

C. 具有中国特色的原则　　　　　　D. 公平原则

E. 患者自主原则

10. 下列哪些情形不属于医疗事故（　　）

A. 在紧急情况下为抢救垂危患者生命而采取紧急医学措施造成不良后果

B. 在医疗活动中由于患者病情异常或者患者体质特殊而发生医疗意外

C. 无过错输血感染造成不良后果

D. 因患方原因延误诊疗导致不良后果

E. 因不可抗力造成不良后果

11. 医患纠纷发生的原因包括（　　）

A. 社会舆论的缺陷　　　　　　　　B. 医疗部门自身的缺陷

C. 患者家属行为的缺陷　　　　　　D. 患者就医行为的缺陷

E. 医疗纠纷调解行为的缺陷

三、判断题

1. 在紧急情况下为抢救垂危患者生命而采取紧急医学措施造成不良后果的,不属于医疗事故。（　　）

2. 护士委派别人实施护理时,需了解被委托人胜任此项工作的资格、能力及知识,否则,由此产生的后果,委派者负有不可推卸的责任。（　　）

3. 手术同意书可以由患者本人签字。（　　）

4. 对于靠人工辅助器械(如呼吸机)维持生命的患者,其亲属要求继续留院治疗,但又要求停止使用人工辅助器械,医务人员应当拒绝患者亲属要求。（　　）

5. 在任何情况下使用血液及血液制品,必须对患者或其家属进行输血风险教育,并在其知情同意并签署"医疗用血志愿书"后方可施行。（　　）

自测试题答案

一、单项选择题

1. B 2. B 3. D 4. D 5. D 6. C 7. C 8. C 9. B

二、多项选择题

1. ABC 2. ABCD 3. ABCD 4. ABCD 5. BC 6. ABCD 7. ABCD 8. ABCDE
9. ABDE 10. ABCDE 11. BD

三、判断题

1. √ 2. √ 3. √ 4. √ 5. ×

第二十二章　膳食护理

基本知识问答

1. 试述食物的成分与功用。

营养是保证人体健康的基本条件。人们每日通过进食获得身体所必需的营养,俗话说"民以食为天",说明人体的生存与食物的依存关系。食物中具有营养作用的有效成分称为营养素,营养素概括为七大类:蛋白质、脂类、糖类(碳水化合物)、无机盐、维生素、膳食纤维和水。前三者又称生热营养素。

食物的功用:①提供人体生长发育及组织更新、修复的材料。②维持基础代谢,调节生理功能,使身体组织器官能正常工作,如心脏搏动、肌肉收缩、体液流动等。③提供维持体温和生活、劳动所需能量。

2. 何谓医院基本膳食?

为了使众多患者的膳食简单化,而又能适应大多数患者病情需要,医院有4种基本膳食。①普通饭:又称普食,同健康人平时用膳基本相同。适用于绝大多数消化功能正常、对膳食无特殊要求的患者。②软饭:质地细软,容易咀嚼,适用于咀嚼困难、消化功能减退以及老年、幼儿患者。③半流质膳食:系半流质状食物,如面条、面片、水饺等,较软饭更易咀嚼与消化,适用于发热、胃肠消化功能减退、咀嚼困难、外科术后的患者食用。④流质膳食:呈液体状或在口腔内可融化为液体的食物,适于急性重症、极度衰弱、高热、消化道急性炎症、外科大手术等患者。

3. 列表说明医院常用治疗膳食及试验膳食的种类及适用范围。

表22　医院常用治疗及试验膳食表

膳食种类	适用范围	膳食要点
低渣膳食	消化道疾病,如肠炎、痢疾、伤寒等以及下消化道手术前后患者	清淡、少粗纤维、易消化的全流质、半流质饮食
高蛋白质膳食	营养不良、烧伤、术后等患者	鱼、肉、鸡、蛋、奶、墨鱼、甲鱼等
低蛋白质膳食	急性肾炎尿闭、尿毒症、肝功能衰竭者	每日蛋白质不超过40 g
限钠膳食	高血压、妊娠中毒症、心肾疾病等	低盐(供钠2 000 mg/d)、无盐(供钠1 000 mg/d)、低钠(供钠<500 mg/d)

(续表)

膳食种类	适用范围	膳食要点
低脂肪膳食	肝脏、胰腺、胆道及胆囊疾患、高脂血症等	每日脂肪限 40 g 以下
低胆固醇膳食	胆道及心血管疾病患者	每日胆固醇限 300 mg 以下
糖尿病膳食	糖尿病	属定量称重膳食,依医嘱执行
减肥膳食	需减体重者	据病情制订方案
低嘌呤膳食	痛风	限制嘌呤摄入量,每日少于 150 mg,禁食含嘌呤多食物,如动物内脏、肉汁等
低铜膳食	肝豆状核变性	低铜、高蛋白饮食
低苯丙氨酸膳食	苯丙酮尿症	禁用富含蛋白质食物,限用米、面
药膳	各种患者,尤以体虚、癌症放疗、化疗患者适用	药物与食物配合,经特殊烹调而成
胆囊造影膳食	协助胆囊造影检查	油煎蛋 2 个,烹调油 50 g
隐血试验膳食	检查消化道出血患者	选用无色蔬菜,禁用动物血、肉、鱼等
肌酐试验膳食	用于重症肌无力患者,测验尿中肌酐值	全天蛋白质总量不超过 40 g
干膳食	用于检验尿沉淀及尿浓缩功能的患者	用含水分少的食物,如馒头、米饭、面包
钠钾定量试验膳食	诊断原发性醛固酮增多症时应用	称重膳食,须由营养专业人员调配
钙磷定量试验膳食	诊断甲状旁腺功能亢进症时应用	称重膳食,须由营养专业人员调配

4. 何谓管饲营养?

管饲营养是指通过人工管道向胃或空肠内输送营养物质的方法,一般分为鼻饲、胃造瘘口管饲及空肠造瘘口管饲。管饲膳食通常呈流质状态,黏稠度以易于通过管道为度。膳食内容可为混合奶、匀浆膳、要素膳等。要求营养全面,各类营养素平衡适当,膳食卫生安全。管饲方法有分次灌注法以及用细硅胶管间断分次或连续不断缓慢滴注法。

5. 简述匀浆膳的特点及适应证。

匀浆膳是一种外观均匀的浆液流质膳食。匀浆膳是将营养成分齐全的食料,经过捣碎机捣碎配制而成。由于匀浆膳是一种自然饮食,故无不良反应,口味较好,经济实惠,易为患者接受,因此可以长期使用。凡不能经口正常进食及昏迷的患者,均可采用。

6. 何谓要素膳? 简述其适应证及使用注意事项。

要素膳是一种化学配制膳,它是按照人体的需要由纯氨基酸或水解蛋白、单糖和低聚糖、必需脂肪酸、维生素、无机盐等营养物质配制而成,是一种不需要消化或稍经消化就可直接吸收的无渣膳食,既可口服也可以管饲。

(1)要素膳的适应证:①需低渣膳食的手术,如胃肠道手术前后。②消化道疾病,如短肠综合征、胃肠道瘘等。③胃肠道外疾病,如肿瘤化学药物治疗、放射治疗的辅助治疗,术前术后营养补充等。

(2)使用要素膳的注意事项:①密切观察病情变化,开始应用时很可能出现胃肠道反应。②配置要素膳浓度应由稀到浓,一般成人为10%～24%。③剂量应由少到多,从每日500～1 000 mL开始,逐渐加量。④速度要适当,口服者开始每小时50 mL,逐渐增至100 mL。⑤保持适当温度,鼻饲滴入以38℃、空肠造瘘管滴入以41℃为宜。

7.何谓完全静脉营养?简述其适应证。

从胃肠道以外的途径供给患者所需要的全部营养成分称完全静脉营养,又称完全胃肠外营养或中心静脉营养(简称TPN),其特点是利用深静脉,主要是腔静脉输入高价营养液,以满足人体需要。其适应证如下:①无法从胃肠道正常摄食,如高位肠瘘、食管瘘、食管胃肠道先天畸形、过短小肠等。②代谢高度亢进,分解代谢旺盛经口摄入不足者,如烧伤、严重创伤、感染等。③胃肠道需要休息或吸收不良,如溃疡性结肠炎、克罗恩病、消化道大出血、长期腹泻等。④特殊病例,如坏死性胰腺炎、急性肾衰竭、心力衰竭、肝性脑病等,都可根据疾病特点设计专用营养配方。

8.低盐、无盐、低钠膳食有何不同?

低盐、无盐、低钠膳食统称为限钠膳食。根据限盐的程度不同分为以下几种。

(1)低盐膳食:限钠量在2 000 mg/d以下,全日烹调用食盐量成人不超过2～3 g(酱油10～15 mL),6岁以上儿童每日不超过1 g,1～6岁每日不超过0.5 g,1岁以下每日不超过0.25 g,禁用一切咸食,如酱菜、香肠、各种荤素罐头。

(2)无盐膳食:全日供给钠1 000 mg左右,除低盐所禁食物外,烹调时不加盐或酱油。

(3)低钠膳食:全日钠供给量控制在500 mg以内,除无盐饮食要求外,还应限制食用碱制作的馒头,发酵粉制作的糕点、饼干以及含钠100 mg的蔬菜如空心菜、芹菜等。

9.试述钾、钠代谢试验膳食的目的和要求。

(1)试验目的:诊断原发性醛固酮增多症。因醛固酮有调节电解质代谢的作用,由于肾上腺皮质瘤或增生,使醛固酮分泌增多,潴钠排钾,产生低血钾。当膳食中钾、钠定量以后,测血、尿中钾、钠含量,有助于诊断。

(2)试验要求:①严格按医嘱的钾、钠用量,并根据《食物成分表》计算食物中钾、钠含量由营养师进行膳食设计。其热能、营养素均应满足要求,保证患者合理营养。②试验期间,受试者不得食用规定以外的任何食物。需饮用蒸馏水,不得喝茶、开水或其他饮料。

10.试述高热能高蛋白质膳食的适应对象及饮食要点。

(1)适应对象:适用于严重营养缺乏的患者或手术前、后的患者,凡处在分解代谢亢进状态下的患者等均可应用。例如营养不良、大面积烧伤、创伤、高热、甲状腺功能亢进症等疾病。

（2）饮食要点：成人每日热能摄入量应大于 8.4 MJ（2 000 kcal），蛋白质每日不小于 1.5 g/kg 体重，每日 100~120 g，其中优质蛋白质要占 50% 以上。增加热能的供给方法是在一般膳食的基础上增加富含热能的食物，如谷类、食糖和植物油等。提高蛋白质的摄入量可适当增加优质蛋白质食品如牛奶、蛋类及瘦肉类等。

11. 试述低蛋白膳食的适用对象及饮食要点。

（1）适用对象：急性肾炎、急慢性肾功能不全、肝性脑病或昏迷前期。

（2）饮食要点：蛋白质含量要根据病情确定。一般按每日每千克体重 0.26~0.6 g 供给。对于急性肾炎、急慢性肾功能不全患者，在蛋白质限量范围内尽力选食含必需氨基酸的食品（即优质蛋白质食品）如鸡蛋、牛奶、瘦肉，降低植物蛋白质食品量，可采用麦淀粉、粉丝、藕粉、团粉作为主要热能来源，代替大米和面粉。而对于肝性脑病或昏迷前期患者，选用产氨少的食物如豆类及豆制品、牛奶、鸡蛋等。

12. 试述低脂低胆固醇膳食的特点。

本膳食适用于高胆固醇血症、冠心病以及有冠心病的危险因素的患者。该膳食特点为每日膳食中所含胆固醇在 300 mg 以下，脂肪所提供的热量占总热量 20%~25%，或每日脂肪进量不超过 50 g。禁用（或少用）全脂乳、动物内脏、脑、蛋黄、鱼子、肥肉、动物油等。

13. 试述低嘌呤膳食的特点。

痛风症患者适用此膳食。痛风患者应长期控制嘌呤的摄入量，每日限制在 100~150 mg。发作时忌用嘌呤高的食物，如动物内脏、浓肉汁、鱼子等。病轻者可适量食用煮过弃汤的瘦肉类、鱼类、禽类。可选用不含或少含嘌呤的奶类、蛋类、精白米、白面、蔬菜、水果等。患者常肥胖，故总热量宜较正常饮食略低 10%~15%，以适当减轻体重。蛋白质进量应限制，按每日每千克体重 0.8~1 g 计算，以减少尿酸的形成。而高脂肪饮食可使尿酸排出减少，故应控制脂肪，每日 40~50 g 为宜。含乙醇饮料可使肾脏排出尿酸减少，必须控制。

14. 试述高纤维膳食（多渣膳食）的特点。

纤维膳食适应证：无张力性便秘、无并发症的憩室病和其他需要增加膳食纤维的情况。高纤维膳食一日所供膳食纤维数量不应低于 40 g。多用富含膳食纤维的食品，如芹菜、韭菜、豆芽等蔬菜、水果和粗粮。此外，如琼脂（洋粉）、魔芋精粉、果胶可大量吸收水制成胶胨，应用于高纤维膳食。多饮水。

15. 简述低铜膳食的特点。

本膳食适应对象为肝豆状核变性患者。该膳食特点是每日限铜在 2.0 mg 以下。避免食用含铜高的食物，如肝、脑、肾、干黄豆、粗粮、坚果、牡蛎、河虾等。选用精白细粮作为主食。不用铜制器皿烹调食物。

16. 试述溃疡病膳食特点。

(1) 营养素供给要全面、合理,应给予足够的热量、蛋白质、适量脂肪、糖类和充足的维生素,以促进溃疡面愈合。

(2) 饮食应定时定量,少食多餐,以减少胃酸对病灶的刺激。

(3) 避免一切化学性和机械性对溃疡面的刺激。忌用刺激胃酸分泌的食物和调味品,如浓肉汤、香料、辣椒、浓茶、咖啡、酒类及其他过咸、过酸、过硬或含纤维素多的食物。此外,还应禁用生冷食物。

(4) 进食时应细嚼慢咽,不宜过快,以减轻胃的负担。烹调方法以蒸、煮、炖、氽等为主。各种食品均需切细、煮软。

17. 试述肝脏疾病的饮食治疗。

肝脏具有各种代谢功能。营养不良可以导致肝功能障碍和肝脏疾病的发生,而肝病患者由于代谢紊乱,又易引起营养缺乏病,因此,肝脏疾病的营养治疗尤为重要。下面分别介绍急性肝炎、肝硬化和肝性脑病患者的营养饮食特点。

(1) 急性肝炎:应供给高蛋白质(1.2~1.5 g/kg),适量糖类(每日300~350 g),适量脂肪(占总热量的10%~20%)。宜采用清淡、易消化、少胀气的食物,视病情可用半流质、软饭或普食,食物中应供给多种维生素。

(2) 肝硬化:应供给高蛋白、高糖类和含充足的维生素食物,食物要易于消化。腹水或水肿患者应供给少盐或无盐饮食。血氨偏高时应限制蛋白质。食管静脉曲张者应食流质或软食,禁用粗纤维及带骨刺食物。胆汁性肝硬化,应用低脂肪、低胆固醇饮食。

(3) 肝性脑病:应给予低蛋白质、低盐、高糖类、高维生素的少渣半流食或鼻饲流食。饮食中蛋白质的摄入量,应酌情决定。若血氨增高无神经系统症状者,可给低蛋白质(每日每千克体重0.5 g左右)。有神经系统症状者,应禁食蛋白质。

18. 试述动脉硬化患者的膳食要点。

(1) 总热量不宜过高,以能维持正常体重为度。

(2) 避免经常食用含高胆固醇的食物及过多的动物脂肪,如肝、脑、肾、骨髓、鱼子、猪油、奶油等。

(3) 多食富含维生素C的食物,如新鲜蔬菜、水果等。多选用富含植物蛋白质的食物,如豆类及其制品。最好选用含不饱和脂肪酸的油类为烹调油,如豆油、菜油、茶籽油等。

(4) 少用或不用刺激性食物,如浓茶、咖啡、辛辣调味品、烈性酒等。

(5) 合并有高血压或心力衰竭者,应限制食盐摄入量。

(6) 严禁暴饮暴食。如已确诊有冠状动脉粥样硬化者,更应注意,以免诱发心绞痛或心肌梗死。

19. 简述肾脏病的膳食治疗。

肾脏疾病常见的营养代谢障碍是水、电解质平衡失调、低蛋白血症与高氮质血症。

(1)蛋白质和热量:蛋白质的摄入量主要取决于肾功能情况。有严重蛋白尿的患者,无肾衰竭时采用高蛋白膳食;但有肾衰竭及氮质血症时,则限制蛋白质摄入,20~40 g/d,且必须是高生物价的蛋白质(最好来源是牛奶和鸡蛋,肉类次之)。低蛋白质膳食使用时间不宜过长,1~2周后应增加到每日40 g左右。每日热能供给:成人为7.25~9.20 MJ(1 800~2 200 kcal)。

(2)钠盐:当患者出现水肿、高血压时,就要根据病情采用低盐、无盐或低钠饮食。

(3)水分:患者水的摄入量应按每日排尿量而定,一般入液量的控制方法是:除补足前一日尿量外再摄入500~1 000 mL/d。

(4)维生素:多供给含维生素 A、维生素 B_2、维生素 C 的蔬菜和水果。

20. 试述透析治疗膳食的适用对象和饮食特点。

(1)适用对象:血液透析、腹膜透析患者。

(2)饮食特点:无论是血液或腹膜透析,都会丢失大量的蛋白质和水溶性维生素,所以对于长期透析者,应根据透析次数、蛋白质丢失情况给予补充,一般每日每千克体重1~1.5 g 的蛋白质,以维持正氮平衡。可选用优质蛋白质如牛奶、鸡蛋、瘦肉、鱼虾等。每日总热量要 8.4 MJ(2 000 kcal)以上,为防止热量不足,应多补充含糖量高的食物,如藕粉、粉皮、粉丝等。膳食中还应给予含维生素 C、维生素 D 及含铁、锌、钙高的食品,钾、钠的供应,可根据尿量、血压和水肿情况而定。

21. 简述肾移植膳食。

本膳食适应肾移植患者,其饮食特点是术后 1 个月以内,应给予高蛋白、适当糖类、充足热量的膳食。每日膳食中胆固醇在 300 mg 以内,食盐以 2~3 g 为宜。注意饮食的清洁卫生。手术 1 个月以后,患者的膳食应针对出现的问题如肥胖、高脂血症、高血压等,予以处理。

22. 试述糖尿病的膳食治疗。

糖尿病是一种常见的以糖代谢紊乱为主的内分泌疾病。治疗糖尿病最基本、最重要的措施是膳食治疗。

(1)热能:糖尿病患者每日进食的总热量应根据其标准体重、病情轻重和不同工作量而定。一般每日每千克体重需要热能:休息者 105~126 KJ(25~30 kcal),轻体力劳动者126~147 KJ(30~35 kcal),中等体力劳动者 147~168 KJ(35~40 kcal),重体力劳动者168 KJ(40 kcal)。儿童、孕妇、乳母、营养不良者应酌加。

(2)膳食中蛋白质、脂肪及糖类的分配:应有适当比例,总热量中蛋白质占15%左右,脂肪占20%~25%,糖类占60%~65%。应按规定安排主食、副食。如患者感到饥饿,可食用高纤维食物等,以增加饱腹感。

(3)供给充足的维生素和富含膳食纤维的食物。

(4)合理安排餐次,每日不少于3餐。

(5)禁食纯糖食品(如食糖、蜂蜜、蜜饯糖果等),以减轻胰岛负担。

23.试述肿瘤患者的膳食特点。

(1)宜食用富含热量、易消化吸收的蛋白质食物,如瘦肉、蛋类、鸡、甲鱼、墨鱼、草鱼及蘑菇、香菇、薏苡仁、大豆、白木耳等,以提高机体的抗癌能力。

(2)选用富含维生素A和维生素C的新鲜蔬菜、水果和动物肝脏。

(3)患者在进行放射治疗或化学药物治疗时,食欲不佳,宜进食清淡、易消化、富含营养的食物。

(4)老年患者由于体质虚弱、食欲差、腹胀,可佐以少量山楂、萝卜等助消化食品。

(5)宜进食海带、海藻、海蜇等海产品,既可软坚散结,又有抗癌作用,亦可应用药膳,以配合治疗改善症状。忌食难以消化的油炸食品,少吃葱、姜、辣椒等刺激性食物。

24.简述颅脑损伤昏迷患者的营养治疗。

颅脑损伤者,多数患者因昏迷不能正常进食,加之由于损伤组织的分解、手术、长期高热、感染等,消耗很大,常处于负氮平衡;通过膳食治疗,提供足够的营养,是增强抵抗力,减少并发症,促进伤口愈合的重要环节。但是由于颅脑损伤后,自主神经功能紊乱,胃肠功能耐受性差,如果蛋白质和热量供给过高,又常引起腹胀、腹泻、呕吐、恶心等病症,干扰抢救治疗的进行。因此,其治疗原则是结合病情,按实际需要量,采取循序渐进的方法,供给患者营养充足的治疗饮食。①伤后24小时内,有颅内压增高等症,基本不能进食,靠静脉补充营养。②无胃肠道损伤的患者,待肠鸣音恢复后,即可鼻饲少量糖水、米汤。③当患者胃肠功能好转,但仍神志不清时可采用鼻饲混合奶和匀浆液。④如患者意识恢复正常,病情好转,可采用软食,然后再过渡为普食。⑤患者出现消耗性营养不良,可采用高热量流质配方,给匀浆液和要素膳。

25.试述胆道疾病膳食治疗原则。

胆囊的生理功能是浓缩和储存胆汁,胆汁能协助脂肪的消化和脂溶性维生素的吸收,常见的胆囊疾病有胆囊炎和胆石症。营养治疗的目的是供给低脂肪膳食、减轻疼痛,提供机体充足营养,改善身体营养状况。①维持热量平衡,对肥胖者应限制热量摄入,一般每日8.4 MJ(2 000 kcal)左右。②限制脂肪摄入。由于脂肪可促进胆囊收缩素的产生使胆囊的收缩增强,故应限制脂肪摄入。在急性发作时,给予完全不含脂肪的纯糖类膳食,症状缓解后,可从严格限制脂肪(20 g/d),逐渐过渡到低脂肪(50 g/d)膳食。胆囊手术后数周内仍应给低脂膳食,主张用植物油。③糖类要充足,它是热能的主要来源。每日300~350 g。④蛋白质按需提供:每日每千克体重1 g。⑤适当限制食物胆固醇,一般每日300 mg以内。禁用肥肉、蛋黄、肝、脑等。⑥补充丰富的维生素A、维生素D、维生素E、维生素K。⑦忌用刺激性或产气食品,禁酒。

26. 试述骨折患者的膳食要求。

(1) 供给富含蛋白质、钙、维生素 C 和维生素 D 的食物。一般供给蛋白质 1.5～2.0 g/(kg·d),全日蛋白质总量为 100～120 g,钙为 1.5～2.0 g。除正常饮食外,每日可增添牛奶 500 g,鸡蛋 2 个,煨骨头汤 2 碗,豆制品 100 g。多选用含钙丰富的食品,如海带、虾皮、豆制品、油菜、荠菜等。

(2) 热量供给充足。长期卧床者,为防止肥胖,应控制热量摄入。

27. 饮食调护的基本原则有哪些？

(1) 饮食有节,按时定量:饮食要有节制,不可过饥过饱,过饥可使气血来源不足,过饱则易伤脾胃之气。进食要有规律,应养成良好的饮食习惯,三餐应定时、定量,遵循"早吃好,午吃饱,晚吃少"的原则,切忌暴饮暴食,以免伤及脾胃。

(2) 调和四气,谨和五味:饮食应多样化,合理搭配,不可偏食。《素问·藏气法时论》中说:"五谷为养,五果为助,五畜为益,五菜为充,气味合而服之,以补精益气"。这就是说人体的营养应来源于粮、肉、菜、果等各类食品,所需的营养成分应多样化。只有做到饮食的多样化及合理搭配,才能摄取到人体必需的各种营养,维护气血阴阳的平衡。若对饮食有所偏嗜或偏废,易使体内营养比例失调,从而影响健康,发生疾病。

(3) 食宜清淡,吃忌厚味:荤素搭配是饮食的重要原则,也是长寿健康的秘诀之一。饮食应以谷物、蔬菜、瓜果等素食为主,辅以适当的肉、蛋、鱼类,不可过食油腻厚味。由于各种性味的食物过食之后都会引起体内阴阳平衡的失调,所以,应注意饮食性味不要过重,尤其应避免过度嗜咸和嗜甜。

(4) 卫生清洁,习惯良好:饮食不洁可导致胃肠疾病或加重原有病情。食物要新鲜、干净,禁食腐烂、变质、污染的食物及病死的家禽和牲畜;食物应软硬恰当,冷热适宜;进食时宜细嚼慢咽,不可进食过快或没有嚼烂就下咽;不要一边进食一边干其他事情,食后不可即卧,应做散步等轻微活动,以帮助脾胃的运化;晚上临睡前不要进食。

(5) 辨证施食,相因相宜:饮食调护应注意患者的体质、年龄、证候的不同和季节、气候、地域的差异,把人与自然有机地结合起来进行全面分析,做到因证施食、因地施食和因人施食。

28. 何谓中医食疗？

中医食疗是以中医理论为指导,临床经验为基础,通过烹制食物,并以膳食方式为主来防治疾病和养生保健的一种方法,又称食物疗法、饮食疗法、食养疗法等。

29. 患病时的饮食禁忌有哪些？

(1) 从食物性味看:温燥类食物牛、羊、狗等兽肉和姜、枣、栗、桂等,凡热证、燥证、阴虚阳亢、湿热、痰热时均忌。生冷类瓜果、冷饮、冷食、生菜,凡虚证、寒证、阳虚、脾胃功能差时均忌。油腻类肥肉、油炸食品,凡热证、食滞、湿热、黄疸时均忌。荤腥类禽兽肉、水产、海味,凡肥胖、食滞、痰湿、疮疡时均忌。发物类鸡头、猪头、海鲜鱼类、椒、姜、葱、蒜、烟、酒,凡热证、湿毒、疮疡时均忌。调味类葱、蒜、辛、辣椒、姜、韭、醋、糖、盐,凡热证、燥证忌辛辣,新疾外邪炽盛忌调味,消渴忌糖,水肿忌盐。烟茶酒类,咳喘忌烟,热证、肝胆上亢、心火旺忌烟酒,脾胃虚弱忌茶酒,不眠、便秘、进补时忌茶。

(2)从辨证分型看:寒凉证忌寒凉、宜温热,如进食生姜、大枣、红糖、胡椒之类。热证忌温热,宜寒凉,如进食面条、粳米粥、新鲜蔬菜、水果、乳类制品、瓜果鲜汁、清凉饮料。阳虚忌寒,宜温补,可进羊肉、狗肉、兔肉、雀肉、鹿茸、猪牛脊髓等。阴血虚忌温燥,宜滋补,可进食白鸭、乌骨鸡、甲鱼、乌龟、冰糖、清烧银耳、梨浆粥等,不吃辛辣刺激品。实证较为复杂,不可一概而论。

30. 不同病症的饮食宜忌各有哪些?

(1)热证:宜清热、生津、养阴,食寒凉性和平性食物,忌辛辣、温热之品。

(2)寒证:宜温里、散寒、助阳,宜食温热性食物,忌寒凉、生冷之品。

(3)虚证:宜补虚益损,食补益类食物。阳虚者宜温补忌用寒凉;阴虚者宜清补,忌用温热;气血虚者可随症的不同辨证施食。然虚证患者多脾胃虚弱,进补时不宜食用滋腻、硬固之品,食物以清淡而富于营养为宜。

(4)实证:饮食宜疏利、消导。应根据病情之表里寒热和轻重缓急辨证施食,采取急则治标、缓则治本和标本兼治的总体原则进行饮食调护,一般不宜施补。

(5)外感病证宜饮食清淡,可食葱、姜等辛温发散之品,忌油腻厚味。

(6)其他各类血证、阴虚阳亢证、目疾、皮肤病、痔瘘、疮疖、痈疽等病证忌辛热类食物,如葱、蒜、生姜、胡椒、花椒、辣椒、白酒等;肝阳肝风患者忌吃鹅、公鸡、鲤鱼、猪头等;患有疔、疮、痈疡及各种皮肤病及可能复发的痼疾者,忌食发散类、海腥类食物,如带鱼、黄鱼、虾、蟹、蚌、淡菜、紫菜、母猪肉、猪头,以及一切病死兽肉等,以免诱发旧病,加重新病。某些药物有特别的饮食禁忌要求,如萝卜可降低滋补药补性,故服人参等滋补药时忌食,服荆芥时忌吃鱼蟹等。

31. 什么是医院基本膳食?其饮食原则及适用对象有哪些?

医院基本膳食为普通饭、软饭、半流质饮食、流质饮食四种。

(1)普通饭(又称普食)。饮食原则:①与健康人膳食基本相同,少食油煎炸及难于消化的食物以及刺激强烈的辛辣食品;②保证各种营养素供给充足,比例均衡;③注意饮食美观可口;④每日总热量为2 500~3 000千卡;⑤每日三餐。适用对象:①消化功能正常者;②无发热症状者;③疾病恢复期,没有严重消化道症状;④没有咀嚼不便。

(2)软饭。饮食原则:①食物含渣滓少,便于咀嚼,易于消化;②饭菜烹调要切碎煮软,不用油炸、油煎等做法;③食物品种要多样化,营养素供给要充分,比例均衡。适用对象:①疾病恢复期,但消化能力仍差,或伴有消化道的慢性疾病,如消化性溃疡、结肠炎过敏等;②年老或咀嚼不便;③有低热或退热后不久。

(3)半流质饮食。饮食原则:①以半流体食物为主,要求比软饭菜更易于消化和咀嚼,渣滓含量极少;②每日总热量 1 500～2 000 千卡;③可用食品:不含粗纤维的食物,少用调味品。除伤寒患者外,可根据病情给予少量的碎嫩菜叶;④忌用蒸饭、烙饼、含粗纤维的蔬菜、生硬水果、强烈调味品、大量的肉类、用油煎炸的食品等;⑤少食多餐:一般每3小时一餐,一天5～6餐,并注意尽量挑选营养较高的食物。适用对象:①发热较高的患者;②有较严重的消化道疾病,如腹泻、消化不良;③口腔手术不能吞咽大块食物,有口腔疾病或咀嚼不便的患者;④手术后患者。

(4)流质饮食。饮食原则:①一切食物均为流体、极易消化,尤易吞咽;②热量供给在1 200～1 400 千卡;③少食多餐:每2小时一餐,每餐200～250 mL,每日6～7餐;④可用食品:米汤、冲蛋、蛋白水、豆浆、牛奶、菜汁、果汁,各种肉汤,如需用高热量的流质,应选用浓缩的食品,如蒸发乳、奶粉等来代替乳类;⑤胃肠道手术患者应用清流质(即不含任何渣质);⑥扁桃体手术后宜用冷流质;⑦忌用食品:一切刺激性的食品如咖啡、浓茶、强烈调味品和易胀气的食物;⑧因流质热量低,一般不宜长期应用。适用对象:①高热患者;②急性传染病或急性感染,如肺炎、丹毒、痢疾、乙脑、流脑等患者;③急性消化道炎症,口腔有病或咀嚼不便患者;④病情严重,身体虚弱的患者;⑤大手术后患者。

32.心悸患者的饮食宜忌有哪些?

(1)宜食清淡而富有营养的食物,如蔬菜、豆类、鸡汤、鸭汤、猪肝汤、猪心汤等。经常以煨莲心、桂圆肉、大枣做点心或煨汤饭,夜间心悸甚者,宜睡前饮汤。

(2)饮食制度以少食多餐为宜,上午、下午各加点心一次。病重期间进流质或半流质饮食,多饮橘子水、椰子浆、甘蔗汁、山楂汁等。有水肿时,应给予无盐或低盐饮食,但亦须照顾食欲。

(3)忌吸烟、饮酒及浓茶。忌一切辛辣刺激品和甘肥厚味之食物。

(4)白莲肉去皮心,煮食,长久有效,不落水猪心一只,剖开,连猪心血,重汤炖3～4小时,食至两三只有效。每次用0.5～5 g蛋黄油,装胶囊内,食后吞服,最有效。

(5)心悸伴有心痛时,宜食小蒜、大枣、无花果、核桃仁、蜂蜜、羊血、韭菜等食物。

33.腹泻患者的饮食宜忌主要有哪些?

(1)宜食半流质饮食、软饭菜,食品应新鲜而易消化,减少粗纤维食物。萝卜、苋菜、大蒜、柿饼、黑木耳等均有治疗作用。腹泻较重时,可频饮浓茶水。

(2)忌油腻及生冷瓜果。

34.便秘患者的饮食宜忌有哪些?

(1)宜多吃新鲜蔬菜、水果、香蕉、柿子、麻油、蜂蜜等滑润的食物,核桃仁、芝麻均佳,小儿可多吃荸荠汤、麦芽糖。每日清晨,可饮淡盐水。老年便秘者,常煮食芝麻粥。

(2)热性便秘者,忌食大蒜、辣椒、辛热之刺激物;虚性便秘者,忌食生冷瓜果;食滞停积的便秘,忌食黏腻食物。

35. 腹水症患者的饮食宜忌有哪些？

腹水症又名单腹胀，腹大坚满如鼓，叩有移动性浊音，而四肢不甚肿者，多半由慢性肝脏病、肝硬化、肝癌等病症引起。饮食护理时应注意其宜忌。

（1）饮食有节，少食多餐，低盐或无盐。宜食清淡之蔬菜豆类食物，如青菜、茭白、芹菜、豆腐之类。葱、蒜等有温利小便的作用，且有助于食欲，可适当配用。红枣、赤小豆汤应常饮，鲤鱼、鲫鱼汤有利尿作用。刀豆、李子均宜。

（2）忌油腻荤腥、肥猪肉、油炸硬固不易消化之食物。忌海腥、生冷、发物。发物如海鱼、虾、蟹、公鸡、菠菜、酸醋。伴有肝昏迷症状时，忌食高蛋白食物、鸡蛋等。

（3）食欲较佳时，可加饮肝汤、瘦肉、猪心、猪腰汤等，补充营养。

36. 饮食防治癌症的重要原则有哪些？

重要原则有"四不""四少""四多"。"四不"指不吃霉变的、焦糊的食物；不吃污染有毒化学物质的食物；不偏食、挑食；不吃过烫、过硬、边粗的食物。"四少"指少吃动物脂肪；少吃腌腊制品；少吃熏烤、油炸食物；少吃辛辣调味品。"四多"指多吃新蔬菜、水果；多吃富含纤维素的食物；多吃食用菌类；多吃薯类和豆制品。

37. 高血压病的饮食宜忌有哪些？

（1）控制食盐：研究表明钠盐与高血压病之间有密切的关系。有效限制钠盐的摄入，可降低血压，是高血压病治疗中必须采用的基础治疗方法。

（2）忌暴饮暴食：暴饮暴食可损伤脾胃，而致脾运失司，痰湿内生。而肝阳上亢者，则有肝阳挟痰上扰清窍，痰浊蒙蔽清窍之症如中风等。所以高血患者应忌暴饮暴食。

（3）忌高热量食物：经常进食油腻食物过量，可致消化不良，痰浊内生，气血阻滞，造成风痰瘀阻，甚至卒中身亡。

（4）忌烟：香烟中所含有害物质尼古丁，能刺激心脏，加快心率，并使肾上腺增加儿茶酚胺的释放，从而引起全身血管的收缩，血压升高。

（5）忌酗酒：现代研究证明，少量饮酒有扩张血管、活血脉助药力，增食欲、消疲劳的功效，有利于高血压的治疗。但是长期大量饮用烈性酒，则会损伤动脉壁，从而加速动脉硬化，使高血压病难以控制。

（6）忌浓茶：高血压患者忌饮浓茶，尤其是忌饮浓烈红茶，因为浓茶中所含的茶碱量高，可以引起大脑兴奋不安、失眠、心悸等不适，从而使血压上升。而饮清淡绿茶则有利于高血压病的治疗。

38. 糖尿病患者的饮食禁忌有哪些？

（1）忌食含糖多的糕点、饼干、果脯、辛辣刺激性食物，肥甘厚味、煎炸香燥、温热助炎之品和忌烟酒。

（2）主要禁忌食物有番薯、甘薯、高粱、西谷米、锅巴、桃子、苹果、柿子、柿饼、柚子、荔枝、香蕉、樱桃、龙眼肉、山楂、橙子、葡萄、猕猴桃、甘蔗、海枣、沙枣、红枣、黑枣、蜜枣、白砂糖、赤砂糖、甜菜、饴糖、甜酒、酒酿、蜂蜜、马铃薯、青竹笋、人参、胡椒、茴香、丁香、肉桂等。

39．试述禁烟酒与糖尿病的关系。

因为乙醇能损害胰腺，使其分泌胰岛素的功能下降，而使血糖升高，同时一些降糖药能促发乙醇中毒。烟会刺激肾上腺释放更多的肾上腺素等物质，抑制胰岛素分泌，使血糖升高。尤其在使用胰岛素治疗期间饮酒或药酒，会使患者出现严重低血糖和不可逆性神经系统病变。

40．试述完全静脉营养及适应证。

从胃肠道以外的途径供给患者所需要的全部营养成分称为完全静脉营养，又叫完全胃肠外营养或中心静脉营养（简称TPN），其特点是利用深静脉，主要是腔静脉输入高价营养液，能满足人体需要，可以完全取代经胃肠道营养，应用于某些特殊需要的患者，其适应证包括：

（1）无法从胃肠道正常摄食，如高位肠瘘、食管瘘、食管胃肠道先天畸形、过短小肠等。

（2）代谢高度亢进，分解代谢旺盛经口摄入不足者，如烧伤、严重创伤、感染等。

（3）胃肠道需要休息或吸收不良，如溃疡性结肠炎、克罗恩病、消化道大出血、长期腹泻等。

（4）特殊病例，如坏死性胰腺炎、急性肾衰竭、心力衰竭、肝性脑症等，都可根据疾病特点设计专用营养配方。

41．低盐、无盐、低钠膳食有何不同？

低盐、无盐、低钠膳食统称为限钠膳食，根据限盐的程度不同分为：

（1）低年轻膳食限钠量在 2 g/d 以下，全日烹调用食盐量成人不超过 2~3 g（酱油 10~15 mL），6岁以上儿童每日不超过 1 g，1~6岁每日不超过 0.5 g，1岁以下每日不超过 0.25 g，禁用一切感食，如酱菜、香肠、各种荤素罐头。

（2）无盐膳食全日供给钠 1 g 左右，除低盐所禁食物外，烹调时不加盐或酱油。

（3）低钠膳食全日钠供给量控制在 0.5 g 以内，除无盐饮食要求外，还应有限制食用碱制作的馒头，发酵粉制作的糕点、饼干以及含钠 0.1 g 的蔬菜如空心菜、芹菜等。

42．高热能：高蛋白质膳食适应对象及饮食要点。

（1）适应对象适用于严重营养缺乏的患者或手术前、后的患者，凡处在分解代谢亢进状态下的患者均可应用。例如营养不良，大面积烧伤、创伤、高热、甲状腺功能亢进等疾病。

（2）饮食要点：成年人每日热能摄入量应大于 8.4 MJ（2 000 kcal），蛋白质每日不小于 1.5 g/kg 体重，每日 100~120 g，其中优质蛋白质要点 50% 以上。增加热量：有的供给方法是在一般膳食的基础上增加富含热能的食物，如谷类、食糖和植物油等。提高蛋白质的摄入量:可适当增加优质蛋白质食品如牛奶、蛋类及瘦肉类等。

43.试述低脂低胆固醇膳食的要点。

本膳食适应于高胆固醇血证、冠心病以及有冠心病的危险因素的患者。其饮食要点为:每日膳食所含胆固醇在300 mg以上,脂肪所提供的热量占总热量20%~25%,或每日脂肪进量不超过50 g。禁用(或少用)全脂乳、动物内脏、脑、蛋黄、鱼子、肥肉、动物油等。

44.溃疡病膳食要点有哪些?

(1)营养素供给要全面、合理,应给予足够的热量、蛋白质、适量脂肪、糖类和充足的维生素,以促进溃疡愈合。

(2)饮食应定时定量,少食多餐,以减少胃酸对病灶的刺激。

(3)避免一切化学性和机械性对溃疡面的刺激。忌用刺激胃酸分泌的食物和调味品,如浓肉汤、香料、辣椒、浓茶、咖啡、酒类及其他过咸、过酸、过硬或含纤维素多的食物。此外,还应禁用生冷食物。

(4)进食应细嚼慢咽,不宜过快,以减轻胃的负担。烹调方法以蒸、煮、炖、氽等为主。各种食品均需切细、煮软。

45.动脉硬化患者膳食要点有哪些?

(1)总热量不宜过高,以能维持正常体重为度。

(2)避免经常食用含高胆固醇的食物及过多的动物脂肪,如肝、脑、肾、骨髓、鱼子、猪油、奶油等。

(3)多食富含维生素C的食物,如新鲜蔬菜、水果等。多选用富含植物蛋白质的食物,如豆类及其制品。最好选用含不饱和脂肪酸的油类为烹调油,如豆油、菜油、茶籽油等。

(4)少用或不用刺激性食物,如浓茶、咖啡、辛辣调味品、烈性酒等。

(5)合并有高血压或心力衰竭者,应限制食盐摄入量。

(6)严禁暴饮暴食。如已确诊有冠状动脉粥样硬化者,更应注意,以免诱发心绞痛或心肌梗死。

46.肾脏病的膳食治疗有哪些?

肾脏疾病常见的营养代谢障碍是水、电解质平衡失调、低蛋白血症与高氮质血病。其膳食治病总要求如下:

(1)蛋白质和热量:蛋白质的摄入量主要取决于肾功能情况。有严重蛋白尿的患者,无肾衰时采用高蛋白膳食;但有肾衰及氮质血症时,则限制蛋白质摄入20~40 g/d,且必须是高生物价的蛋白质(最好来源是牛奶和鸡蛋,肉类次之)。低蛋白质膳食使用时间不宜过长,1~2周后应增加到每天40 g左右。每日热能供给:成人为7.53~9.20 MJ (1 800~2 200 kcal)。

(2)钠盐:当患者出现水肿、高血压时,就要根据病情采用低盐、无盐或低钠饮食。

(3)水分:患者水的摄入量应按每日排尿量而定,一般入液量的控制方法是:除补足前一日尿量外再摄入 500~1 000 mL/d。

(4)维生素:多供给含维生素 A、维生素 B_1、维生素 B_2、维生素 C 的蔬菜和水果。

47. 透析治疗膳食的适应对象和饮食要点有哪些?

(1)适应对象:血液透析、腹膜透析患者。

(2)饮食要点:无论是血液或腹膜透析,都会丢失大量的蛋白质和水溶性维生素,所以对于长期透析者,应根据透析次数、蛋白质丢失情况给予补充,一般每千克体重 1~1.5 g 的蛋白质,以维持正氮平衡。可选用优质蛋白质如牛奶、鸡蛋、瘦肉、鱼虾等。每日总热量要 8.4 MJ(2 000 kcal)以上,为防止热量不足,应多补充含糖量高的食物,如藕粉、粉皮、粉丝等。膳食中还应给予含维生素 C、维生素 D 及含铁、锌、钙高的食品,钾、钠的供应,可根据尿量、血压和水肿情况而定。

48. 试述肿瘤患者的膳食要点。

(1)宜食用富含热量、易消化吸收的蛋白质食物,如瘦肉、蛋类、鸡、甲鱼、墨鱼、草鱼及蘑菇、香菇、薏苡仁、大豆、白木耳等,以提高机体的抗癌能力。

(2)选用富含维生素 A 和维生素 C 的新鲜蔬菜、水果和动物肝脏。

(3)患者在进行放射治疗或化学药物治疗时,食欲不佳,宜进食清淡、易消化、富含营养的食物。

(4)老年患者由于体质虚弱、食欲差、腹胀,可佐以少量山楂、萝卜等消导性食品。

(5)宜进食海带、海藻、海蜇等海产品,既可软坚散结,又有抗癌作用,亦可应用药膳,以配合治疗改善症状。忌食难以消化的油炸食品,少吃葱、姜、辣椒等刺激性食物。

49. 试述骨折患者膳食要求。

(1)供给富含蛋白质、钙、维生素 C 和维生素 D 食物。一般供给蛋白质 1.5~2.0 g/(kg·d),全天蛋白质总量为 100~120 g,钙为 1.5~2.0 g。除正常饮食外,每天可增添牛奶 500 g,蛋 2 个,煨骨头汤 2 碗,豆制品 100 g。多选用含钙丰富的食品,如海带、虾皮、豆制品、油菜、荠菜等。

(2)热量供给充足。但长期卧床者,为防止肥胖,应控制热量摄入。

50. 试述烧伤患者的饮食治疗原则。

烧伤是一种全身损害性创伤,饮食治疗的原则如下。

(1)休克期:头 1~2 天应禁食,给予静脉营养。2~3 天后可给米汤为主的试餐和多种维生素饮料,不必过多强调热量和蛋白质,以保护食欲。

(2)感染期:静脉营养和口服相结合,除高维生素膳食外应逐渐增加蛋白质和热量,优质蛋白质应达供给量 70%。

(3)康复期:给予高蛋白质、高热量、高维生素、丰富而全面的营养膳食。选择质量高、易消化吸收的食物。少食多餐,食物多样化。根据患者的口味和消化情况,采用不同的烹调方法,供给色、香、味俱佳的食物。

51. 完全胃肠外营养。

即 TPN,系通过胃肠外途径提供机体代谢过程所需全部营养素的营养支持方法。又称静脉营养。

自测试题

一、单项选择题

1. 完全胃肠外营养是 （ ）

　　A. 通过静脉输入全部营养　　　　　　B. 从胃管内补充营养的不足

　　C. 少量口服　　　　　　　　　　　　D. 补充要素膳

　　E. 添加匀浆液

2. 肝性脑病膳食应 （ ）

　　A. 禁食豆类　　　　　　　　　　　　B. 禁食鱼类

　　C. 低蛋白膳　　　　　　　　　　　　D. 低钾

　　E. 低钠

3. 肾衰竭患者应 （ ）

　　A. 供给大量豆制品　　　　　　　　　B. 禁用鱼肉类食品

　　C. 供给生物价值高的低蛋白膳食　　　D. 限制糖类的供给

　　E. 限制维生素的供给

4. 溃疡患者膳食不宜 （ ）

　　A. 供给充足热能和蛋白质　　　　　　B. 少量多餐

　　C. 使用刺激胃酸分泌的调味品　　　　D. 细嚼慢咽

　　E. 食物切碎、煮软

5. 蛋白质的生理功能不包括 （ ）

　　A. 构成和修复组织　　　　　　　　　B. 供给热能

　　C. 调节代谢　　　　　　　　　　　　D. 阻止癌细胞分裂

　　E. 维持胶体渗透压

6. 膳食纤维的作用不包括 （ ）

　　A. 促进肠蠕动　　　　　　　　　　　B. 有利肠道益生菌生长

　　C. 增加粪量　　　　　　　　　　　　D. 有利于钙吸收

　　E. 治疗便秘

7. 功能性便秘应避免 （　）

　A. 食物过于精细　　　　　　　　　B. 高纤维膳食

　C. 增加饮水量　　　　　　　　　　D. 有充分体力活动

　E. 依赖泻药

8. 空肠造瘘管饲流质最佳温度是 （　）

　A. 37℃　　　B. 35℃　　　C. 41℃　　　D. 39℃　　　E. 38℃

9. 要素膳是 （　）

　A. 低蛋白膳食　　　　　　　　　　B. 化学配制膳

　C. 需经胃肠道消化　　　　　　　　D. 低脂肪膳食

　E. 低盐膳食

10. 药膳的组成是 （　）

　A. 中药与食物　　　　　　　　　　B. 西药与食物

　C. 中药、食物与调料　　　　　　　D. 食物与调料

　E. 中药与西药

11. 无机盐的生理功能不包括 （　）

　A. 构成人体组织　　　　　　　　　B. 维持渗透压

　C. 维持肌肉兴奋性　　　　　　　　D. 构成生物活性物质

　E. 提供必需氨基酸

12. 维生素的生理功能不包括 （　）

　A. 保护视力　　　　　　　　　　　B. 影响生殖功能

　C. 提供热能　　　　　　　　　　　D. 参与骨代谢

　E. 维持正常免疫功能

13. 含嘌呤最少的食物是 （　）

　A. 猪肝　　　B. 牛奶　　　C. 豆腐　　　D. 猪肉　　　E. 鱼子

14. 关于匀浆膳的叙述，下列哪项是正确的 （　）

　A. 化学配制膳　　　　　　　　　　B. 需要胃肠道消化

　C. 无渣膳食　　　　　　　　　　　D. 只能管饲

　E. 仅用于昏迷患者

15. 动脉硬化患者宜食用 （　）

　A. 低蛋白饮食　B. 低纤维膳食　C. 低胆固醇饮食　D. 低盐膳食　E. 高钾低钠膳食

16. 婴儿增添辅食应避免 （　）

　A. 根据月龄增食　　　　　　　　　B. 由少量开始

　C. 几种食物同时增添　　　　　　　D. 喂乳以前添加

　E. 上午增添

17. 要素膳的特点不包括 ( )
A. 营养全面　　　　　　　　　　　B. 易于消化
C. 无残渣　　　　　　　　　　　　D. 使用方便
E. 由肉类、蔬菜加工而成

18. 属脂溶性维生素的是 ( )
A. 维生素 B_1　　　　　　　　　　B. 维生素 C
C. 维生素 D　　　　　　　　　　　D. 维生素 B_3
E. 维生素 PP

19. 鱼类食物中含有较为丰富的无机盐是 ( )
A. 钙、镁　　B. 钙、碘　　C. 钙、铁　　D. 铁、碘　　E. 钠、钙

20. 下列哪类食物为酸性食物 ( )
A. 大白菜　　B. 牛奶　　　C. 鸡蛋　　　D. 茶叶　　　E. 芹菜

21. 急性胰腺炎时应严格限制下列哪个营养素 ( )
A. 糖类　　　B. 脂肪　　　C. 蛋白质　　D. 无机盐　　E. 维生素

22. 蛋白质营养不良患者首选输入 ( )
A. 血浆　　　B. 血液　　　C. 白蛋白　　D. 氨基酸　　E. 脂肪乳

23. 中医食疗中养阴滋补的食物,其食物成分中除下列哪项外含量均很丰富。 ( )
A. β-胡萝卜素　B. 生物素　　C. 硒　　　　D. 维生素 E　　E. 微量元素

24. 下列哪项不是软食的适应证 ( )
A. 发热　　　B. 伤寒　　　C. 幼儿　　　D. 产妇　　　E. 无牙齿的老人

25. 母乳中含量最低的营养素是 ( )
A. 钙和维生素 D　　　　　　　　　B. 钙和维生素 A
C. 铁和维生素 A　　　　　　　　　D. 铁和维生素 D
E. 维生素 A 和维生素 D

26. 对于鸡蛋中铁的叙述正确的是 ( )
A. 含量较低　　　　　　　　　　　B. 营养价值很低
C. 人体吸收率较高　　　　　　　　D. 主要存在于蛋清中
E. 以上都不正确

27. 与蛋白质代谢有关的维生素是 ( )
A. 维生素 A　B. 维生素 C　C. 维生素 B_2　D. 维生素 B_6　E. 维生素 E

28. 水溶性维生素的共同特点为 ( )
A. 一般有前体物　　　　　　　　　B. 不易吸收
C. 会积蓄中毒　　　　　　　　　　D. 宜每日供给

E. 以上都是

29. 老年人饮食应注意 （   ）

A. 蛋白适量而质优

B. 控制糖类的摄入,应以蔗糖为主

C. 植物油可多多摄入

D. 总热能摄入不变

E. 增加镉的摄入

30. 维生素 A 含量丰富的食物是 （   ）

A. 鸡肝　　　B. 猪肉　　　C. 玉米　　　D. 山药　　　E. 牛奶

31. 不属于无机盐的元素是 （   ）

A. 锌　　　　B. 氮　　　　C. 钙　　　　D. 硒　　　　E. 铁

32. 下列有关豆类的说法中不正确的是 （   ）

A. 大豆中有抗胰蛋白因子,可影响蛋白质消化

B. 豆类中第一限制氨基酸为蛋氨酸

C. 多食豆类有利于防止动脉粥样斑块的发生

D. 大豆中的不饱和脂肪酸以 α-亚麻酸含量最多

E. 大豆食后易引起肠胀气

33. 目前确定的必需脂肪酸是 （   ）

A. 亚油酸、花生四烯酸、α-亚麻酸　　　　B. 亚油酸、α-亚麻酸

C. 亚油酸、花生四烯酸　　　　D. α-亚麻酸、花生四烯酸

E. 亚油酸

34. 植物油中亚油酸含量最低的是 （   ）

A. 棉油　　　B. 玉米油　　　C. 椰子油　　　D. 橄榄油　　　E. 豆油

35. 核黄素良好的食物来源是 （   ）

A. 动物内脏、蛋、奶类　　　　B. 蔬菜

C. 水果　　　　D. 粮谷类

E. 植物油

36. 下列尿中排出的含氮物不受膳食摄入氮影响的是 （   ）

A. 尿素　　　B. 氨　　　　C. 尿酸　　　D. 肌酐　　　E. 氨基酸

37. 对于胃排空的叙述,下列哪一项是错误的 （   ）

A. 食物进入胃后 5 分钟即有部分排空

B. 混合食物由胃完全排空需 4~6 小时

C. 蛋白质食物比糖和脂肪食物排空慢

D. 胃内食物的量与胃排空的速率有关

E. 肠—胃反射和肠抑胃素是小肠抑制胃排空的神经和体液机制

38. 引起促胰液素释放的最强物质是 （ ）
   A. 蛋白质分解产物　　　　　　　　　B. 盐酸
   C. 脂肪分解产物　　　　　　　　　　D. 碳酸氢盐
   E. 葡萄糖

39. 豆类食品中所含矿物质的特点是 （ ）
   A. 高钾、低镁、低钠　　　　　　　　B. 低钾、高镁、低钠
   C. 高钾、高镁、低钠　　　　　　　　D. 高钾、低镁、高钠
   E. 高钾、高镁、高钠

二、多项选择题

1. 溃疡病饮食治疗原则是 （ ）
   A. 食物多样化，含营养素全面合理　　B. 低盐低脂肪膳食
   C. 低胆固醇膳食　　　　　　　　　　D. 少量多餐、不过饥过饱
   E. 避免食用刺激性食物

2. 钾、钠代谢试验膳食是 （ ）
   A. 诊断原发性醛固酮增多症　　　　　B. 确诊肝硬化
   C. 受试者不得食用规定外食品　　　　D. 饮用蒸馏水不喝饮料
   E. 定期查血、尿中的钾、钠含量

3. 蛋白质按必需氨基酸的含量可分为 （ ）
   A. 完全蛋白质　　　　　　　　　　　B. 半完全蛋白质
   C. 不完全蛋白质　　　　　　　　　　D. 球蛋白质
   E. 胶质蛋白质

4. 糖尿病饮食治疗需 （ ）
   A. 少量多餐　　　　　　　　　　　　B. 终身控制饮食
   C. 膳食要平衡　　　　　　　　　　　D. 合理控制总热量
   E. 维持理想体重

5. 结核病膳食应选择 （ ）
   A. 高热能　　B. 高蛋白质　　C. 低盐　　D. 低渣　　E. 丰富维生素

6. 平衡膳食的优点是 （ ）
   A. 供给充足热能　　　　　　　　　　B. 食物品种多样
   C. 生长发育所需　　　　　　　　　　D. 所含营养素全面合理
   E. 预防肿瘤

7. 颅脑损伤昏迷患者的膳食应 （ ）
   A. 鼻胃管饲　　　　　　　　　　　　B. 胃造瘘口管饲

C. 供给高热能高蛋白质流质 D. 半流质管饲

E. 含有丰富的维生素

8. 患病时的饮食禁忌从辨证分型看有 （   ）

A. 寒凉证忌寒凉、宜温热 B. 热证忌温热、宜寒凉

C. 阳虚忌寒、宜温补 D. 阴血虚忌温燥、宜滋补

E. 脾胃虚弱忌茶酒

9. 饮食调护的基本原则有 （   ）

A. 饮食有节、按时定量

B. 调和四气、谨和五味、饮食应多样化、合理搭配、不可偏食

C. 食宜清淡、吃忌厚味、荤素搭配是饮食的重要原则

D. 卫生清洁、习惯良好

E. 做到因证施食、因时施食、因地施食和因人施食

10. 心悸患者的饮食宜忌有 （   ）

A. 宜食清淡而富有营养的食物

B. 有水肿时应给予无盐或低盐饮食

C. 饮食制度以少食多餐为宜

D. 心悸伴有心痛时,宜食小蒜、大枣、无花果、核桃仁

E. 忌吸烟、饮酒及浓茶,忌一切辛辣刺激品和甘肥厚味之食

11. 高血压病的饮食宜忌有 （   ）

A. 控制食盐 B. 忌暴饮暴食

C. 忌高热量食物 D. 忌烟、忌酗酒、忌浓茶

E. 忌含糖多的糕点

12. 糖尿病患者的饮食禁忌有 （   ）

A. 含糖多的糕点、饼干、果脯 B. 辛辣刺激性食物

C. 肥甘厚味、煎炸香燥食物 D. 温热助火之品和忌烟酒

E. 大蒜、葱

13. 中医营养学的内容包括 （   ）

A. 食养 B. 食疗 C. 食节 D. 食忌 E. 保健

三、判断题

1. 动脉硬化患者应避免食用含胆固醇高的食物。 （   ）

2. 肾脏疾病患者需严格控制蛋白质的摄入。 （   ）

3. 肝脏疾病患者都应给予高蛋白饮食。 （   ）

4. 匀浆膳是一种有渣饮食,可用匀浆机捣碎配制。 （   ）

5. 低脂低胆固醇膳食适宜40岁以上的患者。 （   ）

6. 有些食品添加剂是以增加食品营养价值为目的。   （   ）

7. 痛风患者应限制蛋白质食用量,并应禁酒。   （   ）

8. 使用要素膳应从低浓度、小剂量、慢速度开始。   （   ）

9. 制备代谢膳食时要严格控制食盐,但味精用量可不受限制。   （   ）

10. 动物蛋白质中肉类产氨最多,蛋类次之,奶类最少。   （   ）

11. 青少年减肥应严格限制能量摄入,并适当活动。   （   ）

12. 糖尿病患者血糖控制越低越好。   （   ）

13. 肿瘤患者宜进食海带、海藻、海蜇等海产品。   （   ）

14. 燕麦血糖生成指数高于粳米。   （   ）

15. 糙米的营养价值优于精米。   （   ）

自测试题答案

一、单项选择题

1. A 2. C 3. C 4. C 5. D 6. D 7. E 8. C 9. B 10. C 11. E 12. C 13. B
14. B 15. C 16. C 17. E 18. C 19. B 20. C 21. B 22. D 23. B 24. D 25. D
26. E 27. D 28. D 29. A 30. A 31. B 32. D 33. B 34. C 35. A 36. D 37. C
38. B 39. C

二、多项选择题

1. ADE 2. ACDE 3. ABC 4. BCDE 5. ABE 6. ABCD 7. ACE 8. ABCD
9. ABCDE 10. ABCDE 11. ABCD 12. ABCD 13. ABCD

三、判断题

1. √ 2. × 3. × 4. √ 5. × 6. × 7. √ 8. √ 9. × 10. √ 11. √
12. × 13. √ 14. × 15. √

第二十三章　临床毒麻药品应用与管理

基本知识问答

1.《麻醉药品和精神药品的管理条例》于何时通过？何时实施？

《麻醉药片和精神药品的管理条例》已经于2005年7月26日国务院第100次会议通过,自2005年11月1日起施行。

2.什么叫麻醉药品？麻醉药品和麻醉药有何不同？

麻醉药品是指连续使用后易产生生理依赖性,能成瘾的药品。例如在医疗上应用的阿片、吗啡类镇痛药,即属麻醉药品,值得注意的是,如果阿片、吗啡等麻醉药品不是作为医疗、科研、教学上的正当需要,而是为了嗜好,供吸毒使用,即为毒品而不是麻醉药品。

麻醉药品和麻醉（剂）不同。麻醉（剂）是指医疗上用于全身麻醉或局部麻醉的药品。全身麻醉有乙醚、氯仿、硫喷妥钠等,能暂时引起不同程度的意识和感觉的消失,常用于外科手术。局部麻醉是指在低浓度时能阻断神经传导,是集体特定部位暂时性可逆性镇痛,以便于医疗处置或手术的进行,而不会遗留神经损害的药物,如普鲁卡因、利多卡因之类。这些药品虽然具有麻醉作用,但没有成瘾癖的流弊。

麻醉药品的两重性十分显著,如果管理有方、使用得当,可以治病；如果失之管理、使用不当,则会发生流弊、危害人民健康及社会治安。因此,必须加强对麻醉药品的管理。

3.麻醉药品的品种范围有哪些？

对于麻醉药品的范围,原卫生部首先根据联合国《一九一六年麻醉药品单一公约》,结合我国当时的麻醉药品的使用情况,提出了8类3个品种。并提出中药罂粟壳也属于麻醉药品的管理范围。

（1）阿片类：阿片、阿片片、阿片粉、复方桔梗散、复方桔梗片、阿片酊。

（2）吗啡类：吗啡、盐酸吗啡注射液、盐酸吗啡、盐酸吗啡阿托品注射液、盐酸吗啡片。

（3）盐酸乙类吗啡：盐酸乙基吗啡、盐酸乙基吗啡片、盐酸乙基吗啡注射、

（4）可待因类：可待因、磷酸可待因、磷酸可待因注射液、磷酸可待因片、磷酸可待因糖浆。

（5）福尔可定类：福尔可定、福尔可定片。

（6）可卡因类：可卡因、盐酸可卡因、盐酸可卡因注射液。

(7)合成麻醉麻醉药类:哌替啶、哌替啶注射液、哌替啶片、阿法罗定注射液(片)、枸橼酸芬太尼注射液、美沙酮注射液、美沙酮片。

除上述品种以外,国家卫生健康委员会、食品药品监督管理局近年来指定的其他易成瘾的药品、药源植物及其各种制剂均应视为麻醉药品,并纳入管理。如国家药品监督管理局2001年列入的麻醉药品缓释、控释剂有:硫酸吗啡控释片(美施康定)、盐酸吗啡控释片(美菲康)、芬太尼透皮剂(多瑞吉)、酒石酸二氢可待因(双克因)、磷酸可待因控释片(尼可康)。

另外,纳入麻醉药品供应的渠道管理的实际还包括第一类精神药物、复方可待因口服液(泰洛其)、男性性功能障碍用药枸橼酸西地那非奥品德等。

4. 麻醉药品的供应有哪些规定？

全国麻醉药品的供应计划由国家食品药品监督管理总局指定的部门提出,报国家卫生健康委员会、国家食品药品管理局审查批准后下达执行。全国麻醉药品由中国医药公司北京采购供应站统一经营。下属经营单位的设置由各省、自治区、直辖市药品监督管理部门会同卫生行政部门提出,报国家食品药品监督管理总局、国家卫生健康委员会审核批准。经营单位只能按规定供应经卫生行政部门批准的使用单位,不得向其他单位和个人供应。

(1)各级麻醉药品经营单位必须设置具有相应储备条件的专用仓库和专柜,并指定专职人员负责麻醉药品的储运和供应工作。

(2)麻醉药品的国内运输,按中华人民共和国国家卫生健康委员会和国家食品药品管理局共同审查批准调拨。医疗单位和中药门市部应凭医师处方使用,不得零售。

(3)麻醉药品的国内运输,按中华人民共和国国家卫生健康委员会、铁道部、公安部、中国民用航空局、国家食品药品监督管理总局联合颁发的麻醉药品国内运输管理办法的有关规定办理。

(4)麻醉药品的进出口业务由中央及地方的医药保健进出口公司办理。有关单位因医疗、教学和科研工作需要进口麻醉药品的,应向所在的省、自治区、直辖市卫生厅(局)提出申请;报经食品药品监督管理局审核批准并发给《麻醉药品进口准许证》后,方可申请办理进口手续。出口麻醉药品应由各级医药保健品进出口公司,向国家食品药品监督管理总局提出申请,并交验购买国家政府麻醉药品主管部门签发的进口许可证,经国家食品监督管理局审查批准并发给《麻醉药品进口准许证》后,方可出口。麻醉药品进出口的其他有关事项,按照国家有关外贸的规定办理。

(5)凡麻醉药品经营单位可以供应的麻醉药品、精神药品,医疗机构一律不得自行配制,却因医疗需要,进行稀释或以之作为原料配制其他制剂的,须报所在地省级食品药品监督管理部门批准后,方可配制。

(6)医疗机构必须根据本单位医疗需要麻醉药品和精神药品,所购麻醉药品、精神药品一律擅自调剂给其他单位。凡私自调出麻醉、精神药品的依法处罚,构成犯罪的提交司法机构追究刑事责任。

5. 麻醉药品的使用有哪些规定?

麻醉药品只能用于医疗、科研和教学的需要。设有病床具备进行手术或一定医疗技术条件的医疗单位,可向当地县(含县)以上药品监督管理部门提出申请,填报"麻醉药品、精神药品购用印鉴卡申请表",经上一级药品监督管理部门审核批准发给"麻醉药品、精神药品购用印鉴卡","申请表"一式二份,有申请单位所在地县(含县)以上药品监督管理部门各留存一份。"印鉴卡"一式二份,一份批复给申请医疗机构,另一份抄送麻醉药品经营单位备案,医疗机构凭"印鉴卡"购买麻醉药品、精神药品。

医疗机构购买麻醉药品实行按剂型分类管理制度。即医疗机构购买麻醉药品注射液实行"计划"制管理,购买麻醉药品其他剂型实行"备案"制管理。医疗机构购买精神类药品实行"备案"制管理。

医疗机构麻醉药品使用管理要点:

(1)麻醉药品只能用于本院医疗、教学、科研的正常需要,决不能滥用,形成流弊,危害社会。

(2)使用麻醉药品的医务人员必须具有医师以上专业技术职称,并经严格考核能正确使麻醉药品。进行计划生育手术的医务人员经严格考核能正确使用麻醉药品,在进行手术期间有麻醉药品的处方权。

(3)凡使用麻醉药品的患者必须建立病历。医生开写麻醉药品必须采用按规定统一印制的麻醉药品专用处方,处方书写应完整,字迹清晰。除写患者姓名、性别、年龄外,必须注明病历号、病名及简要病情。处方医师必须签写全名,不能使用代码。

(4)医疗单位调配麻醉药品处方,必须有药学技术人员调剂,实行双人核对、签章制度。对书写不清、缺项或有疑问的处方,负责调配的药剂人员不得调配。

(5)无论住院患者或门诊患者使用麻醉药品均应建立麻醉药品处方逐日登记册,对方日期、处方医生、患者姓名、床号(或门诊号)、药品名称、剂量、调配及发药人员,逐一进行登记,以备查考和赌赛漏洞。

(6)任何医生均不得利用处方权为自己开处方使用麻醉药品。

(7)麻醉药品每张处方限量:麻醉药品的每张处方注射剂不得超过 2 日常用量,片剂、酊剂、糖浆剂等不超过 3 日常用量,连续使用不得超过 7 天。在麻醉药品使用中,提倡使用缓释、控释剂型的药型,不用或者少用哌替啶等注射剂。凭《麻醉药品专用卡》取药的危重患者,使用缓释、控释剂型的药品每次处方量可为 15 日量;使用其他剂型的药品时,每次处方量可为 5 日用量。癌痛患者疼痛治疗中使用吗啡,由医师根据病情需要和耐受情况决定剂量,可不受"极量"限制。患者使用麻醉药品注射剂,应由患者或病房护士于下次取药时将空安瓿交回药房查验。

（8）医生应根据患者实际情况选用麻醉药品品种，拟定用药剂量。各医疗单位及管理部门不得违反癌症三阶梯止痛指导原则，制订限制患者正常用药的规定。

（9）麻醉药品应实行专人负责、专柜加锁、专用账册、专用处方、专用登记的"五专"管理。麻醉药品存放点应有严密的防盗设施和报警装置。麻醉药品处方在调配后，应保存3年备查。湖南省政府2003年11月25日发布的182号令，《湖南省医疗机构药品使用监督管理办法》第十二条中规定麻醉药品、一类精神药品、医疗用毒性药品、放射性药品、戒毒药品，应当专库或专柜存放，双人双锁保管，专账记录。

（10）癌症患者因镇痛需要长期使用麻醉药品，一类精神药品（以下简称麻醉药品）时，时机核发"麻醉药品专用卡"制度。由县以上药监部门会同同级卫生行政部门认定的二级（含二级）以上医疗机构核发，亦可由县级以上药品监督管理部门直接核发。发卡机构办理"专用卡"时建立专用卡发放情况档案。"专用卡"只供应非住院患者使用，不得重复办卡。癌症患者申办"专用卡"时，应提供一下资料：上述规定的医疗机构的诊断证明书（载明诊断情况、疼痛程度和建议使用麻醉药品类别等）；患者本人的身份证及户口簿（异地诊治患者提供暂住证明）。由患者亲属或监护人代办的，还应提供代办人身份证。申办"专用卡"时，癌症患者应签署"癌症患者使用麻醉药品专用卡知情同意书"，并严格遵守有关条款。患者凭"专用卡"和具有麻醉药品处方权的执业医师开具的处方购药。发药部门应详细记录发药时间及数量。执业医师开具麻醉药品处方时应建立完整的存档病例，详细记录患者病情、病痛情况、药品的名称和数量。凭"专用卡"一般不能使用注射剂。因病情需要确需使用者，凭具有主治医师以上技术职务资格的执业医师开具的诊断证明书，报所在地县以上药监部门备案，在"专用卡"上注明"可供麻醉药品注射剂"，并加盖公章后方可供应。"专用卡"的有效期限为两个月。非癌痛患者确因有慢性持续性疼痛的，可由医疗单位出具加盖公章的诊断说明书，参照癌症患者申领麻醉药品专用卡的规定办理。非癌症患者凭麻醉药品专用卡取药时不得使用注射剂。

6. 癌痛治疗的三阶梯止痛方法是什么？

在对癌性疼痛的性质和原因做出正确的评估后，根据患者疼痛的程度和原因适当的选用相应镇痛剂，既轻度疼痛的患者选用解热镇痛类止痛剂，中度疼痛选用弱阿片类药物，重度疼痛选用强阿片类药物。使用时由弱到强，逐级增加。

7. 癌痛药物治疗的主要原则是什么？

口服给药、按时给药、按阶梯给药、用药个性化。

8. 什么叫精神药品？什么叫药物依赖性？二者的主要区别是什么？

精神药品是指直接作用于中枢神经系统，能使之兴奋和抑制，连续使用能产生精神依赖性的药品。精神药品在临床上用于治疗或改善异常精神活动，使紊乱的思维、情绪和行动转归常态。

世界卫生组织与专家委员会在1969年对药物依赖性做出了如下定义："药物依赖性

是药物机体相互作用所造成的精神状态和身体状态,表现为一种强迫性地要求连续或定期用药的行为和其他反应,目的是要感受到它的精神效应,有时也是为了避免由于停药所引起的不适。可以发生或不发生耐药性。同一个人可以对一种以上药物产生依赖性。"

精神药品和麻醉药品的主要区别是:①麻醉药品的成瘾性强于精神药品。麻醉药品成瘾性后,产生躯体依赖性,一旦停药,会立即出现严重的戒断症状;精神药品一般仅出现精神依赖性,停药后不产生戒断症状。②麻醉药品成瘾性出现的时间比精神药品快,且强迫性药欲望强烈。③麻醉药品成瘾者所产生的对个人及社会危害比精神药品严重。

归纳起来讲,连续使用精神药品所产生的依赖性的主要特征:①有一种连续使用某种药物的要求,目的是追求使用该药后所产生的"舒适"效应(欣快感);②没有加大剂量的趋势或这种趋势很小;③停药后一般不会出现戒断症状;④危害对象主要是用药者本人。

9. 精神药品的分类及品种范围是什么?

根据精神药品使人体产生的依赖程度和危害人体健康的程度,《精神药品管理办法》将其分为两大类,其中第一类精神药品比第二类精神药品更易于产生依赖性,而且毒性和成瘾性更强。

第一类精神药品,即联合国《一九七一年精神药品公约》(以下简称《公约》)表Ⅰ和表Ⅱ的药品,另外增加了目前滥用较为严重的布桂嗪(强痛定)、安纳加、咖啡因和复方樟脑酊四种品种;《公约》的标Ⅲ及表Ⅳ的药品列为三类。这些精神药品品种,有一部分是中国没有的,为了与国际管制相一致,同时便于进出口管理,故一并列入。所列第一类精神药品28种,第二类共33种。1996年1月16日,我国卫生部(现国家卫生健康委员会)公布精神药品119种,其中第一类47中,第二类72种。

10. 精神药品的供应应有哪些规定?

(1)2000年以来,国家已将第一类精神药品纳入麻醉供应药品供应渠道,统一使用"麻醉药品、精神药品购用印鉴卡"。

(2)精神药品的原料和第一类精神药品制剂,由国家药品监督管理局会同有关部门,根据省、自治区、直辖市药品监督管理部门会同有关部门提出计划,待综合平衡后与生产计划一并下达。第二类精神药品制剂的供应计划,由省、自治区、直辖市药品监督管理部门会同相关部门联合下达。

(3)精神药品由县以上(含县)医药公司经营,且只供应所辖地区。其中第一类精神药品只限供应县以上卫生行政部门和药监部门制定的医疗单位使用,不得在医药部门市部零售,医疗单位购买第一类精神药品时,需县以上药监部门核发的《麻醉药品、精神药品购用印鉴卡》在指定的经营单位采购。第二类精神药品可供各医疗单位使用,可在指定零售药店零售,但应凭盖有医疗单位公章的医生处方零售。处方调配后应留存两年备查。

(4)精神药品使用的《麻醉药品、精神药品购用印鉴卡》，由国家食品药品监督管理总局统一制定。

(5)科研和教学机构因科研和教学需要的精神药品，需经县以上药品管理部门批准后，由指定的医疗经营单位供应。

(6)生产单位和供应单位托运精神药品(包括邮寄)，应当在货物的运单上，写明该精神药品的具体名称，并在发货人记事栏内加盖"精神药品专用章"凭此办理运输手续。

运输单位承运精神药品，必须加强管理，及时运输，缩短在车站、码头、机场存放时间。铁路运输不得使用敞车，水路运输不得配装仓面，公路运输应遮盖严密，捆扎牢固。

精神药品在运输途中如有丢失，承运单位必须认真查找，并立即报告当地公安机关和药品监督管理部门查处。

(7)因医疗、教学和科研工作需要精神药品的，应报国家食品药品监督管理总局审查批准，发给《精神药品进口许可证》后，方可申请办理进口手续。

(8)出口精神药品，应当向国家食品药品监督管理总局提出申请，并交验进口国政府主管部门签发的进口许可证，经国家食品药品监督管理局审查批准，发给《精神药品出口许可证》后，方可办理出口手续。

(9)精神药品的进出口业务必须严格按照国家有关对外贸易的规定办理。

11.精神药品的使用有哪些规定？

(1)医疗部门应根据医疗需要使用精神药品，严禁乱用。除特殊需要外，第一类精神药品的处方，每次不超过三日常用量；第二类精神药品的处方，每次不超过七日常用量。处方应当留存两年备查。

(2)精神药品的处方原则：严格药物的使用适应证；注意使用时限，避免长期反复使用。

(3)医生开写的处方，对于患者的姓名、年龄、性别、药品名称、剂量、用法等均要书写清楚。对于模糊不清或有疑问的处方，调配部门应拒绝调配。

(4)精神药品的经营单位和医疗单位对精神药品的购买证明、处方不得涂改。

(5)精神药品的经营单位和医疗单位对精神药品应严加管理，单独保管，专柜加锁。应当建立精神药品收支账目，做到按月或按季度盘点，账物相符，发现问题应当立即报告当地食品药品监督管理部门，以便及时查处。

(6)医疗单位购买的精神药品只限于在本单位使用，不得转售。

12.什么叫医疗用毒性药品？

医疗用毒性药品系指毒性剧烈，治疗剂量与中毒剂量相近，使用不当会致人中毒或死亡的药品。

13.毒性药品如何分类？品种范围如何划分？

我国药品监督管理部门规定：毒性药品分为两大类，即毒性西药和毒性中药。其中毒性中药品种系指原药材和饮片，不含制剂；而毒性西药品种则是指原料药，但其中士的宁、阿托品、毛果芸香碱等包括其盐类化合物。

(1)毒性中药品种范围：毒性中药是指使用不当引起中毒或死亡的中药。毒性中药品种，原国家卫生部在1989年5月31日"关于贯彻执行《医疗用毒性药品管理办法》的通知"附件二中，正式界定为28种，即砒石(红砒、白砒)、砒霜、水银、生马前子、生川乌、生草乌、生白附子、生附子、生半夏、生南星、生巴豆、斑蝥、青娘虫、红娘虫、生甘遂、生狼毒、生藤黄、生千金子、生天仙子、闹阳花、雪上一枝蒿、红升丹、白降丹、蟾酥、洋金花、红粉、轻粉、雄黄。1990年5月11日当时的卫生部药政局，在"关于《医疗用毒性药品管理办法》的补充规定"中，将闹阳花、生马前子按《中华人民共和国药典》1985年版名称，改为闹羊花、生马钱子，并考虑到毒性中药红粉、红升丹系同物异名，确定取消"红升丹"的名称。故实为27种。

(2)毒性西药的品种范围：毒性西药是指毒性剧烈，治疗量与中毒量相近，如使用不当容易危害身体健康甚至致人死亡的医疗西药。原国家卫生部于1989年5月31日在上述同一文件附件中确定毒性西药品种为11种，即去乙酰毛花苷C、洋地黄毒苷、三氧化二砷、升汞、亚砷酸钾、士的宁、阿托品、氢溴酸后马托品、毛果芸香碱、水杨酸毒扁豆碱、氢溴酸东莨菪碱。1990年5月11日明确士的宁、阿托品、毛果芸香碱等包括其盐类化合物。

14.毒性药品的供应有哪些规定？

(1)毒性药品的收购、供应，由各级药品监督管理部门制定的药品经营单位负责，只有县级以上有合格制剂室的医疗单位和有调配处方资格的医药门市部才能按固定渠道得到毒性药品供应，其他任何单位或个人均不得从事毒性药品的收购、经营和配方业务。毒性药品制剂要与一般药品分开，单独放置，以免混药。

(2)毒性药品的每次发送和配方使用，均要加强核对，确保准确无误。

(3)各级医药批发部门和医药门市部均必须配备药剂师以上的药学技术人员负责管理、复核、调配和发售毒性药品。

(4)有调配处方权的医药门市部供应中华人民共和国国家卫生健康委员会规定的毒性药品及其制剂时，一律凭盖有医师所在医疗单位公章的正式处方，方可供应。毒性药品处方不得随意涂改或丢失，调配完毕应保存两年备查。

(5)毒性药品经营部门和医疗单位均应建立健全毒性药品收支账目，固定货位，定期盘点，做到账物相符，并及时向主管部门报告所发生的问题。

(6)科研及教学单位需要毒性药品时，必须持县级以上医药主管部门批准的证明购买。使用单位要指定专人负责使用和保管。

(7)毒性药品运输过程中，应当采取有效措施，防止发生事故。

15.毒性药品的使用有哪些规定?

(1)医疗单位供应和调配毒性药品必须凭医生签名的正式处方。每次毒性药品处方剂量均不得超过2日剂量。

(2)医生使用毒性药品处方,应准备清楚地写明患者姓名、年龄、性别、药品名称、剂量、用法等。药剂人员对处方要加强核对,审查剂量,对模糊不清或有疑问的处方,应及时与医生联系或拒绝调配,严禁估计发药。

(3)调配处方时必须认真负责、计量准确,并严格按照医嘱注明要求。处方要由配方人员及药师以上技术职称的复核人员签名盖章后方可发出。处方一次有效,不得重复使用。

(4)医疗单位或零售经营毒性中药的单位在调配处方时,对处方未注明"生用"的毒性中药,应付炮制品。发现处方有疑问时,须经原处方医师重新签名后,方可调配。每剂处方用药量,不得超过中华人民共和国国家卫生健康委员会规定的常用量和最高限量。

16.毒性药品的销毁有哪些规定?

对不可供药用的毒性药品,须经单位领导审核,报药监部门批准后方可销毁。销毁前要有签字,包括销毁日期、时间、地点、品名、数量、方法等,必要时拍照。销毁工作应由熟知所毁药的理化性质和毒性的人指导,要估计到销毁过程中可能发生的化学反应及其后果,应考虑对公安、卫生和安全的影响及销毁者个人的卫生及安全等措施。应按毒性药品的性质,采用不同方法销毁,如砷的化合物采用深埋法,升汞用热水溶至万分之一以下浓度,马钱子、士的宁用燃烧法等。销毁地点应选择远离水源、住宅、牧场的地方。

17.什么叫放射性药品?

放射性药品是指用于诊断、治疗、缓解疾病或身体失常的恢复,或用于改正或变更人们的有机功能,并能显示出人体解剖形态,含有放射性核素或标记化合物的药品。凡在分子内或制剂内含有放射性核素的药品,也可称为放射性药品。简单定义为,指用于临床诊断或者治疗的放射性核素制剂或者其标记物。

18.放射性药品的使用和保管有哪些规定?

医疗单位设置核医学科、室(同位素室),必须配备与其医疗任务相适应并经核医学技术培训的技术人员。非核医学专业技术人员未经培训,不得从事放射性药品使用工作。

医疗单位使用放射性药品,必须符合国家放射性同位素卫生防护管理的有关规定。

所在地的省、自治区、直辖市的公安、环保和药监部门,应当根据医疗单位核医疗技术人员的水平、设备条件、核发相应等级的《放射药品使用许可证》,无许可证的医疗单位不得临床使用放射药品。

《放射药品使用许可证》有限期为5年,期满前6个月,医疗单位应当向原发证的监管部门重新提出申请,经审核批准后,换发新证。

持有《放射性药品使用许可证》的医疗单位,必须负责对使用的放射性药品进行临床质量检验、收集药品不良反应等项工作,并定期向所在地药品监督管理部门报告,由省、自治区、直辖市药品监督管理部门汇总后报国家药品监督管理部门。

放射性药品使用后的废物(包括患者的排出物),必须按国家有关规定安妥处置。

放射性药品存放地点必须根据其放射剂量,置于相适应的防护装置内,以确保避免对人和环境的影响。

19. 什么是戒毒药品?

戒毒药品系指控制并消除滥用阿片类药物成瘾者的急剧戒断症状与体征的戒毒治疗药品,和能减轻消除稽延性症状的戒毒治疗辅助药品。

20. 戒毒药品的使用有哪些规定?

(1)除另有规定外,戒毒治疗药品按处方药管理,戒毒治疗辅助药品按非处方药管理。

(2)医生应根据阿片类成瘾者戒毒临床使用指导原则合理使用戒毒药品,严禁滥用。戒毒用美沙酮处方要保存两年备查。

(3)戒毒医疗机构购买戒毒用美沙酮只准在本单位使用,不得转售。

(4)戒毒机构自行配制戒毒药品须制定、制备规程和质量标准,并考察安全性和有效性,经所在地省级药监部门批准后,方可使用。自行配制的戒毒药品只能在本机构使用。

21. 毒、麻、精神药品及毒性药品应遵循哪"四专"?

毒、麻、精神药品及毒性药品管理中要实行"四专",即专人保管、专柜加锁、专用处方、专册登记管理。

22. 毒、麻、精神药品及毒性药品在使用过程中要做到什么?

毒、麻、精神药品及毒性药品在使用过程中要做到每班交接,交接班时账物相符。用后凭处方、安瓿和登记本向药房领取。剩余药液须经两人查看弃去,共同签名。

23. 毒、麻、精神药品应如何保管?

保管毒、麻、限、剧药品试剂,应设专人、专柜、专账,并做到双人双锁。所有库存的毒、麻、限、剧药品试剂必须包装完整,标注醒目,瓶签清晰,否则严禁发出使用。

24. 毒、麻、精神药品是指哪些药品?

毒、麻、精神药品是指列入麻醉药品目录、精神药品目录(以下称目录)的药品和其他物质。精神药品分为第一类精神药品和第二类精神药品。

25. 国家对使用毒、麻、精神药品处方有什么要求?

麻醉药品处方至少保存3年,精神药品处方至少保存2年。

26. 国家对储存毒、麻、精神药品的专库有什么要求?

(1)安装专用防盗门,实行双人双锁管理;

(2)具有相应的防火设施;

(3)具有监控设施和报警装置,报警装置应当与公安机关报警系统联网。

27.医疗机构取得毒、麻、精神药品印鉴卡应当具备的条件是什么?

(1)有专职毒麻药品管理人员;

(2)有获得毒麻药品处方资格的执业药师;

(3)有保证毒麻药品安全储存的设施和管理制度。

28.医疗机构对毒麻药品处方进行专册登记的内容有哪些?

医疗机构应当对毒麻药品处方进行专册登记,内容包括患者(代办人)姓名、性别、年龄、身份证明编号、病历号、疾病名称、药品名称、规格、数量、处方医师、处方编号、处方日期、发药人、复核人。专用账册的保存期应当在药品有效期满后不少于两年。

29.国家对医疗机构使用毒、麻、精神药品有什么要求?

医疗机构需要使用麻醉药品和第一类精神药品的,应当经所在地设区的市级人民政府卫生主管部门批准,取得麻醉药品、第一类精神药品购用印鉴卡(以下称印鉴卡)。医疗机构应当凭印鉴卡向本省、自治区、直辖市行政区域内的定点批发企业购买麻醉药品和第一类精神药品。

30.国家对医师使用毒、麻、精神药品有什么要求?

执业医师应当使用专用处方开具麻醉药品和精神药品,单张处方的最大用量应当符合国务院卫生主管部门的规定。

自测试题

一、单项选择题

1.下列哪些药品属于麻醉药 （　　）

　A.阿片　　　B.乙醚　　　C.硫喷妥钠　　　D.普鲁卡因　　　E.利多卡因

2.麻醉药品的每张处方注射剂不得超过多少天 （　　）

　A.3天　　　B.5天　　　C.2天　　　D.6天　　　E.7天

3.下列哪种药物不属于毒药中药品种范围 （　　）

　A.砒霜　　　B.生甘遂　　　C.黄芩　　　D.斑蝥　　　E.生附子

4.下列哪种药物不属于毒药西药品种范围 （　　）

　A.三氧化二砷　　　　　　　　　　B.阿托品

　C.洋地黄毒苷　　　　　　　　　　D.山莨菪碱

　E.毛果芸香碱

二、多项选择题

溃疡病患者应慎用或忌用的是 （　　）

　A.可的松　　　B.阿司匹林　　　C.利舍平　　　D.保泰松　　　E.吡罗昔康

三、判断题

1. 麻醉药品是指连续使用后易产生生理依赖性,不能成瘾癖的药品。   (   )
2. 抢救青霉素过敏性休克的首选药物是盐酸肾上腺素。   (   )
3. 输液过程中出现发热反应的首要处理是减慢输液速度或停止输液。   (   )

自测试题答案

一、单项选择题

1. A   2. C   3. C   4. D

二、多项选择题

ABCD

三、判断题

1. ×   2. √   3. √

第二十四章 相关临床医技

第一节 临床检验学

基础知识问答

1. 如何客观评价检验结果?

(1) 正确评价医学检验结果的临床价值。日常开展的化验项目上千种,可从临床价值而言,可粗略地分为两类:一类是特异性的,如各种病原体检查;一类是非特异性的,包括针对性强的检验项目。即某种疾患时,某项化验指标有所改变,而且有强的针对性;但这一指标的改变不一定就是某种病。如甲胎蛋白是原发性肝癌的标志物之一,原发性肝病患者血中甲胎蛋白浓度增高,但甲胎蛋白一般性增高不一定是肝癌;当然甲胎蛋白持续低水平阳性可能是肝癌,但其他某些病理状态也可以出现阳性结果;因甲胎蛋白这样的血清肿瘤标志物,目前也只能是初筛试验,并非特异者,必须结合临床和其他资料分析。常规检查项目。这类化验亦无特异性,但已成为医疗常规,如某些患者必须做血、尿、粪三项常规检验;贫血患者在治疗过程中必须定期检查血红蛋白和红细胞数;疑为肝炎患者必须做肝功能检测及有关化学和免疫学检查等。

(2) 正确认识某些检验内容的生理性变化。某些实验内容特别是血常规检验项目生理性变化很大,在分析结果时应该注意。如血红蛋白和红细胞技术,新生儿期均明显增高,2周后才逐渐下降到正常水平;高山居民和精神因素如激动、兴奋、恐惧、冷水浴刺激等,两者亦均暂时增高。白细胞计数在新生儿期增高,个别可达 $30 \times 10^9/L$,通常在3~4天才降到 $10 \times 10^9/L$,妊娠分娩时可高达 $34 \times 10^9/L$,产后2~5天内恢复正常;运动、疼痛和情绪均可使白细胞计数值增高;日夜间变化也大,一般而言,安静、松弛时白细胞计数较低,一日内最高值与最低可相差1倍。由于白细胞生理波动大。因此,通常白细胞计数波动于50%以内,在临床上无诊断意义,故必须定时反复观察。

2. 哪些客观因素对实验结果有影响?

(1) 药物的影响:很多药物对检验的影响往往被人们忽视。如检查病原微生物,如已用过对该微生物有效的药物,即使患者临床症状符合,培养出现阴性结果,其意义也是有限的。如做出血时间测定,应与1周内停服对血管壁和血小板有影响的药物如阿司匹林。一些药物如氯丙嗪、异烟肼、奎宁、水杨酸制剂以及乙醇、有机磷等均可使丙氨酸氨基转换酶(ALT)活性增高。酚酞等可干扰一些显色反应实验如酚红排泄试验、血清总蛋白测定等。特别应注意的是已知上百种药物可影响尿常规检验项目,如右旋糖酐、造影剂可引起尿比重显著增高;苯妥英钠、维生素 B_2 等可改变尿液颜色;至少有几十种药物可使尿蛋白检验出现假阳性,这些药物包括常用的非那西丁、阿司匹林、异烟肼、奎宁、放射造影剂、碘胺药以及很多抗生素如青霉素、庆大霉素。但应注意尿液中含有同样一种药物,用不同方法检查尿蛋白质可出现不同反应,如患者服用奎宁、奎宁丁和嘧啶等在强碱性尿情况下,于化学法可出现假阳性,而磺基水杨酸法则假阴性;患者使用大量青霉素后,尿蛋白检测而在磺基水杨酸法为假阳性,而于化学法则为假阴性。

(2)饮食的影响:由于进餐可使血液中很多化学成分发生变化,因此制订临床化学的参考值一般均采用空腹血,故抽血化验出一些急诊化验标本外一般亦均采取空腹血,特别是进餐后对血糖和血脂影响更加明显;另外食高蛋白饮食或高核酸食物,可分别引起血中尿素或尿酸增高,而营养不足可使血中总胆固醇浓度降低;长期饥饿、营养不足还可使尿中酮体试验出现阳性反应;如检查粪便隐血化学法(除愈创木酯法外),应于实验前3天禁食动物血、肉、肝脏及含丰富叶绿素食物。

(3)样品质量的影响:要保证试验质量,样品质量甚为重要,样品质量差或代表性差即使最准确的方法、最标准的操作和最好的试剂,也不能获得最佳结果。如做血气分析的血样品不能有气泡,亦不能凝固;厌氧培养样品应严格防止接触空气;溶血样品对大多数临床化学检测是不适宜的,如很多酶试验、血清钾测定,因红细胞中含有大量的某些酶和钾离子,溶血后将影响多种酶试验及血清钾结果;溶血样品对红细胞沉降率、红细胞比积测定都有影响;多数实验室要求新鲜样品特别是酶学检查和血糖测定;有的试验有时间规定,如红细胞沉降率必须 3 小时内完成,因此采血后必须立即送检;有的样品如做冷凝试验的血样品不要冷藏,等等。

(4)抗凝剂和防腐剂的影响:有的血样品必须抗凝,有的尿样品必须防腐。如使用抗凝剂和防腐剂不当,则影响检验结果。使用抗凝剂防止血液凝固,有的采用粉末,以防溶液将样品稀释;有的使用液体抗凝剂,必须严格按比例执行。临床化学检验几乎全部使用血清标本,减少如血气分析用肝素抗凝。临床血液学检验根据检测项目以及各医院的习惯,可选用下列抗凝剂:乙二胺四乙酸盐(EDTA)、肝素枸橼酸钠等。红细胞沉降率测定用 109 mmoL/L,枸橼酸钠 0.4 mL(准确)加血 1.6 mL 混合送检。这些都不能弄错,否则将导致误差。防腐剂在临床检验工作中主要用于尿液防腐。常用浓盐酸作为尿液某些特殊化学定量分析如 17-羟皮质类固醇、17-酮类固醇、3-甲氧 4 羟苦杏仁酸(WMA)、儿茶酚胺等防腐,每 100 mL 尿加浓盐酸 1 mL,24 小时尿用 10~15 mL 即可。甲苯是临床化学检验最合适的防腐剂,因其可在尿液表面形成一层薄层,但若尿液已被污染,则甲苯不能制止细菌繁殖;做尿蛋白质和糖定量常用甲苯,可于 100 mL 尿中加 1 mL 甲苯;做尿液细胞计数可用福尔马林,每 100 mL 尿加 0.5 mL 福尔马林,但福尔马林绝不能用于尿糖测定的防腐。此外应注意:氯仿可干扰尿糖测定和尿沉渣镜检,麝香草酚可影响蛋白质及 17-酮类固醇的检测,盐酸也不能用于细胞计数。凡使用防腐剂必须于排尿前即倾入盛尿容器内,或第一次排尿后立即倾入容器并立即混匀,而且容器应该是干净、干燥的。

(5)采取样品时间的影响:由于病原体感染机体的部位及在周围血中出现的时间不一。各种化学成分代谢各有其规律,故应选择最佳时间采取样品,才能获得事半功倍的效果。如做细菌培养或寻找其他病原体,最好也是用药以前取样。要间日疟原虫最好是发作后数小时至十余小时采血,因此时期血中疟原虫的形态易于鉴别,故检出率较高;而找恶性疟原虫则应与发作后 20 小时左右采血;找微丝蚴采血时间应在上午 9~12 时前后,而且应待患者于静卧片刻后;找回归热螺旋体则应在发热期;找蛲虫则应在患者晚上睡熟后或清晨从肛门周围寻找。如前所述,一般而言,血液生化检查是清晨空腹采血,但有些情况不能受此限制,如心肌梗死患者的血清酶学检查,其中门冬氨酸氨基转氨酶(AST)和乳酸脱氢酶(LDH)在发病 6~12 小时显著增高,分别于 48 小时和 30~60 小时达到高峰,于 3~5 天和 7~14 天恢复正常;而肌酸激酶(CK)则在心肌梗死发病后 2~4 小时开始增高,可高达正常上限的 10~12 倍,但仅持续 2~4 天及恢复正常。抓住这些时机抽血检测,对协助诊断价值很大。抓住这些时机抽血检测,对协助诊断价值很大。做交叉配血实验的患者血标本不要求空腹血,但必须是在输血前 3 天内采血。又如尿胆原在一天内的排泄量有差异,排出高峰多在 12 到 16 时,因而一般在 14 时左右留取的尿标本检测尿胆原,其诊断意义较好。

(6)方法的影响:医护人员还应了解,同一检验项目由于方法不同,结果亦有差异。如检测甲胎蛋白,以前用琼脂单扩散法,灵敏度为 3 000 mg/mL;后改用对流免疫电泳法,灵敏度提高到 300 mg/mL;后又采用放射火箭电泳自显影法,灵敏度又提高了 10 倍;现采用放射免疫法不仅灵敏度更加提高,而且还可以定量。由于方法不同,灵敏度有了改变,因而对结果已有不同解释。

3. 痰标本采集时的注意事项是什么?

(1)护士在采集过程中要注意根据检查目的选择正确的容器。

(2)患者做痰培养及痰找瘤细胞时,应及时送检。

(3)留取 24 小时痰液时,要注明起止时间。

4. 红细胞(RBC)计数意义。

(1)血液中红细胞绝对值增多,见于真性红细胞增多症。

(2)机体长期缺氧,如慢性肺源性心脏病、发绀性先天性心脏病引起继发性红细胞增多。

(3)因一时性血浆中水分丢失过多、血液浓缩,如剧烈吐泻、脱水、烧伤引起相对性红细胞增多。

(4)红细胞减少见于各种原因引起的贫血,如骨造血功能障碍,造血原料缺乏,红细胞破坏过多、过早等。

5.简述红细胞和血红蛋白的正常值和影响检查结果的因素。

正常成人红细胞数(RBC):成年男性$(4.0 \sim 5.5) \times 10^{12}/L(400 \sim 550$ 万$/mm^2)$,成年女性$(3.5 \sim 5.0) \times 10^{12}/L(350 \sim 500$ 万$/mm^2)$。

正常成人血红蛋白量(Hb):成年男性 $120 \sim 160$ g/L,成年女性 $110 \sim 150$ g/L。

可影响检查结果的因素:①患者全身血液总量改变,如大失血早期检查结果难以反映是否存在贫血。②全身血浆容量的改变,如失水或水钠潴留时血液可浓缩或稀释。③患者的年龄、性别。④患者居住地的海拔高度等。

6.简要说明白细胞计数和白细胞分类的正常参考值。

(1)WBC 计数的正常参考值:成人$(4 \sim 10) \times 10^9/L(4\ 000 \sim 10\ 000/mm^3)$;新生儿$(15 \sim 20) \times 10^9/L(15\ 000 \sim 20\ 000/mm^3)$;6 个月至 2 岁$(11 \sim 12) \times 10^9/L(11\ 000 \sim 12\ 000/mm^3)$。

(2)WBC 分类的正常参考值,见表 23。

表 23　白细胞分类比值及计数

细胞类型	比值(%)	绝对值[$\times 10^7$/L(mm^3)]
中性粒细胞(N)	$0.5 \sim 0.70(50 \sim 70)$	$2 \sim 7(2\ 000 \sim 7\ 000)$
杆状核	$0 \sim 0.05(0 \sim 5)$	$0 \sim 0.5(0 \sim 500)$
分叶核	$0.50 \sim 0.70(50 \sim 70)$	$2 \sim 7(2\ 000 \sim 7\ 000)$
嗜酸粒细胞(E)	$0.005 \sim 0.50(0.5 \sim 5)$	$0.05 \sim 0.5(50 \sim 500)$
嗜碱粒细胞(B)	$0 \sim 0.01(0 \sim 1)$	$0 \sim 0.1(0 \sim 100)$
淋巴细胞(L)	$0.20 \sim 0.40(20 \sim 40)$	$0.8 \sim 4(800 \sim 4\ 000)$
单核细胞(M)	$0.30 \sim 0.08(3 \sim 8)$	$0.12 \sim 0.8(120 \sim 800)$

7.试述中性粒细胞增多和减少的临床意义。

(1)生理性中性粒细胞增多:①胎儿及新生儿。②妊娠及分娩时,可达 $2\ 000/mm^3$,1 周后恢复正常。③剧烈运动或劳动后。④严寒、酷热、下午白细胞增高。

(2)病理性中性粒细胞增多:①急性感染,如各种化脓性球菌感染。②急性出血或溶血,如脾破裂出血、急性溶血性贫血。③严重组织损伤,如心肌梗死后 1 周内、大手术 1 日左右。④急性中毒,如安眠药、代谢性毒如糖尿病酮症酸中毒。⑤恶性肿瘤、白血病。

(3)病理性中性粒细胞减少:①某些传染病,如伤寒、流感等。②理化因素损伤,如放射治疗(简称放疗)或化学药物治疗(简称化疗)后、重金属中毒等。③血液病,如再生障碍性贫血、粒细胞缺乏症等。④脾功能亢进症。⑤自身免疫性疾病,如 SLE 等。

8. 简述尿液相对密度(比重)测定的意义。

正常成人尿相对密度波动在 1.015~1.025,婴幼儿的尿相对密度偏低,其临床意义如下。

(1)相对密度增高:心功能不全、急性肾小球肾炎、高热、失水和周围循环功能不全时,尿量少而相对密度高。糖尿病因尿含有大量葡萄糖,其尿量多而相对密度高,可高达 1.040 以上。

(2)相对密度减低:见于慢性肾功能不全、尿崩症等。在肾实质破坏而失去浓缩功能时,尿相对密度固定在 1.010±0.003,即相对密度低而固定的等渗尿。

9. 简述大便隐血试验的临床意义。

(1)常作为上消化道出血的重要诊断指标之一,特别对少量出血有重要价值。

(2)常作为消化道恶性肿瘤的诊断筛选指标:消化性溃疡隐血试验间断阳性,消化道癌症早期呈持续阳性,晚期阳性率达95%。

(3)有助于早期诊断流行性出血热、钩虫病等。

10. 试述血清钾测定的临床意义。

正常参考值:成人 3.5~5.5 mmol/L;儿童 3.4~4.7 mmol/L。

(1)血清钾降低:①钾盐摄入不足。长期低钾饮食、禁食和厌食等。②钾丢失过多。常见于严重呕吐、腹泻和胃肠减压,大量应用排钾利尿药(如有机汞或氯噻嗪类)及肾上腺皮质激素,肾上腺皮质功能亢进症或醛固酮增多症,某些慢性消耗性疾病(如恶性肿瘤等),代谢性碱中毒时肾排钾增多,大量出汗可经皮肤大量失钾使血清钾降低。③钾分布异常。见于心功能衰竭、肾性水肿或大量输入无钾盐液体,细胞外液被稀释,大量应用胰岛素促使葡萄糖被利用或形成糖原时,急性碱中毒时或家族性周期性麻痹,细胞外液钾转入细胞内,从而发生低钾。④棉籽油低钾麻痹症。可能与食用粗生棉籽油有关。

(2)血清钾增高:①急性肾衰竭、重度肾功能不全或肾上腺皮质功能不全。②严重溶血、组织损伤和大量输注库存血。③急性酸中毒或组织缺氧。④摄入或输注大量钾盐。⑤醛固酮缺乏或长期应用抗醛固酮利尿药。⑥家族性高血钾性周期性麻痹等。

11. 试述高密度脂蛋白与低密度脂蛋白的正常参考值及其临床意义。

(1)高密度脂蛋白正常参考值为 1.03~2.07 mmol/L。它运载周围组织中的胆固醇,再转化为胆汁酸或直接通过胆汁从肠道排出,动脉造影证明高密度脂蛋白胆固醇含量与动脉管腔狭窄程度呈显著的负相关。所以高密度脂蛋白是一种抗动脉粥样硬化的血浆脂蛋白,是冠心病的保护因子。俗称"血管清道夫"。

(2)低密度脂蛋白正常参考值为 <3.12 mmol/L。它是富含胆固醇的脂蛋白,主要作用是将胆固醇运送到外周血液。是动脉粥样硬化的危险因素之一,被认为是致动脉粥样硬化的因子。

12. 试述何谓癌胚抗原及其临床意义。

癌胚抗原(CEA)为肿瘤的辅助诊断指标。其正常值为 1~5 ng/mL。

CEA 最初发现于结肠癌和胎儿肠组织中,故名癌胚抗原。CEA 升高常见于大肠癌、胰腺癌、胃癌、肺癌、乳腺癌、甲状腺癌等,吸烟、妊娠期和心血管疾病、糖尿病、结肠炎等人群中,部分也会出现 CEA 升高,因此,CEA 不是恶性肿瘤的特异性标志,只是恶性肿瘤的辅助诊断指标。

自测试题

一、单项选择题

1. 母体的免疫球蛋白通过胎盘转移给胎儿的是 ( )
   A. IgM　　　　B. IgA　　　　C. IgG　　　　D. IgD　　　　E. IgE
2. 白细胞计数在什么情况下不增高? ( )
   A. 新生儿　　　B. 情绪激动　　C. 激烈运动　　D. 睡眠　　　　E. 妊娠分娩时
3. 凝血时间测定,需采 ( )
   A. 静脉血　　　B. 手指血　　　C. 耳垂血　　　D. 动脉血　　　E. 静脉血或动脉血
4. 下列情况下可引起红细胞增多,哪项不是由于血液浓缩引起的 ( )
   A. 连续呕吐　　B. 高山居民　　C. 反复腹泻　　D. 出汗过多　　E. 大面积烧伤
5. 心肌梗死患者血液中的肌酸激酶,发病后几小时开始增高 ( )
   A. 2~4 小时　　B. 6~12 小时　C. 3~10 小时　D. 4~8 小时　　E. 12~24 小时
6. 凝血时间正常值为 ( )
   A. 1~5 分钟　　B. 5~12 分钟　C. 3~4 分钟　　D. 20~22 分钟　E. 25~30 分钟
7. 尿糖和尿蛋白定量时应添加何种防腐剂 ( )
   A. 10%甲醛　　B. 甲苯　　　　C. 稀盐酸　　　D. 硫酸　　　　E. 乙醇
8. 哪种微生物易引起产后感染 ( )
   A. 大肠埃希菌　　　　　　　　　　　B. 厌氧性链球菌
   C. 金黄色葡萄球菌　　　　　　　　　D. 白色葡萄球菌
   E. 芽孢杆菌
9. 下例哪种试验可测量胎儿肺成熟度 ( )
   A. 雌三醇水平　　　　　　　　　　　B. 肌酐水平
   C. 甲胎蛋白水平　　　　　　　　　　D. 胎儿脂肪细胞计数
   E. 卵磷脂与鞘磷脂的比例
10. 尿妊娠试验是测定尿内那种激素 ( )
    A. 催产素　　　　　　　　　　　　　B. 黄体酮

C. 黄体生成素 D. 雌激素

E. 绒毛膜促性腺激素

11. 浓盐酸不能用作尿中何种检测的防腐剂 (   )

A. 17 酮类固醇 B. 17-羟皮质类固醇

C. VMA D. 儿茶酚胺

E. 细胞计数

12. 关于甲胎蛋白的叙述,下列哪项是错误的 (   )

A. 血中甲胎蛋白增高即为肝癌

B. 甲胎蛋白不是原发性肝癌的特异性抗原

C. 甲胎蛋白低浓度持续阳性可能是肝癌

D. 肝硬化时,血甲胎蛋白浓度亦可增高

E. 血甲胎蛋白是原发性肝癌的血清标志物

13. 周围血片中出现幼红细胞最可能是 (   )

A. 缺铁性贫血 B. 再生障碍性贫血

C. 溶血性贫血 D. 淋巴瘤

E. 脾功能亢进

14. 新鲜尿液外观浑浊,加热后浑浊消失,可能为 (   )

A. 磷酸盐 B. 草酸盐 C. 脓尿 D. 碳酸盐 E. 尿酸盐

15. 甲胎蛋白(AITP)增高在下述哪项中最多见 (   )

A. 生殖细胞肿瘤 B. 胰腺癌 C. 肝硬化 D. 原发性肝癌 E. 胃癌

16. 静脉血的血浆(清)二氧化碳结合力正常值为 (   )

A. 15~20 mmol/L B. 20~25 mmol/L

C. 23~27 mmol/L D. 30~40 mmol/L

E. 40~45 mmol/L

二、多项选择题

1. 采集血标本时应注意 (   )

A. 一般血培养采血 5 mL

B. 亚急性细菌性心内膜炎的患者采血量 10~15 mL

C. 可在输液、输血的针头处取血标本

D. 若同时采取不同种类的血标本,应先注入血培养瓶,再注入抗凝管

E. 采集血标本时,应防污染

2. 血清钾降低见于以下哪种疾病 (   )

A. 呕吐 B. 腹泻

C. 大量利用排钾利尿剂 D. 急性酸中毒

E. 代谢性碱中毒

3. 红细胞沉降率增快见于以下哪种疾病　　　　　　　　　　　　　　　　　　（　）

A. 急性细菌性感染及炎症　　　　　　　　B. 结核

C. 风湿　　　　　　　　　　　　　　　　D. 心肌炎

E. 组织损伤及坏死

4. 采取痰液前,需要告知患者的是　　　　　　　　　　　　　　　　　　　　（　）

A. 检查目的　　　　　　　　　　　　　　B. 采集方法

C. 采集时间　　　　　　　　　　　　　　D. 使用的容器

E. 患者口腔的情况

5. 咽拭子标本采集部位是　　　　　　　　　　　　　　　　　　　　　　　　（　）

A. 两腭弓　　　　B. 咽　　　　C. 腭扁桃体　　　　D. 舌　　　　E. 两颊内侧

6. 尿液 pH 可呈现碱性　　　　　　　　　　　　　　　　　　　　　　　　　（　）

A. 代谢性碱中毒　　　　　　　　　　　　B. 呼吸性碱中毒

C. 大量食用肉食　　　　　　　　　　　　D. 大量食用水果、蔬菜

E. 尿标本在室温放置过久

7. 正确的尿标本留取是　　　　　　　　　　　　　　　　　　　　　　　　　（　）

A. 中段尿常用于细菌培养

B. 乳糜尿常用于丝虫病诊断

C. 空腹尿常用于测定尿糖

D. 随机尿标本适用于门诊患者

E. 12 小时尿标本常用于检测体内肌酐

8. 下列哪些属于血液生化检查的正常值　　　　　　　　　　　　　　　　　　（　）

A 血清总蛋白(TP)60～80 g/L

B. 空腹血糖 4.4～6.7 mmol/L

C. 血清总胆固醇 2.86～5.98 mmol/L

D. 血清三酰甘油(TG)0.56～1.7 mmol/L

E. 血清钾 3.5～5.1 mmol/L

9. 诊断急性心肌梗死常用的血清酶为　　　　　　　　　　　　　　　　　　　（　）

A 肌酸激酶　　　　　　　　　　　　　　B. 肌酸激酶同工酶

C. 乳酸脱氢酶　　　　　　　　　　　　　D. 淀粉酶

E. 碱性磷酸酶

三、判断题

1. 咽拭子标本采集的目的是取咽部及扁桃体分泌物做细菌培养。　　　　　　　（　）

2. 做痰培养时应晨间送检。　　　　　　　　　　　　　　　　　　　　　　　（　）

3. 正常人24小时尿蛋白总量为少于150 mg。　　　　　　　　　（　）

4. 白天与夜间尿的比例是3～4∶1。　　　　　　　　　　　　（　）

5. 上消化道出血后内镜检查的最佳时间是24～48小时。　　　　（　）

6. 由于血小板极易凝集,采血时应首先采集血生化,其次是红细胞沉降率、出凝血、血常规。　　　　　　　　　　　　　　　　　　　　　　　　　　（　）

7. 成人正常情况下产生红细胞、粒细胞、血小板唯一脏器是胸腺。（　）

8. 血清铁减低见于溶血性贫血。　　　　　　　　　　　　　　（　）

9. 乳糜尿多见于腹腔结核。　　　　　　　　　　　　　　　　（　）

10. 每个红细胞含有一定量的血红蛋白。　　　　　　　　　　（　）

11. 尿糖定量测定可用福尔马林防腐。　　　　　　　　　　　（　）

12. 伤寒患者血中为培养出伤寒杆菌即不能确诊伤寒。　　　　（　）

13. 白细胞计数在正常情况下,一天内最高值与最低值可相差1倍。（　）

14. 尿液妊娠试验阳性不一定就是怀孕。　　　　　　　　　　（　）

自测试题答案

一、单项选择题

1. C　2. D　3. A　4. B　5. B　6. B　7. B　8. B　9. B　10. E　11. E　12. A　13. C　14. E　15. D　16. C

二、多项选择题

1. ABDE　2. ABCE　3. ABCDE　4. ABC　5. ABC　6. ABDE　7. ABCD　8. ABCDE　9. ABC

三、判断题

1. √　2. ×　3. √　4. √　5. √　6. ×　7. ×　8. ×　9. √　10. √　11. ×　12. ×　13. √　14. √

第二节　临床病理学

基本知识问答

1. 活检标本来源有哪些?

(1)小块活体组织:临床医生为了诊断目的,通过手术或穿刺取小块组织,送病理科检查,如身体某处包块或肿大的淋巴结、肝脏、肾脏、乳腺包块、前列腺穿刺活检等。

(2)内镜活体组织:如胃镜、结肠镜、纤维支气管镜等检查时,从病变部位夹取少量组织检查。

(3) 细胞学检查:包括各种体液如痰、尿、胸腹水等;进行脱落细胞学检查,主要是检查肿瘤细胞,也可做穿刺液涂片或组织印片,进行细胞学诊断。

(4) 手术切除的大标本:如手术切除的阑尾、胆囊、肝页、乳腺、肾、胃、癌的根本术标本,以及截断的肢体等。检查此类标本,大多是为了进一步明确病变的性质、类型和范围;如果是恶性肿瘤,还需了解有无转移及其扩散程度。

2. 活检标本送检的注意事项有哪些?

(1) 活检标本常规使用10%福尔马林固定。如有特殊要求则采取特殊固定液,例如需做电镜的标本要用戊二醛固定,糖原染色要用乙醇固定。固定液一般是送检组织标本的4~5倍,组织应全部浸泡在固定液中。装标本的瓶口应比标本直径大,以免不易取出而损伤标本。

(2) 送检标本瓶一定要粘贴好姓名,写明取材部位,以免出现差错。

(3) 痰抹片要送鲜晨痰,并应该立即做抹片固定或立即送病理科做抹片固定,固定系置于等量的乙醚和乙醇混合液中或无水乙醇中固定。

(4) 胸腹水抽出后,立即送病理科离心沉淀做抹片检查。

3. 尸体解剖的意义是什么?

尸体解剖(简称尸检)是对死亡患者进行解剖,观察病变所在部位和性质,查找死亡原因,有利于积累经验和提高医疗水平。这是病理学的基本研究方法之一。尸体解剖可较全面地观察疾病过程中各器官的病理改变,结合死者生前一系列临床表现得出正确的诊断,并查明死亡原因,从而验证活检诊断或临床诊断是否正确。通过尸检还能及时发现和确诊某些传染病、地方病、流行病,为防治措施提供依据。同时还可通过对常见病、多发病以及其他疾病的尸检,为深入研究这些疾病提供大量人体病理材料,是研究既定的极其重要的方法和手段。一个国家尸检率的高低往往反映其文明进步的程度。世界上不少国家尸检率达到90%以上,有的国家在法律中对尸检做了明文规定。我国的尸检率还很低,因此医护人员均应关心和支持尸检工作,同时应做好舆论宣传工作,争取尸检率的提高。在医院分级管理中,三级甲等医院尸检率要≥15%,二级甲等医院要达到≥10%。

4. 炎症的致病原因有哪些?

任何能引起组织损伤的原因都可以成为炎症的原因。①物理性因子:高温(烧伤、烫伤)、低温(冻伤)、放射性物质等;②化学因子:外源性的强酸、强碱;内源性的代谢产物的堆积(尿素、尿酸);③机械性因子:切割伤(创伤愈合,伤口早期变化,血管扩张)、挤压伤;④生物性因子:最常见,细菌、病毒、立克次体、支原体、真菌、寄生虫等;⑤坏死组织:坏死组织是潜在的致炎因子,新鲜梗死灶的边缘所出现的出血充血带实为炎症反应。变态或异常免疫反应:常见于各种类型的变态反应(如肾小球肾炎、风湿性心脏病)及某些自身免疫性疾病(如淋巴性的甲状腺炎,自身抗原为甲状腺球蛋白、滤泡细胞表面抗原)。损伤因子作用于机体,是否引起炎症及炎症反应的强弱,不仅与损伤因子有关,还与机体的敏感性有关。

5.对良性肿瘤或恶性肿瘤有何认识?

以肿瘤对机体的危害程度,可以将肿瘤分为良性肿瘤和恶性肿瘤。良恶性肿瘤的区别直接影响到患者治疗措施的确定和预后的估计,也是肿瘤研究工作的一个重要方面。应当认为,肿瘤的良恶性是相对的,例如:①良性的血管瘤可呈浸润性生长,边界不清,缺乏包膜,切除后容易复发;对生长在颅内、椎管内、心脏传导束旁的肿瘤即便良性都应该认真处理。部分良性肿瘤,如结肠息肉性腺瘤、卵巢浆液性囊腺瘤可以恶变;凡良性肿瘤突然快速生长者应注意有无恶变。②恶性的皮肤基底细胞癌有较多核分裂象,且对放射治疗敏感;也有个别恶性肿瘤,如黑色素瘤、神经母细胞瘤可能自行停止生长,甚至逆转。③有些肿瘤的生物学行为界于良性肿瘤与恶性肿瘤之间,称为"交界性肿瘤"或"交界瘤",包括膀胱、结肠、甲状腺、乳腺的乳头状瘤,卵巢浆液性乳头状囊腺瘤和黏液性囊腺瘤等,必须慎重对待。

自测试题

一、单项选择题

1.从一种成熟组织或细胞转化为另一种同类型组织或细胞的过程称为　　　(　　)
　A.间变　　　B.萎缩　　　C.增生　　　D.化生　　　E.肥大

2.右心衰时肝脏可能发生　　　　　　　　　　　　　　　　　　　　　　(　　)
　A.槟榔肝　　　　　　　　　　　　　B.肝细胞空泡变性
　C.肝出血性梗死　　　　　　　　　　D.肝贫血性梗死
　E.以上都不是

3.弥散性血管内凝血(DIC)指的是　　　　　　　　　　　　　　　　　　(　　)
　A.心、肝、肾等重要器官中有较多的血栓形成
　B.全身小动脉内有广泛性的血栓形成
　C.全身小静脉内有广泛的血栓形成
　D.小动脉和小静脉内均有广泛性的血栓形成
　E.微循环内有广泛的微血栓形成

4.细菌性痢疾通常属于哪一类炎症　　　　　　　　　　　　　　　　　　(　　)
　A.纤维素性炎症　　　　　　　　　　B.化脓性炎症
　C.卡他性炎症　　　　　　　　　　　D.浆液性炎症
　E.出血性炎症

5. 肿瘤性增生的突出表现为 ( )

A. 细胞生长旺盛 B. 与周围组织界限不清

C. 生长与整个机体不协调 D. 形成肿块

E. 不伴有炎症

6. 可恶变为黑色素瘤的是 ( )

A. 表皮内痣 B. 真皮内痣 C. 交界痣 D. 蓝痣 E. 血管瘤

7. 液化性坏死常见于 ( )

A. 肺 B. 肾 C. 脑 D. 心 E. 肝

8. 细胞体积增大可称为 ( )

A. 化生 B. 增生 C. 水肿 D. 肥大 E. 充血

二、多项选择题

1. 下列属于早期食管癌的是 ( )

A. 黏膜内癌

B. 癌组织可侵犯黏膜下层,无淋巴结转移

C. 癌组织可侵犯黏膜下层,伴颈部淋巴结转移

D. 如及时手术,5年存活率在90%以上

E. 常无明显的临床症状与体征

2. 大肠癌常见的临床表现可有 ( )

A. 大便习惯改变 B. 便血及黑便

C. 右下腹肿块 D. 低位性肠梗阻

E. 慢性贫血

3. 胆结石可分为 ( )

A. 胆固醇性结石 B. 色素性结石

C. 草酸盐结石 D. 混合性结石

E. 胱氨酸结石

4. 肾细胞癌的特点包括 ( )

A. 肾上下极多见 B. 多呈明显浸润性生长,边界不清

C. 早期即可发生血道转移 D. 透明细胞癌最为常见

E. 癌细胞可排成乳头状或管状

5. 结核病变的基本病变演变方式有 ( )

A. 吸收消散 B. 纤维化、纤维包裹及钙化

C. 大片坏死或亚大片坏死 D. 溶解播散

E. 病灶扩大

6. 肿瘤细胞异型性变化包括 （　　）
   A. 细胞形态异型　　　　　　　　B. 细胞核形态异型
   C. 核分裂象　　　　　　　　　　D. 染色质浓集变化
   E. 染色体异倍体显现

7. 心肌梗死后并发症有 （　　）
   A. 附壁血栓形成　　　　　　　　B. 心律失常
   C. 急性心包炎　　　　　　　　　D. 室壁瘤
   E. 血糖升高

8. 慢性支气管炎时咳痰的病理机制不包括 （　　）
   A. 支气管上皮细胞坏死　　　　　B. 支气管壁充血、水肿
   C. 支气管壁软骨萎缩、纤维化　　D. 支气管腺体增生
   E. 支气管壁炎症细胞浸润

9. 鼻咽癌最常见的组织学类型不包括 （　　）
   A. 未分化癌　　　　　　　　　　B. 高分化鳞癌
   C. 低分化鳞癌　　　　　　　　　D. 高分化腺癌
   E. 低分化腺癌

10. 肝细胞性肝癌镜下诊断的依据是 （　　）
    A. 出现瘤巨细胞　　　　　　　　B. 细胞胆汁阳性
    C. 肝、门静脉分支可见瘤栓　　　D. 癌细胞 AFP 染色阳性
    E. 癌细胞排列成小梁状富含血窦

三、判断题

1. 原发性肝癌仅指肝组织发生的恶性肿瘤。（　　）
2. 血液中发现了癌细胞，说明瘤细胞已侵入血管腔进入血液，但肿瘤不一定必然发生转移。（　　）
3. 血栓形成对机体毫无益处。（　　）
4. 绒毛心是指发生在心内膜纤维素性炎症。（　　）
5. 胃肠道淤血时，可致腺体分泌增加，消化功能增强。（　　）
6. 肾小球肾炎属于以肾小球损害为主的变态反应引起的非化脓性炎症。（　　）
7. 肺癌中鳞癌的发生率最高，主要为中央型。（　　）
8. 股静脉血栓脱落后经下腔静脉回流入右心房，随后进入肺循环可引起肺动脉栓塞。（　　）
9. 肉芽组织的主要成分是新生毛细血管和成纤维细胞，其中可以不同数量的炎症细胞和胶原等细胞外基质。（　　）
10. 室壁瘤是梗死心肌或瘢痕组织在心室内压作用下形成的局限性向外膨隆。（　　）

11. 在特殊情况下,为了查清死者的病因,判断诊断治疗的谬误,有利于医学科学的发展,虽未征得死者生前同意或家属的首肯,经有关特定部门的批准,也可以进行尸体解剖。 ( )

自测试题答案

一、单项选择题
1. D 2. A 3. E 4. A 5. C 6. C 7. C 8. D

二、多项选择题
1. ABDE 2. ABCDE 3. ABD 4. ACDE 5. ABDE 6. ABCDE 7. ABCD 8. ABCE
9. ABDE 10. BCDE

三、判断题
1. × 2. √ 3. × 4. × 5. × 6. √ 7. √ 8. √ 9. √ 10. √ 11. √

第三节 临床医学影像学

基本知识问答

1. 何谓医学影像学?

医学影像学是在放射诊断学基础上发展起来的,除传统 X 线检查法外,尚包括 CT、MRI、DSA、ECT、B 超等成像技术。这些成像的应用原理和方法虽不相同,但以影像诊断疾病是共同的。这些成像技术的关系非常密切,结合在一起,可以取长补短、互相补充,进一步扩大检查范围,提高诊断质量,并且逐步形成现代医学影像学体系。在医学影像学的推动下,还促进了介入性放射学的发展,使医学影像学和治疗学更加紧密地结合,扩大了影像学科的临床应用领域。

2. 如何进行碘剂过敏试验?

使用碘剂造影前,应常规做碘过敏试验,可采用下列方法之一。

(1)皮内试验:取 30% 试验用造影剂皮内注射 0.1 mL,10～15 分钟后局部红肿范围超过 1 cm,或伴有"伪足"形成者为阳性。

(2)结膜试验:将造影剂 1～2 滴滴入眼结合膜囊内,3～4 分钟后眼结合膜充血和有刺激征者为阳性。

(3)舌下试验:以造影剂数滴滴于舌下,5 分钟后感唇麻舌胀者为阳性。

(4)口服试验:5%～10% 碘化钾溶液 5～10 mL 口服,每日 3 次,连续 2～3 日。阳性反应包括结合膜充血、流涎、恶心、呕吐、手麻和皮疹等。

(5)静脉试验:30%试验用造影剂 1 mL 静脉注射,观察 1 分钟,阳性者有恶心、呕吐、荨麻疹等,严重者可出现休克。

值得注意的是碘剂过敏试验阴性者,造影过程中仍可能出现严重反应,故应加强防范。

3. 透视的注意事项有哪些?

(1)掌握透视的适应证和限度,做到检查目的性明确,有的放矢。

(2)提供必要的临床病史资料,特别是以往 X 线检查情况,可对比参考。

(3)透视前应做好暗适应,透视条件 55~65 kV,2~3 mA,间断开闭脚闸曝光。

(4)透视复查间隔时间不宜过短,每次透视时间不宜过长,早孕妇女和婴幼儿应避免盆腔和性腺区透视。

4. 摄片的注意事项有哪些?

(1)认真填写照片申请表,包括简要病史、检查部位、目的要求等,以供投照和诊断时参考。如系复查患者须填写老照片号码。

(2)做好摄片前准备。例如除去检查部位辅料和膏药,对不合作的儿童适当使用镇静药,腹部摄片的禁食和清洁灌肠等。

(3)为重症患者先做适当的治疗处理,待病情平稳后再由医护人员陪送到放射科检查。

(4)摄片目的性明确,复查间隔和急诊条件掌握适度。

5. 造影检查的注意事项有哪些?

(1)按照各种检查要求,认真做好造影检查前的准备工作,以确保造影检查的顺利实施。

(2)注射碘剂造影前需进行碘过敏试验;使用气体造影者应预防空气栓塞。

(3)做好严重造影反应急救处理的准备,当发生过敏性休克、惊厥、心脏停搏、喉头或肺水肿等严重反应时,应立即停止检查,积极进行抗过敏、抗休克以及对症治疗处理。

(4)心、肺、肝、肾功能不全及全身衰竭和过敏体质患者,宜慎用造影检查,且选择非离子型对比剂。

(5)危重患者应有医护人员陪同进行检查。

6. 数字减影血管造影(DSA)的注意事项有哪些?

(1)术前准备:包括碘过敏试验,如术前肌内注射安定 5~10 mg;腹部检查者应清洁肠道等。

(2)患者选择:心、肝、肾功能不全者,严重心律失常者,全身感染或出血性疾病,不能屏气和有不自主运动者,禁忌此种检查。

(3)预防移动性伪影:观察腹部血管在注射对比剂前静脉注射胰高血糖素 1 mL 或山莨菪碱 1 mL,并适当压迫腹部;使用心电图门控触发 X 线脉冲曝光时间,可消除心脏搏动的影响。

(4)术后处理:穿刺部位加压包扎,并注意肢动脉搏动和皮肤颜色、温度;鼓励患者多饮水,注意尿量和造影后反应;使用抗生素2~3天,预防感染。

7. 试述电子计算机体层摄影(CT)的特点及其适应范围。

CT 是利用 X 线对人体扫描所获取的信息,经电子计算机进行数字化处理并重建图像,比传统 X 线检查方法的密度分辨率显著提高,能够分辨各种软组织结构间的微小密度差异,因而扩大了 X 线的检查范围,提高了图像质量,并促进了现代医学影像学的发展。CT 扫描的适应范围主要是:①检查颅内疾病,如脑外伤、出血、梗死、肿瘤、感染、变性和先天性畸形等的诊断,同时也可诊断某些脊椎、椎间盘和椎管内疾病。②检查眼耳鼻咽喉疾病,如对眼眶、鼻窦、鼻咽、喉部、中内耳等疾病诊断很有帮助。③检查胸部疾病,可早期发现肺癌及肺、胸膜和纵隔的原发和转移瘤,但需在胸部平片基础上有目的地进行。④检查腹部和盆腔疾病,常需与 B 超结合进行检查。

8. 计算机体层摄影(CT)的注意事项有哪些?

(1)扫描前需禁食3~4小时;腹部扫描前需口服1%~2%泛影葡胺300~500 mL 以充盈显示肠管;盆腔扫描需使膀胱充胀,肛门注气500~1 000 mL 扩张直肠和结肠,以显示肠壁病变,女性患者盆腔扫描时需放置阴道塞。

(2)烦躁不安患者和不合作儿童,需做适当镇静处理,以保证扫描图像清晰。

(3)为了提高病变检出率,或确定病变的性质、范围和供血情况,需行增强CT,故扫描前宜做好碘过敏试验。

(4)提供过去全部 X 线和 CT 照片资料,以供扫描定位和诊断时参考。

9. 简述磁共振成像(MRI)及其临床应用价值。

磁共振成像(MRI)是利用原子核在磁场内所产生的信号经计算机重建图像的新一代成像技术,可使某些 CT 扫描不能显示的病变成像显影,当前 MRI 的临床应用日益广泛,其主要用途如下:①颅内疾病特别是鞍区、后颅窝和脊髓病变的显像明显优于CT。②直接显示心脏大血管内腔,观察其形态学变化,可在无创伤条件下进行。③骨关节和肌肉系统疾病的显像比 CT 清楚。④对纵隔、腹部和盆腔疾病有一定的诊断价值,但对肺部和胃肠道疾病的诊断作用有限。⑤增强 MRI 能进一步提高其敏感性,造影剂可采用Gd-DTPA。

10. 磁共振成像(MRI)的注意事项有哪些?

(1)由于磁场吸引金属物移位导致损害,同时金属物质可破坏磁场的均匀度,影响图像的质量,故凡装有心脏起搏器、金属关节和假肢、金属牙托、血管银夹和金属避孕环者,禁行 MRI 检查。检查前应询问眼球异物史或行眼眶摄片以排除眼内金属异物。

(2)进入机房时,应除去随身携带的金属物品,例如金银首饰、钢笔、金属发卡、纽扣和扣环等,维修工具、电子仪器、患者推车和氧气筒等不得进入机房。

(3)静脉注射 Gd-DTPA 对比剂增强,可进一步提高病变的定位和定性诊断率。

(4)严重心脏病和危急患者不适宜做 MRI 检查。

11.简述 X 线防护的意义及防护原则。

X 线检查应用面广、量多,是临床诊治不可缺少的主要手段,但是,X 线对机体的生物效应,在过量照射时,不可避免地给人体带来辐射危害,因此必须重视 X 线防护,既要注意工作人员,也要注意患者防护。

防护原则:①时间防护;②距离防护;③屏蔽防护。

12.简述 X 线检查技术及其临床应用。

(1)X 线常规检查技术。包括透视和摄影,是简便而常用的检查方法,也是临床常用的基本检查手段之一,透视适用于人体对比较好的部位,摄片检查适用于人体任何部位。

(2)X 线特殊摄影检查。①体层摄影:通过特殊装置和操作获得某一特定层面上的组织影像,而不属于选定层面的结构则被模糊掉;②高千伏摄影:是用高于120 kV的管电压进行摄影,可在致癌影像中显示出被隐蔽的病变。

(3)X 线造影检查。对于相当一部分人体组织,不能只依靠自身密度与厚度差异在普通 X 线中显影,因此,通过将高密度或低密度的物质引入器官内或其他周围间隙,使之产生对比影像,称为造影,造影可显著扩大 X 线检查范围,应用广泛。

13.如何做好 X 线检查时的防护?

(1)工作人员的防护。①充分利用各种防护器材,例如铅围裙、手套和防护眼镜等。②控制原发射线,例如选择适当的曝光条件、缩小照射野、透视前暗适应、间断透视缩短曝光时间等。③减少散射线:例如加强 X 线管的消散措施,按标准设计机房,扩大散射线的分散面并削弱其强度。④定期健康检查。

(2)受检患者的防护。①皮肤至焦点距离不得少于 35 cm。②非投照野用铅橡皮遮盖,尤其是生殖腺和胎儿,避免对怀孕妇女进行腹部照射。③缩小检查野,减少照射次数,避免短期内多部位重复检查。

14.何谓颈椎病?X 线表现如何?

颈椎病系指颈椎退行性变,由于椎间盘、小关节软骨退行性变,引起骨质增生和韧带钙化,压迫和刺激脊神经根、脊髓和椎动脉,产生相应的临床症候群。

颈椎病的 X 线表现:以颈 5 和颈 6 为明显,椎体缘及小关节突骨质增生,椎间孔变小、变形,椎间隙变窄,椎管狭窄,颈韧带钙化,颈椎生理曲度变直或后突。

15.简述对比剂不良反应的处理。

(1)轻度反应:表现为全身灼热感、面部潮红、胸闷、气急、流泪、恶心、呕吐、头晕及荨麻疹,一般不需要特殊治疗,经短时间休息治疗后或对症治疗后可好转。

(2)重度反应:可出现呼吸困难、喉部痉挛、支气管痉挛、血压下降、昏迷、惊厥、一过性心律失常、肺水肿等,应立即停止造影进行急救,如抗休克治疗、抗过敏和对症治疗,对呼吸困难者应给氧,周围循环衰竭者应给去甲肾上腺素,心搏停止者须立即心脏按压。

16. 简述椎间盘突出的分型特点及影像学表现。

椎间盘突出的影像学表现包括:①椎间隙变窄或前后、左右不对称。②椎间盘局限突出于椎体后缘,边缘光滑,突出缘与纤维环后缘呈钝角相交。③邻近结构:硬膜囊、神经根、脂肪等受压变形、移位,椎管、侧隐窝狭窄。

椎间盘突出分为下列 5 型。①正中型:向后正中突出。②旁正中型:向侧后方突出,侧陷窝变窄,相应神经根梢受压后移。③椎间孔型:椎间盘突向椎间孔致椎间孔变窄。④外侧型:突向椎体外侧,可压迫出椎间孔后的神经根。⑤游离型:椎间盘突出椎管内的髓核形成游离碎片,游离碎片密度较高,可位于相应椎间盘上或下几个层面的椎管内。

17. 何谓介入放射学?包含哪些内容?

介入放射学是在医学影像学基础上发展起来的新学科,由 Wallace 在 1976 年所倡导,其核心是将影像诊断和治疗有机地结合起来,应用非手术方式为患者解除疾苦。介入放射学分为血管介入法和非血管介入法两大类。

(1) 血管介入法。①经导管栓塞术:用以控制大出血、动静脉瘘、动脉瘤、血管畸形的治疗以及内科性脾、肾切除等。②经皮血管形成术(PTA):用以治疗动脉硬化、纤维肌发育不良、大动脉炎和肾移植术后动脉吻合口狭窄等。③血管内药物灌注:例如灌注血管收缩剂控制食管静脉曲张、胃及十二指肠溃疡以及结肠憩室炎的出血,灌注抗癌药物治疗恶性肿瘤。④心脏介入性治疗:如球囊导管扩张二尖瓣狭窄和肺动脉瓣狭窄,经导管栓塞动脉导管未闭和修补房间隔缺损等。⑤其他:例如经颈静脉行肝内门—体静脉分流术(TIPS),就是治疗门脉高压的一种新方法,即在肝静脉与门静脉之间,放置支撑器,分流门静脉血流入体静脉。

(2) 非血管性介入法。①穿刺活检:用于胸腔、腹腔、骨骼、眼眶、甲状腺和乳腺等的活检。②抽吸引流:用于胆道和尿路阻塞、囊肿、脓肿和血肿引流,并可经引流管或造瘘口灌注药物治疗。③结石处理:胆道和尿路结石的溶石、碎石和取石。④椎间盘突出症:经皮髓核切吸术。⑤立体定位伽马刀治疗等。

18. 何谓 PET-CT?

PET 的全称是正电子发射计算机断层显像,PET-CT 将 PET 与 CT 完美融为一体,由 PET 提供病灶详尽的功能与代谢等分子信息,而 CT 提供病灶的精确解剖定位,一次显像可获得全身各方位的断层图像,具有灵敏、准确、特异及定位精确等特点,可一目了然地了解全身整体状况,达到早期发现病灶和诊断疾病的目的。PET-CT 的出现是医学影像学的又一次革命,受到了医学界的公认和广泛关注,堪称"现代医学高科技之冠"。PET-CT 是高档 PET 扫描仪和先进螺旋 CT 设备功能的一体化完美融合,临床主要应用于肿瘤、脑和心脏等领域重大疾病的早期发现和诊断。

自测试题

一、单项选择题

1. 以下不属于血管性介入治疗的是　　　　　　　　　　　　　　　　　　（　）
   A. 血管内栓塞　　　　　　　　　　　　B. 血管成形术
   C. 血管内药物灌入　　　　　　　　　　D. 胆管介入取石术
   E. PCR 术

2. 与体层摄影相比较，CT 扫描的优点　　　　　　　　　　　　　　　　（　）
   A. 密度分辨率高　　　　　　　　　　　B. 空间分辨率高
   C. 对比度增高　　　　　　　　　　　　D. 操作方法简单
   E. 患者无痛苦

3. 以下不属于 MRI 对比剂应用于临床的特点是：　　　　　　　　　　　（　）
   A. 能够改变 T_1 和 T_2 弛豫时间
   B. 化学结构稳定
   C. 无明显不良反应且价格低廉
   D. 只有在高浓度（0.5 mmol/kg 体重）时才能获得增强效果
   E. 能显示病变的血供情况

4. 在超声诊断仪中，采用二维切面显示方式的是　　　　　　　　　　　（　）
   A. B 型　　　　B. A 型　　　　C. C 型　　　　D. M 型　　　　E. P 型

5. 在人体组织中对超声不敏感的是　　　　　　　　　　　　　　　　　（　）
   A. 生殖腺　　　B. 视神经　　　C. 早孕期胚芽　　D. 视网膜　　　E. 子宫

6. 超声检查时体位错误的是　　　　　　　　　　　　　　　　　　　　（　）
   A. 左侧为检查肝右叶　　　　　　　　　B. 左侧卧位检查右肾及右肾上腺
   C. 平侧卧位检查肝左叶　　　　　　　　D. 左侧卧位检查脾
   E. 左侧卧位检查胆囊

7. CT 检查椎间盘应扫描　　　　　　　　　　　　　　　　　　　　　　（　）
   A. 1～2 层　　　B. 2～3 层　　　C. 3～5 层　　　D. 6～8 层　　　E. 10 层以上

8. 关于 CT 值的描述，哪项是错误的　　　　　　　　　　　　　　　　（　）
   A. CT 值说明组织结构的密度高低　　　　B. CT 值由吸收系数换算而来
   C. CT 值具有量的概念　　　　　　　　　D. 水的 CT 值 = 1
   E. 测量强化区 CT 值，并与平扫比较，可了解强化程度

9. 下列不属于 MRI 检查的绝对禁忌证是　　　　　　　　　　　　　　（　）
   A. 老年患者及婴儿

B. 置有心脏起搏器或人工金属材料者

C. 心、肝、肾功能严重不全患者

D. 体内置铁磁性镫骨植入物者

E. 对比剂有过敏史的患者

10. MR 图像与 CT 图像相比,优越性表现为　　　　　　　　　　　(　　)

A. 断面图像　　　　　　　　　　　B. 数字图像

C. 灰度图像　　　　　　　　　　　D. 空间分辨力高

E. 软组织对比分辨力高

11. 正常静脉肾盂造影,肾盂显影最浓的时间是静脉内注射造影剂后　(　　)

A. 1~2 分钟　　B. 3~5 分钟　　C. 6~10 分钟　　D. 15~30 分钟　　E. 60~120 分钟

12. 用于医学上的超声频率为　　　　　　　　　　　　　　　　(　　)

A. <1 MHz　　　　　　　　　　　B. 2 MHz

C. 2.5~10 MHz　　　　　　　　　D. 20~40 MHz

E. 40 MHz

13. 超声检查中常用的切面有　　　　　　　　　　　　　　　　(　　)

A. 锥状切面　　B. 横切面　　C. 斜切面　　D. 冠状面　　E. 矢状面

二、多项选择题

1. 血管狭窄支架植入适应证　　　　　　　　　　　　　　　　(　　)

A. PTA 后单支冠状动脉狭窄大于 30%

B. 严重偏心性狭窄

C. 合并动脉瘤

D. PTA 后单支冠状动脉狭窄小于 30%

E. 手术后再狭窄

2. 现代医学影像学包括　　　　　　　　　　　　　　　　　　(　　)

A. 放射诊断学　B. USG　　　C. CT　　　D. MRI　　　E. CT

3. 使用碘对比剂时,应注意　　　　　　　　　　　　　　　　(　　)

A. 了解患者有无禁忌证　　　　　　B. 做好解释工作

C. 行对比剂过敏试验　　　　　　　D. 备好抢救药品与器械

E. 遇到严重反应应快速检查完毕

4. 不是早期乳腺癌最适宜的检查方法是　　　　　　　　　　　(　　)

A. B超　　　B. 红外线　　　C. 钼钯　　　D. CT　　　E. MRI

5. 肝癌的特征性 CT 表现为　　　　　　　　　　　　　　　　(　　)

A. 边缘不清,灶内有气体,或增强出现坏死

B. 病灶边缘明显高低不平,强化持续时间很短

C. 门脉瘤栓

D. 灶周无水肿带、边缘强化出现"牛眼"征

E. 边缘清晰,无强化

6. 法洛四联症是指 (   )

A. 肺动脉狭窄　　　　　　　　　　B. 主动脉骑跨

C. 房间隔缺损　　　　　　　　　　D. 室间隔缺损

E. 右室肥厚

7. X线透视的优点 (   )

A. 可多方位观察　　　　　　　　　B. 价格低廉

C. 可进行动态观察　　　　　　　　D. 可观察细微结构

E. 即可获取检查结果

8. 适用于透视检查的病变 (   )

A. 软组织内的金属异物　　　　　　B. 肠梗阻气液平

C. 膈下游离气体　　　　　　　　　D. 头颅骨骨折

E. 肾衰竭

9. CT常用的检查技术包括 (   )

A. 普通扫描　　B. 增强扫描　　C. 造影CT　　D. CT容积扫描　　E. 三维重建

10. 头部DSA(数字减影血管造影)穿刺插管所致并发症有 (   )

A. 暂时性动脉痉挛　　　　　　　　B. 假性动脉瘤和动静脉瘘

C. 插管器械在动脉内折断　　　　　D. 血管破裂

E. 动脉粥样硬化斑块脱落

11. 金属异物严禁进入MRI扫描区,是为了避免 (   )

A. 磁场对人体的不良影响　　　　　B. 磁场的强度降低

C. 磁场均匀度降低　　　　　　　　D. 磁共振信号过于增强

E. 幽闭恐怖症

12. 局部脑血流断层显像的临床应用有价值的疾病有 (   )

A. 短暂性脑缺血发作和脑梗死的早期发现　　B. 癫痫定位

C. 痴呆分类　　　　　　　　　　　D. 脊髓蛛网膜下腔阻塞

E. 脑血管畸形

13. CT检查时,应告知患者的是 (   )

A. 告知患者去除检查部位的金属物

B. 需做增强扫描的患者,扫描前4小时禁食,做碘过敏试验

C. 腹部扫描前4小时禁食

D. 胸腹部扫描的患者,要做好呼吸训练

E. 腰椎扫描的患者,要告知患者扫描前一周不服用含有金属的药物

14. 骨良性肿瘤的 X 线表现包括　　　　　　　　　　　　　　　　　　　　(　　)

　A. 生长缓慢　　　　　　　　　　　　B. 膨胀性生长

　C. 骨皮质断裂　　　　　　　　　　　D. 骨膜反应

　E. 软组织侵犯形成肿块

15. 胆囊内结石超声检查时常见的假阳性有　　　　　　　　　　　　　　　(　　)

　A. 十二指肠内气体回声　　　　　　　B. 多重反射

　C. 胆囊内积气　　　　　　　　　　　D. 胆囊内沉渣

　E. 胆囊癌

16. 影响超声心动图检查的因素是　　　　　　　　　　　　　　　　　　　(　　)

　A. 低频率探头　　　　　　　　　　　B. 衣服遮盖

　C. 良好的透声窗　　　　　　　　　　D. 接触剂过少

　E. 高频率探头

三、判断题

1. 肠瘘患者口服钡剂或钡灌肠往往可以找到瘘管。　　　　　　　　　　　(　　)

2. 静脉注射数字减影血管造影(IVDSA):凡经静脉途径置入导管或套管针注射对比剂进行 DSA 检查者,皆称为 IVDSA。　　　　　　　　　　　　　　　　　　(　　)

3. 空回肠造影一般应禁饮食 6～12 小时。　　　　　　　　　　　　　　　(　　)

4. 医生同时给患者开有腹部超声和全胃肠钡剂检查时,应建议患者先腹部超声检查,再全胃肠钡剂检查或全胃肠钡剂检查 3 天后再腹部超声检查。　　　　　(　　)

5. CT 噪声与图像质量呈正相关。　　　　　　　　　　　　　　　　　　　(　　)

6. 伪影是指在被扫描物体中并不存在而图像中却显示出来的各种不同类型影像。
　　　　　　　　　　　　　　　　　　　　　　　　　　　　　　　　　　(　　)

7. 带有塑料或铜制的宫内节育器的患者禁忌做 MRI 检查。　　　　　　　　(　　)

8. 免疫组织化学(IHC)是利用抗原抗体的特异性结合来检测和定位组织或细胞中的某些化学物质。　　　　　　　　　　　　　　　　　　　　　　　　　　(　　)

9. 临床怀疑有胃肠道梗阻、穿孔或胰腺炎者,胃肠超声检查首选胃肠充盈扫查法。
　　　　　　　　　　　　　　　　　　　　　　　　　　　　　　　　　　(　　)

10. CT 增强扫描是指静脉注射水溶性有机碘对比剂后的扫描。　　　　　　(　　)

11. 观察右侧颈椎椎孔时,宜摄取左后斜位颈椎照片。　　　　　　　　　　(　　)

12. 胃穿孔 X 线检查,应当摄取常规腹部平片。　　　　　　　　　　　　　(　　)

13. 腹部脏器疾病,CT 扫描为首选检查方法;但胃肠道疾病,仍以钡剂造影检查为主。　　　　　　　　　　　　　　　　　　　　　　　　　　　　　　　　(　　)

自测试题答案

一、单项选择题

1. D 2. A 3. D 4. A 5. E 6. D 7. C 8. D 9. A 10. E 11. D 12. C 13. A

二、多项选择题

1. ABE 2. ABCDE 3. ABCD 4. ABDE 5. AC 6. ACE 7. ABCE 8. ABC 9. ABCDE 10. ABCDE 11. AC 12. ABCD 13. ABCDE 14. AB 15. ABCDE 16. BDE

三、判断题

1. × 2. √ 3. √ 4. √ 5. × 6. √ 7. × 8. √ 9. × 10. √ 11. √ 12. × 13. √

第四节　临床核医学

基本知识问答

1. 什么叫临床核医学？

临床核医学是一门利用开放性放射性核素诊断和治疗疾病及进行疾病研究的学科。它又分为诊断核医学和治疗核医学两大部分。

诊断核医学主要包括体外诊断，如放射免疫分析、发光免疫分析、免疫放射分析等；以及体内诊断如脏器显像、脏器功能测定等。核素脏器显像诊断是医学影像技术的重要组成部分。治疗核医学主要包放射性核素内照射治疗和敷贴治疗。

2. 放射性制剂的特点有哪些？

放射性制剂的特点：①具有放射性；②放射性药物的生理、生化特性取决于被标记物的固有特性和药物在标记前后的生物学特性是否基本一致；③具有特定的物理半衰期和有效使用期；④放射性制剂的脱标及辐射自分解；⑤放射性制剂的计量单位与普通制剂和药物制剂不同；⑥放射性药物治疗作用基础有别于普通药物。

3. 放射卫生防护的基本原则有哪些？

以下三项原则构成完整的剂量限制体系：①放射实践的正当化(justification)：涉及照射的实践除了受照个人或社会能产生足够的利益，以抵偿它所引起的辐射危害，否则就不得采用。②放射防护最优化：对伴有辐射照射的实践选择防护水平时，必须在实践带来的利益与付出的健康代价之间进行权衡，以期用最小的代价获取大的净利益。因此，应当避免一切不必要的照射，任何必要的照射应保持可以合理达到的最低水平。③个人剂量的限制：个人受到所有有关实践合并产生的照射，应当遵守剂量限值，或在潜在照射的情形下遵守对危险的某些控制。

4.核医学诊断检查的注意事项有哪些?

(1)甲状腺疾病患者在服药检查或治疗前若干天,须停用含碘的饮食和药物,以及抗甲状腺类药物。用131碘治疗甲亢功能性甲状腺癌转移病灶的患者,需住院服药治疗者,大、小便须集中存放,经稀释后排放于下水道。

(2)心血管疾病应于检查前两日停服扩张冠状血管药物、β阻断剂和维拉帕米等钙拮抗剂。检查当日须空腹,并口服氯酸钾200~400 mg以封闭甲状腺;心肌灌注显像检查时,于注射心肌显像剂1小时后浸湿脂肪餐,以促进肝胆道内的显像剂排除,使图像清晰;运动负荷试验时,患者应有心脏专科医护人员陪同,以防止发生意外;急性心肌梗死于发病后12~72小时阳性检出率最高,此时进行核素显像检查效果最佳。

(3)泌尿系统核医学检查的患者,应停服利尿药和磺胺类药物1~2天,检查是先排空小便,以免膀胱内放射性的干扰,全身骨显像的患者注射药物后,须多饮水、排尿;检查时先排空膀胱,以保证图像良好的对比度。

(4)不合作的患者如儿童和重症者,可预先给镇静剂,以保持良好的检查体位。

(5)放射免疫检测的血样品应避免溶血,否则会影响结果的准确性。急性心肌梗死做肌红蛋白、肌钙蛋白免疫分析测定时,应在2~12小时(前者)、6~24小时内采血送检,诊断意义最大。监测地高辛血药浓度,要于服药后6~8小时待血药浓度达到平衡后取血,结果才有价值。胃泌素放免测定要在空腹取血后2小时内送检,否则胃泌素产生降解,将影响结果的准确性。

(6)对核素治疗的患者,应向患者做好宣传工作,消除患者对核素的不理解和恐惧心理,宣传核素治疗的特点和注意事项。如甲亢服^{131}I后应注意:①服用^{131}I后2小时方可进食。②一个月内禁食海带、紫菜及其他海产品和含碘类药物。适当补充营养,多服高蛋白、高热能、易消化的饮食。③服药后如感颈部不舒服或轻度疼痛,不要用手掐、揉。④注意休息,避免重体力劳动或过度劳累或剧烈活动,避免感冒等其他感染性疾病。⑤服药后一般无不良反应,偶有口干、乏力、心慌等,休息后即可好转;如感特别难受,发热、心搏超过120次/分以上,呼吸困难、大汗等,请去当地正规医院就诊。⑥定期复查,6个月避免妊娠。如90 Sr及32 P敷贴治疗的患者应注意:①皮肤病变部位避免刺激,如避免用肥皂擦洗,防止感染,一旦发生感染,要及时就医。②患者应避免辛辣等刺激性饮食。

5.肿瘤放射治疗患者的护理措施有哪些?

(1)休息与活动:指导患者放疗前后静卧30分钟,避免不必要的操作或噪声、异味等的干扰,保证充足的休息与睡眠。协助患者评估自己的活动耐力,循序渐进、逐渐增加日常活动量,一旦活动时有气促、心慌,出冷汗等不适应,应立即停止活动。

(2)饮食指导:制订科学合理的饮食计划,选择高热量、高蛋白,富含维生素、易消化的饮食,注意食物色、香、味及温度;避免粗糙、辛辣食物;忌油腻,少量多餐。口干者多饮水及富含维生素 C 的果汁;口腔黏膜溃疡严重者进微冷、无刺激的流质或软饭;咀嚼、吞咽困难者进流质饮食。必要时遵医嘱给予肠内、外营养支持。

(3)皮肤、黏膜护理:保持皮肤清洁干燥,尤其皮肤皱褶部,如腋下、腹股沟、会阴部等。勤换内衣,并穿吸水性强的棉质内衣。放疗前摘除金属饰品以免增加射线吸收。为保护照射野皮肤,可用温水、软毛巾轻轻沾洗,禁用肥皂、热水。避免冷热刺激及使用粘贴胶布。外出时防止日光直射。督促患者在放疗期间加强局部黏膜清洁,如口腔含漱、阴道冲洗、鼻腔用抗生素及润滑剂滴鼻等。

(4)照射器官功能的观察:肿瘤所在器官或照射野内的正常组织受射线影响可发生一系列反应,如膀胱照射后血尿、胸部照射后放射性肺纤维变、胃肠道受损出血、溃疡、放射性肠炎等,放疗期间加强对照射器官功能状态的观察,对症护理,有严重不良反应时暂停放疗。

(5)预防感染:有效杜绝感染的易患因素,如保持病室空气新鲜,每日通风2次;医护人员严格遵守无菌技术等。以减少放疗期间继发感染发生率。严密监测体温变化,体温过高者鼓励多饮水,并遵医嘱药物降温或使用抗生素。若白细胞计数极低,应保护性隔离、限制人员探视、每日2次紫外线空气消毒,并予升白细胞药物治疗。

6.放疗过程中应如何护理?

(1)生活护理:内衣宜柔软、宽大、吸湿性强,保持乳下、腋窝部清洁干燥。饮食以高热量、高蛋白、高维生素、易消化的食物为主,禁食发生和烟、酒。并给患者创造一个良好的饮食环境。

(2)放射野皮肤的护理:放射野皮肤忌用肥皂和粗糙毛巾擦拭,局部不可涂乙醇或刺激性油膏。不可在放射部位涂含金属的药膏和贴胶布,因胶布内所含氧化锌为重金属,放射时可产生两次射线,加重皮肤反应。避免冷热刺激,局部不可使用热水袋热敷。夏日外出时戴帽子,防止日光直射。皮肤脱屑时,切忌用手瘙痒及剥皮,防止干性反应发展为湿性反应。保持放射标记清晰完整,如标记不清,则应及时请医护人员补上,切忌自行勾画。

(3)注意血象的变化:行放疗的患者,如造血部位受较大剂量的照射,有可能出现血细胞数下降,临床上一般每周测血常规、血小板1次。对大面积放射野照射的患者每周测血常规和血小板2次。如白细胞低于 4.0×10^9/L,应行升白细胞,低于 4.0×10^9/L 时,应采用保护性隔离措施,输注白细胞或新鲜血,病室每日用紫外线消毒2次,每次30分钟。

7.试述放射治疗时唾液腺反应的处理和护理。

见第二篇第十二章放疗科护理。

8. 试述放射治疗皮肤反应的分级和护理措施。

根据 WHO 20 世纪 80 年代初期审定的"癌症治疗结果报告的标准"中有关皮肤反应分五级。0 级:无。Ⅰ级:红斑。Ⅱ级:干性脱屑,水疱,形成瘙痒。Ⅲ级:湿性脱皮溃疡。Ⅳ级:剥脱性皮炎坏死,需外科治疗。在临床一般常规治疗不应出现皮肤坏死。在处理上,Ⅰ、Ⅱ级皮炎可局部外用地塞米松乳剂、四环素可的松软膏。Ⅲ级皮炎应停止放射治疗。"双草油乳剂"对各级放射皮炎有特殊疗效。护理要点是注意维护放射野内皮肤清洁干燥,防止局部摩擦。交代患者不用刺激性药物、化妆品及肥皂清洗。表面有脱屑者不可强行撕扯,以免加重皮肤损伤。

9. 放射性肺炎如何护理?

放射性肺炎分急、慢性两种。急性放射性肺炎常伴有感染,主要临床症状分为发热、咳嗽、气喘。一旦发生则应停止放疗,给大剂量抗生素加激素联合应用。气急时可给氧气吸入。上呼吸道感染常为其诱因。应注意保暖,要卧床休息,并予精神安慰。慢性放射性肺炎则以肺纤维化为主,反复感染能加重纤维化,应予防止。

10. 放射性食管炎、直肠、膀胱炎的护理有哪些?

(1) 放射性食管炎:食管炎照射后可出现黏膜充血、水肿及炎性反应,致梗阻加重,造成吞咽困难、疼痛、黏液增多。对于吞咽困难,梗阻严重者可用 20% mL + 甘露醇 250 mL + 庆大霉素 16 万 U + 地塞米松 20 mg 口服,每次 10 mL,每日 3 次,以减轻食管的水肿及炎性反应。对吞咽时疼痛剧烈者,饭前可服 1% 普鲁卡因乳剂 20 mL。

(2) 放射性直肠炎:表现为大便次数增多、里急后重,有便血,可给复方苯乙哌啶 1 料口服,每日 3 次。

(3) 放射性膀胱炎:表现为尿频、尿急、腰背部酸痛,严重者伴血尿。对此可对症处理,适当多饮水,必要时停止放疗。

11. 试述放射治疗引起高热的护理。

见第二篇第十六章放疗科护理。

12. 癌症昏迷患者应用放射治疗时应如何处理?

脑肿瘤和脑转移性肿瘤患者,常易并发颅脑感染,如中耳癌向颅内破坏,鼻咽癌颅底骨破坏引起脑膜炎;急性和慢性脑辐射性损害,可出现昏迷。对此类患者进行放射治疗时,应定时测量体温、脉搏、呼吸、血压,观察瞳孔大小和对光反应,保持呼吸道通畅,拉出舌头,吸出分泌物。进行吸氧,患者宜用侧卧低头体位,注意大小便护理,注意保暖;应用抗生素预防感染,昏迷者禁用放射治疗,脑水肿时采用脱水治疗,脑瘤所致昏迷多先行手术切除或减压术。

13. 放射治疗时鼻出血和鼻咽出血的护理有哪些?

见第二篇第十六章放疗科护理。

14. 试述放射治疗时咯血的处理和护理。

见第二篇第十六章放疗科护理。

15. 试述近距离后装治疗肺癌患者的护理。

见第二篇第十六章放疗科护理。

16. 试述近距离后装治疗鼻咽癌患者的护理。

见第二篇第十六章放疗科护理。

17. 放射介入治疗护理要点有哪些?

放射介入技术是采用医学影像设备、技术和Seldinger方法进行经皮穿刺插管,选择性达到所需检查或治疗部位,以达到临床诊断或治疗目的的一种诊疗技术。

(1)常用介入法。①栓塞疗法:它是将某种物质通过导管注入血管内,以达到止血、阻断肿瘤的血液供给、抑制肿瘤生长、治疗某些血管疾病的目的。②区域性灌注疗法:经造影找到靶血管,选择性地灌注药物达到治疗目的。③血管成形术:将球囊导管送至鼻管狭窄段,通过注入造影剂,使球囊膨胀以达到扩张狭窄目的。

(2)治疗前护理。①向患者说明治疗目的:说明该治疗对机体有一定的创伤,交代可能发生的并发症,需要征得患者或家属的同意和理解。②治疗前准备:a.治疗前1~2天,进食易消化的少渣食物,以防术后便秘引起穿刺处出血;b.治疗前4~6小时禁水,防止术中呕吐;c.做好普鲁卡因及碘过敏试验、出凝血时间测定,停用延长出血时间或显影效果的药物;d.穿刺处备皮。

18. 何谓放射性和放射性核素?

(1)放射性:不稳定性核素的核内结构或能级的调整称为核衰变。核衰变的同时,将释放出一种或一种以上的射线,这种性质称放射性。

(2)放射性核素:不稳定核素(即具有放射性的核素)又称为放射性核素。它能自发地进行放射性核衰变,放出射线并衰变成另一种核素。

19. 试述放射性核素体外检查法的诊断原理及应用概况。

放射性核素体外检查法的原理:主要是体外放射配体结合分析,利用放射性标记的配体为示踪剂,以竞争结合反应为基础,核素不引入体内而是在试管内完成的微量生物活性物质检测技术。最有代表性且应用最广泛的是放射免疫分析,此法有较高的灵敏度和特异性,已广泛用于临床诊断和医学研究。这一原理近年来已被应用于建立许多非放射性配体结合分析技术,如酶标技术、发光免疫分析技术等,发展迅速。

20. 试述放射性核素治疗原理及应用概况。

放射性核素内照射治疗的原理:有些病变能高度选择性浓聚某些放射性核素或其标记物,这些核素或标记物能发射出短射程的β粒子或α粒子,对病变进行集中照射,在病变局部产生足够的电离辐射生物效应,达到抑制或破坏病变组织的治疗目的,而对邻近正常组织和全身辐射吸收剂量很小,如核素131碘(^{131}I)治疗甲亢、89锶(^{89}Sr)或153钐

(^{153}Sm)治疗骨转移癌等均有很好疗效,且方法简便、不良反应小,有较高的实用价值。

放射性药物介入治疗可对胸腹腔恶性肿瘤病变和癌性积液、颅咽管囊肿、颌骨囊肿进行介入治疗。对实体瘤可行放射性粒子植入治疗。

自测试题

一、单项选择题

1. 同位素　　　　　　　　　　　　　　　　　　　　　　　　　　　(　　)
   A. 具有特定质量数、原子序数与核能态
   B. 具有相同的原子序数和质量数
   C. 具有相同原子序数,但质量数不同的一类核素
   D. 具有不同质子和中子的核素
   E. 具有特定质量数、原子序数

2. 物理半衰期是指　　　　　　　　　　　　　　　　　　　　　　　(　　)
   A. 某生物系统中放射性核素减少一半所需的时间
   B. 放射性核素数量减少一半所需的时间
   C. 放射性衰变和生物排出协同作用使放射性活度减少一半所需的时间
   D. 放射性核素能量减少一半所需的时间
   E. 放射性核素放射活度减少一半所需的时间

3. 按放射性核素在制剂中存在的形式分类　　　　　　　　　　　　　(　　)
   A. 核酸　　　　　　　　　　　　B. 放射性核素及其简单化合物
   C. 蛋白质　　　　　　　　　　　D. 碳水化合物(糖类)
   E. 维生素

4. 幼儿的辐射敏感性　　　　　　　　　　　　　　　　　　　　　　(　　)
   A. 高于成年人　B. 高于胚胎儿　C. 低于成年人　D. 低于老年人　E. 等于成年人

5. 电离辐射的远后期效应是指　　　　　　　　　　　　　　　　　　(　　)
   A. 指受照后几天直至终生所发生的慢性效应
   B. 指受照后几个月、几年或直至终生所发生的慢性效应
   C. 指受照后几个月内所发生的急性效应
   D. 指受照后终生所发生的慢性效应
   E. 指受照后一周起所发生的效应

6. 核素用于标记的称为　　　　　　　　　　　　　　　　　　　　　(　　)
   A. 标记原子　　B. 指示剂　　　C. 示踪剂　　　D. 以上都不是　　E. 标记物

7. 稳定核素示踪实验时防护措施 （ ）

A. 需采用特殊的防护措施　　　　　　B. 不需采用特殊的防护措施

C. 需采用简单的防护措施　　　　　　D. 需采用复杂的防护措施

E. 有专门的防护

8. 属于心脏核素显像心肌冷区显像类型的是 （ ）

A. 心肌灌注显像　　　　　　　　　　B. 门电路心血池显像

C. 心肌梗死灶显像　　　　　　　　　D. 首次通过法

E. 心血池显像

9. 诊断原发性肝细胞癌首选肿瘤标志物 （ ）

A. 甲胎蛋白　　B. 铁蛋酸　　C. PSA　　D. CA 19～9　　E. CA～50

10. 单侧肾动脉狭窄肾图检查可出现以下异常图形 （ ）

A. 持续上升型　　　　　　　　　　　B. 高水平延长型

C. 单侧小肾图形　　　　　　　　　　D. 抛物线型

E. 阶梯式下降型

11. 甲状腺核素显像检查最有诊断意义的疾病是 （ ）

A. 异位甲状腺的定位诊断　　　　　　B. 鉴别甲状腺炎

C. 判断甲状腺癌转移病灶　　　　　　D. 判别甲状腺瘤的良恶性质

E. 诊断甲亢

12. 放射免疫检测血清肌红蛋白水平诊断急性心肌梗死,须于患者发病后多少时间内采血送检,才能保证结果的可靠性 （ ）

A. 1 周　　　B. 5 天　　　C. 3 天　　　D. 2 天　　　E. 2～12 小时

13. 心血管系统核素检查方法有多种,而诊断冠心病心肌缺血、心肌梗死的方法最好选用 （ ）

A. 放射性核素心血管造影　　　　　　B. 心血池静态显像

C. 心肌灌注断层显像　　　　　　　　D. 放射免疫分析

E. 心放射图像

二、多项选择题

1. 核医学显像诊断的特点有 （ ）

A. 放射性核素显像诊断是一种功能性显像,对某些疾病可早期发现

B. 核素显像是较好的特异性显像

C. 能进行连续动态和静态显像诊断

D. 安全、简便、非创伤性的诊断方法

E. 显像图像比 X-CT 更清晰

2. 用 ^{131}I 进行甲状腺疾病诊治,服药前须注意的主要事项有　　　　　　（　）

　A. 停服若干天含碘类饮食和药

　B. 检查当日禁食脂餐

　C. 停服抗甲腺类药物丙硫氧嘧啶 15 天,甲巯咪唑 1 周

　D. 服药后须多饮水,检查时先排空小便

　E. 检查前半小时需服过氯酸钾 200～400 mg

3. 放射卫生外照射防护措施如下　　　　　　　　　　　　　　　　　　（　）

　A. 利用屏蔽防护　　　　　　　　　　B. 减少放射性同位素用量

　C. 清除污染技术　　　　　　　　　　D. 增加与放射源的距离

　E. 照射方式及射线的种类

4. 放射示踪法分类　　　　　　　　　　　　　　　　　　　　　　　　（　）

　A. 体内示踪法　　　　　　　　　　　B. 体外示踪法

　C. 立体示踪法　　　　　　　　　　　D. 化学示踪法

　E. 物理示踪法

5. 稳定核素示踪技术的特点　　　　　　　　　　　　　　　　　　　　（　）

　A. 不具放射性　　　　　　　　　　　B. 一般没有化学毒性

　C. 核素也会衰变　　　　　　　　　　D. 核素不会发生辐射自分解

　E. 核素不会衰变

6. 体内显像检查法的原理　　　　　　　　　　　　　　　　　　　　　（　）

　A. 细胞选择性摄取、排泄　　　　　　B. 化学吸附作用

　C. 循环通路　　　　　　　　　　　　D. 微血管栓塞

　E. 特异性结合

7. 神经系统的核素显像可包括　　　　　　　　　　　　　　　　　　　（　）

　A. 局部脑血流显像　　　　　　　　　B. 脑脊液显像

　C. 脑葡萄糖代谢显像　　　　　　　　D. 神经受体显像

　E. 局部脑血流断层显像

8. 可见多发性放射性浓聚病灶的有如下疾病　　　　　　　　　　　　　（　）

　A. 恶性肿瘤骨转移　　　　　　　　　B. 关节炎

　C. 代谢性骨病　　　　　　　　　　　D. 骨纤维性骨结构不良

　E. 肺癌骨转移

9. 放射治疗时,对放射野的皮肤护理有　　　　　　　　　　　　　　　（　）

　A. 不宜用肥皂水、热水、粗毛巾擦洗　　B. 照射野皮肤有瘙痒忌用手抓

　C. 有脱皮时切勿撕扯　　　　　　　　D. 外出时防止日光直晒

　E. 注意保护放射野标记

10. 放射治疗引起高热的护理有 （　）
A. 给易消化流质或半流质、多饮开水
B. 急性炎症控制后再行放射治疗
C. 体温在38℃以上者暂停放射治疗
D. 适当使用退热药和抗生素
E. 冰敷降温

11. 放射介入治疗护理要点有 （　）
A. 治疗前1~2天进食易消化的少渣食物
B. 治疗前4~6小时禁水，防止术中呕吐
C. 做好普鲁卡因及碘过敏试验，出凝血时间测定
D. 备皮、做交叉配血
E. 向患者说明治疗目的，交代可能发生的并发症

三、判断题

1. 肾静态显像示肾影随体位变动而改变是肾下垂的特征性影像。 （　）
2. 脾栓塞的放射性核素脾显像特点是脾内类圆形放射性缺损区。 （　）
3. 对乳腺癌患者的临床分期及手术和放化疗的指导，最有意义的放射性核素淋巴显像途径是腋下淋巴结显像和内乳淋巴结显像。 （　）
4. 骨转移瘤放射性核素骨显像中，多发非对称性无规律的放射性热区对诊断有无骨转移灶是最有价值的。 （　）
5. 核素骨显像较X线检查提前2个月就能发现有恶性肿瘤骨转移B。 （　）
6. 临床上大多数肿瘤骨转移的好发部位排序是胸部＞脊柱＞骨盆＞四肢＞颅骨。 （　）
7. 放射性核素骨显像最主要的缺点是无特异性。 （　）
8. 放射性胶体治疗可采用多途径注射，它们包括腔内注射、间质注射、淋巴注射、静脉注射。 （　）
9. 放射性制剂是指其分子中含有放射性核素的放射性试剂。 （　）
10. 生物利用度是反映物质吸收速度和吸收效率的定性指标。 （　）
11. 凡进行核医学检查的患者都无须做任何准备，这是核医学诊断的最大优点。 （　）
12. 放射性核素心血管造影，主要适应证是先天性心脏病的诊断。 （　）

自测试题答案

一、单项选择题

1. C　2. E　3. B　4. A　5. B　6. A　7. B　8. A　9. A　10. E　11. A　12. E　13. C

二、多项选择题

1. ABCD 2. AC 3. AC 4. AB 5. ABDE 6. ABCDE 7. ABCDE 8. ABCDE 9. ABCD 10. ABCD 11. ABCE

三、判断题

1. √ 2. × 3. √ 4. √ 5. × 6. √ 7. √ 8. √ 9. × 10. × 11. × 12. √

第四篇
医学伦理学与护理心理学

第二十五章 医学伦理学

1. 简述医学伦理学的研究对象。

医学伦理学与医学道德学同义。医学伦理学以医学领域中医务人员的医德意识和医德活动为研究对象。医务人员在医药卫生活动中,无时无刻不发生着个人与患者、与同行、与社会之间的多种复杂关系,这种关系大致可概括为三类:①医务人员与患者及其家属的关系。②医务人员相互之间的关系。③医务人员和社会的关系。

2. 简述医学伦理学的研究内容。

医学伦理学的研究内容十分广泛。它既要研究医学道德的产生、本质、发展和变化的规律,又要研究医学道德的基本原则、规范和范畴,还要研究医学科学所特有的道德问题(如器官移植、人体试验等)。此外,医学伦理学还研究医学道德与经济、政治、哲学、法律、教育、宗教的关系,以及医学道德评价、教育和修养等问题。医学伦理学是一门涉及哲学、社会科学和自然科学的边缘学科。简而言之,医学伦理学的基础研究内容如下:①医学伦理学的基本理论,主要阐明医德的本质,发生、发展规律和医德的社会作用。②医学伦理学的基本原则和规范、范畴体系。③医学伦理学的教育、评价和修养。

3. 试述医学伦理学与卫生法学的关系和异同。

卫生法学是以医学卫生中的法为主要研究对象的科学,主要研究卫生立法问题。医学伦理学和卫生法学都是社会主义上层建筑的组成部分,都以行为规范的形式调节医药卫生工作中人们的关系。然而,它们具有各自的性质,各自调整关系的手段、范围和约束方法。

卫生立法是由国家立法机关完成的,用强制手段保证其实施。医学道德则是依靠社会舆论、传统习惯和人们的信念来维持的。卫生立法要求人们服从,违反它就要以不同的惩罚方法制止一切损害人民健康的行为。医学道德的实现则是通过人们在接受某种道德观念和社会舆论以后,在内心信念的基础上,通过行为显示出来。

卫生法学和医学伦理道德的关系是相互渗透、相互补充,共同为调整人际关系、维护社会秩序和人民的健康服务的。

4. 试述道德的含义。

道德是人类社会的一种重要意识形态,是人们在社会生活实践中形成的并由经济基础决定的,以善恶为评价形式,依靠社会舆论、传统习俗和内心信念,用以调节人际关系的心理意识、原则规范、行为活动的总和。它包括道德意识、道德规范和道德实践3个部分。

5. 试述医学道德规范的含义和形式。

(1)医学道德规范的含义:医学道德规范是指依据一定的医学道德理论和原则而制定的,用以调整医疗工作中各种人际关系、评价医学行为善恶的准则。医学道德规范不仅包括医疗、护理、药剂、检验等临床方面的规范,而且包括科研、预防等领域的规范。

(2)医学道德规范的形式:医学道德规范一般以强调医务人员的义务为主要内容,多采用简明扼要,易于记忆、理解和接受的"戒律""宣言""誓言""誓词""法典""守则"等形式,由国家和医疗行政管理部门颁布实行。

6. 简述医德监督的含义。

医德监督是指通过各种有效途径和方法,去检查、评估医务人员的医疗卫生行为是否符合医德原则和行为规范,从而帮助其树立良好医德风尚的活动。医德监督对于维护医疗卫生活动的正常秩序,提高卫生医疗工作质量,促进医学科学发展,保护人民健康,加强社会主义精神文明建设,都有十分重要的意义。

7. 简述医德监督的方式。

医德监督的方式归纳起来大致可以分为以下5个方面。

(1)法律监督:法律监督以强制为特征,对道德活动从根本上起到有效的保障作用。例如我国颁布的《医务人员医德规范及实施办法》即属此类。

(2)舆论监督:通过新闻媒体和人民群众的口头、文字、信息传播,实施对医疗卫生单位的舆论监督,是一种快捷、影响面广的医德监督实施方式,正起着越来越重要的作用。

(3)群众监督:它具有广泛性、群众性和客观性的特点。医疗收费价格公开制度、投诉举报制度、社会监督员制度和信访制度等均属此类。

(4)制度监督:制度以其强制性和强有力的约束机制对人们的行为产生制约作用,医疗卫生部门的各项规章制度,都是依据一定的医德原则和规范制定的,把这些医德内容以制度的形式反映出来,使医务人员在执行规章制度的同时接受医德监督,并以此提高医务人员的医德水平。

(5)自我监督:自我监督是医务人员依靠其内在的、自身的力量对其医德品质和行为的监督。自我监督是医务人员发挥主观能动性,加强修养的自省、自控的重要方式。

8. 简述临床诊疗工作中的基本道德原则。

临床诊疗工作的基本道德原则包括及时、准确、有效、择优和自主五项原则。

(1)及时原则:就是要求医务人员力争尽快地对疾病做出诊断,主动迅速地治疗,并认真适时地对患者的要求和疾病变化做出反应。

(2)准确原则:就是要求医务人员积极充分地利用现实条件,严肃认真地做出符合病情实际的判断。

(3)有效原则:就是要求医务人员采用熟悉并掌握了的科学手段,认真实施对疾病具有稳定、缓解、转归效果的治疗。有效原则要求医务人员做到以下几个方面:①学习和掌握科学的诊疗手段。②认真实施有效治疗。③实事求是地判断治疗效果。

(4)择优原则:就是要求医务人员认真仔细地选择使患者受益与代价比例适当的诊疗措施。更确切地说,就是选择痛苦小、不良反应小、费用低、能尽快达到治疗目标的治疗方法。

(5)自主原则:就是患者在诊疗过程中,有询问病情、接受或拒绝或选择诊疗方案的自主权。医务人员应该尊重患者的自主权,并把它作为诊疗行为的医德要求且严格遵守。自主原则还要求医务人员要拒绝患者的非分要求。如:有权拒绝违背计划生育政策的要求;拒绝用公费滥开滋补药品的要求;拒绝传染病患者提出的行为自由的要求等。

9.何谓生命伦理学?简述其主要内容。

生命伦理学又称生物伦理学,是对涉及人的生命和健康的行为实践中的道德问题进行综合研究的一门应用伦理学。

生命伦理学的研究内容主要是医学伦理学难题,它不仅存在于科研、临床及医药领域,而且存在于医疗卫生决策领域,可归纳为生命控制、死亡控制、行为控制、人体实验及稀有医疗卫生资源的分配等。

(1)生命控制:包括避孕、流产、人工授精、体外受精、无性繁殖等;遗传和优生方面包括产前诊断、性别选择、遗传咨询、基因疗法、DNA 重组、优生、器官移植等。

(2)死亡控制:包括脑死亡及心肺死亡标准;安乐死(主动和被动)和有缺陷新生儿的处理等。

(3)行为控制:指对精神病患者的行为控制,包括药物控制(抗抑郁药、抗焦虑药和镇静药)、器械控制(用机械或物理学方法控制)和手术控制(精神外科)。

(4)稀有医疗卫生资源的分配:例如器官移植供体的分配等。

10.简述"临终"的概念和含义。

凡是由于疾病或意外事故而造成人体主要器官的生理功能趋于衰竭,生命活动趋向终结的状态,濒临死亡但尚未死亡者,称临终。人的一生中可能不止一次地处在临死状态,有的人会意外地起死回生。但真正的死亡,人生只有一次。临终的过程可以很短,如突然意外的事故造成主要脏器严重损害及心脑血管病的急性发作等。临终过程也可能旷日持久,如慢性病所致的脏器功能衰竭、肿瘤晚期等,临终过程大多以走向死亡而结束人生。

11.简述安宁疗护的目的和特点。

安宁疗护是指对处在临终阶段的患者实施良好的护理。

(1)安宁疗护的目的:协助缓解濒死患者躯体上的痛苦,减轻心理上的各种苦楚,提高尚存生命的生活质量,维护患者人格及生命尊严。临终阶段是由以治愈为主的治疗,转变为以对症治疗为主的维持和延长生命的照料。

(2)安宁疗护的特点:主要是做好心理护理和生活护理。为了使患者在人生的最后阶段处在安宁、舒适的状态,促使患者在心理上能顺利进入死亡的"接受期"。

12. 简述临终患者的要求。

临终患者在未进入昏迷状态时,有以下基本要求。

(1)维护自身权利的要求:如要求保留自己的生活习惯和方式,要求参与治疗、护理方案的确定,要求有选择死亡方式的权利等。

(2)生活舒适的要求:如患者常要求体位舒适和周围环境安静、整洁、空气新鲜、温湿度适宜、被褥干净、床枕柔软,有些患者还有使用镇静药减轻痛苦的要求等。

(3)关怀和慰藉的要求:临终的患者,特别期望得到别人的关怀和慰藉,获得感情上的满足。如希望亲友来探望和获得医护人员的真诚关心和体贴照料,以及感受人间真挚的爱。

13. 简述我国目前在人工授精和体外受精技术应用上制定的伦理原则。

(1)知情同意原则:对要求实施辅助生殖技术的夫妇,须让其了解实施该技术的程序、成功的可能性和风险,并签署知情同意书。对捐赠精子、卵子、胚胎者,须告知有关的权利和义务,包括捐赠是无偿的,健康检查的必要性,不能追问受捐者与出生后代的信息等情况,并签署知情同意书。

(2)维护供受双方和后代利益的原则:捐赠精子、卵子、胚胎者对出生的后代没有任何权利,也不承担任何义务。受方夫妇作为孩子的父母,承担孩子的抚养和教育义务。通过辅助生殖技术出生的孩子享有同正常出生的孩子同样的权利和义务。

(3)互盲和保密的原则:凡是利用捐赠精子、卵子、胚胎实施的辅助生殖技术,捐赠者与受方夫妇和出生的后代保持互盲,参与操作的医务人员与捐赠者也须保持互盲。医疗机构与医务人员对捐赠者和受者的有关信息保密。

(4)维护社会公益的原则:医务人员不得对单身妇女实施辅助生殖技术。医务人员不得实施非医学需要的性别选择。医务人员不得实施代孕技术。一个供精者的精子最多只能提供给5名妇女受孕。

(5)严防商品化的原则:对要求实施辅助生殖技术的夫妇,要严格掌握适应证。供精、供卵、供胚胎应以捐赠助人为目的,禁止买卖。

自测试题

一、单项选择题

1. 有关生命医学伦理学基本原则的描述,错误的是　　　　　　　　　　　(　)
   A. 不伤害　　B. 有利　　C. 尊重　　D. 公正　　E. 保护

2. 有关医德监督的方式,下列哪项是错误的 （　　）
 A. 领导监督　　B. 舆论监督　　C. 群众监督　　D. 法律监督　　E. 自我监督
3. 诊治伤害现象的划分不包括 （　　）
 A. 有意伤害　　B. 可知伤害　　C. 责任伤害　　D. 免责伤害　　E. 可控伤害
4. 影响和制约医疗水平的因素不包括 （　　）
 A. 科技发展水平　　　　　　　　　　B. 医务人员的道德水平
 C. 医务人员的技术水　　　　　　　　D. 卫生政策和制度的合理性
 E. 平患者的合作程度
5. 下列各项中不属于医师权利的是 （　　）
 A. 诊治患者的疾病权　　　　　　　　B. 宣告患者的死亡权
 C. 对患者实施"安乐死"的权利对患者　D. 医师的干涉权
 E. 的隔离权

二、多项选择题

1. 道德的特点包括 （　　）
 A. 稳定性　　B. 规范性　　C. 天赋性　　D. 社会性　　E. 层次性
2. 医学伦理学研究的对象包括 （　　）
 A. 医务人员与患者及其家属的关系　　B. 医护人员相互之间的关系
 C. 患者与患者之间的关系　　　　　　D. 医务人员与社会的关系
 E. 患者与社会之间的关系
3. 生命伦理学的研究领域包括 （　　）
 A. 理论生命伦理学　　　　　　　　　B. 临床生命伦理学
 C. 道德生命伦理学　　　　　　　　　D. 文化生命伦理学
 E. 未来生命伦理学
4. 医学人道观、人权观的核心内容包括 （　　）
 A. 尊重患者的生命　　　　　　　　　B. 尊重患者的人格
 C. 尊重患者的家属　　　　　　　　　D. 尊重患者平等的医疗权利
 E. 尊重患者的习惯
5. 患者的权利包括 （　　）
 A. 基本医疗权　　　　　　　　　　　B. 保护隐私权
 C. 要求赔偿权　　　　　　　　　　　D. 要求"安乐死死"权
 E. 知情同意权
6. 根据移植用器官的供者和受者关系,器官移植可分为 （　　）
 A. 自体移植　　　　　　　　　　　　B. 同质移植
 C. 同种移植　　　　　　　　　　　　D. 人造器官移植

E. 异种移植

7. 衡量记忆力的指标有如下哪些方面　　　　　　　　　　　　　（　　）
   A. 记忆的敏捷性　　　　　　　　　B. 记忆的持久性
   C. 记忆的完整性　　　　　　　　　D. 记忆的准确性
   E. 记忆的备用性

8. 作为患者,他们的心理需求包括　　　　　　　　　　　　　　　（　　）
   A. 需要尊重　　　　　　　　　　　B. 需要接纳和关心
   C. 需要信心　　　　　　　　　　　D. 需要安全
   E. 需要和谐环境、适度活动与刺激

9. 在护患关系中护士扮演的角色包括　　　　　　　　　　　　　（　　）
   A. 关怀和照顾的提供者角色　　　　B. 教师角色
   C. 咨询者角色　　　　　　　　　　D. 患者辩护人角色
   E. 变化促进者角色

10. 下列何者是抑郁患者的常见表现　　　　　　　　　　　　　　（　　）
    A. 兴趣减退甚至丧失　　　　　　　B. 无助感
    C. 精神疲劳萎靡　　　　　　　　　D. 易怒倾向
    E. 自责自罪

三、判断题

1. 医学伦理与医学道德是相同的概念,两词可以通用。（　　）

2. 医学是没有阶级性的。（　　）

3. 医学道德是永恒不变的。（　　）

4. 性病患者有权要求医务人员为其保密。（　　）

5. 我国医师法规定,医师进行试验性临床医疗,应经医院批准,但不需征患者本人或家属的同意。（　　）

6. 在特殊情况下,为了查清死者的病因,判断诊断治疗的谬误,有利于医学科学的发展,虽未征得死者生前同意或家属的首肯,经有关特定部门的批准,也可以进行尸体解剖。（　　）

7. 生育控制的方法主要包括避孕、人工流产和绝育。（　　）

8. 对确实患有严重遗传性疾病的人,可以强制实施绝育。（　　）

9. 在双方自愿的条件下,为实施器官移植挽救患者生命,可以进行器官的买卖。（　　）

10. 护理心理学的研究对象仅限于患者。（　　）

自测试题答案

一、单项选择题

1. E 2. A 3. D 4. E 5. C

二、多项选择题

1. ABDE 2. ABDE 3. ABD 4. ABD 5. ABCE 6. ABCE 7. ABC 8. ABCDE 9. ABCDE 10. ABCE

三、判断题

1. √ 2. √ 3. × 4. √ 5. × 6. √ 7. √ 8. × 9. × 10. ×

第二十六章 护理心理学

1. 试述护理心理学的主要任务。

(1)研究疾病对人的心理活动与特征的影响和心理因素对健康的作用:①无论患者得了什么病,均会对心理活动产生负面影响,甚至造成严重的心理障碍。②心理因素可以是许多疾病如高血压、溃疡病等的致病和猝发因素。③心理因素与疾病的进程、疗效、预后以及患者的配合程度密切相关。

(2)研究患者的心理特点。

(3)研究交往和心理评估的理论和技术:现代护理要求护士更多地接触患者,观察和诊断患者生理和心理方面的问题并采取相应的干预措施。

(4)研究和应用心理问题的干预理论和技术:心理护理中最重要的护理是对患者所存在的心理问题进行干预并解决或缓解之。

(5)研究心理护理与整体护理的关系:从护理程序的角度去研究心理护理的实施过程和方法,是护理心理学的一项重要内容。

(6)研究和应用心理健康教育的内容与方法。

2. 简述人类需要的5个层次。

(1)生理需要:是指直接与人类个体生存相关的需要,包括饥、渴、性、排泄等需要。

(2)安全需要:是指确保个体生存安全、生活稳定、免遭危险与恐惧的环境与条件的需要。

(3)社交的需要:是指个体社会交往中获得爱和归属的需要。交往是人的一切活动的纽带,交往中人才可能产生友谊、爱、情感上的融洽等,才可能获得精神上的支持。

(4)自尊的需要:是指个体自尊和受到他人尊重的需要。

(5)自我实现的需要:是指促使个体的潜能得以实现的向往,这种向往可以说成是希望自己越来越成为所期望的人物,完成与自己能力相称的一切事情。

3. 试述心理护理的含义和心理护理的最终目标。

心理护理是针对患者现存的和潜在的心理问题、心理需要及心理状态,护士运用心理学知识和技术给患者关怀、支持和帮助,以满足患者的需要,解决心理问题,提高患者和家属对疾病带来的变化的适应能力,进而促进患者成熟和发展。

心理护理的最终目标是促进患者的发展,包括自我发现、自我接受、增加真正的自我尊敬,提高自信心与个人完善水平,促进人际关系和满足需要的能力,获得现实的个人目标。为达到这样的目标,护士有责任提供帮助,患者也有责任参与。

4. 何谓心理治疗?

心理治疗是由经过训练的专业人员运用心理学专业知识和技巧,影响改变患者的认识、情绪和行为等心理活动,从而改善患者的心理状态和行为以及与此相关的痛苦与症状。

对心理治疗的认识应包括以下几方面:①治疗者是经过训练的专业人员,通常是临床心理学工作者和医务工作者。②治疗对象是人,主要是那些有各种心理障碍的心理或精神疾病和躯体疾病患者。③治疗手段主要是建立在心理学理论基础上的技术和方法,主要方式是言语的交流。④治疗的重点或中心是影响和改变患者的认知活动、情感和行为,解除患者的心理痛苦。

5. 试述心身障碍的含义及其诊断要点。

心身障碍又称心身疾病或心理生理疾病,是指一组综合征或躯体疾病,临床上主要表现为躯体症状,但心理社会因素在其发生、发展和防治过程中起着重要作用。心身障碍的诊断应具有以下基本条件:①疾病的发生与转化过程与心理社会因素密切相关。②主要表现为躯体症状,并有器质性病理改变和已知的病理生理过程。③应排除典型的精神障碍及与心理社会因素关系不密切的躯体疾病。

6. 试举10个与心身障碍有关的疾病。

胃、十二指肠疾病,原发性高血压,过度换气综合征,荨麻疹,斑秃,糖尿病,肥胖症,偏头痛,类风湿关节炎,癌症等疾病与心身障碍有关。

7. 试述心身障碍的治疗原则。

心身障碍的治疗包括躯体治疗、心理治疗、精神药物治疗及社会支持。首先应采取有效的躯体治疗,如采用降压药治疗高血压等。但大多数躯体治疗属于对症治疗。如需要持久的疗效,减少复发,则应配合心理治疗和精神药物治疗。

(1)心理治疗:包括精神分析疗法、认知行为疗法、行为疗法等。近20年来,行为治疗在心身障碍中的应用已引起广泛的关注,松弛技术、系统脱敏、生物反馈、控制呼吸技术等均有效地改善患者的心理平衡,从而取得较满意的效果。

(2)精神药物治疗:目的在于减轻患者焦虑、抑郁等自觉心理症状,调节自主神经系统功能,为心理治疗提供较好的条件。

8. 试述心理护理的特点。

心理护理一般具有以下特点:①强调个体化护理。②充分认识和掌握影响心理护理效果的复杂因素。③心理护理应具有前瞻性,也就是说护士要根据患者的病情、预后和心理状态等,预估患者将会出现的各种心理问题,以便及早地采取心理护理措施,这将会取得更好的心理护理效果。

9. 试述不同年龄段患儿心理护理的要点。

(1)6个月左右的婴儿,虽然住院心理反应小,但非常需要母亲的爱抚,护士经常对他们轻拍、抚摸、搂抱及逗笑,可调节其大脑的兴奋和抑制过程,产生一种在母亲怀中的安全感。

(2)6个月至4岁患儿,住院心理反应明显,如有可能最好允许家长陪护,这样较容易使患儿建立起对周围环境的安全和信任感。护士应对患儿关心体贴,避免呵斥、责骂患儿,通过与患儿共同参与一些游戏如讲故事、玩玩具、看图画等建立起良好的相互信任的护患关系。

(3)年龄大的患儿,已能较好地用言语进行沟通,能够与病房其他患儿建立伙伴关系。护士应尽可能地与患儿沟通,适当地解释住院和诊治的原因,争取患儿的信任和配合。同时,可在病房开展一些榜样学习竞赛活动,如评选"优秀患儿"等,也可让患儿做些力所能及的事情。

(4)致残患儿往往具有严重抑郁、自卑心理,更要加倍爱护,给予积极的支持。护士应经常巡视,给他们讲热爱活动的小故事,讲身残志坚的小榜样,增强他们生活的勇气和治疗的信心。

10. 试述影响手术预后的心理因素。

许多因素可以影响手术患者预后,除了疾病的严重程度、手术操作技术、术后护理以及有无并发症等因素外,心理因素也可直接或间接影响手术预后。这些心理因素主要包括:①对手术不了解;②智力水平低,难以与医护人员进行有效沟通;③消极应对方式;④焦虑过高或过低,情绪不稳定,抑郁,缺乏自信心;⑤治疗和康复动机不足;⑥对手术的结果期望不切实际。

11. 试述患者手术前焦虑程度与手术结果之间的关系。

术前焦虑的程度与术后效果之间存在着"U"字形的函数关系。即术前焦虑水平很高或很低者,术后的心理反应大而且恢复缓慢,预后不佳。术前焦虑水平适中者,术后结果最好。这是因为焦虑水平高,往往能降低痛阈及耐痛阈,从而在手术中或术后感受到更强烈的剧痛和痛苦,因而对手术效果自我感觉不佳;术前焦虑水平低的患者,由于在心理上采取了回避和否认的应对机制,过分放心,缺乏应有的心理准备,故而容易将实际的手术痛苦体验视为一种严重的打击。只有术前焦虑水平适中的患者,在心理上能够对手术和手术带来的种种问题有正确的认识和充分的准备,故而能较好地适应手术和术后各种情况,结果术后感觉良好,躯体恢复较为顺利。

12. 试述手术后患者的心理护理要点。

(1)及时反馈手术完成情况:术后患者一回到病房或麻醉苏醒后,护士应立即告知手术已顺利完成,达到了手术的目的,让患者放心。应向患者多传达有利信息,给予鼓励和支持。

（2）正确处理术后疼痛：患者手术后，护士应及早告诉患者术后几天刀口疼痛较甚，让患者先有心理准备。有些患者会向护士主动用言语表达疼痛，另有些患者则强忍疼痛，不愿言语表达，此时护士可从表情、姿势等非言语表达方式观察疼痛情况，及时给予处理。应积极给予镇痛药减轻疼痛，一般术后 6 小时内给予镇痛药可大大减轻术后整个过程疼痛。

（3）帮助患者克服消极情绪：术后患者出现焦虑、抑郁等消极情绪原因很多，有的患者不能正确评价手术疗效，有的患者手术后形成部分生理功能丧失或残疾。对这些患者护士应在生活上、心理上给予全面支持，战胜消极情绪。

（4）帮助患者做好出院准备：大多数患者伤口拆线以后就可以出院，但其各方面的功能并未完全恢复，故应向患者介绍出院后的注意事项，以及对饮食、锻炼、用药等方面的要求，促使患者出院后能迅速恢复健康。